微创脊柱外科学

Minimally Invasive Spine Surgery

主　编

Frank M. Phillips　［美］

Isador H. Lieberman［美］

David W. Polly Jr.　［美］

主　译

赵　杰　马　辉

上海科学技术出版社

图书在版编目（CIP）数据

微创脊柱外科学 /（美）菲利普斯（Phillips, F. M.），（美）利伯曼（Lieberman, I. H.），（美）波利（Polly, D. W.）主编；赵杰，马辉主译 . —上海：上海科学技术出版社，2016.1

ISBN 978-7-5478-2835-9

Ⅰ. ① 微… Ⅱ. ① 菲… ② 利… ③ 波… ④ 赵… ⑤ 马… Ⅲ. ① 脊柱病－显微外科学 Ⅳ. ① R681.5

中国版本图书馆 CIP 数据核字（2015）第 244946 号

Translation from English language edition:
Minimally Invasive Spine Surgery
by Frank M. Phillips, lsador Lieberman and David Polly
Copyright © 2014 Springer New York
Springer New York is a part of Springer Science+Business Media
All Rights Reserved

微创脊柱外科学

主　编　Frank M. Phillips［美］　Isador H. Lieberman［美］　David W. Polly Jr.［美］

主　译　赵　杰　马　辉

上海世纪出版股份有限公司
上 海 科 学 技 术 出 版 社　出版

（上海钦州南路 71 号　邮政编码 200235）

上海世纪出版股份有限公司发行中心发行
200001　上海福建中路 193 号　www.ewen.co
浙江新华印刷技术有限公司印刷
开本 889×1194　1/16　印张 29.5　插页 4
字数：650 千字
2016 年 1 月第 1 版　2016 年 1 月第 1 次印刷
ISBN 978-7-5478-2835-9/R · 1009
定价：298.00 元

内容提要

过去十年间，微创技术在脊柱外科领域获得了快速发展与广泛应用。随着相关技术的发展，微创脊柱外科已包括专门设计的脊柱牵开通道系统、术中影像和导航技术以及实时神经监测技术等，并已具有安全、有效及重现性好的特点，大量研究也证实了此类技术的临床价值和优势。《微创脊柱外科学》一书详细讨论了相关的研究进展、外科技术（包括后路减压和融合技术）、特定疾病的手术方法，以及微创脊柱外科特有风险和并发症的处理策略。虽然先进的技术使微创脊柱外科表现出安全、可靠、重现性良好的优点，但是应用过程中仍然存在学习曲线。开放手术中容易的操作在微创条件下可能不会再那么容易。因此，读者应该意识到学习微创脊柱外科是一个不断获得知识和技能的过程。在本书中，除了强调外科技术和手术过程，还汇集了本领域的著名专家学者评价各种微创脊柱外科手术技术的优劣，并专注于不同微创技术在解决常见和罕见脊柱疾病中的临床决策和应用。因此，本书是骨科尤其是脊柱外科研究生、住院医师，中、高年资医师学习微创脊柱外科学较好的参考资料。

译者名单

主　　译　赵　杰　马　辉

副 主 译　谢幼专　张　凯

翻译委员会　（按姓氏笔画顺序排序）

马　辉（上海市第一康复医院）

叶晓健（第二军医大学附属长征医院）

冯世庆（天津医科大学总医院）

吕飞舟（复旦大学附属华山医院）

刘新宇（山东大学齐鲁医院）

杨惠林（苏州大学附属第一医院）

吴小涛（东南大学附属中大医院）

宋跃明（四川大学华西医院）

张西峰（中国人民解放军总医院）

陈伯华（青岛大学附属医院）

陈其昕（浙江大学医学院附属第二医院）

罗卓荆（第四军医大学西京医院）

赵　杰（上海交通大学医学院附属第九人民医院）

姜建元（复旦大学附属华山医院）

贺石生（同济大学附属第十人民医院）

徐华梓（温州医科大学附属第二医院）

梁　裕（上海交通大学医学院附属瑞金医院）

谢幼专（上海交通大学医学院附属第九人民医院）

翻 译 人 员　（按姓氏笔画顺序排序）

丁　伟　王洪立　田乃峰　田永昊　田建平

宁广智　刘希麟　米　杰　孙　伟　孙晓江

李　华　李　波　李　康　李　琰　杨　曦

杨兴华　杨建伟　杨维杰　肖宇翔　何雨舟

张　帆　张　军　张　锋　张兴凯　陈志明

周唐峻　赵　龙　赵　鑫　赵长清　相宏飞

原所茂　阎　峻　韩　辰　楼　超

编者名单

主　编

Frank M. Phillips, MD Department of Orthopaedic Surgery, Rush University Medical Center, Chicago, IL,USA

Isador H. Lieberman, MD, MBA, FRCSC Scoliosis and Spine Tumor Center, Texas Back Institutes, Texas Health Presbyterian Hospital Plano, Plano,TX,USA

David W. Polly Jr., MD Department of Orthopedic Surgery, University of Minnesota, Minneapolis, MN,USA

编　者

Behrooz A. Akbarnia, MD Department of Orthopaedic Surgery, University of California, San Diego, San Diego, CA, USA

Hussein Alahmadi, MD Department of Neurosurgery, Hartford Healthcare Medical Group, New Britain, CT, USA

R. Todd Allen, MD, PhD Department of Orthopaedic Surgery, UC San Diego Health System and San Diego VA Medical Center, San Diego, CA, USA

Neel Anand, MD Orthopedic Spine Surgery, Cedars-Sinai Spine Center, Los Angeles, CA, USA

D. Greg Anderson, MD Departments of Orthopaedic Surgery and Neurological Surgery, Rothman Institute, Thomas Jefferson University, Philadelphia, PA, USA

Neil M. Badlani, MD, MBA Director of Spine Surgery, The Orthopedic Sports Clinic, Houston, TX, USA

Kelley E. Banagan, MD Department of Orthopaedics, University of Maryland, Baltimore, MD, USA

Eli M. Baron, MD Department of Neurosurgery, Cedars-Sinai Medical Center, Los Angeles, CA, USA

Sigurd H. Berven, MD Department of Orthopaedic Surgery, University of California San Francisco, San Francisco, CA, USA

Randal R. Betz, MD Department of Orthopaedics, Shriners Hospitals for Children—Philadelphia, Philadelphia, PA, USA

Scott L. Blumenthal, MD Texas Back Institute, Plano, TX, USA

Scott D. Boden, MD Department of Orthopaedic Surgery, Emory School of Medicine, The Emory Spine Center, Atlanta, GA, USA

Darrel S. Brodke, MD Faculty, Department of Orthopaedics, University of Utah Medical Center, Salt Lake City, UT, USA

Patrick J. Cahill, MD Department of Orthopaedics, Shriners Hospitals for Children—Philadelphia, Philadelphia, PA, USA

Alexandra Carrer, BA Department of Orthopaedic Surgery, University of California, San Francisco, San Francisco, CA, USA

Daniel L. Cavanaugh, MD Department of Orthopaedics, UNC School of Medicine, Chapel Hill, NC, USA

Thomas D. Cha, MD, MBA Department of Orthopaedic Surgery, Massachusetts General Hospital, Boston, MA, USA

Jonathan D. Choi, MD Division of Neurosurgery, Department of Surgery, Duke University Medical Center, Durham, NC, USA

Dean Chou, MD Department of Neurological Surgery, University of California San Francisco, San Francisco, CA, USA

G. Bryan Cornwall, PhD, PEng Clinical Operations and Research, NuVasive, Inc., San Diego, CA, USA

Elias Dakwar, MD Department of Neurosurgery and Brain Repair, University of South Florida, Tampa, FL, USA

Alan B. C. Dang, MD Department of Orthopaedic Surgery, University of California, San Francisco, San Francisco, CA, USA

Justin M. Dazley, MD Division of Spine Surgery, Department of Orthopedic Surgery, Massachusetts General Hospital, Boston, MA, USA

Gurvinder S. Deol, MD Department of Orthopaedics, University of North Carolina School of Medicine, Wake Medical Health and Hospitals, Raleigh, NC, USA

Harel Deutsch, MD Department of Neurosurgery, Rush University Medical Center, Chicago, IL, USA

Vedat Deviren, MD Department of Orthopaedic Surgery, University of California San Francisco, San Francisco, CA, USA

Richard G. Fessler, MD, PhD Department of Neurosurgery, Rush University

Medical Center, Northwestern University, Chicago, IL, USA

Kevin T. Foley, MD Departments of Neurosurgery and Orthopaedic Surgery, University of Tennessee Health Sciences Center and Semmes-Murphey Clinic, Memphis, TN, USA

Sapan D. Gandhi, BS Drexel University College of Medicine, Philadelphia, PA, USA

Steven R. Garfin, MD Department of Orthopaedic Surgery, University of California San Diego, San Diego, CA, USA

Peter Grunert, MD Department of Neurological Surgery, New York Presbyterian Hospital – Weill Cornell Medical College, New York, NY, USA

Lance F. Hamlin, PA-C Department of Orthopedics, Spine Colorado, Durango, CO, USA

Roger Härtl, MD Department of Neurological Surgery, New York Presbyterian Hospital, Weill Cornell Medical College, New York, NY, USA

Justin B. Hohl, MD Department of Orthopaedics, University of Utah Medical Center, Salt Lake City, UT, USA

David C. Holt, MD Department of Orthopaedics, University of Utah, Salt Lake City, UT, USA

Xiaobang Hu, MD, PhD Scoliosis and Spine Tumor Center, Texas Back Institute, Plano, TX, USA

Xue Yu Hu Institute of Orthopedics, Xijing Hospital, Fourth Military Medical University, People's Re public of China

Andrew A. Indresano, MD Department of Orthopaedic Surgery, University of California San Diego, San Diego, CA, USA

Robert E. Isaacs, MD Division of Neurosurgery, Department of Surgery, Duke University Medical Center, Durham, NC, USA

Pawel P. Jankowski, MD Department of Neurosurgery, University of California San Diego, San Diego, CA, USA

Siddharth B. Joglekar, MD Orthopaedic Residency Program, UCSF Fresno, Fresno, CA, USA VAMC Fresno, Fresno, CA, USA

Ian Johnson University Neurosurgery Associates, Fresno, USA

Nima Kabirian, MD Department of Spine Surgery, San Diego Center for Spinal Disorders, La Jolla, CA, USA

Safdar N. Khan, MD Department of Orthopaedics, The Ohio State University,

Columbus, OH, USA

Larry T. Khoo, MD The Spine Clinic of Los Angeles, Neuroscience Center at Good Samaritan Hospital, University of Southern California, Los Angeles, CA, USA

Choll W. Kim, MD, PhD Spine Institute of San Diego, Center for Minimally-Invasive Spine Surgery, San Diego, CA, USA

Paul D. Kim, MD Spine Institute of San Diego, Center for Minimally-Invasive Spine Surgery, San Diego, CA, USA

Rohan R. Lall, MD Department of Neurological Surgery, Northwestern University, Chicago, IL, USA

Carl Lauryssen, MD Department of Neurological Surgery, Olympia Medical Center, Beverly Hills, CA, USA
Lauryssen Neurolosurgical Spine Institute, Los Angeles, CA, USA

Jeffrey A. Lehmen, MD Department of Spine Surgery, Spine Midwest, Inc., Jefferson City, MO, USA

Isador H. Lieberman, MD, MBA, FRCSC Scoliosis and Spine Tumor Center, Texas Back Institutes, Texas Health Presbyterian Hospital Plano, Plano, TX, USA

Steven C. Ludwig, MD Department of Orthopaedics, University of Maryland Medical System, Baltimore, MD, USA

Kevin Macwan, BHSc Division of Orthopaedics, University of Toronto, Toronto, ON, Canada

Kyle T. Malone, MS Department of Research, NNI Research Foundation, Las Vegas, NV, USA
Clinical Resources, NuVasive, Inc., San Diego, CA, USA

Luis Marchi, MS Department of Minimally Invasive Surgery, Instituto de Patologia da Coluna, Sao Paulo, Brazil

Alejandro Marquez-Lara, MD Department of Orthopaedic Surgery, Rush University Medical Center, Chicago, IL, USA

Beck D. McAllister, MD UCLA Spine Center, UCLA School of Medicine, Santa Monica, CA, USA

Isaac L. Moss, MDCM, MASc, FRCSC Department of Orthopaedic Surgery, New England Musculoskeletal Institute, University of Connecticut Health Center, Farmington, CT, USA

Gregory M. Mundis Jr., MD Department of Spine Surgery, San Diego Center for Spinal Disorders, La Jolla, CA, USA

Sreeharsha V. Nandyala, BA Department of Orthopaedic Surgery, Rush

University Medical Center, Chicago, IL, USA

Ngoc-Lam M. Nguyen, MD Department of Orthopaedics and Rehabilitation, Loyola University Medical Center, Maywood, IL, USA

Richard A. O'Brien, MD, FRCP(C), MBA Impulse Monitoring, Inc., Columbia, MD, USA

John E. O'Toole, MD, MS Department of Neurosurgery, Rush University Medical Center, Chicago, IL, USA

Donna D. Ohnmeiss, DrMed Texas Back Institute Research Foundation, Plano, TX, USA

Leonardo Oliveira, BS Department of Minimally Invasive Surgery, Instituto de Patologia da Coluna, Sao Paulo, Brazil

Douglas G. Orndorff, MD Department of Orthopedics, Durango Orthopedic Associates, PC/Spine Colorado, Durango, CO, USA

Jong G. Park, BS Department of Medicine, Duke University School of Medicine, Durham, NC, USA

Alpesh A. Patel, MD, FACS Department of Orthopaedics and Rehabilitation, Loyola University Medical Center, Maywood, IL, USA
Department of Orthopaedic Surgery, Northwestern University School of Medicine, Chicago, IL, USA

Catherine A. Patty, MS Department of Orthopedics, Durango Orthopedic Associates, PC/Spine Colorado, Durango, CO, USA

Pablo R. Pazmiño, MD Department of Orthopaedics, SpineCal, Santa Monica, CA, USA

Murat Pekmezci, MD Department of Orthopaedic Surgery, University of California San Francisco, San Frisco, CA, USA

Miguel A. Pelton, BS Department of Orthopaedic Surgery, Rush University Medical Center, Chicago, IL, USA

Frank M. Phillips, MD Department of Orthopaedic Surgery, Rush University Medical Center, Chicago, IL, USA

Luiz Pimenta, MD, PhD Department of Minimally Invasive Surgery, Instituto de Patologia da Coluna, Sao Paulo, Brazil

David W. Polly Jr., MD Department of Orthopaedic Surgery, University of Minnesota, Minneapolis, MN, USA

Steven M. Presciutti, MD Department of Orthopaedic Surgery, University of Connecticut Health Center, Farmington, CT, USA

Hannah L. Price, BS Department of Orthopedics, Durango Orthopedic Associates, PC/Spine Colorado, Durango, CO, USA

Y. Raja Rampersaud, MD, FRCSC Division of Orthopaedics and Neurosurgery, Department of Surgery, Toronto Western Hospital, University of Toronto, Toronto, ON, Canada

Brandon J. Rebholz, MD UCLA Spine Center, UCLA School of Medicine, Santa Monica, CA, USA

John J. Regan, MD Spine Group Beverly Hills, Beverly Hills, CA, USA

W. B. Rodgers, MD Spine Midwest, Inc., Jefferson City, MO, USA

Amer F. Samdani, MD Department of Orthopaedics, Shriners Hospitals for Children—Philadelphia, Philadelphia, PA, USA

Edward Rainier G. Santos, MD Department of Orthopaedic Surgery, University of Minnesota, Minneapolis, MN, USA

William W. Schairer, BA Department of Orthopaedic Surgery, University of California, San Francisco, San Francisco, CA, USA

Alexandra K. Schwartz, MD Department of Orthopaedic Surgery, University of California, San Diego, San Diego, CA, USA

James D. Schwender, MD Department of Orthopaedics, Twin Cities Spine Center, Minneapolis, MN, USA

Morgan A. Scott, MS Department of Orthopedics, Durango Orthopedic Associates, PC/Spine Colorado, Durango, CO, USA

Jonathan N. Sembrano, MD Department of Orthopaedic Surgery, University of Minnesota, Minneapolis, MN, USA

Kern Singh, MD Department of Orthopaedic Surgery, Rush University Medical Center, Chicago, IL, USA

William D. Smith, MD Department of Neurosurgery, University Medical Center of Southern Nevada and Western Regional Center for Brain & Spine Surgery, Las Vegas, NV, USA

Zachary A. Smith, MD Department of Neurological Surgery, Northwestern University, Chicago, IL, USA

Omar N. Syed, MD Department of Neurosurgery, Mount Kisco Medical Group, Mount Kisco, NY, USA

William R. Taylor, MD Division of Neurosurgery, Department of Surgery, UC San Diego Health System, La Jolla, CA, USA

Per D. Trobisch, MD Department of Orthopaedics, Spine Division, Otto-von-Guericke Universität, Orthopaedische Klinik Berlin, Berlin, Magdeburg, Germany

Juan S. Uribe, MD Spine Division, Department of Neurosurgery, University of South Florida, Tampa, FL, USA

Jeffrey C. Wang, MD USC Spine Center, Los Angeles, CA, USA

Albert P. Wong, MD Department of Neurosurgery, Northwestern University Memorial Hospital, Chicago, IL, USA

Praveen K. Yalamanchili, MD Seaview Orthopaedic and Medical Associates, Ocean, NJ, USA

Anthony T. Yeung, MD Department of Orthopedic Spine Surgery, Desert Institute for Spine Care, PC, Phoenix, AZ, USA

Christopher A. Yeung, MD Department of Orthopedic Spine Surgery, Desert Institute for Spine Care, PC, Phoenix, AZ, USA

Jim A. Youssef, MD Department of Orthopedics, Durango Orthopedic Associates, PC/Spine Colorado, Durango, CO, USA

Sharon C. Yson, MD Department of Orthopaedic Surgery, University of Minnesota, Minneapolis, MN, USA

中文版序一

　　近十年来，尽管脊柱外科治疗的许多原则仍然没有改变，但微创脊柱外科作为脊柱治疗的最新发展趋势，其研究和临床应用取得了很大的进步，临床随访结果令人振奋，得到了越来越多的患者和脊柱外科医师的认可。随着脊柱基础理论和器械的发展与进步，与开放手术相同，目前脊柱治疗也能实现微创下的神经减压，脊柱稳定与融合，以及脊柱畸形的矫正，脊柱外科技术进入前所未有的微创时代。虽然微创手术创伤较小，但并不代表手术的风险更小，在微创脊柱外科学习的最初阶段，外科医师必须准备经历高并发症和延长手术时间两个难关。因此，每个脊柱微创医师需要认真总结和思考手术中的风险性操作、关键步骤以及处理措施，以减少手术并发症和缩短手术时间。希望高年资医师在提高自身技术熟练度的同时，将自身经验分享予他人。Frank M.Phillips 教授等编著的《微创脊柱外科学》（*Minimally Invasive Spine Surgery*）正是为了实现这个目的而编写的。本书的其他作者都是国际上微创脊柱外科的领军人物，许多作者在微创脊柱外科的发展过程中起了关键作用。

　　本书的内容包含了成熟的和最新的微创脊柱外科技术，如脊柱内镜技术、影像导航技术、机器人辅助技术、通道减压技术、脊柱微创融合技术、脊柱经皮螺钉技术、脊柱畸形、脊柱肿瘤的微创治疗技术、非融合微创技术以及微创技术的并发症等。同时，本书详细讲解了各种微创脊柱外科技术和操作过程，重点关注不同微创技术在解决常见和罕见脊柱疾病中的临床决策和应用，同时本书鼓励对所推荐方法的证据基础进一步讨论，汇集了微创脊柱外科争议的热点，保证了本专著具有非常高的参考价值。

　　未来，随着微创理念的创新和医学思维模式的进步，脊柱外科医师理应涉足更多的手术方法，并在临床实践中不断总结经验。我相信，随着新技术、新方法的积极应用以及诊疗设备和手术器械的不断革新，脊柱微创手术治疗在国际上必将推动一场新的微创脊柱外科手术革命，也必将出现来自中国医师的创新性成果。希望本书的出版对实习医师和高年资脊柱外科、神经外科医师有所帮助。

2015 年 11 月

中文版序二

随着现代医学科技的发展和医疗设备的进步，近年来微创脊柱外科技术获得蓬勃发展，越来越受到脊柱外科医师的青睐，也为广大脊柱疾病患者带来福音。然而，我国微创脊柱外科技术起步较晚，发展不平衡，该技术的开展要求脊柱外科医师突破传统观念的束缚，不断学习掌握新理论、新技术。微创脊柱外科技术的发展给脊柱疾病的诊治带来机遇与挑战，新技术在提高临床诊疗水平的同时，相关并发症的出现也引起广大脊柱外科医师的关注。所有新技术在发展推广过程中常会出现这样或那样的问题，同样的，微创脊柱外科技术在发展过程中也有很多问题值得我们关注和思考，诸如微创脊柱外科的涵义理解、适应证的选择以及能否替代传统的开放手术等。为推动脊柱微创技术在我国的普及与规范发展，提高我国脊柱微创技术水平，我们特邀国内该领域的著名专家协作将 Springer 公司出版的 *Minimally Invasive Spine Surgery* 翻译成中文出版（《微创脊柱外科学》）。

《微创脊柱外科学》全书共计 39 章，旨在对最新的微创脊柱外科技术相关问题予以较为系统全面的介绍，历述了微创脊柱外科的发展历史、相关技术、具体疾病的治疗方法及相关并发症等。本书内容涉及脊柱外科微创技术基本理论、基本技术的讲解，同时将临床常见的脊柱外科疾病的微创治疗方法予以详细介绍。希望本书能够展现脊柱微创技术的无限魅力和巨大发展空间，也期待本书的问世能让更多的脊柱外科医师更加便捷地学习微创脊柱外科相关技术知识，并在临床实践中运用和发展，充分发挥微创脊柱外科技术的优势，提高我国脊柱微创外科技术的应用水平，惠及广大脊柱疾病患者。

　　本书的原著是国际上微创脊柱外科的著名专家多年临床实践经验和理论的总结，在翻译及审校过程中，我们也参阅了大量的相关文献资料，力求忠实于原著，但对某些专业术语的理解难免存在个人倾向性，同时与我国国情可能会有某些差异，诚请广大同道在阅读过程中予以批评指正。同时，本书的翻译及审校工作均是各位专家在繁忙的临床、教学及科研工作之余完成的，向为此付出艰辛劳动的各位专家表示衷心的感谢。

2015 年 11 月

英文版序

　　尽管过去十年间微创脊柱外科获得了快速发展，但其确切定义在脊柱外科医师之间仍没有达成共识。能将微创脊柱外科定义为切口小、组织损伤小、康复快、手术风险小、并发症少的手术技术吗？事实上，这是所有外科医师在保证最终手术目的的情况下所努力追求的目标。很多高质量的研究表明，微创脊柱外科技术能够减少围手术期并发症、减少术中失血、缩短手术时间和住院时间，同时带来一定的经济价值。在当今的医疗环境下，评估外科技术的价值已成为一个重要指标，此过程中越来越依赖外科医师、纳税人、政策制定者和患者的知情同意。

　　虽然先进的技术（或辅助技术）使微创脊柱外科表现出安全、可靠、重现性良好的优点，但是应用过程中仍然存在学习曲线。开放手术中较容易的操作，在微创条件下可能不会那么容易。重要的是要意识到微创脊柱外科并非能快速掌握，而是一个不断获得知识和学习技能的过程。在 *Minimally Invasive Spine Surgery* 中，我们将尝试应对以上挑战。除了强调外科技术和手术过程，我们还专注于不同微创技术在解决常见和罕见脊柱疾病中的临床决策和应用。我们还汇集了本领域的著名专家学者批判性地评价各种微创脊柱外科手术技术。我们鼓励对所推荐方法的证据基础做进一步讨论。

　　我们编写本书的目标就是提供全面的参考资料，包含成熟的及最新的微创脊柱外科技术。本书是所有作者集体知识和智慧的结晶，他们中许多人在微创脊柱外科发展进步过程中起了关键作用。希望本书对实习医师和高年资脊柱外科医师有所帮助。

Frank M.Phillips

Isador H.Lieberman

David W.Polly Jr.

英文版致谢

我对 Denise，Gina 和 Jay 表达我深深的感激之情，感谢他们在此过程中的支持、鼓励和对我的爱。

我将本书献给很多有才华的年轻的脊柱外科医师，非常荣幸能给予他们帮助。

他们的见解、热情和探求"真理"是如此的真实，激励我们不断追求提高患者疗效的答案。

Frank M. Phillips

感谢 Deeci，Rachelle，Josh 和 Danielle 每天予以我的支持和鼓励。

Isador H. Lieberman

目　录

第1章

脊柱微创手术的历史和发展

Omar N. Syed, Kevin T. Foley

罗卓荆　译

前　言

微创脊柱外科的发展是当代脊柱外科历史中最重要的改革。虽然脊柱外科医师对于传统开放手术已经很熟悉，但传统开放手术仍然存在一些相关并发症。术中的组织损伤会增加失血量、增加术后疼痛、增加术后恢复时间，并且破坏脊柱功能。因此，可以获得与传统手术同样效果的创伤性较小的、可最大程度减少术后并发症的微创手术是大家所期待的[1]。

随着外科技术及科学的发展，微创脊柱手术的再创新成为可能。随着显微镜、组织拉钩、专用手术器械的进步，外科医师可以通过较小切口实施手术[2]。

微创脊柱手术

优势

使用小的切口手术处理疾病可以在多种外科学科中见到。其中一个例子是腹腔镜胆囊切除术在胆囊疾病初次手术治疗上的应用。这种手术方式有较少的手术并发症、更好的远期疗效，并且缩短了住院时间，减少了大量的花费[3, 4]。在骨科，

像膝关节、肩关节和髋关节等关节的关节镜手术可以明显地减少术后并发症，并且提高了临床疗效[1]。

对腰椎手术而言，主要的并发症是在显露过程中发生的医源性损伤所致的肌肉和软组织损伤。肌肉中生化反应和形态学的改变使临床上出现很明显的肌力减退、耐力降低和疼痛增加[5]。Kawaguchi 和他的同事认为，肌肉的损伤是由于显露过程中使用坚硬的自动拉钩所致[6, 7]。血清肌酸磷酸激酶同工酶水平的升高，是肌肉损伤的标志，与手术中肌肉受到的牵拉力和持续时间直接相关。事实上，研究显示组织损伤后几种血清标志物会升高，包括醛缩酶、白细胞介素 -6 和白细胞介素 -8、丙三醇[2]。Stevens 等[8] 和 Tsutsumimoto 等[9] 研究对比了实施传统开放性腰椎手术的患者与实施微创手术的患者在 MRI 表现上的不同。研究结果表明，实施微创手术的患者与传统手术的患者相比，肌肉的水肿和萎缩有所减少。Styf 和 Willen 证实肌肉拉钩增加了肌肉内压力以致肌肉局部缺血[10]。Rantanen 等认为患者腰椎手术预后差更有可能是由于椎旁肌肉持续的选择性Ⅱ型肌纤维萎缩和病理性结构变化所致[11]。Sihvonen 表示腰椎手术致背根支神经损害所导致的局限性失神经支配肌萎缩与难治性背痛综合征风险的增加是相关的[12]。

微创手术的另一个概念是可以限制组织切除的数量，减少术后脊椎的不稳定性，特别是减少小关节和正中椎间韧带 - 肌腱复合体的断裂可能[2]。

一项有限元研究显示，术中切除最小程度的骨质和韧带，术后可以更好地维持腰椎正常形态[13]。

局限性

与一些新的外科技术一样，熟练掌握微创手术也需要一定的学习曲线。当解剖变得直观、清晰时，脊柱外科医师会感到熟悉和轻松。但是，由于微创手术视野的局限性，外科医师所关注的确切解剖标志一般是受限制的。对解剖结构的熟悉可使外科医师在无法像开放手术般显露结构的情况下安全进行手术。微创脊柱外科手术也有更多的技术要求，如使用细长的手术器械在小通道和较长距离手术时，外科医师需要更加灵活。McLoughlin和 Fourney 研究微创腰椎手术学习曲线的难度，发现脊柱科医师需要通过 15 例手术来适应和熟悉这种技术。当外科医师对这项技术熟悉时，微创术的手术时间减少、复杂性减低[14, 15]。另外，随着放大镜和内镜的使用，手术显微镜的应用可以大大增加亮度和可视性。最近的科技发展使得在手术室可以使用同步即时立体高清视野三维平板显示器。这项技术可以用来记录三维外科手术视频，用于教学、手术需要和交流三维手术视频内容。这项技术有重要的教学意义。

微创技术时常需要使用术中 X 线透视或者影像指导。外科医师需要精通这些系统的使用，从而达到安全、有效完成手术的目的。例如，对于没有从二维影像来确定三维立体位置经验的外科医师来说，透视影像的解读是一项挑战。

最后，脊柱微创手术已开展 10 年，但是现在长期的研究结果较少[16, 17]，需要更多的研究去验证这些技术。

腰椎微创手术

经皮技术

一般认为 Pool 是腰椎经皮手术第一位报道者。在 1938 年，他描述了使用改良电池做电源的膀胱镜观察马尾，这种技术被他称作"脊髓镜"[18]。当时这项技术被用来诊断疾病。

1964 年，Smith 报道经皮化学髓核消融术治疗有症状的髓核脱出患者[19]。1941 年，Jansen 和 Balls 在番木瓜的乳液中发现并分离出木瓜凝乳蛋白酶[20]。木瓜凝乳蛋白酶是一种可以减少髓核含水量，并可以减少椎间盘高度和膨胀度的蛋白酶[21]。尽管美国 FDA 在 1982 年批准了该药物的使用，但是由于该技术的有效性仍然是不确定的，所以外科医师对这种物理治疗方法的兴趣不高。同时，它还会导致过敏反应、硬膜外瘢痕和横贯性脊髓炎[22]。

1975 年，Hijikata 首次发明了经皮髓核切除术。他使用一根直径 2.6 mm 的套管经后外侧入路将椎管开窗，并部分切除髓核。据报道，这例手术减少了椎间盘内压力，同时缓解了椎间盘周边神经根或者痛觉感受器的刺激[23]。1983 年，Kambin 和 Gellman 在开放性椎板切除术后使用 Craig 套管和小钳子从后外侧入路实施了椎间盘切除术[24]。1986 年，Schreiber 在实施经皮髓核切除术时使用了关节镜，以提供直观的视野，在此他提出了"椎间盘镜"[25]。

随后，Mayer 和 Brock 于 1993 年报道了 1 例类似的使用内镜的经皮技术[26]。Faubert 和 Caspar 也描述了他们的椎间盘切除技术，该技术使用 1 根直径 5.4 mm（内径 4.6 mm）的套管和荧光镜，但不是直接可视的[27]。Onik 和 Maroon 报道[28, 29]，多种多样的自动化椎间盘切除手术器械被使用到手术中。他们描述了经皮髓核切除术过程，该手术使用了用于自动化经皮腰椎间盘切除术过程的硬齿状吸引切割探针。它的作用原理包括有规律地冲洗、吸入、切割以达到从环形套管内部取出椎间盘内物质的目的[30]。在 80 年代早期，使用激光治疗腰椎间盘突出的想法出现。1984 年，Ascher 和 Heppner 首次使用激光治疗腰椎间盘疾病[31]。理论上，如经皮手术一样，激光能量的实施是通过套管蒸发髓核水分达到减轻髓核内压力的结果，使椎间盘突出部分回缩至椎间盘中心，从而达到减少神经根压迫、缓解神经根疼痛的目的[32, 33]。在一系列体外实验后，1986 年，Choy 等实施了第一例人体经皮激光椎间盘切除术[34,35]。在 20 世纪 90 年代，Saal 等引进了椎间盘内电凝术。这种技术也采取经皮入路，与髓核摘除术或者自动化经皮腰椎间盘切除术相似，但是热量是由一个磁阻线圈提供[36]。它是专门设计用于治疗内部椎间盘破裂和纤维环撕裂所导致的疼痛。

历史上，经皮椎间盘切除术的适应证通常局限于包裹性的腰椎间盘突出疾病。继发于大量游离椎间盘碎片病变、移行椎间盘碎片、骨组织对神经根压迫所致腰部神经根病对于经皮腰椎间盘切除术是禁忌证[37]。经皮髓核切除术和激光椎间盘切除术的有效性被质疑。在最近更新的循证医学观点中，Gibson 和 Waddell 总结："目前，除非有更好的科学证据，否则自动经皮椎间盘切除术、射频消融治疗和激光椎间盘切除术应当被视为研究技术[38]。"但是，尽管缺少确定的证据与随机多中心试验，很多这些技术仍被标记为具有实验性[33, 38]，椎间盘内治疗和经皮物理椎间盘减压技术仍然持续增加[33, 39]。

通道牵开器下腰椎减压术

1997 年，Foley 和 Smith 开发了一套通道牵开器系统[37]。这种椎间盘镜系统由资深医师（K.T.F.）设计，旨在解决经皮髓核切除术和经皮内镜下经椎间孔手术的局限性。早期微创椎间盘切除术的问题包括无法充分显露解剖结构和病变部位以及制造符合人体工程的小套管和微创手术器械的问题。用这种椎间盘镜系统进行髓核摘除术，有几位患者未能充分减压神经根导致再次手术，因此设计了管状牵开器，通过经皮对肌肉无损的方法解决微创手术无法切除全部病变组织的问题。该系统由一系列同心扩张器和不同长度的薄壁可伸缩管道组成。通过扩张椎旁肌束之间自然通道的方法，而不是传统肌肉剥离的方法。使用管状牵开器，而不是切开组织，通过薄壁（0.9 mm）牵开器在棘突旁肌肉建立一条环状手术通路。管状通道被一条可调整位置的铰链固定到手术台上。它并不像普通拉钩那样使压力集中在同一位置上，管状牵开器使压力最小化并且均匀分布在椎旁组织周围。使用该技术使得脊柱棘间

韧带支撑结构保持不变。创建一大小合适的手术通路允许脊柱减压和植骨融合。手术可以使用手术显微镜、放大镜、内镜或多种技术的联合，取决于外科医师的偏好[5, 40]。该系统已被广泛应用于微创颈椎、胸椎、腰椎的疾病治疗。图 1.1 示显微椎间盘摘除手术中使用 16 mm 直径的通道牵开器。图 1.2 示微创椎间盘摘除术后愈合的皮肤切口。

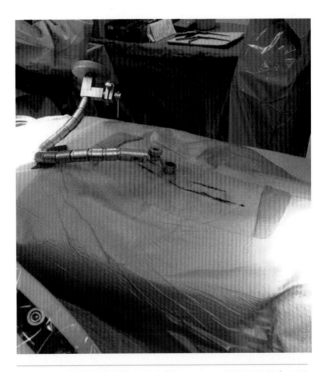

图 1.1 显微椎间盘摘除手术中使用 16 mm 直径的通道牵开器

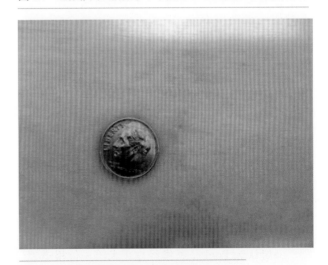

图 1.2 微创椎间盘摘除术后愈合的皮肤切口

在美国，通过通道牵开器行显微椎间盘切除术治疗椎间盘突出是最常见的脊柱微创手术[2]。然而，最初的椎间盘镜系统有它的局限性，包括内镜不可重复使用、图像质量差和手术空间受限制等[41]。对于内镜的深度感和立体感的感知以及内镜的使用都需要长期的学习曲线[21]。为了解决这些限制及扩大这项技术的应用，椎间盘镜系统演变成更通用的可扩张通道牵开器。与最初的系统相比，新改进的系统具有更多的优点，包括图像质量改善、三维可视化、内镜直径更小、牵开器管径可调节、牵开器内工作空间更大、成本降低[41]。相比以前的经皮手术，利用可扩张通道牵开器，外科医师不仅可以处理腰椎间盘突出，还能处理游离的、脱出的椎间盘碎片和侧隐窝狭窄[41]。

Dasenbrock 在最近的 meta 分析中对来自 6 项前瞻性随机对照比较微创椎间盘切除术与开放椎间盘切除术的试验数据（共 837 例）进行了汇总[42-48]。微创椎间盘手术过程中关于硬脊膜损伤的报道更加频繁，这也许与微创手术操作的学习曲线相关。然而，微创手术与开放手术并发症的总发生率并无差异。目前证据表明，对于大多数以腿疼为原发症状的腰椎间盘突出患者，开放式和微创椎间盘切除术对于下肢疼痛有相同的短期和长期改善效果[42]。

可扩张通道牵开器除了治疗椎间盘突出症外，还被用于解决脊髓病变。Guiot 和同事、Khoo 以及 Palmer 提出了一种通过单侧入路的方法实现双侧减压技术治疗腰椎管狭窄的方法[49-51]。首先完成标准单边减压术，之后手术工作通道向内侧倾斜，从而方便中央和对侧减压。轻轻牵拉硬膜，利用磨钻、椎板咬骨钳和刮匙，切除黄韧带和对侧的关节突内侧间部分[49, 50, 52]。可扩张通道牵开器系统也已用来解决极外侧椎间盘突出[53]、复发的椎间盘突出[54]、滑膜囊肿[55, 56]、脊髓栓系综合征[57]、硬膜肿瘤[58, 59] 以及其他问题[60]。

微创后路融合固定技术

Watkins 首先提出减少腰椎融合手术的相关并发症。1953 年，他报道了通过骶棘肌和腰方肌的椎旁通道行后外侧腰椎融合术[61]。随后，Wiltse 描述使用改良的肌间手术入路，从多裂肌和竖脊肌之间纵向分离骶棘肌群治疗腰椎滑脱[62]。

无论是开放手术还是微创手术，要达到有效的腰椎融合，都需要依靠内固定的作用。因此，微创腰椎融合技术与微创腰椎内固定技术的发展是同步的。目前可供选择的经皮腰椎内固定包括经关节突螺钉和经椎弓根螺钉固定术。经关节突螺钉固定术应用于脊柱原位固定和椎体后柱骨性结构完整时（例如下文所述的前路腰椎椎体间融合术）。经皮椎弓根螺钉的使用正好相反，可以被用于后路减压或者椎体后柱不稳时（例如退行性腰椎滑脱）。另外，椎弓根螺钉还可用于压缩椎体的复位和植骨。因此，我们在微创腰椎固定术中，优先选用椎弓根螺钉。

Magerl 于 1982 年使用长螺钉（Schantz 螺丝）和外固定架进行经皮腰椎椎弓根螺钉固定。起初，他的这种方法用于下胸椎和腰椎骨折的外固定[63]。但是这种手术方法的局限性包括感染风险和外固定架，会给患者带来不适，并且后期需要去除外固定。无论如何，这种技术的出现促进了微创腰椎融合术的发展。Leu 于 1993 年在外固定的基础上进行了单节段的经皮腰椎融合术[64]，但是这种方法不能进行骨减压，并且只能进行单个节段的椎体融合。患者全身麻醉后，首先置入 Magerl 外固定椎弓根螺钉。随后，经后外侧距离后正中线约 7 ～ 9 cm 处，插入直径 7 mm 的套管。套管进入椎间隙，通过专用的工具进行髓核摘除和终板切除，通过套管将被分割的髂骨移植入椎间隙中。大约 3 个月后，拆除外固定。Leu 报道了 1988 年 10 月～ 1991 年 1 月对 33 例患者使用这种方法进行的椎体融合术，术后融合率达 84%。

1995 年，Mathews 首次描述并实施了 1 例完整的经皮腰椎椎弓根固定术，在手术中使用了外置钢板作为纵向连接杆[65]。他在手术过程中使用椎弓根螺钉，螺钉带螺纹的部分上有长的光滑柄（类似于 Magerl 螺钉），但是这个螺钉柄与纵向钢板相连，直视下将连接器穿过 2 个螺钉切口，作用于螺钉柄，然后在直视下安全地固定螺母。2000年，Lowery描述了一项类似的技术，即使用皮下杆代替外置钢板连接长螺丝钉柄[66]。使用Mathews和Lowery 2人的方法，纵向连接物放置位置很表浅，仅仅在皮肤下[65, 66]。这样做有几个潜在的缺点：第一，浅表的器械会刺激皮肤，患者会要求二次手术取出[66]；第二，手术需要较长的螺钉（和较长的力臂）来产生有效的生物力学固定作用，而不是使用标准的椎弓根固定系统。而较长的螺钉导致置入失败的可能性更高。

2001年，Foley和他的同事介绍了一种经皮椎弓根螺钉（连接棒置入）的系统，弥补了先前技术在经皮胸腰椎固定术的局限性[67, 68]。这个设计标准包括经皮置入标准的椎弓根螺钉和于筋膜下位置将棒置入，类似于传统的开放性手术。关键的设计就是"螺钉延长杆"的使用，它能附加在标准大小的椎弓根螺钉。一旦螺钉经皮置入椎弓根后，外科医师可以使用螺钉延长杆调整螺钉头，为之后经皮置入连接棒做准备。

在微创手术中，通道牵开器和椎弓根螺钉置入的联合使用促进了微创椎体融合术的快速发展。2001年，Foley发表了第一例使用这种系统的报道[67, 68]，其中包括2000年首次实施经皮椎弓根螺钉和筋膜下连接棒放置通道入路的后外侧融合术。首次腰椎后路经椎管椎体间融合术，包括经皮椎弓根螺钉和筋膜下连接棒的放置，于2001年由Foley在神经外科医师学会年会上展示，并于2002年发表[5]。他报道了7例实施腰椎后路经椎管椎体间融合术患者的结果。首例经椎间孔腰椎椎体间融合术和经皮椎弓根螺钉固定于2001年实施，并于2003年由Foley，Holly和Schwender报道[40]。

微创经椎间孔腰椎椎体间融合术的短期和中期结果已被报道[16, 69]。最近我们研究了因为脊椎滑脱或腰椎病合并或不合并神经根病变而实施微创经椎间孔腰椎椎体间融合术患者的长期结果，至少进行5年随访[17]。只有完成术前Oswestry功能障碍指数（Oswestry disability index，ODI）和视觉模拟量表（visual analog scale，VAS）评分的患者才能参加这项研究。总共37例患者实施了单

一节段的微创经椎间孔腰椎椎体间融合术。所有的患者都使用双侧的椎弓根螺钉固定，并且放置了填塞自体移植骨和适当剂量的同种异体骨（重组骨形态发生蛋白）的PEEK材料椎体间融合器。这组患者的平均年龄是63岁（37～80岁），平均随访时间是72.6个月（60～90个月）。37例患者中，25例患者行L4-L5手术，12例患者行L5-S1手术。所有患者在2年内都有融合术后影像资料，没有1例需要二次手术。其中24例患者有轻度的脊椎滑脱（Meyerding分度Ⅰ～Ⅱ度），1例患者有Meyerding分度Ⅲ度的脊椎滑脱，12例患者没有脊椎前滑脱。在12例患者中，其中1例患者患有多次复发性椎间盘突出症，达到做融合术的标准；剩余的11例患者患有腰椎病，伴有机械性腰背部疼痛和神经根压迫症状。33例患者进行了单侧减压，4例患者进行了双侧减压。从手术前到术后最后一次随访，背痛及腿痛的VAS以及ODI评分分数的改善分别为50分至12分、56分至16分、53分至17分。这是首次随访时间超过了60个月的预后研究，它证明了微创经椎间孔腰椎椎体间融合手术对患者有长期益处。在这项研究中，患者失去活动功能、背痛和腿痛方面的显著改善使大家认识到微创经椎间孔腰椎椎体间融合术可以长期缓解患者症状，并且改善患者活动功能。

另有医师也描述了通过经皮螺钉延长杆进行提拉治疗腰椎滑脱的微创经椎间孔腰椎椎体间融合术。图1.3显示了如何做到复位。图1.4是侧位透视影像，显示使用螺钉延长杆提拉治疗椎体滑脱[70]。我们研究了40例患者，他们因为患有有症状的椎体滑脱而使用这种方法进行了微创经椎间孔腰椎椎体间融合术。其中30例是退行性椎体滑脱，而其余10例为峡部裂性滑脱。最短的随访时间是24个月，平均随访时间是35个月。术前平均ODI疼痛评分为55分，术后降低到16分。术前平均腿部和背部疼痛VAS评分分别为65分和52分，术后分别改善为8分和15分。所有患者均达到了椎体滑脱复位的效果，平均复位率为76%。作者总结，从与开放性手术相比的结果中可以看出，对于椎体滑脱患者实施微创经椎间孔腰椎椎

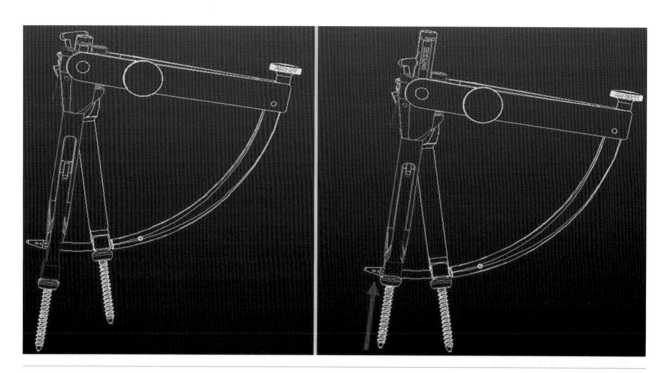

图 1.3　通过缩短螺钉延长器的长度来复位椎体滑脱。螺钉延长器被临时拉紧后，棒和椎弓根螺钉的角度被锁定。旋转螺帽使延长杆缩短，使下滑的椎体拉向固定棒

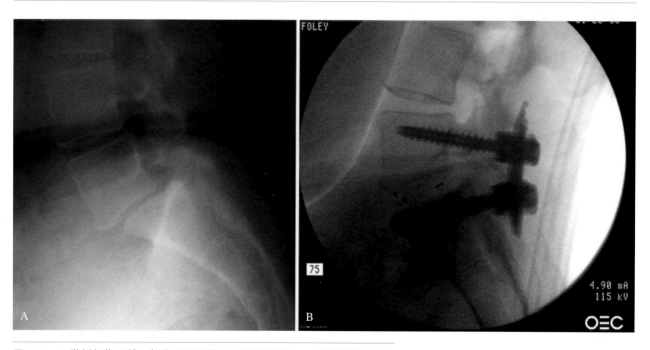

图 1.4　A. 微创复位之前，侧位透视影像显示椎体滑脱。B. 术后滑脱被复位

体间融合术是一种有效的外科手术选择。

　　在最近的 10 年中，经皮椎弓根螺钉固定术的适应证和内固定装置的选择都拓宽和扩大了，从

而使得外科医师在多节段的胸腰椎疾病案例中常规使用经皮固定术。目前，经皮椎弓根螺钉可以用于多种脊柱疾病，包括外伤、脊髓肿瘤、感染、

翻修手术和畸形等[71]。

最近，一类新的后路棘突间脊柱内固定手术被引入。从理论上讲，棘突间装置可以对狭窄的脊柱节段间接地进行减压。对于这种手术，最理想的患者是可以通过棘突间撑开缓解神经压迫治疗的间歇性跛行症状患者[72]。棘突间装置可以在局麻下被置入，比传统的手术损伤小。在 1957 年，Knowles 已经提出这种想法，他在棘突间置入圆柱形"钢铁塞"，以保持椎体的弯曲姿势。遗憾的是，他的这种装置很容易松动或者移位[73]。目前已经设计了多种棘突间装置，它们可以分为静态的、不可压缩或动态的、可压缩的。美国 FDA 在 2005 年首次批准使用棘突间装置治疗由于腰椎管狭窄导致的神经性间歇性跛行患者。Kabir 最近报道了一项临床系统回顾的结论指出，对于超过 50 岁的患者，相比于非手术治疗，行棘突间装置手术对腰椎管狭窄和神经性跛行的患者有益处，其症状可获得改善。同时，多个椎体间的棘突间装置已有望在临床应用，目前还缺乏前瞻性的随机对照试验。此外，还需质量更好的试验来明确其使用的临床适应证[72, 74]。Epstein 最近研究指出棘突间装置具有较高的并发症发生率、再手术率、预后不良率以及手术花费[75]。

微创侧方椎间融合术

通过侧方腹膜后经腰大肌入路是一种新型的微创手术，这种方法可通过椎体前方的手术通道进行椎体间融合[76]。1997 年，Mayer[77] 首次报道了侧方经腹膜后入路、创伤小的腰椎融合技术[77]。1998 年，McAfee 改进了这项技术，使用内镜和椎间融合器[78]。随后，在 2006 年，Ozgur，Aryan 和 Pimenta 等进一步改进了侧方椎间融合技术[79]。患者术中取侧卧位于手术台上，切开脂肪层到腹膜后解剖间隙，直到腰大肌表面。扩张器和改良后管状牵开器在透视引导下被放置到适当的腰椎平面，穿过腰大肌。术中需要神经检测，以防止损伤到腰骶神经丛。一旦外侧面椎间隙被定位及显露后，即可使用标准的术式进行椎间盘切除及融合[30]。这种手术的优势就是不需要更多的助手。

其他的优势包括：相比开放性前路手术，其术后肠梗阻发生减少；可维持前、后纵韧带的完整性；减少手术时间；相对于其他的手术方法，降低了术后住院时间和镇痛的要求[76]。侧方椎间融合术后会有侧方肿胀致使屈髋无力、生殖股神经受刺激，引起大腿和腹股沟区麻木和疼痛、腰椎神经损伤等[80, 81]。

微创前路椎间融合术

自 1932 年以来，前路腰椎椎体间融合术已被用于治疗脊柱退行性疾病，当时 Carpenter 首先描述采用这种方法治疗腰椎滑脱症[82]。前路腰椎椎体间融合术最初是通过一条开放的腹膜后入路完成。在 20 世纪 80 年代中期，已有文献描述同时联合前-后路椎体融合术[83]。术中做从中线到腹直肌外侧缘延伸约 25 cm 的手术切口，术中失血 400 ~ 600 ml，手术时间平均约 3.25 小时，住院时间通常持续 10 ~ 14 天[83, 84]。在妇科、泌尿科和普外科医师共同的参与下，结合腹腔镜辅助技术，共同完成了前路腰椎手术。1991 年，Obenchain 首次报道腹腔镜下进行腰椎椎间盘摘除术[85]。在 20 世纪 90 年代中期，经腹膜后小切口[77, 86]、经腹腔小切口[77]、经腹腔入路腔镜[87, 88]、腹膜后腹腔镜的方法[78] 被开发用于腰椎前路椎体间融合术。

2004 年，Cragg 首次报道了一种新的经骶骨前入路的腰骶椎融合内固定方法[89]。通过尾骨侧方小切口达骶前间隙。在特制的手术器械透视引导下，沿骶骨前正中线至骶骨岬表面，随后沿剩余的骶椎向腰椎及椎间盘创建一个轴向孔。接下来可以进行椎间盘摘除，椎间植骨术，可置入轴向螺钉固定。通常，这个手术同时需要后路内固定，虽然在某些情况下也可以单独完成[30]。2011 年，Tobler 进行了一项研究，该研究对 156 例采用这种方法行 L5-S1 椎间植骨融合及固定的患者进行了 2 年临床和影像学随访。通过 2 年的随访，患者疼痛程度和功能障碍有临床改善，2 年内整体的影像学融合率为 94%（145/155）[90]。

胸椎微创手术

传统的胸椎入口包括前入路和后入路。这些入路途经包括后路经椎弓根，肋横突入路，侧方入路，经胸前外侧，胸骨切开入路。正如熟悉这些技术的脊柱外科医师所了解的，这些技术都有其相应的并发症。

胸椎微创入路的最初发展之一是电视辅助胸腔镜手术。瑞典医师 Hans Christian Jacobaeus 于 1910 年首次使用这项技术[91]。内镜摄影机的发展和外科手术器械的改善更进一步地拓宽了胸腔镜的应用。胸腔镜在脊柱疾病中的首次应用是由 Mack 在美国[92] 和 Rosenthal 在德国[93] 同时开展的。电视辅助胸腔镜手术曾用于感染治疗，包括组织活检和抽胸水、肿瘤组织活检、胸椎间盘突出治疗、交感神经切除术和脊柱畸形的松解[95]。

胸椎管状通道牵开器的应用由 Jho 和 Perez-Cruet 报道[96,97]。这项技术包括一系列肌肉扩张器、管状通道牵开器和可视内镜，可以减少许多传统入路相关的并发症。最新报道，使用可扩张通道牵开器的胸椎外侧术式可用于肿瘤切除和外伤性脊髓病变，包括次全切除术和带有前路钢板的融合器放置[98, 99]。

微创胸椎椎弓根螺钉固定最近被描述。2003年，Holly 和 Foley 在 3 具尸体上评估了经皮胸椎椎弓根螺钉放置的可行性。64 根螺钉中有 59 根可以完全放入椎弓根中（92%）；剩余的螺钉置入椎弓根壁误差小于 3 mm[100]。2006 年，Ringel 和他的同事对 104 例患者实施了经皮后路胸椎和腰椎椎弓根螺钉手术，术中只在平面二维 X 线透视引导下经肌肉入路进行[101]。空心椎弓根螺钉结合立体神经导航监测技术的使用最近也被 Kakarla 报道[102]。经皮微创手术因其可被接受的准确率和并发症率，在安全的方法下被用于外伤性椎体骨折和胸椎肿瘤、感染及退行性疾病的治疗[102]。

颈椎微创手术

当胸腰椎微创入路和技术有巨大进步时，颈椎手术却并非如此。颈椎前入路是一种常用的术式，有相对较少的并发症。因此，寻找另一种颈椎手术的动力就减小了，除了跨越枕颈部和颈胸廓交界区的长节段后路减压术或者固定术，这种探索是必须的[103]。

影像技术的发展使得术前评估和颈椎后入路手术具体指征描述更加完善，特别是像颈椎间盘突出症或者颈椎间孔狭窄需要实施后入路神经根减压术的情况，后路椎间孔切开术是有效的。2000年，Roh 描述了在尸体标本上实施微创后路颈椎间孔切开术，并且首次应用椎间盘镜系统，成功实现腰椎手术的通道牵开器被用于颈椎手术[104]。Adamson 以及 Fessler 和同事们分别于 2001 年和 2002 年描述了他们最初使用这种技术的临床经验，并且证实此技术是安全和有效的[105, 106]。Wang 和同事们描述了他们的最初经验和对使用通道牵开器系统进行短节段侧块固定术患者的 2 年随访结果[107, 108]。他们的技术包含一个正中切口，然后是管状牵开器沿着头尾侧方向和横向（向上和向外）轨迹放置，与传统开放性颈椎侧块螺钉放置时的方法相似。这种方法主要的局限性依然是连接杆通道需要小切口显露侧块[108]。Wang 和同事们也探究了颈部椎板成形术中微创技术的应用。2003年，他们报道了最初在尸体上的研究，在 2008年，连同最近的临床经验证明了这个技术的可行性[109, 110]。最近，Ahmad 和同事们描述了他们实施经皮经关节螺钉对下颈椎固定术的初步经验。这项技术特别吸引人的就是它避免了融合器的使用。这项技术的开展可以减少前路融合术后多发的假关节形成或脊柱后凸畸形风险[103]。

微创颈椎后路手术的早期临床经验是有前景的。但是，这些技术是具有挑战性的，并且有一个艰难的学习曲线（艰难的学习过程）。最终，需要患者的随访评价和随机前瞻性研究来验证这些技术。

总　结

微创脊柱外科手术的未来是有前景的。新的技术使外科医师可以有效地进行更多复杂的脊柱手术，这些技术可以更大程度减少组织损伤。使用新的技术实施手术可以有效地减少软组织损伤和相关并发症，同时，医师实施微创手术可以像传统的开放性手术一样有效。

初步结果显示许多微创脊柱手术过程可以安全有效地实施，长期随访结果也开始在文献上报道。患者术后症状的改善对这些技术的成本效益有积极意义。随着过去 10 年脊柱外科手术比例的明显增加以及腰椎融合术显著的增加，研究评估成本节约和成本效益是必要的[111]。事实上，已有最新研究显示了微创腰椎融合术的成本效益[112-114]。尽管微创脊柱技术只是一个逻辑基础（对患者和外科医师都是一样的），但是与传统开放性手术相对比的前瞻性观察和长期随访的研究会明确它们的优点和不足。

参考文献

1. Schwender JD, Foley KT, Holly LT, Transfeldt EE. Minimally invasive posterior surgical approaches to the lumbar spine. In：The spine. 5th ed. Philadelphia：Saunders/Elsevier; 2006.
2. Kim CW, Siemionow K, Anderson DG, Phillips FM. The current state of minimally invasive spine surgery. Instr Course Lect. 2011;60：353–70.
3. Bosch F, Wehrman U, Saeger HD, Kirch W. Laparoscopic or open conventional cholecystectomy：clinical and economic considerations. Eur J Surg. 2002;168(5)：270–7.
4. Topcu O, Karakayali F, Kuzu MA, et al. Comparison of long-term quality of life after laparoscopic and open cholecystectomy. Surg Endosc. 2003;17(2)：291–5.
5. Foley KT, Lefkowitz MA. Advances in minimally invasive spine surgery. Clin Neurosurg. 2002;49：499–517.
6. Kawaguchi Y, Yabuki S, Styf J, et al. Back muscle injury after posterior lumbar spine surgery. Topographic evaluation of intramuscular pressure and blood flow in the porcine back muscle during surgery. Spine (Phila Pa 1976). 1996;21(22)：2683–8.
7. Kawaguchi Y, Matsui H, Tsuji H. Back muscle injury after posterior lumbar spine surgery. A histologic and enzymatic analysis. Spine (Phila Pa 1976). 1996;21(8)：941–4.
8. Stevens KJ, Spenciner DB, Griffiths KL, et al. Comparison of minimally invasive and conventional open posterolateral lumbar fusion using magnetic resonance imaging and retraction pressure studies. J Spinal Disord Tech. 2006;19(2)：77–86.
9. Tsutsumimoto T, Shimogata M, Ohta H, Misawa H. Mini-open versus conventional open posterior lumbar interbody fusion for the treatment of lumbar degenerative spondylolisthesis：comparison of paraspinal muscle damage and slip reduction. Spine (Phila Pa 1976). 2009;34(18)：1923–8.
10. Styf JR, Willen J. The effects of external compression by three different retractors on pressure in the erector spine muscles during and after posterior lumbar spine surgery in humans. Spine (Phila Pa 1976). 1998;23(3)：354–8.
11. Rantanen J, Hurme M, Falck B, et al. The lumbar multifi dus muscle fi ve years after surgery for a lumbar intervertebral disc herniation. Spine (Phila Pa 1976). 1993;18(5)：568–74.
12. Sihvonen T, Herno A, Paljarvi L, Airaksinen O, Partanen J, Tapaninaho A. Local denervation atrophy of paraspinal muscles in postoperative failed back syndrome. Spine (Phila Pa 1976). 1993;18(5)：575–81.
13. Bresnahan L, Ogden AT, Natarajan RN, Fessler RG. A biomechanical evaluation of graded posterior element removal for treatment of lumbar stenosis：comparison of a minimally invasive approach with two standard laminectomy techniques. Spine (Phila Pa 1976). 2009;34(1)：17–23.
14. Lau D, Han SJ, Lee JG, Lu DC, Chou D. Minimally invasive compared to open microdiscectomy for lumbar disc herniation. J Clin Neurosci. 2011;18(1)：81–4.
15. McLoughlin GS, Fourney DR. The learning curve of minimally invasive lumbar microdiscectomy. Can J Neurol Sci. 2008;35(1)：75–8.
16. Rouben D, Casnellie M, Ferguson M. Long-term durability of minimal invasive posterior transforaminal lumbar interbody fusion：a clinical and radiographic follow-up. J Spinal Disord Tech. 2011;24(5)：288–96.
17. Shah H, Foley KT. Abstract：Long-term outcome of minimally invasive transforaminal lumbar interbody fusion：5 years post-op and beyond. 2012 Annual Scientific Meeting of the American Association of Neurological Surgeons, Miami; 2012.
18. Pool J. Direct visualization of dorsal nerve roots of the cauda equina by means of a myeloscope. Arch NeurPsych. 1938;39(6)：1308–12.
19. Pmith L. Enzyme dissolution of the nucleus pulposus in humans. JAMA. 1964;187：137–40.
20. Jansen EF, Balls AK. Chymopapain：a new crystalline

proteinase from papaya latex. J Biol Chem. 1941;137：459–60.

21. Thongtrangan I, Le H, Park J, Kim DH. Minimally invasive spinal surgery：a historical perspective. Neurosurg Focus. 2004;16(1)：E13.

22. Watts C, Dickhaus E. Chemonucleolysis：a note of caution. Surg Neurol. 1986;26(3)：236–40.

23. Hijikata S. Percutaneous nucleotomy. A new concept technique and 12 years' experience. Clin Orthop Relat Res. 1989;238：9–23.

24. Kambin P, Gellman H. Percutaneous lateral discectomy of the lumbar spine：a preliminary report. Clin Orthop. 1983;174：127–32.

25. Schreiber A, Suezawa Y. Transdiscoscopic percutaneous nucleotomy in disk herniation. Orthop Rev. 1986;15(1)：35–8.

26. Mayer HM, Brock M. Percutaneous endoscopic discectomy：surgical technique and preliminary results compared to microsurgical discectomy. J Neurosurg. 1993;78(2)：216–25.

27. Faubert C, Caspar W. Lumbar percutaneous discectomy. Initial experience in 28 cases. Neuroradiology. 1991;33(5)：407–10.

28. Onik G, Helms CA, Ginsberg L, Hoaglund FT, Morris J. Percutaneous lumbar diskectomy using a new aspiration probe：porcine and cadaver model. Radiology. 1985;155(1)：251–2.

29. Maroon JC, Onik G. Percutaneous automated discectomy：a new method for lumbar disc removal. Technical note. J Neurosurg. 1987;66(1)：143–6.

30. Oppenheimer JH, DeCastro I, McDonnell DE. Minimally invasive spine technology and minimally invasive spine surgery：a historical review. Neurosurg Focus. 2009;27(3)：E9.

31. Ascher PW, Heppner F. CO2-Laser in neurosurgery. Neurosurg Rev. 1984;7(2–3)：123–33.

32. Schenk B, Brouwer PA, Peul WC, van Buchem MA. Percutaneous laser disk decompression：a review of the literature. AJNR Am J Neuroradiol. 2006;27(1)：232–5.

33. Singh V, Manchikanti L, Benyamin RM, Helm S, Hirsch JA. Percutaneous lumbar laser disc decompression：a systematic review of current evidence. Pain Physician. 2009;12(3)：573–88.

34. Choy DS, Case RB, Fielding W, Hughes J, Liebler W, Ascher P. Percutaneous laser nucleolysis of lumbar disks. N Engl J Med. 1987;317(12)：771–2.

35. Choy DS, Michelsen J, Getrajdman G, Diwan S. Percutaneous laser disc decompression：an update— Spring 1992. J Clin Laser Med Surg. 1992;10(3)：177–84.

36. Helm S, Hayek SM, Benyamin RM, Manchikanti L. Systematic review of the effectiveness of thermal annular procedures in treating discogenic low back pain. Pain Physician. 2009;12(1)：207–32.

37. Foley KT, Smith mm. Microendoscopic discectomy. Tech Neurosurg. 1997;3：301–7.

38. Gibson JN, Waddell G. Surgical interventions for lumbar disc prolapse：updated Cochrane review. Spine (Phila Pa 1976). 2007;32(16)：1735–47.

39. Manchikanti L, Singh V, Pampati V, Smith HS, Hirsch JA. Analysis of growth of interventional techniques in managing chronic pain in the Medicare population：a 10-year evaluation from 1997 to 2006. Pain Physician. 2009;12(1)：9–34.

40. Foley KT, Holly LT, Schwender JD. Minimally invasive lumbar fusion. Spine (Phila Pa 1976). 2003;28(15 Suppl)：S26–35.

41. Perez-Cruet MJ, Foley KT, Isaacs RE, et al. Microendoscopic lumbar discectomy：technical note. Neurosurgery. 2002; 51(5 Suppl)：S129–36.

42. Dasenbrock HH, Juraschek SP, Schultz LR, et al. The effi cacy of minimally invasive discectomy compared with open discectomy：a meta-analysis of prospective randomized controlled trials. J Neurosurg Spine. 2012;16(5)：452–62.

43. Arts MP, Brand R, van den Akker ME, Koes BW, Bartels RH, Peul WC. Tubular diskectomy vs conventional microdiskectomy for sciatica：a randomized controlled trial. JAMA. 2009;302(2)：149–58.

44. Huang TJ, Hsu RW, Li YY, Cheng CC. Less systemic cytokine response in patients following microendoscopic versus open lumbar discectomy. J Orthop Res. 2005;23(2)：406–11.

45. Righesso O, Falavigna A, Avanzi O. Comparison of open discectomy with microendoscopic discectomy in lumbar disc herniations：results of a randomized controlled trial. Neurosurgery. 2007;61(3)：545–9; discussion 549.

46. Ruetten S, Komp M, Merk H, Godolias G. Full-endoscopic interlaminar and transforaminal lumbar discectomy versus conventional microsurgical technique：a prospective, randomized, controlled study. Spine (Phila Pa 1976). 2008;33(9)：931–9.

47. Ryang YM, Oertel MF, Mayfrank L, Gilsbach JM, Rohde V. Standard open microdiscectomy versus minimal access trocar microdiscectomy：results of a prospective randomized study. Neurosurgery. 2008;62(1)：174–81; discussion 181–172.

48. Teli M, Lovi A, Brayda-Bruno M, et al. Higher risk of dural tears and recurrent herniation with lumbar micro-endoscopic discectomy. Eur Spine J. 2010;19(3)：443–50.

49. Palmer S, Turner R, Palmer R. Bilateral decompressive surgery in lumbar spinal stenosis associated with spondylolisthesis：unilateral approach and use of a microscope and tubular retractor system. Neurosurg Focus. 2002;13(1)：E4.

50. Khoo LT, Fessler RG. Microendoscopic decompressive laminotomy for the treatment of lumbar stenosis. Neurosurgery. 2002; 51(5 Suppl)：S146–54.

51. Guiot BH, Khoo LT, Fessler RG. A minimally invasive technique for decompression of the lumbar spine. Spine (Phila Pa 1976). 2002;27(4)：432–8.

52. Asgarzadie F, Khoo LT. Minimally invasive operative management for lumbar spinal stenosis：overview of

early and long-term outcomes. Orthop Clin North Am. 2007;38(3)：387–99, abstract vi–vii.

53. Foley KT, Smith mm, Rampersaud YR. Microendoscopic approach to far-lateral lumbar disc herniation. Neurosurg Focus. 1999;7(5)：e5.

54. Le H, Sandhu FA, Fessler RG. Clinical outcomes after minimalaccess surgery for recurrent lumbar disc herniation. Neurosurg Focus. 2003;15(3)：E12.

55. Sandhu FA, Santiago P, Fessler RG, Palmer S. Minimally invasive surgical treatment of lumbar synovial cysts. Neurosurgery. 2004;54(1)：107–11; discussion 111–102.

56. Sehati N, Khoo LT, Holly LT. Treatment of lumbar synovial cysts using minimally invasive surgical techniques. Neurosurg Focus. 2006;20(3)：E2.

57. Tredway TL, Musleh W, Christie SD, Khavkin Y, Fessler RG, Curry DJ. A novel minimally invasive technique for spinal cord untethering. Neurosurgery. 2007;60(2 Suppl 1)：ONS70–4; discussion ONS74.

58. Tredway TL, Santiago P, Hrubes MR, Song JK, Christie SD, Fessler RG. Minimally invasive resection of intradural-extramedullary spinal neoplasms. Neurosurgery. 2006;58(1 Suppl)：ONS52–8; discussion ONS52–58.

59. Ogden AT, Fessler RG. Minimally invasive resection of intramedullary ependymoma：case report. Neurosurgery. 2009;65(6)：E1203–4; discussion E1204.

60. Samartzis D, Shen FH, Perez-Cruet MJ, Anderson DG. Minimally invasive spine surgery：a historical perspective. Orthop Clin North Am. 2007;38(3)：305–26, abstract v.

61. Watkins M. Posterior fusion of the lumbar and lumbosacral spine. J Bone Joint Surg Am. 1953;35：1014–8.

62. Wiltse LL, Hutchinson RH. Surgical treatment of spondylolisthesis. Clin Orthop Relat Res. 1964;35：116–35.

63. Magerl FP. External skeletal fixation of the lower thoracic and the lumbar spine. In：Uhthoff HK, Stahl E, editors. Current concepts of external fixation of fractures. New York：Springer; 1982. p. 353–66.

64. Leu HF, Hauser RK. Percutaneous endoscopic lumbar spine fusion. Neurosurg Clin N Am. 1996;7(1)：107–17.

65. Matthews HH, Long BH. Endoscopy assisted percutaneous anterior interbody fusion with subcutaneous suprafascial internal fixation：evolution of technique and surgical considerations. Orthop Int Ed. 1995;3：496–500.

66. Lowery GL, Kulkarni SS. Posterior percutaneous spine instrumentation. Eur Spine J. 2000;9 Suppl 1：S126–30.

67. Foley KT, Gupta SK. Percutaneous pedicle screw fixation of the lumbar spine：preliminary clinical results. J Neurosurg. 2002;97(1 Suppl)：7–12.

68. Foley KT, Gupta SK, Justis JR, Sherman MC. Percutaneous pedicle screw fixation of the lumbar spine. Neurosurg Focus. 2001;10(4)：E10.

69. Schwender JD, Holly LT, Rouben DP, Foley KT. Minimally invasive transforaminal lumbar interbody fusion (TLIF)：technical feasibility and initial results. J Spinal Disord Tech. 2005;18(Suppl)：S1–6.

70. Park P, Foley KT. Minimally invasive transforaminal lumbar interbody fusion with reduction of spondylolisthesis：

71. Mobbs RJ, Sivabalan P, Li J. Technique, challenges and indications for percutaneous pedicle screw fixation. J Clin Neurosci. 2011;18(6)：741–9.

72. Anderson PA, Tribus CB, Kitchel SH. Treatment of neurogenic claudication by interspinous decompression：application of the X STOP device in patients with lumbar degenerative spondylolisthesis. J Neurosurg Spine. 2006;4(6)：463–71.

73. Whitesides Jr TE. The effect of an interspinous implant on intervertebral disc pressures. Spine (Phila Pa 1976). 2003;28(16)：1906–7, author reply 1907–1908.

74. Kabir SM, Gupta SR, Casey AT. Lumbar interspinous spacers：a systematic review of clinical and biomechanical evidence. Spine (Phila Pa 1976). 2010;35(25)：E1499–506.

75. Epstein NE. A review of interspinous fusion devices：high complication, reoperation rates, and costs with poor outcomes. Surg Neurol Int. 2012;3：7.

76. Anand N, Baron EM. Direct lateral approach to the lumbar spine. In：Bridwell KH, Dewald RL, editors. The textbook of spinal surgery, vol. 2. 3rd ed. Philadelphia：Lippincott Williams & Wilkins; 2011. p. 175–82.

77. Mayer HM. A new microsurgical technique for minimally invasive anterior lumbar interbody fusion. Spine (Phila Pa 1976). 1997;22(6)：691–9; discussion 700.

78. McAfee PC, Regan JJ, Geis WP, Fedder IL. Minimally invasive anterior retroperitoneal approach to the lumbar spine. Emphasis on the lateral BAK. Spine (Phila Pa 1976). 1998;23(13)：1476–84.

79. Ozgur BM, Aryan HE, Pimenta L, Taylor WR. Extreme Lateral Interbody Fusion (XLIF)：a novel surgical technique for anterior lumbar interbody fusion. Spine J. 2006;6(4)：435–43.

80. Bergey DL, Villavicencio AT, Goldstein T, Regan JJ. Endoscopic lateral transpsoas approach to the lumbar spine. Spine (Phila Pa 1976). 2004;29(15)：1681–8.

81. Moller DJ, Slimack NP, Acosta Jr FL, Koski TR, Fessler RG, Liu JC. Minimally invasive lateral lumbar interbody fusion and transpsoas approach-related morbidity. Neurosurg Focus. 2011; 31(4)：E4.

82. Carpenter N. Spondylolisthesis. Br J Surg. 1932;19：374–86.

83. O'Brien JP, Dawson MH, Heard CW, Momberger G, Speck G, Weatherly CR. Simultaneous combined anterior and posterior fusion. A surgical solution for failed spinal surgery with a brief review of the first 150 patients. Clin Orthop Relat Res. 1986;203：191–5.

84. Crock HV. Anterior lumbar interbody fusion：indications for its use and notes on surgical technique. Clin Orthop Relat Res. 1982;165：157–63.

85. Obenchain TG. Laparoscopic lumbar discectomy：case report. J Laparoendosc Surg. 1991;1(3)：145–9.

86. Regan JJ, Yuan H, McAfee PC. Laparoscopic fusion of the lumbar spine：minimally invasive spine surgery. A prospective multicenter study evaluating open and

laparoscopic lumbar fusion. Spine (Phila Pa 1976). 1999;24(4)：402–11.

87. Zdeblick TA. Laparoscopic spinal fusion. Orthop Clin North Am. 1998;29(4)：635–45.

88. Zucherman JF, Zdeblick TA, Bailey SA, Mahvi D, Hsu KY, Kohrs D. Instrumented laparoscopic spinal fusion. Preliminary results. Spine (Phila Pa 1976). 1995;20(18)：2029–34; discussion 2034–2025.

89. Cragg A, Carl A, Casteneda F, Dickman C, Guterman L, Oliveira C. New percutaneous access method for minimally invasive anterior lumbosacral surgery. J Spinal Disord Tech. 2004;17(1)：21–8.

90. Tobler WD, Gerszten PC, Bradley WD, Raley TJ, Nasca RJ, Block JE. Minimally invasive axial presacral L5-S1 interbody fusion：two-year clinical and radiographic outcomes. Spine (Phila Pa 1976). 2011;36(20)：E1296–301.

91. Hatzinger M, Kwon ST, Langbein S, Kamp S, Hacker A, Alken P. Hans Christian Jacobaeus：inventor of human laparoscopy and thoracoscopy. J Endourol. 2006;20(11)：848–50.

92. Mack MJ, Regan JJ, Bobechko WP, Acuff TE. Application of thoracoscopy for diseases of the spine. Ann Thorac Surg. 1993;56(3)：736–8.

93. Rosenthal D, Rosenthal R, de Simone A. Removal of a protruded thoracic disc using microsurgical endoscopy. A new technique. Spine (Phila Pa 1976). 1994;19(9)：1087–91.

94. Das K, Rothberg M. Thoracoscopic surgery：historical perspectives. Neurosurg Focus. 2000;9(4)：e10.

95. Truumees E, Lieberman IH, Fessler RG, Regan J. Minimally invasive spinal decompression and stabilization and techniques II. In：Benzel EC, editor. Spine surgery：techniques, complication avoidance, and management, vol. 2. 2nd ed. Philadelphia：Elsevier; 2005. p. 1274–308.

96. Jho HD. Endoscopic transpedicular thoracic discectomy. Neurosurg Focus. 2000;9(4)：e4.

97. Perez-Cruet MJ, Kim BS, Sandhu F, Samartzis D, Fessler RG. Thoracic microendoscopic discectomy. J Neurosurg Spine. 2004; 1(1)：58–63.

98. Smith WD, Dakwar E, Le TV, Christian G, Serrano S, Uribe JS. Minimally invasive surgery for traumatic spinal pathologies：a mini-open, lateral approach in the thoracic and lumbar spine. Spine (Phila Pa 1976). 2010;35(26 Suppl)：S338–46.

99. Uribe JS, Dakwar E, Le TV, Christian G, Serrano S, Smith WD. Minimally invasive surgery treatment for thoracic spine tumor removal：a mini-open, lateral approach. Spine (Phila Pa 1976). 2010;35(26 Suppl)：S347–54.

100. Holly LT, Foley KT. Three-dimensional fluoroscopy-guided percutaneous thoracolumbar pedicle screw placement. Technical note. J Neurosurg. 2003;99(3 Suppl)：324–9.

101. Ringel F, Stoffel M, Stuer C, Meyer B. Minimally invasive transmuscular pedicle screw fixation of the thoracic and lumbar spine. Neurosurgery. 2006;59(4 Suppl 2)：ONS361–6; discussion ONS366–367.

102. Kakarla UK, Little AS, Chang SW, Sonntag VK, Theodore N. Placement of percutaneous thoracic pedicle screws using neuronavigation. World Neurosurg. 2010;74(6)：606–10.

103. Ahmad F, Sherman JD, Wang MY. Percutaneous trans-facet screws for supplemental posterior cervical fixation：technical case report. World Neurosurg. 2012;78(6)：716.e1–4.

104. Roh SW, Kim DH, Cardoso AC, Fessler RG. Endoscopic foraminotomy using MED system in cadaveric specimens. Spine (Phila Pa 1976). 2000;25(2)：260–4.

105. Adamson TE. Microendoscopic posterior cervical laminoforaminotomy for unilateral radiculopathy：results of a new technique in 100 cases. J Neurosurg. 2001;95(1 Suppl)：51–7.

106. Fessler RG, Khoo LT. Minimally invasive cervical microendoscopic foraminotomy：an initial clinical experience. Neurosurgery. 2002;51(5 Suppl)：S37–45.

107. Wang MY, Prusmack CJ, Green BA, Gruen JP, Levi AD. Minimally invasive lateral mass screws in the treatment of cervical facet dislocations：technical note. Neurosurgery. 2003;52(2)：444–7; discussion 447–448.

108. Wang MY, Levi AD. Minimally invasive lateral mass screw fixation in the cervical spine：initial clinical experience with long-term follow- up. Neurosurgery. 2006;58(5)：907–12; discussion 907–912.

109. Benglis DM, Guest JD, Wang MY. Clinical feasibility of minimally invasive cervical laminoplasty. Neurosurg Focus. 2008;25(2)：E3.

110. Wang MY, Green BA, Coscarella E, Baskaya MK, Levi AD, Guest JD. Minimally invasive cervical expansile laminoplasty：an initial cadaveric study. Neurosurgery. 2003;52(2)：370–3; discussion 373.

111. Weinstein JN, Lurie JD, Olson PR, Bronner KK, Fisher ES. United States' trends and regional variations in lumbar spine surgery：1992–2003. Spine (Phila Pa 1976). 2006;31(23)：2707–14.

112. Adogwa O, Parker SL, Davis BJ, et al. Cost-effectiveness of transforaminal lumbar interbody fusion for grade I degenerative spondylolisthesis. J Neurosurg Spine. 2011;15(2)：138–43.

113. Parker SL, Adogwa O, Bydon A, Cheng J, McGirt MJ. Costeffectiveness of minimally invasive versus open transforaminal lumbar interbody fusion for degenerative spondylolisthesis associated low-back and leg pain over two years. World Neurosurg. 2012;78(1-2)：178–84.

114. Wang MY, Cummock MD, Yu Y, Trivedi RA. An analysis of the differences in the acute hospitalization charges following minimally invasive versus open posterior lumbar interbody fusion. J Neurosurg Spine. 2010;12(6)：694–9.

第2章

脊柱微创手术的理念和生物学基础

Paul D. Kim, Choll W. Kim

王洪立　姜建元　译

微创手术理念

无论是减压、融合，还是矫正畸形，脊柱微创手术（minimally invasive surgery，MIS）目标与传统开放手术完全一致。微创手术的关键指导理念包括：① 减少肌肉的牵拉损伤；② 避免后方腱性结构与其骨性附着点的分离，尤其是附着于棘突及上关节突上的多裂肌；③ 保持腰背筋膜的完整性；④ 减少骨性切除；⑤ 利用已知的神经血管间隙；⑥ 缩短手术路径，并尽量与手术目标区域保持一致。手术器械的不断改进与手术技术的精细化发展，使得越来越多的脊柱疾病患者得以采用微创手术进行治疗。

近年来，大量的报道证实了脊柱微创手术的临床优势。这些早期的优势主要表现为感染率的下降、住院时间的缩短以及术中失血或输血的减少[1, 2]。

肌肉组织的保护

脊柱微创手术力图减少肌肉损伤。由于不再使用自动牵开器，降低了肌间牵拉压力，从而减少挤压伤的发生。此外，微创手术的入路直达手术目标区域，减少了肌肉剥离，进而减少对肌肉附着点的破坏，保留了较好的神经支配和血液供应。多项研究表明微创手术与肌肉的保护存在相关性。

Kim 等[3] 对比了开放性后路内固定术与经皮脊柱内固定术对躯干肌力的影响。经皮手术组的患者躯干肌背伸肌力可获得超过 50% 的改善，而接受开放手术的患者背伸肌力无明显改善。在 MRI 横断面图像上，保留的多裂肌的面积与背伸肌力的大小相关。在另一项类似的研究中，Stevens 等[4] 采用高分辨率 MRI 序列评估多裂肌的术后改变。接受经椎间孔腰椎椎体间融合术（transforaminal lumbar interbody fusion，TLIF）的患者在术后 6 个月时仍存在肌肉水肿。而接受 MIS TLIF 的患者术后 MRI 表现则趋于正常。此外，Hyun 等[5] 对接受单侧 TLIF 手术，同侧采用标准后正中入路行融合内固定，而对侧采用经旁正中肌间隙入路行后路融合内固定术的患者进行回顾性比较。术后开放性手术一侧的多裂肌横断面积（cross-sectional area，CSA）显著减小，而对侧多裂肌的 CSA 则无显著萎缩。图 2.1 为内置光源管状牵开器辅助下的 MIS TLIF 手术。

软组织损伤的减少无论对局部或全身情况都有益处。一项研究[6] 分别检测开放和 MIS 融合手术的骨骼肌损伤标志物（肌酸激酶，醛缩酶），促炎性细胞因子（IL-6、IL-8）和抗炎性细胞因子（IL-10、IL-1 受体拮抗剂）。开放性手术的各项检测指标均有 2 ~ 7 倍的上升。2 组之间各项指标的最大差异发生在术后第 1 天。MIS 的大多数指标在术后 3 天内恢复到基线水平，而开放性

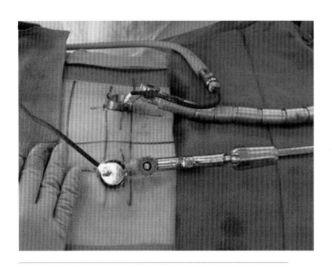

图 2.1　内置光源管状牵开器辅助下的 MIS TLIF 手术

手术组则需要 7 天。IL-6 和 IL-8 是已知的参与各种全身性炎症的细胞因子[7-9]，而这些炎症因子升高所造成的直接影响可能远超其对手术局部的影响。

骨 - 韧带复合体的保护

过多的关节突切除可导致局部活动改变甚至发生脊柱不稳[10]。此外，全椎板切除会导致棘上韧带复合体破坏，引起潜在的脊柱屈伸不稳[11, 12]。在某些需要广泛切除骨性结构或者存在潜在不稳（例如滑脱）的病例中，在此类的椎板切除减压术后常常需要进行椎间融合。为了减少这种潜在不稳的发生，可通过单侧椎板切除进行减压，这样可保留棘突及附着其上的多裂肌和棘上、棘间韧带。当这一技术与微创管状牵开器相结合时，对狭窄患者进行双侧减压即可获得良好的临床效果[13, 14]。虽然此类 MIS 手术的长期效果和脊柱稳定性还需要临床进一步验证，但是生物力学研究表明，这样的 MIS 技术的确维持了脊柱的稳定性[13]。

Fessler 和他的同事比较了三种治疗 2 节段椎管狭窄的减压技术：开放椎板切除术、后正中椎板间减压术 [保留棘突但牺牲棘间（棘上）韧带] 以及 MIS 单侧椎板切除术[15]。标准的开放椎板切除术后屈曲、背伸和轴向旋转活动范围显著增加；术

后屈伸运动对纤维环的压力增加了 2 倍以上。而椎板间减压或 MIS 术后的屈伸运动范围并无明显变化。开放手术与椎板间减压术后轴向旋转活动增加了 2.5 倍，而 MIS 组较术前仅增加了 1.3 倍。这些研究结果进一步证实 MIS 技术对脊柱运动范围及稳定性具有更好的效果。

肌肉损伤与临床效果的相关性

虽然术后肌肉损伤的最终结果还有待于进一步明确，但椎旁肌的损伤和术后远期疼痛似乎存在一定的相关性。Sihvonen 等发现腰椎手术失败综合征患者的多裂肌存在严重的失神经支配现象[16]。肌肉活检显示严重慢性失神经支配表现为肌群萎缩、明显纤维化及脂肪浸润等征象。而且，作为神经再支配征象的纤维类型分化却很少发生。他们提出了脊柱后正中入路牵拉肌肉对脊神经后内侧支的直接损伤导致了失神经支配的假说。多裂肌节间神经纤维的缺失则被认为是神经再支配不足的原因。患者术后疗效不佳与严重的脊旁肌群失神经支配存在一定的相关性。他们还发现术后 2 ～ 5 年的异常肌电图表现也与临床效果不佳相关。尽管术后相关肌群的萎缩程度与腰椎手术失败综合征的发生率存在相关性，但其具体病理机制尚未得到明确阐释。

脊柱微创手术的生物学基础

椎旁肌的解剖

腰椎椎旁肌是巨大生物力学系统的一部分，该系统还包括腹肌及其通过腰骶筋膜附着于脊柱的纤维组织。这一肌肉系统既能产生脊柱运动，又能维持脊柱稳定性（图 2.2）。除了维持脊柱的中立位姿势，椎旁肌可限制脊柱的过度屈伸，从而维持椎间盘和相关韧带的完整性[17]。Panjabi 等提出，椎旁肌在中立区（neutral zone，NZ）产生的阻力最小，一旦运动范围超出 NZ，其阻力便会呈指数增加[18-20]。这种动态稳定系统是由一系列内

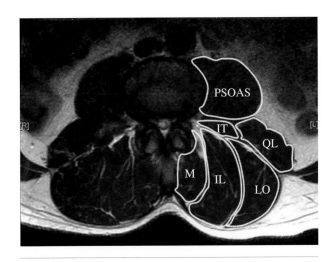

图 2.2　腰椎椎旁肌群（IT，横突间肌；QL，腰方肌；M，多裂肌；IL，腰髂肋肌；LO，最长肌）。PSOAS，腰大肌

含机械感受器的肌束、纤维环和脊柱韧带组成[21]。功能肌电图研究表明，脊柱的稳定性是由激动肌和拮抗肌同时收缩而实现[17]。结构层面相关研究表明，椎旁肌在提供脊柱运动或维持脊柱稳定中，不同的时间可能发挥着不同的作用[22]。

多裂肌

椎旁肌群由 2 组肌群组成：一是位于深层旁正中的横突棘肌肌群，其中包括多裂肌、棘间肌、横突间肌和短回旋肌。二是较表浅的侧方竖脊肌肌群，包括最长肌和髂肋肌。这些肌肉起自胸腰椎，止于骶骨、骶髂关节和髂骨翼。多裂肌是最内侧的背部大肌肉，是跨越腰骶部的最大肌肉。它被认为是稳定脊柱最主要的后方肌肉[17, 23]。相比其他椎旁肌，多裂肌有较大的生理横截面积（physiologic cross-sectional area，PCSA）和较短的肌纤维。这种独特的解剖结构是为了在相对短的距离内产生较大的力度。此外，多裂肌的肌节长度位于长度 - 张力曲线的上升部分。当从直立向前弯曲时，多裂肌能产生更多的背伸拉力。这就使脊柱在其最脆弱的姿势上得到保护。

多裂肌是唯一附着于 L5 和 S1 后结构的肌肉，也是唯一起点和止点都位于该节段间的后方稳定器。腰椎多裂肌的形态相当复杂[24]。不同于其他

椎旁肌有特定的起点和止点，多裂肌由 5 个各自分开且具有不同止点的条带组成。每一条带由几个起始于棘突末端和椎板侧面的肌束组成。这些肌束向尾端行进并附着于下方 2 ~ 5 个脊椎的乳突上。例如，上端起于 L1 的多裂肌下行附着于 L3、L4 或 L5 的乳突上，并继续下行至 S1 的背侧和髂后上棘。基于多裂肌的解剖学基础，生物力学分析表明多裂肌可以产生使椎体向后的矢状旋转以对抗腹部肌肉产生的反向旋转力。多裂肌可以通过内部的“弓弦”机制，从后方维持腰椎前凸，以及在不同附着点施加压缩力而进一步增加腰椎的稳定性[22-25]。

竖脊肌

竖脊肌由最长肌、髂肋肌和位于胸段的棘肌组成（图 2.2）[26, 27]。在腰椎，最长肌位于内侧，起自横突及副突，向尾端行至髂后上棘的腹侧面。髂肋肌位于最长肌外侧，起自横突末端和附近的胸腰筋膜中层，尾端止于髂嵴的腹侧缘。单侧竖脊肌的收缩使脊柱向该侧弯曲；双侧收缩使脊柱背伸并在矢状面上使椎体后旋转。除了作为躯干最大的伸肌群，髂肋肌和最长肌亦可在 L4 和 L5 节段产生巨大的压缩负荷及后向剪切力。虽然这些力量增加正常脊柱的刚度和稳定性，该剪切力也可能加剧序列不良脊柱的不稳定和畸形[28]。与多裂肌不同，微结构层面研究表明，这些肌肉具有很长的肌束和较小的 PCSA。这种解剖形态表明其主要功能是使躯干背伸、侧弯和旋转，而不是稳定脊柱[29]。

横突间肌、棘间肌和短回旋肌

横突间肌、棘间肌和短回旋肌是位于横突间韧带背侧的短平肌群（图 2.2）。横突间肌和棘间肌沿每个节段的横突间韧带和棘间韧带走行。短回旋肌起始于下一节段椎骨的后上边缘，并附着于上一节段椎板的侧面。因为他们的 PCSA 很小，不能够产生运动所需的力或保持脊柱的稳定性。他们的主要作用更可能是作为本体传感器而不是产生力的结构。

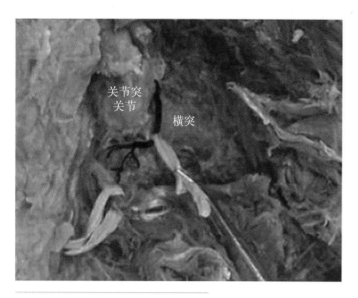

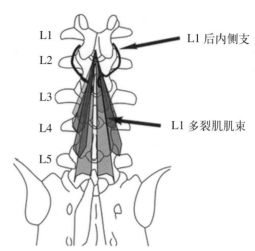

图 2.3 多裂肌由脊神经后内侧支支配

椎旁肌的神经支配

所有椎旁肌群的神经支配都来源于脊神经后支。髂肋肌受外侧支支配，最长肌受最内侧支支配，而多裂肌受内侧支支配（图 2.3）。脊神经后内侧支绕过上关节突的根部，通过副突和乳突之间到达椎板附近发出分支支配多裂肌、横突间肌、棘间肌和关节突关节。在未进入肌群的路径中，内侧支在两个部位紧贴椎骨表面走行。第一个位置是被横突间韧带纤维限制于关节突关节的外侧骨膜。第二个位置是乳突副突韧带。这条坚韧的韧带覆盖内侧支并经常发生骨化。明确这两个位置具有很大的临床意义，后正中入路时很可能损伤内侧支。

神经的直接损害也有可能来自椎弓根螺钉的置入[30]。在腰椎乳突区域置入椎弓根螺钉会损伤内侧支，导致多裂肌发生失神经支配进而产生自上一节段开始的多裂肌萎缩。例如，L2 椎弓根螺钉可能会损伤 L1 神经，进而使起始于 L1 的多裂肌肌束发生失神经化。而且，由于缺乏邻近节段神经侧支的支配，单节段神经支配模式的多裂肌发生失神经损伤后极易发生萎缩[24]。据此，有人推测该肌群的萎缩可能会导致邻近节段椎间盘退变。

脊柱术后椎旁肌的特征

脊柱外科手术不可避免地造成周围肌肉的损伤[31]。这种损伤往往伴有肌肉萎缩和功能丧失。在脊柱各种不同手术入路中，经典的后正中入路对肌肉的损伤最大[32]，其中多裂肌的损伤最为严重。肌肉萎缩使肌肉 CSA 减少，也伴随着肌力的下降[25, 33]。图 2.4 A 显示了传统后正中入路的术后 MRI 改变，图 2.4 B 显示了旁正中入路对肌肉结构的保护。

从翻修手术中取得的肌肉活检显示一系列的肌肉病理特征，包括选择性 II 型肌纤维萎缩、广泛的纤维类型分化（神经再支配的标志）以及肌肉纤维的"虫噬样"表现[34]。虽然这些病理变化偶尔也可从正常个体活检中发现，但该病理变化在手术后更为普遍。椎旁肌萎缩在腰椎后路手术的患者中很常见，CSA 的减少在后正中入路腰椎后外侧融合术后最明显[31, 35]。单节段椎板切除或椎板开窗椎间盘切除患者术后 CSA 基本没有或很少发生萎缩。

椎旁肌术中损伤的机制

手术过程中肌肉损伤的相关因素已在动物和人体上得到充分研究。肌肉损伤可以通过几种不

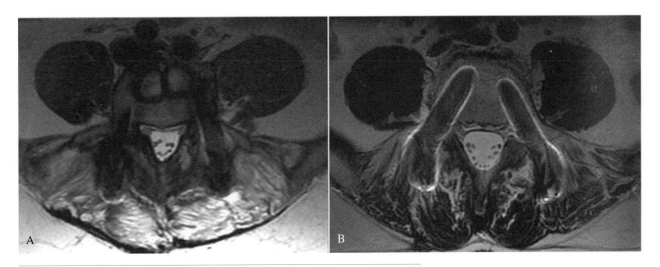

图 2.4　A. 传统后正中入路的术后 MRI 改变。B. 旁正中入路对肌肉结构的保护

同的机制引起。肌肉的直接损伤是由切割以及对附着于脊柱后结构的肌腱剥离造成。此外，电凝止血的过度使用会引起局部热损伤和组织坏死。对肌肉损伤的另一个显著因素是自动撑开器的使用。Kawaguchi 和他的同事对标准后正中入路术中肌肉坏死的影响因素做了定量评价[36 - 39]。他们提出这种损伤是由机械挤压而产生，类似于四肢手术中充气止血带对肌肉的损伤原理。术中自动撑开器的使用增加了肌肉压力，进而导致肌肉血流灌注降低[40, 41]。肌肉损伤的严重性与肌内压的大小和撑开时间密切相关。通过肌内压力乘以手术时间即可得到一个可计算的压力 - 时间参数。而较高的压力 - 时间参数被证明与肌肉坏死密切相关。他们得出结论认为，肌肉损伤可以通过在长时间手术过程中间断放松撑开器或通过延长切口减小回缩压力而得以减少。

造成术后肌肉退化和萎缩的另一机制是失神经支配。肌肉的失神经支配可发生在滋养神经附近的任一位置或发生于神经行径的多个位置，以及神经肌肉接头处。正如前文所述，由于单节段神经支配模式，多裂肌的神经支配是极易发生损伤的[22]。肌肉失神经支配也可能通过肌肉牵拉和坏死之后的神经肌肉接头损伤。短时间的肌肉牵拉或每小时 1 次的牵拉放松可以明显减少退变的发生和肌肉的失神经损伤[39]。Bogduk 等[28]通过测量 MRI T2 加权像中多裂肌的信号强度，检测牵拉时间和术后椎旁肌损伤的关系。术中长时间的肌肉撑开与术后 6 个月多裂肌的高强度信号存在相关性。他们认为这些结果反映了神经肌肉突触损伤将导致肌肉慢性失神经支配。

总　结

脊柱微创手术正进入一个令人兴奋的新技术时代，近来大量的研究证实了脊柱微创手术的益处。MIS 手术目标与传统开放手术一致，即更少的患者损伤和更好的长期疗效。经典的后正中入路有它的效用，但我们也必须认识到与之相关的并发症。脊柱微创手术的核心理念始终为熟悉脊柱后方肌肉结构的解剖和生物学基础，最大程度保护软组织。

参考文献

1. Wu R, Fraser JF, Härtl R. Minimal access versus open transforaminal lumbar interbody fusion: meta-analysis of fusion rates. Spine. 2010;35(26): 2273–81.

2. Smith JS, Shaffrey CI, Sansur CA, Berven SH, Fu KG, et al. Rates of infection after spine surgery based on 108, 419 procedures: a report from the scoliosis research society morbidity and mortality committee. Spine. 2011;36(7): 556–63.

3. Kim DY, Lee SH, Chung SK, Lee HY. Comparison of multifidus muscle atrophy and trunk extension muscle strength: percutaneous versus open pedicle screw fixation. Spine (Phila Pa 1976). 2005;30: 123–9.

4. Stevens KJ, Spenciner DB, Griffiths KL, Kim KD, Zwienenberg- Lee M, Alamin T, Bammer R. Comparison of minimally invasive and conventional open posterolateral lumbar fusion using magnetic resonance imaging and retraction pressure studies. J Spinal Disord Tech. 2006;19: 77–86.

5. Hyun SJ, Kim YB, Kim YS, Park SW, Nam TK, Hong HJ, Kwon JT. Postoperative changes in paraspinal muscle volume: comparison between paramedian interfascial and midline approaches for lumbar fusion. J Korean Med Sci. 2007;22(4): 646–51.

6. Kim KT, Lee SH, Suk KS, Bae SC. The quantitative analysis of tissue injury markers after mini-open lumbar fusion. Spine. 2006;31: 712–6.

7. Baggiolini M, Dewald B, Moser B. Interleukin-8 and related chemotactic cytokines—CXC and CC chemokines. Adv Immunol. 1994;55: 97–179.

8. Hirano T, Yasukawa K, Harada H, Taga T, Watanabe Y, Matsuda T, Kashiwamura S, Nakajima K, Koyama K, Iwamatsu A, et al. Complementary DNA for a novel human interleukin (BSF-2) that induces B lymphocytes to produce immunoglobulin. Nature. 1986;324: 73–6.

9. Igonin AA, Armstrong VW, Shipkova M, Lazareva NB, Kukes VG, Oellerich M. Circulating cytokines as markers of systemic inflammatory response in severe community-acquired pneumonia. Clin Biochem. 2004;37: 204–9.

10. Abumi K, Panjabi mm, Kramer KM, Duranceau J, Oxland T, Crisco JJ. Biomechanical evaluation of lumbar spinal stability after graded facetectomies. Spine (Phila Pa 1976). 1990;15: 1142–7.

11. Tuite GF, Doran SE, Stern JD, McGillicuddy JE, Papadopoulos SM, Lundquist CA, Oyedijo DI, Grube SV, Gilmer HS, Schork MA, et al. Outcome after laminectomy for lumbar spinal stenosis. Part II: radiographic changes and clinical correlations. J Neurosurg. 1994;81: 707–15.

12. Johnsson KE, Willner S, Johnsson K. Postoperative instability after decompression for lumbar spinal stenosis. Spine (Phila Pa 1976). 1986;11: 107–10.

13. Palmer S. Use of a tubular retractor system in microscopic lumbar discectomy: 1 year prospective results in 135 patients. Neurosurg Focus. 2002;13: E5.

14. Guiot BH, Khoo LT, Fessler RG. A minimally invasive technique for decompression of the lumbar spine. Spine (Phila Pa 1976). 2002;27: 432–8.

15. Bresnahan L, Ogden AT, Natarajan RN, Fessler RG. A biomechanical evaluation of graded posterior element removal for treatment of lumbar stenosis: comparison of a minimally invasive approach with two standard laminectomy techniques. Spine (Phila Pa 1976). 2009;34: 17–23.

16. Sihvonen T, Herno A, Paljärvi L, Airaksinen O, Partanen J, Tapaninaho A. Local denervation atrophy of paraspinal muscles in postoperative failed back syndrome. Spine (Phila Pa 1976). 1993;18: 575–81.

17. Cholewicki J, Panjabi M, Khachatryan A. Stabilizing function of trunk flexor-extensor muscles around a neutral spine posture. Spine (Phila Pa 1976). 1997;22(19): 2207–12.

18. Panjabi mm. The stabilizing system of the spine. Part II. Neutral zone and instability hypothesis. J Spinal Disord. 1992;5: 390–6; discussion 7.

19. Panjabi mm. The stabilizing system of the spine. Part I. Function, dysfunction, adaptation, and enhancement. J Spinal Disord. 1992;5: 383–9; discussion 97.

20. Panjabi mm, Lydon C, Vasavada A, Grob D, Crisco 3rd JJ, Dvorak J. On the understanding of clinical instability. Spine (Phila Pa 1976). 1994;19: 2642–50.

21. Panjabi mm, White 3rd AA. Basic biomechanics of the spine. Neurosurgery. 1980;7: 76–93.

22. Donisch E, Basmajian J. Electromyography of deep back muscles in man. Am J Anat. 1972;133(1): 25–36.

23. Ward SR, Kim CW, Eng cm, Gottschalk 4th LJ, Tomiya A, Garfin SR, Lieber RL. Architectural analysis and intraoperative measurements demonstrate the unique design of the multifidus muscle for lumbar spine stability. J Bone Joint Surg Am. 2009;91: 176–85.

24. Macintosh JE, Bogduk N. The biomechanics of the lumbar multifidus. Clin Biomech. 1986;1: 205–13.

25. Marras WS, Davis KG, Granata KP. Trunk muscle activities during asymmetric twisting motions. J Electromyogr Kinesiol. 1998;8: 247–56.

26. MacIntosh JE, Bogduk N. The morphology of the lumbar erector spinae. Spine. 1987;12: 658–68.

27. Macintosh JE, Bogduk N. The attachments of the lumbar erector spinae. Spine (Phila Pa 1976). 1991;16: 783–92.

28. Bogduk N, Macintosh JE, Pearcy MJ. A universal model of the lumbar back muscles in the upright position. Spine (Phila Pa 1976). 1992;17: 897–913.

29. Delp SL, Suryanarayanan S, Murray WM, Uhlir J, Triolo RJ. Architecture of the rectus abdominis, quadratus lumborum, and erector spinae. J Biomech. 2001;34(3): 371–5.

30. Regev GJ, Chen L, Dhawan M, Lee YP, Garfi n SR, Kim CW. Morphometric analysis of the ventral nerve roots and retroperitoneal vessels with respect to the minimally invasive lateral approach in normal and deformed spines. Spine (Phila Pa 1976). 2009;34：1330–5.

31. Gejo R, Kawaguchi Y, Kondoh T, Tabuchi E, Matsui H, Torii K, Ono T, Kimura T. Magnetic resonance imaging and histologic evidence of postoperative back muscle injury in rats. Spine (Phila Pa 1976). 2000;25：941–6.

32. Gille O, Jolivet E, Dousset V, Degrise C, Obeid I, Vital JM, Skalli W. Erector spinae muscle changes on magnetic resonance imaging following lumbar surgery through a posterior approach. Spine (Phila Pa 1976). 2007;32：1236–41.

33. Granata KP, Marras WS. An EMG-assisted model of loads on the lumbar spine during asymmetric trunk extensions. J Biomech. 1993;26：1429–38.

34. Mattila M, Hurme M, Alaranta H, Paljärvi L, Kalimo H, Falck B, Lehto M, Einola S, Järvinen M. The multifi dus muscle in patients with lumbar disc herniation. A histochemical and morphometric analysis of intraoperative biopsies. Spine. 1986;11(7)：732–8.

35. Motosuneya T, Asazuma T, Tsuji T, Watanabe H, Nakayama Y, Nemoto K. Postoperative change of the cross-sectional area of back musculature after 5 surgical procedures as assessed by magnetic resonance imaging. J Spinal Disord Tech. 2006;19：318–22.

36. Kawaguchi Y, Matsui H, Gejo R, Tsuji H. Preventive measures of back muscle injury after posterior lumbar spine surgery in rats. Spine (Phila Pa 1976). 1998;23：2282–7; discussion 2288.

37. Kawaguchi Y, Matsui H, Tsuji H. Back muscle injury after posterior lumbar spine surgery. Part 1：histologic and histochemical analyses in rats. Spine (Phila Pa 1976). 1994;19：2590–7.

38. Kawaguchi Y, Matsui H, Tsuji H. Back muscle injury after posterior lumbar spine surgery. Part 2：histologic and histochemical analyses in humans. Spine (Phila Pa 1976). 1994;19：2598–602.

39. Kawaguchi Y, Matsui H, Tsuji H. Back muscle injury after posterior lumbar spine surgery. A histologic and enzymatic analysis. Spine (Phila Pa 1976). 1996;21：941–4.

40. Taylor H, McGregor AH, Medhi-Zadeh S, Richards S, Kahn N, Zadeh JA, Hughes SP. The impact of self-retaining retractors on the paraspinal muscles during posterior spinal surgery. Spine (Phila Pa 1976). 2002;27：2758–62.

41. Styf JR, Willen J. The effects of external compression by three different retractors on pressure in the erector spine muscles during and after posterior lumbar spine surgery in humans. Spine (Phila Pa 1976). 1998;23：354–8.

第3章

微创脊柱外科的经济学

Y.Raja Rampersaud, Kevin Macwan

刘希麟　叶晓健　译

前　言

大多数国家的医疗保健费用增长速度快于国家经济增长速度[1]，使得现有医疗保健服务呈现不可持续发展趋势，在许多国家已经引起税收增加以及其他关键政府社会服务项目资金减少。从宏观经济学角度看，医疗保健的经济影响对股东来说是至关重要的，医疗保健管理股东试图减少在医疗方面日渐增长的支出费用，所以更加需要现在所有的疗法来证明其适应证，报道其不良反应，描述其治疗结果[2]。

随着花费的增加，卫生服务提供者和消费者评估某医疗干预手段相较于其他干预手段的价值（定义为相对价值、实用性或重要性）变得越来越有必要。美国医学研究所强调这些需求可以通过疗效比较研究来实现。美国医学研究所表示"疗效比较研究是比较可选择治疗方法的预防、诊断、治疗、控制临床情况及护理条件优劣的证据的产生和综合。疗效比较研究的目的是帮助消费者、医师、采购者、政策制定者做出合理的决定，同时提高个人和群众的医疗保健水平"[3-5]。以往医师常常考虑的是一种干预手段的安全性及临床有效性，然而缺少从购买者和政策制定者角度的考虑，作为医疗保健领域的一个整体，不仅包括卫生经济学中对一种干预手段提供者的利益需求，同样包括它的影响和与其他干预手段的关系。

卫生经济评估

卫生经济评估的重要性

从肌肉骨骼手术的角度来说，对外科手术的需求将会不断增加[6-13]。预计到2030年，美国超过半数的成人年龄将会超过65岁，退行性疾病如脊柱关节炎（例如椎管狭窄）、髋关节炎、膝关节炎对这些年龄层人群产生的经济影响会对高质量脊柱医疗资源的可承受能力和获得性产生深远影响[6-13]。在脊柱外科中，一项耗时4年的SPORT研究[14-17]指出传统开放手术治疗腰椎间盘突出、椎管狭窄、退行性滑脱与保守治疗相比，具有可持续的疗效及成本效益。然而，从经济学角度来看，疗效比较研究在脊柱手术的文献中是缺乏的，需要进一步的研究。尽管当今的医疗环境中对经济学数据的需求越来越多，但在2004～2009年间发表的文章中只有不到1%的腰椎融合手术有成本效益分析。而且，无论成本有效与否，关于脊柱外科手术的好处、风险和相关花费的社会认知均会影响脊柱介入疗法的价值。不幸的是，关于脊柱手术特别是针对腰痛的手术，脊柱外科介入通常被视为高风险、高花费、通常又疗效不佳，常作为治疗腰痛的最后一根救命稻草。另外，由于不同的临床指征和治疗技术带来的治疗结果存在很大差异，进一步干扰了现有的对脊柱外科手术及手术技术的看法。从非脊柱外科医师的角度来看，脊柱外科手术的各种方法（好的和坏的）与腰痛疗法一样，结局看似都是一样的。

鉴于上述挑战，脊柱外科医师从大视角（社会和纳税者角度）理解退行性脊椎病变的介入治疗异常重要，肿瘤和慢性疾病如心血管疾病、糖尿病、肿瘤、关节炎需要最多的可用资金分配。Martin 等发表的文章通过研究美国有颈背部问题的成年人花费情况发现，有颈背部问题的人花费明显高于没有明显颈背部问题的人[19]。而且，预计美国年度颈背部问题花费 860 亿美元，与糖尿病（980 亿美元）、肿瘤（890 亿美元）、非脊柱关节炎（800 亿美元）基本持平，都低于心脏病与脑卒中的花费（2 600 亿美元）。关于社会和纳税人相关医疗资源分配的优先次序是一个复杂的问题，在本文中未涉及，但是是一个值得让纳税人和政策制定者提高对疗效比较研究认识的问题。

卫生经济分析的语言

详细的卫生经济学问题不属于本文范畴，本文只提供从临床医师和外科医师角度出发的与外科医师相关的一些基本概念[20]。内、外科医师常见的误区就是认为所有的卫生经济分析都是一样的（就像许多卫生经济学家认为所有脊柱手术都是一样的，而只考虑成本类似）。实际上存在很多种卫生经济学分析方法，需要医师对各种卫生经济学分析的优点进行考虑。一些卫生经济分析只考虑成本，所以假设所有的干预措施疗效都是一样的，另外一些同时考虑干预措施的相对成本和临床疗效。了解成本核算数据和它是否只考虑了由一种特定的干预措施产生的全部或部分、直接或间接的医疗开销（如日常开支），还有是否包含社会成本（如生产率）都是至关重要的[20, 21]。卫生经济评估另

外一个重要的方面是在分析中已经考虑到的时间范围（如只是围手术期或是预计超过患者的寿命），而且需考虑与关键的分析参数相关的假设和变异是否准确可靠。对卫生经济评估来说，患者的寿命可以由结果影响和成本进行估算。未来的成本和有效性被现在的成本和效益所替代，被称为时间偏好[21]。通常，现在的资源优于未来的资源是因为可以从中期的现在资源中获益。最重要的是，在相同或不同的分析中比较干预措施治疗时，关键是要确保不同组之间能兼容临床、进行成本核算、提出分析模型的假设以及整体经济分析和观点。这些关键参数的变化可能深远影响一个卫生经济评估的结果和释义。因此，卫生经济评估的一个重要组成部分，就是列入该方法的敏感性分析。这种具有重要作用的临床经济参数的相关现实变化可以对卫生经济评估结果的稳定性进行评估，并允许读者根据可能与当地的卫生保健系统相关的更稳定的替代参数来解释结果[21]。

卫生经济评估可以通过多种方式和具体的目标实现，不同的股东站在不同立场有不同的结果（仁者见仁，智者见智）。例如，从一个私人投资者的角度，首要目标可能是获得其投资的最大回报。从医师的角度看，经济方面不作为主要考虑问题，而患者情况和临床结局（如手术时间或不良事件）可能是考虑的主要方面。从患者或社会角度来看，个人因素（如术后生活质量、恢复时间）和伴随相关的手术成本（如误工时间和生产力损失）可能是最需要密切关注的。

卫生经济评估的定义

经济分析的最基本类型是成本分析（cost analysis，CA），它比较医疗干预措施的成本，不考虑健康结果的差异[20]。这种类型的分析明显是"纳税人"集中所用的方法；它仅基于他们的成本来评估干预，从临床角度看这种类型的分析是不适合疗效比较研究的，但代表了在脊柱外科文献中最常见的分析类型。另一种类型的经济分析是成本最小化分析（cost-minimization analysis，

CMA），它决定和评估有同样结果的干预措施中最便宜的干预措施。这种类型的分析一定是单一的，因为必须证明不同干预措施的结果实际上都是一样的，对于处在多样、动态的医疗问题上来说确实是一大壮举。用两种措施干预相同的诊断（治疗）方案得到的高质量证据显示，CMA 对于把减少支出作为优先，并在平衡治疗效果的情况下是有效的。成本效益分析（cost-benefit analysis，CBA）指的是卫生经济评估干预措施的成本和结果以美元进行评估。它反映的区别在结局的比例（例如，两项干预之间停留时间的成本差异）超过成本的差异。CBA 比例比大于 1 表明所评价的干预有成本效益。从疗效比较研究来看，成本效果分析（cost-effectiveness analysis，CEA）是卫生经济评估的首选方法，同时兼顾临床比较疗效和干预成本。因此，有成本效果并不一定意味着干预是不昂贵的。

成本效果分析和成本效用分析（cost-utility analysis，CUA）

CEA 的首要前提是增量成本的测量和选择另外一种干预措施所带来的结果[22, 23]。其目的是在预算范围内协助主要决策者在规定的竞争性需求内优化健康结果决定如何分配资源[23]，CEA 与上述经济分析（如 CA 或 CBA）不同，因为它同时考虑临床疗效和成本。在医疗保健领域，CEA 对于健康影响只考虑经济价值是不合理的。CEA 通常使用增量成本效果比（incremental cost-effectiveness ratio，ICER）来计算，相当于新方法的成本减去现用方法的成本，再除以新方法的效果与现用方法的效果之差[24]。

$$ICER = \frac{成本_{新方法} - 成本_{现用方法}}{效果_{新方法} - 效果_{现用方法}}$$

ICER 分析通常假设新方法花费更多，但有一个更好的临床效果，并因此用来确定每增量差异结果的成本。

CEA 的组成

上文中提到的经济分析可以说是一项非常复杂的任务，尤其是当因果关系不是很容易看出端倪时。另外一个增加难度的原因是大量可导致健康干预成本增加的变量存在。通常情况下，分解成两个较小的分析将更有帮助：直接影响成本的因素与间接影响成本的因素。

直接成本

直接成本是如医疗检测费、内植物、手术室时间、康复或自费服务的有形成本，个体不再是疾病的直接结果。

微创手术（minimally invasive surgery，MIS）的支持者认为 MIS 与开放手术相比的优势是其可以降低术后并发症[25-31]。在最近的一篇综述中，Allen 和 Garfin 概述了开放手术与 MIS 相比可能会增加成本[32]。使用开放后路脊柱手术使得失血（和输血率）增多、延长手术时间、显著增加感染和其他相关症状的发病率（如疼痛）以及不良事件的可能性[32-34]。例如，一个单位血液输血估计成本为略低于 1 200 美元，常常与住院时间延长和资源利用相关[32]。Kalanithi 等报道，每个医院的脊柱患者并发症成本增加高达 10 000 美元，如果进行翻修手术成本将超过 3 倍[33]。Khan 等报道，单一的并发症可能会增加普通外科患者（除心脏）的住院成本高达 79%[35]。进一步细分，出现每个并发症增加的平均成本为 4 278 美元（2 511 ～ 25 168 美元），增加的入院天数为 11% ～ 297%[35]。出现并发症时明显增加住院时间、平均总费用和入院死亡率[33]。因此，采取措施减少不良事件和通过使用 MIS 技术以及其他可用的干预措施可能有助于大幅降低相关费用，减少入院时间。

间接成本

根据定义来看，间接成本更主观，它取决于什么被认为是间接地与指定疾病状态或干预相关联，因而更加多变。因此，间接成本的定义通常困难得多。在其最简单的形式中，间接费用可与那些直接医疗费用有关（例如，估计提供特定服务的开销）。更常见的是，间接成本是指社会成本（如丧失生产力）。但是，同样重要的是社会的许多间接费用也可以与直接成本密切相关，使得微创脊柱外科费用的复杂性进一步增加。例如，术后并发症，如术后感染可能会导致较长的住院时间、更多的恢复时间和额外的药费，使得整体健康情况下降。这些直接成本也对间接成本产生社会影响，作为个体可能是由于较长的工作时间，从而降低了他们的生产效率。因此，分离和分析每一个独立的成分是非常困难的，而且结果必须在限定情形中解释，且与个体化相反的其他因素相关联。

从宏观经济的角度来看，腰痛的社会成本可能是巨大的。腰痛已经成为第二个最常见的患者至初级医疗机构就诊的原因[36]。最近对腰痛的成本研究系统性回顾指出，总成本中的生产力损失和提前退休所产生的费用是最主要的组成部分，平均占总成本的 85%[37]。因此，间接成本，特别是从社会的角度来看，是术后乃至出院后持续成本的重要测量指标，提供了与任何干预相关的综合性成本分配。在 2004 年的研究中，Fritzell 等报道称，与保守治疗相比，个体进行开放腰椎融合手术较便宜（因而更有利）[38, 39]。从理论上讲，手术介入治疗并发症少，恢复快，功能性恢复好（如工作）；换言之，MIS 可降低成本。

效果

效果可以以各种方式测量，取决于与干预最相关的结果评估。例如，如果死亡率对于新疗法是最好的测量指标，在以发病率为结局指标的情况下，成本效果代表拯救了一个生命或是避免了一个副作用的增加成本。对于择期手术，CEA 最常见的形式是 CUA，使用通用健康效用值可对效果进行测量，即可用质量调整寿命年（quality adjusted life year，QALY）进行不同健康结局的比较。QALY 是对疾病负担的测量，包括生活质量和寿命长短[18, 21]。因此，对于卫生经济

评估，其代表了对于特定介入干预的影响范围和持久性。

QALY 是由治疗效用值和治疗效果持续时间相乘计算得来。效用值表示健康相关生存质量，范围从 0 ~ 1，其中 0 代表死亡，1 代表处于最好的健康状态。用于计算干预的 QALY 的效用值来自多个现有的通用健康相关量表，包括 EQ-5D、健康效用指数、良好适应状态质量评估量表和 SF-36（表示为 SF-6D）[40-48]。因此，QALY 是决策者在不同药物和疾病状态对干预措施的效果进行比较测量的结果。出于这个目的，决策者利用 CEA（特别是 CUA）以识别单一的 QALY 相关的成本（即给定干预的相对值）。值得注意的是当前可用的健康效用值是不能互换的，因为它们经常从同一群体中产生不同的值，因此，成本 /QALY 值的不同取决于哪个效用值是有用的[40, 47, 48]。

与衡量干预个人或人群的健康效用测定的 QALY 的效应量同样重要的是通过干预来维持改善健康状态的能力（即治疗效果的持久性）[14, 18, 21]。Tosteson 等最近在脊柱相关文献中证明了这个概念[14]，在手术与非手术治疗脊柱疾患疗效研究试验的 4 年成本效果报告中，作者证实与非手术治疗相比，手术治疗可持续良好结果（获得 QALY）。这相当于在所有 3 组亚群中成本 /QALY，即增量成本效用比（incremental cost-utility ratio，ICUR）在 4 年时比 2 年时有所提高。对于椎管狭窄疾病，与非手术治疗相比，手术治疗后 2 年和 4 年的 ICUR 分别为 77 600 美元、59 400 美元。对于椎间盘突出的治疗，ICUR 从 2 年的 34 355 美元下降至 4 年的 20 600 美元。最大的改进出现在退行性滑脱病变，ICUR 从 2 年的 115 600 美元下降至 4 年的 64 300 美元。在较为传统的经济模型中，根据参考案例数据的患者生命年限为基础，评估出 QALY，对骨科治疗如髋关节和膝关节更换 1 ~ 2 个节段的管狭窄手术进行干预，ICUR 将显著减少，低于 10 000 美元 /QALY[49]。

最后，当面临每个 QALY 每成本的估算，建议采用具有成本效果的干预措施。一般来说，每

个 QALY 大于 10 万美元的 ICUR 被认为过于昂贵[50, 51]。这个数字可能各个国家有所不同，一般为 5 万～ 10 万美元 /QALY[21]。此外，该数目基于特定干预手段社会价值不同的临床环境不同而发生变化（例如，延长寿命的癌症手术和对生活质量改善的手术）。

表 3.1　决定正常成本效益分析的基本需求

新方法的效益	新方法的成本	
	花费多	花费少
更有效	CEA 相关	新方法占主导——采用
少有效	新方法无效——放弃	CEA 相关

脊柱微创手术的临床卫生经济评估

表 3.1 阐释了成本与效果间可能存在的关系，并且当 CEA 可能有价值时用来更好地进行分析[20]。简单来说，如果一个新的干预措施有更好的效果并且可以降低成本，它比现有疗法具有更大的价值且应当采用。相反，如果一个新的方法不太有效，而且成本更高，就不应以目前的形式出现，所有其他方案通常需要一个正式的 CEA，以确定与其他替代干预相比的相对价值[20]。从这点上说，首先需要回答的问题是与开放手术相比，脊柱微创手术是否在临床上更有效。

在过去的 2 年中，越来越多的队列研究进行比较退行性疾病开放与微创后路腰椎融合技术。微创技术的具体结果在特定技术章节中描述。目前，我们系统回顾退行性腰椎疾病的开放与微创腰椎后路融合手术。到目前为止，我们已将 16 种符合我们纳入标准的英语出版物纳入 [相同中心队列比较，各组至少有 10 例患者且以下结局至少有 1 项：患者报告结局指标、围手术期资料（失血、手术时间、住院时间）、影像学结果、并发症和经济学评价][25-31, 52-60]。使用 GRADE 系统，质量证据低至非常低的占多数，中度至高度的只有 1 篇文章[61]。如表 3.2 中所示，在指定的时间间隔的患者报告的临床结果表明，至少从质量上说，在 1 ～ 2 年或更多年的随访期显示，微创手术队列没有劣于传统手术方式。

此外，我们的回顾研究还比较出血量、住院时间、输血率、手术时间的围手术期具体成果，证明了微创手术在这些方面比开放手术表现更好。在其他文献综述涵盖经椎间孔腰椎椎体间融合 (transforaminal lumbar interbody fusion, TLIF) 和后路腰椎椎体间融合 (posterior lumbar interbody fusion, PLIF)，以及极外侧植骨融合 (extreme lumbar interbody fusion, XLIF) 或外侧直接植骨融合 (direct lateral interbody fusion, DLIF) 技术，Karikari 等和 Youssef 等已经证实围手术期的结果显示微创手术优于开放手术及历史对照[62, 63]。Karikari 等特别说明，在回顾性研究中 ($n=7$)，围手术期微创手术比开放手术更好（如出血量、住院时间和手术时间）[62]。最近 Wu 等完成的 meta 分析中 (2010 年)，作者评估了微创 TLIF 融合率和开放 TLIF 融合率[64]。使用 16 项开放 TLIF 手术的研究 ($n=716$ 例) 和 8 项 MIS TLIF 手术的研究 ($n=312$ 例)。他们报道开放手术（90.9%，95% 可信区间：86.4% ～ 94.0%）和 MIS（94.8%，95% 可信区间：85.4% ～ 98.3%）之间的融合率无明显差异。他们还指出，并发症发生率 MIS（7.5%，95% 可信区间：3.0% ～ 17.3%）较开放手术（12.6%，95% 可信区间：7.5% ～ 20.3%）低。作者适当告诫上述文献报道中存在显著差异，并且缺乏关于并发症的明确定义。在最近的另一项综述中 Parker 等评估 MIS 和开放 TLIF 的感染率，与开放 TLIF 相比（4.0%），MIS 的感染率显著降低（0.6%）[65]。

考虑到当前现有的文献，我们可以保守地得出这样的结论，在围手术期和临床过程、预后(1 ～ 2 年)、影像学报告和患者报告结果中显示 MIS 腰椎融合具有卓越优势。但是从经济学角度来看，MIS 融合术有几个前期额外成本，如学习期间增加的手术时间、内植物和一次性材料费用、依赖于术中使用的成像和相关资源的使用、教育和培训以及可能增加的有症状内植物的摘除翻修率。在 CER 的背景下，下一步需要考虑 MIS 与开放手术的 CEA。换句话说，必须确定 MIS 融合的短期好处的增量成本。

表 3.2　患者后路 MIS 与开放腰椎融合术疗效结局比较总结

研究作者 国籍	基本诊断	平均随访期			
		6 ~ 12 周 结局	6 个月 结局	1 年 结局	2 年 + 结局
Park 等 [27] 韩国	混合型		微创	微创	
Scheufler 等 [28] 瑞士	混合型	微创	微创	微创	
Dhall 等 [60] 美国	混合型				相同
Starkweather 等 [26] 美国	不稳定	微创			
Kasis 等 [25] 英国	混合型				微创
Tsutsomimoto 等 [52] 日本	腰椎滑脱	相同		相同	相同
Peng 等 [53] 新加坡	混合型		相同		相同
Gahreman 等 [54] 澳大利亚	峡部裂或滑脱 （<50% 滑脱）			相同	
Ntoukas 等 [55] 德国	混合型			相同	
Wang 等 [56] 中国	腰椎滑脱				相同
Wang 等 [29] 中国	混合型	微创	微创		微创
Kotani 等 [30] 日本	腰椎滑脱	微创	微创	微创	微创
Rampersaud 等 [31] 加拿大	峡部裂或滑脱 （<50% 滑脱）			微创	
Adogwa 等 [57] 美国	腰椎滑脱				相同
Lee 等 [58] 新加坡	混合型		相同		相同
Mobbs 等 [59] 澳大利亚	混合型			相同	

注：混合型是指椎间盘突出、狭窄、脊柱滑脱及不稳的不同组合

微创和开放融合手术的
经济学比较

在本主题的精彩综述中，Allen 和 Garfin 注意到现有医疗环境下 CEA 的重要性与日俱增。然而作者指出，现有文献普遍缺乏卫生经济分析[18, 32]。此外，作者特别指出一个"统一的成本纳入方法，如何在脊柱医疗保健中准确评估直接和间接成本还不得而知，现有的脊柱医疗保健成本分析方法差异很大"[32]。之前在卫生经济分析中提到过，当评估 CEA 时，最需要考虑的驱动因素是相对成本（直接成本的索引过程）以及正在进行的成本、间接获得（例如生产率）、获得结果的效应量和结果的持久性。

在其他外科专业，成本效果已经用来比较 MIS 和开放手术。由 Bijen 等提供的一个很好的例子就是，经腹和腹腔镜子宫切除术效果的系统评价[66]。在这项研究中，作者表明，虽然微创手术的总费用增多（6.1%），但是住院天数减少、并发症少、较低的间接成本可以对较高的初始成本进行补偿。MIS 融合手术在围手术期间的益处是否能补偿前面提到的成本增加尚未全面确定。迄今为止，还没有高层次的前瞻性随机脊柱疾病方面的研究在比较 MIS 和开放手术或非手术保守治疗时纳入 CEA 方法。最近，一些 MIS 和开放融合的回顾性队列研究已将经济因素考虑其中[29, 31, 56, 65, 67]。然而，目前在我们系统评价中指出，证据的质量普遍较低，这些研究的经济学视角和方法也各不一样。如果根据现有的比较文献，MIS 融合术确实能带来短期的益处，且至少有同样的临床效果。总体价格成本持平，从围手术期带来的好处来看附加的成本可以节省费用。

现今微创融合术和开放腰椎融合术的
经济因素研究

Wang 等在一项回顾性比较研究中利用医院收费对患有腰椎颈椎病、椎间盘突出和腰椎滑脱的患者行 1 ~ 2 个节段的 MIS（患者出现单侧症状）和开放后路椎体融合术（患者出现双侧症状）的 CA（只考虑成本不考虑临床效果的研究）进行了比较[56]。在 14 个月期间，74 例患者接受治疗 [59 例患者 1 个节段治疗（75% MIS），15 例患者 2 个节段治疗（53% MIS）融合]。1 个节段手术的患者在 MIS 和开放术的平均住院时间分别为 3.9 天和 4.8 天（$P=0.017$），2 个节段手术的患者在 MIS 和开放手术的平均住院时间分别为 5.1 天和 7.1 天（$P=0.259$）。1 个节段 MIS 和开放手术平均收费分别为 70 159 美元和 78 444 美元（$P=0.027$）。2 个节段 MIS 和开放手术平均收费分别为 87 454 美元和 108 843 美元（$P=0.071$），医院收费显著差别的原因是并发症和相应增长的住院时间。有趣的是，对于单节段手术，5% 和 20% 的患者分别经历 MIS 和开放手术，需要住院康复。2 个节段手术的概率分别是 13% 和 29%。从经济学影响来说，这是 MIS 的另一个潜在好处，但是，附加费用没有算入此次研究中。由于各医院收费差别巨大，所以很难与其他机构或报告相比较。在随后的研究中，Wang 等报道了一个代表性的急性入院 MIS 与开放腰椎椎体间融合术回顾性分析[29]。使用前瞻管理数据库，确定了队列研究中 6 106 例接受 1 个节段和 2 个节段椎间手术患者（$n=1 667$ MIS）。该分析从医院住院部进行，分为特定的成本中心数据（急诊室、化验室、手术室、药房、专业费用、放射科、呼吸科、食宿、中心供应、治疗、心脏病、其他和总成本）。在这组数据中，成本最多的是中央供应室，手术室和食宿。调整后的分析显示，在 1 个节段融合成本无显著差异（MIS 29 187 美元 *vs.* 开放手术 29 947 美元，$P=0.55$）。在 2 个节段手术中，微创手术的总成本较少为 2 106 美元（MIS 33 879 美元 *vs.* 开放手术 35 984 美元，$P=0.002 3$）。微创手术与较多的中央供给成本相关（即内植物和一次性用品），与开放手术其他类别相比通常成本较少。对于 2 个节段手术，住院时间延长相关的成本变异较大成为开放手术队列分析中的成本增加的主要原因。

Deluzio 等发表的社论报告了 211 例患者的回顾性 CA 分析，大约一半的患者进行 2 个节段开放后外侧植骨融合（posterior lateral interbody fusion, PLIF, $n =102$），其余退行性疾病的患者使用微创手术（未报道具体的诊断）[2]。微创术涉及 L1-L5

的外侧入路和 L5-S1 的经骶融合。从医院的角度来看，成本核算包括直接成本、最初住院、输血、再手术，以及出院以后 45 天内的相关事宜（急诊就诊、入院复查、康复）。MIS 组的平均住院时间比开放手术组低 49%(1.2 天 vs. 3.2 天)。总的来说，MIS 组与开放手术组相比，每例患者节省 2 563 美元。大部分节省成本是由于住院时间的缩短。

最近的一项回顾性研究，Pelton 等分析了开放或 MIS TLIF 术中、术后对患者工作补偿和非工作补偿的财务结果（成本分析）。分析 66 例患者接受单个节段 TLIF（开放与 MIS 组，每组 33 例）[67]。对 24 例患者的工作补偿进行鉴定（11 例 MIS，13 例开放手术），所有患者均患有退行性椎间盘疾病或滑脱和狭窄的疾病。工作补偿并没有显著影响 MIS 或开放手术组患者的围手术期结果参数。然而，与开放手术相比 MIS 在围手术期 TLIF（手术时间、术中出血量和住院天数）和临床疗效（6 个月的疼痛评分）更好，成本核算使用管理数据库确定，单独从医院的角度来看（直接和间接成本包括血液、影像、内植物、实验室、药房、专职医疗、食宿和手术服务），MIS TLIF 和开放 TLIF 的工作补偿总成本金额有显著统计学差异（分别为 28 060 美元 和 33 862 美元，P =0.031 1），MIS TLIF 与开放 TLIF 组非工作补偿总成本金额也具有显著统计学差异（分别为 29 429 美元和 32 998 美元，P= 0.000 1）。虽然对于微创手术植入成本占总住院费用的比例更高（高出约 10%），但在其他医疗资源方面的差值补偿这种了差异，并使得整体成本节约。

2011 年的回顾性队列研究中，Rampersaud 等对 I 级或 II 级椎间盘突出或滑脱患者进行研究，比较 1 或 2 个节段融合的 MIS TLIF 技术与开放式后路减压和融合的直接经济影响[31]，共有 78 例患者参加了研究，MIS 37 例，开放 41 例。这项研究的经济学观察直接来自医院成本，其中包括手术费、护理（包括麻醉后护理、重症监护室、病房）、医学影像学、实验室、药房和相关医疗服务。术前、术后康复和门诊患者的医疗费用不算入内。组间比较年龄、性别、术前血红蛋

白、合并症和体重指数。关于基线 Oswestry 功能障碍指数（Oswestry disability index，ODI）和 SF-6D 的评分以及 2 个节段的融合数量（MIS，12；开放，20）和椎间融合的数目（MIS，45；开放，14）组间均存在明显差异（P <0 .01）。失血量（200 ml vs. 798 ml）、输血率（0% vs. 17%）以及住院时间（6.1 天 vs. 8.4 天），MIS 组都明显更低。MIS 组的并发症也明显减少（4 例 vs. 12 例，P <0 .02）。两组在 1 年的随访结果都有显著改善（P <0.001），而 MIS 组整体 ODI 和 SF-6D 评分指数 1 年改善率都更好（P=0.08）。多元回归分析表明，住院时间和节段融合的数量是 1 年结局成本的独立预测因素。年龄和 MIS 是住院时间的唯一预测因素。基线成果和 MIS 均为 1 年预后的独立预测因子。开放融合的平均总成本比 MIS 高 1.28 倍（P = 0.001）。

上述这些比较研究（回顾性队列）的成本分析都显示出，从医院的角度和围手术期的时间范围内看，MIS 具有较低的围手术期成本。这些研究表明，MIS 相关的额外成本可以通过减少围手术期的相关资源利用进行补偿。最可重复的成本节约来自 MIS 减少的住院时间和围手术期的急性术后可用资源。这些研究仅将住院费用作为研究指标，并没有将正在进行的医疗费用和翻修手术费用作为队列研究内容。此外，这些研究（除了 Rampersaud 等[31]）没有将临床结果纳入成本分析。如果我们考虑到表 3.2 中临床结果的比较证据并假设临床结果相等，这些数据可以被认为是成本最小化分析（从医院有限的视角），证实围手术期可以节省成本。

除了成本分析，Rampersaud 等还使用 SF-6D 进行了 CUA 来评估每组 QALY 1 年的成本和临床结果[31]，微创组的平均总直接费用是 14 183 美元，开放手术组的为 18 663 美元。MIS 和开放手术的术前术后 QALY 1 年的健康效用分别增加了 0.113（SD=0.10）和 0.079（SD=0.08）。MIS 和开放手术成本 /QALY 分别是 128 936 美元和 232 912 美元（队列研究未对不同节段数目进行调整）。作者没有评估 MIS 和开放融合术基础上的 ICUR，CEA 通常假

设新的治疗方法花费较多但具有更好的临床效果。在这种情况下，因为新的方法（MIS）成本更低，或至少等效(使用灵敏度分析)。MIS 临床数据更好，临床结果差别不显著，至少保持持平[20]。然而，在有限的 1 年时间中，这两种技术的每个 QALY 成本效用超过 10 万美元，被认为是合理的价值。如果结果可持续至 2 年或 4 年，作者提供了每组预估的成本效用，正如预期的 QALY 测定的方法中，两组的成本 /QALY 都显著减少到一个更好的价值(MIS，37 720 美元；开放，67 510 美元)。最近的一项研究中，Rouben 等连续报道对 169 例符合不同脊柱疾病诊断的患者进行 1～2 个节段 MIS TLIF 手术的最少 3 年随访结果[68]，在平均 49 个月中，ODI 评分(41%) 持续提高。此外，有报道的返修率为 14.2%(有症状疾病 7.6%，相邻节段病变 1.8%，感染患者 0.6%，假关节症 0.6%)。虽然是针对不同的适应证，但本次返修率与脊柱疾患疗效研究试验的 4 年报道结果类似[15-17]。当前关于长期疗效研究的主要作者证实（手稿正在准备中）和 Rouben 等的结果类似[68]。Simon 和 Rampersaud 最近进行的 66 例患者的队列研究中，对行 MIS TLIF 轻度退行性或脊柱滑脱患者进行最少 2 年的随访。有 27 例患者进行了 5 年随访（90% 随访率），ODI 和 SF-36 改善值在 2 年与在 5 年保持一致[69]。这些结果支持 Rampersaud 等做出的 CUA[31]。

除了持久性的分析，需要对出院后持续费用进行更准确的经济卫生分析。目前没有研究评估 MIS 与开放脊柱外科围手术期的资源利用率。现在还没有研究发现 MIS 在围手术期的费用超过开放脊柱手术。源自一项 4 年 SPORT 数据的 CEA 分析表明，持续成本尤其是间接成本，明显发生在脊柱疾病干预治疗之后[14]，特别是退行性腰椎滑脱患者，其中，非手术治疗的患者成本不断增加。与非手术治疗相比，持续的临床优势和降低的运行成本使手术治疗退行性腰椎滑脱的 ICUR 从 2 年 115 600 美元 /QALY 下降（高于 10 万成本效果阈值）至 4 年 64 300 美元 /QALY。如果 MIS 与开放手术的临床结果是相同的，那么就必须无效假设进行中的医疗保健利用率可能是

类似的，直至获得数据支持这一假设。在此期间，花费更多的不良事件，如深部手术感染和翻修手术（短期或长期）或其他原因（如手术引起的疼痛、假关节或相邻节段变性）。最起码，在对 MIS 与开放式手术融合进行卫生经济评估时需纳入以上考虑因素。两项最近的综述表明，MIS 可能会有持续的医疗费用。在 Parker 等最初的研究中，其旨在确定文献中 MIS 与开放 TLIF 手术对外科感染的发病率的影响以及 TLIF 手术治疗外科感染的直接住院费用[65]。10 个 MIS TLIF 队列（362 例）和 20 个开放 PLIF 队列（1 133 例）中外科感染的发病率已经被报道。MIS 的外科感染与开放 TLIF 相比显著降低（0.6% *vs.* 4.0%，P =0.000 5）。120 例开放 TLIF 手术患者，外科感染发生 6 例（5.0%）。这 6 例病例在开放 TLIF 后的外科感染治疗的成本平均住院费用为 29 110 美元。作者报道 MIS 比开放 TLIF 发病率降低 3.4%，每 100 例 MIS TLIF 手术直接节省了 98 974 美元。在第二项研究中，Wu 等进行了 MIS 和开放 TLIF 之间融合率的 meta 分析[64]。如前面提到的，作者证明了 MIS（94.8%）和开放 TLIF（90.9%）之间融合率相等。作者还报告了 MIS（7.5%）与开放手术（12.6%）不良反应间的差别，显示 MIS 的不良反应更少。

MIS 的间接成本，特别是生产力成本（例如重返工作岗位并减少实际护理人员和室内工作支出）显著减少。鉴于上述发现的 MIS 脊柱手术存在的额外经济利益，我们应该能够证明它对提高生产率和其他间接经济利益的影响（即从社会的角度看）。许多人相信（包括主要作者在内），随着围手术期的成本减少，MIS 带来并发症的减少有助于更快恢复正常活动，但需要进行客观的评估和经济影响的量化。正是这些方面使得脊柱 MIS 的真正成本效益可能将争取到更大的支持。

总　结

卫生保健系统一直都在不断变化，并对必要

的引进进行改革，以期能满足临床需求，同时不断保持对金融问题的关注。无论医改有什么变化，资源分配还是会有利于那些最有价值的干预方式。为了让临床医师做出有意义的医疗改革，政府、纳税人和决策者做出的决策性评估方法（例如卫生经济评估、每QALY花费成本）是至关重要的。对于腰椎间盘突出和椎管狭窄伴或不伴有滑脱的诊断，开放脊柱手术与非手术疗法相比已经显示这两种疾病4年的临床疗效和成本有效性。目前的比较数据（虽然总体证据质量较低）表明，腰椎MIS融合术与开放融合术相比在中期(1～2年)具有大体相同的临床结果、围手术期质量和成本效益。MIS融合术最初的直接相关成本增长在围手术期间可被抵消，总体上节省成本，但是证据强度不够。随着时间推移，更全面的卫生经济评估结果可能降低MIS后医疗资源利用率。更重要的是，从社会和纳税人的角度看，需要更多比较脊柱MIS与开放手术相比间接产生的成本，如早日恢复正常活动（即生产力）之间的差别。

参考文献

1. Organization for Economic Co-operation and Development (OECD). Retrieved on 5 July 2012 from www.oecd.org.
2. Deluzio KJ, Lucio JC, Rodgers WB. Value and cost in less invasive spinal fusion surgery：lessons from a community hospital. SAS J. 2010;4：37–40.
3. Institute of Medicine. Initial national priorities for comparative effectiveness research. Washington，DC：National Academies Press; 2009.
4. Iglehart JK. Prioritizing comparative effectiveness research—IOM recommendations. N Engl J Med. 2009;361：325–8.
5. Sox H. Defining comparative effectiveness research：the importance of getting it right. Med Care. 2010;48(6)：S7–8.
6. Buckwalter JA, Heckman JD, Petrie DP, AOA. An AOA issue：aging of the North American population：new challenges for orthopaedics. J Bone Joint Surg Am. 2003;85：748–58.
7. Agency for Healthcare Research and Quality. Healthcare cost and utilization project. HCUPnet. Available at：http：//ahrq.gov/data/ hcup/. Accessed 5 July 2012.
8. Deyo RA, Mirza SK, Martin BI, Kreuter W, Goodman DC, Jarvik JG. Trends, major medical complications, and charges associated with surgery for lumbar spinal stenosis in older adults. JAMA. 2010;303(13)：1259–65.
9. Deyo RA, Gray DT, Kreuter W, et al. United States trends in lumbar fusion surgery for degenerative conditions. Spine. 2005;30：1441–5; discussion 1446–7.
10. Cowan Jr JA, Dimick JB, Wainess R, et al. Changes in the utilization of spinal fusion in the United States. Neurosurgery. 2006;59：15–20; discussion 15–20.
11. Weinstein JN, Lurie JD, Olson PR, et al. United States' trends and regional variations in lumbar spine surgery：1992–2003. Spine. 2006;31：2707–14.
12. Kurtz S, Mowat F, Ong K, et al. Prevalence of primary and revision total hip and knee arthroplasty in the United States from 1990 through 2002. J Bone Joint Surg Am. 2005;87：1487–97.
13. Jain NB, Higgins LD, Ozumba D, et al. Trends in epidemiology of knee arthroplasty in the United States, 1990–2000. Arthritis Rheum. 2005;52：3928–33.
14. Tosteson ANA, Tosteson TD, Lurie JD, Abdu W, Herkowitz H, Andersson G, Albert T, Bridwell K, Zhao W, Grove MR, Weinstein MC, Weinstein JM. Comparative effectiveness evidence from the spine patient outcomes research trial：surgical versus nonoperative care for spinal stenosis, degenerative spondylolisthesis and intervertebral disc herniation. Spine. 2011;36(24)：2061–8.
15. Weinstein JN, Lurie JD, Testeson TD, Testeson AN, Blood EA, Abdu WA, Herkowitz H, Hilibrand A, Albert T, Fischgrund J. Surgical versus nonoperative treatment for lumbar disc herniation：four-year results for the spine patient outcomes research trial (SPORT). Spine. 2008;33(25)：2789–800.
16. Weinstein JN, Lurie JD, Testeson TD, Zhao W, Blood EA, Tosteson AN, Birkmeyer N, Herkowitz H, Longley M, Lenke L, Emery S, Hu SS. Surgical compared with nonoperative treatment for lumbar degenerative spondylolisthesis：four-year results in the spine patient outcomes research trial (SPORT) randomized and observational cohorts. J Bone Joint Surg Am. 2009;91(6)：1295–304.
17. Weinstein JN, Testeson T, Lurie JD, Tosteson A, Blood E, Herkowitz H, Cammisa F, Albert T, Boden SD, Hilibrand A, Goldberg H, Berven S, An H. Surgical versus nonoperative treatment for lumbar spinal stenosis：four-year results if the spine patient outcomes research trial (SPORT). Spine. 2010;35(14)：1329–38.
18. Rihn JA, Berven S, Allen T, et al. Defining value in spine care. Am J Med Qual. 2009;24：4S–14.
19. Martin BI, Deyo RA, Mirza SK, Turner JA, Comstock BA, Hollingworth W, Sullivan SD. Expenditures and health status among adults with back and neck problems. JAMA. 2008;6(299)：656–64.

20. Primer on cost-effectiveness analysis. American College of Physicians Internal Medicine Doctors for Adults Website. Effective Clinical Practice. September/October 2000. http://www.acponline. org/clinical_information/journals_ publications/ecp/sepoct00/ primer.htm. Accessed 20 July 2012.

21. Drummond MF, Sculpher MJ, Torrance GW, et al. Methods for the economic evaluation of health care programmes. Oxford: Oxford University Press; 1997.

22. Detsky AS, Laupacis A. Relevance of cost-effectiveness analysis to clinicians and policy makers. JAMA. 2007;298(2): 221–4.

23. Detsky AS, Naglie IGA. Clinician's guide to cost-effectiveness analysis. Ann Intern Med. 1990;113(2): 147–54.

24. Wynia M. Cost-effectiveness analysing in the United States. JAMA. 2006;295: 2722.

25. Kasis AG, Marshman LA, Krishna M, Bhatia CK. Significantly improved outcomes with a less invasive posterior lumbar interbody fusion incorporating total facetectomy. Spine. 2009;34(6): 572–7.

26. Starkweather AR, Witek-Janusek L, Nockels RP, Peterson J, Mathews HL. The multiple benefits of minimally invasive spinal surgery: results comparing transforaminal lumbar interbody fusion and posterior lumbar fusion. J Neurosci Nurs. 2008;40(1): 32–9.

27. Park Y, Ha JW. Comparison of one-level posterior lumbar interbody fusion performed with a minimally invasive approach or a traditional open approach. Spine. 2007;32(5): 537–43.

28. Scheufler KM, Dohmen H, Vougioukas VI. Percutaneous transforaminal lumbar interbody fusion for the treatment of degenerative lumbar instability. Neurosurgery. 2007;4 Suppl 2: 203–12; discussion 212–3.

29. Wang MY, Lerner J, Lesko J, McGirt MJ. Acute hospital costs after minimally invasive versus open lumbar interbody fusion: data from a US national database with 6106 patients. J Spinal Disord Tech. 2012;25(6): 324–8.

30. Kotani Y, Abumi K, Ito M, Sudo H, Abe Y, Minami A. Mid-term clinical results of minimally invasive decompression and posterolateral fusion with percutaneous pedicle screws versus conventional approach for degenerative spondylolisthesis with spinal stenosis. Eur Spine J. 2012;21(6): 1171–7.

31. Rampersaud YR, Gray R, Lewis SJ, Massicotte EM, Fehlings MG. Cost-utility analysis of posterior minimally invasive fusion compared with conventional open fusion for lumbar spondylolisthesis. SAS J. 2011;5: 29–35.

32. Allen RT, Garfin SR. The economics of minimally invasive spine surgery. Spine. 2010;35(26S): S373–82.

33. Kalanithi PS, Patil CG, Boakye M. National complication rates and disposition after posterior lumbar fusion for acquired spondylolisthesis. Spine. 2009;34: 1963–9.

34. Schuster JM, Rechtine G, Norvell DC, et al. The influence of peri-operative risk factors and therapeutic interventions on infection rates after spine surgery: a systematic review. Spine. 2010;35: S125–37.

35. Khan NA, Quan H, Bugar JM, et al. Association of postoperative complications with hospital costs and length of stay in a tertiary care centre. J Gen Intern Med. 2006;21: 177–80.

36. Fayssoux R, Goldfarb NI, Vaccaro AR, Harrop J. Indirect costs associated with surgery for low back pain—a secondary analysis of clinical trial data. Popul Health Manag. 2010;13(1): 9–13.

37. Dagenais S, Haldeman S, Polatin PB. It is time for physicians to embrace cost-effectiveness and cost utility analysis research in the treatment of spinal pain. Spine J. 2005;5: 357–60.

38. Fritzell P, Hagg O, Wessberg P, et al. Lumbar fusion versus nonsurgical treatment for chronic low back pain: a multicenter randomized controlled trial from the Swedish Lumbar Spine Study Group. Spine. 2001;26: 2521–32.

39. Fritzell P, Hagg O, Jonsson D, et al. Cost-effectiveness of lumbar fusion and nonsurgical treatment for chronic low back pain in the Swedish lumbar spine study: a multicenter, randomized, controlled trial from the Swedish lumbar spine study group. Spine (Phila Pa 1976). 2004;29: 421–34.

40. Grieve R, Grishchenko M, Cairns J. SF-6D versus EQ-5D: reasons for differences in utility scores and impact on reported cost-utility. Eur J Health Econ. 2009;10: 15–23.

41. Prieto L, Sacristan JA. Problems and solutions in calculating quality-adjusted life years (QALYs). Health Qual Life Outcomes. 2003;1: 80.

42. Ganiats TG, Browner DK, Kaplan RM. Comparison of two methods of calculating quality-adjusted life years. Qual Life Res. 1996;5: 162–4.

43. Matthews JN, Altman DG, Campbell MJ, Royston P. Analysis of serial measurements in medical research. BMJ. 1990;300: 230–5.

44. Hawthorne G, Densley K, Pallant JF, Mortimer D, Segal L. Deriving utility scores from the SF-36 health instrument using Rasch analysis. Qual Life Res. 2008;17: 1183–93.

45. Jansson KA, Nemeth G, Granath F, Jonsson B, Blomqvist P. Health-related quality of life (EQ-5D) before and one year after surgery for lumbar spinal stenosis. J Bone Joint Surg Br. 2009;91: 210–6.

46. Walters SJ, Brazier JE. What is the relationship between the minimally important difference and health state utility values? The case of the SF-6D. Health Qual Life Outcomes. 2003;1: 4.

47. McDonough cm, Grove MR, Tosteson TD, Lurie JD, Hilibrand AS, Tosteson AN. Comparison of EQ-5D, HUI, and SF-36-derived societal health status values among spine patient outcomes research trial (SPORT) participants. Qual Life Res. 2005;14: 1321–32.

48. Tosteson AN, Lurie JD, Tosteson TD, Skinner JS, Herkowitz H, Albert T, Boden SD, Bridwell K, Longley M, Andersson GB, Blood EA, Grove MR, Weinstein JN. Surgical treatment of spinal stenosis with and without degenerative spondylolisthesis: cost-effectiveness after 2

years. Ann Intern Med. 2008;149：845–53.

49. Tso P, Walker K, Mahomed N, Coyte PC, Rampersaud YR. Comparison of lifetime incremental cost：utility ratios of surgery relative to failed medical management for the treatment of hip, knee and spine osteoarthritis modelled using 2-year postsurgical values. Can J Surg. 2012;55(3)：181–90.

50. Laupacis A, Feeny D, Detsky AS, et al. How attractive does a new technology have to be to warrant adoption and utilization? Tentative guidelines for using clinical and economic evaluations. cmAJ. 1992;146：473–81.

51. Laupacis A, Feeny D, Detsky AS, et al. Tentative guidelines for using clinical and economic evaluations revisited. cmAJ. 1993;148：927–9.

52. Tsutsumimoto T, Shimogata M, Ohta H, Misawa H. Mini-open versus conventional open posterior lumbar interbody fusion for the treatment of lumbar degenerative spondylolisthesis：a comparison of paraspinal muscle damage and slip reduction. Spine. 2009;34：1923–8.

53. Peng CW, Yue WM, Poh SY, Yeo W, Tan SB. Clinical and radiological outcomes of minimally invasive versus open transforaminal lumbar interbody fusion. Spine. 2009;34(13)：1385–9.

54. Gahreman A, Ferch RD, Rao PJ, Bogduk N. Minimal access versus open posterior lumbar interbody fusion in the treatment of spondylolisthesis. Neurosurgery. 2010;66(2)：296–304.

55. Ntoukas V, Muller A. Minimally invasive approach versus traditional open approach for one level posterior lumbar interbody fusion. Minim Invasive Neurosurg. 2010;53(1)：21–4.

56. Wang MY, Cummock MD, Yu Y, Trivedi RA. An analysis of the differences in the acute hospitalization charges following minimally invasive versus open posterior lumbar interbody fusion. J Neurosurg Spine. 2010;12(6)：694–9.

57. Adogwa O, Parker SL, Bydon A, Cheng J, McGirt MJ. Comparative effectiveness of minimally invasive versus open transforaminal lumbar interbody fusion 2-year assessment of narcotic use, return to work, disability, and quality of life. J Spinal Disord Tech. 2011;24(8)：479–84.

58. Lee KH, Yue WM, Yeo W, Soeharno H, Tan SB. Clinical and radiological outcomes of open versus minimally invasive transforaminal lumbar interbody fusion. Eur Spine J. 2012;34(13)：1385–9.

59. Mobbs RJ, Sivabalan P, Li J. Minimally invasive surgery compared to open spinal fusion for the treatment of degenerative lumbar spine pathologies. J Clin Neurosci. 2012;19(6)：829–35.

60. Dhall SS, Wang MY, Mummaneni PV. Clinical and radiographic comparison of mini-open transforaminal lumbar interbody fusion with open transforaminal lumbar interbody fusion in 42 patients with long-term follow-up. J Neurosurg Spine. 2008;6：560–5.

61. Guyatt G, Gutterman D, Baumann MH, Addrizzo-Harris D, Hylek EM, Phillips B, Raskob G, Lewis SZ, Schünemann H. Grading strength of recommendations and quality of evidence in clinical guidelines：report from an American college of chest physicians task force. Chest. 2006;129(1)：174–81.

62. Karikari IO, Issacs RE. Minimally invasive transforaminal lumbar interbody fusion. Spine. 2010;35(26S)：S294–301.

63. Youssef JA, McAfee PC, Patty CA, Raley E, DeBauche S, Shucosky E, Chotikul L. Minimally invasive surgery：lateral approach interbody fusion. Spine. 2010;35(26S)：S302–11.

64. Wu RH, Fraser JF, Hartl R. Minimal access versus open transforaminal lumbar interbody fusion：meta-analysis of fusion rates. Spine. 2010;35(26)：2273–81.

65. Parker SL, Adogwa O, Witham TF, Aaronson OS, Cheng J, McGirt MJ. Post-operative infection after minimally invasive versus open transforaminal lumbar interbody fusion (TLIF)：literature review and cost analysis. Minim Invasive Neurosurg. 2011;54(1)：33–7.

66. Bijen CB, Vermeulen KM, Mourits MJ, et al. Costs and effects of abdominal versus laparoscopic hysterectomy：systematic review of controlled trials. PLoS One. 2009;4：e7340.

67. Pelton MA, Phillips FM, Aingh K. A comparison of peri-operative costs and outcomes in patients with and without workers' compensation claims treated with MIS or open TLIF. Spine. 2012;37(22)：1914–9.

68. Rouben D, Casnellie M, Ferguson M. Long-term durability of minimally invasive posterior transforaminal lumbar interbody fusion：a clinical and radiographic follow-up. J Spinal Disord Tech. 2011;24(5)：288–96.

69. Harris SA, Rampersaud YR. Minimally invasive surgery lumbar fusion for low-grade isthmic and degenerative spondylolisthesis：2- to 5-year follow-up. Can J Surg. 2012;55(Suppl)：S45.

第4章

显微镜和内镜

Harel Deutsch

张兴凯 梁裕 译

前 言

显微镜发明于 17 世纪，可以使人类看到肉眼看不到的微小结构，其第一次使用是用于活组织的研究。直到 20 世纪 70 年代相关技术问题得以解决后，显微镜才开始应用于手术中。新的诊断影像技术大大增加了对镜下病理的理解。新技术使显微镜在手术中的移动和角度变化更为便捷。技术问题一经解决，显微镜便成了手术室必不可少的工具。内镜在医学的应用早于显微镜。在 19 世纪，泌尿科医师已经常规使用内镜了。新技术大大增加了内镜在临床的使用。

显微镜和内镜都可以放大微小结构，有利于观察和切除。在脊柱手术中，大部分神经和脊柱结构都可以经肉眼看到，但是放大后，可以增加安全性，避免小的移动造成重大神经损害。使用有角度的物镜和弯曲镜头，可以看清手术野角落的结构。20 世纪 80 年代，内镜在普通外科的快速推广，带动了内镜技术在脊柱外科的应用和研究。高分辨率摄像机和监视器的使用也增加了内镜的实用性。

一些脊柱外科手术，如腰椎间盘切除术可以使用显微镜，也可以用内镜。两者有各自的优缺点。显微镜显示三维视野，而传统内镜只能传输二维图像。双目内镜已经出现，但需要沉重的头戴设备，尚未被广泛采用。内镜可以通过有角度的物镜看到手术野的角落结构，而显微镜只能看到直线的区域。

显微镜

显微镜的发明者是 Galieo，他在 1624 年第一次描述了组合式显微镜。第一台组合式商业显微镜是 Karl Zeiss 在 1847 年制造的。1922 年，耳鼻喉科医师 Gunnar Holmgren，使用双目显微镜，克服了深度觉的缺陷，同时获得了手术野的良好照明[1]。

20 世纪 50 年代，在既有显微镜的基础上发展了马达变焦和对抗重力的可移动支架。

血管科医师 Julius Jacobson 联系 Zeiss 公司，设计了可以同时让助手看到手术视野的显微镜。随后，1964 年这项设计又加入了光束分离技术。这个显微镜因此被命名为"双眼视力检查器"[2]。

Julius Jacobson 推荐 Vermont 大学的神经外科同事使用手术显微镜。Donaghy 和 Jacobsen 2 位医师在 1960 年第一次进行显微血管神经科手术。1965 年，Yaşargil 医师来到美国加入 Donaghy 实验室工作，在他的特殊贡献下，借助显微镜展示了颅内外分流手术的技术。1972 年，Yaşargil 和 Malis 建议设计可调多轴重力平衡显微镜，使得显微镜的可操作性进一步增加。另外设计了开关以释放锁定和控制移动与对焦。1976 年，Carl Zeiss 公司在 Yaşargil 理念基础上开发了商业悬挂式显微镜系统 [1, 3]。

1975 年，Hankinson 等在前路颈椎间盘切除术中使用了显微镜，发现提高清晰度可以增加手术安全性，并且可以处理以前不能处理的颈椎病变 [4]。Yaşargil 描述了显微镜在颈髓肿瘤和血管畸形手术中的应用 [5]。1977 年，他又报道了显微镜在腰椎间盘突出手术中的应用 [6]。1979 年，Wilson 等描述了在腰椎间盘切除术中使用显微镜，并得出结论，使用显微镜的手术疗效优于普通腰椎间盘切除术 [7]。

目前手术用显微镜是组合式显微镜。镜片用来采集术野的光线，分散分布的镜片用来聚焦光线到观察者的眼睛或摄像机。目镜由位于柱状体内的 2 片或更多镜片组成，手术显微镜有 2 个目镜可以得到立体影像。光线由一个目镜移动到另一个可以为观察者聚焦。目镜位于观察者一端，可以调节屈光度以适应术者的视力。物镜是更为固定、提供更大放大率的镜片，位于患者一端。目镜放大率一般为 10 倍，与物镜结合，可提供 3 ~ 27 倍放大率。光路中有光束分离器分离一部分光用来录像或者投影。

显微镜在神经外科手术中得到快速推广，显微镜操作成为标准培训。现代手术显微镜有一些共同的组件和规格。显微镜一般使用卤素光源或氙气光源。光源输出用 lux 表示，亮的房间是 400 lux，非常亮的房间是 100 000 lux。大部分显微镜光源是 30 000 ~ 50 000 lux。这些光源可以使术者得到明亮的图像而又不过度发热。显微镜可以在 200 ~ 400 mm 范围内聚焦。动力镜片系统可以调整放大率和焦距以优化视野。

观察者的镜头是手术显微镜设计的最主要优势，可以允许手术有助手参加。助手可以和术者并排或者站在术者对面。摄像机是标准配置，使房间里其他人可以在高分辨率屏幕上看到二维图像，也可以进行图像和视频采集。

显微镜底座有抗重力系统，无论处于何位置和角度，都可以轻松移动，而且保持平衡。早期显微镜需要手工平衡，但现在，平衡系统越来越自动化。显微镜有手柄和开关用来移动显微镜，有些有交换口可以进一步控制。聚焦和移动可以用脚闸来进行，以解放术者双手做其他工作（图 4.1）。

显微镜可以是立式，也可以悬吊于天花板上。悬吊的显微镜可以节省空间，但不能在手术室间移动。新技术已经把神经导航整合在手术显微镜中（图 4.2）。

内　镜

历史

1853 年，Desormeaux 首次用内镜来进行膀胱和尿道检查。1867 年，德国医师 Kussmaul 用内镜进行食道检查。Thomas Edison 发明的白炽灯帮助改善了内镜的照明。而光源仍然受到限制，内镜远端热量集中常会造成烧伤。Walter Dandy 是最早使用内镜进行神经外科手术的医师，1932 年，他将脑室内镜手术应用于临床。

1918 年，日本教授 Kenji Takagi 使用膀胱镜观察膝关节内部结构，目的是诊断和治疗膝关节结核。1921 年，瑞士医师 Eugene Bircher 进行了第一例关节镜手术。Takagi's protégé，Masaki Watanabe 整合光电发展的新技术在 1959 年发明了现代关节镜设备。Watanabe 也是第一个使用关节镜进行诊断和治疗的医师。Robert Jackson 观察了日本 Watanabe 医师的使用后，把内镜带到北美。他的第一批学生包括 John Joyce Ⅲ，Ward Casscells 和 Jack McGinty。Richard O'Connor 跟随 Jackson 学习后，在 1974 年发明了相关设备并进行了第一例半月板部分切除术。Lanny Johnson 医师于 1976 年发明了第一代动力刮刀 [8]。1938 年，Takagi 描述了关节成形术治疗结核，但直到 20 世纪 70 年代才由 Richard Gross, Lanny Johnson 和 James Glick 描述并应用了这一方法 [9]。

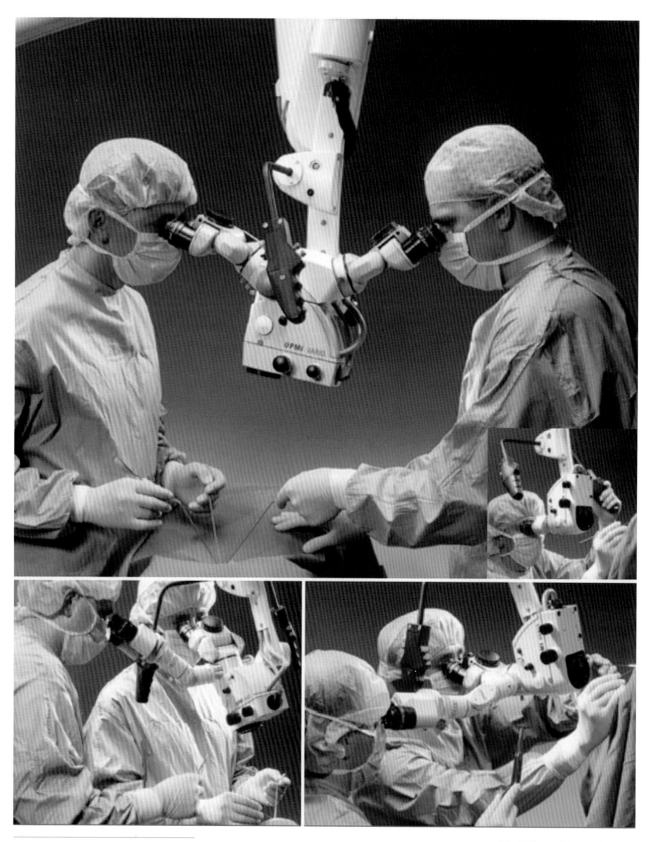

图 4.1 Carl Zeiss OPMI 手术显微镜

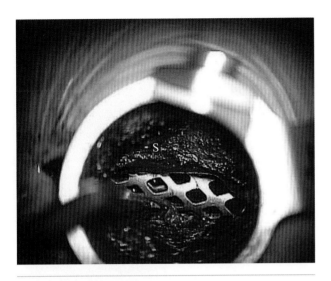

图 4.2　显微镜通过 Medtronic MetrX 管状拉钩显示手术视野，胸脊髓和前路椎体切除内植物（S：脊髓）

1952 年，玻璃纤维管的出现使近端光源可以离开人体，提高了安全性。最初的内镜是镜片在空管道内位于一端，Hopkins 则设计了玻璃棒填充于管道内，这极大提高了图像质量，减小了内镜体积。1965 年，Carl Storz 公司设计的外光源结合棒镜片光学系统获得批准使用。1969 年，Bell 实验室发明了光影像感知摄像机，为电荷耦合装置（charge coupling device，CCD）。

1986 年发明了影像计算机芯片，可以把放大的内镜图像投射到显示器上。法国医师 Mouret 在 1987 年首次报道了腹腔镜胆囊切除术。腹腔镜技术很快被采用。到 1992 年，超过一半的胆囊切除术使用内镜辅助切除[10]。内镜的实用性很快被大家注意到，并被用于脊柱外科和其他外科领域。

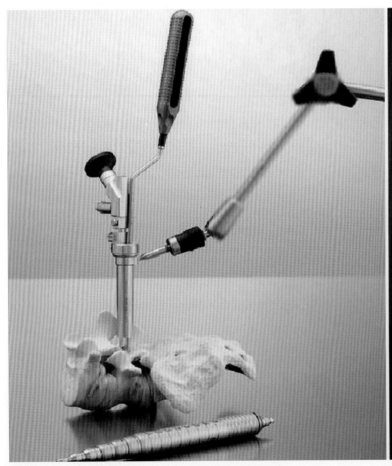
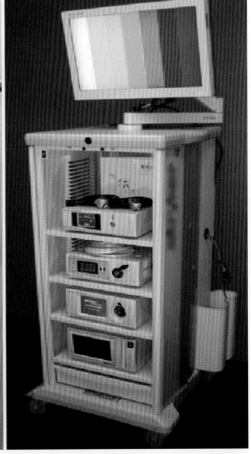

图 4.3　Karl Storz 脊柱内镜手术系统，内镜塔和显示屏

内镜

内镜能看到深部隐蔽结构。典型的内镜系统由 3 部分组成，包括内镜、摄像机和监视器、光源。其中内镜由物镜、目镜和传输系统组成。

内镜分为直棒镜和可弯曲显微光学镜 2 种。直棒镜由 3 部分组成：机械杆、照明用的光纤玻璃束和光学系统。有角度的物镜允许远端呈现各种角度的影像，最常用的是 0°、30° 和 45°。有角度的物镜组需要棱镜作为最远端的镜片，物镜组通常需要 2～9 组镜片。冲洗系统要整合在内镜内，用来对镜片进行清洗和去雾化。直棒镜的直径是 1.9～10 mm，可以徒手或使用固定器固定内镜（图 4.3）。可弯曲纤维光学内镜通常有 3 000～5 000 束光学纤维，每束代表一个像素。大量的纤维束需要更大的内镜体积。

由耦合装置（CCD）相机的出现使现代内镜得以革新。"带有芯片的摄像头"可以使相机更轻，成像更精确。最初的相机是经典的三耦合相机，通常配置高清输出。CCD 的小变化使尖端芯片可以应用于内镜技术。由于 CCD 可以通过导线传输将图像转换为电子信号，光线的传播不再是必须。尖端芯片内镜使得每一个较小的范围和更好的景深减少所需要的重调焦距。

每个 CCD 芯片均收集红光、绿光或蓝光。现已有三维摄像机面市，其需要 2 个 CCD 图像，形成分开的双目影像，但是在头端应该做到双目看到不同的图像。三维系统还没有广泛被采用，因为这种头端设备在使用中还存在困难，限制了临床应用。

影像监视器允许至少 720 水平分辨率，光源允许冷光传输，玻璃纤维热传播较差，烧伤组织的危险性大大降低。典型的光源是氙气或卤素灯。

内镜和脊柱外科

内镜在脊柱外科的第一次使用是作为经皮椎间盘切除术和自动椎间盘切除术的延伸使用的。1992 年，Kambin 报道使用 2.7 mm 玻璃内镜并与其他髓核切除术的结果进行了比较[11]。内镜也可以用来进行前路腰椎融合术[12]，通常使用的是经腹膜腔入路。这一入路没有被广泛接受，因为与开放的腹膜后入路相比，增加了手术难度和与经腹膜相关的并发症。据报道，经腹膜入路逆行射精的发生率比较高[13]。内镜也用来代替显微镜进行腰椎间盘切除术[14]。而大多数医师还是继续使用显微镜进行传统腰椎间盘切除手术，因为显微镜可显示三维影像，而内镜的优点还不明显。内镜设备、端口、固定装置的进一步发展在未来将会吸引更多的医师采用内镜进行腰椎间盘切除手术。

内镜在颈椎的使用仍然不多。Roh 等描述了经后路使用内镜代替显微镜进行颈椎板切除术[15]。使用内镜经口暴露齿状突的手术也有报道[16]。

目前，内镜还没有常规应用到脊柱手术中，仍在持续探索中[17]。内镜技术的发展极大提高了其使用价值。骨科和神经外科医师会极大地推动内镜技术在脊柱手术中的使用。

参考文献

1. Gelberman RH. Microsurgery and the development of the operating microscope. Contemp Surg. 1978;13：43–6.
2. Doft MA，Widmann WD，Hardy MA. Under a microscope：Julius H. Jacobson, MD (1927–). J Surg Educ. 2008;65：316–9.
3. Uluç K, Kujoth GC, Ba kaya MK. Operating microscopes：past, present, and future. Neurosurg Focus. 2009;27(3)：E4.
4. Hankinson HL，Wilson CB. Use of the operating microscope in anterior cervical discectomy without fusion. J Neurosurg. 1975;43：452–6.
5. Yasargil MG, Delong WB, Guarnaschelli JJ. Complete microsurgical excision of cervical extramedullary and intramedullary vascular malformations. Surg Neurol. 1975;4：211–24.
6. Yaşargil MG. Microsurgical operation of herniated lumbar disc. Adv Neurosurg. 1977;4：81.
7. Wilson DH，Kenning J. Microsurgical lumbar

discectomy：preliminary report of 83 consecutive cases. Neurosurgery. 1979;4：137–40.

8. Jackson RW. Presidential guest Speaker's address：Quo Venis Quo Vadis：the evolution of arthroscopy. Arthroscop J Arthroscop Rel Surg. 1999;15(6)：680–5.

9. Hutchinson MR, Safran MR. On the shoulders of giants. Am J Sports Med. 2011;39 Suppl：5S–6.

10. Spaner SJ, Warnock GL. A brief history of endoscopy, laparoscopy, and laparoscopic surgery. J Laparoendosc Adv Surg Tech A. 1997;7(6)：369–73. doi：10.1089/lap.1997.7.369 .

11. Kambin P. Arthroscopic microdiscectomy. Arthroscopy. 1992;8：287–95.

12. Regan JJ, McAfee PC, Guyer RD, Aronoff RJ. Laparoscopic fusion of the lumbar spine in a multicenter series of the first 34 consecutive patients. Surg Laparosc Endosc. 1996;6：459–68.

13. Sasso RC, Burkus JK, LeHuec JC. Retrograde ejaculation after anterior lumbar interbody fusion：transperitoneal versus retroperitoneal exposure. Spine. 2003;28(10)：1023–6.

14. Muramatsu K, Hachiya Y, Morita C. Postoperative magnetic resonance imaging of lumbar disc herniation：comparison of microendoscopic discectomy and Love's method. Spine. 2001;26：1599–605.

15. Roh SW, Kim DH, Cardoso AC, Fessler RG. Endoscopic foraminotomy using MED system in cadaveric specimens. Spine. 2000;25：260–4.

16. Alfieri A, Jho HD, Tschabitscher M. Endoscopic endonasal approach to the ventral cranio-cervical junction：anatomical study. Acta Neurochir (Wien). 2002;144(3)：219–25.

17. Rubino F, Deutsch H, Pamoukian V, Jian FZ, King WA, Gagner M. Minimally invasive spine surgery：an animal model for endoscopic approach to the anterior cervical and upper thoracic spine. J Laparoendosc Adv Surg Tech A. 2000;10：309–13.

第5章

术中神经电生理监测

Pawel P.Jankowski, Richard A.O'Brien, G.Bryan Cornwall, William R.Taylor
原所茂 刘新宇 译

前 言

脊柱手术涉及中枢及周围神经、血管、骨骼等结构。尽管现代脊柱外科手术成功率高、发生并发症的概率较低，但术中损伤重要结构的情况并不少见。

微创脊柱外科手术（minimally invasive spinal surgery，MISS）通过术中透视及其他手段，采用经皮技术减少周围组织侵扰，但这些方法往往使手术者不能直视脊柱病变或神经结构[1]。正确地使用术中电生理监护（intraoperative neurophysiology monitoring，IONM）可提供额外的神经电生理信息，以便术者改善手术疗效、减少并发症，同时也可降低手术入路的难度。IONM 可用来识别神经结构，同时也可发现直接或间接压迫、牵拉及缺血导致的不可逆损伤[2, 3]。

脊柱外科最常用的神经电生理监护包括以下 3 种（图 5.1）：肌电图（electromyography，EMG）、自发肌电图（spontaneous EMG，SpEMG）和触发肌电图（triggered EMG，TrEMG）、体感诱发电位（somatosensory-evoked potentials，SSEP）和运动诱发电位（motor-evoked potentials，MEP）。另一种监护方式为皮节体感诱发电位（dermatomal somatosensory-evoked potentials，DSEP）尽管也应用于临床，但不如前 3 种应用广泛[4]。图 5.1 描述

了每种 IONM 的刺激及记录部位。每种监护方式各有优缺点，对监护方式、适应证及在联合监护中价值的了解有助于医师为患者提供最佳的临床服务[3, 5, 6]。

手术方式、部位及手术入路决定了哪种神经结构损伤可能性较大，因此也就影响了监护方式的选择。周围神经监护一般采用 TrEMG 或 SpEMG，中枢神经往往需采用 SSEP 和（或）MEP 监护。当然，后 2 种对周围神经的监护也能提供有价值的信息。

IONM 的麻醉要求及准备

不同麻醉技术对每种监护方式都会有一定程度的影响，因此，IONM 的有效性及准确性需要麻醉师的通力合作[7-9]。每种监护均需在手术开始前测定基线，术中的监测结果需要与基线对比，以判断是否达到预警标准。

肌肉松弛药可直接影响 EMG 或 MEP 记录的准确性。因此在气管插管过程中，应使用少量、药效短的肌肉松弛药。理想状态下，这些药物的作用应在手术切皮及基线测量前代谢完毕。可以采用重复刺激一条神经并测量序贯肌反应的方法，明确肌肉松弛药代谢是否完成，我们称之为颤搐试验或四个成串刺激神经接头传导试验。2 Hz 刺激周围神经 4

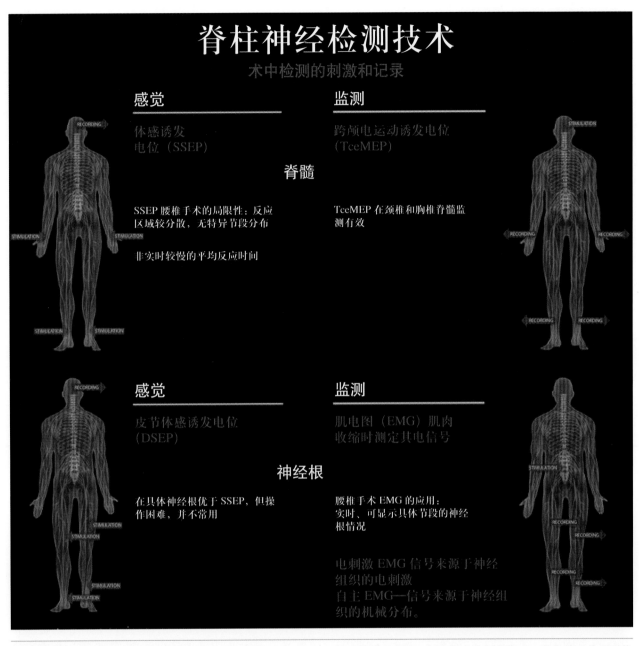

图 5.1　微创脊柱外科手术（MISS）术中电生理监护（IONM）相关模式示意图：红色箭头为刺激位置，蓝色箭头为记录位置（Nu Vasive, Inc. 版权所有并允许使用）

次，并记录肌肉反应。如果每次刺激均诱发相应肌肉收缩且无波幅显著性降低，即说明神经肌肉阻断剂作用已消失。有些情况下，神经肌肉阻断剂可能在机体的某个部位清除了，因此实验结果还与所刺激的神经有关。颤搐试验一般选择四肢而非头面部，因为神经肌肉阻断剂在四肢清除相对于面部更为滞后，也为便于麻醉师麻醉。此外，周围神经刺激可

避免直接刺激肌肉导致经神经肌肉节段旁路传导，从而出现虚假刺激结果。

对于侧方入路手术，应在切皮前明确肌肉颤搐恢复。应在术前及术中反复向麻醉师强调，气管插管后不能再应用任何肌肉松弛药。

胸椎微创手术的 TcMEP 监护往往会受到麻痹药的影响，特别是下肢受到的影响更大。TcMEP

也受到吸入麻醉剂的影响，一般推荐采用全静脉麻醉（total intravenous anesthesia，TIVA）[11,12]。此外，采用 TcMEP 时应使用牙套、防咬器等以避免刺激时嘴部咬合导致舌及黏膜的不可逆性损伤。

SSEP 并不受麻痹药的影响但对吸入药物非常敏感，特别是对皮层电位的影响较大，对周围神经及颈椎的电位影响较小[13, 14]。

术前应向患者交代采用电生理监护的优点及可能的危险性。一般来讲，术中监护的危险性较小，但应向患者提及需要使用皮下针电极。采用 TcMEP 咬合导致的舌部损伤及电极灼伤的发生率极低。表面电极多在术前安放，而针电极需要在麻醉后安放。

IONM 监护方式介绍

SpEMG

EMG 可通过刺激相应神经支配的肌肉间接评估周围神经或神经根的功能。自发 EMG 可持续监护，因此也称之为自由肌电图。SpEMG 对神经根的牵拉、触碰等非常敏感。术中 SpEMG 反应常被描述为波峰、爆发性、成串及神经放电模式，这种反应常认为是神经的严重刺激导致的。成串持续 EMG 反应常提示神经或神经根损伤的可能性较大，单一的波峰一般问题不大，但可提示操作距离神经或神经根较近[6]。任何电生理改变均可提示神经损伤的潜在可能，特别是与手术操作（显露、减压或者内植物置入时）明显相关时。术中吸引及冷盐水冲洗也可出现 SpEMG 反应。应该注意的是，SpEMG 无异常并不代表监测神经的功能正常，存在神经损伤或有潜在神经病变的患者，发生神经横断时可出现假阴性结果（沉默肌电图）。

如前所述，肌肉松弛药可阻断肌电反应，因此术前及术中与麻醉师的充分沟通非常重要。

TrEMG

TrEMG 在 MISS 监护中价值较高[15 - 17]。通过神经电刺激引出或者触发肌电反应可实时评估刺激部位到远端肌肉记录点之间神经及神经根的完整性。同时也记录神经或神经根去极化而使其支配肌肉收缩的电刺激量。研究证实，正常神经根 2 mA 的电刺激即可导致肌肉收缩。腰椎手术中测量 TrEMG 基线值有助于确定神经刺激的来源（神经根水平）。

TrEMG 在经皮微创螺钉固定[17]、侧方或经腰大肌椎间融合术 [极外侧腰椎椎体间融合（extreme lateral interbody fusion，XLIF）技术] 中非常有用[16, 18, 19]。得到基线值后，监护中可通过特殊软件控制不同的刺激量并记录 EMG 反应。经腰大肌手术需仔细分离腰大肌并绕过腰丛，TrEMG 可根据神经结构去极化的电刺激强度，在术中迅速提供相关神经结构的信息[16, 19]。其在经皮椎弓根螺钉中的应用在下面的章节中还有详细描述。

SSEP

SSEP 早在 20 世纪 70 年代就应用在脊柱重建手术中。Nash 等[20]首先报道了其在脊柱侧凸矫形术中的应用。随后 80 年代 Dawson 肯定了其临床价值[21, 22]，至 90 年代得到了广泛应用。这种监护可记录传入纤维，主要是脊髓后索的电生理信号。SSEP 不能提供脊髓丘脑前束及运动束（下行束）的相关信息[22, 23]。

通过刺激周围神经，感觉冲动通过神经根背侧支入口区进入脊髓。通过背侧束上行经丘脑最终投射到基本感觉区。可通过头皮电极记录到的波形，判断刺激部位至颅脑的整个传导通路的完整性。颈椎及周围神经记录点（Erb 点、腘窝）也常用来确定神经损伤部位。

波幅及潜伏期可分别通过刺激上肢及下肢记录。

监测报警值差异较大，同时也要考虑术前神经功能损伤程度。一般来说，波幅下降 50%、潜伏期延长 10% 提示神经功能损伤。这可能与术中矫形、内植物置入、减压及低血压等有关[6]。体位导致的神经压迫或牵拉性损伤也可以通过 SSEP 鉴别出来。影响 SSEP 的因素包括卤代类麻醉药、氧化亚氮、低体温、电子干扰等。SSEP 对延迟皮层反应幅度的吸入性麻醉药物中度敏感，这些药物会影响 SSEP 监护的整体敏感性及特异性，因此麻醉过程中皮层幅度轻度降低的情况很常见。

标准 SSEP 监测可提供所刺激周围神经的监测信息，并不能提供特定皮节或神经根信息。例如，胫后神经 SSEP 监护可提供 L4 至 S1 神经根信息，但不能用来监护单个神经根。DSEP 直接刺激特定皮肤节段更有利于提供皮节信息[4]，尽管其可特异性监护特定神经根，但手术室噪音环境往往很难使 DSEP 波形得到清楚记录，因此这种监护方式往往难以量化并与手术疗效相关联[4]。

MEP

MEP 应用于临床之前，麻醉状态下术中直接监测运动束完整性的唯一方法是 Stagnara "唤醒" 试验[21, 24]。这种方法对患者没有副作用，但这种方法往往延误神经功能损伤的诊断。20 世纪 80 年代 MEP 进入临床，90 年代用于皮质脊髓束的常规监测。

SSEP 用来记录上行传导束，MEP 或经颅 MEP (transcranial MEP, TcMEP) 则记录下行传导束。MEP 经颅外刺激，远端肌肉为记录部位，主要反映皮质脊髓束的去极化水平。相关运动纤维主要在延髓锥体交叉，向下为外侧皮质脊髓束，小部分纤维未交叉组成皮质脊髓前束。脊髓前束及侧束的血运均来自脊髓前动脉，而后动脉则主要提供后束血运。因此，脊髓前外侧的缺血性损伤可用 MEP 加以鉴别，而 SSEP 很难发现。MEP 对低血压的监测也比 SSEP 敏感。此外，其对吸入性麻醉药的敏感度也较 SSEP 高。

目前还没有统一的报警标准。文献至少报道了 4 种不同方法：波形的全或无；波幅改变；刺激阈值升高；波形形态改变等。波形全或无是最常用的监护标准[11]，但也要与其他几种联合使用。波形全或无易于重复，并能为手术医师改变手术操作避免永久性神经功能损伤提供时间[25]。

多模式监护

神经电生理监护的主要目的是保护神经功能，术中 SpEMG 和 SSEP 假阴性，术后出现神经功能损害的病例已有文献报道[26]。多模式同时监护可以扩大神经监护范围，对潜在的脊髓损伤采用敏感性更高的监测。此外，在 1 种监护模式失败的情况下，其他监护方式也可弥补部分信息缺失。

目前多模式联合监护广泛用于临床，应该注意到的是，脊柱侧凸术中单独 SSEP 监护也可有效减少神经相关并发症[22]。目前还没有 I 级证据证实联合监护优于单一监护模式，当然也没有联合监护有不良作用的报道。

一般来说，术前存在神经功能障碍的患者中，MEP 联合 SSEP 的长节段脊髓监护的方式比单独的 MEP 或 SSEP 可以更有效地评估脊髓功能。

多模式监护可根据手术方式、医师的要求及患者病变情况制订监护方案。例如腰椎手术，特别是畸形矫正手术中常用 SpEMG 及 SSEP 联合监护，高敏感度的 EMG 结合高特异性的 SSEP 成为腰骶脊柱外科理想的监护模式。大量研究证实，IONM，特别是多模式 IONM 具临床有效性[27-29]。表 5.1 是 Gonzalez 等在一篇回顾性文章中对不同 IONM 监护模式的敏感性及特异性的概括总结[5, 14, 22, 29-31]。

IONM 与 MISS

MISS 应取得与开放手术相同的疗效，且并发症少于或与开放手术相似。很多 MISS 中不能直视病变部位及解剖结构，IONM 可部分代偿 MISS 的有限视野及有限切口带来的问题，减少手术并发症，也就是 "视野越小，需监护的就越多"。

SpEMG 也用来记录减压是否充分[32]，主要表现为术中减压节段神经根自发 EMG 减少，但这种改变多见于没有慢性神经根压迫的少数病例。

微创经椎间孔腰椎椎体间融合术(transforaminal lumbar interbody fusion，TLIF) 术中，SpEMG 可用来辨别椎体间合拢和（或）撑开导致的神经根刺激。

尽管 SSEP 和（或）MEP 在 MISS 中应用较少，但随着微创手术应用于越来越复杂的病例或侵袭性较高的手术中，其监护重要性也随之增高，比

表 5.1 脊柱手术不同个体和综合监测技术的敏感性和特异性研究报告总结

作者及年份	脊柱区域或情况	监护数量	SSEPs		MEPs		EMG	
			敏感性 (%)	特异性 (%)	敏感性 (%)	特异性 (%)	敏感性 (%)	特异性 (%)
Nuwer 等 (1995 年) [22]	脊柱侧凸	51 263	92	98.9				
Kelleher 等 (2008 年) [30]	颈胸椎	1 055	52	100	100	96	46	73
Gunnarson 等 (2004 年) [14]	腰椎	213	28.6	98.7			100	23.7
Paradiso 等 (2006 年) [29]	栓系	44	50	100			100	19
多模式监护：SSEP、MEP、EMG 相互结合								
			总敏感性 (%)	总特异性 (%)				
Sutter 等 (2007 年) [5]	全脊柱	1 017	89	99				
Quraishi 等 (2009 年) [31]	全脊柱	102	100	84.3				

注：引自 Gonzalez 等 [6]，并经允许使用

如 SpEMG 鉴别马尾神经损伤的敏感性就低于 SSEP。另外，有可能导致脊髓损伤的病例中也应使用 SSEP 监护，如 MISS 脊柱侧凸矫形术中必须采用 SSEP 监护。

IONM 与经皮椎弓根螺钉固定

MISS 中 TrEMG 及 SpEMG 联合监护经皮椎弓根螺钉（percutaneous pedicle screws，PPS）置入研究较为广泛[17, 33, 34]。搜索 2012 年 Medline 文献中，MISS 中行 IONM 的文章有 73 篇，主要是研究椎弓根螺钉置入。

MISS 领域中，MISS 螺钉置入是一项基本技术，也是 MISS 医师需要最先学习的技术之一。

腰椎手术中，TrEMG 是小切口或经皮置入椎弓根螺钉最常用的监护方法，螺钉周围的骨质相当于绝缘体，当骨质完整时需较大毫安的电流才能引发肌电反应。而骨质存在裂口时较小刺激电流即可诱发肌电反应。这种肌电反应依赖于完整

的端端神经 - 神经肌肉接点 - 肌肉系统，术中损伤任一部位均可导致假阴性结果。此外，要详细检查刺激电流是否全部通过螺钉到达刺激部位，有无电流泄漏或被与相邻组织相连的血液阻挡。因此刺激器需要与周围组织充分隔离，以防其与其他组织接触，并保持手术野干燥。

腰椎部位，TrEMG 刺激量小于 7 mA，螺钉穿破皮质的可能性较大[33-35]。超过 10 mA 者为安全置入螺钉。Glassman 等报道刺激量超过 15 mA 者 98% 的螺钉置入满意[33]。目前的刺激参数均是采用标准的钢或钛钉，有文献报道，羟基磷灰石涂层的螺钉易出现假阴性反应。如果可能的话，两侧及相邻节段螺钉的阈值要相互比较，以便做出正确评价。

无 IONM 的情况下，开放手术中即使在标准解剖标志导引下打入椎弓根螺钉，其皮质穿透率也会超过 20%[36]。MISS 手术采用经皮螺钉者，由于视野有限更要避免螺钉的误置。PPS 可在 X 线

透视、计算机辅助导航或神经电生理监护下进行，也可采用联合辅助的方法[6, 37-41]。每种方法适用于不同的患者，其学习曲线也有差异，每所医院所拥有的设备也不尽相同。尽管导航和机器人技术逐渐被医师所接受，但还没有进入常规应用阶段。最近的文献报道，徒手置钉的准确率为 69% ～ 94%，透视下为 28% ～ 85%，导航下为 89% ～ 100%[42]。Youssef 报道螺钉置入准确率的同时，也相应评估了 2 种 IONM 的价值[43]。Ringel 等报道采用相同的 PPS 置入方法，只有 3% 的螺钉置入失败需要翻修[44]。

传统螺钉的 IONM 是在螺钉置入后进行评价，目前通过应用非线性 EMG 阈值运算法，在钉道制备过程中即可为医师提供动态实时 TrEMG 信息。通过软件算法，5 Hz 刺激修正电流评估诱发肌节反应的电流阈值（NVM5，NuVasive Inc，San Diego，CA）。除了目标椎弓根钉，勿使刺激电流与其他部位接触，以防测出的刺激值虚高[17, 37]。由于螺钉与脊神经内侧支相邻，测试对内侧支最为敏感。对螺钉穿透椎管压迫脊髓者，TrEMG 测试并不能给出阳性结果。

如图 5.2 所示，PPS 置入的电生理监护从 Jamshidi 穿刺针椎弓根即已开始。文献报道，实时电生理监护提示下 72% 的 Jamshidi 穿刺针需改变穿刺方向[2, 45]。随后攻丝，螺钉置入需全程监护，特别是对初始刺激值接近报警阈值者。螺钉置入使得椎弓根骨松质压缩，此时刺激电量增加者往往螺钉穿破皮质的可能性极小。反之，则提示螺钉穿透皮质的可能性增加[17]。

IONM 及侧方经腰大肌入路、XLIF

1980 年即有侧方经腰大肌入路的报道，但其并发症发生率极高[46]。Pimenta 报道的侧方入路技术，通过正确摆放患者体位结合 TrEMG 监护可提高手术安全性[47, 48]，其他文献也有报道[18, 49-51]。XLIF 需应用 TrEMG 监护，因此与其他侧方技术不同。文献报道，采用合适的微创通道，向后方牵拉或切开腰大肌时，在显露过程中的并发症发生率为 30%[46]。解剖学研究显示腰大肌显露时需非常小心以免损伤周围腰丛及穿出的神经根，如图 5.3 所示，如此高的并发症是远高于预期的[2, 52, 53]。尤其是在 L4-L5 椎间盘水平，腰丛走向前方，并

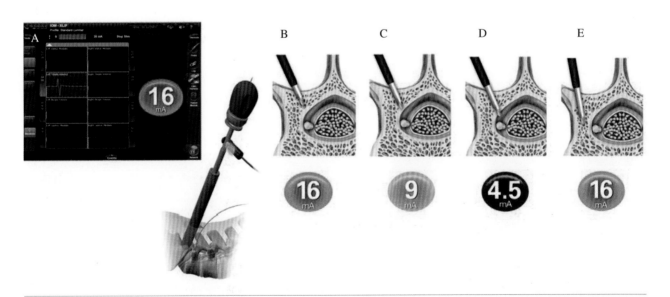

图 5.2　A. 使用绝缘椎弓根穿刺（Jamshidi）系统经皮穿刺椎弓根钉置入的动态电生理监护。绝缘套筒植入椎弓根，椎弓根穿刺过程中的刺激反应见 B ～ E。B. 绿色相应的阈值电流显示针处于安全位置。C. 黄色显示针接近皮质。D. 红色显示邻近的神经通路。E. 重新调整后显示绿色安全值（Nu Vasive, Inc. 版权所有并允许使用）

发症发生率更高。TrEMG 可警示邻近神经,尤其是使用探针时可提供方向信息而具有导向功能,这样在通过腰丛时可以通过调整方向避开神经而减少对神经的损伤[16]。在准备 IONM 监测系统时要从认真放置记录电极和刺激电极开始。如果电极放置位置不佳,术中出现的监测问题要查找原因和修理是非常困难的。电极一般放在胫骨前肌、股二头肌、股内侧肌和腓肠肌,这样就覆盖了 L2 至 S2 的神经根[48]。同时也可以对提睾肌等其他肌肉进行监测[54]。

大多数报道的经验是在侧方入路手术(XLIF®, NuVasive,Inc.)时采用 TrEMG 联合非线性 EMG 阈值演算技术[50, 55-57]。对 100 例患者行前瞻性多中心研究证实了商用监测系统具有定向功能[16]。超过 50% 的手术可采用该系统通过定向功能和触发 EMG 而辨别运动神经,提醒术者神经的相对位置和邻近情况。这项研究表明可通过警示扩张器和牵开器的深度来辨别腰大肌,从而高效辨别出位于腰大肌内的腰丛上支和下支[2]。此项研究仅代表前瞻性多中心研究,2.8% 的神经损伤发生率(所有神经损伤 3 个月后恢复)可以作为维持和改善的标准疗效。该术式联合应用 SpEMG 和 TrEMG 时,可将并发症从大于 30%[46] 降至历史性的 1% ~ 3%[50, 55]。

侧方入路经腰大肌时,肌节阈值 1 ~ 5 mA 提示非常靠近或直接接触运动神经,5 ~ 10 mA 提示靠近但无接触,大于 10 mA 通常认为与神经的距离比较安全[2, 16],前提是需通过前面所述的颤搐试验来验证无麻醉导致的神经肌肉阻滞。图 5.4 描述的是 TrEMG 所提供的定向信息的重要性。在序列扩张器上连上定向刺激电极,就可以通过此法辨别出神经丛与扩张器的相对位置和邻近情况。在游离腰大肌时需持续刺激并转动扩张探针。术中演示视频已出版[2]。

一旦穿过腰大肌,就可行术中全程 SpEMG 监测。这是非常方便使用的选择,可确保神经的安全性。但是要记住,SpEMG 具有较高敏感性,但特异性相对较低。术中 TrEMG 和 SpEMG 的改变应视为与手术操作有关,需采用正确的步骤来解决出现的问题。实时、定向和不连续的神经监测是 MISS 侧方入路手术整体中的重要部分。

IONM 在 MISS 椎间盘切除及 TLIF 中的应用

MISS 椎间盘切除和 TLIF 中神经损伤常是由于减压过程中对神经压迫以及椎间融合器放置时对神经牵拉所致。这时非常适合使用 EMG 来辨别这些潜在性损伤,为术者提供实时反馈,通过术中调整来避免对神经的损伤[17, 58]。在常规使用 EMG 前,术者对于神经损伤的潜在可能是完全不在意的[6]。如前所述,EMG 对于马尾神经损伤并不敏感,联合 SSEP 监测就可以提供其他信息而增

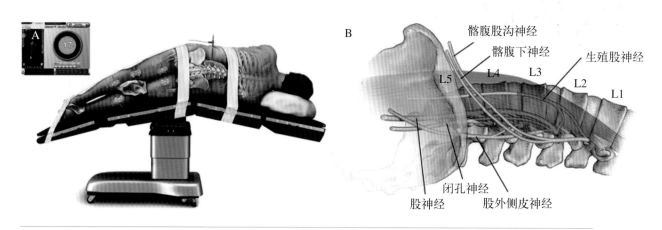

图 5.3 A. XLIF 手术患者采用侧卧位。B. 神经在腰椎上的相对方位解剖[2](NuVasive,Inc. 版权所有并允许使用)

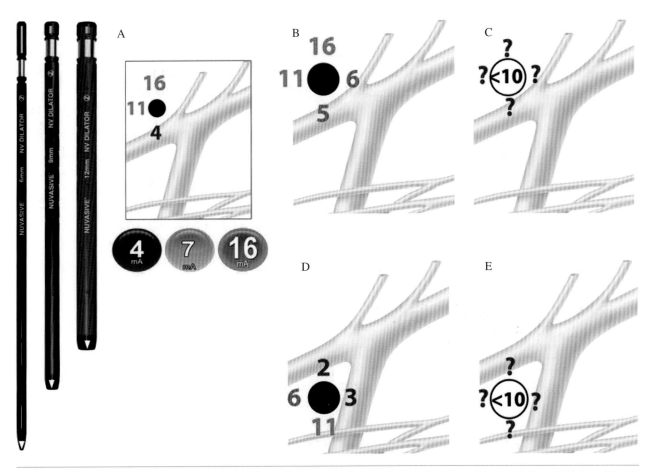

图 5.4 绝缘扩张器与运动神经的相对位置显示出不连续的定向反馈对术者的重要性。A. 连有可提供定向刺激电流的独立电极的绝缘扩张器。B. 通过定向反馈将扩张器放在最佳位置上。C. 传统的神经监测。D、E. 位置不佳。D. NuVasive 神经监测。E. 无定向功能的传统神经监测

加安全性。

　　受压的神经需要较强的刺激才能去极化，这点可用于来推断减压是否充分，使用 TrEMG 监测椎板切除后去极化阈值是否恢复。有一项研究表明 22 例患者中有 20 例去极化阈值恢复了 50%[32]。对此项技术的解释应慎重，因为就我们的经验来讲，即使充分减压后阈值无变化的情况很常见，有些病例中是由于减压还是局部组织或细胞梯度破坏导致的阈值变化就不清楚了。

　　有人描述了另一项关于 SpEMG 的观察，作者比较了小样本患者减压前 SpEMG 记录和术后神经放电的记录，发现神经减压后放电停止[6]。不幸的是，这种情况发生在颈椎上的发生率更大，似乎

容易出现较高的假阴性率和假阳性率，无论如何不适用于大多数患者。

　　采用目前技术在 SpEMG 监测下，TLIF 和椎间融合术中行牵拉和分离时就很容易完成。EMG 的价值在于其对神经牵拉很敏感，能即刻反馈[17]。牵拉后出现新的持续放电模式，术后神经损伤的风险就很高。

IONM 在 MISS 胸腰段椎体次全切除手术和颈椎手术的应用

　　颈椎及胸椎手术中 IONM 的目的是防止脊髓及神经根的损伤。MISS 由于视野有限，在一定程度上增加了神经损伤的可能。经典的 IONM 应包

括 SSEP 及 MEP 以便更全面地评估脊髓功能。

SpEMG 应设置手术部位，双侧监护神经根支配的肌肉反应。一般来说，监护范围应包括手术风险部位及其上下节段的神经根，这样可以有效判断是麻醉还是神经根损伤。

颈椎手术常可导致 C5 神经根损伤，因此需监测 C5 神经根所支配肌肉[59]。胸椎手术中肋间肌是唯一可用于监测的出行神经根支配的肌肉。

T8 以上神经根不像下胸椎及腰骶椎区域的神经根，螺钉错误置入时不会有显著的电位下降，因此不能用来判断螺钉是否穿破椎弓根内侧壁。所以目前也没有可靠的阈值监测供临床使用。

医师主导、参与并遥控指挥术中神经电生理监护

监测数据的解释可通过 3 种方式。目前的监护设备已经对医师主导的神经监护方式进行了优化。当然，也可通过手术室内或远程的神经电生理学家来进行数据分析[60, 61]。

Keim 在 1985 年、Krieger 和 Sclabassi 在 2001 年等均报道术中远程实时监护方法[60, 61]。目前远程监护已经成为可能，可弥补医疗资源不足的缺点。由于监护方法日渐复杂，一些医师也乐于通过远程监护寻求其他专家的意见。

总　结

开放手术要获得直视就需要做大切口，容易发生切口相关并发症，而 MISS 具有较低的切口相关并发症。透视和 IONM 技术在 MISS 中非常有用，可弥补视野小的缺点，降低神经意外损伤的发生。IONM 具有辨认、避免和识别手术野及周围组织发生意外神经损伤的好处。多模式 IONM 具有最优敏感度且对探测神经损伤具有特异性的特点，对临床非常重要。与麻醉团队合作同样重要，以确保麻醉方案不会限制监测的敏感性和特异性。

参考文献

1. McAfee PC, Phillips FM, Andersson G, Buvenenadran A, Kim CW, Lauryssen C, et al. Minimally invasive spine surgery. Spine. 2010;35(26 Suppl)：S271–3.
2. Uribe JS, Vale FL, Dakwar E. Electromyographic monitoring and its anatomical implications in minimally invasive spine surgery. Spine. 2010;35(26 Suppl)：S368–74.
3. Galloway GM, Nuwer MN, Lopez JR, Zamel KM. Intraoperative neurophysiologic monitoring. Cambridge：Cambridge University Press; 2010.
4. Owen JH, Padberg AM, Spahr-Holland L, Bridwell KH, Keppler L, Steffee AD. Clinical correlation between degenerative spine disease and dermatomal somatosensory-evoked potentials in humans. Spine. 1991;16(6 Suppl)：S201–5.
5. Sutter M, Eggspuehler A, Muller A, Dvorak J. Multimodal intraoperative monitoring：an overview and proposal of methodology based on 1, 017 cases. Eur Spine J. 2007;16 Suppl 2：S153–61.
6. Gonzalez AA, Jeyanandarajan D, Hansen C, Zada G, Hsieh PC. Intraoperative neurophysiological monitoring during spine surgery：a review. Neurosurg Focus. 2009;27(4)：E6.
7. Devlin VJ, Schwartz DM. Intraoperative neurophysiologic monitoring during spinal surgery. J Am Acad Orthop Surg. 2007;15(9)：549–60.
8. Buvanendran A, Thillainathan V. Preoperative and postoperative anesthetic and analgesic techniques for minimally invasive surgery of the spine. Spine. 2010;35(26 Suppl)：S274–80.
9. Pajewski TN, Arlet V, Phillips LH. Current approach on spinal cord monitoring：the point of view of the neurologist, the anesthesiologist and the spine surgeon. Eur Spine J. 2007;16 Suppl 2：S115–29.
10. Naguib M, Kopman AF, Lien CA, Hunter JM, Lopez A, Brull SJ. A survey of current management of neuromuscular block in the United States and Europe. Anesth Analg. 2010;111(1)：110–9.
11. Calancie B, Molano MR. Alarm criteria for motor-evoked potentials：what's wrong with the "presence-or-absence" approach? Spine. 2008;33(4)：406–14.
12. Lyon R, Lieberman JA, Feiner J, Burch S. Relative effi cacy of transcranial motor evoked potentials, mechanically-elicited electromyography, and evoked EMG to assess nerve

root function during sustained retraction in a porcine model. Spine. 2009;34(16)：E558–64.

13. Costa P, Bruno A, Bonzanino M, Massaro F, Caruso L, Vincenzo I, et al. Somatosensory-and motor-evoked potential monitoring during spine and spinal cord surgery. Spinal Cord. 2007;45(1)：86–91.

14. Gunnarsson T, Krassioukov AV, Sarjeant R, Fehlings MG. Realtime continuous intraoperative electromyographic and somatosensory evoked potential recordings in spinal surgery：correlation of clinical and electrophysiologic findings in a prospective, consecutive series of 213 cases. Spine. 2004;29(6)：677–84.

15. Calancie B, Lebwohl N, Madsen P, Klose KJ. Intraoperative evoked EMG monitoring in an animal model. A new technique for evaluating pedicle screw placement. Spine. 1992;17(10)：1229–35.

16. Tohmeh AG, Rodgers WB, Peterson MD. Dynamically evoked, discrete-threshold electromyography in the extreme lateral interbody fusion approach. J Neurosurg Spine. 2011;14(1)：31–7.

17. Ozgur BM, Berta S, Khiatani V, Taylor WR. Automated intraoperative EMG testing during percutaneous pedicle screw placement. Spine J. 2006;6(6)：708–13.

18. Ozgur BM, Aryan HE, Pimenta L, Taylor WR. Extreme Lateral Interbody Fusion (XLIF)：a novel surgical technique for anterior lumbar interbody fusion. Spine J. 2006;6(4)：435–43.

19. Rodgers WB, Cornwall GB, Howell KM, Cohen BA. Safety of XLIF afforded by automated neurophysiology monitoring with neuroVision. In：Goodrich JA, Volcan IJ, editors. eXtreme Lateral Interbody Fusion (XLIF). St. Louis：QMP—Quality Medical Publishing, Inc; 2008. p. 105–15.

20. Nash Jr CL, Lorig RA, Schatzinger LA, Brown RH. Spinal cord monitoring during operative treatment of the spine. Clin Orthop Relat Res. 1977;126：100–5.

21. Dawson EG, Sherman JE, Kanim LE, Nuwer MR. Spinal cord monitoring. Results of the Scoliosis Research Society and the European Spinal Deformity Society survey. Spine. 1991;16(8 Suppl)：S361–4.

22. Nuwer MR, Dawson EG, Carlson LG, Kanim LE, Sherman JE. Somatosensory evoked potential spinal cord monitoring reduces neurologic deficits after scoliosis surgery：results of a large multicenter survey. Electroencephalogr Clin Neurophysiol. 1995;96(1)：6–11.

23. Keith RW, Stambough JL, Awender SH. Somatosensory cortical evoked potentials：a review of 100 cases of intraoperative spinal surgery monitoring. J Spinal Disord. 1990;3(3)：220–6.

24. Calancie B, Harris W, Broton JG, Alexeeva N, Green BA. "Threshold-level" multipulse transcranial electrical stimulation of motor cortex for intraoperative monitoring of spinal motor tracts：description of method and comparison to somatosensory evoked potential monitoring. J Neurosurg. 1998;88(3)：457–70.

25. Weinzierl MR, Reinacher P, Gilsbach JM, Rohde V. Combined motor and somatosensory evoked potentials for intraoperative monitoring：intra- and postoperative data in a series of 69 operations. Neurosurg Rev. 2007;30(2)：109–16.

26. Ginsburg HH, Shetter AG, Raudzens PA. Postoperative paraplegia with preserved intraoperative somatosensory evoked potentials. Case report. J Neurosurg. 1985;63(2)：296–300.

27. DiCindio S, Theroux M, Shah S, Miller F, Dabney K, Brislin RP, et al. Multimodality monitoring of transcranial electric motor and somatosensory-evoked potentials during surgical correction of spinal deformity in patients with cerebral palsy and other neuromuscular disorders. Spine. 2003;28(16)：1851–5.

28. Krassioukov AV, Sarjeant R, Arkia H, Fehlings MG. Multimodality intraoperative monitoring during complex lumbosacral procedures：indications, techniques, and long-term follow-up review of 61 consecutive cases. J Neurosurg Spine. 2004;1(3)：243–53.

29. Paradiso G, Lee GY, Sarjeant R, Hoang L, Massicotte EM, Fehlings MG. Multimodality intraoperative neurophysiologic monitoring findings during surgery for adult tethered cord syndrome：analysis of a series of 44 patients with long-term follow-up. Spine. 2006;31(18)：2 095–102.

30. Kelleher MO, Tan G, Sarjeant R, Fehlings MG. Predictive value of intraoperative neurophysiological monitoring during cervical spine surgery：a prospective analysis of 1 055 consecutive patients. J Neurosurg Spine. 2008;8(3)：215–21.

31. Quraishi NA, Lewis SJ, Kelleher MO, Sarjeant R, Rampersaud YR, Fehlings MG. Intraoperative multimodality monitoring in adult spinal deformity：analysis of a prospective series of one hundred two cases with independent evaluation. Spine. 2009;34(14)：1504–12.

32. Limbrick DD, Wright NM. Verification of nerve root decompression during minimally-invasive lumbar microdiskectomy：a practical application of surgeon-driven evoked EMG. Minim Invasive Neurosurg. 2005;48：1–5.

33. Glassman SD, Dimar JR, Puno RM, Johnson JR, Shields CB, Linden RD. A prospective analysis of intraoperative electromyographic monitoring of pedicle screw placement with computed tomographic scan confirmation. Spine. 1995;20(12)：1375–9.

34. Toleikis JR, Skelly JP, Carlvin AO, Toleikis SC, Bernard TN, Burkus JK, et al. The usefulness of electrical stimulation for assessing pedicle screw placements. J Spinal Disord. 2000;13(4)：283–9.

35. Bose B, Wierzbowski LR, Sestokas AK. Neurophysiologic monitoring of spinal nerve root function during instrumented posterior lumbar spine surgery. Spine. 2002;27(13)：1 444–50.

36. Schulze CJ, Munzinger E, Weber U. Clinical relevance of accuracy of pedicle screw placement. A computed tomographic-supported analysis. Spine. 1998;23(20)：2215–20.

37. Gorek JE, Rolfe KW, Idler C. Minimally invasive surgery of the spine：less is more. Semin Spine Surg. 2011;23(1)：2–8.

38. Yang BP, Wahl MM, Idler CS. Percutaneous lumbar pedicle

screw placement aided by computer-assisted fluoroscopy-based navigation: perioperative results of a prospective, comparative, multicenter study. Spine. 2012;37(24): 2055–60.

39. Foley KT, Simon DA, Rampersaud YR. Virtual fluoroscopy: computer- assisted fluoroscopic navigation. Spine. 2001;26(4): 347–51.

40. Rampersaud YR, Foley KT, Shen AC, Williams S, Solomito M. Radiation exposure to the spine surgeon during fluoroscopically assisted pedicle screw insertion. Spine. 2000;25(20): 2637–45.

41. Shin BJ, James AR, Njoku IU, Hartl R. Pedicle screw navigation: a systematic review and meta-analysis of perforation risk for computer- navigated versus freehand insertion. J Neurosurg Spine. 2012;17(2): 113–22.

42. Gelalis ID, Paschos NK, Pakos EE, Politis AN, Arnaoutoglou cm, Karageorgos AC, et al. Accuracy of pedicle screw placement: a systematic review of prospective in vivo studies comparing free hand, fluoroscopy guidance and navigation techniques. Eur Spine J. 2012;21(2): 247–55.

43. Youssef JA, Salas VA. Surgeon-interpreted intra-operative electromyograph (EMG) versus conventional EMG pedicle screw testing— a prospective comparison. US Musculoskelet Rev. 2008;1(2): 37–40.

44. Ringel F, Stuer C, Reinke A, Preuss A, Behr M, Auer F, et al. Accuracy of robot-assisted placement of lumbar and sacral pedicle screws: a prospective randomized comparison to conventional freehand screw implantation. Spine. 2012;37(8): E496–501.

45. Bindal RK, Ghosh S. Intraoperative electromyography monitoring in minimally invasive transforaminal lumbar interbody fusion. J Neurosurg Spine. 2007;6(2): 126–32.

46. Bergey DL, Villavicencio AT, Goldstein T, Regan JJ. Endoscopic lateral transpsoas approach to the lumbar spine. Spine. 2004;29(15): 1681–8.

47. Pimenta L, Schaffa TL. Lateral endoscopic transpsoas retroperitoneal approach for lumbar spine surgery. Paper presented at the VIII Brazilian Spine Society Meeting. Belo Horizonte, Minas Gerais, Brazil 2001; 2001.

48. Pimenta L, Schaffa TL. Surgical technique: extreme lateral interbody fusion. In: Goodrich JA, Volcan IJ, editors. eXtreme Lateral Interbody Fusion (XLIF ®). 1st ed. St. Louis: Quality Medical Publishing; 2008. p. 87–104.

49. Rodgers WB, Gerber EJ, Rodgers JA. Lumbar fusion in octogenarians: the promise of minimally invasive surgery. Spine. 2010;35(26 Suppl): S355–60.

50. Rodgers WB, Gerber EJ, Patterson J. Intraoperative and early postoperative complications in extreme lateral interbody fusion: an analysis of 600 cases. Spine. 2011;36(1): 26–32.

51. Youssef JA, McAfee PC, Patty CA, Raley E, DeBauche S, Shucosky E, et al. Minimally invasive surgery: lateral approach interbody fusion: results and review. Spine. 2010;35(26 Suppl): S302–11.

52. Dakwar E, Vale FL, Uribe JS. Trajectory of the main sensory and motor branches of the lumbar plexus outside the psoas muscle related to the lateral retroperitoneal transpsoas approach. J Neurosurg Spine. 2011;14(2): 290–5.

53. Moro T, Kikuchi S, Konno S, Yaginuma H. An anatomic study of the lumbar plexus with respect to retroperitoneal endoscopic surgery. Spine. 2003;28(5): 423–8.

54. Jahangiri FR, Sherman JH, Holmberg A, Louis R, Elias J, Vega- Bermudez F. Protecting the genitofemoral nerve during direct/extreme lateral interbody fusion (DLIF/XLIF) procedures. Am J Electroneurodiagnostic Technol. 2010;50(4): 321–35.

55. Smith WD, Christian G, Serrano S, Malone KT. A comparison of perioperative charges and outcome between open and mini-open approaches for anterior lumbar discectomy and fusion. J Clin Neurosci. 2012;19(5): 673–80.

56. Dakwar E, Cardona RF, Smith DA, Uribe JS. Early outcomes and safety of the minimally invasive, lateral retroperitoneal transpsoas approach for adult degenerative scoliosis. Neurosurg Focus. 2010;28(3): E8.

57. Isaacs RE, Hyde J, Goodrich JA, Rodgers WB, Phillips FM. A prospective, nonrandomized, multicenter evaluation of extreme lateral interbody fusion for the treatment of adult degenerative scoliosis: perioperative outcomes and complications. Spine. 2010;35(26 Suppl): S322–30.

58. Anand N, Hamilton JF, Perri B, Miraliakbar H, Goldstein T. Cantilever TLIF with structural allograft and RhBMP2 for correction and maintenance of segmental sagittal lordosis: longterm clinical, radiographic, and functional outcome. Spine. 2006;31(20): E748–53.

59. Jimenez JC, Sani S, Braverman B, Deutsch H, Ratliff JK. Palsies of the fi fth cervical nerve root after cervical decompression: prevention using continuous intraoperative electromyography monitoring. J Neurosurg Spine. 2005;3(2): 92–7.

60. Keim RJ. Remote monitoring of evoked potentials. Otolaryngol Head Neck Surg. 1985;93(1): 23–7.

61. Krieger D, Sclabassi RJ. Real-time intraoperative neurophysiological monitoring. Methods. 2001;25(2): 272–87.

第6章

影像导航

Hussein Alahmadi, John E. O'Toole

吴小涛　译

前　言

术中影像导航因其优越性在脊柱外科手术中得到广泛应用[1-10]。尤其在微创脊柱外科手术中，影像导航有助于克服术中有限暴露带来的所致的解剖结构辨认困难。影像导航在脊柱外科中已应用多年，主要包括术前、术后及二维、三维成像系统。不过，目前影像导航技术更多的是指脊柱外科手术中在计算机辅助三维导航系统引导下进行的诸如胸腰椎椎弓根置钉等外科操作。

和其他新技术一样，影像导航的应用增加了总费用和手术操作过程的复杂性。手术时间的延长，保持无菌环境的困难以及手术间设备的装配问题等让影像导航难以在脊柱外科医师中得到推广。另外令人担心的是增加了患者和医务人员的放射暴露。本章节将阐述影像导航在脊柱外科中应用的技巧，同时，还将回顾相关文献以证实术中影像导航可被经验丰富的医师用来大幅提高手术精度。

手术精度的提升

椎弓根内固定术是胸腰段融合术的标准术式。尽管参照解剖标志点置钉的方法已十分成熟[11]，但学习曲线仍十分陡峭[12]。胸椎弓根相对较小的特点以及脊柱侧凸畸形时椎体旋转造成椎弓根走向变化都增加了置钉的难度，而置钉中导致的椎弓根内侧壁及下壁的破裂将分别造成脊髓和神经根的损伤。通常，脊柱外科医师主要采用参照解剖标志点的徒手置钉技术。尽管脊柱外科医师更关注解剖标志点而非影像资料，但置钉中前后位、侧位 X 线透视仍是十分有用的。这种术中透视仅能提供静态二维信息，除非术者采用动态透视方式，但这又将增加术者的放射暴露量。近年来，计算机辅助三维导航系统广泛应用于椎弓根螺钉置钉，并显著提高了置钉准确性[3-6, 13-15]。若术中使用影像导航，则术前我们需要利用 CT 扫描来重建手术部位的三维图像并确定相应手术计划。以前的导航系统需要术前 CT 影像以及术中患者解剖与影像的匹配。

旧的影像导航系统不仅步骤烦琐、时间长而且准确性较低，这种准确性的丢失主要是因为：术前平扫 CT 时患者为仰卧位而手术时为俯卧位，体位不同带来的相应脊柱序列发生改变，最终导致匹配失准。新导航系统可直接获取术中手术体位下 CT 影像，并利用一种更为严格的方法与骨性解剖结构配准，且无需注册。手术过程中手术器械可被动态追踪并显示于可视成像系统，最终实现在对手术器械相对解剖结构的空间位置的实时追踪下完成所有的手术操作。

影像导航技术有助于脊柱肿瘤或再次手术等复杂脊柱外科手术中解剖结构的辨识，但该技术主要功能是降低椎弓根钉置入位置不佳发生率。不同报道显示胸腰椎中采用徒手置钉技术发生的位置不佳的发生率为 2% ～ 31%[16-19]。这些置钉不良率的报道主要来源于有着丰富的徒手置钉技术经验的医师所完成的胸腰椎融合术。而采用二维透视辅助技术，椎弓根钉位置不佳率为 2% ～ 22%[7, 20, 21]。目前，有 2 项随机对照研究比较了导航引导和非导航引导下椎弓根钉置钉位置不佳的发生率。Laine 等[14] 在其前瞻性随机对照研究中将 100 人随机分入采用和未采用计算机导航组并比较 2 种方法下的椎弓根螺钉的置钉准确性。结果显示 2 组患者病理学和手术节段资料无统计学差异。Laine 等发现椎弓根穿透率导航组为 5%，常规组为 13%（差异有统计学意义）。导航组中未见椎弓根穿透超过 4 mm 的病例。Rajasekaran 等[15] 的另一项随机试验对比了脊柱畸形手术中采用导航技术和二维透视辅助技术置钉准确率的差别。导航组椎弓根皮质穿透率为 2%，而透视组为 23%（差异有统计学意义）。Sibermann 等[6] 的单中心非随机试验显示徒手置钉技术下和计算机导航引导下腰骶椎椎弓根钉置钉优良率分别为 94% 和 99%。仅在手术房间准备时间上，导航组长于徒手技术组。而另外一项对照试验中，Merloz 发现计算机导航组胸腰椎椎弓根螺钉穿透率为 8%，而徒手置钉组为 42%[22]。Gelalis 等[3] 对 26 项评估不同技术椎弓根螺钉置钉准确率的前瞻性研究进行了系统评价，结果显示徒手置钉技术椎弓根螺钉准确率为 69% ～ 94%，二维透视辅助技术准确率为 28% ～ 85%，基于 CT 导航技术为 89% ～ 100%。徒手置钉更有可能发生椎弓根内壁的破裂。在一组纳入了 23 项比较了应用和未应用计算机导航技术置钉效果文献的 meta 分析中，Verma 等[13] 同样报道了计算机导航引导下椎弓根置钉具有更高的准确率。另外 2 项评估椎弓根螺钉置钉准确性的 meta 分析也同样证实了计算机导航技术可显著降低椎弓根螺钉位置不佳的发生率[4, 5]。

置入椎弓根螺钉时应注意避免对上关节突的破坏，这样有助于降低邻近节段退变发生率。Yson 等[23] 观察了影像导航引导下微创和开放手术 2 组术后 CT 影像资料的上关节突破坏发生率，发现影像导航技术可显著降低小关节突破坏发生率。

现有文献对不同技术下椎弓根螺钉置钉位置不佳发生率的报道彼此间差别非常大。这主要是因不同研究间研究队列的异质性造成的。比如手术节段（范围）的不同以及病理学的差异。更重要的是，在非随机试验中很难去评估手术者间的差异性。影像导航技术的优越性的显现更依赖于采用该技术的脊柱外科医师的临床经验。另外，在正常解剖标志明显变化的复杂病例中影像导航技术可能更能显示其作用。不管怎样，有力的证据已经证实影像导航技术可显著提高胸腰椎椎弓根螺钉的置钉准确性。

大多数的研究都是通过观察术后 CT 影像中螺钉在椎弓根中位置来评价置钉准确性，相对而言，其临床意义则不是如此明显。比如，椎弓根螺钉穿透在 1 ～ 2 mm，尤其是外侧的穿透，很有可能不会引起任何临床症状。一些研究试图评估计算机导航对临床疗效的影响，尤其是对神经根损伤以及是否需要取钉或重置的影响。Gelalis 等[3] 的系统评价结果提示不同技术下置钉所致的相关临床并发症发生率间无明显差异。其原因主要是仅有极少位置不佳的椎弓根螺钉会导致临床症状，造成现有的研究不易于评估椎弓根钉位置优良或不佳导致相关临床症状的区别。Verma 等[13] 在其综述中指出尽管计算机导航技术显著提高了置钉准确率，但若综合考虑临床效果，这种准确率提升的有效性却被弱化。Watkins 等[24] 比较了导航技术和常规下因置钉不良而需再手术的比率。在这个纳入了 100 例的队列研究中，影像导航将再手术率从 3% 降低到 0，但同时也加大了对医疗资源的占用。进一步的研究需要来明确在影像导航哪些临床方面上可显著改善所有患者的临床效果。

放射暴露

患者和手术室医务人员的放射暴露是脊柱外科术中影像获取的主要顾虑之一。国际放射保护委员会目前的推荐是全身放射剂量最高限值为5 Rem/年，极限值为50 Rem/年[25]。透视辅助和计算机导航技术均存在增加放射暴露的风险。CT扫描主要为前期的单次放射暴露，而透视辅助则为多次小剂量的累积放射暴露。相较而言，计算机导航的优点之一为手术室医务人员的放射暴露可显著减少。在导航技术获取CT扫描图像时手术室医务人员可站到手术室外。同时，导航技术也减少甚至不需要术中透视。这一优点对经常进行透视辅助手术而有明显的放射暴露累积的脊柱外科医师具有很大的益处。

Bindal等[26]研究了脊柱外科医师在透视辅助下微创经椎间孔腰椎椎体间融合术（transforaminal lumbar interbody fusion，TLIF）时接受的放射剂量。研究显示手术医师的利手所受放射剂量为0.076 Rem，腰部（铅衣保护下）为0.027 Rem。研究者得出结论，大约194例这样的手术将使术者所受放射剂量超过所推荐的放射剂量上限。尽管大多数脊柱外科医师每年TLIF手术量低于194例，但透视技术在脊柱外科其他手术中也有广泛应用，这样，脊柱外科医师每年放射暴露就会达到令人担忧的水平。Rampersaud等[27]研究了透视辅助技术下椎弓根螺钉置钉中术者的放射暴露程度，他们发现术者手部接受平均放射剂量为0.058 2 mRem/min。当术者站在辐射源旁时躯干接受的放射剂量为0.052 2 mRem/min，而站在影像增强器旁时则是0.002 2 mRem/min。研究者得出结论与辐射源保持一定的距离可显著降低术者的放射暴露。以上这2项研究说明了透视可造成显著的放射暴露。Smith等[28]比较了二维透视辅助下和三维导航系统下椎弓根螺钉置钉中放射暴露的差异。导航组仅需一次三维图像采集，而且术者可站到手术室外。透视辅助组术者躯体所接受的平均放射剂量为4.33 mRem，而导航组为0.33 mRem（差异有统计学意义）。

影像导航中患者的放射暴露的情况目前还不是很清楚。需要衡量比较导航技术中CT扫描所致相对恒定的放射暴露剂量和透视辅助技术中变化较大的累积放射暴露剂量。透视辅助技术下，患者所受放射剂量的变化主要依赖于其自身因素，比如手术节段、患者自身体质等。同样，因手术方式不同对应的所需图像采集数量的差异造成术者所受放射剂量也不尽相同。目前尚无相关文献直接比较导航和透视辅助下接受脊柱手术的患者所受放射暴露的差异。Izadpanah等[29]比较了计算机导航下和二维透视下椎体成形术中患者接受放射剂量的不同，研究结果表明计算机导航技术具有较少的放射暴露。Perisinakis等[30]的研究显示在二维透视辅助下的椎体成形术中患者接受的平均效应放射剂量可高达1.2 Rem。在我们的研究中，将接受椎体成形的患者随机分为透视组与CT导航组，导航组显著降低了脊柱外科医师50%的放射暴露剂量。但是，导航组的患者因为初期的CT图像采集造成平均所受放射剂量增加，尽管仍在可接受限值范围。CT导航引导下术者和患者的放射暴露剂量仍需进一步研究。

影像导航下椎弓根
置钉技术要点

影像导航技术辅助置钉过程类似于常规椎弓根置钉过程。在这里我们仅描述影像导航中关键原则和步骤。依据我们的经验，操作过程最好是在OSI Jackson脊柱床（Mizuho OSI, Union City, CA, USA）或者是其他的放射可透的操作平台上完成，以确保患者处在合适手术操作体位的同时利于影像采集。手术区域巾单覆盖后，将动态追踪系统的参照架固定在患者背部。参照架的固定方法可选择利用穿刺针通过一个4 mm的切口固定于髂嵴，也可以选择用棘突夹固定于已显露的棘突上。随后，可利用例如O-Arm（Medtronic Navigation, Louisville, CO, USA）这样的术中影像系统进行三维扫描（图6.1）。在此过程中，

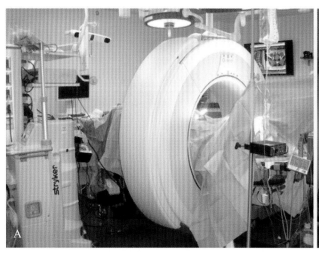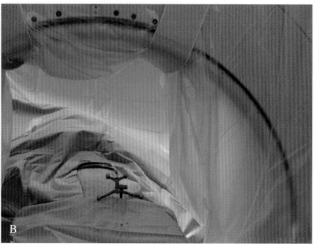

图 6.1　术中图像。A. O-Arm 系统的扫描位置摆放。B. 利用经皮髂嵴穿刺针固定参照架

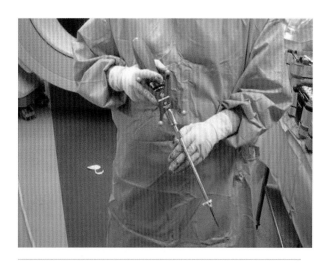

图 6.2　术中图像：利用示踪方法可被导航的螺钉持钉器

O-Arm 系统并不需要无菌覆盖，但手术区域的覆盖巾单必须保证无菌。扫描完成后，将 O-Arm 系统和覆盖巾单移除。在图像采集完成后影像图像会被自动导入，例如 Stealth Navigation Station（Medtronic Navigation，Louisville，CO，USA）这样的计算机导航系统。在该系统辅助下可快速完成钉道的选择、图像的修正、操作器械的选择。术中使用的特殊器械，如开口椎、椎弓根探子、丝锥及持钉器可装有示踪器，注册后器械的位置能为动态追踪系统时追踪和接收（图 6.2），使整个置钉过程可在导航引导下完成而无需透视辅助（图 6.3）。经皮穿刺置钉也可通过类似的方法完

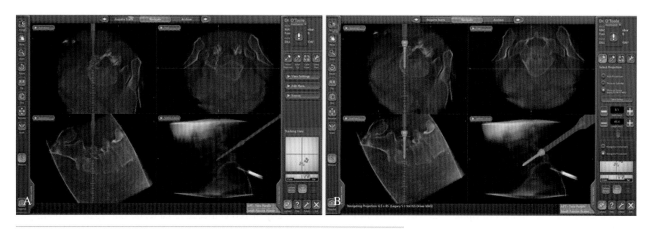

图 6.3　A、B. 术中计算机导航系统截图显示椎弓根的准备和最终的螺钉置入

成。不同的是，在术者需要进行通道下椎管减压和（或）融合时，可在攻丝后将克氏针置入装有示踪器的套管中放入钉道标记以利于在减压或融合后椎弓根螺钉的置入。在切口缝合前可再次利用 O-Arm 进行的术中三维图像采集来确认椎弓根螺钉在位情况。

总 结

影像导航可作为一种重要的辅助手段来帮助脊柱外科医师完成微创脊柱外科手术。强有力的证据表明影像导航能够降低椎弓根螺钉置钉位置不佳发生率。但该技术对胸腰椎手术中降低神经根相关并发症以及再手术率的影响仍不明确。影像导航技术的优越性更易在严重畸形或其他解剖结构改变的脊柱手术中得以体现，同时也有助于对住院医师及进修医师的手术培训。影像导航也有利于降低术者和手术室其他医务人员的放射暴露。同样，进一步的研究则需完善影像导航的技术流程来降低术中患者的放射暴露。

导航技术在脊柱外科手术中应用范围的扩展有赖于在提高手术精确性（同样地提高临床效果）的同时降低费用、提高有效性，减少放射暴露。我们的经验已经表明该技术可降低螺钉重置率和减少术者职业性放射暴露，具有高有效性及优良性价比。当然，需要更多的研究来进一步证实并更好地阐明影像导航在脊柱外科手术中的作用。

参考文献

1. Wood M, Mannion R. A comparison of CT-based navigation techniques for minimally invasive lumbar pedicle screw placement. J Spinal Disord Tech. 2011;24(1)：E1–5.
2. Wood MJ, Mannion RJ. Improving accuracy and reducing radiation exposure in minimally invasive lumbar interbody fusion. J Neurosurg Spine. 2010;12(5)：533–9.
3. Gelalis ID, Paschos NK, Pakos EE, Politis AN, Arnaoutoglou cm, Karageorgos AC, et al. Accuracy of pedicle screw placement：a systematic review of prospective in vivo studies comparing free hand, fluoroscopy guidance and navigation techniques. Eur Spine J. 2012;21(2)：247–55.
4. Tian NF, Xu HZ. Image-guided pedicle screw insertion accuracy：a meta-analysis. Int Orthop. 2009;33(4)：895–903.
5. Kosmopoulos V, Schizas C. Pedicle screw placement accuracy：a meta-analysis. Spine (Phila Pa 1976). 2007;32(3)：E111–20.
6. Silbermann J, Riese F, Allam Y, Reichert T, Koeppert H, Gutberlet M. Computer tomography assessment of pedicle screw placement in lumbar and sacral spine：comparison between freehand and O-arm based navigation techniques. Eur Spine J. 2011; 20(6)：875–81.
7. Beck M, Mittlmeier T, Gierer P, Harms C, Gradl G. Benefi t and accuracy of intraoperative 3D-imaging after pedicle screw placement：a prospective study in stabilizing thoracolumbar fractures. Eur Spine J. 2009;18(10)：1469–77.
8. Amiot LP, Lang K, Putzier M, Zippel H, Labelle H. Comparative results between conventional and computer-assisted pedicle screw installation in the thoracic, lumbar, and sacral spine. Spine (Phila Pa 1976). 2000;25(5)：606–14.
9. Girardi FP, Cammisa Jr FP, Sandhu HS, Alvarez L. The placement of lumbar pedicle screws using computerised stereotactic guidance. J Bone Joint Surg Br. 1999;81(5)：825–9.
10. Larson AN, Santos ER, Polly Jr DW, Ledonio CG, Sembrano JN, Mielke CH, et al. Pediatric pedicle screw placement using intraoperative computed tomography and 3-dimensional image-guided navigation. Spine (Phila Pa 1976). 2012;37(3)：E188–94.
11. Roy-Camille R, Saillant G, Mazel C. Internal fixation of the lumbar spine with pedicle screw plating. Clin Orthop Relat Res. 1986;203：7–17.
12. Gang C, Haibo L, Fancai L, Weishan C, Qixin C. Learning curve of thoracic pedicle screw placement using the free-hand technique in scoliosis：how many screws needed for an apprentice? Eur Spine J. 2012;21：1151–6.
13. Verma R, Krishan S, Haendlmayer K, Mohsen A. Functional outcome of computer-assisted spinal pedicle screw placement：a systematic review and meta-analysis of 23 studies including 5, 992 pedicle screws. Eur Spine J. 2010;19(3)：370–5.
14. Laine T, Lund T, Ylikoski M, Lohikoski J, Schlenzka D. Accuracy of pedicle screw insertion with and without computer assistance：a randomised controlled clinical study in 100 consecutive patients. Eur Spine J. 2000;9(3)：235–40.
15. Rajasekaran S, Vidyadhara S, Ramesh P, Shetty AP.

Randomized clinical study to compare the accuracy of navigated and nonnavigated thoracic pedicle screws in deformity correction surgeries. Spine (Phila Pa 1976). 2007;32(2)：E56–64.

16. Modi H, Suh SW, Song HR, Yang JH. Accuracy of thoracic pedicle screw placement in scoliosis using the ideal pedicle entry point during the freehand technique. Int Orthop. 2009;33(2)：469–75.

17. Kim YJ, Lenke LG, Bridwell KH, Cho YS, Riew KD. Free hand pedicle screw placement in the thoracic spine：is it safe? Spine (Phila Pa 1976). 2004;29(3)：333–42.

18. Parker SL, McGirt MJ, Farber SH, Amin AG, Rick AM, Suk I, et al. Accuracy of free-hand pedicle screws in the thoracic and lumbar spine：analysis of 6816 consecutive screws. Neurosurgery. 2011;68(1)：170–8.

19. Karapinar L, Erel N, Ozturk H, Altay T, Kaya A. Pedicle screw placement with a free hand technique in thoracolumbar spine：is it safe? J Spinal Disord Tech. 2008;21(1)：63–7.

20. Lonstein JE, Denis F, Perra JH, Pinto MR, Smith MD, Winter RB. Complications associated with pedicle screws. J Bone Joint Surg Am. 1999;81(11)：1519–28.

21. Suk SI, Kim WJ, Lee SM, Kim JH, Chung ER. Thoracic pedicle screw fixation in spinal deformities：are they really safe? Spine (Phila Pa 1976). 2001;26(18)：2049–57.

22. Merloz P, Tonetti J, Pittet L, Coulomb M, Lavalleé S, Sautot P. Pedicle screw placement using image guided techniques. Clin Orthop Relat Res. 1998;354：39–48.

23. Yson SC, Sembrano JN, Sanders PC, Santos ER, Ledonio CG, Polly Jr DW. Comparison of cranial facet joint violation rates between open and percutaneous pedicle screw placement using intraoperative 3-D CT (O-arm) computer navigation. Spine (Phila Pa 1976). 2013;38(4)：E251–8.

24. Watkins RG, Gupta A, Watkins RG. Cost-effectiveness of imageguided spine surgery. Open Orthop J. 2010;6(4)：228–33.

25. Wrixon AD. New ICRP recommendations. J Radiol Prot. 2008;28(2)：161–8.

26. Bindal RK, Glaze S, Ognoskie M, Tunner V, Malone R, Ghosh S. Surgeon and patient radiation exposure in minimally invasive transforaminal lumbar interbody fusion. J Neurosurg Spine. 2008;9(6)：570–3.

27. Rampersaud YR, Foley KT, Shen AC, Williams S, Solomito M. Radiation exposure to the spine surgeon during fluoroscopically assisted pedicle screw insertion. Spine (Phila Pa 1976). 2000; 25(20)：2637–45.

28. Smith HE, Welsch MD, Sasso RC, Vaccaro AR. Comparison of radiation exposure in lumbar pedicle screw placement with fluoroscopy vs computer-assisted image guidance with intraoperative three-dimensional imaging. J Spinal Cord Med. 2008;31(5)：532–7.

29. Izadpanah K, Konrad G, Südkamp NP, Oberst M. Computer navigation in balloon kyphoplasty reduces the intraoperative radiation exposure. Spine (Phila Pa 1976). 2009;34(12)：1325–9.

30. Perisinakis K, Damilakis J, Theocharopoulos N, Papadokostakis G, Hadjipavlou A, Gourtsoyiannis N. Patient exposure and associated radiation risks from fluoroscopically guided vertebroplasty or kyphoplasty. Radiology. 2004;232(3)：701–7.

第7章

机器人辅助脊柱手术

Xiaobang Hu, Isador H. Lieberman

张兴凯　梁裕　译

前　言

手术机器人出现于 20 世纪 90 年代。自此以后，机器人技术不断得到优化和改善，令患者从中受益。手术机器人形式简单，用来增强和完善术者徒手能力，它可以是被动位置装置，或者是遥控模仿术者动作。机器人辅助手术的潜在优势包括：提高假体植入和手术操作的准确度，提高临床效果，缩短手术时间，降低手术创伤，减少患者、医师和手术人员的放射线暴露。最近发展起来的机器人系统涵盖了各个手术科室：ROBODOC（Curexo Technology）用于髋关节置换中打磨骨髓腔；CASPAR 系统（OrthoMaquet GmbH）进行全髋置换；URS AESOP 系统进行内镜摄像机固定；Da Vinci（Intuitive Surgical）和 Zeus（Computer Motion）系统用来遥控微创手术操作[1, 2]。

脊柱手术中使用机器人进行影像辅助已经引起人们的关注。传统手术中，植入螺钉和连接棒、截骨、减压神经结构的操作费时费力。医师长时间手术会产生疲劳和手颤抖[3]。而现代脊柱外科的特点是精细操作和微创经皮或有限通道显露深部重要结构。随着影像辅助技术的极大进步，很多机器人系统已经应用在脊柱外科系统，特别是用来准确放置脊柱内植物[4-6]。

本章讨论脊柱机器人技术的发展理念、临床应用和最新脊柱手术机器人系统的普遍研究结果以及在微创脊柱手术中的应用。

机器人系统

最近开发并且作者已有临床经验的系统是骨固定六角迷你机器人（Renaissance，Mazor Robotics Ltd）。这个机器人系统是圆柱形结构，由 2 块板和 6 个活塞组成，活塞允许板有超过 6°的活动范围（图 7.1），另外还有工作站和软件，以进行术前计划、术中图像获得和注册、动态计算以及实时控制（图 7.2）。

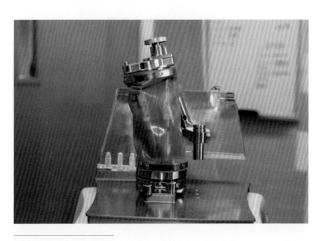

图 7.1　迷你机器人

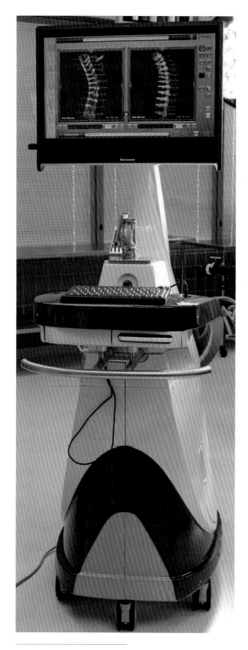

图 7.2　机器人工作站

系统的详细资料和相关手术技术以前已有报道[5,7-9]。一般机器人辅助脊柱手术包括以下几部分：

1. 术前计划（图 7.3）可使用 1 mm CT 扫描图像。医师在虚拟三维图像上计划内植物位置，把术前计划传输到工作站。

2. 把机器人稳定板固定在脊柱上（图 7.4）。

3. 自动图像注册（图 7.5）和参考：使用 2 张术中透视获得的 X 线片和 1 只参考架。这一步是在三维空间内定位每个椎体和固定平台的位置关系。

4. 按照术前计划，调整机器人至不同位置进行内植物置入（图 7.6），按照术前计划，攻丝，置入合适椎弓根螺钉、关节突螺钉或椎板螺钉。

机器人辅助脊柱手术的普遍研究结果

准确性和安全性

椎弓根钉重建是脊柱内固定的基础，可以提供多平面控制和坚强固定以达到融合。这些优点使椎弓根螺钉在各种脊柱疾病中得到广泛应用，如退变、创伤和发育性脊柱疾病[10]。椎弓根螺钉的安全性和准确性主要由患者的解剖标志、导航系统以及术者的经验所决定。螺钉位置异常会导致严重的血管神经并发症，特别当患者的解剖结构异常时[11]。即使是有经验的医师，传统技术内植物位置异常的发生率在众多文献中报道的结果是 5.1% ~ 31%[12-15]。幸运的是，在这些报道中，位置异常的螺钉很少会导致严重的临床后果[12]。

Devito 等进行了多中心、回顾性机器人辅助椎弓根螺钉置入准确性研究。他们报道了 682 例患者 3 912 枚计划进行的螺钉（导针）（Screw /Guide-Wire，S/GW）置入，83.6%（3 271 例 S/GW）完全在机器人辅助下进行。其余为开始在机器人辅助下，后因各种原因（如注册因素、机器人"到达能力"限制、装置失败和机械运动）而手工置入。3 271 例完全机器人辅助成功置入的螺钉，98%（3 204 例）术中透视影像证实达到临床可以接受的结果。139 例 646 枚螺钉行 CT 扫描，证实 98.3% 的螺钉位于安全区域（89.3% 完全位于椎弓根内，9% 突破椎弓根不超过 2 mm）。4 例有神经损伤，经过翻修手术后没有 1 例出现永久神经损害[7]。

Kantelhardt 等比较了 112 例患者传统手术和机器人辅助椎弓根螺钉置入的准确性。他们报道

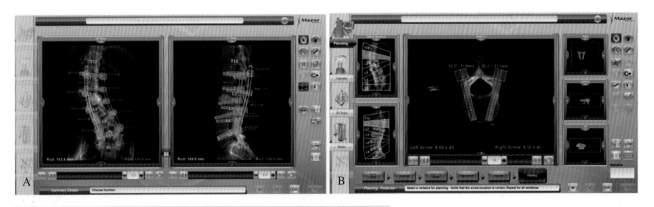

图 7.3　A. 前后位和侧位片显示术前计划。B. 轴位图像显示计划螺钉位置

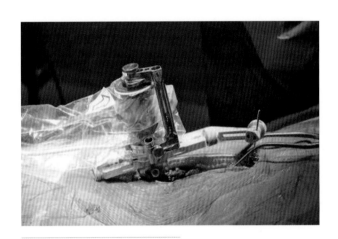

图 7.4　患者体内定位固定平台

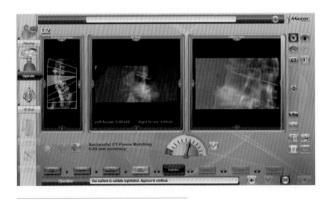

图 7.5　机器人系统自动图像注册

机器人组（55 例患者）的螺钉偏移（1.1%）明显少，而且机器人辅助下经皮和开放手术的偏移率无明显差别。同时,机器人辅助手术术中并发症为 4.7%（1 例大出血,6 例硬脊膜撕裂）,而传统手术是

9.1%。术后脑脊液漏在机器人辅助手术中未发生,传统手术中的是 6.1%。机器人辅助手术的术后感染是发生率为 2.7%,传统手术是 10.7%[16]。

我们最近评估了 102 例患者机器人辅助置入椎弓根螺钉的准确性,是从我们第 1 例手术开始的。102 例中 95 例成功置入螺钉。95 例中,949 枚螺钉（1 085 枚计划螺钉的 87.5%）成功置入。在用机器人置入的 960 枚螺钉中,949 枚（98.9%）成功并准确置入,11 枚（1.1%）位置异常,尽管其中大多数患者有明显脊柱异常和（或）以前有脊柱手术史。"工具切削"被认为是引起螺钉异常的原因。术中前后位和斜位透视影像至关重要,是 7 例失败病例中 4 例的因素[17]。

这些报道并且结合先前的尸体研究都表明了机器人系统增加内植物准确性的潜在优势[5, 7-9, 16, 18-21]。

时间

使用机器人系统置入内植物的时间差异很大,与多种因素有关,如医师的经验、对系统的熟悉程度、注册过程的准确性等[22]。在一项对比尸体置入的研究中,Lieberman 等发现,与传统组比较,机器人辅助手术组手术时间和每一枚螺钉置入时间都较短,无论医师使用系统的经验是否丰富或系统的设定时间是否充足。而作者的研究不包括设定参考架和固定机器人的时间[23]。在一项回顾 112 例患者的临床研究中,Kantelhardt 等发现平均每枚螺钉置入时间,机器人辅助组和传统手术组

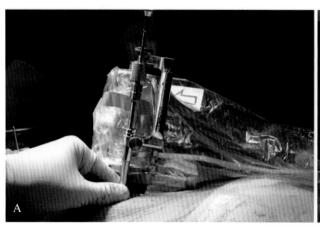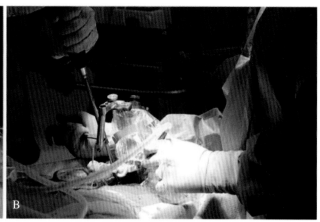

图7.6　A.机器人导引下椎弓根钉钻孔。B.机器人引导下椎弓根钉置入

无明显差别[16]。据报道，单节段或多节段注册也会影响置入螺钉的时间。Takahashi 等报道，可以进行多节段注册的导航系统置入椎弓根和总手术时间比单节段注册系统明显减少[25]。为了全面评估这一问题，需要进一步研究评价机器人辅助脊柱手术节省时间的课题。

放射线暴露

脊柱手术需要准确了解解剖、椎体三维空间定位和它们与隐藏的神经结构的关系。因此，很多医师依靠术中透视或影像导航来得到最佳螺钉（导针）位置。资料显示，传统透视辅助椎弓根置入将导致明显的手术医师及手术室人员放射线暴露[9, 21, 25-30]，机器人辅助置入大大降低放射线暴露[16, 23]。另外，使用机器人系统进行椎体增强术，与完全使用透视相比，会大大降低放射线暴露[31, 32]。同时，因为机器人系统需要薄层、高分辨率 CT 扫描，还不能确定术前进行 CT 扫描与术中使用透视相比，患者的放射线暴露多还是少，或者相同。

脊柱畸形和翻修手术

严重脊柱畸形（如脊柱侧弯）患者椎弓根置入特别有挑战性，而脊柱翻修患者的解剖结构发生了变化。报道的脊柱畸形椎弓根钉位置异常发生率是 4.2% ～ 15.7%[11, 33]。

Devito 等报道他们治疗 80 例成人脊柱侧弯患者的经验，14 例男性和 66 例女性，平均年龄 14.4 岁，进行开放后路脊柱内固定和融合，平均弧度 66.5°（46°～95°）。机器人系统置入 1 163 枚螺钉，95.9% 精确置入位置（99.9% 为可接受位置）。未发生装置或内植物相关并发症，无螺钉翻修[18]。

我们最近分析了前瞻性研究的 100 例畸形和翻修手术，包括 1 085 枚使用机器人系统进行的螺钉置入。分为 4 组：患者没有脊柱畸形或前期手术（1 组）；有脊柱畸形但没有前期手术（2 组）；有前期手术但没有畸形（3 组）；既有前期手术又有脊柱畸形（4 组）。总共成功置入 949 枚螺钉，11 枚位置异常进行了手工置入，110 枚由于系统技术问题改为手工置入，15 枚处于慎重考虑没有置入。这些相关技术问题包括不能得到足够的术中 X 线片影像或者软件和硬件功能异常。分析位置异常螺钉发生率，4 组中无明显差异（1 组，3.92%；2 组，0.71%；3 组，2.94%；4 组，0.74%）。总螺钉位置异常率是 1.01%，比起历史数据有所提高[17, 34]。

微创和低创手术技术

机器人系统在微创脊柱手术领域显示了一些优势，如经皮椎弓根钉置入。Pechlivanis 等报道前瞻性研究 31 例患者接受腰椎后路内植物置入椎间融合术（posterior lumbar interbody fusion, PLIF），经皮椎弓根螺钉置入。其中 29 例机器人系统成功置入。133 枚螺钉（L2 至 S1）在机器人辅助下成功经皮置入。经术后 CT 扫描，98.4% 在轴位，91.5% 在纵状面位于术前设计 2 mm 内位置。他们还发现在 4 位不同的医师使用中，机器人系统有弱者使用依赖性。他们的研究中没有螺钉相关并发症[8]。在大规模尸体研究中，作者检查了机器人辅助经皮椎弓根置入的有效性。234 枚螺钉置入 12 具尸体（研究组：15 位医师，197 枚螺钉，10 具标本；对照组：2 位医师，37 枚螺钉，2 具标本）。结果显示研究组与对照组比较位置更加精确 [平均偏移（1.1±0.4）mm *vs.*（2.6 ± 0.7）mm，$P < 0.0001$]，研究组大于 4 mm 的椎弓根突破发生率更少（平均 1.5 % *vs.* 5.4 %）。另外，研究组的医师能更快完成手术[23]。

在多中心的回顾研究中，Devito 等报道 635 例机器人辅助手术中的 49% 是经皮进行的，也突出了机器人系统不需要直接暴露解剖结构的好处。他们也认为，机器人平台使医师可以选择最佳皮肤入路，因此可以减少皮肤切口大小[7]。

临床结果和成本效果

目前唯一的比较计算机导航机器人辅助螺钉置入与传统开放手术功能结果的研究报道认为，机器人辅助手术患者术后需要的阿片类物质更少，住院时间更短，围手术期并发症发生率更少。其他是机器人辅助组经皮微创螺钉使用率比开放手术组更高而得到的好处[16]。

目前，没有研究比较使用和不使用机器人进行脊柱内植物置入的长期功能结果。需要良好设计的随机对照随访研究来证实，计算机导航机器人辅助脊柱手术临床效果是否比传统脊柱手术技术的临床结果和成本效果更好。

如同其他新技术一样，使用机器人技术必然会增加相关费用。一旦这些技术开展起来，医学经济学规律会发挥作用，费用会稳定起来。如果考虑到螺钉位置异常、翻修手术的高花费，在困难手术（如畸形患者）和高度挑战性病例中使用机器人或导航会被证明具有较高成本效果[35]。

总　结

手术机器人已经进入更多医学领域，如泌尿科、妇科、心血管科和其他科室。重要的是，这已经改变了脊柱外科的很多方面。骨固定机器人导航能够提高椎弓根钉置入准确性，减少置钉误差和相关疾病发病率。有些使用者发现也可以用于非椎弓根钉置入手术中，如活检、椎体增强术（椎体成形术和后凸成形术）和肿瘤切除术。这项技术可以为最合适的进针点和通道提供准确的术前计划，并执行计划。所有这些参数都可以计算出来，即使有严重畸形和解剖标志丧失。手术机器人在各种开放手术、微创手术和经皮脊柱手术中都有使用价值。这些好处可以使术者更容易地为患者提供微创经皮手术选择，更加舒服地进行椎弓根内固定术，同时减少放射线暴露，增加了手术室工作人员的安全感。更加高质量的研究和经验可以使机器人系统在脊柱外科领域应用的全部潜在优势被充分认识。

手术是高度交互的过程，计算机导航机器人辅助的目的不是取代医师，而是为医师提供一套新的多能工具，拓展他们治疗患者的能力[36]。考虑计算机辅助脊柱手术时必须认识到，机器人系统不是实际在做手术，仍然是医师在做手术，机器人是辅助手术计划。同样，也必须认识到，机器人不能使技术差的外科医师技术变好。机器人是帮助技术好的外科医师在手术时更加准确和有效的工具。

参考文献

1. Lanfranco AR, Castellanos AE, Desai JP, et al. Robotic surgery: a current perspective. Ann Surg. 2004;239: 14–21.

2. Shoham M, Burman M, Zehavi E, et al. Bone-mounted miniature robot for surgical procedures: concept and clinical applications. IEEE Trans Robot Automation. 2003;19: 893–901.

3. Stuer C, Ringel F, Stoffel M, et al. Robotic technology in spine surgery: current applications and future developments. Acta Neurochir Suppl. 2011;109: 241–5.

4. Lee J, Kim K, Chung W, et al. Human-guided surgical robot system for spinal fusion surgery: CoRASS. IEEE international conference on robotics and automation, 2008. http://ieeexplore.ieee.org/xpl/ articleDetails.jsp?arnumber=4543807

5. Lieberman IH, Togawa D, Kayanja mm, et al. Bone-mounted miniature robotic guidance for pedicle screw and translaminar facet screw placement: part I—Technical development and a test case result. Neurosurgery. 2006;59: 641–50; discussion 641-50.

6. Ortmaier T, Weiss H, Hagn U, et al. A hands-on-robot for accurate placement of pedicle screws. Proceedings of the 2006 IEEE international conference on robotics and automation, 2006. http://ieeex- plore.ieee.org/xpl/articleDetails.jsp?tp=&arnumber=1642345&queryText%3DA+hands-on-robot+for+accurate

7. Devito DP, Kaplan L, Dietl R, et al. Clinical acceptance and accuracy assessment of spinal implants guided with SpineAssist surgical robot: retrospective study. Spine (Phila Pa 1976). 2010;35: 2109–15.

8. Pechlivanis I, Kiriyanthan G, Engelhardt M, et al. Percutaneous placement of pedicle screws in the lumbar spine using a bone mounted miniature robotic system: first experiences and accuracy of screw placement. Spine (Phila Pa 1976). 2009;34: 392–8.

9. Togawa D, Kayanja mm, Reinhardt MK, et al. Bone-mounted miniature robotic guidance for pedicle screw and translaminar facet screw placement: part 2—Evaluation of system accuracy. Neurosurgery. 2007;60: ONS129–39; discussion ONS139.

10. Gaines Jr RW. The use of pedicle-screw internal fixation for the operative treatment of spinal disorders. J Bone Joint Surg Am. 2000;82-A: 1458–76.

11. Hicks JM, Singla A, Shen FH, et al. Complications of pedicle screw fixation in scoliosis surgery: a systematic review. Spine (Phila Pa 1976). 2010;35: E465–70.

12. Gautschi OP, Schatlo B, Schaller K, et al. Clinically relevant complications related to pedicle screw placement in thoracolumbar surgery and their management: a literature review of 35, 630 pedicle screws. Neurosurg Focus. 2011;31: E8.

13. Gelalis ID, Paschos NK, Pakos EE, et al. Accuracy of pedicle screw placement: a systematic review of prospective in vivo studies comparing free hand, fluoroscopy guidance and navigation techniques. Eur Spine J. 2012;21: 247–55.

14. Kosmopoulos V, Schizas C. Pedicle screw placement accuracy: a meta-analysis. Spine (Phila Pa 1976). 2007;32: E111–20.

15. Shin BJ, James AR, Njoku IU, et al. Pedicle screw navigation: a systematic review and meta-analysis of perforation risk for computer-navigated versus freehand insertion. J Neurosurg Spine. 2012;17: 113–22.

16. Kantelhardt SR, Martinez R, Baerwinkel S, et al. Perioperative course and accuracy of screw positioning in conventional, open robotic-guided and percutaneous robotic-guided, pedicle screw placement. Eur Spine J. 2011; 20: 860–8.

17. Hu X, Ohnmeiss DD, Lieberman IH. Robotic-assisted pedicle screw placement: lessons learned from the first 102 patients. Eur Spine J. 2013;22: 661–6.

18. Devito DP, Gaskill T, Erickson M. Robotic-based guidance for pedicle screw instrumentation of the scoliotic spine. Spine Arthroplasty Society (SAS) 10th annual global symposium on motion preservation technology, 2010.

19. Hardenbrook M, Knoller N, Barzilay Y, et al. Clinical experience with miniature robot for spinal surgery: 89 clinical cases. Eposter presented at the 14th International Meeting on Advanced Spine Techniques (IMAST), Paradise Island (Bahamas), 2007.

20. Pfeiffer M, Schorer U, Hassel F, et al. First European experience with robotic assisted pedicle screw placement in the spine for fusion and dynamic stabilization (SpineAssist).7th annual Spine Arthroplasty Society (SAS) global symposium on motion preservation technology, Berlin, 2007.

21. Sukovich W, Brink-Danan S, Hardenbrook M. Miniature robotic guidance for pedicle screw placement in posterior spinal fusion: early clinical experience with the SpineAssist. Int J Med Robot. 2006;2: 114–22.

22. Meir AR, Purushothamdas S. Computer-assisted spinal surgery for deformity—a review. Eur Musculoskelet Rev. 2011;6: 48–54.

23. Lieberman IH, Hardenbrook MA, Wang JC, et al. Assessment of pedicle screw placement accuracy, procedure time, and radiation exposure using a miniature robotic guidance system. J Spinal Disord Tech. 2012;25: 241–8.

24. Papadopoulos EC, Girardi FP, Sama A, et al. Accuracy of singletime, multilevel registration in image-guided spinal surgery. Spine J. 2005;5: 263–7; discussion 268.

25. Takahashi J, Hirabayashi H, Hashidate H, et al. Accuracy of multi- level registration in image-guided pedicle screw insertion for adolescent idiopathic scoliosis. Spine (Phila Pa 1976). 2010;35: 347–52.

26. Rampersaud YR, Foley KT, Shen AC, et al. Radiation

exposure to the spine surgeon during fluoroscopically assisted pedicle screw insertion. Spine (Phila Pa 1976). 2000;25：2637–45.

27. Singer G. Occupational radiation exposure to the surgeon. J Am Acad Orthop Surg. 2005;13：69–76.

28. Smith HE, Welsch MD, Sasso RC, et al. Comparison of radiation exposure in lumbar pedicle screw placement with fluoroscopy vs computer-assisted image guidance with intraoperative three- dimensional imaging. J Spinal Cord Med. 2008;31：532–7.

29. Ul Haque M, Shufflebarger HL, O'Brien M, et al. Radiation exposure during pedicle screw placement in adolescent idiopathic scoliosis：is fluoroscopy safe? Spine (Phila Pa 1976). 2006;31：2516–20.

30. Wu H, Gao ZL, Lu ZW, et al. Radiation exposure to spine surgeon：a comparison of computer-assisted navigation and conventional technique. Zhongguo Gu Shang. 2009;22：874–6.

31. Boris S, ALIK B, Vitaly A. Robot guided surgery in treatment of osteoporotic fractures. European Federation of National Associations of Orthopaedics and Traumatology (EFORT) 2011 Annual Congress; abstract 1097. 2011.

32. Zaulan Y, Alexandrovsky V, Khazin F, et al. Robotic assisted verte- broplasty：our experience with a novel approach to the treatment of vertebral compression fractures. World Society for Endoscopic Navigated and Minimal Invasive Spine Surgery (WENMISS) annual congress, London, 2008. http：//www.bjjprocs.boneandjoint. org.uk/content/91-B/SUPP_III/390.3.abstract

33. Ledonio CG, Polly Jr DW, Vitale MG, et al. Pediatric pedicle screws：comparative effectiveness and safety：a systematic literature review from the Scoliosis Research Society and the Pediatric Orthopaedic Society of North America task force. J Bone Joint Surg Am. 2011;93：1227–34.

34. Hu X, Lieberman IH. Use of robotic assisted pedicle screw placement in deformity and revision spine surgery. The 19th International Meeting on Advanced Spine Techniques (IMAST), Istanbul, 2012.

35. Watkins RG, Gupta A, Watkins RG. Cost-effectiveness of image-guided spine surgery. Open Orthop J. 2010;4：228–33.

36. Taylor R. A perspective on medical robotics.Proc IEEE. 2006;94：1–13.

第8章

脊柱融合生物学

Praveen K.Yalamanchili, Scott D.Boden

相宏飞　陈伯华　译

脊柱融合生物学

腰椎横突间融合模型经过一系列完整的机制发生脊柱融合，组织学及分子学水平已经做出详尽的描述[1-3]。脊柱融合经过3个时期逐步发生：炎症期、修复期及重塑期[4]。炎症期发生于融合的前几周并形成血肿及大量炎症细胞浸润。这种初期反应促使纤维血管基质及新生血管生成。炎症细胞释放细胞因子促进骨软骨原细胞的聚集及在横突上膜内成骨。在修复期，发生细胞分化及软骨内成骨以促进骨质形成。在重塑期，融合骨块通过重吸收及软骨内成骨沿着应力线转变成成熟骨块。在分子水平，一系列生长因子调控脊柱融合的过程，包括血小板源生长因子（platelet-derived growth factor，PDGF），肿瘤坏死因子（tumor necrosis factor，TNF）-α、β（TNF-α和TNF-β），白细胞介素（interleukin，IL）-1、6、10、12（IL-1，IL-6，IL-10，IL-12），胰岛素样生长因子（insulin-like growth factor，IGF）-1（IGF-1）及骨形态生成蛋白（bone morphogenetic proteins，BMPs）。研究已经表明部分BMPs表达与骨愈合密切相关[5]。BMP-6表达峰值出现最早，随后BMP-2、BMP-4出现表达峰值。在后外侧腰椎融合模型中，脊柱融合首先在横突发生，随后横突间区域延迟发生[1]。在整个过程中，膜内成骨及软骨内成骨随环境进展发生。

影响融合因素

成功的脊柱关节融合需要血供以支持骨愈合。有效的骨诱导因子及成骨细胞产成骨质，骨传导支架引导骨骼形成以及良好的生物力学环境[3]。丰富的血供提供充足的氧气、营养物质，调节pH，提供细胞聚集的通道。颈椎前方等脊柱部位附近的丰富血供被认为是增加融合概率的重要因素。像射线引起的血管形成抑制等局部血供的损伤对骨骼愈合有明显的改变，应该引起注意。在局部骨骼表面及移植的自体骨可发现成骨细胞。周围组织也是骨原细胞的来源，但还是以骨来源为主[6]。骨诱导生长因子表达贯穿整个骨质愈合过程，也可以局部植入以促进骨质形成。去宿主骨皮质表面区域影响成骨因子及骨诱导因子的有效水平。去宿主骨皮质连同移植物也能促进骨生长。因此，恰当的去骨皮质是脊柱融合的关键因素[1]。压缩负荷可促进融合，如椎体间所受的机械压力；拉伸负荷则不利于融合，如出现在后外侧融合中。内固定术可帮助克服拉伸张力而增加融合概率。脊柱融合率也受局部及宿主因素的影响。局部因素如严重创伤、肿瘤、瘢痕等均不利于融合。宿主因素如尼古丁、营养不良、皮质类固醇及非甾体消炎药的使用也不利于骨质愈合[3]。

移植物属性

骨移植物材料通过成骨性、骨传导性、骨诱导性或联合作用促进骨愈合[2]。移植物成骨潜能取决于它含有的细胞数量，尤其是能分化成骨形成细胞的成骨前体细胞的数量。骨传导性是移植物的物理性质，可以为血管及细胞侵入增殖提供支架。骨传导性移植物可以随时间被吸收并被新骨爬行生长所替代。骨诱导性是分子水平的过程，凭借特异性生长因子刺激间充质细胞的聚集及促使它们分化成为成软骨细胞、成骨细胞。骨移植物的其他重要属性还包括生物相容性、机械稳定性。一个理想的骨移植物具备这些所有特性，数量足够且引起最低发病率。

骨移植物的替代方案可分为移植物填充剂、移植物增强剂和移植物替代品[7]。移植物填充剂有相似的融合率，使用少量的自体骨移植物，或同样数量的骨移植物可铺在更大的面积上。移植物增强剂在正常使用或减少骨移植物用量的情况下增加脊柱融合率。移植物替代品可代替骨移植物以提供相同或更好的融合率。

自体移植

新鲜的自体骨移植物是指从个体的某解剖部位移植到另一解剖部位进行骨移植。自体移植具备上述骨移植物的必备因素，因此长期作为脊柱融合的金标准。自体移植物的骨诱导性可能不如过去认为的那样充足，因为自体移植物被矿物化，BMPs 不能很好暴露。其优点包括完全的骨整合，无供体相关性或免疫反应的危险。然而，自体移植物并不是理想骨移植物，仍存在很多重大缺点，包括移植物有效性和数量的限制。对于多节段融合或已经行自体骨移植但需进行翻修的患者可能

没有充足的移植物去满足他们的需要。此外，据报道供体部位发病率高达 40%，许多患者诉术后供体部位疼痛持续数月[8, 9]。

髂后上棘是自体骨移植最常选择的部位。髂前上棘、肋骨、腓骨也可供选择。移植物可为骨松质、骨皮质、皮松质骨、带血供骨或仅为骨髓。骨松质移植物具有更好的骨传导性、骨诱导性及成骨性，但是结构稳定性不足[2]。此外，骨松质存在骨小梁结构，可促使血管更快速形成及成骨细胞的涌入。新骨最初在骨小梁中形成，并吸收、替代移植组织[10]，由于脊柱压力负荷通常在 6个月后重塑成熟。与骨松质相比，由于活力细胞数目及单位体表面积的限制，骨皮质生物学潜能较低，影响了成骨性及骨传导性。血管及细胞侵入皮质中哈氏管促进骨皮质整合[2]。骨皮质移植物最大优点是具备抵抗压缩负荷的力学支持能力，可作为前路椎体间移植物。然而骨皮质移植物的强度不是恒定的。破骨细胞的吸收及新骨的形成降低了移植物强度，最多下降 1/3[11]。皮松质骨是一种既存在一定结构稳定性又含有骨松质多孔结构的混合体，原位骨将矿化骨皮质或皮松质骨。带血管骨移植物是将骨与血管一起植入来提供有活力的移植物。但是这种移植物有很高的供体部位发病率，在植入床受损的情况下限制了其使用。

脊柱融合中骨髓穿刺液的作用依赖于成骨前体细胞的浓度及活力。大量动物试验证明骨髓单独移植的效果[12-14]。骨髓中可用干细胞依赖于取材部位、获取方法及如年龄这样的宿主因素。年轻人骨髓中 50 000 个细胞含有 1 个干细胞，而老年人大约 200 万个细胞中含有 1 个干细胞[15]。Muschler 等研究显示 2 ml 来自髂嵴的骨髓穿刺液平均含有 2 400 个成骨祖细胞[16]。因为周围血液稀释使干细胞数目迅速降低，每一个骨髓部位限制 2 ml 骨髓穿刺液。此外，有研究建议与髂嵴相比，椎体可能是更合适部位[17]。离心浓缩技术能成倍增加靶细胞浓度[18]。胶原陶瓷复合体已经商品化生产并配合骨髓穿刺液使用。这个产品的临床数据还不充足，但是近期临床研究显示在后外

侧腰椎融合中骨髓穿刺液载体复合物的自体移植与骨松质的异体移植相比具有缓慢的融合率及相同的临床结果[19]。此外，Minamide 等进行了动物后外侧脊柱融合术的研究，结果显示完成融合需要更多的骨髓细胞数目（1×10^8 个 /ml）[20]。这样的浓度在骨髓中是不能获得的。尽管存在研究进展，但是脊柱融合中骨髓的作用还没有明确阐明。

利用髂嵴自体骨移植的融合率有明显的不同，这取决于融合部位、评价标准、患者特征、内固定方法、节段数及病理学特点[21]。颈椎前路髂骨及钢板内固定术融合率可超过 97%。颈椎后路融合率可达到 93% ～ 100%。腰椎后外侧自体骨融合有最高的假关节率，为 5% ～ 44%。对利用微创自体骨移植的研究目前是有限的。最近，Kasliwal 等对 40 例进行微创经椎间孔椎弓根螺钉固定椎体间融合的患者进行了评估[22]。作者利用 CT 评价融合情况、Oswestry 功能障碍指数及视觉模拟评分法评价疗效。67.5% 的患者出现脊柱融合，但是临床结果显示有 92% 的患者好转，这与融合状态无关。

异体移植

异体移植是在相同物种不同个体间的组织移植。与自体骨移植相比有很多优点：可以获得更多的数量、可以应用不同的形式并且能够从任何骨骼中获取从而获得更丰富的形状及大小。异体骨也消除了与自体相关病的发病率。其缺点为：效果有限、潜在的传染性疾病及与移植组织相关的免疫疾病。

尽管不同骨库之间存在着不同，但是大多数骨库都遵循美国组织协会提出的关于供体骨获取、处理、消毒的指南[23]。异体骨性能很大程度上依赖于技术。新鲜、冰冻、冻干的异体骨都是可用的[24]。新鲜的异体骨不需要保存技术，它保留了原有结构特点及细胞容量。供体细胞及细胞碎片会引起强烈的免疫排斥反应。此外，新鲜异体骨存在传染疾病的可能性，限制了其在脊柱融合中

的应用。冰冻异体骨被冻存在 -70℃，降低了免疫原性并提供了 5 年的保质期。研究显示深温冻存骨骼保留了原有的机械特性，解冻后可以立即使用[25]。冻干是一个相似的过程，不过它将水分降至低于 5%。这个过程可以最大程度地降低免疫原性，但是它会导致 BMP 的破坏，与其他技术不同，并且骨质机械强度也降低。研究表明冻干异体骨的弯曲强度为新鲜骨的 55% ～ 90%[26]。冻干骨使用之前需要再水化。灭菌技术包括 γ 射线、气体或乙烯氧化。加压与高压灭菌因为会破坏基质蛋白的结构而不能使用。小于 3 毫拉德计量的 γ 射线不会影响强度。疾病传染的发生率很低。据估计，接受来自 HIV 感染供体的异体骨移植的概率为 1/110 万[27]。

异体骨整合发生一系列与自体骨相似的机制，最终完成供体组织的置换[23]。此外，移植骨因骨皮质和骨松质的不同，其整合组织学也会存在差异性。骨松质移植整合更迅速，而骨皮质中坏死与活力骨并存，延长了整合时间。结构性异体骨移植可能需要几年的时间完成整合，在移植 5 年内 50% ～ 90% 的移植骨中仍然存在坏死骨质。此外，由于在同位骨沉积之前破骨细胞的活动而导致了早期植骨部位脆弱，因此，结构性异体骨为获得更好的临床效果更加依赖内固定系统。

大量研究调查了在传统脊柱融合术式中异体骨的使用。在后侧脊柱融合术中结果喜忧参半。An 等对腰椎后外侧植骨融合术进行了对照研究，一边使用自体髂嵴骨移植，另一边使用异体骨移植[28]。自体骨融合率为 80%，冰冻异体骨为 40%，冻干异体骨为 0，而自体骨加冻干异体骨为 50%。这项研究连同其他相关研究不建议在成人腰椎后路融合术中使用异体骨移植。而在青少年特发性脊柱侧弯中异体骨移植取得很大的成功[29]，并且椎间融合中使用了结构性异体骨移植。Arnold 等观察了 89 例行腰椎后路椎间融合术，使用了异体骨移植及椎弓根固定的患者，经过至少 12 个月的随访，融合率为 98%[30]。此外，研究还发现结构性异体骨移植在腰椎前路及颈椎融合中均非常有效[23, 31]。

脱钙骨基质

距 Marshall Urist 首次说明脱钙骨基质（demineralized bone matrix，DBM）的成骨能力已经过了几十年[32]。高性价比及从人类骨库获得的便利性使之成为良好的骨移植替代品。DBM 是由骨皮质酸脱钙获得的一种异体骨。这个过程可以去除骨质的矿物质成分，仅留下有机成分。其中93% 为 I 型胶原蛋白，5% 为非胶原蛋白，2% 为残余矿物质。这个过程破坏了骨质中抗原，降低了免疫原性。此外 DBM 传染疾病的可能性更低，DBM 携带 HIV 的可能性仅有 28 亿分之一[33]。然而，脱钙降低了 DBM 结构及机械上的强度。胶原蛋白可以增加骨传导性，BMPs 等蛋白增加了骨诱导性[2]。DBM 在肌肉下或皮下环境诱导骨形成的某些关键点上与软骨内成骨存在差异[7]。DBM 诱导软骨发生及软骨形成，其中，软骨被吸收后开始骨形成，而在经典软骨内成骨中，骨形成与钙化软骨再吸收同时发生。

DBM 有多种商业化成品可供使用。它的效果与其型号有关。提取的 DBM 以颗粒粉的形式存在。为了增加其操作性及实用性，DBM 粉常常与载体混合，变为凝胶状，油状，糊状或片状。包括甘油、泊洛沙姆、硫酸钙、卵磷脂、透明质酸、胶原蛋白或纤维素。混合 DBM 明显增强载体性能，大约增加 8.5% ～ 15%。研究显示出了不同 DBM 产品之间的差异[34]。此外，Bae 等也研究了相同 DBM 之间 BMP 蛋白水平的不同[35]。这些差异也预估了不同产品在大鼠体内融合的效果。

动物腰椎脊柱融合模型研究显示单独使用DBM 结果喜忧参半，但支持将 DBM 作为骨移植强化剂进行使用[36, 37]。人类临床数据实验还不充足。前期研究说明在后外侧腰椎融合模型中 DBM 局部移植与自体髂骨移植的融合率相近[38, 39]。前瞻性研究的临床数据还是不足的。Kang 等进行了随机临床试验，比较了在单节段后路内固定融合术中DBM 原位骨移植与髂骨移植的不同。2 年内，2 组的融合率及临床效果相似[40]，但不是所有的试验都有阳性结果[41]。DBM 的选择应谨慎进行。

陶　瓷

陶瓷是一种由离子键相互连接的无机固体。在脊柱融合手术当中用作骨替代材料有优良的骨传导性及可降解性。为骨生长提供了良好的支架，它的孔隙率以及孔径可以在生产的过程中进行良好控制，从而潜在影响着骨的生长。陶瓷植入体内后，骨重塑过程与常规不同。他们的吸收是通过异体巨细胞反应而非破骨细胞来完成[42]。陶瓷的吸收率是由多方面决定的，如化学组成、孔隙率、表面积。实际上，吸收率反映了新生骨形成的速率，但是也存在显著差异。某些陶瓷不适用于脊柱融合术，原因是它会被过快地降解，例如硫酸钙会在几周内吸收[43]。相反，不可吸收的材质可能会延缓融合物的重塑，导致永久性高张力，甚至在影像学上误导我们对融合物融合情况的评估。磷酸钙盐陶瓷[如羟基磷灰石（hydroxyapatite，HA）或磷酸钙（tricalcium phosphate，TCP）] 是在脊柱外科手术中最常用到的陶瓷。TCP 的完全吸收需要数月而 HA 则需要数年。骨形成发生于骨与植入陶瓷连接处，无需软骨连接。其成功与否就取决于陶瓷与骨的直接接触、优良的宿主环境以及接触面的稳定性[44, 45]。

陶瓷有许许多多潜在优势[46]。它具有防止供区并发症、无毒、无免疫排斥反应、易于消毒等特点。此外，陶瓷传播疾病的风险极小。陶瓷是一种在现实中可大量获取并且易于塑型的优良材料，适用于各种情形。然而，陶瓷也有许多不足，如易碎、缺乏抗牵拉及抗剪切能力并且最需要保护。此外，HA 和 TCP 作为骨移植物，通常需要与其他支架材料相结合合成复合材料，而不是独立使用。复合移植物目前已市售，它是由陶瓷混合胶原蛋白或其他移植材料，并且可以作为甲基丙烯酸丁酯（Butyl Methacrylate，BMA）载体。

尽管早期研究取得了不少成就[47, 48]，但陶瓷的临床前研究数据仍不明确。Miller 等对新西兰白兔模型进行试验，对 3 组试验组行后外侧无固定腰椎融合，分别使用 100% 自体移植、50% 自体移植和加入商品陶瓷或者胶原蛋白骨架混合的 50% 自体移植。试验发现后 2 组并无差异[49]。另一项使用类似兔子模型进行的试验发现，使用 HA/TCP/胶原复合物与 BMA 及少量自体移植骨联合使用与增加自体移植物用量的疗效相似[50]。在一项羊的横突间融合模型中研究发现硅化钙磷酸盐移植物在生物力学、影像学、组织学上都与自体移植具有相似疗效，2 组在 6 个月随访结果是都可获得 100% 融合率[51]。

近年来一些临床研究多种多样，且具有前景。已有报道，在许多颈椎手术中成功应用陶瓷。Tanaka 等报道已经利用多孔羟基磷灰石陶瓷复合 BMA 用于脊髓型颈椎病椎板开门手术中[52]。CT 扫描提示具有良好临床疗效。但在腰椎中，结果却不尽相同。一项回顾性研究调查了 42 例退行性患者，这些患者接受了 1 ～ 2 个节段的后外侧融合，2 年随访融合率为 76.5%，腰腿痛显著改善[53]。Park 等对 32 例患者进行了回顾性研究，这些患者使用 TCP 行后外侧腰椎融合术，12 个月后随访时复查 CT，提示融合率为 83.3%[54]。Yamada 等推荐使用多孔 TCP、经皮取骨和 BMA 混合技术[55]。在一项前瞻性对照试验中，他们发现使用这项混合技术与传统单独骨移植相比，术后 6 个月融合率差异显著而 2 年随访时融合率近似。然而，他们采取的对照是局部骨移植，并非在同一患者对侧行自体髂骨移植（ciliac crest bone graft, ICBG）。在另一项类似病例对照研究中，ICBG 用于一侧横突间融合而 ICBG 或原位骨与羟基磷灰石混合物用于对侧[56]。在这项研究中，原位骨混合陶瓷没有达到满意的融合率。然而，在许多研究中发现陶瓷如混合人生长因子（后续部分会介绍）可获得良好结果。基于混合物的异质性及其得到的结果，在这一时期很难给出一个是否应当在脊柱融合时使用陶瓷的统一意见。尽管陶瓷作为支架混合物或增强剂看起来很合理，但单独应用应该谨慎。

生长因子

在骨形成的过程中会牵扯到众多生长因子。他们贯穿细胞增殖、分化及骨基质形成的全过程。BMPs 属于转化生长因子（transforming growth factor, TGF）-B（TGF-B）超家族并且在此过程中扮演着极其重要的角色[2]。BMPs 可与骨祖细胞上的特异性受体结合，激活细胞内第二信使系统。在细胞内，小的信号分子如 SMADs 分子调节着细胞反应。低浓度 BMPs 下，间充质干细胞通过软骨细胞途径形成内生骨。高浓度下，BMPs 同膜内成骨的发生相同，能够直接诱导骨形成[36]。他们依据不同的氨基酸序列被分为 3 类。早期 BMP 需要从大量的骨质中提取，并且提取量也极少，这还常常混有别的混合其中的生长因子。随着技术的发展，BMPs 的基因编码在 1988 年首次被测出并且复制。BMPs 现如今可以从重组蛋白质中获取，在脊柱融合方面也有大量的 BMPs 已经被研究[57]。在这些 BMPs 中 rhBMP-2 和 rhBMP-7 被应用于人类。食品药品监督管理局在 2002 年批准了在患有退行性椎间盘疾病的骨骼成熟患者在脊柱融合过程中应用 rhBMP-2，这些患者在 L4 至 S1 中单节段前入路应用了 FDA 批准的椎间融合器。2004 年，rhBMP-7 被 FDA 批准，在后外侧腰椎融合患者中取代自体骨。此外，rhBMPs 已经被研究并且应用于未注册的应用领域。一项研究估计，至少有 85% 的 BMP 超出批准范围应用[58]。

rhBMP 的传递系统对于其功能来说至关重要，因为 rhBMP 是一种水溶性蛋白质，如果没有特定的限制区域，它会在所在之处扩散。扩散将降低 BMP 的骨诱导能力，并且增加其副作用。术前，rhBMPs 将附着于合适载体，植入目的部位并控制其释放速度。理想的载体还在讨论当中，但是已经有众多载体被研究，例如陶瓷材料、胶原蛋白、自体移植物、DBM 或聚乳酸聚合物。在一项近期使用新西兰白兔行后外侧融合的试验中，Lee 等利用结合肝素的聚乳酸-羟基乙酸共聚物微球负载某一 rhBMP-2 载药系统[59]。作者发现与短期相比，长期给药组的融合率和杨氏模量显著提高。目前，

rhBMP-2 和 rhBMP-7 已经可供人类制造并与纯化的 I 型牛可吸收胶原海绵一起使用。

已有大量动物研究证明了 rhBMPs 的成骨能力。rhBMP-2 和 rhBMP-7 已经在自体骨移植中通过多种载体支架替代自体骨，在众多鼠、兔、狗、羊及非人灵长动物中行前路或后外侧脊柱融合模型都取得了成功[60-64]。Taghavi 等近期的动物研究评价了肽结合 BMP 的使用，他们在啮齿动物的后外侧融合模型中应用了复合 rhBMP-2。作者认为这样做减少了 rhBMP-2 用量，延长了 BMP 的暴露，降低了副作用[65]。

对于人类来说，前路腰椎融合术是应用 rhBMP-2 的最早适应证。一项前瞻性随机对照试验对单节段退行性腰椎间盘疾病行前路椎间融合术，一组使用 ICBG，而另一组则使用 rhBMP-2 复合胶原海绵。11 例接受 rhBMP-2 的患者影像学提示全部融合，而 ICBG 组则仅有 2/3。临床疗效相似[66]。这也被另一项前瞻性随机试验所证实，试验对比了 rhBMP-2 和 ICBG 用于前路腰椎椎间融合的临床疗效[67]。研究者发现 22 例接受 rhBMP-2 的患者中 18 例（82%）在 cage 旁有骨性结构形成，而 ICBG 组 20 例中只有 10 例（50%）。Mummaneni 等在经椎间孔腰椎椎体间融合术（transforaminal lumbar interbody fusion，TLIF）手术中在 cage 中或其前方应用 rhBMP-2，发现相对于单独使用 ICBG 来说，更加安全，能更快地完成椎间融合。此外，rhBMP-2 还成功应用于在椎弓根螺钉保护下的椎间股环移植[69]。

腰椎后外侧融合又成为 rhBMP-2 成功应用的另一领域。Boden 等进行了一项前瞻性临床随机对照试验，在试验中应用了实验载体进行单节段腰椎后外侧融合[57]。患者被随机分配于自体骨组或 rhBMP-2 组，上述 2 组皆行椎弓根螺钉固定，还有一组是仅注入 rhBMP-2 而不行固定。每一侧都以羟基磷灰石 /TCP 载体复合 20mg rhBMP-2。在注入 rhBMP-2 组中无论是否行椎弓根螺钉固定，都可获得 100% 融合率，而自体骨移植并固定组仅仅为 40%。此外，rhBMP-2 组可以更快改善 Oswestry 评分。Dimar 等进行了一项前瞻随机对照

研究，他在单节段腰椎退行性疾病中进行了 ICBG 和 rhBMP-2/ 抗压基质的对比。45 例 ICBG，53 例 rhBMP-2。临床疗效无差异，但是融合率 ICBG 组（73%）显著低于 rhBMP-2 组（88%），$P=0.051$。Singh 等进行了一项前瞻性试验，进行了后外侧腰椎融合患者的 CT 扫描分析，2 组分别进行 ICBG 和 ICBG 伴 rhBMP-2/ACS 植入。结果发现 2 年随访结果是 rhBMP-2 组可获得 97% 的融合率，对照组仅为 77%，两组皆未发现软组织骨化、硬膜骨化或椎板骨质再生[70]。Hamilton 等在瘫痪的老年患者行多节段椎板减压及未固定融合的患者中应用 rhBMP-2[71]。发现 47 例可获得随访资料的患者中，80% 近似融合，另有 85% 以上患者可获功能得分改善。他们认为 rhBMP-2 在老年患者中或许奏效。在腰椎后路融合中，rhBMP-2 的应用也被认同，有些学者认为其在指南中推荐等级可为 1A[31]。

rhBMP-7 在临床上也成功应用于后外侧腰椎融合中。一项前瞻随机对照试验对比了 rhBMP-7 和 ICBG 在治疗有症状的腰椎管狭窄伴退行性滑脱患者的临床疗效，Vaccaro 等发现应用 rhBMP-7 组可获得 55% 的融合率，而对照组则为 40%[72]。85% 的 rhBMP-7 组可获得 20%Oswestry 评分改善，而 ICBG 组仅为 64%。尽管 rhBMP-7 的融合率低于 rhBMP-2，但这可由研究者行非器械融合来解释。在一项随访研究中，Vaccaro 等进行了类似试验，在 355 例患者中随机分配以 2∶1 的比例接受 rhBMP-7 和自体骨移植。作者发现 rhBMP-7 组与自体骨移植组都可获得满意疗效[73]。Kanayama 等进行随机对照研究了 rhBMP-7 在腰椎后外侧固定融合中的疗效。对比混合 HA-TCP 颗粒的自体局部骨移植 rhBMP-7 在影像学上可获得相似融合率。所有影像学融合的患者都进行了外科探查及组织学评估。在可疑融合患者中，每例患者都提示有新生骨形成，但 7 例 rhBMP-7 中只有 4 例、9 例 HA-TCP 自体骨移植中只有 7 例完成固态融合。依据现有数据可以认为，rhBMP-7 可以促进骨形成，但是确定其在外科手术中能否发挥融合作用尚需长时间研究。

在颈椎中应用 rhBMPs 更加具有争议。Baskin 等进行了颈椎融合的前瞻随机对照研究，研究中应用腓骨环异体移植和填充有 ICBG 或 rhBMP-2/ 胶原海绵的前路颈椎椎间盘[74]。2 年后 rhBMP-2 组可获得 100% 融合率，颈部功能障碍和手臂疼痛评分改善相对于对照组也更明显。一项前瞻性非随机对照研究对异体骨移植和 rhBMP-2 复合 ICBG 应用于前路椎间盘切除融合术的临床疗效进行了评价[75]。RhBMP-2 的应用剂量为每个节段 0.9 mg。实验证实两组临床疗效和融合率相近，但是 BMP 组更易出现吞咽困难等并发症。后有人在后路颈椎手术中进行了一项回顾性研究，发现在 204 例连续观察的行后路颈椎融合术患者中，接受 BMP 的患者可获得更高的融合率及更低的植入失败率和围手术期并发症发生率[76]。然而，这些病例复发率和顽固性颈部疼痛发生率也相对较高。

RhBMPs 的安全性也被广泛研究。在一项包括 55 862 例脊柱融合术病例的回顾性研究中发现，在胸腰椎或者后路颈椎手术中，是否应用 BMP 在围手术期并发症发病率并无明显差异（8.4% *vs.* 8.5%；$P=0.5$）[77]。在一项 rhBMP-7 的研究中，没有证据能够证明异位骨生成会在局部或者全身产生毒性[73]。此外，在一项动物研究中也证实了它并不产生全身毒性，这可能是由于 BMPs 的全身清除率较快（半衰期为 10 ~ 15 分钟）[78]。另外，一项前瞻性队列研究证明经过 rhBMP-2 治疗后血清抗体较低，短暂产生抗 BMP-2 抗体后也不会引起任何临床后遗症[79]。应用 BMP 后或许会出现椎体骨质破坏等情况，但是并不会影响融合率及最终的临床疗效[80]。还有一些有限的资料认为应用 rhBMP-2 于微创后路椎间融合可能与神经根型颈椎病或异位骨形成的发生有关[81, 82]。然而，这些研究具体的临床意义尚无定数，也没有证据证明后外侧融合应用 rhBMP-2 与神经炎的发生有关。此外，Glassman 等认为 rhBMP-2/ACS 可以安全应用于后外侧腰椎融合时出现硬膜撕裂的患者[83]。近期，有学者证明 rhBMP-2 与癌症的发生并无关联。在包括 93 654 位老年行腰椎融合术患者的医保索赔数据中进行回顾性队列研究发现

BMP 的应用与不断增长的胰腺癌发生率之间并无任何关系[84]。应用 BMP 甚至可以防止癌症的发生。一项大鼠研究发现在转移性乳腺癌模型中局部应用 rhBMP-2 可显著减缓肿瘤的生长，防止瘫痪的发生[85]。最近一篇文章报道应用 rhBMP-2 并发症发病率比想象中高[86]。RhBMP-2 与逆行射精的关系也受到重视。有学者认为前路椎间融合术应用 rhBMP-2 时与对照组相比逆行射精发生率增高[87]。Lindley 等发现人工椎间盘置换术患者和前路椎间融合术并 rhBMP-2 患者逆行射精的发生率相近[86]。然而，这些研究还在进行当中，尚无定论。

颈椎前路手术是否应用 rhBMP-2 及其安全性是当今争论的焦点。一项脊柱融合病例的多中心回顾分析表明，前路颈椎融合术应用 BMP 会带来更高的并发症（5.8% *vs.* 2.4%，$P < 0.001$）与切口感染率（2.1% *vs.* 0.4%；$P < 0.001$）[77]。此外，还有咽喉壁肿胀、血肿形成和气道阻塞等案例的报道[89]。这些情况使得食品药品监督管理局对颈椎手术是否应用 rhBMP-2 提出警示。一些学者将这些并发症的发生归因于使用高浓度的 rhBMP-2（高达 2.1mg/ 节段）以及内植物外放置海绵[90]。Dickerman 等认为在颈椎前路融合术中，如果可以将 rhBMP-2 浓度限制在 1.05 mg 以下并且放置于椎间融合器中就会变得安全许多[91]。

如今，BMPs 在许多脊柱手术的临床应用已经相当安全并且疗效显著，但是依然有许多应用参数应当通过研究来具体制定。在正式应用 rhBMPs 之前，手术部位、技术、患者的选择以及潜在并发症的预估都是非常必要的。

其他生物制剂

浓缩血小板有时也用于脊柱融合。血小板脱颗粒和生长因子的释放都是组织结构自愈的正常过程。血小板聚集可以诱发自体生长因子（autologous growth factor，AGF）的聚集。临床结果已被综合。Jenis 等进行了一项前瞻性临床研究，对前后路联合腰椎椎间融合时应用 ICBG 或复合 AGF 的

异体移植疗效进行了对比，结果提示无差异[92]。Sys 等在一项前瞻性随机对照试验对比后路腰椎椎间融合术中应用富血小板血浆（platelet-rich plasma，PRP）[93]。他发现是否在自体移植中加入 PRP 对结果无影响。Hee 等认为尽管总融合率并未增加，但是在 TLIF 中加入 PRP 可以加快融合速度[94]。PRP 的制备方法多种多样，而 AGF 在腰椎融合中的具体作用还在研究当中。

间充质干细胞（mesenchymal stem cells，MSCs）是一种自我更新的多能干细胞，已经发现在多种组织中存在。可通过密度梯度离心法和细胞培养技术分离这些细胞。骨髓间充质干细胞易于获取并且可以从少量的骨髓抽吸物中大量扩增。临床前试验已取得成果。Huang 等观察到 MSCs 可以向成骨细胞分化并且在兔的后外侧脊柱融合模型中获得满意效果[95]。一项最近的研究显示，椎体上取得的骨髓干细胞与髂骨索取的 MSCs 基本相同[96]。在一项临床研究中，Gan 等将骨髓间充质干细胞与 TCP 混合用于后路脊柱融合，在 41 例患者中，融合率为 95.1%[97]。MSCs 用于脊柱融合中前景显著，但临床研究受限，在脊柱融合手术中应用 MSCs 也并不广泛。

基因治疗包括将特定 DNA 序列转录入靶细胞，最终表达出特定蛋白质。许多详尽的研究超越了此章内容，作者也参阅了与本题目相关的各种杂志[98]。有许多动物研究利用基因治疗技术表达骨诱导因子并且成功进行了脊柱融合[99-101]。这些技术的临床应用是安全的。尽管此技术是一个可以带来巨大潜在利益和日益受人关注的领域，但是尚未在临床上全面应用。

脊柱融合是一个包含众多方面的过程，但目前对它的研究仍不够。尽管在过去的几十年中脊柱融合技术在生物学及各方面研究都取得了许许多多的成绩，但是还有许多领域需要我们去研究。以往对于自体移植的认识也不断被创新和代替。这些骨移植替代品也在不断发展变化，外科医师必须熟知生物治疗方法、新技术的功效和它们的潜在副作用，然后才能对是否使用这些技术做出一个明智的选择。

参考文献

1. Boden SD, Schimandle JH, Hutton WC. An experimental lumbar intertransverse process spinal fusion model. Radiographic, histologic, and biomechanical healing characteristics. Spine (Phila Pa 1976). 1995;20(4)：412–20.
2. Ludwig SC, Boden SD. Osteoinductive bone graft substitutes for spinal fusion: a basic science summary. Orthop Clin North Am. 1999;30(4)：635–45.
3. Herkowitz H, Garfi n SR, Eismont FJ, Bell GR, Balderston RA, editors. Rothman-Simeone the spine. 6th ed. Philadelphia：Elsevier; 2011.
4. Boden SD, Schimandle JH, Hutton WC, Chen MI. 1995 Volvo Award in basic sciences. The use of an osteoinductive growth factor for lumbar spinal fusion. Part I: Biology of spinal fusion. Spine (Phila Pa 1976). 1995;20(24):2626–32.
5. Morone MA, Boden SD, Hair G, Martin GJ, Jr., Racine M, Titus L, Hutton WC. The Marshall R. Urist Young Investigator Award. Gene expression during autograft lumbar spine fusion and the effect of bone morphogenetic protein 2. Clin Orthop Relat Res. 1998;(351):252–65.
6. Bosch P, Musgrave DS, Lee JY, Cummins J, Shuler T, Ghivizzani TC, Evans T, Robbins TD, Huard. Osteoprogenitor cells within skeletal muscle. J Orthop Res. 2000;18(6)：933–44.
7. Lee KJ, Roper JG, Wang JC. Demineralized bone matrix and spinal arthrodesis. Spine J. 2005;5(6 Suppl)：217S–23.
8. Silber JS, Anderson DG, Daffner SD, Brislin BT, Leland JM, Hilibrand AS, Vaccaro AR, Albert TJ. Donor site morbidity after anterior iliac crest bone harvest for single-level anterior cervical discectomy and fusion. Spine (Phila Pa 1976). 2003;28(2)：134–9.
9. Banwart JC, Asher MA, Hassanein RS. Iliac crest bone graft harvest donor site morbidity. A statistical evaluation. Spine (Phila Pa 1976). 1995;20(9)：1055–60.
10. Burchardt H. The biology of bone graft repair. Clin Orthop Relat Res. 1983;174：28–42.
11. Enneking WF, Burchardt H, Puhl JJ, Piotrowski G. Physical and biological aspects of repair in dog cortical-bone transplants. J Bone Joint Surg Am. 1975;57(2)：237–52.
12. Johnson KA, Howlett CR, Bellenger CR, Armati-Gulson P. Osteogenesis by canine and rabbit bone marrow in diffusion chambers. Calcif Tissue Int. 1988;42(2)：113–8.
13. Paley D, Young MC, Wiley AM, Fornasier VL, Jackson RW. Percutaneous bone marrow grafting of fractures and bony defects. An experimental study in rabbits. Clin

Orthop Relat Res. 1986;208：300–12.

14. Tanaka K, Takemoto M, Fujibayashi S, Neo M, Shikinami Y, Nakamura T. A bioactive and bioresorbable porous cubic composite scaffold loaded with bone marrow aspirate：a potential alternative to autogenous bone grafting. Spine (Phila Pa 1976). 2011;36(6)：441–7.

15. Muschler GF, Nitto H, Boehm CA, Easley KA. Age- and genderrelated changes in the cellularity of human bone marrow and the prevalence of osteoblastic progenitors. J Orthop Res. 2001;19(1)：117–25.

16. Muschler GF, Boehm C, Easley K. Aspiration to obtain osteoblast progenitor cells from human bone marrow：the influence of aspiration volume. J Bone Joint Surg Am. 1997;79(11)：1699–709.

17. McLain RF, Fleming JE, Boehm CA, Muschler GF. Aspiration of osteoprogenitor cells for augmenting spinal fusion：comparison of progenitor cell concentrations from the vertebral body and iliac crest. J Bone Joint Surg Am. 2005;87(12)：2655–61.

18. Connolly J, Guse R, Lippiello L, Dehne R. Development of an osteogenic bone-marrow preparation. J Bone Joint Surg Am. 1989;71(5)：684–91.

19. Minamide A, Yoshida M, Kawakami M, Yamasaki S, Kojima H, Hashizume H, Boden SD. The use of cultured bone marrow cells in type I collagen gel and porous hydroxyapatite for posterolateral lumbar spine fusion. Spine (Phila Pa 1976). 2005;30(10)：1134–8.

20. Ploumis A, Albert TJ, Brown Z, Mehbod AA, Transfeldt EE. Healos graft carrier with bone marrow aspirate instead of allograft as adjunct to local autograft for posterolateral fusion in degenerative lumbar scoliosis：a minimum 2-year follow-up study. J Neurosurg Spine. 2010;13(2)：211–5.

21. Reid JJ, Johnson JS, Wang JC. Challenges to bone formation in spinal fusion. J Biomech. 2011;44(2)：213–20.

22. Kasliwal MK, Deutsch H. Clinical and radiographic outcomes using local bone shavings as autograft in minimally invasive transforaminal lumbar interbody fusion. World Neurosurg. 2012;78：185–90.

23. Ehrler DM, Vaccaro AR. The use of allograft bone in lumbar spine surgery. Clin Orthop Relat Res. 2000;371：38–45.

24. Aaron AD, Wiedel JD. Allograft use in orthopedic surgery. Orthopedics. 1994;17(1)：41–8.

25. Komender A. Infl uence of preservation on some mechanical properties of human haversian bone. Mater Med Pol. 1976;8(1)：13–7.

26. Triantafyllou N, Sotiropoulos E, Triantafyllou JN. The mechanical properties of the lyophylized and irradiated bone grafts. Acta Orthop Belg. 1975;41 Suppl 1：35–44.

27. Asselmeier MA, Caspari RB, Bottenfield S. A review of allograft processing and sterilization techniques and their role in transmission of the human immunodeficiency virus. Am J Sports Med. 1993;21(2)：170–5.

28. An HS, Lynch K, Toth J. Prospective comparison of autograft vs. allograft for adult posterolateral lumbar spine fusion：differences among freeze-dried, frozen, and mixed grafts. J Spinal Disord. 1995;8(2)：131–5.

29. Dodd CA, Fergusson CM, Freedman L, Houghton GR, Thomas D. Allograft versus autograft bone in scoliosis surgery. J Bone Joint Surg Br. 1988;70(3)：431–4.

30. Arnold PM, Robbins S, Paullus W, Faust S, Holt R, McGuire R. Clinical outcomes of lumbar degenerative disc disease treated with posterior lumbar interbody fusion allograft spacer：a prospective, multicenter trial with 2-year follow-up. Am J Orthop (Belle Mead NJ). 2009;38(7)：E115–22.

31. Miyazaki M, Tsumura H, Wang JC, Alanay A. An update on bone substitutes for spinal fusion. Eur Spine J. 2009;18(6)：783–99. Review.

32. Urist MR. Bone：formation by autoinduction. Science. 1965; 150(3698)：893–9.

33. Russo R, Scarborough N. Inactivation of viruses in demineralized bone matrix. FDA workshop on tissue transplantation and reproductive tissue, Bethesda, 20–21 June 1995.

34. Wildemann B, Kadow-Romacker A, Haas NP, Schmidmaier G. Quantification of various growth factors in different demineralized bone matrix preparations. J Biomed Mater Res A. 2007;81(2)：437–42.

35. Bae H, Zhao L, Zhu D, Kanim LE, Wang JC, Delamarter RB. Variability across ten production lots of a single demineralized bone matrix product. J Bone Joint Surg Am. 2010;92(2)：427–35.

36. Boden SD, Schimandle JH, Hutton WC. 1995 Volvo Award in basic sciences. The use of an osteoinductive growth factor for lumbar spinal fusion. Part II：Study of dose, carrier, and species. Spine (Phila Pa 1976). 1995;20(24)：2633–44.

37. Wang JC, Alanay A, Mark D, Kanim LE, Campbell PA, Dawson EG, Lieberman JR. A comparison of commercially available demineralized bone matrix for spinal fusion. Eur Spine J. 2007;16(8)：1233–40.

38. Sassard WR, Eidman DK, Gray PM, Block JE, Russo R, Russell JL, Taboada EM. Augmenting local bone with Grafton demineralized bone matrix for posterolateral lumbar spine fusion：avoiding second site autologous bone harvest. Orthopedics. 2000;23(10)：1059–64; discussion 64–5.

39. Girardi FP, Cammisa Jr FP. The effect of bone graft extenders to enhance the performance of iliac crest bone grafts in instrumented lumbar spine fusion. Orthopedics. 2003;26(5 Suppl)：s545–8.

40. Kang J, An H, Hilibrand A, Yoon ST, Kavanagh E, Boden S. Grafton(R) & local bone has comparable outcomes to iliac crest bone in instrumented single level lumbar fusions. Spine (Phila Pa 1976). 2012;37：1083–91.

41. Thalgott JS, Giuffre JM, Fritts K, Timlin M, Klezl Z. Instrumented posterolateral lumbar fusion using coralline hydroxyapatite with or without demineralized bone matrix, as an adjunct to autologous bone. Spine J. 2001;1(2)：131–7.

42. Gazdag AR, Lane JM, Glaser D, Forster RA. Alternatives to autogenous bone graft：effi cacy and indications. J Am Acad Orthop Surg. 1995;3(1)：1–8.

43. Rihn JA, Kirkpatrick K, Albert TJ. Graft options in

posterolateral and posterior interbody lumbar fusion. Spine (Phila Pa 1976). 2010;35(17)：1629–39.

44. Cameron HU, Macnab I, Pilliar RM. Evaluation of biodegradable ceramic. J Biomed Mater Res. 1977;11(2)：179–86.

45. Emery SE, Fuller DA, Stevenson S. Ceramic anterior spinal fusion. Biologic and biomechanical comparison in a canine model. Spine (Phila Pa 1976). 1996;21(23)：2713–9.

46. Khan SN, Fraser JF, Sandhu HS, Cammisa Jr FP, Girardi FP, Lane JM. Use of osteopromotive growth factors, demineralized bone matrix, and ceramics to enhance spinal fusion. J Am Acad Orthop Surg. 2005;13(2)：129–37.

47. Tay BK, Le AX, Heilman M, Lotz J, Bradford DS. Use of a collagen- hydroxyapatite matrix in spinal fusion. A rabbit model. Spine (Phila Pa 1976). 1998;23(21)：2276–81.

48. Orii H, Sotome S, Chen J, Wang J, Shinomiya K. Beta-tricalcium phosphate (beta-TCP) graft combined with bone marrow stromal cells (MSCs) for posterolateral spine fusion. J Med Dent Sci. 2005;52(1)：51–7.

49. Miller CP, Jegede K, Essig D, Garg H, Bible JE, Biswas D, Whang PG, Grauer JN. The efficacies of two ceramic bone graft extenders for promoting spinal fusion in a rabbit bone paucity model. Spine (Phila Pa 1976). 2012;37：642–7.

50. Walsh WR, Vizesi F, Cornwall GB, Bell D, Oliver R, Yu Y. Posterolateral spinal fusion in a rabbit model using a collagenmineral composite bone graft substitute. Eur Spine J. 2009;18(11)：1610–20.

51. Wheeler DL, Jenis LG, Kovach ME, Marini J, Turner AS. Efficacy of silicated calcium phosphate graft in posterolateral lumbar fusion in sheep. Spine J. 2007;7(3)：308–17.

52. Tanaka N, Nakanishi K, Fujimoto Y, Sasaki H, Kamei N, Hamasaki T, Yamada K, Yamamoto R, Nakamae T, Ochi M. Expansive laminoplasty for cervical myelopathy with interconnected porous calcium hydroxyapatite ceramic spacers：comparison with autogenous bone spacers. J Spinal Disord Tech. 2008;21(8)：547–52.

53. Jenis LG, Banco RJ. Efficacy of silicate-substituted calcium phosphate ceramic in posterolateral instrumented lumbar fusion. Spine (Phila Pa 1976). 2010;35(20)：E1058–63.

54. Park JH, Choi CG, Jeon SR, Rhim SC, Kim CJ, Roh SW. Radiographic analysis of instrumented posterolateral fusion mass using mixture of local autologous bone and b-TCP (PolyBone(R)) in a lumbar spinal fusion surgery. J Korean Neurosurg Soc. 2011;49(5)：267–72.

55. Yamada T, Yoshii T, Sotome S, Yuasa M, Kato T, Arai Y, Kawabata S, Tomizawa S, Sakaki K, Hirai T, Shinomiya K, Okawa A. Hybrid grafting using bone marrow aspirate combined with porous betatricalcium phosphate and trephine bone for lumbar posterolateral spinal fusion：a prospective, comparative study- versus local bone grafting. Spine (Phila Pa 1976). 2012;37：E174–9.

56. Hsu CJ, Chou WY, Teng HP, Chang WN, Chou YJ. Coralline hydroxyapatite and laminectomy-derived bone

as adjuvant graft material for lumbar posterolateral fusion. J Neurosurg Spine. 2005;3(4)：271–5.

57. Boden SD, Kang J, Sandhu H, Heller JG. Use of recombinant human bone morphogenetic protein-2 to achieve posterolateral lumbar spine fusion in humans：a prospective, randomized clinical pilot trial：2002 Volvo Award in clinical studies. Spine (Phila Pa 1976). 2002;27(23)：2662–73.

58. Ong KL, Villarraga ML, Lau E, Carreon LY, Kurtz SM, Glassman SD. Off-label use of bone morphogenetic proteins in the United States using administrative data. Spine (Phila Pa 1976). 2010;35(19)：1794–800.

59. Lee JW, Lee S, Lee SH, Yang HS, Im GI, Kim CS, Park JH, Kim BS. Improved spinal fusion efficacy by long-term delivery of bone morphogenetic protein-2 in a rabbit model. Acta Orthop. 2011;82(6)：756–60.

60. Boden SD, Martin Jr GJ, Horton WC, Truss TL, Sandhu HS. Laparoscopic anterior spinal arthrodesis with rhBMP-2 in a titanium interbody threaded cage. J Spinal Disord. 1998;11(2)：95–101.

61. Martin Jr GJ, Boden SD, Marone MA, Moskovitz PA. Posterolateral intertransverse process spinal arthrodesis with rhBMP-2 in a nonhuman primate：important lessons learned regarding dose, carrier, and safety. J Spinal Disord. 1999;12(3)：179–86.

62. Boden SD, Martin Jr GJ, Morone MA, Ugbo JL, Moskovitz PA. Posterolateral lumbar intertransverse process spine arthrodesis with recombinant human bone morphogenetic protein 2/hydroxyapatite-tricalcium phosphate after laminectomy in the nonhuman primate. Spine (Phila Pa 1976). 1999;24(12)：1179–85.

63. Bomback DA, Grauer JN, Lugo R, Troiano N, Patel T, Friedlaender GE. Comparison of posterolateral lumbar fusion rates of Grafton Putty and OP-1 Putty in an athymic rat model. Spine (Phila Pa 1976). 2004;29(15)：1612–7.

64. Salamon ML, Althausen PL, Gupta MC, Laubach J. The effects of BMP-7 in a rat posterolateral intertransverse process fusion model. J Spinal Disord Tech. 2003;16(1):90–5.

65. Taghavi CE, Lee KB, He W, Keorochana G, Murray SS, Brochmann EJ, Uludag H, Behnam K, Wang JC. Bone morphogenetic protein binding peptide mechanism and enhancement of osteogenic protein-1 induced bone healing. Spine (Phila Pa 1976). 2010;35(23):2049–56.

66. Boden SD, Zdeblick TA, Sandhu HS, Heim SE. The use of rhBMP-2 in interbody fusion cages. Definitive evidence of osteoinduction in humans: a preliminary report. Spine (Phila Pa 1976). 2000;25(3):376–81.

67. Burkus JK, Dorchak JD, Sanders DL. Radiographic assessment of interbody fusion using recombinant human bone morphogenetic protein type 2. Spine (Phila Pa 1976). 2003;28(4):372–7.

68. Mummaneni PV, Pan J, Haid RW, Rodts GE. Contribution of recombinant human bone morphogenetic protein-2 to the rapid creation of interbody fusion when used in transforaminal lumbar interbody fusion: a preliminary

report. Invited submission from the Joint Section Meeting on Disorders of the Spine and Peripheral Nerves, March 2004. J Neurosurg Spine. 2004;1(1):19–23.

69. Slosar PJ, Josey R, Reynolds J. Accelerating lumbar fusions by combining rhBMP-2 with allograft bone: a prospective analysis of interbody fusion rates and clinical outcomes. Spine J. 2007;7(3):301–7.

70. Singh K, Smucker JD, Gill S, Boden SD. Use of recombinant human bone morphogenetic protein-2 as an adjunct in posterolateral lumbar spine fusion: a prospective CT-scan analysis at one and two years. J Spinal Disord Tech. 2006;19(6):416–23.

71. Hamilton DK, Jones-Quaidoo SM, Sansur C, Shaffrey CI, Oskouian R, Jane Sr JA. Outcomes of bone morphogenetic protein- 2 in mature adults: posterolateral non-instrument-assisted lumbar decompression and fusion. Surg Neurol. 2008;69(5): 457–61; discussion 61–2.

72. Vaccaro AR, Patel T, Fischgrund J, Anderson DG, Truumees E, Herkowitz H, Phillips F, Hilibrand A, Albert TJ. A pilot safety and effi cacy study of OP-1 putty (rhBMP-7) as an adjunct to iliac crest autograft in posterolateral lumbar fusions. Eur Spine J. 2003;12(5): 495–500.

73. Vaccaro AR, Whang PG, Patel T, Phillips FM, Anderson DG, Albert TJ, Hilibrand AS, Brower RS, Kurd MF, Appannagri A, Patel M, Fischgrund JS. The safety and effi cacy of OP-1 (rhBMP- 7) as a replacement for iliac crest autograft for posterolateral lumbar arthrodesis: minimum 4-year follow-up of a pilot study. Spine J. 2008;8(3):457–65.

74. Baskin DS, Ryan P, Sonntag V, Westmark R, Widmayer MA. A prospective, randomized, controlled cervical fusion study using recombinant human bone morphogenetic protein-2 with the CORNERSTONE-SR allograft ring and the ATLANTIS anterior cervical plate. Spine (Phila Pa 1976). 2003;28(12):1219–24; discussion 25.

75. Buttermann GR. Prospective nonrandomized comparison of an allograft with bone morphogenic protein versus an iliac-crest autograft in anterior cervical discectomy and fusion. Spine J. 2008;8(3):426–35.

76. Xu R, Bydon M, Sciubba DM, Witham TF, Wolinsky JP, Gokaslan ZL, Bydon A. Safety and effi cacy of rhBMP2 in posterior cervical spinal fusion for subaxial degenerative spine disease: analysis of outcomes in 204 patients. Surg Neurol Int. 2011;2:109.

77. Williams BJ, Smith JS, Fu KM, Hamilton DK, Polly Jr DW, Ames CP, Berven SH, Perra JH, Knapp DR, McCarthy RE, Shaffrey CI. Does bone morphogenetic protein increase the incidence of perioperative complications in spinal fusion? A comparison of 55,862 cases of spinal fusion with and without bone morphogenetic protein. Spine (Phila Pa 1976). 2011;36(20): 1685–91.

78. Poynton AR, Lane JM. Safety profi le for the clinical use of bone morphogenetic proteins in the spine. Spine (Phila Pa 1976). 2002;27(16 Suppl 1):S40–8.

79. Burkus JK, Gornet MF, Glassman SD, Slosar PJ, Rosner MK, Deckey JE, Nowak J, Hatcher BM. Blood serum antibody analysis and long-term follow-up of patients treated with recombinant human bone morphogenetic protein-2 in the lumbar spine. Spine (Phila Pa 1976). 2011;36(25):2158–67.

80. Helgeson MD, Lehman Jr RA, Patzkowski JC, Dmitriev AE, Rosner MK, Mack AW. Adjacent vertebral body osteolysis with bone morphogenetic protein use in transforaminal lumbar interbody fusion. Spine J. 2011;11(6):507–10.

81. Mindea SA, Shih P, Song JK. Recombinant human bone morphogenetic protein-2-induced radiculitis in elective minimally invasive transforaminal lumbar interbody fusions: a series review. Spine (Phila Pa 1976). 2009;34(14):1480–4; discussion 5.

82. Joseph V, Rampersaud YR. Heterotopic bone formation with the use of rhBMP2 in posterior minimal access interbody fusion: a CT analysis. Spine (Phila Pa 1976). 2007;32(25):2885–90.

83. Glassman SD, Gum JL, Crawford 3rd CH, Shields CB, Carreon LY. Complications with recombinant human bone morphogenetic protein- 2 in posterolateral spine fusion associated with a dural tear. Spine J. 2011;11(6):522–6.

84. Mines D, Gu Y, Kou TD, Cooper GS. Recombinant human bone morphogenetic protein-2 and pancreatic cancer: a retrospective cohort study. Pharmacoepidemiol Drug Saf. 2011;20(2):111–8.

85. Molina CA, Sarabia-Estrada R, Gokaslan ZL, Witham TF, Bydon A, Wolinsky JP, Sciubba DM. Delayed onset of paralysis and slowed tumor growth following in situ placement of recombinant human bone morphogenetic protein 2 within spine tumors in a rat model of metastatic breast cancer. J Neurosurg Spine. 2012;16:365–72.

86. Carragee EJ, Hurwitz EL, Weiner BK. A critical review of recombinant human bone morphogenetic protein-2 trials in spinal surgery: emerging safety concerns and lessons learned. Spine J. 2011; 11(6):471–91.

87. Comer GC, Smith MW, Hurwitz EL, Mitsunaga KA, Kessler R, Carragee EJ. Retrograde ejaculation after anterior lumbar interbody fusion with and without bone morphogenetic protein-2 augmentation: a 10-year cohort controlled study. Spine J. 2012;12(10): 881–90.

88. Lindley EM, McBeth ZL, Henry SE, Cooley R, Burger EL, Cain CM, Patel VV. Retrograde ejaculation after anterior lumbar spine surgery. Spine (Phila Pa 1976). 2012;37(20):1785–9.

89. Yaremchuk KL, Toma MS, Somers ML, Peterson E. Acute airway obstruction in cervical spinal procedures with bone morphogenetic proteins. Laryngoscope. 2010;120(10):1954–7.

90. Shields LB, Raque GH, Glassman SD, Campbell M, Vitaz T, Harpring J, Shields CB. Adverse effects associated with high-dose recombinant human bone morphogenetic protein-2 use in anterior cervical spine fusion. Spine (Phila Pa 1976). 2006;31(5):542–7.

91. Dickerman RD, Reynolds AS, Morgan BC, Tompkins J,

Cattorini J, Bennett M. rh-BMP-2 can be used safely in the cervical spine: dose and containment are the keys! Spine J. 2007;7(4):508–9.

92. Jenis LG, Banco RJ, Kwon B. A prospective study of Autologous Growth Factors (AGF) in lumbar interbody fusion. Spine J. 2006; 6(1):14–20.

93. Sys J, Weyler J, Van Der Zijden T, Parizel P, Michielsen J. Plateletrich plasma in mono-segmental posterior lumbar interbody fusion. Eur Spine J. 2011;20(10):1650–7.

94. Hee HT, Majd ME, Holt RT, Myers L. Do autologous growth factors enhance transforaminal lumbar interbody fusion? Eur Spine J. 2003;12(4):400–7.

95. Huang JW, Lin SS, Chen LH, Liu SJ, Niu CC, Yuan LJ, Wu CC, Chen WJ. The use of fl uorescence-labeled mesenchymal stem cells in poly(lactide-co-glycolide)/hydroxyapatite/collagen hybrid graft as a bone substitute for posterolateral spinal fusion. J Trauma. 2011;70(6):1495–502.

96. Min WK, Bae JS, Park BC, Jeon IH, Jin HK, Son MJ, Park EK, Kim SY. Proliferation and osteoblastic differentiation of bone marrow stem cells: comparison of vertebral body and iliac crest. Eur Spine J. 2010;19(10):1753–60.

97. Gan Y, Dai K, Zhang P, Tang T, Zhu Z, Lu J. The clinical use of enriched bone marrow stem cells combined with porous betatricalcium phosphate in posterior spinal fusion. Biomaterials. 2008;29(29):3973–82.

98. Wang JC. Gene therapy for spinal fusion. Spine J. 2011;11(6):557–9.

99. Miyazaki M, Sugiyama O, Tow B, Zou J, Morishita Y, Wei F, Napoli A, Sintuu C, Lieberman JR, Wang JC. The effects of lentiviral gene therapy with bone morphogenetic protein-2-producing bone marrow cells on spinal fusion in rats. J Spinal Disord Tech. 2008;21(5):372–9.

100. Douglas JT, Rivera AA, Lyons GR, Lott PF, Wang D, Zayzafoon M, Siegal GP, Cao X, Theiss SM. Ex vivo transfer of the Hoxc-8-interacting domain of Smad1 by a tropism-modified adenoviral vector results in efficient bone formation in a rabbit model of spinal fusion. J Spinal Disord Tech. 2010;23(1):63–73.

101. Miyazaki M, Sugiyama O, Zou J, Yoon SH, Wei F, Morishita Y, Sintuu C, Virk MS, Lieberman JR, Wang JC. Comparison of lentiviral and adenoviral gene therapy for spinal fusion in rats. Spine (Phila Pa 1976). 2008;33(13):1410–7.

第9章

激光

Christopher A. Yeung, Anthony T. Yeung

李波　马辉　译

前　言

脊柱外科手术中关于激光的话题是充满争议的。当互联网上搜索脊柱外科手术时，可发现诸多网站强调激光的应用可作为一种针对脊柱疾病的高科技治疗手段。几乎每一位医师和研究机构均有一个相关网站，并且激烈竞争病患。因此，当病患在进行手术治疗时，"激光治疗"是现今的一种高科技、精细且伤害较低的治疗选择。

相对于通常利用激光的相关外科专业，诸如眼科、整形外科、泌尿外科、血管外科、耳鼻喉科和妇科，激光在脊柱外科手术的使用并不普遍。实际上，大多数外科医师不使用激光，他们对激光应用持怀疑态度，甚至反对，认为激光在脊柱外科的使用是一种欺骗。当人们遇到一些评论，如"来自激光手术的杰出成果并推断激光可奇迹般治愈某些背痛"，这种批评是可以理解的。事实上，激光的使用仅是整体操作中具有代表性的一小部分，并不作为患者手术是否成功的决定性因素。坦白来说，脊柱医师有诸多手段可实现收缩和移除组织，而激光仅是其中的一种工具。

在传统开放的脊柱手术中，由于已经存在有效的工具用于移除软组织和骨骼进行神经减压，采用激光并没有极其显著的优势。然而，随着微创脊柱手术技术发展和管状牵开器在显微镜和内镜的使用，暴露就受到限制。用于垂体等神经的减压工具比较笨重，典型的如 Kerrison 骨钳、钻头等，并且容易模糊手术视野。在内镜辅助的脊柱手术中，这些传统工具将不适用于需要适应工具的工作插管。在这种情况下，可使用小口径的激光束，它不会妨碍医师视野并能够有效应用在收缩、蒸发和移除组织中。某些情况下，它是仅存在的可行工具，因此在微创脊柱手术中可考虑采用激光，它能够帮助实现手术过程最小创伤。

激光的基础物理学

激光由 Charles H. Townes 和 Arthur L. Schawlow 在 1958 年发明，表示放射源通过受激辐射的光扩大[1]。他们试图创造用于研究分子结构的设备，将光谱研究由微波延伸至红外区域，并利用一系列反射聚焦这些较短的波长。1960 年，激光的发明被授予专利，Townes 和 Schawlow 于 1964 年和 1981 年分别获得了诺贝尔物理学奖。

光能够放大并聚集为一束强烈光束。光有不同的波长，通常分为：紫外线（150 ~ 400 nm）、可见光（390 ~ 700 nm）和作为部分电磁波频谱的红外线（>700 nm）。

当原子吸收电能、光能或者热能时，静止或基态的原子可以被激发迁跃至更高的能级；当原子回到基态，它将释放能量，称之为光子，该过程通常自发出现。若原子在由激发状态迁跃至基态时被另外的光子撞击，2 个相同频率的光子将被释放，它们具有相同的相位和方向，形成高能量光子，这个过程称为受激发射。当这些光子撞击足够多的原子，可导致更多处于激发状态的粒子数反转，能够形成一束强烈连贯的能量——发射放射物。

激光包含 3 个部分：① 激活媒介或激光作用媒介；② 光学腔或共振器；③ 激励源或激励泵。能量源在共振器中激活媒介的原子。激活媒介可以是气体、固体或者液体，不同的媒介可产生不同波长或者能量的光。共振器包含激活媒介并安装 2 个彼此平行的镜面，其中后镜面是 100% 全反射，而输出镜面仅是部分发射。受激光子在共振器中发射，撞击处于激发状态的原子，产生更多的光子。能量被发射的光子放大，通过输出镜面释放能量形成一束单色的（同波长）、平行的（平行非发散）、连续的（同方向）强光，该光束能够精确地短时聚集到某一焦点（更高的功率密度），聚集的能量能够切除或者蒸发组织，同时可以散射，即遍布更大表面积用于减轻穿透深度和产生更多的组织凝结（低功率密度）。

激光与组织间的相互作用

激光的功率或者能量采用国际计量单位瓦特（W）测量，用于测量能量转换率。1 W 等于每秒 1 焦耳（J）能量。低瓦特能够限制对周围组织引起热盛和热损伤，有效的激光能够基于低瓦特对组织产生相对的变化。

不同的激光波长对于组织作用存在差异，主要的差异是激光如何与水和色素作用。更高波长的远中红外激光充分地被水吸收，因此能够采用低能量级下切除高含水量的组织并限制热传至组织；近红外激光不容易被水吸收，因此对于高含水量组织需要更高能量，但高热可能引起热损伤；可见或紫外线激光不易被水分吸收但容易被色素吸收，因此可有效用于处理色素组织。显然突变

的载色体将在皮肤中产生黑色素和血液中产生血红素。

脊柱手术中激光的历史

德国 Ascher 是首次采用 CO_2 激光用于小骨髓肿瘤和脑膜瘤移除的医师之一[2]，他以脑部和脊髓肿瘤切除中的止血汽化经验为基础，在 1985 年应用于椎间盘手术，采用 Nd：YAG 激光完成第一例椎间盘切除[3]。一束 400 nm 激光纤维经 18 号穿刺针进入椎间盘，以短脉冲的方式蒸发椎间盘组织，实现降低椎间盘内压力，蒸发的组织可通过脊柱穿刺针排除。

Choy 于 1987 年报道介绍其通过 2 年体外基础科学研究改进了 Ascher 的技术，主要采用 YAG 激光经由皮肤的椎间盘减压技术（percutaneous laser disc decompression，PLDD），可间接降低椎间盘压力[4]。该体外实验显示：注入生理盐水至椎间盘，每增加 1 ml 将增加 312 kPa 的椎间盘内压，体积与内压呈线性增加，据此 Choy 得出结论：在处理椎间盘突出时，移除或汽化少量的髓核能够显著地降低椎间盘内压。接下来的体外实验显示：采用 1 000 J 能量的 Nd：YAG 激光平均能够减少 51% 的椎间盘内压，该激光束的直径为 10 mm×3 mm[5]。该方法已形成用于间接椎间盘降压处理的生物力学基础。Clinically Choy 临床报告中提到依据 MacNab 标准，对于因非脱出型椎间盘突出引起神经细根症状的治疗病患，71%～75% 可达到好或者优秀的结果。针对该项技术，与 Hellinger、Casper 和其他人报道中的成功率是相似的[6, 7]。

1993 年，Mayer 和 Brock 报道中提到使用脊柱内镜检查与激光椎间盘切除联合的方法，它可实现组织蒸发数量的直观可视化。他们开展了一项前瞻性随机研究，即对比激光辅助后外侧入路内镜腰椎间盘切除术（posterolateral endoscopic lumbar discectomy，PELD）和传统的后路椎间盘切除术，共 40 例患者（每组 20 例），他们发现：相

对于传统的后路椎间盘切除65%的成功率，PELD的成功率达到80%[8]，但统计学上无显著差别。

1990年，Davis报道中提到采用钾-钛氧基-磷酸盐（potassium-titanyl-phosphate，KTP）532 nm激光，对40例患者实施后外入路内镜椎间盘切除术成功率达到85%[9]。

1993年，Anthony Yeung报道中提到在后外入路内镜椎间盘切除中采用KTP/532激光，将食用靛蓝注入髓核作为载色体，增强效果[10]。在2000年的回顾性研究中，他的报道中提到采用KTP/532激光治疗后外入路内镜椎间盘切除的100例患者，根据MacNab标准临床成功率达到70%[11]。大多数患者治疗了有症状的椎间盘突出和挤压引起的腿疼，但是有少量主要为背痛的患者仍存在不适。

Knight扩大了激光在脊柱中的使用，将其延伸至骨骼移除，用于帮助减轻神经根管狭窄。Knight和Goswami报道中提到采用环形Hol: YAG可降低狭窄性脊椎前移的压力。平均随访34个月，79%的患者可以得出满意的结果，而基于Oswestry功能障碍指数（Oswestry disability index，ODI）和视觉模拟量表（visual analog scale，VAS）的评分，背部、臀部和腿部疼痛至少降低50%[12]。初始组中仅2例患者出现脊柱融合。报道中还提到2001年250例存在慢性腰背痛和坐骨神经痛患者的激光椎间孔成形结果[13]。前瞻性研究的入选标准包括通过MRI证明的多节段椎间盘疾病，合并有背部、臀部或腿部疼痛的患者且对非手术治疗产生耐药性超过1年的患者。Knight告诫勿对纯机械背痛产品概念过度信赖，并认为神经性背痛是因硬脑膜外、孔和外孔区域里发炎组织引起的。他认为来自于孔骨质增生和椎间盘突出的动态重复力学冲击能够引起组织发炎，而移除该部分组织和降低孔的压力能缓解背痛和根痛。当患者处于安静但醒着能够应答的状态时，对神经孔附近结构的脊柱进行探索，疼痛将再现，这有助于确定疼痛源头和需处理的结构。在ODI指标中好或者优秀的结果是指50%降低，VAS指标为60%，临床的标准则提高至73%，定义比ODI和VAS提高20%。在30个月的随访中，95%的患者不需要进一步手术。

2006年，Anthony Yeung开始利用环形Hol: YAG激光完成背部内镜小面神经根切断术，可作为与经由皮肤的射频消融手术（radio-frequency ablation，RFA）一样的手术方式供选择[14]。Hol: YAG激光可有效用于在小面关节囊和侧面至小面关节组织的热消融，包括背部支的中间分支。针对中间分支阻塞，疼痛缓解显著，而经由皮肤的RFA后未能实现疼痛缓解。直接可视化将实现对组织消融的直接确认，故它是一种更彻底的治疗方案。

激光类型

许多激光类型适用于脊柱手术。为了实现有效和安全的手术，激光必须能够精确实现热融、蒸发和凝结，并且限制热能量影响到附近组织。对于微创内镜脊柱手术，激光需通过光纤电缆传递至内镜，该工作必须严格验证。Hol: YAG、Nd: YAG、Er: YAG和KTP，这些激光均可通过光纤电缆传递，如图9.1所示。CO_2激光具有明显的组

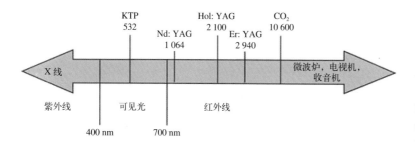

图9.1　在电磁波频谱中普通激光的波长。Hol: YAG，Nd: YAG，Er: YAG，KTP和CO_2激光

织特性，但是不能有效通过光纤传递，因此在微创脊柱手术中受限。Hol: YAG 激光是在脊柱手术中应用最广泛的激光。

CO₂

远红外的 CO_2 激光的波长为 10.6 μm，能够被水高度吸收，它可实现最低限度的传热进入组织，具有好的组织热融性。尽管这种激光高效且安全，由于其不能通过光纤传递，因此在内镜脊柱手术中的应用是不现实的。

Hol: YAG

Hol: YAG 激光是一种中红外激光，其波长为 2.1 μm。它能够很好地被水吸收，但是效果低于 CO_2 激光，它能够实现切除、凝结、收缩和蒸发组织，尤其是高含水量的组织，如髓核、关节软骨和韧带等。因为它能够很好地被水吸收，故对于相同的能量，相比其他激光，Hol: YAG 激光能够消融更多的组织。它还有助于阻止组织的热损伤、坏死和碳化。其组织穿透深度仅为 0.4 mm，故可作用在极其精确的目标上，实现仅对毗邻的敏感组织（如神经根）产生最低限度的破坏。它是一种脉冲激光器，能够实现最小的热传递至毗邻组织。它的脉冲宽度和频率均可调节，它能通过直线或环形的光纤电缆传递，可有效用于内镜手术。基于这些特征，Hol: YAG 通常被耳鼻喉科专家和泌尿科专家使用，它也是最广泛应用于脊柱外科手术中的激光类型。

Nd: YAG

Nd: YAG 激光是一种中红外激光，其波长为 1.06 μm。它能够像 Hol: YAG 一样采用光纤电缆传递。然而，它的组织渗透深度为 3 ~ 5 mm，由于其较差的水吸收能力，将会对毗邻组织产生较多的热量。实验上，它会产生较多的热坏死和碳化。

Er: YAG

Er: YAG 激光也是一种中红外激光，其波长为 2.94 μm。它具有极其显著的水吸收能力，能够产生最低限度 40 μm 破坏区域。它用于组织切除和凝结，主要用于皮肤医学和眼科学。

KTP

KTP 激光是采用 Nd: YAG 激光束通过钾 - 钛氧基 - 磷酸盐晶体产生的激光束，在绿色可见光谱中的波长为 532 mm。它对着色组织效率最高，因此在临床上用于利用食用靛蓝对白色髓核进行着色。由于该激光是可见光，故若不使用散射光线过滤，通常很难看到对组织表面的影响。

当前在脊柱手术中的应用

经皮后外入路激光

椎间盘切除术：间接减压

一种最早的激光应用在由荧光透视检查指引的后外入路经由皮肤的激光椎间盘减压。该技术依赖的理论基础在椎间盘突出中移除少量中央髓核将降低内压并减少相应的疼痛和炎症[5, 15]。与其他技术相似，这是一种不可观察的、荧光透视检查指引的技术，如自动经由皮肤腰椎间盘切除术（automated percutaneous lumbar discectomy，APLD）和消融术。APLD 采用强力刨削刀或者核刀以实现椎间盘的移除，消融是使用探针传递等离子体能量完成椎间盘切除。近期 PLDD 评论文章显示存在与 APLD 相似的 Ⅱ 级证据，并指出缺乏随机临床试验[16]。

PLDD 存在的优势包括它是简易的微创技术、小口径仪器，有记录表明可使内压下降，低并发症和无脊柱不稳定性。然而，也存在诸多缺点，如无法到达韧带下的碎片、无记录表明有蒸发区域、不能控制热能传播至终板和神经根。大多数外科医师更喜欢使用在内镜可视化下的激光去监控热量影响，以帮助防止并发症的发生。

激光辅助脊柱内镜检查 (laser-assisted spinal endoscopy，LASE)

激光辅助脊柱内镜检查系统本质上已取代对

于间接椎间盘减压有效的预先描述的经由皮肤荧光透视检查指引的步骤。LASE 在易操作的 3 mm 电缆中集成直线 Hol: YAG 激光、内镜、照明和冲注水剂。它也通常用于经皮内镜激光辅助纤维环成形术（percutaneous endoscopic laser-assisted annuloplasty，PELA）。与椎间盘电热法纤维环成形术（intradiscal electrothermal annuloplasty，IDET）相似，它试图完成环形的去神经支配。当小内镜提供可视图像时，图像的质量远差于精确的硬性内镜光学图像，其主要通过介入疼痛管理医师来实现，仅有限数据支持该技术应用。Lee 报道中提到对 30 例治疗椎间盘下背部疼痛患者进行短期随访 9.7 个月，改良的韩国 ODI 由 79 分降至 22 分，VAS 由 8 分降至 2.4 分，修正的 MacNab 显示结果为 90%，长期的数据仍需进一步研究 [17]。

直接可视化选择性内镜的椎间盘切除

Hol: YAG 环形激光是在后外入路选择性内镜的椎间盘切除（selective endoscopic discectomy，SED）中最有用的工具。小口径的光纤尖端精确深入至硬性直透内镜的工作通道，允许在直接可视化下精细的移除组织（图 9.2）。与传统的膝关节和肩关节相似，内镜可视化具有高质量性。激光尖端环形特性能够到达其他工具不能处理的组织。可视化的后外入路 SED 已证明能成功用于治疗各种类型的椎间盘突出，有效减轻坐骨神经痛 [18-28]。

除了采用其他工具，Hol: YAG 环形激光常规用于蒸发和移除组织。后部环形的纤维能够固定在硬膜外隙中挤出的腰椎间盘突出，并能防止整体挤出碎片的抽取，激光可使用于释放这些后部环形纤维，结合垂体骨钳可有助于完全移除碎片。激光对于移除骨骼仍有效，特别是针对引起孔狭窄的上关节小面（superior articular facet，SAP）的下部。这样可实现以浅的轨迹靠近椎间盘，更接近椎间盘的后部视角，这个部位可能是腰椎间盘突出所在，通常与内镜毛刺结合使用，特别对于 L5-S1 所在骨盆缘手术径路的距离限制是有用的。

椎间孔成形：椎间孔狭窄减压

Hol: YAG 环形激光结合内镜高速毛刺已用于移除多骨神经孔狭窄和缓解神经根病。激光有足够功率可消融骨骼，并足够安全地在神经根出口附近操作，典型的是移除 SAP 下部，开始于尾部肉茎，朝着 SAP 头部作用直至离开神经根，可完全降压（图 9.3、9.4）。Knight 提到有 60% 的结果是好到优秀，针对前面提到的 250 名慢性下背部疼痛和坐骨神经痛患者，采用激光椎间孔成形的临床疗效显著提高 73% [13]，其中在 30 个月的随访中，95% 的患者不需要进一步手术。它同时提到对 24 例狭长脊柱前移患者进行治疗神经孔狭窄，在术后 34 个月随访中 79% 结果为好或者优秀 [12]。Chiu，Yeung 和 Schubert 也描述了结合后外入路选择性内镜椎间盘切除的腰椎间孔成形的结果 [14, 29, 30]。

小关节神经消融

对于小关节介导的慢性轴性疼痛，介入疼痛治疗师广泛采用针对小关节囊伤害感受器和背侧支感觉分支的射频消融术（RFA）（图 9.5）。一种可选方法是使用激光能量完成热损害，与 RFA 或直接内镜可视化相似，它在荧光透视引导下完成（图 9.6）。当然在理论上，神经和组织消融的直观判断对于确保摧毁疼痛伤害感受器是有优势的。背部内镜神经根切断提供了这种直观的反馈，可为横向小关节和背部横突的软组织消融。高频探针也是通过内镜使用的工具，但是在消融组织上激光更有效。作者们未公开的实验初步显示这种新技术提出了针对小关节引起的疼痛缓解较好，相比于传统经皮 RFA，可能持续时间更长。背部支的中间分支通常不可视，因为其埋藏在骨质通道中或者在小关节囊中，但能够看到中间和横向分支。当中间分支阻塞表示减轻疼痛，即可辨别适当候选者，因此认为小关节是一种疼痛发生器。

脊柱翻修手术

针对效果不佳的腰背部手术，患者持续的神

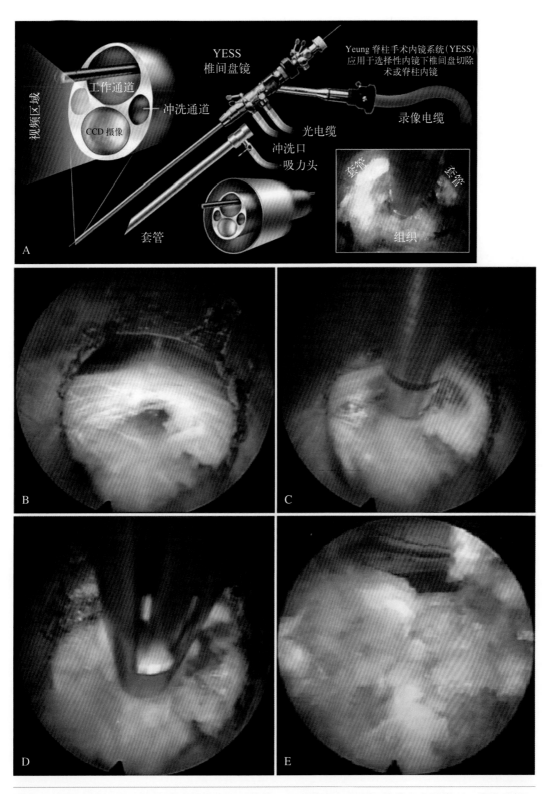

图 9.2　A. 显示在工作通道中带有激光光纤的内镜。B. 完整后部环形纤维的手术影像。C. 位于后部环形纤维的激光释放挤出的椎间盘突出碎片。D. 采用垂体骨钳提取腰椎间盘突出。E. 减轻穿过神经根压力的可视化图像

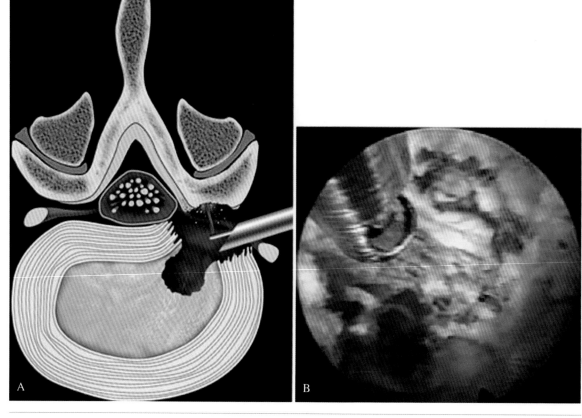

图 9.3 A. 内镜和激光在上关节面下面的位置。B. 术中内镜下视野，利用 Hol: YAG 激光从上关节面腹侧切除骨质

经根症状通常是由于硬脊膜纤维化及神经根周围的瘢痕组织引起。由于激光能够精确作用并汽化目标，因此一些激光的使用可作为移除神经根和硬脊膜周围瘢痕组织的方法。但还没有充分的数据支持这种方法的疗效，同时对患者持续性疼痛来说，由于存在腰背部失败手术综合征的多样化和不同因素的可能性，因此很难证明采用这种方法是否有好的影响。

激光在微创手术中的优势

激光是最小的有效"切刀"，并能够通过非常小的开口传递，故对于微创手术（minimally invasive surgery，MIS）非常有用。激光是非常精确的，可用于紧密空间，诸如神经根等这些敏感结构的邻近区域。它可作为环形探针或易于操作的直线探针，可允许激光用于治疗所有在内镜和显微镜观测中很难接近的区域。激光切割也能同时实现凝结和止血。

有许多关于激光在脊柱手术中的研究，但是在目前循证医学的时代，仅有少量精心设计的随机研究。大多数研究是基于美国预防医学工作组标准中的Ⅱ级和Ⅲ级证据。对于经由皮肤激光椎间盘降压脊柱手术，首次使用是基于激光在整个过程中的功效。目前更多的激光用作微创手术中的辅助工具以帮助神经根降压和组织移除，但是完成该项任务不是唯一的工具。有许多基础的科学研究显示采用不同的激光作用于不同组织所存在的影响形成临床使用基础。然而，由于激光仅

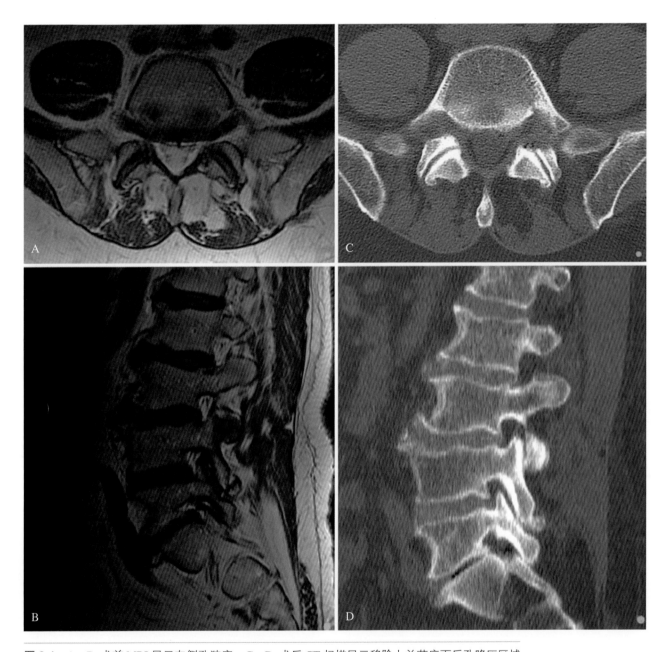

图 9.4　A、B. 术前 MRI 显示左侧孔狭窄。C、D. 术后 CT 扫描显示移除上关节底面后孔降压区域

是诸多工具的一种，将来很难有临床研究用来支持或反驳在微创处理中激光的价值。

激光引起的并发症或危害

　　若激光聚焦在神经根上，将引起神经损害。

在神经根或背根神经节附近区域过多使用，将引起热损害。损害的严重程度由一过性感觉迟钝直至完全感觉运动丧失[31]。有时触物感痛可能严重，将导致一类反射交感神经的营养失调或者灼痛，并通过烧痛、皮肤过敏症，也可能是肿胀或者发热表现出来。

　　无菌椎间盘炎可能会发生，这是与组织蒸发相

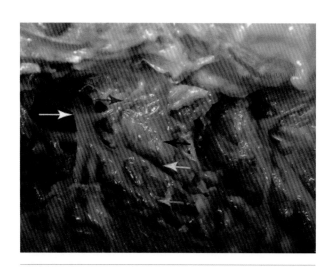

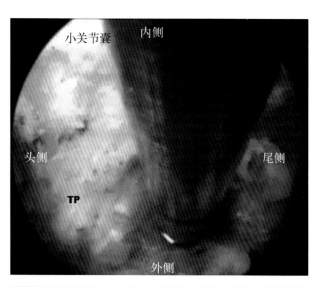

图 9.5　新鲜尸体针对横突的背支及其子分支的解剖（黑箭头），背支（白箭头）开始于腹侧直至横突间韧带。内侧支（红箭头）支配小关节囊（蓝箭头），通常位于骨膜下通道中，中间（黄箭头）和横向（绿箭头）的分支侧面穿过横肌，这些不同的分支以一种实用的方法来描述背部分支的诸多分支，但是实际上这些是复杂易变的分支模式

图 9.6　背支的内侧支的内镜下观察，根据横突沿着横向面囊消融软组织，从骨骼的后部到尾部横突的背部方向剥落软组织。当内侧支位于纤维通道和骨膜通道时，甚至可采用激光消融

关热创伤的一种炎症反应[32]，这种炎症通常较为短暂，但是如果严重，可能导致进行性损害。无菌椎间盘炎将表现为新发的轴性痛以及发热。实验室检查可发现白细胞、血沉和 C- 反应蛋白升高。MRI 表现为椎间隙塌陷、Modic 改变和炎性反应。骨骼扫描可能是阳性结果，白细胞检查和培养可能呈阴性结果。组织学的检查显示严重炎症但无化脓迹象。这需要与感染性椎间盘炎相鉴别。

　　假如激光能量直接作用于终板，可能发生终板骨坏死[33]。特征性的表现为持续加重的轴性疼痛，其中应用抗炎药物无效。MRI 显示受伤软骨骨髓处拱形区域 T2 信号增强和 T1 信号降低。类固醇药物在减轻这些症状方面有效。

　　为防止这些并发症，重要的预防措施是避免长时间连续使用激光。连续使用将在邻近组织中引起过度加热和热损伤。通过停顿数秒间歇性的激光使用能够减少这种并发症，同时建议注意激光方向并在直接可视化下使用激光。

参考文献

1. Townes CH. Optical masers and their possible applications to biology. Biophys J. 1962;2(2 Pt 2)：325–9. PubMed PMID：13922199. PubMed Central PMCID：PMC1366488. Epub 1962/03/01. eng.

2. Ascher PW, Heppner F. CO2-Laser in neurosurgery. Neurosurg Rev. 1984;7(2–3)：123–33. PubMed PMID：6436735. Epub 1984/01/01. eng.

3. Ascher PW. Status quo and new horizons of laser therapy in neurosurgery. Lasers Surg Med. 1985;5(5)：499–506. PubMed PMID：4068883. Epub 1985/01/01. eng.

4. Choy DS, Case RB, Fielding W, Hughes J, Liebler W, Ascher P. Percutaneous laser nucleolysis of lumbar disks. N Engl J Med. 1987;317(12)：771–2. PubMed PMID：3627193. Epub 1987/09/17. eng.

5. Choy DS, Altman P. Fall of intradiscal pressure with laser ablation. J Clin Laser Med Surg. 1995;13(3)：149–51. PubMed PMID：10150638. Epub 1995/06/01. eng.

6. Casper GD, Mullins LL, Hartman VL. Laser-assisted disc

decompression: a clinical trial of the holmium: YAG laser with side-firing fiber. J Clin Laser Med Surg. 1995;13(1): 27–32. PubMed PMID: 10150570. Epub 1995/02/01. eng.

7. Hellinger J. Technical aspects of the percutaneous cervical and lumbar laser-disc-decompression and-nucleotomy. Neurol Res. 1999;21(1): 99– 102. PubMed PMID: 10048065. Epub 1999/02/27. eng.

8. Mayer HM, Brock M. Percutaneous endoscopic discectomy: surgical technique and preliminary results compared to microsurgical discectomy. J Neurosurg. 1993;78(2): 216–25. PubMed PMID: 8267686. Epub 1993/02/01. eng.

9. Davis JK. Percutaneous discectomy improved with KTP laser. Clin Laser Mon. 1990;8(7): 105–6. PubMed PMID: 10149820. Epub 1990/06/08. eng.

10. Yeung AT. Consideration for the use of the KTP laser for disc decompression and ablation. In: Sherk HH, editor. Spine: State of the Art Reviews. Philadelphia: Hanley & Belfus, Inc; 1993;7(1). p. 67–94.

11. Yeung AT. The evolution of percutaneous spinal endoscopy and discectomy: state of the art. Mt Sinai J Med, New York. 2000;67(4): 327– 32. PubMed PMID: 11021785. Epub 2000/10/06. eng.

12. Knight M, Goswami A. Management of isthmic spondylolisthesis with posterolateral endoscopic foraminal decompression. Spine. 2003;28(6): 573–81. PubMed PMID: 12642765. Epub 2003/03/19. eng.

13. Knight MT, Goswami A, Patko JT, Buxton N. Endoscopic foraminoplasty: a prospective study on 250 consecutive patients with independent evaluation. J Clin Laser Med Surg. 2001;19(2): 73–81. PubMed PMID: 11443793. Epub 2001/07/11. eng.

14. Yeung AT, Gore S. In-vivo endoscopic visualization of pathoanatomy in symptomatic degenerative conditions of the lumbar spine II: intradiscal, foraminal, and central canal decompression. Surg Technol Int. 2011;XXI: 299–319. PubMed PMID: 22505004. Epub 2012/04/17. Eng.

15. Choy DS, Altman PA, Case RB, Trokel SL. Laser radiation at various wavelengths for decompression of intervertebral disk. Experimental observations on human autopsy specimens. Clin Orthop Relat Res. 1991;267: 245–50. PubMed PMID: 1904334. Epub 1991/06/01. eng.

16. Singh V, Manchikanti L, Benyamin RM, Helm S, Hirsch JA. Percutaneous lumbar laser disc decompression: a systematic review of current evidence. Pain Physician. 2009;12(3): 573–88. Review.

17. Lee SH, Kang HS. Percutaneous endoscopic laser annuloplasty for discogenic low back pain. World Neurosurg. 2010;73(3): 198–206. doi: 10.1016/j.surneu.2009.01.023; discussion e33. Epub 2009 Mar 27.

18. Ahn Y, Lee SH, Lee JH, Kim JU, Liu WC. Transforaminal percutaneous endoscopic lumbar discectomy for upper lumbar disc herniation: clinical outcome, prognostic factors, and technical consideration. Acta Neurochir. 2009;151(3): 199–206. PubMed PMID: 19229467. Epub 2009/02/21. eng.

19. Ahn Y, Lee SH, Park WM, Lee HY, Shin SW, Kang HY. Percutaneous endoscopic lumbar discectomy for recurrent disc herniation: surgical technique, outcome, and prognostic factors of 43 consecutive cases. Spine. 2004;29(16): E326–32. PubMed PMID: 15303041. Epub 2004/08/11. eng.

20. Choi G, Lee SH, Bhanot A, Raiturker PP, Chae YS. Percutaneous endoscopic discectomy for extraforaminal lumbar disc herniations: extraforaminal targeted fragmentectomy technique using working channel endoscope. Spine. 2007;32(2): E93–9. PubMed PMID: 17224806. Epub 2007/01/17. eng.

21. Choi G, Lee SH, Lokhande P, Kong BJ, Shim CS, Jung B, et al. Percutaneous endoscopic approach for highly migrated intracanal disc herniations by foraminoplastic technique using rigid working channel endoscope. Spine. 2008;33(15): E508–15. PubMed PMID: 18594449. Epub 2008/07/03. eng.

22. Jang JS, An SH, Lee SH. Transforaminal percutaneous endoscopic discectomy in the treatment of foraminal and extraforaminal lumbar disc herniations. J Spinal Disord Tech. 2006;19(5): 338–43. PubMed PMID: 16826005. Epub 2006/07/11. eng.

23. Lee DY, Shim CS, Ahn Y, Choi YG, Kim HJ, Lee SH. Comparison of percutaneous endoscopic lumbar discectomy and open lumbar microdiscectomy for recurrent disc herniation. J Korean Neurosurg Soc. 2009;46(6): 515–21. PubMed PMID: 20062565. Pubmed Central PMCID: PMC2803265. Epub 2010/01/12. eng.

24. Lew SM, Mehalic TF, Fagone KL. Transforaminal percutaneous endoscopic discectomy in the treatment of far-lateral and foraminal lumbar disc herniations. J Neurosurg. 2001;94(2 Suppl): 216–20. PubMed PMID: 11302623. Epub 2001/04/17. eng.

25. Mayer HM, Brock M, Berlien HP, Weber B. Percutaneous endoscopic laser discectomy (PELD). A new surgical technique for nonsequestrated lumbar discs. Acta Neurochir Suppl. 1992;54: 53–8. PubMed PMID: 1595409. Epub 1992/01/01. eng.

26. Ruetten S, Komp M, Merk H, Godolias G. Full-endoscopic interlaminar and transforaminal lumbar discectomy versus conventional microsurgical technique: a prospective, randomized, controlled study. Spine. 2008;33(9): 931–9. PubMed PMID: 18427312. Epub 2008/04/23. eng.

27. Tsou PM, Yeung AT. Transforaminal endoscopic decompression for radiculopathy secondary to intracanal noncontained lumbar disc herniations: outcome and technique. Spine J. 2002;2(1): 41–8. PubMed PMID: 14588287. Epub 2003/11/01. eng.

28. Yeung AT, Yeung CA. Minimally invasive techniques for the management of lumbar disc herniation. Orthop Clin North Am. 2007;38(3): 363–72; abstract vi. PubMed PMID: 17629984. Epub 2007/07/17. eng.

29. Chiu JC. Evolving transforaminal endoscopic microdecompression for herniated lumbar discs and spinal stenosis. Surg Technol Int. 2004;13: 276–86. Review.

30. Schubert M, Hoogland T. Endoscopic transforaminal nucleotomy with foraminoplasty for lumbar disk herniation. Oper Orthop Traumatol. 2005;17(6): 641–61. English, German.

31. Yeung AT, Tsou PM. Posterolateral endoscopic excision

for lumbar disc herniation：surgical technique，outcome，and complications in 307 consecutive cases. Spine. 2002;27(7)：722–31. PubMed PMID：11923665. Epub 2002/03/30. eng.

32. Ahn Y，Lee SH. Postoperative spondylodiscitis following transforaminal percutaneous endoscopic lumbar discectomy：clinical characteristics and preventive strategies. Br J Neurosurg. 2012;26(4)：482–6. PubMed PMID：22316067. Epub 2012/02/10. eng.

33. Fink B，Schneider T，Braunstein S，Schmielau G，Ruther W. Holmium：YAG laser-induced aseptic bone necroses of the femoral condyle. Arthroscopy. 1996;12(2)：217–23. PubMed PMID：8777000. Epub 1996/04/01. eng.

第10章

颈椎后路减压术

Neil M. Badlani, Frank M. Phillips

李康 李华 译

前 言

对于基于突出的髓核、骨赘和其他退行性改变所致的中央管和椎间孔狭窄的神经根型颈椎病，颈椎后路减压术是一种有效的治疗技术[1-3]。已有研究表明尤其是颈椎后路椎板减压术和椎间孔减压术对于根性痛有92% ~ 97%的缓解率[4]。当前，颈椎病的外科治疗主要包括前路和后路手术。颈椎后路减压术可以避免前路手术的入路相关并发症，例如食道损伤、血管损伤、喉返神经麻痹以及术后吞咽困难[5-7]。此外，后路减压术保存了颈椎活动度并减少了邻近节段退变等远期并发症[8-11]。

开放的颈椎后路手术往往需要广泛地剥离椎旁肌从而导致显著的术后疼痛或肌肉痉挛[12, 13]，微创后路手术技术应运而生。文献证明在尸体试验上微创椎间孔减压术可获得与开放手术相同的减压效果[14, 15]。临床数据显示与开放手术相比，微创手术可获得相同的临床效果并且手术出血少，住院时间短，术后疼痛轻[12, 16, 17]。研究证明微创颈椎后路减压术较颈椎前路椎间盘切除融合术手术时间更短[18]。本章节将对使用微创管状牵开器系统的颈椎后路减压术进行综述。

手术适应证

微创颈椎后路椎间孔减压术或椎板减压术的基础适应证是源于骨性狭窄或软性椎间盘突出的颈神经根椎间孔内受压所致的单纯神经根性疼痛。其他适应证包括前路减压术失败后的残余症状或活动性颈椎前方感染、气管切开术后、有放射治疗史或既往颈部大手术史等前路手术禁忌证。理想的手术患者首先有根性症状，并伴有轻度颈痛或无力，同时 Spurling 征阳性。

微创后路减压技术也可用于治疗有双侧症状的神经根型颈椎病或者轻度中央管狭窄症状的患者。微创后路减压技术可以经双侧入路进行双侧椎间孔减压，也可以经扩大的单侧入路对狭窄的中央管进行减压。对于不伴有颈椎不稳的黄韧带肥厚和关节突增生所致的中央管狭窄，微创后路减压术是一种有效的治疗方式，尤其适用于单节段病变。

禁忌证

微创颈椎后路减压术的禁忌证包括单纯轴性颈痛而不伴有根性症状的患者。同时有根性症状和显著颈痛的患者也应注意，微创后路减压术也许不能改善颈痛症状。颈椎不稳以及任何显著的后凸畸形都是禁忌证，因为这些情况单纯后路减压可能是无效的。部分椎动脉的变异可能会阻碍后路减压，所以术前细致的影像学评估非常重要。另外，对存在显著脊髓压迫症状和中央管狭窄的患者进行微创后路减压时，操作必须十分小心。如果中央管狭窄主要源于腹侧的压迫，前路手术将会更加有效。

手术技术

手术设备

微创后路减压术需要管状牵开器通道系统、

固定于常规手术床的 Mayfield 颈椎夹具和固定臂、手术显微镜或放大镜、高速电钻或磨钻、与管状牵开器配套的微创手术器械、术中透视设备。

体位

全身麻醉并放置合适的神经监测设备后，小心将患者俯卧位置于 Mayfield 颈椎夹具内，此时患者颈椎被固定于中立位或轻度屈曲位。在颈椎位置，手术床必须是可透过 X 线的。手术区域术前备皮，颈后部常规消毒铺巾。

管状牵开器固定臂的安放应在术前完成，作者更倾向于将固定臂置于手术入路的对侧。C 臂机应放置在术者对侧，显微镜应在术者侧（图 10.1）。

牵开器放置和显露

对于微创颈椎后路减压术，将管状牵开器通道放置在最理想的位置是获得临床成功的关键步骤。放置牵开器有多种方式，理想位置为椎板关节突结合部，与责任节段椎间隙平齐（图 10.2）。

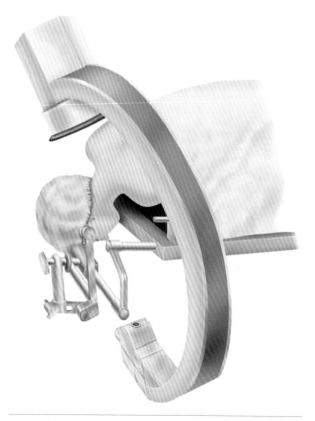

图 10.1　患者被固定于 Mayfield 颈椎夹具中，固定架尽量伸展以获得充分的前后位透视视野。旋转透视机使透视轴线垂直于椎板（图片由 Medtronic 公司提供。METRx® 系统获得 Gary K. Michelson 博士的技术支持）

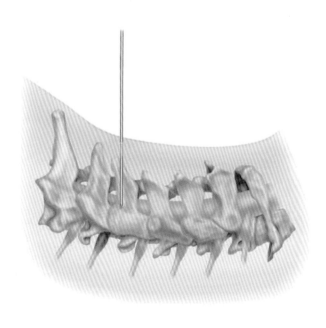

图 10.2　初级扩张通道穿过颈深筋膜，安全地置于侧块外侧并与椎间隙平行（图片由 Medtronic 公司提供。METRx® 系统获得 Gary K. Michelson 博士的技术支持）

根据前后位 X 线透视可以直接观察到椎板和关节突的结合部，从而准确地放置通道。大多数管状牵开器通道系统有一根克氏针可以穿过皮肤和筋膜并固定于目标位置。这些操作应该小心进行，尤其在颈椎，因为疏忽导致误置的风险是存在的。在这里作者推荐一种更安全的备选方法，使用腰穿针在责任节段中线旁开大约 1.5 cm 处小心穿刺定位手术切口，穿刺方向朝向关节突关节以避免意外的神经损伤。透视确保手术切口对应责任节段并确认穿刺针的穿刺路径。在前后位透视片上，我们可以通过自第一肋向头侧计数，清楚地定位手术节段，这种方法在患者体格较大、侧位片难以定位颈椎的情况下特别有效。

定位完成后进行局部麻醉，可使用肾上腺素注射减少出血。皮肤切口长度应与管状牵开器的直径相等，通常 18 mm，锐性切开筋膜保持切口直径不变。单侧减压时，切口通常旁开中线 1.5 cm。如果需要进行中央管减压，切口应该更靠外侧来为管状牵开器伸向对侧制造角度。如果患者体格较大，切口选择也应更加靠外侧。

在直接触诊确定关节突关节和通道固定位置后，用手指钝性分离肌肉。使用逐级管状扩张器制造手术工作通道。可以使用最小的扩张器仔细触诊关节突关节和椎板上下缘等潜在的解剖结构。颈椎手术中的逐级扩张应谨慎地使用每一级扩张器旋转进行以避免疏忽所致神经损伤。扩张完成后，置入合适长度的管状牵开器并撤出扩张器。管状牵开器应足够长，自皮缘到达椎板，作者通常使用 18 mm 的管状牵开器进行椎间孔减压（图 10.3）。

一旦管状牵开器的位置确定，应使用安装于手术床上的固定臂将牵开器固定。C 臂机透视确定牵开器位于理想位置。沿通道路径进行前后位透视确定牵开器固定于椎板与关节突内侧面的结合部。然后使用 C 臂机侧位透视确定牵开器与责任节段椎间隙平齐，并位于手术节段头端侧块的内下缘。在减压开始前轻微调整通道位置确保最佳的手术路径。

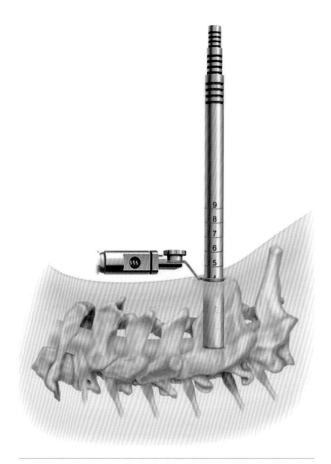

图 10.3 颈后部的软组织较致密，需要更加小心地逐级旋转置入扩张器直至合适的管状牵开器置入理想位置（图片由 Medtronic 公司提供。METRx® 系统获得 Gary K. Michelson 博士的技术支持）

我们也可以单纯依据侧位透视建立手术通道。根据侧位片，中线旁开大约 1.5 cm 皮肤切口，并与手术节段椎间隙平齐。如上所述方法置入扩张器，固定于手术节段头端侧块内下缘并与手术节段椎间隙平齐（图 10.4）。这种方法可以在初级扩张时更准确地定位手术间隙，但需要更仔细触诊来确定牵开器在冠状面上位于椎板关节突结合部。

根据术者的习惯，通道内的手术操作可以通过手术显微镜进行。可以使用吸引器的钝性尖端由外向内仔细触诊骨性结构。为显示骨性结构，应使用单极电刀和髓核钳完全剥离软组织（图 10.5）。椎板下缘、黄韧带和关节突内侧部等解剖

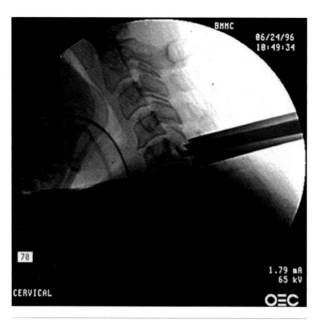

图 10.4　侧位透视确认管状牵开器位于合适位置，与责任节段椎间隙平行（图片由 Medtronic 公司提供。METRx® 系统获得 Gary K. Michelson 博士的技术支持）

标志的确定是最为关键的。

单侧减压

　　确定上位椎板下缘与下位椎板上缘在关节突关节内缘的"V"交汇处（图 10.6）。用带角度的小刮匙确定上述边缘和椎管的位置并将黄韧带自上位椎板下缘内侧面剥离。可以用 1 号或 2 号的 Kerrison 咬骨钳做部分的椎板切除以更好地确定椎管的外侧壁（图 10.7）。切除此区域内的黄韧带可显露硬膜的外侧缘和神经根的近端部分。

　　椎间孔减压需要 2 mm 的高速磨钻。骨性结构的切除应从上位节段的下关节突开始，由内而外，自浅向深。保留至少一半的关节突关节以保证脊

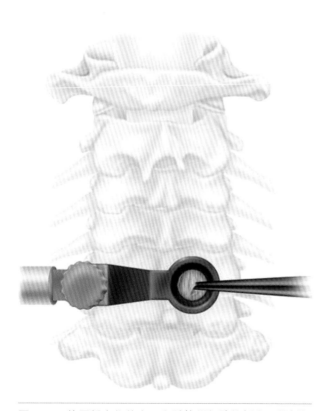

图 10.5　使用低电能的电刀和髓核钳切除椎板上及椎板间隙的软组织（图片由 Medtronic 公司提供。METRx® 系统获得 Gary K. Michelson 博士的技术支持）

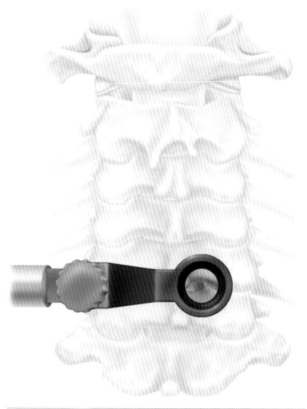

图 10.6　工作通道内可见上下位的椎板和关节突关节内侧的结合部（图片由 Medtronic 公司提供。METRx® 系统获得 Gary K. Michelson 博士的技术支持）

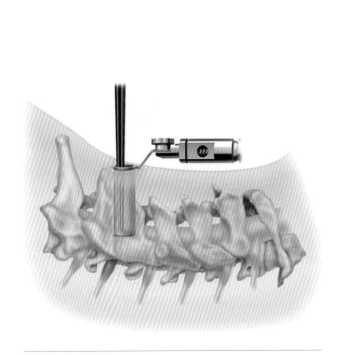

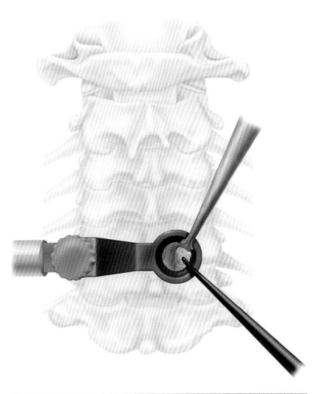

图 10.7 应先向下再向外切除下位椎板，再向上处理上位椎板（图片由 Medtronic 公司提供。METRx® 系统获得 Gary K. Michelson 博士的技术支持）

图 10.8 使用颈椎神经根拉钩在神经根腋下轻柔牵拉神经根，突出的椎间盘常出现于此区域。必要时可用尖刀切开韧带。使用髓核钳取出突出的椎间盘（图片由 Medtronic 公司提供。METRx® 系统获得 Gary K. Michelson 博士的技术支持）

柱的稳定性[19]。然后由内而外、自浅向深地切除下位节段的上关节突。需要注意切除的骨质，是关节突中部出血的骨松质还是椎间孔壁不出血的骨皮质。在严重椎间孔狭窄的情况下，减压最后可见构成椎间孔壁的片状骨皮质，可使用小号的 Kerrison 咬骨钳或带角度的小刮匙切除。骨性减压完成后，可以用神经拉钩置入椎间孔确定神经根减压充分，并触及椎间孔上下的椎弓根。

当合并椎间盘突出时，突出的椎间盘往往位于神经根的腋下，神经根向上外侧移位。可以用钝性的吸引器头轻柔牵开神经根显露突出的椎间盘。神经根拉钩应置于神经根前下方以便去除椎间盘碎块（图 10.8）。大部分突出的椎间盘可以这样切除或使用带角度的刮匙将椎间盘向前推回椎间隙。术中此区域常出现硬膜外静脉丛出血，必要时可使用止血药和双极电凝止血。

摘除椎间盘后，再次使用神经根拉钩确定椎间孔减压充分。充分止血后撤去工作通道。

中央管、双侧及多节段减压

对于单侧症状的多节段狭窄，可以在责任节段之间做切口。每个节段的通道置入和减压方法如上所述。

对于双侧椎间孔狭窄导致双侧症状的情况，微创治疗可有两种选择。可分别于中线旁开大约 1.5 cm 两侧做切口，双侧入路及减压均如上所述。这种双侧通道下椎板减压的技术已成功应用于 10 例患者，并且术中出血少，术后 15 个月随访临床疗效佳，无并发症，无术后颈椎失稳及再手术的情况[20]。

另一种方法是单一正中切口入路，再做两个外侧筋膜切口，其他方法同上。这种方法需要做较长的正中皮肤切口，向外上方牵开皮肤做理想位置的筋膜切口并进行减压。

当椎管需要双侧减压时，中央的椎板切除和双侧减压可通过单侧入路进行。最初的切口应在症状较重侧，尤其是椎间孔狭窄侧。切口和通道置入同上。首先进行单侧椎板切除，保留黄韧带。管状牵开器向外侧倾斜约45°来显露存留的椎板和棘突的根部。必要时可向对侧倾斜手术床来更好地显露中线和对侧结构。

用精细刮匙将黄韧带自棘突和椎板的内面剥离。用高速磨钻磨去椎板，将棘突向对侧关节突方向磨去。磨除棘突的内侧骨皮质可以减小减压过程中对硬膜和脊髓造成的压力，使磨除椎板的过程更加安全。磨至对侧关节突关节时，大部分黄韧带将游离。再用刮匙剥离仍附着的黄韧带，并用 Kerrison 咬骨钳将黄韧带安全地切除，显露硬膜和减压区域。用 Kerrison 咬骨钳或精细弯刮匙切除来自对侧关节突关节或下位椎板上缘的致压物。

对侧减压完成后，将管状牵开器重新置入同侧。同侧减压的方法同上。充分止血后，撤出工作通道并关闭切口。这种椎板减压的入路保护了大部分韧带支持结构，将有可能减少术后颈椎后凸的发生。

这些颈椎微创减压技术可有更广泛的应用。已有在尸体模型上进行颈椎微创椎管成形术的报道[21]。最近又出现了包括微创入路行多节段减压和颈椎固定融合术的新进展[22]。

关闭切口和术后护理

微创减压后需间断缝合颈部筋膜。如果患者肥胖无法辨别筋膜，可以将皮下组织缝合后缝合皮肤。使用皮肤黏合剂可以允许患者在术后早期淋浴。根据术者的习惯，可穿着手术服。

大多数患者可以在手术当天出院，有报道称这种手术已经常规作为门诊手术[23]。术后患者不需要佩戴硬质颈托，可以佩戴软质围领减轻患者肌肉痉挛。颈椎微创术后建议早期活动。大多数患者可在术后1周回归办公室工作[24]。术后鼓励

患者尽可能多地进行行走锻炼，但在4～6周内避免剧烈运动。对于术后疼痛，口服弱效的止痛药或非处方药，如布洛芬或对乙酰氨基酚通常效果满意。工作通道置入所致的术后肌肉痉挛可导致疼痛，可使用环苯扎林缓解。

要点与常见错误

- 始终在术前通过影像学检查椎动脉变异，并了解压迫所在的解剖位置。
- 术中使用手术显微镜可获得更好手术视野，推荐使用。
- 在切开和置入工作通道前，先将牵开器的固定臂连接到手术床上并接近最终位置。
- 使用克氏针时应小心避免误入硬膜。将工作通道置于椎板和侧块的骨性结构上。尽管工作通道置入时有一定风险，相比自正中切口进入椎板间隙的开放入路，微创入路显露时避开了椎管。
- 在扩张工作通道前将筋膜按终级牵开器尺寸切开。旋转置入工作通道，避免腰椎手术时的垂直用力。
- 尽可能小幅度倾斜工作通道，以避免肌肉影响视野。因此，尽可能将牵开器置入到理想位置后经透视确认。
- 避免过度牵拉神经根。必要时，可以轻轻钻入下位椎弓根的内上 1/4，在不过度牵拉神经根的情况下更好地显露前方压迫。
- 注意形似突出的椎间盘碎片的颈神经根前运动支。
- 保留 50% 的关节突关节避免术后失稳。

并发症及处理

以管状牵开器为基础的微创手术的风险及并发症与开放手术类似，包括出血、感染、硬膜撕裂、神经或脊髓损伤、医源性失稳以及药物并发症。据报道总体并发症发生率为 2%～9%，其中硬膜

撕裂和感染最为常见[12]。

初次开展微创减压术时学习曲线是不可避免的。在此阶段，遇到困难时需要延长手术时间、小心操作以及逐级置入通道。必要时，可转为传统开放入路。最重要的是，要确认减压充分后结束手术。

微创减压术中出血通常可以忽略。避免显露关节突关节外侧以免造成不必要的出血。硬膜外静脉丛通常是出血的来源，最好预先使用止血药物和双极电凝控制出血。

术后感染在微创减压术中是非常少见的。出现手术区域感染时，清创并应用抗生素常规处理。

硬膜撕裂对于微创减压术仍是一大障碍。精细的操作可以使硬膜撕裂的概率减少至最低但不可能完全避免。微创手术的切口死腔较小，所以相比常规开放手术术后持续脑脊液漏或硬膜-皮肤瘘管的发生率较低。小而稳定的硬膜撕裂可以用小块止血材料补片加硬膜黏合剂（例如纤维蛋白胶）修补。硬膜撕裂的患者术后应保持 45° 头高脚低位 24 小时。较大的撕裂需约 2 ~ 3 天引流。部分较大的硬膜撕裂需要缝合裂口。

神经损伤非常罕见，必须通过谨慎操作避免。在显著颈椎管狭窄或脊髓型颈椎病的患者手术时，应置入光导纤维来减低颈部操作风险。置入工作通道及减压时小心操作避免神经损伤。在狭窄椎间孔内颈神经根过度操作或在扩张通道时直接的硬膜减压将增加神经损伤风险。

总　结

对于不伴有颈椎不稳和僵硬性后凸，而有骨性压迫或椎间盘突出所致椎间孔狭窄，伴有根性症状的患者，颈椎后路微创减压术是一种有效的技术。这项技术也可用于颈椎管狭窄患者的多节段和中央管减压。虽然微创减压术有一定学习曲线，但经使用管状牵开器的微创入路进行减压相比传统开放手术可达到相同的疗效，同时并发症发生率更低[12, 16, 17]。

参考文献

1. Aldrich F. Posterolateral microdiscectomy for cervical monoradiculopathy caused by posterolateral soft cervical disc sequestration. J Neurosurg. 1990;72(3)：370–7.
2. Ducker TB, Zeidman SM. The posterior operative approach for cervical radiculopathy. Neurosurg Clin N Am. 1993;4(1)：61–74.
3. Fager CA. Management of cervical disc lesions and spondylosis by posterior approaches. Clin Neurosurg. 1977;24：488–507.
4. Henderson CM, Hennessy RG, Shuey Jr HM, Shackelford EG. Posterior-lateral foraminotomy as an exclusive operative technique for cervical radiculopathy：a review of 846 consecutively operated cases. Neurosurgery. 1983;13(5)：504–12.
5. Bulger RF, Rejowski JE, Beatty RA. Vocal cord paralysis associated with anterior cervical fusion：considerations for prevention and treatment. J Neurosurg. 1985;62(5)：657–61.
6. Clements DH, O'Leary PF. Anterior cervical discectomy and fusion. Spine (Phila Pa 1976). 1990;15(10)：1023–5.
7. Jung A, Schramm J, Lehnerdt K, Herberhold C. Recurrent laryngeal nerve palsy during anterior cervical spine surgery：a prospective study. J Neurosurg Spine. 2005;2(2)：123–7.
8. Baba H, Furusawa N, Imura S, Kawahara N, Tsuchiya H, Tomita K. Late radiographic findings after anterior cervical fusion for spondylotic myeloradiculopathy. Spine (Phila Pa 1976). 1993;18(15)：2167–73.
9. Hilibrand AS, Robbins M. Adjacent segment degeneration and adjacent segment disease：the consequences of spinal fusion? Spine J. 2004;4(6 Suppl)：190S–4.
10. Hilibrand AS, Yoo JU, Carlson GD, Bohlman HH. The success of anterior cervical arthrodesis adjacent to a previous fusion. Spine (Phila Pa 1976). 1997;22(14)：1574–9.
11. Ishihara H, Kanamori M, Kawaguchi Y, Nakamura H, Kimura T. Adjacent segment disease after anterior cervical interbody fusion. Spine J. 2004;4(6)：624–8.
12. Fessler RG, Khoo LT. Minimally invasive cervical microendoscopic foraminotomy：an initial clinical experience. Neurosurgery. 2002;51(5 Suppl)：S37–45.
13. Hosono N, Yonenobu K, Ono K. Neck and shoulder pain after laminoplasty. A noticeable complication. Spine (Phila Pa 1976). 1996;21(17)：1969–73.
14. Burke TG, Caputy A. Microendoscopic posterior cervical foraminotomy：a cadaveric model and clinical application

for cervical radiculopathy. J Neurosurg. 2000;93(1 Suppl)：126–9.

15. Roh SW, Kim DH, Cardoso AC, Fessler RG. Endoscopic foraminotomy using MED system in cadaveric specimens. Spine (Phila Pa 1976). 2000;25(2)：260–4.

16. Adamson TE. Microendoscopic posterior cervical laminoforaminotomy for unilateral radiculopathy：results of a new technique in 100 cases. J Neurosurg. 2001;95(1 Suppl)：51–7.

17. Kim KT, Kim YB. Comparison between open procedure and tubular retractor assisted procedure for cervical radiculopathy：results of a randomized controlled study. J Korean Med Sci. 2009;24(4)：649–53.

18. Ruetten S, Komp M, Merk H, Godolias G. Full-endoscopic cervical posterior foraminotomy for the operation of lateral disc herniations using 5.9-mm endoscopes：a prospective, randomized, controlled study. Spine (Phila Pa 1976). 2008;33(9)：940–8.

19. Raynor RB, Pugh J, Shapiro I. Cervical facetectomy and its effect on spine strength. J Neurosurg. 1985;63(2)：278–82.

20. Yabuki S, Kikuchi S. Endoscopic partial laminectomy for cervical myelopathy. J Neurosurg Spine. 2005;2(2)：170–4.

21. Wang MY, Green BA, Coscarella E, Baskaya MK, Levi AD, Guest JD. Minimally invasive cervical expansile laminoplasty：an initial cadaveric study. Neurosurgery. 2003;52(2)：370–3; discussion 3.

22. Mikhael MM, Celestre PC, Wolf CF, Mroz TE, Wang JC. Minimally invasive cervical spine foraminotomy and lateral mass screw placement. Spine (Phila Pa 1976). 2012;37(5)：E318–22.

23. Tomaras CR, Blacklock JB, Parker WD, Harper RL. Outpatient surgical treatment of cervical radiculopathy. J Neurosurg. 1997;87(1)：41–3.

24. Hilton Jr DL. Minimally invasive tubular access for posterior cervical foraminotomy with three-dimensional microscopic visualization and localization with anterior/posterior imaging. Spine J. 2007;7(2)：154–8.

第11章

胸椎减压术

Albert P. Wong, Zachary A. Smith, Rohan R. Lall, Richard G. Fessler

张西峰　译

手术适应证及禁忌证

胸椎腹侧疾病包括诸多类型：椎间盘突出、椎体病理性骨折、椎间盘炎（骨髓炎）、原发性或转移性脊柱肿瘤、脊柱硬膜外脓肿以及创伤。传统后路减压手术在解决腹侧疾患时存在局限性，并且术者由后外侧、侧方或前方入路更容易完成手术。前侧入路手术会增加损伤胸膜以及在其下方的肺、纵隔和心脏的风险。因此，对一个脊柱外科医师来说具备后外侧或侧方入路手术技术对于治疗位于正中的胸椎疾病非常重要。后外侧入路的脊柱微创手术（minimally invasive spine surgery，MISS）可以成功解决正中线附近的胸椎疾病。在接下来的 2 个病例中我们将通过图片来介绍：椎间盘摘除术和侧方入路椎体切除、脊柱重建术。

在脊柱疾病中，有症状的胸椎间盘突出并不常见。与腰椎及颈椎相比，胸椎相对比较固定且所受压力由胸廓分担（肋骨、肋骨关节面和韧带、胸骨），所以胸椎间盘突出的可能性较前两者小[1]。手术治疗胸椎间盘突出症的概率约占全部椎间盘手术的 0.5% ~ 4%。超过 75% 的胸椎间盘突出在 T8 节段之下[2-7]。Brown[8, 9] 和 Awaad 等[9] 做的回顾性研究指出，27% 的胸椎间盘突出患者由于出现脊髓症状而需要手术治疗。临床研究表明：椎板切除治疗胸椎间盘突出的手术成功率较后外侧、

侧方、胸腔入路为低（57% *vs.* 80%）[2, 3, 5, 6, 10-19]。除此之外，一些患者在接受后路胸椎椎板切除手术后发生了严重的神经症状[2, 8, 15]。传统认为，由于视野理想、减压安全，前路胸廓开放入路非常适用于治疗位于腹侧中线的胸椎间盘突出（尤其是有钙化的椎间盘）。但是，这种传统入路引起并发症的概率非常高[10, 12, 17]。在最近的文献中可以看到，微创技术在治疗胸椎间盘突出症方面，有同等的减压效果及显著的疗效[11, 13, 18]。Khoo 等[14] 比较了 13 例微创胸腔外入路椎间盘摘除、相邻椎体融合的胸椎间盘突出患者和 11 例传统经胸腔入路的患者。结果显示术后早期效果微创组视觉模拟量表（visual analog scale，VAS）评分更好，并且可以减少止痛药物用量及降低并发症的发生率。此微创入路治疗胸椎间盘突出将在本章节具体论述。

胸椎椎体疾病常存在后背轴向疼痛并且在站立的时候加重。骨质疏松、感染、代谢性疾病、肿瘤或创伤引起的病理性骨折为主要发病因素。如果椎体后侧皮质部分碎片向后进入椎管，就会压迫脊髓，导致脊髓病变。类似的，就算没有明显的椎体骨折，背部肿瘤的生长和硬膜外脓肿都会对胸段脊髓产生压迫。对于胸椎椎体骨折可以采用类似治疗胸椎间盘突出的入路。推荐的手术入路有：经椎弓根（关节突）入路，改良肋骨横突切除术，侧方经胸腔外入路，经胸廓入路及腔镜

手术。这些方法类似于治疗胸椎椎间盘突出的开放入路。但是，它的局限性在于当要接近胸椎疾病部位时需要切开许多软组织，这样就增加了术后并发症的发生率[19-21]。

胸椎间盘突出和椎体病变的手术适应证为：患者存在无法耐受的神经根症状、脊髓症状或脊髓神经根症状。当需要病理性诊断、感染清除（椎间盘及椎体炎症）、肿瘤切除（原发或转移）、解决已经存在或可能存在的脊柱不稳情况（创伤或病理性骨折）时，手术也是必选项。本章节集中论述胸椎减压的 MISS，也会对旁中央显微内镜椎间盘摘除术（microendoscopic discectomy，MED）治疗胸椎间盘突出和 MISS 经侧方入路胸腔外治疗胸椎椎体疾病进行论述。

术前注意事项

胸椎间盘突出的患者通常在 40 岁发病，有背部中下部的疼痛、脊髓症状和神经根症状[2, 8, 9]。在诊断时，超过 70% 的患者临床表现出脊髓及胸廓神经根症状[7-9, 16]。有胸段脊髓症状的患者的典型表现就是在数个月到数年期间四肢协调能力和运动共济功能呈缓慢阶梯状减弱。典型四肢运动协调能力降低表现在：下坡时出现失衡或不能确定脚的位置。其他症状主要包括后背下侧的疼痛、四肢灼烧感或膀胱和胃肠改变。体格检查中，患者可能会出现四肢肌力减弱，步态不稳，Romberg 征阳性，下肢反射亢进、痉挛或 Babinski 征阳性。

存在神经根症状的患者通常反映受压神经根支配的皮肤区域有放射状疼痛。患者描述这些疼痛为烧灼样伴有感觉异常，而且疼痛可能从胸腹部中线附近放射出。这些"胸痛"和"腹痛"的症状开始可能会被误诊为心脏病和腹泻的初始症状。体格检查中，受压神经根支配的区域可能存在轻触觉减弱、针刺样疼痛及温度感觉异常。长时间的受压，可能会出现腹部肌肉萎缩或反射减弱等症状。

胸椎间盘突出可以在 CT 上观察出来，但是在 CT 脊髓造影片或 MRI 能更清楚表现出来。CT 对诊断骨骼细节、判断是否存在椎间盘硬化或受压是否来自于骨赘很有帮助。MRI 可以清楚判断椎间盘突出属于中央型还是旁中央型、椎间盘的移位、椎间孔狭窄导致神经根受压的严重程度、脊髓受压的严重程度及受压脊髓是否出现水肿。

类似于胸椎间盘突出，胸椎椎体病变也同样可以引起脊髓压迫和脊髓症状。最突出的症状包括背部中下部位的疼痛且在轴向压力下会加重以及神经根受压。胸椎椎体病变的原因需要通过进一步的病史研究、体格检查和病情诊断来阐述：感染（发热、脊柱触诊、近期感染病史、静脉药物使用、免疫抑制），肿瘤[肿瘤个人（家族）史、骨痛并在夜间加重]，代谢性疾病（肾病病史、血糖生成指数、异常内分泌综合征、骨质疏松症）和各种创伤（坠落伤、受攻击、车祸）。

胸椎椎体疾病的影像学资料应该包括 CT、MRI、增强 MRI 和站立位长节段 X 线片。CT 可以了解骨骼解剖结构是否涉及感染和肿瘤，可进行术前评估，是发现骨折和骨质变化的基础。MRI 可以更好地明确感染或肿瘤的病因，判断是否累及神经根或脊髓，椎体节段损伤是否产生广泛椎旁肌营养不良。站立位长节段 X 线片对发现局部或整体的下矢状面（冠状面）中由于椎体疾病而导致的需要重建的缺损非常有用。将仰卧位的 CT 或 MRI 与站立位长节段 X 线片做对比有时候可以看到脊柱不稳、渐进性脊柱后凸和椎体脱位。

由于肋弓的存在，胸椎的稳固性得到天然性加强，因而与颈椎和腰椎相比，胸椎关节活动能力显著降低。胸段脊柱需要行椎体切除的手术常见于肿瘤、创伤和感染。当行椎体切除术时，由于不能对脊髓进行牵拉和操作，所以获得充分的显露是非常关键的。治疗上述复杂的疾病需要前路经胸廓入路，因为需要撑开肋骨和其他邻近的组织，包括肺、胸膜、主动脉和纵隔组织，所以需要重建和更长的恢复时间。

1954 年，Capener[22] 首次描述了侧方经胸腔外入路手术，后由 Larson[23-25] 改进。经过许多手术验证后[26-30]，该术式被改进和推广。它可以不进入胸腔，由后外侧接近椎体和椎管。这种入路在临床中主要用于椎管狭窄严重、需要广泛暴露减压的患者。在临床中，由于骨髓炎，创伤性爆裂性骨折和转移肿瘤致病理性骨折而发生的椎体塌陷很常见。椎体切除术可以经椎弓根入路完成，这个入路可以在局限的视野下完成椎体后壁必要的充分减压。经胸廓入路和经胸膜腔后入路，两者中任何一种都可以很好完成减压，但是患者的并发症及术者的偏好限制了它们的适用性。

从历史上来看，并发症、重要肌肉组织切开和失血方面成为限制侧方经胸膜腔外入路在临床上应用的因素。降低手术风险是术前准备非常重要的一点。评估和改善患者心血管、呼吸和血液方面的危险因素，其中凝血是最重要的一点。鼓励与有经验的术前医疗团队和麻醉团队合作。适当的输血指征和谨慎的抗生素选择同样也非常重要。

在进行外科手术前，需要与患者及其家人密切沟通，确保他们对术后效果期望与手术效果相匹配。当患者存在神经根症状时，在药物治疗无效后，可以予一系列物理治疗、止痛、激素治疗和硬膜外注射。神经根减压可以立刻减轻患者疼痛症状，但是肌力减弱和感觉异常需要长时间恢复而且不能完全恢复。同样地，需要告知有脊髓症状的患者手术是为了防止神经功能进一步减弱。或许有些患者希望神经功能能够在术后改善，但是这个手术的目标并不是让患者恢复到患病前的健康状态。所有手术潜在风险包括在手术和麻醉过程中的并发症和术后的并发症（泌尿道感染、切口感染、静脉血栓形成）都应该清楚地同患者在术前进行沟通。

本文中，我们将讨论 MISS 入路对脊柱进行减压：MISS 后外侧入路治疗旁中央型胸椎间盘突出与 MISS 侧方经胸膜腔外入路治疗中央型胸椎间盘突出和胸椎椎体疾病（椎体切除术）。

手术技术

手术设置

如果没有另做说明，MISS 后外侧入路和 MISS 侧方经胸腔外入路在麻醉和位置布置基本相同。除了在一些情况下需要光纤插管，常规为普通的气管内插管麻醉。利用运动诱发电位、体位诱发电位、肌电图来进行神经监测。在一些脊髓减压的病例中需要增加动脉导管，通过维持升高的平均动脉压来确保脊髓充分灌注。如果担心手术时间过长，可以预先放置导尿管。连续压缩装置和高于膝盖的弹力袜的共同使用使形成深静脉血栓的风险降到最低。在围手术期手术切开之前给予广谱覆盖皮肤菌群（革兰阳性菌）的抗生素。由于 MISS 入路只有最低程度的肌肉牵开和闭合，所以在诱导麻醉后，肌肉松弛药通常不是必须的。

为了保护头部，除需将患者俯卧位固定在开放的手术台外，也可以使用头部支架或俯卧视角的保护头盔系统。手术区域用酒精消毒。两指分开，沿棘突两侧触诊并用标记笔标出轮廓。然后先将手消毒，然后在术区用碘伏消毒，再次用酒精擦拭。用无菌巾覆盖患者后，C 臂机来定位病变节段（图 11.1）。在切开前，应该再次回顾术前影像资料，先从前后位 X 线片上分辨肋骨和腰椎，然后在 MRI 上确定病变节段。

MISS 显微内镜 MED 治疗旁中央型胸椎椎间盘突出

再次回顾术前胸段脊柱 MRI 来确定手术节段（图 11.2）。在同侧距正中线约 1.5 cm 处画一条旁正中线。C 臂机摆放在侧方透视的位置上，在旁正中线处放置一根小的扩张管，来确定手术节段。要准确地计算椎体节段，可以通过在侧位 X 线片上由骶骨开始数椎体或者从前后位片上数肋骨来确定节段。皮肤及筋膜下局麻后在手术切口位置做好定位。用手术刀由头侧至尾端的方向做 2 cm 切口，然后单极电凝切开脊柱旁肌肉的筋膜组织。术者用手指钝性分离显露出一个安全

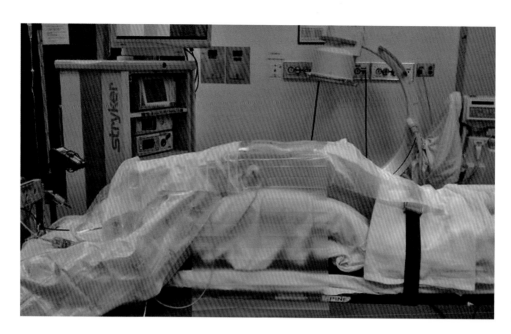

图 11.1　患者俯卧于可透 X 线的 Wilson 架上定位

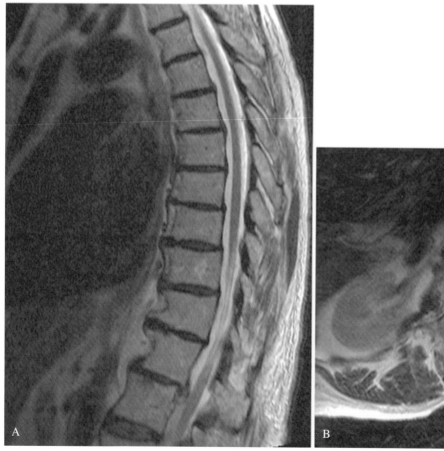

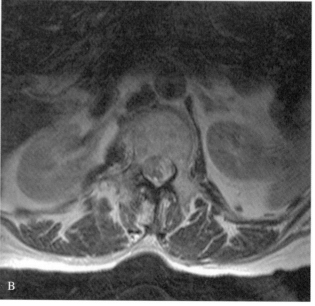

图 11.2　胸椎 MRI。A. T2 矢状位图像显示中胸椎椎间盘突出。B. T2 横断位图像显示中央偏右侧胸椎椎间盘突出，脊髓受压

平面，这有助于克氏针或初级扩张管进入小关节结合处。用 C 臂机确认手术节段后放置连续肌肉分离的扩张管。将 18 mm 终级扩张套管固定在有灵活的牵开器夹持臂的操作台上，拍侧位 X 线片来确定最终位置。在这个时候，就可以使用显微镜、放大镜或内镜更容易地分离在小关节结合处的软组织。

在使用内镜前，应先对准一固定、白平衡、没有雾气的物体来进行对焦，调整对比度及亮度，确定方向。内镜的镜头端应尽可能靠近手术区域，大约 1 cm 远来提高显像效果。长柄的单极电凝和吸引装置可以用在所有的微创通道系统。由于当单极电凝靠近内镜尖端使用时，会产生"电弧"而烧坏镜头，所以在使用的过程中要注意。在高品质的图像下，单极电凝可以用来从椎板关节突分离软组织。由扩张套管的边缘 360° 向中心方向操作，确保任何时候都在骨面上，防止不小心滑入椎管。髓核钳用来去掉灼烧后的软组织，有上倾角度的刮匙用来在椎板关节突关节和下方的黄韧带之间创造一个平面。联合应用髓核钳和椎板咬骨钳来完成半椎板切除术，然后切除黄韧带直至显露出椎间盘。

在最初的暴露和半椎板切除后，中间 1/3 ~ 1/2 的关节面已经被切除，然后用动力磨钻将椎间关节磨薄。在单一节段去掉 1/3 ~ 1/2 中间的关节面在未来很少会发生脊柱不稳的症状。为了改进到椎间盘外腔隙的通路，会用高速磨钻磨去椎弓根内上侧 2 ~ 3 mm，这样就可以提高术野视线和减压手术的操作空间。如果使用放大镜或显微镜，将手术台向术者对侧倾斜也可以在不牵动胸段脊髓的情况下改善手术视野。用一块 1 cm×1 cm 的纱块放在硬脊膜和神经根前面保护其在术中不会受误伤。在椎间盘摘除的过程中，可以用纤维环刀和带长柄的 15 号刀片切割椎间盘。用小的髓核钳取出椎间盘碎片。用直角神经拉钩和直角压板分离游离的椎间盘碎片后用髓核钳取出。应用小型显微镜小心地取出突出碎片，注意避免牵拉损伤神经根和硬膜囊。如果可以，尽量取出所有的突出碎片，但是谨慎对待藏在硬膜囊后方"不易

取出"的碎片。如果胸椎间盘突出在正后方，侧后方入路也许不能充分解决问题。可以考虑 MISS 侧方经胸腔外入路，因为该方式可以同时处理中央型胸椎间盘突出和胸椎体疾病。这项技术将会在下面叙述。

MISS 侧方经胸腔外显微内镜椎体切除术治疗胸椎体疾病

患者的摆放位置、术前准备和铺巾方法如前面描述的微创胸椎间盘切除术。C 臂机透视来定位和标记病变节段。利用"牛眼"技术在椎体切除的节段分别向头侧和尾侧的 2 个节段放置经皮椎弓根螺钉。即在前后位 X 线片中，将 Jamshidi 型套针放置在与同侧椎弓根对齐且平行的位置（图 11.3）。在靠近中央 3 cm 的两侧做切口，将 Jamshidi 型套针放置在同侧椎体上关节突外缘和中间棘突的连接处。克氏针穿刺进入 2 cm 后移除套针。克氏针进入椎体后用 C 臂机透视侧方位置。随后在椎弓根钉拔出的位置连续放入扩张套管分离肌肉。确保螺钉束的孔道与导丝保持平行非常重要。如果轨迹与克氏针不平行，那么可能导致椎弓根钉错位或者克氏针折断。然后在透视引导下将椎弓根钉置入椎体后侧。这个时候，可以撤掉克氏针，然后螺钉继续向椎体前壁推进。最后置入经皮的钉棒。这是典型的经皮椎弓根螺钉的定位，接下来我们将开始进行 MISS 侧方经胸腔外

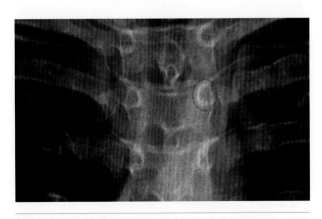

图 11.3 胸椎后前位 X 线片显示经皮椎弓根螺钉置入的位置"牛眼"。红色圆圈标出部分为椎弓根

椎体切除术。术前胸段脊柱的 CT 扫描可以从矢状面和冠状面显示出椎体骨折断裂的情况。这可以为手术提供参考（图 11.4）。

　　同侧旁正中位置的经皮螺钉切口也是侧方胸腔外入路手术的一部分。初级扩张器定位在手术节段关节突的侧面，这个地方可以通过术者的手感和 X 线片确定。按顺序放入逐级扩张套管，然后将扩张套管与带有活动臂的工作平台连接。用电刀剥离软组织，完整显露同侧椎板关节突关节、横突、肋椎关节和肋骨头。联合使用高速磨钻和椎板咬骨钳按照这一章节前面叙述的方法完成椎板切除和关节突的切除。可以用骨刀将横突和椎板关节突关节切碎作为后面融合时的自体移植物。接下来，用高速磨钻由里而外的方法去除掉椎弓根。1 号 Penfield 神经剥离子环状钝性分离椎弓根周围的软组织。要非常注意在剥离尾侧的椎弓根需避免损伤出行神经根。然后用椎板咬骨钳和髓核钳去掉残余的椎弓根皮质。去除手术节段的部

分肋骨对于调整手术入路角度和限制脊髓的回缩非常重要。首先完成目标节段肋骨骨皮质下的解剖。用 1 号 Penfield 或肋骨剥离器可以非常好地钝性分离出肋骨前侧和下方，同时避免损伤在其下方的胸膜和神经血管束。然后 Leksell 钳切断远侧肋骨，将骨质回收用来自体移植。如果想提高对目标椎体的显露效果，可以结扎同侧胸神经根和相关的血管。用多重止血架或者 4-0 丝线结扎，然后在结扎末端锐性切断神经血管束（图 11.5）。通过相邻的头侧和尾侧的椎体可以确定椎间盘切除术的手术边界，然后准备相邻的终板。可以用标准的纤维环刀、髓核钳和带有一定倾角的刮匙来完成椎间盘切除。将手术边缘终板连接处的间盘组织和软骨完全分离出来可以提高骨性融合的成功率。开始椎体切除的步骤时，用高速磨钻在椎体上转小孔进入中心，然后由内向外磨除，直至腹侧、背侧和对侧剩余薄的壳状的残余骨质。由骨凿、刮匙、咬骨钳组成的一套器械就能够完成

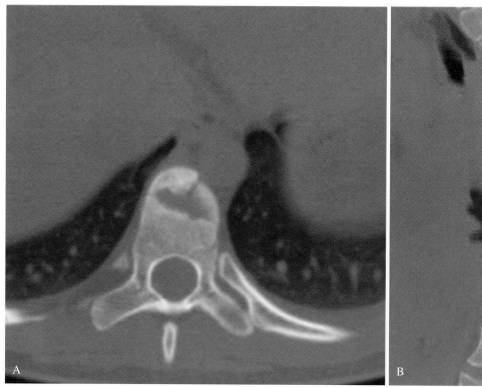
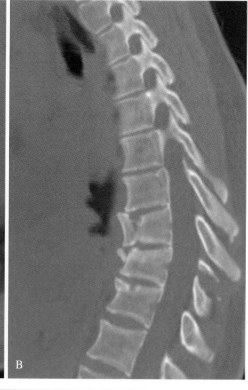

图 11.4　术前胸椎 CT 图像。A、B. 横断位和矢状位重建可以显示出矢状面和冠状面胸椎椎体骨折断裂

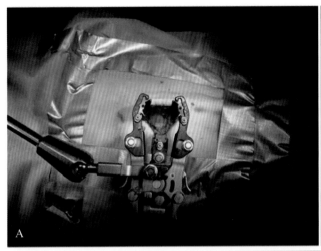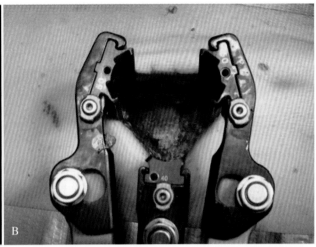

图 11.5　A.切除部分肋骨及其他骨性结构，置入可扩张牵开器，显露病变椎体，为病变椎体次全切除做好准备。B.微创侧方胸腔外入路显露用于胸椎椎体次全切除

骨切除术。在骨切除术过程中，麻醉时应警惕液体入量过多和潜在的快速失血。除有肿瘤存在的情况下，胸椎的前侧面应保证完好无缺，以保护腹胸血管结构免受损伤。适当的减压术后，缺损的部位可以用同种异体移植物、自体移植物或合成材料融合器来重建（图 11.6）。最后同侧放置经皮椎弓根螺钉和钉棒加压、锁定到位。手术结束。

要点与常见错误

重点

　　详细地了解外科解剖学是一种避免在 MISS 中迷失方向至关重要的方法。例如，当放置椎弓根螺钉时，注意 T1 至 T12 逐一椎体置入椎弓根螺钉向内成角逐渐变小。同样地，用单极电凝粗暴分离胸椎横突连接近端肋骨的软组织可能潜在地损伤位于肋骨深面或胸膜末端神经血管束。

临床或外科手术要点

　　• 颈椎病手术前通常需检查是否有相应的临床症状和体征，在做任何手术干预和相应治疗之前需对颈椎的功能进行评估。

　　• 通过 X 线片确认颈椎手术的相关节段是避免术中在狭窄手术区域出现混乱至关重要的一点。

　　• 定位：对于中位胸椎的病变通常是通过相对应的计数肋或椎弓根的前后位 X 线片确定；下位胸椎的病变通过侧位 X 线片来确定。一旦有疑问，术中通过用 Jamshidi 针或克氏针插入椎弓根并拍摄 X 线片。

　　• 扩张器的偏移或误放能导致手术阶段产生混乱，因此，外科医师在手术最初的定位和扩张必须非常小心。

　　• 胸椎同侧上极部分向尾部椎弓根内侧钻 2 ~ 3 mm 的孔将会提高对胸椎间盘突出的可视化和更好地进入突出部位。

临床或外科手术误区

　　• 在椎板间区域操作时需谨慎，避免无意间损伤脊髓或造成脑脊液漏。

　　• 在进行后外侧 MISS 路径直至工作通道建立前一般不要改变扩管器的角度，从而避免穿向对侧。

　　• 在做骨切除时应避开切除椎体的前侧面以保护相邻的神经血管结构。

　　• 不要为了暴露手术视野而去缩短胸髓的长度，这样会导致神经永久性损伤。如果确有必要，切除更多的骨骼和组织横向使管状牵开器内侧成

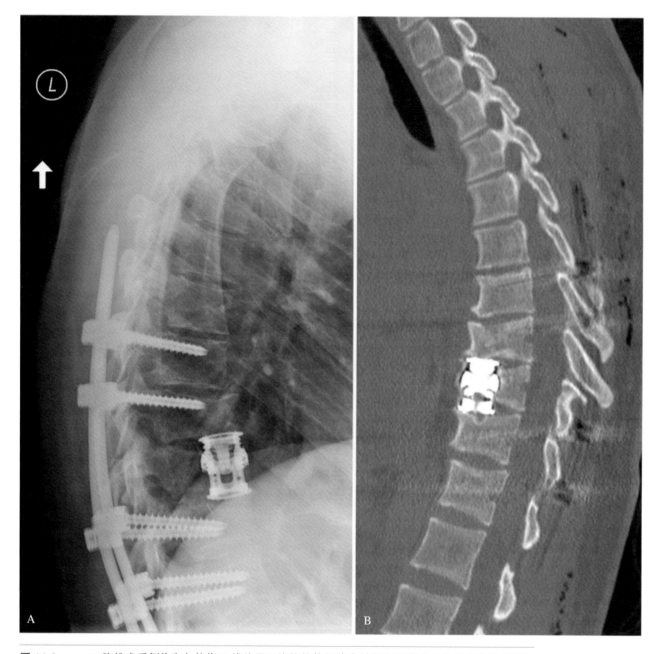

图 11.6 A、B. 胸椎术后侧位和矢状位 X 线片显示胸椎椎体切除术并植入可膨胀式椎间融合器的情况

角，以便更好地接触。

* 在加强或修整节段时利用好克氏针，手术助手确保克氏针不要移向椎体的背侧或者融合器的腹侧。

* 在经皮打入或放置椎弓根螺钉时，克氏针始终与中轴保持平行很重要，克氏针轨迹的任何偏差都可能导致错置的椎弓根螺钉以及克氏针的断裂。

* 一旦通过 X 线片看到部分椎弓根螺钉进入

椎体，克氏针就需被移除以避免其折断的可能。

手术治疗的并发症及其避免方式

不论是哪种外科手术途径，比如 MISS 的后外侧和极外侧入路，外科医师都必须熟悉外科解剖学和潜在的并发症。通过一个狭窄的工作通道也许能减少对正常组织结构的破坏，但也限制外科医师的视角和对周围组织的解剖认识。MISS 极外侧的入路，轻柔而细致的肋骨骨膜和筋膜下的剥离与胸膜侵犯率的降低有关。如果发生了胸膜侵犯，术后需要放置胸导管。椎体切除过程中，除了神经源性的损伤之外最担心的是潜在的胸部大血管的损伤。如果有任何潜在的血管损伤可能，手术应中止。麻醉过程中应始终保持血流动力学稳定，并及时获得血管外科手术咨询。

通过较小的 MISS 手术通道时，无意中造成硬膜囊的损伤将很难修复，最好的处理方式就是间接的方法。我们建议在硬膜缺损顶部放置不溶于水的物质（肌肉、脂肪、筋膜或者硬脑膜替代品），并涂上硬脑膜密封胶（纤维蛋白胶或纤维蛋白止血胶）。对于较小的硬膜囊破损，患者需平卧硬板床 24 小时；但对于较大的损伤，伴随着腰漏将需要进行几天的脑脊液分流。微创入路的小切口及手术死腔的减少可使临床常见的假性脑脊髓脊膜膨出或脑脊液漏降低到忽略不计的程度。也可以使用较大的通道直接修复。

神经源性损伤可能直接发生在椎间孔或脊髓神经的减压过程。MISS 独特的入路使得潜在的损伤发生在使用克氏针定位过程中。起初的定位是通过 X 线透视来实现，但疏忽很容易使克氏针错置通过关节突内侧进入椎管造成脊髓损伤。克氏针必须始终控制住并且在管状扩张器置于克氏针的位置时及时去除以免其进入"危险区域"。通过适当的外科解剖学的知识和对细节的了解，胸椎手术可以通过 MISS 方法以最小产生并发症可能迅速安全地完成。

伤口缝合和术后护理

完成胸椎减压术后，止血方式有用骨蜡、双极电凝术、凝胶海绵浸泡在凝血酶中或者明胶海绵止血。肌肉和筋膜下注射局麻药物用于术后止痛，手术区域用充足的抗生素药物灌洗。用极外侧的 MISS 手术方法，近距离观察手术部位的"气泡"可证实有无胸膜侵犯。术中有任何疑问都应该进行胸部 X 线检查，如果有证据表明气胸，就应该放置胸管。筋膜缝合用 0 号可吸收缝合线，皮下层缝合用 3 - 0 可吸收缝合线。真皮层下缝合用不可吸收 4-0 缝合线及皮肤黏合剂（Dermabond，Ethicon Inc.）完成手术。

关于术后处理，全身营养支持治疗和疼痛控制是最基本的目标。患者通常被 ICU 收治一晚，可近距离观察其心肺功能和进行神经系统功能检查。术后每间隔一段时间应抽血化验，并积极主动地进行临床输液，而不是等到出现灌注不足或休克迹象时才采取治疗。血红蛋白通常需保持在 100 g/L 以上，血小板应保持在 100×10^9/L 以上，同时需检测凝血功能和纤维蛋白原水平情况。肌钙蛋白常规检查和心电图的跟踪对监测心脏功能也很有价值。怀疑心脏射血功能指数低的应利用超声心动图评估。根据手术时间长短和输液需求，可以立即设定术后拔管的条件。插管过夜可立即用于促进术后疼痛控制和平衡体液、血液制品。拔管前密切关注重症监护相关内容。由于关于疼痛麻醉方面的咨询较方便，使得麻醉成为一种术后成功控制患者疼痛的常见策略。我们建议在一定基础上积极输液来减少患者不适。一旦患者的疼痛得到适当控制，通常就不需要营养支持治疗，术后实现物理治疗和积极康复锻炼是至关重要的。术后在病房常规观察 10 ~ 14 天。

参考文献

1. Adams MA, Hutton WC. Prolapsed intervertebral disc. A hyperfl exion injury 1981 Volvo Award in Basic Science. Spine (Phila Pa 1976). 1982;7(3)：184–91.

2. Arce CA, Dohrmann GJ. Thoracic disc herniation. Improved diagnosis with computed tomographic scanning and a review of the literature. Surg Neurol. 1985;23(4)：356–61.

3. Arce CA, Dohrmann GJ. Herniated thoracic disks. Neurol Clin. 1985;3(2)：383–92.

4. Niemelainen R, Battie MC, Gill K, Videman T. The prevalence and characteristics of thoracic magnetic resonance

imaging findings in men. Spine (Phila Pa 1976). 2008;33(23)：2552–9.

5. Smith JS, Eichholz KM, Shafizadeh S, Ogden AT, O'Toole JE, Fessler RG. Minimally invasive thoracic microendoscopic diskectomy：surgical technique and case series. World Neurosurg. 2013; 80：421–7.

6. Stillerman CB, Chen TC, Couldwell WT, Zhang W, Weiss MH. Experience in the surgical management of 82 symptomatic herniated thoracic discs and review of the literature. J Neurosurg. 1998; 88(4)：623–33.

7. Wood KB, Blair JM, Aepple DM, Schendel MJ, Garvey TA, Gundry CR, et al. The natural history of asymptomatic thoracic disc herniations. Spine (Phila Pa 1976). 1997;22(5)：525–9; discussion 9–30.

8. Brown CW, Deffer Jr PA, Akmakjian J, Donaldson DH, Brugman JL. The natural history of thoracic disc herniation. Spine (Phila Pa 1976). 1992;17(6 Suppl)：S97–102.

9. Awwad EE, Martin DS, Smith Jr KR, Baker BK. Asymptomatic versus symptomatic herniated thoracic discs：their frequency and characteristics as detected by computed tomography after myelography. Neurosurgery. 1991;28(2)：180–6.

10. Currier BL, Eismont FJ, Green BA. Transthoracic disc excision and fusion for herniated thoracic discs. Spine (Phila Pa 1976). 1994; 19(3)：323–8.

11. Eichholz KM, O'Toole JE, Fessler RG. Thoracic microendoscopic discectomy. Neurosurg Clin N Am. 2006;17(4)：441–6.

12. Fujimura Y, Nakamura M, Matsumoto M. Anterior decompression and fusion via the extrapleural approach for thoracic disc herniation causing myelopathy. Keio J Med. 1997;46(4)：173–6.

13. Isaacs RE, Podichetty VK, Sandhu FA, Santiago P, Spears JD, Aaronson O, et al. Thoracic microendoscopic discectomy：a human cadaver study. Spine (Phila Pa 1976). 2005;30(10)：1226–31.

14. Khoo LT, Smith ZA, Asgarzadie F, Barlas Y, Armin SS, Tashjian V, et al. Minimally invasive extracavitary approach for thoracic discectomy and interbody fusion：1-year clinical and radiographic outcomes in 13 patients compared with a cohort of traditional anterior transthoracic approaches. J Neurosurg Spine. 2011;14(2)：250–60.

15. Lesoin F, Rousseaux M, Autricque A, Reesaul Y, Villette L, Clarisse J, et al. Thoracic disc herniations：evolution in the approach and indications. Acta Neurochir (Wien). 1986;80(1–2)：30–4.

16. Oppenheim JS, Rothman AS, Sachdev VP. Thoracic herniated discs：review of the literature and 12 cases. Mt Sinai J Med. 1993; 60(4)：321–6.

17. Otani K, Nakai S, Fujimura Y, Manzoku S, Shibasaki K. Surgical treatment of thoracic disc herniation using the anterior approach. J Bone Joint Surg Br. 1982;64(3)：340–3.

18. Perez-Cruet MJ, Kim BS, Sandhu F, Samartzis D, Fessler RG. Thoracic microendoscopic discectomy. J Neurosurg Spine. 2004;1(1)：58–63.

19. Rosenthal D, Dickman CA. Thoracoscopic microsurgical excision of herniated thoracic discs. J Neurosurg. 1998;89(2)：224–35.

20. Fessler RG, Sturgill M. Review：complications of surgery for thoracic disc disease. Surg Neurol. 1998;49(6)：609–18.

21. Stillerman CB, Chen TC, Day JD, Couldwell WT, Weiss MH. The transfacet pedicle-sparing approach for thoracic disc removal：cadaveric morphometric analysis and preliminary clinical experience. J Neurosurg. 1995;83(6)：971–6.

22. Capener N. The evolution of lateral rhachotomy. J Bone Joint Surg Br. 1954;36-B(2)：173–9.

23. Larson SJ, Holst RA, Hemmy DC, Sances Jr A. Lateral extracavitary approach to traumatic lesions of the thoracic and lumbar spine. J Neurosurg. 1976;45(6)：628–37.

24. Arnold PM, Baek PN, Bernardi RJ, Luck EA, Larson SJ. Surgical management of nontuberculous thoracic and lumbar vertebral osteomyelitis：report of 33 cases. Surg Neurol. 1997;47(6)：551–61.

25. Schmidt MH, Larson SJ, Maiman DJ. The lateral extracavitary approach to the thoracic and lumbar spine. Neurosurg Clin N Am. 2004;15(4)：437–41.

26. Lubelski D, Abdullah KG, Steinmetz MP, Masters F, Benzel EC, Mroz TE, et al. Lateral extracavitary, costotransversectomy, and transthoracic thoracotomy approaches to the thoracic spine：review of techniques and complications. J Spinal Disord Tech. 2013;26：222–32.

27. Smith ZA, Li Z, Chen NF, Raphael D, Khoo LT. Minimally invasive lateral extracavitary corpectomy：cadaveric evaluation model and report of 3 clinical cases. J Neurosurg Spine. 2012;16：463–70.

28. Dietze Jr DD, Fessler RG. Lateral parascapular extrapleural approach to spinal surgery. Compr Ther. 1992;18(5)：34–7.

29. Fessler RG, Dietze Jr DD, Millan MM, Peace D. Lateral parascapular extrapleural approach to the upper thoracic spine. J Neurosurg. 1991;75(3)：349–55.

30. Klimo Jr P, Dailey AT, Fessler RG. Posterior surgical approaches and outcomes in metastatic spine-disease. Neurosurg Clin N Am. 2004;15(4)：425–35.

第12章
利用管状牵开系统进行腰椎减压术

Sapan D. Gandhi, D. Greg Anderson

何雨舟　韩辰　谢幼专　译

手术适应证

突出的椎间盘和椎管狭窄常使腰椎神经结构受压，造成功能丧失性腿痛（神经根病变或神经性跛行）。典型的情况下，患者神经受压的症状表现为下肢神经节分布区的放射性疼痛。患者也可能主诉为肌力或感觉的改变。为此，显微镜下腰椎间盘摘除术是脊柱外科最常见的术式[1]。

在老年患者中，腰椎管狭窄是引起腰腿痛的常见原因，常伴有行走困难[1]。而由于一系列的退行性改变，椎管狭窄会造成腰椎神经根受压，这些退行性改变包括关节突关节增生肥大、黄韧带增厚以及椎间盘膨出[2]。腰椎管狭窄的症状一般会在患者站立和行走时加重，而在患者弯腰或坐下时改善。患者可能会提到前倾靠在如购物车之类的物体上可以改善他们的症状。

对于腰椎间盘突出症与腰椎管狭窄症，在采取手术治疗之前，应当尽量优先考虑非手术治疗。这些治疗可能包括使用非甾体消炎药、硬膜外注射类固醇和物理疗法。当非手术治疗无法缓解症状时，则可考虑采用手术治疗。手术减压已被证明能够成功地改善腰椎管狭窄症或腰椎间盘突出症引起的持续性症状[1, 3, 4]。

与传统的开放手术相比，微创减压术已被证明术后康复时间短和术中出血少[2, 5, 6]。本章将回顾采用微创管状牵开系统进行腰椎管减压术的方法。

方　法

进行手术前，外科医师应仔细评估术前相关资料（X线片、MRI、CT脊髓造影），这样才能对引起患者症状的原因和病变部位彻底了解。

大多数情况下手术采用全身麻醉。然而也可以根据患者、麻醉团队以及外科医师的需要，选择采用硬膜外麻醉或椎管麻醉。手术前需要预防性地应用抗生素，给患者穿下肢弹力袜。在麻醉诱导结束后，将患者以俯卧位置于一个射线可透过的手术台，以便进行腰椎的透视成像（图12.1A）。在进行手术前，手术小组应确保患者腹部没有受到脊柱手术架的压迫，再进行规范的腰背部消毒铺巾（图12.1B）。

笔者偏向于将管状牵开系统固定在手术入路一侧。因为C臂机和显微镜可以放在手术台的任意一侧使用，它们的位置取决于该手术间的布局以及手术室门所在位置。

切口和显露

在手术切开前，应先扪及背部的体表标志并做标记以供参考，这些体表标志包括髂后上棘、

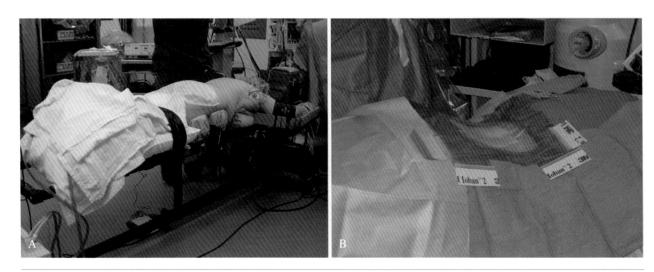

图 12.1 A. 患者体位应俯卧于射线可通过的脊柱手术架上，注意摆体位时不要使患者腹部受到压迫。B. 腰背部标准的消毒与铺巾

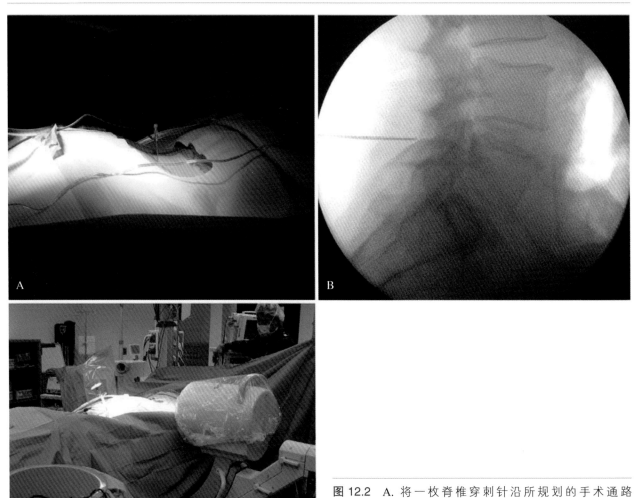

图 12.2 A. 将一枚脊椎穿刺针沿所规划的手术通路穿入。B. 通过 C 臂机透视以确认脊椎穿刺针的位置。C. 用 C 臂机在不同位置再次确认脊椎穿刺针的位置

髂嵴连线和棘突。接着，将一枚脊椎穿刺针沿所规划的手术通路穿入（图 12.2A）。脊椎穿刺针应位于中线外侧，朝向椎间小关节，以避免不慎造成硬膜囊撕裂而导致脑脊液漏。接下来再行透视以确定手术切口以及脊椎穿刺针所处节段（图 12.2 B、C）。

在中线外侧做手术切口，长度等于管状牵开器的直径，然后切开深筋膜打开多裂肌间隙。当只需进行单侧减压时，切口应位于中线外侧 1.5 ～ 2 cm 处；而需要进行双侧减压时，切口应位于中线外侧 3 ～ 4 cm 处，这样管状牵开器能斜向对侧。对于肥胖的患者，切口应该更加偏外侧。

利用 Cobb 骨膜剥离器将多裂肌从椎板表面钝性分离（图 12.3）。这样可以创造一个管状牵开器所需的空间，从而将手术过程中所需切除的软组织减到最少。此外，也可以不进行正规的剥离，利用逐级扩张器将该层组织横向分开。在实行扩张之前若使用克氏针定标作为初始步骤，则有可能造成硬脊膜意外穿破，故笔者避免行此步骤。

接下来用逐级管状扩张器轻轻扩张周围组织以创造一个手术的工作通道（图 12.4A）。首先，使用最小的扩张器来触探深部的解剖，在椎板尾部边缘固定，此时，再放置一个适当长度的管状牵开器，并将扩张器取出。选择适当长度和直径的管状牵开器对于进行微创减压术显得尤为重要。对于椎间盘突出症，笔者通常选用 14 ～ 16 mm 直径的管状牵开器来进行显微镜下腰椎间盘切除术；而对于腰椎管狭窄症，则选用 18 ～ 20 mm 的管状牵开器来进行减压手术。此外，管状牵开器的长度应足以从皮肤边缘到达椎板。

管状牵开器到达工作位置后，术者应将其固定于与手术台相连的支架上（图 12.4B）。然后通过 C 臂机透视来确定管状牵开器所处位置（图 12.4 C）。术者在手术开始前应做好一切必要的调整以确保能够有效达到病变部位，并使用手术显微镜（或内镜）观察术区。

术者应当用电刀清理所有残余的软组织，以保证骨性标志在良好的视野中，在清理软组织时

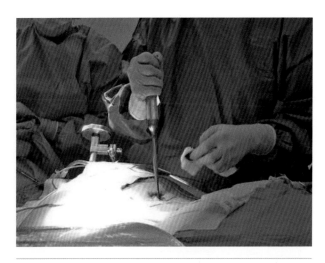

图 12.3　使用 Cobb 骨膜剥离器将多裂肌从椎板表面钝性分离

需注意保留小关节的关节囊。在这个操作中，术者通过识别明显的解剖标志来准确地定位手术部位是非常重要的。这些标志包括椎板下缘、黄韧带以及关节突关节的内侧部。

单侧减压术

当患者受压症状局限于椎管的一侧时，通常采用单侧减压术。建立管状外科手术通路后的操作方法与采用其他方法进行手术显露后的操作方法相类似。

首先，术者应使用弧形刮匙在椎板黄韧带和椎板下表面之间建立一个手术空间。接着使用 Kerrison 咬骨钳或磨钻去除部分椎板，以显露受压的神经结构。此外，术者也应充分地切除黄韧带以显露神经受压的部位。

椎弓根探查是一种常用的椎管内定位技术。对于腰椎间盘突出症，应辨别硬脊膜边缘并游离。随后，用神经根拉钩轻轻地牵开神经根来确保进入背侧突出的椎间盘的通路。椎间盘的后外侧部是最常见的突出部位，术者应仔细观察该区域，并可进行各种必要的纤维环切除以显露突出的髓核。游离的椎间盘也应一并切除。

在可见的椎间盘碎块被摘除后，可以用一根长的球尖探针来探查椎管，以确保在看不到的位

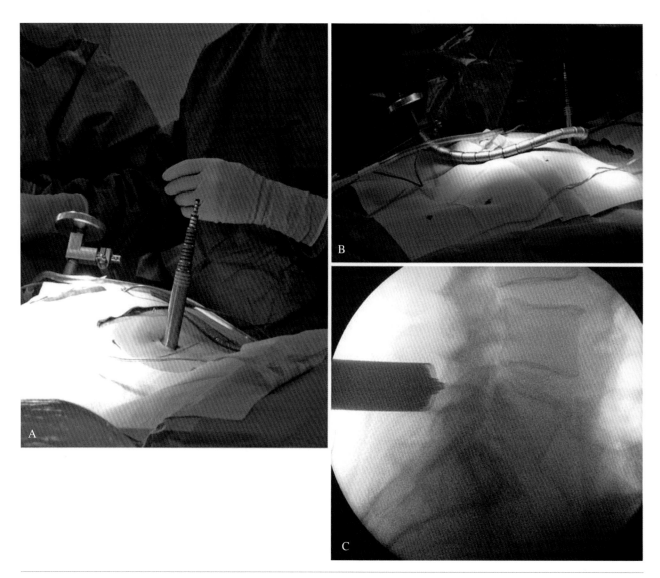

图 12.4 A. 逐级扩张器用于创建管状的手术空间。B. 与手术台相连的支架用于固定管状牵开器。笔者偏好将固定管状牵开器的支架置于术者同侧。C. 管状牵开器的位置可通过 C 臂机透视来确认

置也没有残留额外的椎间盘碎块。纤维环切口应尽可能小，以减少椎间盘突出复发的风险。

对于由侧隐窝狭窄引起症状的患者，应切除上关节突的内侧部分。钻头（磨钻）可用于削薄或切除下方的下关节突，但是应注意不要过度的切除下关节突以导致医源性的骨折或不稳。然后，使用 Kerrison 咬骨钳来修整上关节突的内侧部分，直到它与椎弓根的内侧缘垂直对齐。术者还可以使用弯头状的"椎间孔切开术"专用的 Kerrison 咬骨钳来打开椎间孔。此外，由于术者

很难直视观察同侧结构，所以最初利用球探触诊在神经根上方建立一个通路，然后在这个建好的通路中使用 Kerrison 咬骨钳进行操作就显得非常重要。

在外科医师对神经减压感到满意后，确保充分止血，并移除管状牵开器。

双侧减压术

当需要进行双侧椎管减压术时，可以通过单侧的入路来实现双侧减压。

手术切口更靠外侧（如前面所述），将同侧的椎板切除，但保留完整的黄韧带[6]。然后，通过调整管状牵开器、切除棘突根部抵达对侧椎管。当管状牵开器位置安装好后，术者应能看到棘突基底和同侧椎板的交界处。在操作过程中，将手术台向远离术者的方向倾斜能够有助于减小显微镜的角度，这也可以改善术者穿过中线的视野。

接着，使用一个高速钻头（磨钻）将对侧椎板下表面切除。在打磨过程中，术者应当注意所切除骨的质地。最初，在棘突基底处会遇到骨松质，并出现骨面出血。这种出血应该用骨蜡来控制。之后，在抵达对侧椎板处会遇到骨皮质，这里的骨出血通常来说是最少的。当术者开始打磨对侧关节突的时候，将会遇到更疏松的骨质。对侧的关节突必须打薄直至 Kerrison 咬骨钳可去除关节面残余内侧部分，以完成减压过程。在打磨过程中，术者应当周期性地松解位于椎板和下关节下方的黄韧带。

沿着黄韧带跨越中线至对侧关节面下表面，在黄韧带上方切除足够多的骨组织以给外科手术器械的操作提供充足的空间，这一步对于术者来说是很有用的。

在所有必要的骨打磨完成后，可以用弧形刮匙将黄韧带从骨边缘游离出来。在切除黄韧带后，术者可以直接看到硬脊膜，并完成对侧外侧隐窝和椎间孔的完全减压。

在对侧减压完成之后，术者应将管状牵开器调整到同侧。然后同侧的减压可以如上所述方法进行。

在减压结束时，用一根球型探针来确认神经根的彻底减压。在完成彻底止血后，撤除管状牵开器并缝合切口。

切口缝合和术后护理

胸腰部的筋膜可以使用间断缝合来关闭。然而，如果对于肥胖患者无法进行筋膜缝合，就需要进行深部皮下组织缝合后再行皮肤缝合。在切口表面使用皮肤密封剂有利于患者在术后早期进行淋浴（图 12.5A）。

在切口周围注射长效局麻药可以减少早期的术后疼痛（图 12.5B）。外科敷料可以根据术者的个人偏好使用。微创减压的目标是使患者能够进

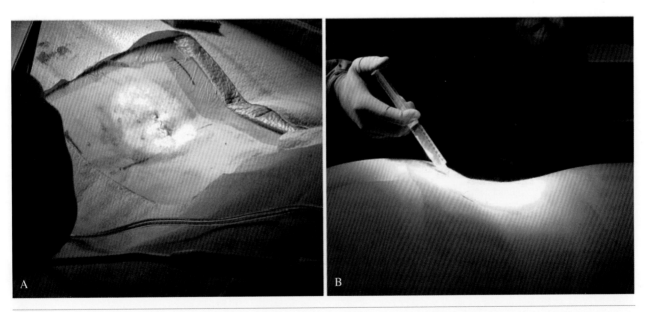

图 12.5 A. 切口缝合后使用皮肤密封剂可允许患者在术后进行淋浴。B. 在术后将长效局麻药注入皮下组织可以减少术后疼痛

行早期活动。大多数患者可以在手术当天出院。

鼓励患者术后每天至少行走 30 分钟，术后 4 周可以允许患者进行负重活动。服用低效的麻醉药物或非处方药，如布洛芬或对乙酰氨基酚，通常就足以控制患者术后的疼痛。对于需要复健核心肌肉和下肢的人群，可以选择给他们安排物理治疗。也鼓励患者在能持续进行的基础上进行有氧锻炼。

要点与常见错误

• 外科医师应注意避免过度打磨峡部和下关节突以避免产生医源性骨折。

• 用 4 号神经剥离子探查峡部的骨质有助于确保该区域留有充分的骨质。

• 在打磨完成前必须保留黄韧带的完整性，以避免硬脊膜或神经根受损。

• 在手术过程中使用手术显微镜能提供最佳的手术视野，这也是进行此类手术所提倡使用的。

• 在切除黄韧带之后，应经常触探硬脊膜及其表面的组织，以减少硬膜撕裂的风险。

• 在骨面使用骨蜡、在减压外侧沟使用可流动的止血剂有利于控制出血。

• 翻修手术相对复杂，故该手术应该由一名在管道操作外科领域有着丰富临床经验的术者来进行。

并发症和处理

应用管状牵开器进行腰椎减压手术的风险同所有的其他减压手术风险相同。这些风险包括出血、硬脊膜裂伤、神经损伤、医源性脊柱不稳定、感染和药物并发症。

从事微创减压手术的外科医师应该预期到在早期阶段会有一条学习曲线。在这个阶段中，谨慎的做法是花额外的时间去仔细操作，循序渐进地去解决复杂的病例。可以通过尸体操作、手术参观和规范的指导培训来缩短学习曲线。文献也已表明手术指导训练对学习微创腰椎手术具有积极的作用[7]。

硬脊膜撕裂仍是微创腰椎减压手术中的一个挑战。有报道表明，医源性硬脊膜撕裂的发生率高达 16%[2]。尽管通过仔细操作可以将发生硬脊膜撕裂的风险降到最小，术者仍应准备好应对可能出现的硬脊膜撕裂。幸运的是，相较于传统的开放式腰椎减压手术，微创手术由于缺少显著的死腔，故可以减少大量硬脊膜 - 皮肤瘘发生的可能。对于小而稳定的硬脊膜撕裂，可先在撕裂位点放置少量浸有止血剂的脑棉，随后使用硬膜密封剂（例如纤维蛋白胶）来处理。而对于更大的撕裂，可能需要缝合修补。虽然缝合修复技术要求很高，但可以使用微垂体手术器械以及持针器和关节镜打结推进器来完成[8]。在进行硬脊膜缝合时，笔者偏好使用从内到外的进针方式来进行精细的双股缝合。

基于管道技术的减压术出现术后感染相当少见[9]。O'Toole 等研究了 1 338 例使用管状牵开系统进行减压和融合手术后手术部位的感染率。在这个队列研究中，手术部位有 2 例表浅感染和 1 例深部感染。对于简单的减压手术，感染率为 0.1%，这大约小于开放手术感染率的 1/10[10]。一旦出现手术部位感染，则应进行传统的清创术和抗生素治疗。

总　结

对于有症状的腰椎间盘突出症或腰椎管狭窄症，且无脊柱不稳表现的患者，可以选择微创减压术。微创减压术虽然有一定的学习曲线，但与传统的开放式减压手术相比，通过管状牵开系统来实施腰椎减压能获得肯定的临床效果并减少并发症的发生率[9, 11]。而对于大多数外科医师来说，通过尸体操作、手术进修参观和循序渐进地解决复杂病例，学习曲线将会变得可控[7]。

参考文献

1. Atlas SJ, Keller RB, Robson D, Deyo RA, Singer DE. Surgical and nonsurgical management of lumbar spinal stenosis：four-year outcomes from the main lumbar spine study. Spine (Phila Pa 1976). 2000;25(5)：556–62. Epub 2000/04/05.

2. Khoo LT, Fessler RG. Microendoscopic decompressive laminotomy for the treatment of lumbar stenosis. Neurosurgery. 2002;51(5 Suppl)：S146–54. Epub 2002/09/18.

3. Atlas SJ, Keller RB, Wu YA, Deyo RA, Singer DE. Long-term outcomes of surgical and nonsurgical management of lumbar spinal stenosis：8 to 10 year results from the main lumbar spine study. Spine (Phila Pa 1976). 2005;30(8)：936–43. Epub 2005/04/19.

4. Turner JA, Ersek M, Herron L, Deyo R. Surgery for lumbar spinal stenosis. Attempted meta-analysis of the literature. Spine (Phila Pa 1976). 1992;17(1)：1–8. Epub 1992/01/01.

5. Asgarzadie F, Khoo LT. Minimally invasive operative management for lumbar spinal stenosis：overview of early and long-term outcomes. Orthop Clin North Am. 2007;38(3)：387–99; abstract vi–vii. Epub 2007/07/17.

6. Palmer S, Turner R, Palmer R. Bilateral decompression of lumbar spinal stenosis involving a unilateral approach with microscope and tubular retractor system. J Neurosurg. 2002;97(2 Suppl)：213–7. Epub 2002/09/26.

7. Neal CJ, Rosner MK. Resident learning curve for minimal-access transforaminal lumbar interbody fusion in a military training program. Neurosurg Focus. 2010;28(5)：E21. Epub 2010/06/24.

8. Chou D, Wang VY, Khan AS. Primary dural repair during minimally invasive microdiscectomy using standard operating room instruments. Neurosurgery. 2009;64(5 Suppl 2)：356–8; discussion 8–9. Epub 2009/05/07.

9. Ikuta K, Arima J, Tanaka T, Oga M, Nakano S, Sasaki K, et al. Short-term results of microendoscopic posterior decompression for lumbar spinal stenosis. Technical note. J Neurosurg Spine. 2005;2(5)：624–33. Epub 2005/06/11.

10. O'Toole JE, Eichholz KM, Fessler RG. Surgical site infection rates after minimally invasive spinal surgery. J Neurosurg Spine. 2009;11(4)：471–6.

11. Yagi M, Okada E, Ninomiya K, Kihara M. Postoperative outcome after modified unilateral-approach microendoscopic midline decompression for degenerative spinal stenosis. J Neurosurg Spine. 2009;10(4)：293–9. Epub 2009/05/16.

第13章
微创颈椎后路融合术

Larry T. Khoo, Zachary A. Smith, Ian Johnson, Xue Yu Hu
杨曦　宋跃明　译

微创技术的发展

经过数十年的发展，多种不同的内固定器械被应用于下颈椎后路固定术中，如侧块钢板、棘突钢丝（配合植骨）、椎板夹、钩钢板、Daab 钢板以及哈氏棒等[1, 2]。其中棘突钢丝在过去是最为常用的颈椎多节段固定融合器械。其具体的操作方法是首先在椎板上打洞，然后将三股钢丝穿过椎板预置洞孔后环扎棘突喙部（图 13.1A）[3-5]。生物力学研究以及一些临床病例报道证实棘突钢丝固定具有可靠的稳定性[6-9]。而临床上对于脊柱后方椎板缺失的病例，例如后柱损伤严重的患者，过去常使用关节突钢丝与 Luque 环组合的方式来进行固定（图 13.1B）。钢丝技术的优点体现在以下几个方面：适用于后方结构大范围缺失的病例（如肿瘤切除后）、能够对融合范围内每个节段进行固定、能够提供良好的旋转及扭转稳定性[10, 11]。在 1979 年，稳定性更优异的侧块钢板被应用于颈椎后路固定术[12-17]。随后，文献报道侧块钢板联合自体骨植骨应用于颈椎骨折患者其融合率达到 95% ~ 100%[15, 18, 19]。但是，侧块螺钉在颈胸交界区的效果却并不理想，这致使一些学者将视线聚焦于椎弓根螺钉固定[1, 2, 20-26]。相比其他颈椎固定系统，椎弓根螺钉拥有最为优异的稳定性[27]。

近来，钉棒系统成为主流的后路固定器械：通过分别在不同节段置钉，然后依靠两根固定棒连接螺钉。但由于不同节段螺钉的角度并不相同，因此实际操作中安棒较为困难成为限制这种固定方式发展的一大因素。万向螺钉（郁金香头或岛状头）的尾部可以直立，也可以向内（外）成一定角度，同时也具备一定的旋转活动度，从而使得经单一切口的多节段后路固定的操作变得更加容易，也为微创颈椎后路固定术提供了可能。

在过去的十年中，微创手术技术（尤其是脊柱微创技术）的发展极大地降低了传统术式切口相关并发症的发生。颈椎后路开放手术需要对后方肌肉进行骨膜下剥离，导致这些肌肉和韧带的稳定性降低，同时导致了后方肌肉 - 韧带张力带结构的破坏。标准的暴露操作出血较多，容易引起肌肉萎缩，同时可能影响术后美观。操作中对于后方肌肉、韧带结构的广泛切除和剥离还可能引起术后的节段失稳，在一些患者中，甚至加重其术前症状。

微创后路技术的应用，在很大程度上避免了开放手术切口带来的一系列问题。目前已经有多种微创手术系统被应用于临床。这些系统基本原理是通过不同直径扩张器的安放（透视引导下）以逐级钝性扩张后方筋膜和肌肉（这类扩张器的最大直径可达 14 ~ 24 mm）；然后通过安放在肌间隙中的工作管道来实现术中可视化操作过程（配合手术显微镜或内镜）。

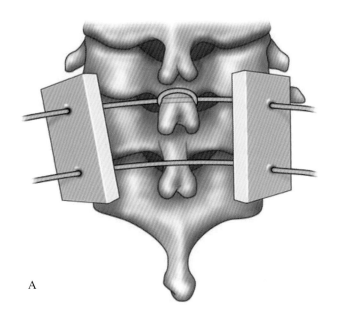

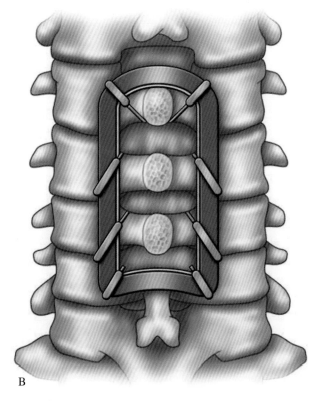

图 13.1　过去常用的多种颈椎后路固定方式：A. 为棘突钢丝（三股）技术。B. 为椎板下钢丝配合 Luque 装置。这些半坚固固定最后均被侧块螺钉固定技术所取代。而侧块螺钉又从最初的非限制性器械发展为目前更为坚固的钉棒系统以及万向螺钉固定技术

颈后路椎板椎间孔成形通常被用于减压颈椎侧方椎管及神经根管。该技术的发展和变革，也成为颈椎微创入路相较传统开放手术的优势之一。研究表明，这种术式用于治疗单纯神经根型颈椎病的患者（由于椎间盘外侧突出或骨赘增生所引起的压迫）十分有效，患者症状的缓解率高达93% ~ 97%[28-32]。而通过传统的开放手术来进行该操作时常会导致患者术后的颈部肌肉疼痛和痉挛（尤其在为了手术暴露而进行广泛切开时），这些并发症严重影响了手术的整体效果。微创的显微镜下（或内镜下）的椎间孔成形术最大程度地减小了组织和肌肉的损伤，有效地降低了传统开放手术所带来的术后颈部疼痛及肌肉痉挛等发生率[33, 34]。

通过上述工作管道，颈椎后方侧块结构也能够被较好地显露出来。通过直径 20 ~ 22 mm 的管道，通常可以同时显露上下 2 个节段的侧块；而通过新型的可撑开工作管道，可以通过单个管道最多暴露出相邻 3 个节段的侧块。这便使得我们通过管道置入颈椎侧块螺钉（万向钉）进行固定成为可能——这一技术由作者单位及作者所在国内多个中心于 2001 年率先开展并成功应用。此后，微创颈椎后路固定术（minimally invasive posterior cervical fixation，MI-PCF）被越来越多地应用于适合于侧块螺钉固定的病例中，并取得突出的临床和影像学结果[35, 36]。万向螺钉系统的广泛应用极大地促进了 MI-PCF 的发展。

微创颈椎后路固定技术

解剖注意事项

颈椎侧块螺钉存在多种不同的置钉方式。最早报道的置钉技术为螺钉直接向前、向外倾斜10°置入[12, 15]。在此基础上改进后的置钉方式建议从关节突的中点附近置钉，螺钉外倾 25°，头倾40° ~ 60°[37]。其他学者推荐螺钉入点应为侧块中心靠内 1 mm，沿头倾 15° ~ 20°，外倾 30°方向

置入[38]。

C3 至 C6 的侧块非常宽大，因而侧块螺钉固定具有以下多种优点。首先，对于椎体后方结构缺失的患者（如椎板骨折、经椎板切除减压后、棘突缺如），侧块螺钉固定操作依然比较简便；其次，该固定方式同样适用于一系列颈椎病理性改变患者，如颈椎肿瘤、创伤或退行性不稳以及多节段颈胸椎管狭窄等。另外，侧块螺钉的旋转稳定性也明显优于钢丝固定。

尽管侧块螺钉固定技术存在相关神经血管损伤的风险，但这些并发症发生率非常低，为 4% ~ 6%。但侧块螺钉属于原位固定技术，其对于显著后凸畸形的矫正并不可靠，这也是其一大缺陷。因此，对于一些特定的患者（如脊髓压迫来自于前方、颈椎呈后凸畸形、侧块骨质条件非常差），还是提倡前路减压手术，必要时可以配合后方固定以增加颈椎稳定性，并维持术中前凸矫形效果。

颈部后方的手术解剖结构包括浅、中和深三个层次。浅层包括头夹肌、斜方肌、半棘肌。中间层包括颈棘肌、肩胛提肌、头斜肌下束以及头最长肌。深层包括颈长斜肌、颈短斜肌以及棘突间肌肉群。这些肌肉拥有纵向或斜行的肌纤维，其主要功能为维持颈部伸展、侧屈以及旋转功能。也正因为后方肌肉纤维走行如此，所以上述逐级扩张所用管道的安置仅需要分离或牵拉这些肌肉，而并不需要切断肌纤维，从而能够极大减少组织损伤。

当颈椎的侧块被显露以后，微创置钉操作和开放手术操作并无太大差别。当所选钉道偏下时，置入螺钉便有可能损伤出行神经根。当钉道偏内时，则非常容易损伤椎动脉。为了避免这些并发症，我们应该尽量选择侧块的上外 1/4 部分来置钉。螺钉的长度以稍微打穿外层皮质及骨松质为准。对于创伤患者，应尽可能选择适宜长度的螺钉来实现双皮质固定。正常人群颈椎侧块的深度约为 12 ~ 16 mm。但这存在患者特异性，如患者已有的后方骨赘或术中需修改钉道等均会对侧块深度造成影响。在钉道方向正确的情况下，尽管螺钉

过长不会造成太大问题，但是依然推荐通过术前 CT 检查来准确测量以选择适宜长度的螺钉（特别是对于强调双皮质固定的病例）。

手术过程

麻醉和体位

MI-PCF 中，由于患者意外的动作便可能导致血管神经的损伤，因此并不适宜选择局麻联合静脉给予镇静药物的方式来进行麻醉。通常的程序是气管插管全身麻醉后将患者头部通过三点式头架牢固固定于手术台上。对于一些特殊疾病的患者，常规的气管插管可能会加重术中操作损伤脊髓的风险，因此必要时还需考虑选择纤维支气管镜气管插管。对于存在较高静脉空气栓塞风险的患者，应该将中心静脉导管安置在右心房中，同时麻醉师还应该使用多普勒超声检测心前区，以监测心房中空气栓塞情况。当术中出血较多时，中心静脉置管也能够为快速补液和输血提供通道。

患者手术体位虽然可以选择俯卧位或坐立位，然而选择一种介于两者之间的半坐体位更有利于减轻硬膜外静脉的充盈，从而减少术中出血，降低空气栓塞的风险。在固定头的位置之前，必须仔细核实确保颈椎及颈部的肌肉没有被扭转或卡住。然后还需确保患者颈部、下巴以及胸部没有被压迫住，再对常规的压迫区域采取适当的保护措施。

术中体感诱发电位是一种十分必要的监护手段。其对术区以及远端肢体的监护能够有效反映减压、固定操作是否对脊髓造成损伤。肌电图记录同样可以用于监护运动神经根的情况，其还能用于监测磨钻或螺钉的刺激情况，增加手术安全性和准确性。此时需要麻醉师配合，在术中尽量少用肌肉松弛药，以增加神经根反射弧敏锐性。

大多数情况下，可以在术中应用一组头孢唑林或万古霉素来预防感染。由于术中给予甲强龙或其他的类固醇类药物来保护脊髓神经的作用尚不明确，因此，在 MI-PCF 中并不推荐应用这些药物。

术中 C 臂机透视的实时图像对于 MI-PCF 是至关重要的。手术过程中最常需要的是侧位透视，

但在最初的定位过程中又需要前后位透视，因此，C 臂机应该保持在一个方便旋转的位置上以便实现不同角度透视的需求。术中利用解剖标志可以准确地置入颈椎侧块螺钉，但是椎弓根螺钉的置入往往需要更多的透视辅助。

管道扩张及暴露

当设计 MI-PCF 的皮肤切口时，要充分考虑最终安放的管道能与侧块螺钉的钉道方向相一致，即外倾 20°～30°，头倾 20°～30°。因此，此时侧位透视是保障工作管道准确、安全放置在目标位置的关键。

在患者体位摆好后，可以在颈部旁边放置一根克氏针，并使之与关节突关节方向完全平行以便确定手术切口的中点。通常情况下，手术切口应在目标节段下位 2～3 个节段的体表，同时位于颈部中线上，以保证入路方向与传统开放侧块钉道方向接近。

定好切口中心后，可以在透视引导下将克氏针沿着头倾、外倾的方向（与钉道方向一致）逐层穿过颈部皮肤、肌肉直达目标关节突，穿刺过程中必须保持克氏针与关节突关节面方向始终平行。在穿刺过程中需要特别注意的是定位针尽量停靠在骨性结构上，从而避免误入椎板间隙损伤脊髓。为了减少这种风险，在穿刺操作时，定位针的方向也应尽量朝外而非朝内。在前后位的透视影像上，定位针最为理想的停靠位置是在关节突关节的内侧。

在定位针穿刺到目标关节突后，可以以克氏针为中心，向上向下延 1 cm 做手术切口，使用手术刀切开皮肤直至浅筋膜层（注意不能超过肌肉层以减少出血）。通过锐器切开浅筋膜的切口足够满足扩张套管的需求。此时，如果术区皮肤贴有无菌薄膜（Ioban®），为了避免安放扩张导管过程中将薄膜带入引起的塑料碎屑，建议提前将切口边缘的薄膜除去。

依次沿切口将扩张器置入并直达关节突关节，然后安置最终的工作管道至目标侧块和椎板交界部。逐级安放扩张管道的过程建议持续侧位透视引导以保证管道位置正确。管道的直径并不固定，

通常有 20 mm 或 22 mm 直径可供选择。更宽的管道能够为手术提供更广阔的手术空间，也为内植物置入提供更大的操作空间。通过这些管道的扩张作用，我们便能够将需融合的节段全部暴露出来。一旦透视定位确定工作管道位置满意后，可以将工作管道与可折叠的连接装置（一侧已经固定于床沿）固定在一起，然后锁定该装置以固定管道位置。

术中可以通过放大镜、手术显微镜或者内镜来实现可视化操作。在有通道内光源的情况下，放大镜特别适用于单纯关节突脱位的患者；放大镜可以满足这些患者术中关节突磨除、关节复位、侧块螺钉置入等操作的多视角需求。而对于一些需要行广泛椎板切除、关节突切除、椎间孔成形的患者来说，往往需要有高质量的显微镜来辅助手术。条件允许的情况下，最好还能配备具有白平衡和防雾镜头，并且与工作管道相配套的内镜系统。

内固定

为了更加安全地置入侧块螺钉，通常需要将关节突关节和侧块的外侧缘完整地暴露出来。这些仅需配合单极电凝与椎板咬骨钳就能实现。在切除关节突关节表面软组织以及韧带后，要注意保持上下关节突完整性以避免术后出现节段不稳或者融合。如果侧块外侧静脉丛出血的话，通常可以使用单极电凝止血；但在止血过程中，应避免对于该区域过激的电凝烧灼所引起的椎动脉损伤出血。除此之外，针对该静脉丛的出血，还可以利用填塞明胶海绵（Gelfoam® 或 Surgifoam®）来止血。

对于关节突序列正常的病例，侧块螺钉的置钉并无特殊。而对于需要进行关节突复位的病例，可以首先使用高速磨钻磨除下位椎体部分上关节突，再通过神经剥离子伸入关节突关节之间，通过旋转、撬拨等方式复位小关节。另外一种在传统开放手术中使用的复位方法是在切除部分上关节突之后，松开固定头架，轴向牵引配合以适当前移、旋转（与受伤机制相反的方向）头部以复位小关节。锁定头架后再将小关节固定融合。在

实施复位操作时，建议使用神经监护（包括神经根监护）。

置钉通常选择侧块中心偏内 1 mm 处为入点。为了避免置钉时钻头在侧块上打滑、保障螺钉的顺利置入，可以在开始时使用开路锥或者高速磨钻将外层皮质去除。对于 C3 至 C6（有时也包括 C7），推荐以头倾 15°～20°，外倾 30° 的方向钻孔预置钉道。这种头倾的角度保障螺钉朝向横突方向，从而避免对非目标节段小关节造成破坏。椎动脉通常位于椎板与侧块交界部的前方，因此如果在侧块中心偏内 1 mm 处进钉并保持螺钉朝向外侧的话，损伤椎动脉的概率便会显著降低。钻孔之后可以使用 3.5 mm 的骨松质丝攻进行攻丝。目前大多数新型万向螺钉都是自攻螺钉，因此这一步骤也可以省略。

对于需要进行神经减压的患者，椎板切除操作应在螺钉定位、穿刺、攻丝等操作之后，从而降低磨钻等操作可能造成神经损伤的概率[35]。

在置入内植物之前还需先切除关节突关节的软骨面，然后使用小号的磨钻对关节面进行去皮质化操作。尽管目前一些文献指出在不植骨的情况下关节突也能够成功融合，但还是推荐进行植骨操作。可以取自体髂骨骨松质在小关节间以及椎板间进行植骨。为了避免取髂骨可能导致的术后疼痛，也可以收集术中关节突切除、椎板切除及椎间孔成形等减压操作所得自体碎骨粒进行植骨。这些碎骨粒也可以按 1∶1 的比例和人工骨（如脱钙骨基质、磷酸三钙人工骨）混合后再植入。

在小关节暴露及植骨完成后，可以通过直视观察以及配合透视下置入适当长度的螺钉。常用侧块螺钉的规格为长度 14 mm 或 16 mm，直径 3.5 mm。当然，也可以通过术前 CT 或者术中侧位透视来测量所需侧块螺钉的准确尺寸。在置入第一枚螺钉后通常将扩张管道的连接臂放松以方便第二枚螺钉的置入，该螺钉具体的钉道选择同上所述。

相较上位椎体，C7 椎体的体积较小，此时置入侧块螺钉相对困难，因此在这个节段通常使用椎弓根螺钉来固定。相较于侧块螺钉，椎弓根螺钉尺寸更长，同时能够穿透对侧皮质，因而具有更大的把持力。颈椎椎弓根螺钉同样适用于当侧块存在骨折或不稳定的患者。在 C7 以下的节段已经没有椎动脉走行，因此，在 C7 或 T1 节段置入椎弓根螺钉也比较安全。C7 椎弓根螺钉的置钉方向通常为内倾 25°～30°，垂直置钉。而 T1 椎弓根螺钉的置钉方向通常为内倾 10°～15°，尾倾 5°。仔细阅读术前 CT 可以更加准确地了解节段椎弓根的尺寸和大致方向。通常情况下，直径 4.0 mm，长度 20～22 mm 的椎弓根螺钉均是适合的。为了更加安全地置钉，也可以咬除部分椎板，在直接探及椎弓根的情况下置钉。

置钉之后，将适当长度的连接棒置入上位万向螺钉尾部并锁定（图 13.2）。根据具体内固定的不同，棒的直径通常在 3.2 mm～3.5 mm 选择。对于需行 3 个节段以上的融合术的病例，置棒在技术上通常较困难；但是通过小心调整扩张管道在小关节上方的位置，能够为置棒提供更好的操作空间。此时，选用可张开的管道以及郁金香头万向螺钉（向上开口）对于增加操作空间尤其重要。第三代颈椎后路固定系统中的各装置的连接、对抗以及锁定等操作程序相互间均有细微差距，这些具体的操作需参照其具体制造商的说明。最后锁定连接棒完成内植物安装。通过前后位及侧位透视以明确内植物位置及椎体序列情况，拆除扩张管道。

对于需要行双侧固定的病例，可以利用同一个正中切口，按以上相同的步骤，相反的方向在对侧置入工作管道。

另外一种颈椎后路经关节突入路的固定方式需要用到小关节加压螺钉。这种固定方式最为理想的入钉点是在侧块中点，置钉方向与关节突关节方向垂直（图 13.3）。此时，手术切口应该更靠头侧，而定位克氏针应该与关节突关节成 90° 角并与棘突平行放置。在入口和通道准备就绪后，可以将克氏针穿刺至上关节突中，其具体深度主要取决于术中所使用的加压螺钉的长度。该置钉深度及钉道位置同样需要在透视引导下进行。

此时，钉道将依次通过上位节段侧块、关节突关节，然后到达下位节段侧块（透视下观察以

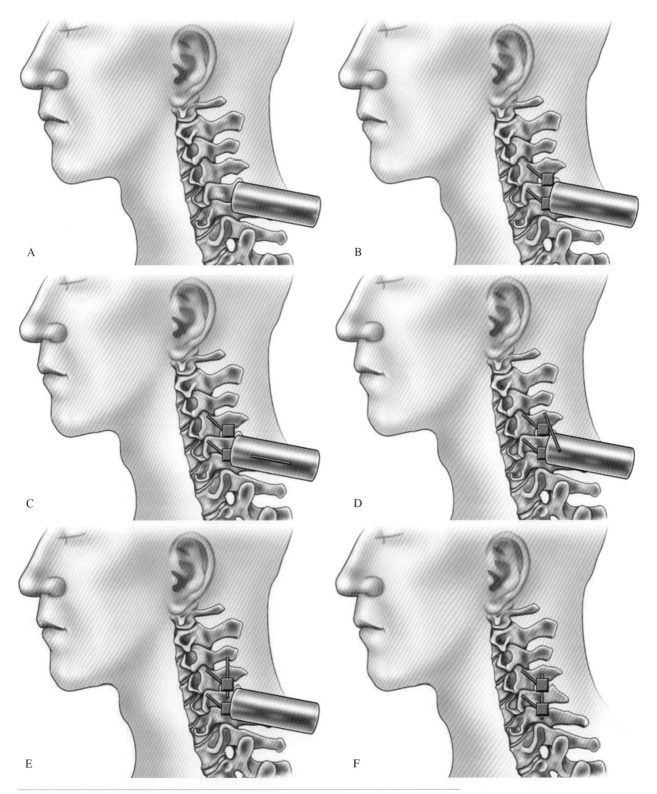

A

B

C

D

E

F

图 13.2　在侧块螺钉的置入之后（A、B），如图示通过操作管道将连接棒置入（C~F）

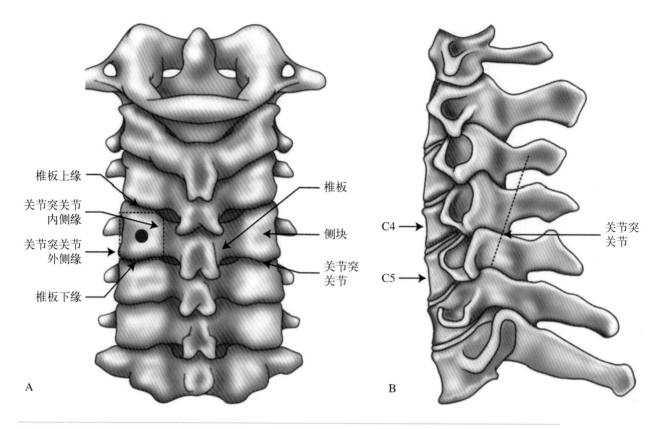

图 13.3 A. 图中所标记的 C4 侧块中心为经关节突螺钉最佳入钉点。B. 经 C4 至 C5 关节突螺钉的钉道走行

进入该侧块的 1/2 或 2/3 为宜）。该固定方式术中建议配备空心磨钻，以便配合克氏针穿刺进入预设深度。螺钉深度确定之后，在依次完成攻丝及加压螺钉置入（克氏针引导下）、加压、锁定等步骤。最后拔除定位克氏针并在对侧重复上述操作。

上述经关节突的固定方式适用于包括 C1 和 C2 在内所有颈椎节段。对于类似 Hangman 骨折的创伤病例的关节突融合术，可以应用到上述固定方法的一种改良术式。最开始的显露操作均与前述操作类似；螺钉的入点还是选择 C2 侧块的中心；而钉道的方向从侧位透视片上看是与棘突平行的；但与上述方法不同的是进钉方向应朝着 C2 椎弓根的前上缘（而非朝下），进钉深度以把持住对侧皮质为宜（图 13.4）。侧位透视观察钉道满意后，后续操作又与前述方法相同。

切口关闭

在关闭切口之前应该利用双极电凝以及凝血酶浸润的明胶海绵（Gelfoam® 或 Surgifoam®）对术区仔细止血。然后利用乳酸林格液及枯草杆菌抗生素对伤口进行反复冲洗。同时还可以选择在神经减压处留置一块浸泡甲强龙的明胶海绵（Gelfoam®）来减少局部水肿。

严密止血后，便可以将管道撑开器及内镜小心拆除。然后再次使用抗生素冲洗肌肉等软组织通道。使用 1-0 或 2-0 抗菌微乔线（Vicryl®）或相似的可吸收线缝合筋膜层。由于手术创伤很小，所需缝合的区域也较少，因此引流管通常是不需要放置的。在缝合切口之前，可以适当在皮肤边缘以及肌肉表面注射布比卡因（0.25%）来减少患者术后疼痛。使用 2-0 抗菌微乔线（Vicryl®）内翻缝合皮下层，然后使用 4-0 可吸收线缝合（Monocryl®）皮肤基底部使皮肤边缘对齐。最后使用胶水（Steri-Strips®）或多抹棒（Dermabond®）关闭表皮。后者可以为患者切口提供 7 ~ 10 天的封闭时间，同时

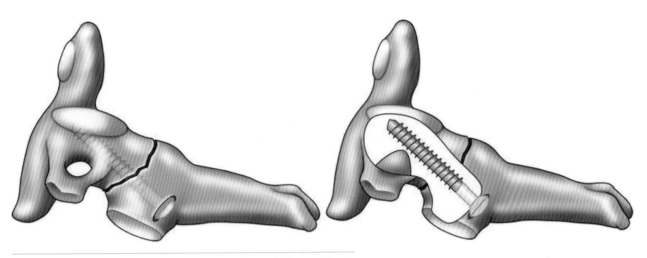

图 13.4　Hangman 骨折后路固定螺钉入点和走向的侧位图及剖面图

具有防水作用，（如果需要的话）患者在术后便可以沐浴。

对于术中发生脑脊液漏的情况，由于此时硬膜撕裂通常较小，而手术通道又受限，因此直接的修复通常难以完成。这时推荐安置椎旁引流管直至术后 2 ~ 3 天，术后嘱患者抬高头部以帮助硬膜撕裂处的闭合。诸如纤维凝固物、脂肪或肌肉移植物也同样可以使用。因持续引流所出现的头痛和恶心症状可以通过口服非甾体消炎药或者卧床休息来对症治疗。对于较大的硬膜破裂，在拥有合适器械的情况下（如小号的针持以及长镊），还是推荐对其进行直接修补。对于极少数发生特别大范围硬膜损伤的病例，则应该果断转为开放手术对其进行修补。

临床经验

加州大学洛杉矶分校开展微创颈椎后路固定术并随访观察到植骨融合的病例有 10 例，其中 6 例为单节段融合，另 4 例为双节段融合。内固定节段包含 C3 至 C7 节段，除 3 例患者因对侧存在骨折而选用单侧侧块螺钉固定外，其他病例均为双侧螺钉固定。7 例患者是在颈前路融合后附加以后路融合，另 3 例患者采用单纯后路融合。

7/10 的患者病因为颈椎外伤（爆裂骨折或骨折脱位），因而选择了前后路融合的术式来治疗。对于 3 例存在双侧关节突绞索的病例，我们磨除或切除其上关节突以方便进行术中复位、固定融合操作。对于 3 例颈椎肿瘤的患者，选择的是经前路肿瘤椎体切除联合后路固定术来治疗。

所有这些病例的手术操作均是在 18 ~ 22 mm 管道扩张器下完成的。所有患者均未发生神经损伤情况加重等并发症，同时术后 CT 扫描证实所有内植物位置均良好。1 例患者出现 C6 螺钉相对靠外并穿破侧块的外侧皮质。但考虑到这点并不会影响其后方固定的稳定性，因此也没有对该患者施行翻修手术或特殊随访处理。最后，通过功能位 X 线以及 CT 检查发现所有这些病例均已实现骨性融合。

现有扩张管道的尺寸限制了长节段融合的安棒操作，因此目前微创入路仅适合于进行 1 ~ 2 个节段的融合。但是，椭圆形扩张器目前正在被改进，并且将有望使得长节段固定的安棒变得简便安全。现阶段常应用于腰椎经皮椎弓根螺钉固定术中的弧形棒以及多连接棒在将来也有望被发展至颈椎，从而最终实现通过微创切口完成颈椎长节段固定器械的安置。

影像学引导是螺钉安全置入的基本保障。对于短颈、肥胖或肩部肌肉发达的患者，术中透视

117

对其下颈椎的显示并不理想，此时图像导航系统成功解决了这一问题，其能够独立、有效地指示脊柱，而并不需要实时 X 线成像。但这一系统的缺点是由于体位原因，术前影像所显示的不同节段椎体之间的关系与术中并不完全一致，从而影响导航的准确性。当患者存在节段不稳或者颈椎骨折需要复位时，这种偏差将更加显著。

三维图像导航系统的出现允许术中对脊柱进行断层扫描透视，从而有效避免软组织的遮挡，保障了下颈椎的微创固定顺利进行。由于这些图像都来自术中实时采集，此时在导航引导下的钉道设计将更加可靠。随着不断发展，术中三维图像无框架导航系统最终将使得经皮颈椎内固定变得安全可行。

参考文献

1. Aebi M, Thalgott JS, Webb JK, Goytan M, Jeanneret B. AO ASIF principles in spine surgery. New York：Springer; 1998.
2. Chapman JR, Anderson PA, Pepin C, Toomey S, Newell DW, Grady MS. Posterior instrumentation of the unstable cervicothoracic spine. J Neurosurg. 1996;84：552–8.
3. Bohlman HH. Acute fractures and dislocations of the cervical spine. An analysis of three hundred hospitalized patients and review of the literature. J Bone Joint Surg Am. 1979;61：1119–42.
4. Cahill DW, Bellegarrigue R, Ducker TB. Bilateral facet to spinous process fusion：a new technique for posterior spinal fusion after trauma. Neurosurgery. 1983;13：1–4.
5. Callahan RA, Johnson RM, Margolis RN, Keggi KJ, Albright JA, Southwick WO. Cervical facet fusion for control of instability following laminectomy. J Bone Joint Surg Am. 1977;59：991–1002.
6. McAfee PC, Bohlman HH, Wilson WL. Triple wire technique for stabilization of acute cervical fracture dislocation. Orthop Trans. 1986;10：455–6.
7. Perin NL, Cusick JF. Interspinous, lamina, and facet fusion. In：Benzel E, editor. Spine surgery：techniques, complication avoidance, and management. Philadelphia：Churchill Livingstone; 1999. p. 257–63.
8. Stauffer ES. Wiring techniques of the posterior cervical spine for the treatment of trauma. Orthopedics. 1988;11：1543–8.
9. Sutterlin 3rd CE, McAfee PC, Warden KE, Rey Jr RM, Farey ID. A biomechanical evaluation of cervical spinal stabilization methods in a bovine model. Static and cyclical loading. Spine. 1988;13：795–802.
10. Coe JD, Warden KE, Sutterlin 3rd CE, McAfee PC. Biomechanical evaluation of cervical spinal stabilization methods in a human cadaveric model. Spine. 1989;14：1122–31.
11. Maurer PK, Ellenbogen RG, Ecklund J, Simonds GR, van Dam B, Ondra SL. Cervical spondylotic myelopathy：treatment with posterior decompression and Luque rectangle bone fusion. Neurosurgery. 1991;28：680–3.
12. Roy-Camille R, et al. Early management of spinal injuries. In：McKibbin B, editor. Recent advances in orthopedics.

Edinburgh：Churchill Livingstone; 1979. p. 57–87.
13. Roy-Camille R, et al. Internal fixation of the unstable cervical spine by posterior osteosynthesis with plates and screws. In：The Cervical Spine Research Society Editorial Committee, editor. The cervical spine. 2nd ed. Philadelphia：Lippincott-Raven; 1989. p. 390–404.
14. Benzel EC. Construct design. In：Benzel E, editor. Biomechanics of spine stabilization：principles and clinical practice. New York：McGraw-Hill; 1995. p. 163–72.
15. Cooper PR, Cohen A, Rosiello A, Koslow M. Posterior stabilization of cervical spine fractures and subluxations using plates and screws. Neurosurgery. 1988;23：300–6.
16. Gill K, Paschal S, Corin J, Ashman R, Bucholz RW. Posterior plating of the cervical spine. A biomechanical comparison of different posterior fusion techniques. Spine. 1988;13：813–6.
17. White AA, Panjabi MM. Biomechanical considerations in the surgical management of the spine. In：White A, Panjabi M, editors. Clinical biomechanics of the spine. 2nd ed. Philadelphia：Lippincott-Raven; 1990. p. 511–639.
18. Ebraheim NA, An HS, Jackson WT, Brown JA. Internal fixation of the unstable cervical spine using posterior Roy-Camille plates：preliminary report. J Orthop Trauma. 1989;3：23–8.
19. Khoo L, et al. Biomechanical comparison of fixation techniques across the cervicothoracic junction. Presented at annual meeting of North American Spine Society, New Orleans, 2000.
20. An HS, Vaccaro A, Cotler JM, Lin S. Spinal disorders at the cervicothoracic junction. Spine. 1994;19：2557–64.
21. Dekutoski MB, Schendel MJ, Ogilvie JW, Olsewski JM, Wallace LJ, Lewis JL. Comparison of in vivo and in vitro adjacent segment motion after lumbar fusion. Spine. 1994;19：1745–51.
22. Delamarter RB, et al. The C7-T1 junction：problems with diagnosis, visualization, instability and decompression. Orthop Trans. 1989;13：218.
23. Evans DK. Dislocations at the cervicothoracic junction. J Bone Joint Surg Br. 1983;65：124–7.
24. Kramer DL, et al. Placement of pedicle screws in the

cervical spine：comparative accuracy of cervical pedicle screw placement using three techniques. Orthop Trans. 1997;21：496.

25. Panjabi MM, Duranceau J, Goel V, Oxland T, Takata K. Cervical human vertebrae. Quantitative three-dimensional anatomy of the middle and lower regions. Spine. 1991;16：861–9.

26. Stanescu S, Ebraheim NA, Yeasting R, Bailey AS, Jackson WT. Morphometric evaluation of the cervico-thoracic junction. Practical considerations for posterior fixation of the spine. Spine. 1994;19：2082–8.

27. Kotani Y, Cunningham BW, Abumi K, McAfee PC. Biomechanical analysis of cervical stabilization systems. An assessment of transpedicular screw fixation in the cervical spine. Spine. 1994;19：2529–39.

28. Aldrich F. Posterolateral microdisectomy for cervical monoradiculopathy caused by posterolateral soft cervical disc sequestration. J Neurosurg. 1990;72：370–7.

29. Henderson CM, Hennessy RG, Shuey Jr HM, Shackelford EG. Posterior-lateral foraminotomy as an exclusive operative technique for cervical radiculopathy：a review of 846 consecutively operated cases. Neurosurgery. 1983;13：504–12.

30. Krupp W, Schattke H, Müke R. Clinical results of the foraminotomy as described by Frykholm for the treatment of lateral cervical disc herniation. Acta Neurochir (Wien). 1990;107：22–9.

31. Murphey F, Simmons JC, Brunson B. Surgical treatment of laterally ruptured cervical disc. Review of 648 cases, 1939 to 1972. J Neurosurg. 1973;38：679–83.

32. Odom GL, Finney W, Woodhall B. Cervical disk lesions. J Am Med Assoc. 1958;166：23–8.

33. Roh SW, Kim DH, Cardoso AC, Fessler RG. Endoscopic foraminotomy using MED system in cadaveric specimens. Spine. 2000;25：260–4.

34. Fessler RG, Khoo LT. Minimally invasive cervical microendoscopic foraminotomy：an initial clinical experience. Neurosurgery. 2002;51：S37–45.

35. Khoo L. Minimally-invasive posterior decompression and fixation of cervical jumped facets：an initial clinical experience in 11 patients. Presented at annual meeting of the AANS/CNS section on disorders of the spine and peripheral nerves, Tampa, 2003.

36. Wang MY, Prusmack CJ, Green BA, Gruen JP, Levi AD. Minimally invasive lateral mass screws in the treatment of cervical facet dislocations：technical note. Neurosurgery. 2003;52：444–7.

37. Grob D, Magerl F. Dorsal spondylodesis of the cervical spine using a hooked plate. Orthopade. 1987;16：55–61.

38. Haid RW, et al. Lateral mass plating for cervical instability. Presented at congress of neurological surgeons, Los Angeles, 1990.

第14章
经皮椎弓根螺钉技术

Jonathan N. Sembrano, Sharon C. Yson, Edward Rainier G. Santos,
David W. Polly Jr.

杨惠林　译

适应证和禁忌证

经皮椎弓根螺钉可以作为置入椎弓根螺钉的一种可选技术，尤其适用于那些可以行切开椎弓根螺钉固定的情况。因此，切开椎弓根螺钉固定的适应证同样适用于经皮椎弓根螺钉固定。在椎间融合或后方融合术中它能提供充分的固定，对脊柱感染或肿瘤的患者能起稳定作用，或可作为内支架应用于创伤中。

相对于传统切开固定而言，经皮固定的最明显优势在于肌肉的切开剥离少。入路相关损伤的减少已被证明可以减少术中失血、术后疼痛和镇痛药物的需求[1-3]。其他优点包括出院更早[2]、肌肉降解产物（如 CK-MM）在血液或尿液中峰值更低[4]、最大限度地保留椎旁肌（躯体）的力量[2]。

经皮螺钉固定的另一个重要优点是它更容易选择最佳置钉通道。当切开置入椎弓根螺钉时，椎旁肌常常是影响螺钉内倾的机械障碍，更容易造成椎体外侧的破损。另外，椎旁肌也常常迫使手术者的进针点更靠内，更容易撞击上关节突。而对经皮固定来说，肌纤维是被劈开而不是剥离，这样内倾更容易，进针点也更靠外，位于横突和上关节突外侧壁的交界处。然而，需要注意的是，经皮椎弓根螺钉置入撞击关节突的研究报道不一致，撞击率为 11% ~ 58%[5-8]。目前并不清楚这么大的范围差异究竟是缘于较长的学习曲线，还是螺钉置入技术差异，抑或是评估关节突撞击的标准不同。

有些患者存在腰骶移行椎，L5 椎体在轴面上描述成心形更恰当，而不是圆形。这样可能对椎弓根螺钉置入提出了挑战，为了防止椎体外侧破损，需要更大的内倾轨道（图 14.1）。对这些患者，就上述提到的优点我们更倾向于经皮椎弓根螺钉置入而不是切开置钉。如果手术医师觉得通过切开后正中入路做其他手术更舒适（比如后路减压、经椎间孔腰椎间融合），也可以将经皮螺钉固定与

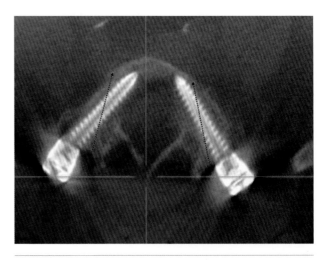

图 14.1　L5 椎体术中 CT 扫描轴位图像显示开放手术椎弓根螺钉的投射轨迹（点线）和实际的经皮置入的螺钉。经皮椎弓根螺钉置入，由于进针点更靠外，可以避开上关节突

传统的切开入路结合起来。

　　经皮固定时，为了更好地保护软组织，不能在直视下看到解剖标志，因此为了维持准确度，必须用其他方法来替代。通常是用 C 臂机透视来实现替代[3, 9-13]。近来，基于术前 CT、术中二维透视或术中三维影像，计算机导航（图像引导）的使用日益增多[14-17]。经皮螺钉固定的一个主要禁忌就是这些成像方式都得不到合适的影像，即不能获得质量满意的图像，比如遇到肥胖或严重骨质疏松的患者。

　　患者的辐射增加，特别是手术团队的辐射增加已得到越来越多的关注[18, 19]。通过一些显而易见的方法可以减少辐射，比如铅防护、使用脉冲图像采集、站在放射源合适的位置。手术室和放射房间应提供铅围裙、甲状腺防护和含铅的手套及护目镜。注意光束附近的散射也很重要。使用器械来固定导针，或在透视过程中当器械已经牢牢插入骨内后把手移开（脱手技术）同样有助于减少辐射。最后，正确使用透视和减少不必要或过度透视。

手术技巧

　　在这个部分，我们将讨论两种应用于经皮椎弓根螺钉置入时的技术：二维透视和术中三维成像计算机导航。像其他一些技术，如电磁场导航[20]、加速计技术导航[21]和机器人导航[22]将不做讨论。

使用二维透视经皮椎弓根螺钉固定

　　手术建议常规俯卧位，侧卧位也可以进行操作。在铺巾之前，必须确保成像无障碍。比如如果使用常规手术台，在术者对患者摆放体位时，需手术的脊柱节段不能被摆放在桌杆上，因为这样会挡住 C 臂机的透视。我们更倾向于使用框架和垫子能透过射线的脊柱手术床，没有中央床杆（图 14.2）。

　　二维透视引导的经皮椎弓根螺钉固定技术与椎体成形术和椎体后凸成形术导针置入技术在许多方面相似[23]。首先，需要获得手术节段的标准前后位和侧位图像。在标准的前后位片上，棘突在正中，椎弓根的轮廓在椎体的上半部分，终板是重叠的（没有双边影）。在标准的侧位片上，椎弓根和终板都是重叠的（图 14.3A、B）。在获取标准前后位和侧位图像的过程中，建议将 C 臂机留在 0°和 90°位置，将床由一侧向另一侧倾斜（就像飞机飞行一样）。需要注意的是由于生理性前凸，C 臂机的倾斜（头尾方向）可能需要从一个节段调整到下一个节段。这将有助于确保椎弓根螺钉

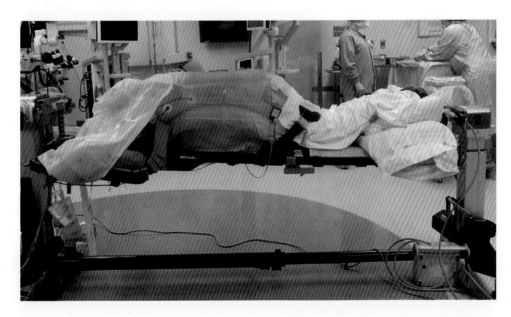

图 14.2　经皮椎弓根螺钉置入患者的手术准备，患者俯卧在已放置好衬垫、可以透视的脊柱手术床上

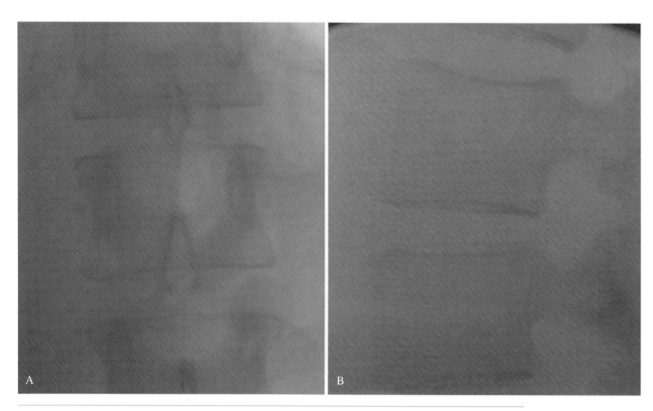

图 14.3 透视图像显示在经皮椎弓根螺钉置入前，在标准的前后位（A）和侧位（B）上椎体的外形

与终板平行。

有些医师倾向于使用"鹰眼"位，即朝下看椎弓根的斜位 C 臂机图像，也报道了很高的成功率[21, 24]。我们不常规使用这个技术，感兴趣的读者可参考推荐引用文献。

参照标准的前后位片，在皮肤上画出椎弓根的轮廓。这样往往有利于使用克氏针探查椎体的外侧缘和上缘。我们倾向于在标准前后位上用 C 臂机为每一节探查上缘。这样，在前凸明显的节段，比如 L5 和 S1，这两条线可能彼此很靠近。下一步，术者将决定皮肤切口的部位。有人可能选择参考术前 MRI 或 CT 轴位图像，测量椎弓根的轴线与皮肤交界点到正中线的距离。这个距离在患者之间变化很大，而且很大程度上受椎弓根的角度和患者体形的影响。一般来说，到正中线的距离节段越往下就越大（图 14.4）。但是，在 L5 和 S1 节段，髂棘可能限制了螺钉轨迹往外的程度和皮肤切口。

术者可以选择做一单独皮肤切口来置入所有

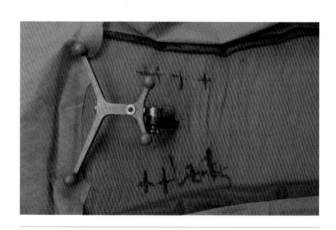

图 14.4 标记显示了 Jamshidi 导针进入椎弓根的皮肤进针点。椎弓根到正中线的距离从上腰椎到下腰椎明显增加。图片同时也显示了一个固定于棘突的参照架，用于计算机辅助的导航手术

螺钉，这往往是在生理性前凸节段，比如 L5-S1。如果术者选择做分开的皮肤切口，我们建议这些切口最好在一条线上，出于美观的目的，这些切

口很容易连起来。在这一点上，术者最好要熟悉扩张器的直径、螺钉的扩大器和设备中使用的其他器械，这样可以估算螺钉置入所需切口长度。沿着切口往下，通过皮下组织直达腰背筋膜。这时，腰背筋膜和肌筋膜可以切开或不切开。我们倾向于顺着肌纤维和皮肤切口纵向切开筋膜，最大限度降低克氏针和扩张器的潜在张力。然后用手指钝性分离肌纤维直到关节突和横突。

我们将 Jamshidi（骨活检）导针套管透视下插入到横突，探查横突的上缘和下缘，定位在横突中间。然后我们将套管朝内侧移动直到碰到一个壁，即上关节突的外侧壁。我们倾向于刚开始的时候只是滑动导针的套管部分，而不是锋利的套管针，以防止刺穿手套。一旦在骨上固定，我们将通过管道插入套管针，注意保持位置。我们拍摄前后位图像以确认导针的位置和手术节段。我们发现前面提到的技术在保证获得最佳进针点的同时可减少 C 臂机透视次数。

在椎弓根套管插入的过程中，C 臂机保持在前后位，只有在所有椎弓根套管插好和克氏针放好后才调到侧位。其他也有倾向于使用两台 C 臂机的双面透视。在标准前后位片上，理想的进针点正好在椎弓根影的外侧，针尖在 3 点钟方向（右侧）或 9 点钟方向（左侧）[25]。然后我们用锤子敲击慢慢进针。我们估计进针点至该对应节段椎体后壁的距离（即椎弓根的长度）为 1 英寸（1 英寸 =2.54 cm）。我们在导针距皮肤 1 英寸的地方做记号（使用记号笔），此步骤是为了确定导针前进了 1 英寸。导针的轨迹是朝前朝内，目标 9 点钟（右侧）和 3 点钟（左侧）方向。在大约标记半英寸的地方停下来，拍一张前后位片来检测轨迹和针的位置。目的是当到达 1 英寸标记时，在标准前后位片上导针尖在椎弓根影内，接近但不超过椎弓根的内侧壁（图14.5）。假如满足以上条件，就认为导针位置良好，克氏针沿套管前进，深入到椎体 1 ~ 2 cm。然后移除套管，留下克氏针。为防止克氏针挡住其他椎弓根以同样方式置入套管，使用非贯穿的夹子将他们固定在铺单上。注意不要过度弯曲克氏针，否则它们将变形（图14.6）。

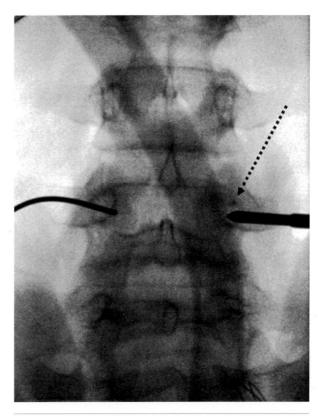

图14.5　在半英寸标记点 Jamshidi 针（虚线箭头）的透视图。注意它还没有到达椎弓根的内侧壁，提示导针位置正确

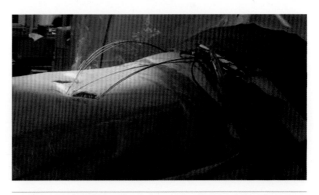

图14.6　克氏针被夹住使透视图像更清晰，避免被克氏针尾端刺破手套产生污染

当所有克氏针置好后，拍摄可以观察到所有克氏针的标准前后位片，并将其中一张保存到显示器上（大多数透视机有两个屏幕，允许同时看不同的图像）。接着将 C 臂机调到侧位进行侧位片拍摄。此时，对患者来说最重要的是结合前后

位及侧位影像评估每根克氏针的位置。如果位置不好，拔出克氏针，重复上述步骤重新放置。如果这样，术者需要决定是否使用相同的定位孔、简单调整螺钉还是建立一个新的进针点。另外，刚刚到达椎体后半部分的位置好的克氏针可能需要更前进一步，直到椎体的前半部分。在进行此操作时，术者对椎体的三维结构要有清晰的认识。如果克氏针的位置比较靠外，那么即使侧位片显示针尖在椎体前缘后面，仍旧很可能已经穿出前方皮质。由于这个原因，我们不经常把克氏针置入到这个点。然而我们倾向于将克氏针置入到椎体的前半部分，以防不经意地退出，尤其是撤除攻丝时（图 14.7）。

下一步是沿着克氏针扩孔和攻丝。不同系统有不同器械来分离肌肉和保护软组织。皮肤切口需足够长以容纳这些器械和防止压伤，这点很重要。如果使用塑料的皮肤薄膜（如 Ioban），确保它不被无意间挤压到伤口内也很重要。我们倾向于使用比计划螺钉直径小 1 mm 的丝攻。沿着克氏针越过椎体后壁，但不超过克氏针尖，以防克氏针拔出。在攻丝时，尽可能沿克氏针轨迹前进，以防止绞锁和向前误推克氏针。我们倾向于攻丝一段时间以后拍摄一张侧位片来确认轨道。我们同样也在攻丝把柄水平的克氏针上做标记（如果克氏针已经有刻度就不需要），观察它是不是随攻丝一起前进。

如果术者想在矢状面上对螺钉轨迹做细小改动，可以将攻丝沿想要的轨迹推进。如果克氏针的针尖在侧位上出现弯曲，则取出克氏针并通过攻丝置入新的克氏针；新的克氏针会沿着新的方向[26]。当尝试进行这项操作时，术者必须确保克氏针不会出现不必要的前进。此外，如果需要对轨迹做很大调整，则建议重新对椎弓根导针套管进行操作。

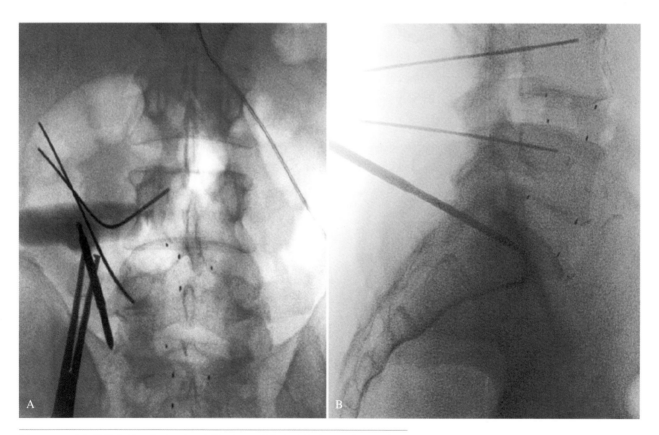

图 14.7 手术节段的前后位（A）和侧位（B）成像来确保克氏针在正确位置

沿着克氏针插入椎弓根螺钉。螺钉的大小通常由术前影像学资料决定。术者也可以根据术中侧位片上攻丝的位置和插入的深度来决定螺钉的长度。同样，术者沿着克氏针的轨迹操作很重要。一旦螺钉对椎体有很好的把持力，则可以完全取出克氏针。有时克氏针并不容易取出，术者可能需要施加额外的力来完成。尤其对那些骨质疏松患者，更要小心处理，将与螺钉咬合在一起的克氏针用力拔出时可能导致将整个螺钉拔出。为了避免这种情况，我们建议使用钳子或大力钳来取出克氏针，不是沿着克氏针轨迹直线拔出，而是进行旋转，在拔出过程中，对抗椎弓根螺钉插入器的把手向外退，并弯曲克氏针。这种手法不会将拔出力转移到椎弓根螺钉上。或者将螺钉后退2～3 mm，克氏针将会完全松动并被取出。一旦克氏针被取出，螺钉仍完全固定。

确保不要将螺钉插入太深以防止万向螺钉的头成角，这将会使装棒过程很困难。在侧位片上，术者应该尽力将螺钉头保持一致，这样可以将螺钉和棒之间的应力降至最低。

下一步是穿棒。大多数系统中提供卡尺和其他测量工具有助于判定棒的长度。大多数棒带有一定前凸角度的预弯。术者可根据患者最合适的角度改变预弯。根据使用的系统不同和术者的偏好，有许多不同的方法将棒置入并通过钉头。最简单的方法通过一个皮肤和筋膜切口直视下将螺钉头连接起来。这种方法通常用于单节段固定和螺钉头彼此靠近的 L5-S1 节段。另一种方法是在经皮置入螺钉的皮肤切口的一定距离外做单独穿刺切口，使用夹具或徒手穿过肌肉在筋膜下将棒放入通道直到它穿过所有的螺钉头。徒手技术对多节段手术更有帮助。在放锁定螺钉和撤除放棒器之前，确认棒与所有的螺钉头结合，且棒在装置的头尾两端有足够的长度，这点很重要（图14.8）。第三种方法是利用头端或尾端的切口，在筋膜下将棒穿过，不再做新的切口。这就需要在术者的控制下对持棒器进行角度改变，对多节段装置来说困难可能更大。

最后，在锁定这个装置和移除螺钉撑开器之前，拍摄前后位和侧位片来确认满意的螺钉位置、钉-棒结合和棒的长度。

如果进行了减压，椎板打开，硬膜囊外露，我们经常需放置引流管。逐层缝合，必要时我们更倾向于进行筋膜修复。

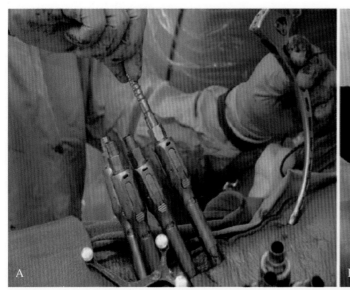
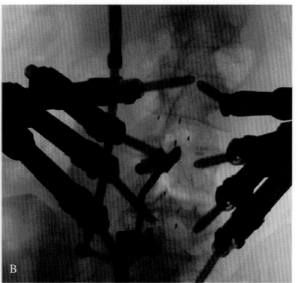

图 14.8　A. 术中图像显示如何利用单独的皮肤切口来作为棒置入的入口。B. 摄片确认棒位于螺钉头的顶端，位置正确

使用术中三维影像导航的经皮椎弓根螺钉固定技术

这种置钉方法通过术中CT扫描获得基于三维图像的虚拟影像，以此代替了实时的透视图像[14, 17, 27, 28]。潜在和明确的优点包括：① 可以看到二维透视图像上没有的轴位像，可以帮助术者避免上关节的撞击和更准确地将钉置入椎弓根内；② 考虑到螺钉的位置和轨迹，根据术中的虚拟成像，可以定制螺钉的大小（直径和长度）；③ 减少对手术团队的辐射[19, 29]。就放射而言，对患者的暴露是增加还是减少，目前仍有争议。但对手术团队的暴露明显减少，因为团队可以在获得三维图像时离开手术室或站在铅板后面。

基于视觉追踪的计算机导航，患者身上需要安置参考框架。同样导航摄像头和框架之间为一直线非常重要，就像摄像头和导航装置间也需保持一直线（比如探针、导针、攻丝、螺丝起子等）。需要考虑的是框架固定稳定和不妨碍器械操作，一般使用固定在髂骨上的经皮针或棘突夹（图14.4）。如果使用后者，仍旧做正中切口，但必须足够大以便暴露棘突来安置夹子。

连接框架后，术中CT扫描进入区域。新一代的术中CT扫描机有一只扫描架，打开后可以从侧方进入，导航摄像头可以追踪二极管内扫描架，有助于自动影像登记。鉴于扫描机的大小，患者身体周围有足够的空间来容纳这台机器显得尤为重要。强烈推荐这些手术使用脊柱手术床。一旦机器就位并呈关闭状态，此时可拍摄前后位和侧位片来确认所有的手术节段在成像范围内，接着再进行三维扫描。在获得图像的过程中，建议团队所有成员尽可能远离放射源、走出房间或站在铅板后面。

扫描后，术者可以选择让机器留在工作区域内、简单向床的头侧移动，或者将它从区域内一起撤离。一些医师倾向于后者，因为空间问题以及在笨重的机器后面操作的困难性。但是我们更倾向于前者，因为我们常规在打钉后至少再做一次扫描以确保每个节段螺钉置于最佳位置（图14.9A）。

导航设备需要注册和确认，以保证准确性，这最好在手术一开始就做，避免延误。鼓励术者反复确认导航的准确性，通过将器械的尖端放在已知和看得见的解剖标记上与在显示相同信息的

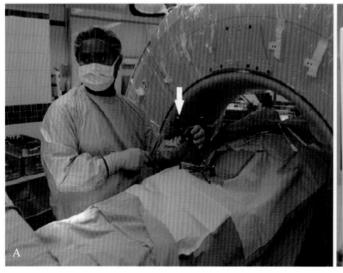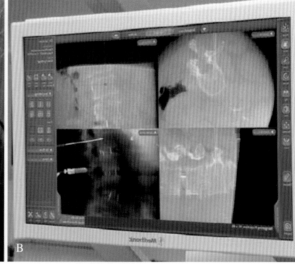

图14.9 A. 新一代术中CT扫描架，手术时放置在脊柱床的头端。为了保证图像的清晰度和准确性，追踪面必须始终朝向摄像头。B. 根据屏幕上显示的三张图像（轴位、矢状位、冠状位），手术者判定皮肤切口的位置

计算机屏幕上的方法进行确认。使用计算机屏幕上同时成像的不同位置的图像（矢状位、冠状位、轴位）、使用虚拟的器械投射来判定每一椎弓根的皮肤理想切口位置（图 14.9B）。用笔在这些位置做标记。在标记完所有位置以后，我们画出皮肤切口（图 14.4）。

切开筋膜，手指向下钝性分离至骨，我们将导航骨导针放置在需要的起始点上。尽管有些人可能认为在导航设置中不需要探针触觉反馈，这仍可以用来确认计算机屏幕提供的信息，因为有很多情况可能导致导航不准（比如参考框架不经意的移动），尽可能随时反复确认已有的信息。

用锤子敲击使导针慢慢前进。相比于之前的技术，必须考虑到术者的手、胳膊和身体的位置。就像之前提过的一样，需要全程维持视野的直线

性以保证导航工作。术者必须记住将追踪面朝向摄像头，不能遮盖参考框架。通过看屏幕，术者能够观察到导针在矢状位、冠状位和轴位上的位置。导针置入完成后，锁定图像，测量椎弓根螺钉最佳的长度和直径（图 14.9）。

一旦所有克氏针都置入完善，术者应拍摄前后位和侧位片确认位置。如果有任何克氏针位置可疑，我们建议重新定位或者再做一次三维扫描。

当攻入攻丝时，术者应该牢记攻丝可以被导航而克氏针不能。之前描述的预防措施仍需注意以避免出现不必要的克氏针前进或退出。在攻入攻丝和置入螺钉时需要进行侧位成像（图 14.10）。为此，可以使用术中 CT 扫描，尽管环形的扫描架和相关的小内径对空间处理提出了挑战。有些医师在这时更倾向于将 CT 扫描机从操作区域内撤

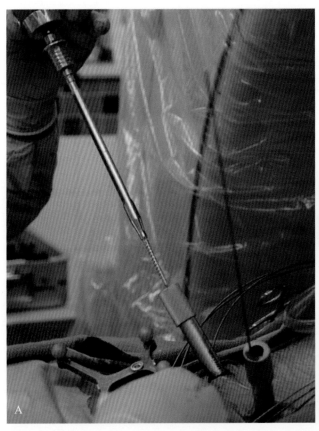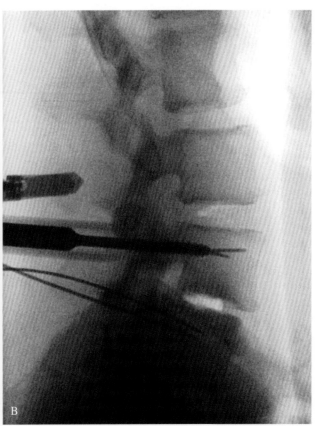

图 14.10　A. 套管攻丝前进时应该与克氏针保持一致。B. 通过侧位透视图像进行确认

离，而改用 C 臂机。

导航软件也可能有助于选择合适的棒长度和定制棒的预弯程度。然而，目前我们仍未这样使用。在现今常用模式中，导航不用于穿棒。因此，仍旧需要使用术中 CT 扫描或者 C 臂机进行二维透视（图 14.8）。

使用术中 CT 扫描和导航时，椎弓根螺钉置入的准确率报道为 92% ～ 98%[29-33]。就避开关节突而言，在导航辅助下的经皮置钉技术与没有导航的切开置入椎弓根螺钉技术相比能减少关节突关节撞击率[8]。

要点与常见错误

下面讨论的要点与常见错误已经在前面讨论手术技术时提过了，但仍旧值得再重复和强调。

• 不管使用术中 CT 扫描还是 C 臂机，进行清晰无阻挡地拍片很重要。需要考虑手术台的选择以及患者在手术台上的体位。

• 二维透视时，需要获得标准前后位和侧位片（图 14.3）。从一侧到另一侧倾斜时，将 C 臂机保留在 0° 和 90° 位置，仅倾斜手术床。通过倾斜 C 臂机框架在矢状面上调节前凸或后凸，但是需要确认这只是矢状面的倾斜，而扫描架并没有旋转。

• 二维透视时，应该站在影像放大器这一侧，而不是放射源那一侧，注意脱手技术，使用脉冲影像获得模式。同样，确保至少穿戴铅裙和甲状腺防护物，也推荐使用铅眼镜和铅手套[18, 34]。

• 当画计划皮肤切口时，使它们可以很容易连接起来（图 14.4）。另一种方法就是，有些术者倾向于使用横行切口，这样可以避免将切口连接起来。我们对这项技术没有经验。

• 使用手指引导 Jamshidi 导针的套管向下直到横突。这样将导针放在理想的进针点附近，有助于将所需的 C 臂机透视次数最少化。使用该技术时，将套管针的尖端拔出套管以防止刺破手套。

• 二维透视时，将所有节段的椎弓根套筒和克氏针都呈现在前后位片上。遵照"1 英寸"原则，可以准确地预估导针尖端相对于椎弓根壁的位置。这样可以节省将 C 臂机在前后位与侧位之间互换

的时间。

• 为了避免克氏针退出，将它们推进到椎体的前半部分，但是需要记住三维解剖，避免穿破前方皮质。

• 一定要注意不经意的克氏针前进。攻丝或螺钉前进要与克氏针保持一致。在克氏针上做标记（有些系统的克氏针已有标记）来确认它没有跟着攻丝或螺钉前进。

• 如果克氏针不能轻易拔出，用钳子或大力钳使用旋转或扭转手法来对抗螺钉把手。这样可以防止整个螺钉的退出。

• 不要将螺钉进得太深以保持螺钉头的万向能力。这有助于棒的穿过。

• 在锁死装置和撤除所有螺钉扩大撑开器之前，在透视图像上确认所有螺钉的位置满意，棒穿过所有螺钉头，两头的长度恰当。

• 三维导航时，确保患者和机器上的摄像头与参考框架之间视野成一直线。

• 三维导航时，确保患者参考框架是稳定的，固定良好。注意不要撞击或改变位置。

• 三维导航时，不管何时，利用一切机会来确认导航屏幕上收集的信息。

• 三维导航时，记住克氏针不能被导航。采取所有必须的预防措施来避免克氏针不必要的前进或退出。

• 三维导航时，穿棒是没有导航的。这一步仍旧需要透视图像的确认（图 14.8）。

并发症的预防和处理

并发症的避免要求对手术过程中的细节特别关注。术者应该熟知脊柱解剖，最好在之前已经能够掌握切开椎弓根螺钉固定术、观摩过一名有经验的医师进行经皮固定、在开始进行经皮置入椎弓根螺钉之前在尸体标本上练习过。为了减少软组织的破坏而牺牲了直视，术者必须依赖手感反馈、二维透视影像、虚拟三维导航成像来判断器械和内植物在脊柱的哪个部位。

尽管市场上的大多数系统能够用于经皮椎弓根螺钉固定，每个系统都有自己的复杂性和细微差别。在手术前，术者对这套系统的熟悉度也很重要。

当计划使用三维导航时，有可能出现导航失败。因此必须有像二维透视这样的备选方案作为替补。当由于病态肥胖或严重骨质疏松导致不能获得很好的图像以致二维透视也不能用时，术者必须果断考虑转向开放手术或取消手术。

修正非最佳位置螺钉的最好时间是在手术当时。因此，在患者离开手术室之前，获得二维或三维图像对此很重要。导航屏幕上的图像是虚拟的，并不能用来告知螺钉的真实位置。

和切开椎弓根螺钉置入一样，手术也可能发生血管、内脏、神经损伤。这些损伤可以因为 Jamshidi 针、克氏针、丝攻、螺钉、棒、尾帽引起。在操作导针时仔细控制直到它到达骨头很重要，同时用图像来确认它的位置。由于克氏针是临时器械，在患者体内的时间最长并最有可能移位，因此它最有可能引起其他结构的损伤。对克氏针的谨慎操作可防止不必要的前进和后退。攻丝和螺钉往往顺着克氏针的通路。但是一旦克氏针出现移位，丝攻和螺钉将会引起进一步损伤。术中需经常透视检查，尤其是怀疑克氏针已经移

动时。螺钉扩张器正常引导锁钉或尾帽向下到螺钉头，将棒和螺钉锁在一起。但是有时这些锁钉也会脱落移位造成损伤。在进行这些操作时，遵照公司推荐的技术很重要。

如果怀疑大血管损伤，术者应该立即通知麻醉师。如果伴随有血压和心率的改变，建议马上寻求血管外科或者普外科医师的帮助，关闭伤口，重新摆放体位，并进行急诊剖腹手术，以明确和修复损伤。如果怀疑可能出现损伤，但重要的生命体征仍旧稳定，就像克氏针可能不经意的前进超过了椎体的前方皮质，术者可以选择密切观察患者。

术后护理

经皮椎弓根螺钉置入相对常规脊柱手术而言并不需要特殊或者额外的术后护理。由于已进行了固定，这些患者往往不需要支具，并在术后可以很快起床活动。如果放置了引流管，通常在术后第 1 天拔除。根据同时进行的手术（比如前路椎体间融合）和患者的基本情况，大多数患者术后 2 天或 3 天出院。有些作者报道可在门诊用经皮椎弓根螺钉置入为患者进行微创腰椎融合手术。

参考文献

1. Ringel F, Stoffel M, Stuer C, Meyer B. Minimally invasive transmuscular pedicle screw fixation of the thoracic and lumbar spine. Neurosurgery. 2006;59(4 Suppl 2)：ONS361–6; discussion ONS6–7.
2. Kim DY, Lee SH, Chung SK, Lee HY. Comparison of multifi dus muscle atrophy and trunk extension muscle strength：percutaneous versus open pedicle screw fixation. Spine (Phila Pa 1976). 2005;30(1)：123–9.
3. Raley DA, Mobbs RJ. Retrospective computed tomography scan analysis of percutaneously inserted pedicle screws for posterior transpedicular stabilisation of the thoracic and lumbar spine：accuracy and complication rates. Spine (Phila Pa 1976). 2012;37(12)：1092–100.
4. Lehmann W, Ushmaev A, Ruecker A, Nuechtern J, Grossterlinden L, Begemann PG, et al. Comparison of open versus percutaneous pedicle screw insertion in a sheep model.

Eur Spine J. 2008; 17(6)：857–63.
5. Knox JB, Dai 3rd JM, Orchowski JR. Superior segment facet joint violation and cortical violation after minimally invasive pedicle screw placement. Spine J. 2011;11(3)：213–7.
6. Park Y, Ha JW, Lee YT, Sung NY. Cranial facet joint violations by percutaneously placed pedicle screws adjacent to a minimally invasive lumbar spinal fusion. Spine J. 2011;11(4)：295–302.
7. Patel RD, Graziano GP, Vanderhave KL, Patel AA, Gerling MC. Facet violation with the placement of percutaneous pedicle screws. Spine (Phila Pa 1976). 2011;36(26)：E1749–52.
8. Yson SC, Sembrano JN, Sanders PC, Santos ER, Ledonio CG, Polly Jr DW. Comparison of cranial facet joint violation rates between open and percutaneous pedicle screw placement using intraoperative 3-D CT (O-arm) computer navigation. Spine (Phila Pa 1976). 2013;38(4)：E251–8.

9. Magerl FP. Stabilization of the lower thoracic and lumbar spine with external skeletal fixation. Clin Orthop Relat Res. 1984;189：125–41.

10. Lowery GL, Kulkarni SS. Posterior percutaneous spine instrumentation. Eur Spine J. 2000;9 Suppl 1：S126–30.

11. Foley KT, Gupta SK, Justis JR, Sherman MC. Percutaneous pedicle screw fixation of the lumbar spine. Neurosurg Focus. 2001;10(4)：E10.

12. Powers CJ, Podichetty VK, Isaacs RE. Placement of percutaneous pedicle screws without imaging guidance. Neurosurg Focus. 2006;20(3)：E3.

13. Schizas C, Michel J, Kosmopoulos V, Theumann N. Computer tomography assessment of pedicle screw insertion in percutaneous posterior transpedicular stabilization. Eur Spine J. 2007;16(5)：613–7.

14. Wood MJ, Mannion RJ. Improving accuracy and reducing radiation exposure in minimally invasive lumbar interbody fusion. J Neurosurg Spine. 2010;12(5)：533–9.

15. Holly LT, Foley KT. Three-dimensional fluoroscopy-guided percutaneous thoracolumbar pedicle screw placement. Technical note. J Neurosurg. 2003;99(3 Suppl)：324–9.

16. Nakashima H, Sato K, Ando T, Inoh H, Nakamura H. Comparison of the percutaneous screw placement precision of isocentric C-arm 3-dimensional fluoroscopy-navigated pedicle screw implantation and conventional fl uoroscopy method with minimally invasive surgery. J Spinal Disord Tech. 2009;22(7)：468–72.

17. Park P, Foley KT, Cowan JA, Marca FL. Minimally invasive pedicle screw fixation utilizing O-arm fluoroscopy with computer-assisted navigation：Feasibility, technique, and preliminary results. Surg Neurol Int. 2010;1：44.

18. Mroz TE, Abdullah KG, Steinmetz MP, Klineberg EO, Lieberman IH. Radiation exposure to the surgeon during percutaneous pedicle screw placement. J Spinal Disord Tech. 2011;24(4)：264–7.

19. Slomczykowski M, Roberto M, Schneeberger P, Ozdoba C, Vock P. Radiation dose for pedicle screw insertion. Fluoroscopic method versus computer-assisted surgery. Spine (Phila Pa 1976). 1999;24(10)：975–82; discussion 83.

20. von Jako R, Finn MA, Yonemura KS, Araghi A, Khoo LT, Carrino JA, et al. Minimally invasive percutaneous transpedicular screw fixation：increased accuracy and reduced radiation exposure by means of a novel electromagnetic navigation system. Acta Neurochir (Wien). 2011;153(3)：589–96.

21. Idler C, Rolfe KW, Gorek JE. Accuracy of percutaneous lumbar pedicle screw placement using the oblique or "owl's-eye" view and novel guidance technology. J Neurosurg Spine. 2010;13(4)：509–15.

22. Kantelhardt SR, Martinez R, Baerwinkel S, Burger R, Giese A, Rohde V. Perioperative course and accuracy of screw positioning in conventional, open robotic-guided and percutaneous roboticguided, pedicle screw placement. Eur Spine J. 2011;20(6)：860–8.

23. Garfin SR, Yuan HA, Reiley MA. New technologies in spine：kyphoplasty and vertebroplasty for the treatment of painful osteoporotic compression fractures. Spine (Phila Pa 1976). 2001;26(14)：1511–5.

24. Wiesner L, Kothe R, Ruther W. Anatomic evaluation of two different techniques for the percutaneous insertion of pedicle screws in the lumbar spine. Spine (Phila Pa 1976). 1999;24(15)：1599–603.

25. Harris EB, Massey P, Lawrence J, Rihn J, Vaccaro A, Anderson DG. Percutaneous techniques for minimally invasive posterior lumbar fusion. Neurosurg Focus. 2008;25(2)：E12.

26. Mobbs RJ, Sivabalan P, Li J. Technique, challenges and indications for percutaneous pedicle screw fixation. J Clin Neurosci. 2011;18(6)：741–9.

27. Hubbe U, Kogias E, Vougioukas VI. Image guided percutaneous trans-pedicular screw fixation of the thoracic spine. A clinical evaluation. Acta Neurochir (Wien). 2009;151(5)：545–9.

28. Kakarla UK, Little AS, Chang SW, Sonntag VK, Theodore N. Placement of percutaneous thoracic pedicle screws using neuronavigation. World Neurosurg. 2010;74(6)：606–10.

29. Larson AN, Santos ER, Polly Jr DW, Ledonio CG, Sembrano JN, Mielke CH, et al. Pediatric pedicle screw placement using intraoperative computed tomography and 3-dimensional image-guided navigation. Spine (Phila Pa 1976). 2012;37(3)：E188–94.

30. Kotani Y, Abumi K, Ito M, Takahata M, Sudo H, Ohshima S, et al. Accuracy analysis of pedicle screw placement in posterior scoliosis surgery：comparison between conventional fl uoroscopic and computerassisted technique. Spine (Phila Pa 1976). 2007;32(14)：1543–50.

31. Nottmeier EW, Seemer W, Young PM. Placement of thoracolumbar pedicle screws using three-dimensional image guidance：experience in a large patient cohort. J Neurosurg Spine. 2009;10(1)：33–9.

32. Bledsoe JM, Fenton D, Fogelson JL, Nottmeier EW. Accuracy of upper thoracic pedicle screw placement using three-dimensional image guidance. Spine J. 2009;9(10)：817–21.

33. Tormenti MJ, Kostov DB, Gardner PA, Kanter AS, Spiro RM, Okonkwo DO. Intraoperative computed tomography image-guided navigation for posterior thoracolumbar spinal instrumentation in spinal deformity surgery. Neurosurg Focus. 2010;28(3)：E11.

34. Harstall R, Heini PF, Mini RL, Orler R. Radiation exposure to the surgeon during fluoroscopically assisted percutaneous vertebroplasty：a prospective study. Spine (Phila Pa 1976). 2005;30(16)：1893–8.

第15章
微创关节突关节螺钉固定术

Isador H. Lieberman, Xiaobang Hu

孙伟　丁伟　译

前　言

尽管新时期的脊柱外科高度重视保留脊柱运动功能，融合术仍然是一种可以接受的治疗脊柱疾患的方式。为了达到坚强的融合以稳定脊柱，脊柱外科医师已经联合应用了钩、钢丝以及椎弓根螺钉。应用这些内植物存在的主要问题是需要广泛剥离软组织，这可能导致更多的并发症。为了保证椎弓根螺钉位置准确安全，往往需要显露邻近融合节段头端的小关节，小关节可能被置入的螺钉损伤。

关节突螺钉固定可以是经椎板的，也可以是经关节突关节的。经椎板螺钉固定是指自头端椎体棘突基底部两侧分别置入螺钉，使对侧的小关节融合。螺钉经椎板穿过小关节，止于尾端椎横突和上关节突的结合部。经关节突关节螺钉固定指自头端椎下关节突背侧双侧置入螺钉，经小关节进入尾端椎的椎弓根。这两种固定均可经开放手术、小切口手术甚至经皮的方式完成。

King 早在 1948 年就描述了直接经关节突关节的固定方式[1]。Boucher 在 1959 年通过进一步固定融合节段尾端椎体的椎弓根对该技术进行了改良[2]。1984 年，Magerl 应用一种经椎板固定的方式扩展了经小关节固定的概念[3]。他描述到，螺钉起于棘突对侧，钻入椎板，朝向横突和关节突关节的交汇部

（图 15.1）。使用这种置钉方法可以增加螺钉长度及固定的稳定性。该技术不需剥离过多的软组织，仅需剥离至小关节的外侧，而且仅仅需要显露拟固定节段的小关节。螺钉与骨面平齐，因此被认为是低切迹的。早期主要使用标准的 4.5 mm 骨皮质螺钉，目前已经有商品化的专门设计用于小关节固定和经椎板关节固定的螺钉和工具，而且这些螺钉和工具可以满足开放和经皮不同的置入方式[4-6]。很多研究已证实小关节螺钉固定可以提供很好的生物力学稳定性和刚度、相对短的手术时间、较少的出血量、较低的并发症率和再手术率[7-9]。

适应证

1. 脊柱退行性变需要融合以稳定前柱（晚期椎间盘塌陷伴周围骨赘）
2. 椎间重建后的后部结构稳定
3. 为胸腰椎融合单侧后路内固定提供进一步的对侧固定[10]

禁忌证

1. 峡部裂滑脱或超过 I 度的滑脱
2. 后方结构缺损 [椎板、小关节和（或）棘突]

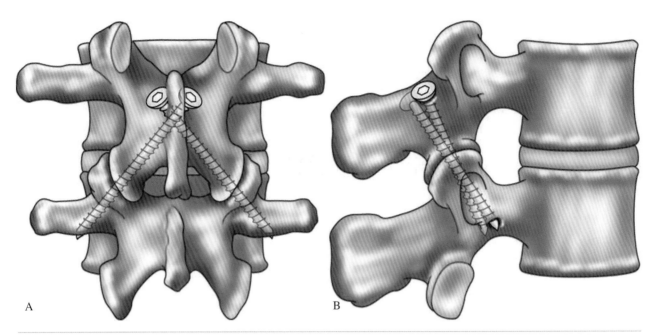

图 15.1 Magerl 法经椎板小关节螺钉固定示意图。A. 后面观：2 枚螺钉在棘突处交叉。B. 侧面观：2 枚螺钉位于小关节和横突的交汇处

3. 前柱缺损

4. 严重畸形，例如侧凸和后凸

5. 严重骨质疏松

6. 需要广泛减压的患者 [椎板和（或）小关节需要完全或部分切除]

患者体位

患者俯卧于脊柱手术床上以利于显露、术中导航或透视。术前准备同一般外科常规，要确保足够大的无菌区域，特别是经皮手术。术中透视或射片用于确定手术节段和判断内植物位置。

手术技术

最常用的经椎板或直接小关节螺钉固定是取一个小切口，可以附加一个更偏外或偏近端的经皮切口以利于螺钉置入。有些方法描述了透视下或计算机导航下的螺钉置入技术，但这些技术没有得到普及，仅仅是文献中的个案报道。

小切口经椎板小关节螺钉固定术

下面所述的微创技术采用中线处小切口以显露脊柱后方，使外科医师可以直视经椎板螺钉的穿行轨迹（图 15.2）。尽管经椎板螺钉完全可以在透视引导下经皮置入 [11]，但我们还是建议刚接触该技术的外科医师采用小切口的方式来处理第一批病例，这样可以获得一些经验，进一步熟悉解剖和做该手术的感觉。

通过一个小的中线纵切口，棘突、椎板和关节突关节可以按照标准的方式显露（图 15.2）。如果需要减压，应该小心保护好椎弓和足够的小关节以容纳螺钉。这意味着要在椎板下操作以完成硬膜外腔中央和侧方区域的减压。可以考虑先置钉再进行减压。显露并切除关节囊后，小关节的关节软骨即可裸露出来。外科医师即可将所选择的骨移植物塞进小关节。

用 3.2 mm 的钻头自棘突基底部钻入至小关节，

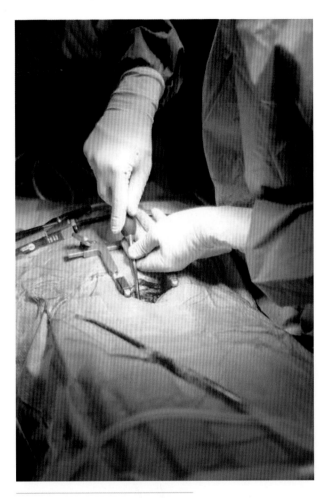

图 15.2　中线处显露椎板及小关节

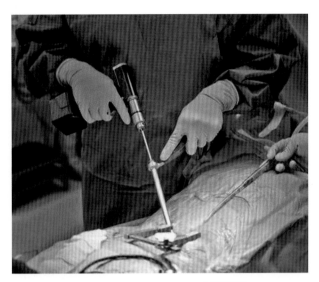

图 15.3　经椎板钻入经椎板螺钉，穿过小关节

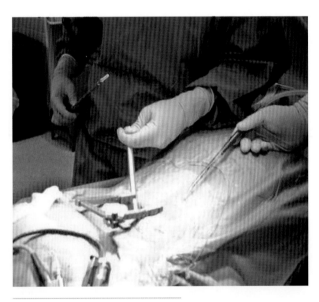

图 15.4　置入 4.5mm 骨皮质螺钉

指向拟融合节段的横突与上关节突的交汇部。钻孔可以通过正中切口或另外的皮肤切口，这主要根据选择的钉道和患者的胖瘦来决定（图 15.3）。为了使一个棘突可以置入 2 枚螺钉，而且 2 枚螺钉互不干扰，我们推荐 1 枚螺钉应该稍偏头端，另 1 枚则稍偏尾端（图 15.1）。钉道在椎板内时，螺钉进入硬膜外腔和损伤硬膜或神经组织的风险是最小的。用 3.2 mm 的钻头钻孔后，用 4.5 mm 的丝攻来攻丝，然后用测深器测量钉道长度。最后，选用合适长度的 4.5 mm 直径的螺钉拧入椎板内的钉道，穿过小关节（图 15.4）。第 2 枚螺钉以相似的方式置入，因此 2 枚螺钉在棘突上是交叉的（图 15.5）。2 枚螺钉置入后，应在术中射片以确定螺钉位置（图 15.6）。

经皮椎板关节突螺钉固定术

经椎板关节突螺钉可以在透视或导航引导下经皮置入[11, 12]。经皮置钉前需要行轴位 MRI 或 CT 检查以评估钉道轨迹和皮肤进钉点。在轴位片上根据进钉角度确定皮肤进钉点，测量进钉点距中线的距离（图 15.7A）。到手术室后，在患者腰部两侧各画一条与脊柱平行的线，该线与中线的

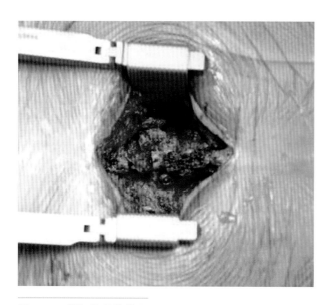

图 15.5 螺钉的最终位置

距离即术前测量的距离（图 15.7B）。

将 1 枚骨活检针置于患者腰部，透视下可判断螺钉的尾倾角度（图 15.7C、15.8A）。从拟融合运动节段上位椎体椎弓根画一条线，经过棘突基底的上 1/3，到下位椎体对侧椎弓根的外上象限。这条线与脊柱横轴的夹角即为尾倾角。皮肤进钉点为这条尾倾线与上述脊柱旁线的交叉点。

进钉点做一皮肤小切口，将骨活检针插入。沿之前测量的侧倾和尾倾角度进针，直至针尖锚定于棘突基底部的头端 1/3 处。退出针芯，插入克氏针。透视引导下用电钻将克氏针经椎板和小关节钻向下位椎体对侧椎弓根的外上象限。选用合适长度的空心螺钉，沿克氏针拧入，钉帽埋于棘突基底部（图 15.8）。对侧同法处理。2 枚螺钉都

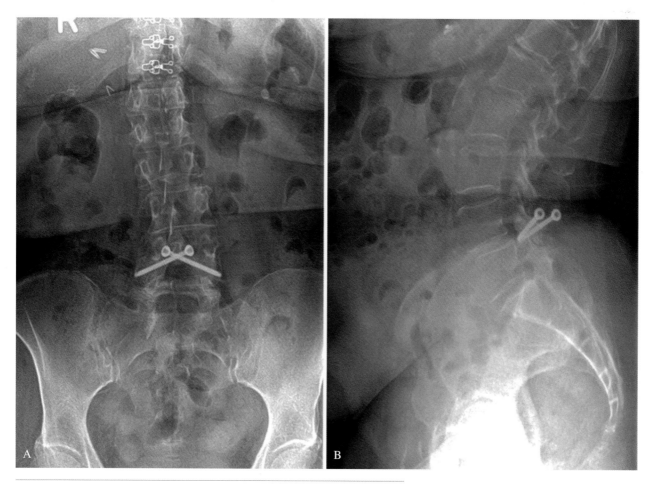

图 15.6 前后位（A）和侧位（B）X 线片显示经椎板关节突螺钉的合适位置

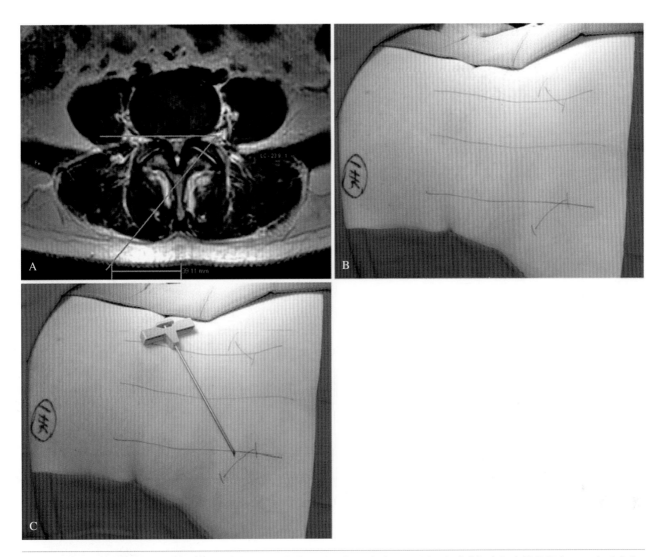

图 15.7　A. 术前通过轴位 CT 或 MRI 测量侧倾角。侧倾角线延长至皮肤，可以测量皮肤进钉点距中线的距离。B. 在手术室，于患者腰部两侧各画一条与脊柱平行的线，该线与中线的距离即进钉点距中线的距离。C. 用 1 枚骨活检针插入患者皮肤以协助确定螺钉轨迹

置入后，应术中摄片以判断螺钉位置（图 15.9）。

经小切口或经皮置入椎板螺钉时，外科医师应该谨记螺钉并非一定是拉力螺钉，也可能是稳定或中性螺钉。加压小关节只会引起小关节骨折或棘突骨折。

经皮经小关节螺钉固定术

后路经小关节螺钉固定是促进椎间融合的另一种方式[13-15]。它可以经小切口或经皮完成。

在目标椎间隙头端约 2 个节段的棘突上做中线小切口。在前后位片上，进钉点位于椎弓根垂线与拟融合节段头端椎体下终板的交汇处。侧位片可以用来判定活检针自小关节进入下位椎体椎弓根的角度。钉尖在侧位片上应止于椎弓根和椎体的过渡区，前后位片上位于椎弓根的外下角。螺钉有一个 30° 的尾倾角和 15° 的侧倾角。

切开切口后，用电刀将棘突两侧邻近的筋膜打开。前后位、侧位透视引导下将 Jamshidi 针自上述进钉点插入，并用锤子将针固定住。移除内芯，前后位、侧位透视下将克氏针穿入小关节和下方的椎

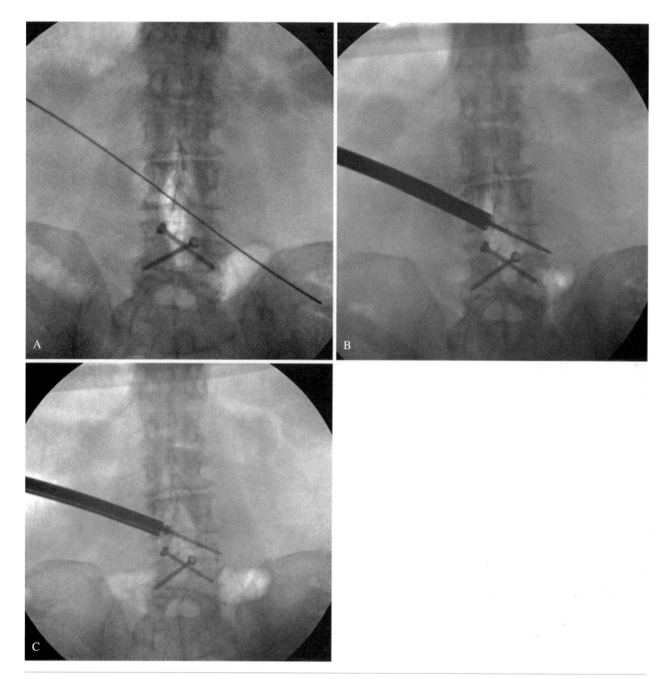

图 15.8 A. 骨活检针经过上位椎体的椎弓根到下位椎体对侧椎弓根的外上象限，通过透视可以确定螺钉的尾倾角度。B. 用电钻置入 1 枚克氏针。C. 拧入 1 枚空心拉力螺钉至钉帽进入棘突基底部

弓根。沿克氏针插入逐级扩张器，将外层扩张器固定于原位，空心钻沿克氏针钻孔，丝攻后置入空心经小关节螺钉（图 15.10）。X 线片证实螺钉位置满意后，移除克氏针。经同一切口置入对侧螺钉。2 枚螺钉均置入后应术中摄片确定螺钉位置。

术后护理

无需特殊的术后护理。患者一般 1 ~ 2 天即可出院。慎重起见，必要时可用腰围保护。恢复

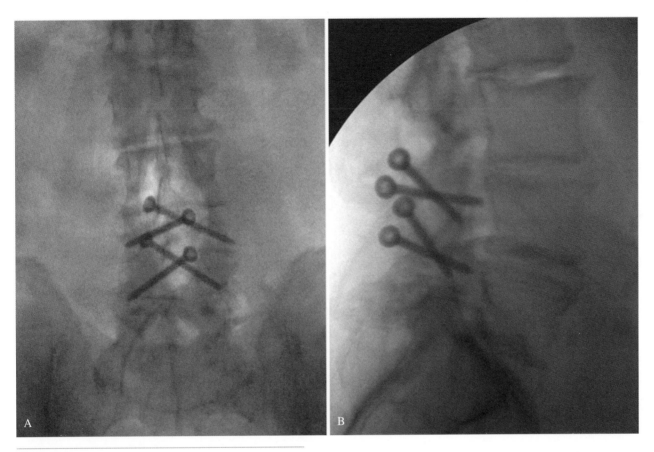

图 15.9　前后位（A）和侧位（B）透视片显示螺钉轨迹

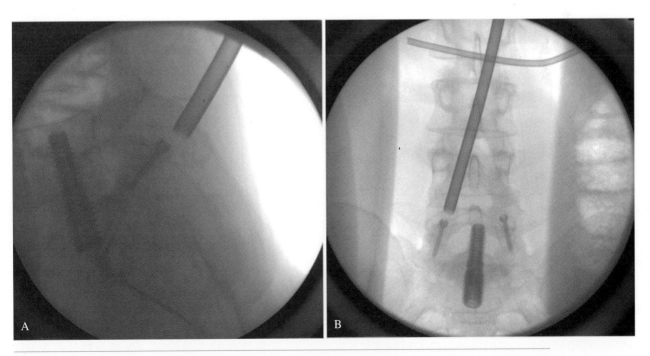

图 15.10　术中透视片显示小关节螺钉置入的侧位（A）和前后位（B）图像。该患者接受了 AxiaLIF 手术

工作主要根据患者意愿和职业特点。

潜在并发症

　　尽管经椎板螺钉和直接关节突关节螺钉固定是相对简单的固定技术，但同其他所有外科操作一样，它不是没有并发症的。手术前应告知患者如果经椎板或经小关节螺钉无法置入，就需要用椎弓根螺钉作为补救，这点很重要。

　　潜在的并发症包括：

　　● 如果螺钉轨迹不理想或螺钉位置不当，可能侵扰椎间孔刺激神经根。遇到这种情况需要取出位置不当的螺钉或重新置钉。

　　● 减压不彻底。

　　外科医师绝不应该为了保存骨质以方便固定而致减压不彻底。如果骨质去除太多，应该采用其他固定方法。

临床研究

　　很多研究报道了经椎板和直接关节突关节螺钉固定的临床和生物力学结果（表 15.1）。从此表可以看出，如果指征把握恰当、技术选用合适，这些方法是一种安全的后路固定方式，可以获得较高的融合率。

表 15.1　各种经椎板关节突螺钉固定的临床研究及其结果

作者 / 年	病例数	随访	临床结果	融合率 (%)	融合时间	并发症
Jacobs 等 (1989)[16]	43	16 个月	93% 改善	91	6 个月	无神经并发症
Grob 等 (1992)[17]	72	24.4 个月	76% 满意	94.5	–	螺钉断裂 -5 5 枚螺钉未经小关节 椎间盘炎 -1 腰痛 -2 硬膜撕裂 -1 节段错误 -1 神经损伤 - 无
Reich 等 (1993)[18]	61	24 个月	93.4% 优良，6.6% 不满意	98.4	5 个月	神经损伤 - 无
Grob 等 (1998)[9]	173	68 个月	99 例好，70 例满意，4 例差	94	–	3% 松动 螺钉断裂 -2 椎间盘炎 -1 硬膜撕裂 -1 短期股四头肌肌力减弱 -1 节段错误 -1 神经根激惹 -1
Thalgott 等 (2000)[19]	46	24 个月	75.5% 优良或疼痛完全缓解	93.2	–	神经损伤 - 无
Jang 等 (2003)[12]	18	6 个月	100% 优良	–		无置钉不当及其他
Yin 等 (2004)[10]	30	10 个月	97% 前缘、98% 后缘恢复	100	4.3 个月	3.4% 矫正丢失
Jang 等 (2005)[20]	44	28 个月	90.9% 优良	95.8	–	4 个融合部位的 ALIF 融合器沉降

（续表）

作者 / 年	病例数	随访	临床结果	融合率 (%)	融合时间	并发症
Shim 等 (2005)[11]	20	19.5 个月	80% 优良 20% 一般和差	100	–	10.8% 椎板破坏 15.4% 微创螺钉位置不当 1 个节段关节突骨折
Best 等 (2006)[21]	43	> 24 个月	–	95.3	–	4.7% 再手术
Grob 等 (2009)[8]	57	24 个月	78% 好	–	–	椎管内出血 -1 切口感染 -1 贫血 -1
Aepli 等 (2009)[22]	476	10 年	74% 好 26% 差	–	–	4.4% 新出现感觉和(或)运动障碍 0.4% 螺钉断裂 0.2% 螺钉松动 0.2% 髂嵴取骨区持续疼痛 0.4% 术后感染

总　结

微创经椎板和直接关节突关节螺钉固定术是一种效价比高、安全、有效的用于腰椎、腰骶部节段稳定的固定方式。它操作简单，可以提高融合率，而且并发症发生率低。该技术最适用于 1 ～ 2 个节段融合的患者，这些患者需要有生物力学稳定的前柱，而且后方的椎板和小关节可以置入 4.5 mm 的螺钉。这些螺钉可以以开放、小切口和经皮的方式置入。

参考文献

1. King D. Internal fixation for lumbosacral fusion. J Bone Joint Surg. 1948;30A：560–5.
2. Boucher HH. A method of spinal fusion. J Bone Joint Surg Br. 1959;41-B：248–59.
3. Magerl FP. Stabilization of the lower thoracic and lumbar spine with external skeletal fixation. Clin Orthop Relat Res. 1984;189：125–41.
4. Lieberman IH, Togawa D, Kayanja MM, Reinhardt MK, Friedlander A, Knoller N, Benzel EC. Bone-mounted miniature robotic guidance for pedicle screw and translaminar facet screw placement：part I-Technical development and a test case result. Neurosurgery.2006;59：641–50; discussion 641–50.
5. Togawa D, Kayanja MM, Reinhardt MK, Shoham M, BalterA, Friedlander A, Knoller N, Benzel EC, Lieberman IH. Bone-mounted miniature robotic guidance for pedicle screw and translaminar facet screw placement：part 2-Evaluation of system accuracy. Neurosurgery.

2007;60：ONS129–39; discussion ONS139.
6. Sasso RC, Best NM, Potts EA. Percutaneous computer-assisted translaminar facet screw：an initial human cadaveric study. Spine J. 2005;5：515–9.
7. Sasso RC, Best NM. Translaminar facet screw fixation. World Spine J. 2006;1：1–6.
8. Grob D, Bartanusz V, Jeszenszky D, Kleinstuck FS, Lattig F, O'Riordan D, Mannion AF. A prospective, cohort study comparing translaminar screw fixation with transforaminal lumbar interbody fusion and pedicle screw fixation for fusion of the degenerative lumbar spine. J Bone Joint Surg Br. 2009;91：1347–53.
9. Grob D, Humke T. Translaminar screw fixation in the lumbar spine：technique, indications, results. Eur Spine J. 1998;7：178–86.
10. Yin QD, Zheng ZG, Cai JP. Pedicle screw fixation with translaminar facet joint screws for the treatment of thoracolumbar fracture. Chin J Traumatol. 2004;7：354–7.

11. Shim CS, Lee SH, Jung B, Sivasabaapathi P, Park SH, Shin SW. Fluoroscopically assisted percutaneous translaminar facet screw fixation following anterior lumbar interbody fusion: technical report. Spine. 2005;30: 838–43.

12. Jang JS, Lee SH, Lim SR. Guide device for percutaneous placement of translaminar facet screws after anterior lumbar interbody fusion.Technical note.J Neurosurg. 2003;98: 100–3.

13. Kim SM, Lim TJ, Paterno J, Kim DH. A biomechanical comparison of supplementary posterior translaminar facet and transfacetopedicular screw fixation after anterior lumbar interbody fusion. J Neurosurg Spine. 2004;1: 101–7.

14. Chin KR, Seale J, Cumming V. Mini-open or percutaneous bilateral lumbar transfacet pedicle screw fixation: a technical note. J Spinal Dis Tech. 2012.[Epub ahead of print].

15. Voyadzis JM, Anaizi AN. Minimally invasive lumbar transfacet screw fixation in the lateral decubitus position after extreme lateral interbody fusion: a technique and feasibility study. J Spinal Disord Tech. 2013;26: 98–106.

16. Jacobs RR, Montesano PX, Jackson RP. Enhancement of lumbar spine fusion by use of translaminar facet joint screws.Spine. 1989;14: 12–5.

17. Grob D, Rubeli M, Scheier HJ, Dvorak J. Translaminar screw fixation of the lumbar spine. IntOrthop. 1992;16: 223–6.

18. Reich SM, Kufiik P, Neuwirth M. Translaminar facet screw fixation in lumbar spine fusion. Spine. 1993;18: 444–9.

19. Thalgott JS, Chin AK, Ameriks JA, Jordan FT, Giuffre JM, Fritts K, Timlin M. Minimally invasive 360 degrees instrumented lumbar fusion. Eur Spine J. 2000;9 Suppl 1: S51–6.

20. Jang JS, Lee SH. Clinical analysis of percutaneous facet screw fixation after anterior lumbar interbody fusion. J Neurosurg Spine. 2005;3: 40–6.

21. Best NM, Sasso RC. Efficacy of translaminar facet screw fixation in circumferential interbody fusions as compared to pedicle screw fixation. J Spinal Disord Tech. 2006;19: 98–103.

22. Aepli M, Mannion AF, Grob D. Translaminar screw fixation of the lumbar spine: long-term outcome. Spine. 2009;34: 1492–8.

第16章

微创经椎间孔腰椎椎体间融合术

Miguel A. Pelton, Sreeharsha V. Nandyala, Alejandro Marquez-Lara, Kern Singh
何雨舟　张军　谢幼专　译

前　言

微创后路手术能恢复腰椎前凸，缓解多种病症引起的疼痛，并且康复较快[1-7]。这些后路手术使得以最小的肌肉损伤来进行彻底减压成为可能。此外，椎间融合术的应用增强了前柱的稳定性，增加了融合率，同时也消除了作为潜在疼痛起源的椎间盘[8-10]。这些后路手术包括直接后路腰椎椎体间融合（posterior lumbar interbody fusion，PLIF）和经椎间孔腰椎椎体间融合（transforaminal lumbar interbody fusion，TLIF）两种。微创PLIF的手术入径更靠近中线，同时保留更多的小关节，这样就必然在进行椎间盘切除和放置椎间移植物时需要更多地牵拉神经根[11]。而微创TLIF需要将小关节完全切除，无需对神经根进行牵拉即可从更外侧来显露椎间隙。

应根据外科医师的经验和熟练程度来选择TLIF或PLIF手术。如果存在严重的双侧神经根症状，或者患者的术前影像学表明有中央或对侧侧隐窝的狭窄，那么无论采取哪种方法都可以进行双侧解压。本章将具体从术前准备到术后护理详细地介绍微创TLIF。为了提高临床疗效，本章也会介绍有关学习这一技术的诀窍与常见错误。

生物力学目标

从生物力学角度来说，80%的负重负荷都是通过前柱传递的[12]。而TLIF可以通过前柱支撑从而提高融合率。该手术也能恢复椎间隙的高度，并改善下腰段的矢状位力线。椎间的移植物将与背侧的椎弓根螺钉结构共同分担轴向的载荷[13]。

手术适应证

微创TLIF的适应证很广，与传统的从中间切开进入的开放式手术相同[12]。Ⅰ度或Ⅱ度腰椎滑脱无论伴或不伴神经根症状，都是理想的适应证。由腰椎滑脱症引起的机械性腰痛也是其适应证。其他适应证包括复发性椎间盘突出症、腰椎管狭窄症、退行性椎间盘疾病引起的椎间盘源性腰痛、椎板切除术后后凸不稳定、脊柱创伤、假关节和合并脊柱不稳的滑膜囊肿。

微创TLIF的相对禁忌证是Ⅲ度或Ⅳ度的腰椎滑脱、位于椎间孔内的联体神经根、活动的或全身性感染、急性脊柱骨折、硬膜外广泛瘢痕形成、严重的骨质疏松、脊柱转移瘤、妊娠和过度肥胖[14]。这些禁忌证都是相对的，并且在很大程度上取决于术者对该技术的熟悉和掌握程度。

术前规划

影像学检查：术前前后位和侧位放射片可供评估矢状位形态、椎间隙高度、骨赘。过伸过屈位影像可供评估和发现任何的不稳定。

MRI 被用于检测各种狭窄 [中央、侧隐窝和（或）椎间孔]。除非有明确的禁忌存在，患者均应进行术前的 MRI 检查，否则可行脊髓造影 CT 或 CT 平扫来代替 MRI。使用水溶性造影剂进行脊髓造影 CT 有助于分辨软组织与骨组织间的解剖结构，判断病变。同时横断面和重建图像有助于判断椎间孔及外侧隐窝狭窄 [11]。薄层（1.5 ～ 3 mm）CT 扫描也有助于显示骨细节从而鉴别区分软组织或骨组织造成的神经压迫。

手术解剖

经椎间孔腰椎椎体间融合术的工作区域的内侧是穿行的神经根和硬膜囊。神经根出口和位于目标椎间盘的头侧椎体是其上界。最后，目标椎间盘尾侧椎体的椎弓根下是手术区域的下界。

腰椎的后部肌肉通常被分为浅层、中层、深层 3 层 [15]。首先，表层由背阔肌和胸腰筋膜组成。其次，中间层是由后锯肌和竖脊肌组成。具体来说，竖脊肌是由髂肋肌、最长肌和棘肌组成的。最后，深层是由多裂肌和回旋肌组成的 [13]。

椎旁（Wiltse）入路采用了一个天然的间隙，这个间隙位于多裂肌和骶棘肌的最长肌之间，它在 L4 棘突水平从中线发出 [16]。在两块肌肉之间可见天然的纤维组织。这种入路既保留了由棘间韧带和棘上韧带组成的天然的后部张力带结构，也保留了对侧椎旁肌在椎体后部结构的附着点 [17]。

手术技术

患者体位

让患者俯卧在 Jackson 手术台上。该手术台必须能够透过射线以便术中透视 [18]。显示器和 C 臂机应放在术者相对于患者所立一侧的对侧，以便术者更容易观察影像。腋窝必须垫适当的垫子以防止潜在的臂丛神经麻痹。其他受压点包括前大腿、膝盖和胸部，也需要适当地予以垫子做保护。神经监测包括体感诱发电位和运动诱发电位，可以用来评估术中神经根或脊髓的电位变化，以便术中耐心地调整位置 [13]。肌电图（肌电）监测也可有助于正确地放置椎弓根螺钉 [19]。

入路

前后位的透视可用于判断节段，其中骶椎椎弓根（呈泪滴状）的位置是可以反复用于计数的基准平面。对于头侧的椎弓根，必须调整角度获得真正的终板透视图以确保椎弓根呈同心圆状，这一步非常关键。这将有利于使用逐级扩张器和随后放置椎弓根螺钉时确保合适的方向和角度。此外，该棘突应完全位于两个椎弓根的中央（图 16.1A）。然后绘制 3 条纵线（棘突中心线及双侧椎弓根线）。之后在头侧水平做 1 条经椎弓根中心的水平线。再于纵线和水平椎弓根线的交点外侧 1 cm 处行一个切口。该切口向尾部延长约 2 cm。

建立椎弓根钉的导针通道

用 Jamshidi 穿刺针穿透筋膜直至横突与上关节突关节的交界处。针尖必须位于椎弓根外侧壁的 10 点钟或者 2 点钟位，通过前后位透视确认位置（图 16.1B）。然后轻轻地将 Jamshidi 穿刺针推进 15 ～ 20 mm。接着插入 1 枚克氏针，向前继续推进 10 ～ 15 mm。采用前后位透视来确认克氏针没有穿破椎弓根的内侧壁。此外，使用带螺纹的克氏针能够更容易地进针。进针过程中，任何抵抗感都提示着此处即将突破内壁。一旦进针 10 ～ 15 mm，

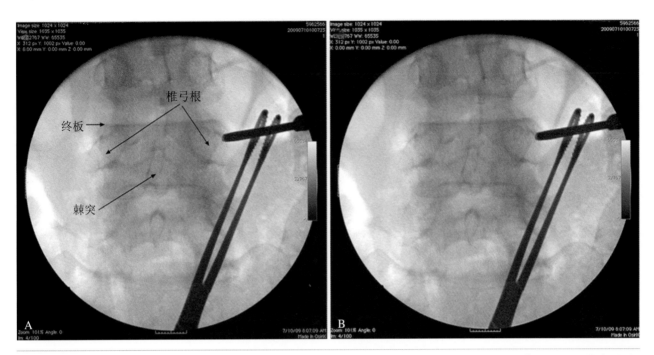

图 16.1　A. 对于头侧的椎弓根，必须调整角度获得真正的终板透视图以确保椎弓根呈同心圆状，这一步非常关键。B. Jamshidi 穿刺针的针尖必须位于椎弓根外侧壁的 10 点钟或者 2 点钟位

就应该将 C 臂机切换至侧位像。这时克氏针的尖端应超过椎弓根 - 椎体接合部。这样就确证了椎弓根内侧壁没有被突破。随后在尾椎水平重复进行该步骤。然后再将克氏针轻轻地向外弯向切口的两端。

切开与扩张

术者可以使用一系列的管状扩张器，来创建一个保留肌肉的外科手术通道，以抵达目标关节突。而该扩张器应放置在由空心克氏针内部所构成空间的中间。在最后且最大的扩张器定位完成后，用一个 22 mm 直径的不可膨胀的管状牵开器套住扩张器，并将其锁定到与手术台相连的最终位置。牵开器正确的位置应该是直接位于小关节上并且轨迹与椎间盘平行（图 16.2）。术者可以通过放大镜或者显微镜来进行管内的观察。光源通常位于牵开器内或者牵开器上方，以便术者观察手术区域。

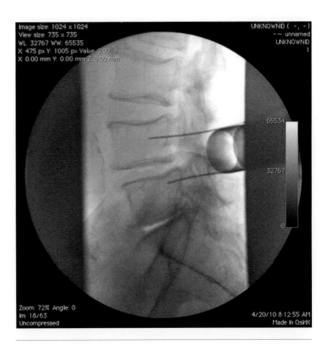

图 16.2　这张侧位视图显示在 L4-L5 椎间隙处，最终最大号的扩张器位于 2 枚导针之间。这一步创建了一个保留肌肉的外科手术通道，它能显露目标关节突

椎板、椎间小关节和椎间孔的切除

先用 Bovie 电刀和咬骨钳来清除小关节上方所有残留的软组织。然后使用高速磨钻彻底地切除小关节和椎板。当有指征时，减压的范围可向上或向对侧扩展。当整条黄韧带能被切除时标志着减压的完成。黄韧带一般要在达到完全的骨减压后才切除。术者可用弧形刮匙来松解黄韧带（图16.3）。使用磨钻来切除小关节，减压的上界可以达到峡部水平。之后切除上下关节突。将切除的骨质收集到 Luken 骨收集器中以备放入椎间隙和融合器中。

椎间盘隙准备与椎间植骨

先辨别出椎间隙，然后用各种尺寸的终板刮匙、髓核钳和弧形刮匙来清除椎间盘。术者通常在侧位透视下用骨凿把纤维环切除。术者可以使用 Kerrison 骨钳进行纤维环切除，并可将后纵韧带向对侧切到尽可能远的位置。这样做不仅有利于术者观察，也使得椎间隙的活动度增大以利于撑开。在椎间盘次全切除彻底完成之前，撑开栓和终板刮刀都应谨慎使用。过早使用浆状撑开栓和终板刮刀可能会导致终板穿破，并最终导致融合器下陷。用融合器试件来找到一个合适尺寸的

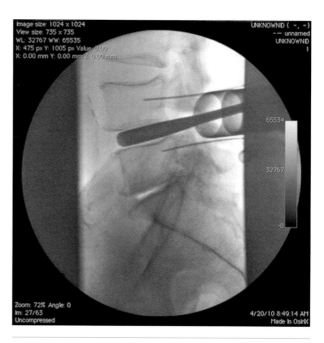

图 16.4　融合器试件插入 L4-L5 椎间隙的侧位透视图。这一步有助于确定最终内植物的尺寸

椎体间融合器，以便使腰椎前凸得到充分恢复并使神经孔得到有效撑开（图 16.4）。通过侧位透视决定好合适大小的融合器后，将之前局部收集到的骨组织（Luken 骨收集器中）以及用 Jamshidi 骨穿刺针从椎弓根抽吸出的局部骨髓液，与任何一种骨生物（移植增强物）混合后，装填入椎间融合器。然后将融合器轻轻地打入椎间隙，并在侧位透视的监视下使其跨越中线。术者应注意确保不要让椎间隙上方的走行神经根或者背根神经节受到压迫。

安装椎弓根螺钉

带延伸片的多轴钛椎弓根螺钉有利于在小切口中使用，同时连接杆也更加容易安装（图16.5）。术者通常采用 1 mm 的丝攻。这种丝攻可被电生理监控，一旦发生椎弓根内壁破裂可以提示。一旦放置好螺钉，接着插入合适尺寸的连接棒。通过椎弓根钉进行加压，使整个中柱内的骨性结构受到压缩。最后调整连接棒的位置，并通过扭力扳手锁紧连接棒（图 16.6）。

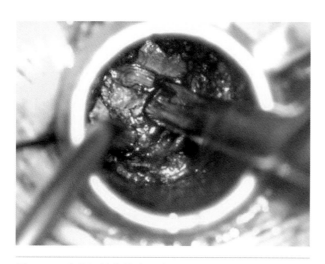

图 16.3　这是沿管状扩张器向下看的视图，展示了用来松解黄韧带的弧形刮匙

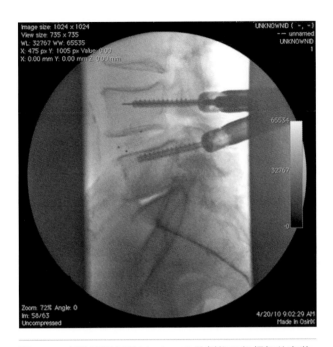

图 16.5 侧位透视图显示 L4、L5 单侧椎弓根螺钉的安装，使用两把 1 mm 的丝攻进行攻丝。注意丝攻（螺钉）均与骨螺钉锥相连接。当椎弓根螺钉进入椎体后可将导针取出（图中尾侧椎弓根螺钉已经撤出导针）

后外侧融合

如果要尝试进行后外侧融合的话，术者就应该将管道向外侧调整直至能观察到横突。这一步骤应该在置入螺钉之前进行。而横突应如其他峡部缺损一样进行去皮质化处理。术者可在后外侧沟放入骨生物（移植增强物），这一步骤不是强制需要的，是否需要由术者斟酌来决定。术者在操作时应该谨慎小心，以确保骨组织没有进入已暴露的神经孔造成损伤。

关闭切口

切口必须经过充分的冲洗，尤其当之前使用过骨形态生成蛋白（bone morphogenetic protein，BMP）-2（BMP-2）的话则更有必要，因为BMP-2 可能对神经有化学刺激作用。此外，可以将骨蜡放在融合器的后方与纤维环切除的缺口上，这样就可以减少因为使用 BMP-2 而引起的术后神经根炎与神经根管骨质过度生长的现象。之后逐

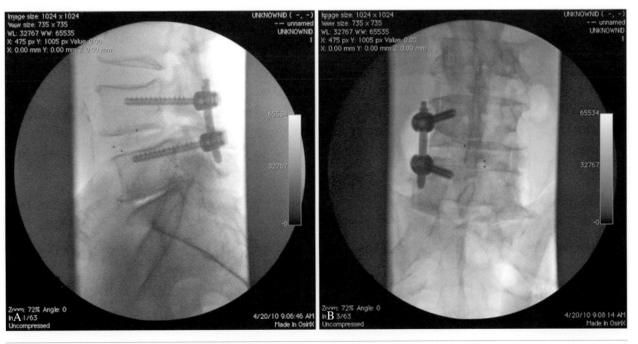

图 16.6 侧位（A）和前后位（B）透视图像显示，通过安装预弯的前凸连接棒后单侧椎弓根螺钉可合适地固定于 L4-L5 椎间隙，椎体间融合器也在位

层关闭切口。术者可以采用皮肤黏合剂和无菌敷料，也可以予以肌注长效局麻药来缓解术后疼痛。

术后护理

患者在手术当日即可进行活动[20]。患者通常在术后1天或者2天出院，通常来说无需佩戴腰托，但如果果者有偏好也可以使用。在微创 TLIF 手术后肌痉挛更加常见，可以通过使用肌肉松弛药（环苯扎林，巴氯芬）来对症处理[11]。

要点与常见错误

一般注意事项

微创外科手术会有一条显著的学习曲线[21-24]。因此，所有从事这个领域工作的术者都应该在尝试微创手术之前切实掌握开放手术。在一位经验丰富的术者指导下学习，更能对学习操作细节与具体技巧有莫大的帮助。如前所述，外科手术空间受制于入路的系统空间，因此，术者必须对该外科手术中的三维解剖有一个透彻的了解。其次，术者也需要能够操作手柄更长的、枪刺状的微创外科器械[13]。最后，术者还需要能高效地应用透视成像以使放射辐射量最小[25]。

尽管不是很常见，但脑脊液漏仍可能发生。一些术者尝试在管状牵开器下用小号持针器和硬膜缝线来直接修复硬脊膜裂口。而其他更容易的处理方法包括使用胶原海绵、纤维蛋白胶或其他硬脊膜密封剂来封闭脑脊液漏。在大多数情况下，由于手术不会形成死腔且仔细关闭了筋膜，就不再需要正规地修复硬脊膜了。

最近的文献显示，在 TLIF 手术过程中使用 rhBMP-2 会造成一系列的有害影响，其中包括椎体骨质溶解、假关节形成与椎间孔的骨质增生[26-29]。通常认为椎间孔的骨质增生是由于有限的手术区域内缺少术后死腔，造成术后血肿的聚集，同时

rhBMP-2 向后方渗漏。对此，简单的预防方法是将骨蜡用在纤维环切除缺口处，以将椎间隙与椎管隔离开。此外，rhBMP 应填充在椎间盘前方。

疗效与文献

过去几年来，关于微创脊柱手术疗效的报道已经越来越多地被发表出来[17, 30-32]。其中有许多报道集中在与传统开放技术相比较。Karikari 等最近回顾了已公开发表的关于开放式 TLIF 与微创 TLIF 相比较的文献[30]。从平均手术时间来说，微创 TLIF 介于 156 ~ 348 分钟，而开放式 TLIF 介于 142 ~ 312 分钟。从平均失血量来说，微创 TLIF 组（范围 150 ~ 456 ml）少于开放 TLIF 组（范围 366 ~ 1 147 ml）。就术后住院时间来说，微创 TLIF 需要 3 ~ 10.6 天，而开放 TLIF 需要 4.2 ~ 14.6 天。这些短期报道表明，微创 TLIF 方式提供的益处主要体现在围手术期与术后早期。

据报道，采用微创 TLIF 手术也可能减少手术部位感染的发生率[33]。将 10 组微创 TLIF 的队列研究（包括 362 例微创 TLIF 的患者）与 20 组开放 TLIF 的队列研究（包括 1 133 例患者）相比较，两组手术部位感染率分别为 0.6% 与 4.0%（P =0.000 5）[33]。最近 Parker 等回顾了 120 例开放 TLIF 治疗的患者，并报道手术部位的感染率为 5%（6 例患者）。此外，笔者可以断言，治疗这些手术部位感染的平均费用（29 110 美元）意味着这个并发症是代价昂贵的[33]。

其他研究已经阐明了微创手术的相关成本问题[5]。Adogwa 等比较了 15 例微创 TLIF 治疗的患者与 15 例开放式 TLIF 治疗的患者后发现，术后 2 年内，微创 TLIF 组表现了具有更少的住院天数、更少的术后麻醉药使用和更少的复工天数[34]。这些参数可能会减少直接医疗费用和因 TLIF 手术丧失工作生产力所造成的间接费用。在由同一作者进行的直接比较研究中，采用微创 TLIF 方式和开放 TLIF 方式所产生的 2 年平均费用分别为 35 996 美元和 44 727 美元[35]。尽管这项研究的样本量较小（n =30），使其不具有统计学意义（P=0.18），作者也表示，由于通过微创 TLIF 方式手术从质量

调整寿命年（quality adjusted life years，QALYs）来看可以节约 8 731 美元的费用，所以将其纳入手术常规是值得认真考虑的。

由于微创手术方式仍处于一个起步的阶段，所以目前的长期随访研究是有限的。Rouben 和他的同事评估了 169 例平均随访了 49 个月采用微创 TLIF 治疗患者的临床疗效、再手术率与融合状态 [36]。患者的 Oswestry 功能障碍指数和视觉模拟量表的评分（$P < 0.01$）均有显著改善。此外，在最后一次的随访时融合率也高达 99%。另外一项研究评估了微创 TLIF 用于翻修手术的情况 [37]。25 例采用微创 TLIF 的患者与 27 例采用开放 TLIF 的患者相比较，术后平均随访 27.5 个月。尽管 2 组患者在临床和影像学结果相似，但是微创 TLIF 治疗组的患者失血更少并且术后背部疼痛评分更低，所以微创 TLIF 可以有效地用于翻修手术。这两项研究表明了微创手术疗效的耐久性以及应用的可扩展性。

有文献表明，本章所概述的单侧椎弓根螺钉入路是一项切实可行的、节约手术成本的手术。单侧手术的优点包括能保护对侧肌肉组织、减少出血量、降低手术时间与术中并发症的风险 [38,39]。也有人推测，这些参数代表着患者能更早地进行活动，受到更少的疼痛，更早地出院与更早地回归工作 [40]。其他研究表明，单侧微创 TLIF 方式手术的适应证甚至可以扩展到肥胖患者与吸烟者 [41, 42]。所以，需要一个更加长期的随访研究来切实地检验这些结果。

总　结

微创经椎间孔椎体间融合术可以用于多种脊柱退行性疾病。它是一种坚固而长期有效的方法，可以提供前柱重建、脊柱稳定，并能减轻患者的疼痛症状。而在克服了学习曲线后，脊柱外科医师应该能看到患者功能的显著改善，同时也能节约直接和间接的医疗费用。通过周密的术前评估、精细的手术操作与充足随访，该手术能使各类不同脊柱疾病患者的功能得到恢复。

参考文献

1. Kim CW, et al. The current state of minimally invasive spine surgery. Instr Course Lect. 2011;60：353–70.
2. Fessler RG. Minimally invasive spine surgery. Neurosurgery. 2002;51(5)：S2-iii–iv.
3. Knight RQ. Minimally invasive spine surgery. Curr Orthop Pract. 2009;20(3)：227–31. doi：10.1097/BCO.0b013e31819fd37b .
4. McAfee PC, et al. Minimally invasive spine surgery. Spine. 2010;35(26S)：S271–3. doi：10.1097/BRS.0b013e31820250a2.
5. Allen RT, Garfin SR. The economics of minimally invasive spine surgery：the value perspective. Spine. 2010;35(26S)：S375–82. doi：10.1097/BRS.0b013e31820238d9 .
6. Ozgur B, Benzel EC, Garfin SR. Minimally invasive spine surgery：a practical guide to anatomy and techniques. Dordrecht：Springer; 2009. p. xvii, 187.
7. Park P, Foley KT. Minimally invasive transforaminal lumbar interbody fusion with reduction of spondylolisthesis：technique and outcomes after a minimum of 2 years' follow-up. Neurosurg Focus. 2008;25(2)：E16.
8. Figueiredo N, et al. TLIF—transforaminal lumbar interbody fusion. Arq Neuropsiquiatr. 2004;62(3B)：815–20.
9. Hackenberg L, et al. Transforaminal lumbar interbody fusion：a safe technique with satisfactory three to five year results. Eur Spine J. 2005;14(6)：551–8.
10. Harris BM, et al. Transforaminal lumbar interbody fusion：the effect of various instrumentation techniques on the flexibility of the lumbar spine. Spine. 2004;29(4)：E65–70.
11. Baaj AA. Handbook of spine surgery. New York：Thieme; 2012. p. xxiii, 455.
12. Singh K, Vaccaro AR. Treatment of lumbar instability：transforaminal lumbar interbody fusion. Semin Spine Surg. 2005;17(4)：259–66.
13. Vaccaro AR, Bono CM. Minimally invasive spine surgery. Minimally invasive procedures in orthopedic surgery. New York：Informa Healthcare; 2007. p. xvi, 402.
14. Chaudhary KS, Groff MW. Minimally invasive transforaminal lumbar interbody fusion for degenerative spine. Tech Orthop. 2011;26(3)：146–55. doi：10.1097/BTO.0b013e31822ce25d .
15. Hoh DJ, Wang MY, Ritland SL. Anatomic features of the paramedian muscle-splitting approaches to the lumbar spine. Neurosurgery. 2010;66(3)：ons13–25. doi：

10.1227/01. NEU.0000350866.25760.33 .

16. Lehman Jr RA, et al. Standard and minimally invasive approaches to the spine. Orthop Clin North Am. 2005;36(3): 281–92.

17. Peng CWBMD, et al. Clinical and radiological outcomes of minimally invasive versus open transforaminal lumbar interbody fusion. Spine. 2009;34(13): 1385–9.

18. Wang JC, American Academy of Orthopaedic Surgeons, North American Spine Society. Advanced reconstruction: spine. Rosemont: American Academy of Orthopaedic Surgeons; 2011. p. xxiii, 688.

19. Gonzalez AA, et al. Intraoperative neurophysiological monitoring during spine surgery: a review. Neurosurg Focus. 2009;27(4): E6.

20. Wiesel SW. Operative techniques in orthopaedic surgery. Philadelphia: Wolters Kluwer Health/Lippincott Williams & Wilkins; 2011.

21. Neal CJ, Rosner MK. Resident learning curve for minimal-access transforaminal lumbar interbody fusion in a military training program. Neurosurg Focus. 2010;28(5): E21.

22. Lau D, et al. Complications and perioperative factors associated with learning the technique of minimally invasive transforaminal lumbar interbody fusion (TLIF). J Clin Neurosci. 2011;18(5): 624–7.

23. Hey HW, Hee HT. Lumbar degenerative spinal deformity: surgical options of PLIF, TLIF and MI-TLIF. Indian J Orthop. 2010;44(2): 159–62.

24. Blondel B, et al. Minimally invasive transforaminal lumbar interbody fusion through a unilateral approach and percutaneous osteosynthesis. Orthop Traumatol Surg Res. 2011;97(6): 595–601.

25. Bindal RK, et al. Surgeon and patient radiation exposure in minimally invasive transforaminal lumbar interbody fusion. J Neurosurg Spine. 2008;9(6): 570–3.

26. Chen N-F, et al. Symptomatic ectopic bone formation after offlabel use of recombinant human bone morphogenetic protein-2 in transforaminal lumbar interbody fusion. J Neurosurg Spine. 2010;12(1): 40–6.

27. Knox CJB, Dai CJMI, Orchowski LJ. Osteolysis in transforaminal lumbar interbody fusion with bone morphogenetic protein-2. Spine. 2011;36(8): 672–6. doi: 10.1097/BRS.0b013e3181e030e0 .

28. Rihn JA, et al. The use of RhBMP-2 in single-level transforaminal lumbar interbody fusion: a clinical and radiographic analysis. Eur Spine J. 2009;18(11): 1629–36.

29. Glassman SD, et al. Complications and concerns with osteobiologics for spine fusion in clinical practice. Spine. 2010;35(17): 1621–8. doi: 10.1097/BRS.0b013e3181ce11cc.

30. Karikari IO, Isaacs RE. Minimally invasive transforaminal lumbar interbody fusion: a review of techniques and outcomes. Spine. 2010;35(26S): S294–301. doi: 10.1097/BRS.0b013e3182022ddc.

31. Lee CK, Park JY, Zhang HY. Minimally invasive transforaminal lumbar interbody fusion using a single interbody cage and a tubular retraction system: technical tips, and perioperative, radiologic and clinical outcomes. J Korean Neurosurg Soc. 2010;48(3): 219–24.

32. Wu RHBS, Fraser JFMD, Hartl RMD. Minimal access versus open transforaminal lumbar interbody fusion: meta-analysis of fusion rates. Spine. 2010;35(26): 2273–81.

33. Parker SL, et al. Post-operative infection after minimally invasive versus open transforaminal lumbar interbody fusion (TLIF): literature review and cost analysis. Minim Invasive Neurosurg. 2011;54(01): 33,37.

34. Adogwa O, et al. Comparative effectiveness of minimally invasive versus open transforaminal lumbar interbody fusion: 2-year assessment of narcotic use, return to work, disability, and quality of life. J Spinal Disord Tech. 2011;24(8): 479–84. doi: 10.1097/ BSD.0b013e3182055cac.

35. Parker SL, et al. Cost-effectiveness of minimally invasive versus open transforaminal lumbar interbody fusion for degenerative spondylolisthesis associated low-back and leg pain over two years. World Neurosurg. 2012;78: 178–84.

36. Rouben D, Casnellie M, Ferguson M. Long-term durability of minimal invasive posterior transforaminal lumbar interbody fusion: a clinical and radiographic follow-up. J Spinal Disord Tech. 2011;24(5): 288–96. doi: 10.1097/BSD.0b013e3181f9a60a .

37. Wang J, et al. Minimally invasive or open transforaminal lumbar interbody fusion as revision surgery for patients previously treated by open discectomy and decompression of the lumbar spine. Eur Spine J. 2011;20(4): 623–8.

38. Beringer WF, Mobasser J-P. Unilateral pedicle screw instrumentation for minimally invasive transforaminal lumbar interbody fusion. Neurosurg Focus. 2006;20(3):1–5.

39. Holly LT, et al. Minimally invasive transforaminal lumbar interbody fusion: indications, technique, and complications. Neurosurg Focus. 2006;20(3):1–5.

40. Deutsch H, Musacchio MJ. Minimally invasive transforaminal lumbar interbody fusion with unilateral pedicle screw fixation. Neurosurg Focus. 2006;20(3):1–5.

41. Tuttle J, Shakir A, Choudhri HF. Paramedian approach for transforaminal lumbar interbody fusion with unilateral pedicle screw fixation. Neurosurg Focus. 2006;20(3):1–5.

42. Rosen DS, et al. Obesity and self-reported outcome after minimally invasive lumbar spinal fusion surgery. Neurosurgery. 2008;63(5):956–60. doi:10.1227/01. NEU.0000313626.23194.3F.

第17章

小切口腰椎前路椎体间融合术

Jim A. Youssef, Douglas G. Orndorff, Hannah L. Price, Catherine A. Patty, Morgan A. Scott, Lance F. Hamlin

肖宇翔　陈其昕　译

前　言

1930 年以前，脊柱的前方入路主要应用于腰椎滑脱和结核的治疗[1, 2]。1933 年，Burns 首先描述了利用腰椎前路手术治疗椎间盘退行性疾病[3]。1957 年，Southwick 和 Robinson 报道了一种经胸腹腔外的侧方入路治疗腰椎间盘疾病的方法，在他们的报道中没有严重并发症，仅有很少的患者出现与腹膜后入路相关的术后肠梗阻[4]。

随着时间的推移，腰椎前路腹膜后入路已经发展为治疗一系列腰椎疾患的常规选择方案。小切口、内镜、腹腔镜入路等微创手段也已经被引入腰椎前路椎体间融合手术（anterior lumbar interbody fusion, ALIF）中。与传统入路相比，微创入路的住院时间和手术时间更短，失血量更少，切口更小。因此，微创前侧入路手术具有切口更美观、术后并发症发生率更低以及更快进行早期康复训练的优点，而且其融合率与传统入路相当[5]。利用微创前侧入路可以广泛显露椎间隙以便彻底清除椎间盘组织，制备优良的植骨床，使用大的移植物和（或）稳定的椎体间装置，纠正脊柱前凸，提供较高的融合率，并且不造成椎体后方肌肉结构损伤[6-8]。尽管这种入路有许多优点，仍有损伤大血管造成严重出血的风险[6]。此外，微创前侧入路有导致男性逆行射精的风险，文献报道发生率在 0.1% ~

45%，尤其是涉及 L5-S1 节段时风险更高[5, 6, 9, 10]。前路经腹膜后腰椎融合术的其他不良反应还包括当单独使用前路融合时的不稳定、假关节形成，或当没有联合辅助内固定时伸展稳定性较差以及不能进行直接的神经减压[7, 11, 12]。

适应证

小切口 ALIF 的手术适应证较广，包括单个或两个相邻脊柱节段的症状性椎间盘退变性疾病造成的下腰痛、退行性或峡部裂性腰椎滑脱、椎管或椎间孔狭窄、肿瘤、畸形、前柱重建、医源性腰椎不稳定、侧方滑移、假关节形成、因创伤造成的某些特殊骨折以及矢状位畸形[2, 13-16]。其他适应证包括后路手术失败后翻修、椎间盘切除术后椎间隙塌陷、长节段融合的辅助性支撑以及脊柱感染[2, 15, 17]。

临床和影像学评估

应回顾患者病史，并进行合适的体格检查。术前准备应包括合适的影像学检查，例如站立前后位、侧位及伸屈位侧位 X 线，MRI 或者 CT 扫描。术前影像学检查可以增加术者对患者解剖结构的认识，从而发现是否存在不稳定、终板的硬化或骨赘、脊柱前凸或椎间隙高度的丢失、椎间盘含水量减少以及确认脊柱周围血管的位置[2, 15]。当有指征时，可以考虑使用椎间盘造影。椎间盘造影目前仍有争议。由于文献报道的不一致性，应谨慎评估椎间盘的内部破裂[15]，患者的选择是融合成功的关键。

相关解剖学

对解剖学的理解有助于避免血管损伤或逆行射精等潜在并发症的发生。当进入腹膜后间隙时，需要辨识并避免损伤下列的解剖结构：交感神经和副交感神经丛、腹主动脉、腔静脉、上腹下神经丛、腰大肌、髂腹股沟神经、生殖股神经、输尿管、髂腰静脉以及髂总动静脉。

通常推荐邀请血管外科医师或普外科医师参与术前评估和术中显露以降低并发症的发生可能[10]。

在L4-L5平面，最容易发生术中牵拉所致的血管损伤和输尿管损伤[2, 9, 15]。髂腰静脉通常起源于左侧髂总静脉的后外侧，但有时也会起源于下腔静脉。通常观察到的髂腰静脉为一根单独的血管，然而也可能在显露时观察到两条或两条以上静脉[18]。当进行L4-L5平面的显露时，需要复扎法结扎并离断这些静脉，以避免将大血管向患者右侧牵拉时造成这些血管的撕裂[2]（图17.1）。

L5-S1平面的显露必须谨慎，因为需要从髂血管分叉之间进入该椎间隙。某些情况下，髂血管分叉会正好位于L5-S1椎间隙水平或位于其下，这将会导致该间隙的显露困难甚至无法显露。此外，在L5-S1椎间隙水平，骶中动静脉通常于前方跨过前纵韧带，因此在尝试纤维环切开前应结扎这些血管。骶前交感神经丛位于L5-S1椎间隙正前方。应避免用单极电刀解剖该区域，以减少神经丛潜在损伤导致的男性患者逆行射精的发生[2, 15]。应考虑到骶骨本身的倾斜度及与骨盆间的倾斜度。切口应邻近手术平面以利于椎间盘组

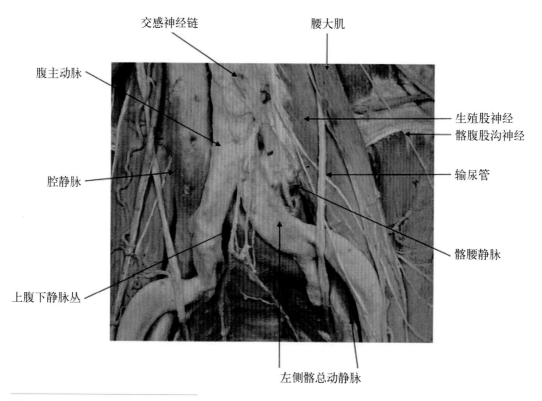

图 17.1 腹膜后解剖结构的术中照片

图中标注：交感神经链、腰大肌、腹主动脉、生殖股神经、髂腹股沟神经、腔静脉、输尿管、髂腰静脉、上腹下静脉丛、左侧髂总动静脉

织的切除和植骨块的置入[13]。显露 L4-L5 或 L5-S1 平面时复习术前影像学资料以发现椎体前方骨赘或血管钙化[19]。仔细处理血管以避免血管在这些骨性凸起处撕裂[2, 19]。

禁忌证

前入路腰椎融合术可能的禁忌证包括：明显的骶骨倾斜、重度腰椎滑脱、血管疾病或血管病变伴钙化、病态性肥胖[13, 15]。由于存在潜在的内固定或植骨块下沉以及椎体骨折的风险，骨量减少和骨质疏松症是单纯小切口 ALIF 手术的禁忌证[14]。既往腰椎前路融合术或腹壁重建等腹部手术史、腹膜后盆腔纤维化会增加明显前入路手术难度[13, 15]。对这些患者，应评估并充分告知再次前方显露存在的潜在风险。其他可供选择的入路包括对侧经腹膜后入路（通常是右侧）、L5-S1 平面的直接侧方经腰大肌入路或者经腹入路。

避免和治疗并发症

小切口 ALIF 有一系列的血管、神经或胃肠道相关的术中和术后并发症。在进行手术前，应仔细评估患者的合并疾患以降低术中和术后并发症的发生率。

术前应评估是否存在骨质疏松症，以降低骨质疏松性骨折和术后植骨块移位或沉降的发生率。术前进行双能 X 线骨密度扫描有助于评估是否存在骨质疏松症。骨质疏松症通常以股骨颈或脊柱（L2-L4）的 T 值低于 −2.5 为特征[20]。应评估术前影像学资料，以发现不稳定并决定是否需要后路辅助内固定。在决定是否采用小切口 ALIF 时如果发现存在严重问题，则应选择其他入路。

术中血管损伤最常发生于 L4-L5 水平，常见的有左髂总静脉、下腔静脉或髂腰静脉撕裂，治疗需要压迫后通过缝合修补或复扎法结扎止血[2, 9, 15]。对髂总动脉的长时间牵拉可造成左侧髂动脉血栓

形成，造成动脉血流减少，这将导致左侧下肢血栓形成和潜在的下肢缺血。治疗该并发症需行急诊搭桥手术或切开取栓术，可以通过间断放松拉钩预防血栓形成，并通过术中检查第一足趾血氧饱和度发现该并发症的发生[2, 9, 21]。

术后并发症包括胃肠道问题、植骨块的沉降或移位、医源性骨折，假关节形成、感染、神经损伤、深静脉血栓形成、硬脊膜损伤、脑脊液漏、术后乏力或麻木、内固定失败，甚至死亡。

最常见的胃肠道并发症包括术后肠梗阻和急性结肠假性梗阻，即 Ogilvie 综合征。术后肠梗阻，特别是胃动力降低，通常由神经源性、免疫源性和药物源性 3 个因素造成，其临床表现为腹胀和腹部不适的加重，以及肛门排气减少[9]。由于便秘可以发展为肠梗阻并进展为 Ogilvie 综合征，因此对临床和客观诊断的肠梗阻必须立即处理。最初的必要治疗措施包括禁食禁水、重新静脉补液、肠道休息和避免使用麻醉药物。也可考虑放置鼻胃管进行间歇性抽吸减压，并做连续的体格检查和反复的影像学检查。当肠梗阻症状缓解后，应积极进行包括继续使用泻药和逐步恢复饮食等的肠道恢复方法以促进患者恢复正常排便习惯。

在经腹和经腹膜后入路小切口 ALIF 手术时，如造成支配结肠的副交感神经和盆腔血供的直接损伤则会导致急性结肠假性梗阻[22]。当疑似急性结肠假性梗阻症状出现时，需要行腹部 X 线片和 CT 扫描，或对比灌肠检查，以评估是否存在从盲肠至结肠脾曲范围的结肠扩张并排除机械性肠梗阻。除影像学检查外，应行实验室检查以评估是否存在白细胞数量升高和钠、钾、碳酸氢铵、镁、肌酐、血尿素氮等其他任何指标的代谢异常。静脉用新斯的明通常作为二线处理方案，其长期有效率在 64% ～ 100%[23]。需要密切关注进展性的结肠扩张或有 Ogilvie 综合征表现的患者。对这些患者应请普外科会诊，并注意是否存在结肠破裂[9]。

显露不佳、不充分或椎间隙准备得不恰当将造成植骨块或植入物的塌陷、移位以及终板的骨折，从而导致植入的椎间融合器位置不良或型号不匹配[2, 9, 15]。应强调使用术中透视来确定中线以

避免内植物位置不佳[15]。直视下内植物应位于椎间隙正中。应尽可能减少对终板的损伤。术前对影像学资料进行合适的测量和术中试模有助于确定适当的椎体间内植物型号。椎骨质量差或不合适的融合器型号会造成术后内植物移位[15]。对于峡部裂性腰椎滑脱的患者，通常推荐加用后路内固定来增加矢状位稳定性，从而降低内植物移位的风险[24]。对于有糖尿病史、尼古丁长期滥用史和老年患者，需进行全面术前评估以减少术后并发症。对这些患者，应考虑进一步加用后路内固定[2]。辅助内固定包括前路钉板系统、椎弓根螺钉和经椎板螺钉系统。选择较大的融合器，结合采用合适的椎间隙正中切开技术和适当的终板准备技术能提高融合率[24]。

在小切口 ALIF 手术中是否需要使用生物制品在很大程度上取决于术者的偏好。有证据表明在合适的情况下使用骨形态生成蛋白（bone morphogenetic protein, BMP）可以提高融合率[2, 9]。目前，FDA 仅批准在一种脊柱手术，即应用 LT-CAGE 腰椎锥形融合器（Medtronic Sofamor Danek, Memphis, TN, USA）的 ALIF 手术时可以使用 rhBMP-2（Infuse, Medtronic Sofamor Danek Memphis, TN, USA）。尽管许多外科医师在其他未经批准的手术中使用 BMP，但 rhBMP-2 在这些手术中的安全性尚未得到最终证明，并且已有一些对未经批准使用 BMP 相关并发症的担忧[25]。一个与 BMP 相关的最显著的风险是所需融合部位之外的异位骨化[26]。逆行射精或男性不育的风险也已被引证与 ALIF 手术和使用 BMP 有关，然而许多研究显示在与其他手术中使用 rhBMP-2 时相比，其并发症的发生率没有显著性差异[27, 28]。

手术技术

患者在手术台上处于仰卧位。可在手术平面处放置一个垫腰枕以制造适当的腰椎前凸。所有的骨性突起应下置软垫，屈髋以降低股神经张力。使用可透视手术台，利用前后位和侧位透视影像来确定切口的位置和保证手术节段正确。掌握患者的解剖结构是选择适当切口位置的关键。皮肤切口（横向、纵向或斜切口）应位于中线偏左侧数厘米处。皮下剥离至腹直肌鞘，分离腹直肌经腹壁进入腹膜后间隙。

分离腹直肌时应从中间向侧方分离，以便保留神经支配。分离腹膜和腹直肌后鞘，辨识弓状韧带。应向头端充分松解腹直肌后鞘以利于充分的显露。从左至右拉紧并显露腹膜后结构[7]，识别腰大肌、输尿管和血管，放置好牵开器[8]。

L5-S1 的显露

进一步显露椎间隙因需要操作的平面不同而各有区别。为了显露 L5-S1 平面，术者需要继续分离腹膜和腹壁，识别腰大肌以便将腹膜后结构从左侧持续牵拉至右侧。需要识别左侧输尿管并将其和腹膜一起牵拉开。交感神经丛位于椎间隙左侧，应避免在该区域附近电灼，以降低逆行射精的发生率。在骶骨前方放置可透视牵开器或术者特殊的牵开器，充分显露 L5-S1 椎间隙（图 17.2）。识别并游离骶中血管和髂血管是获得 L5-S1 平面合适视野的关键。

确定正确的手术节段后，切除椎间盘直至后纵韧带，有时需要松解后部纤维环以增加椎体节段活动度并利于撑开椎间隙（图 17.3）。终板准备

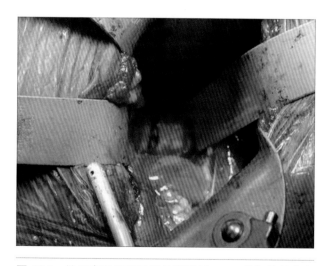

图 17.2　放置牵开器后显露的腹膜后 L5-S1 椎间隙的术中照片

的关键在于上下终板显露出渗血骨质,利用一系列的刮匙将椎间盘全部去除来实现。用锉进一步处理终板,注意避免损伤软骨下骨,预防内植物沉降。然后再用刮匙处理终板至点状出血。撑开椎间隙以重塑合适的椎间隙高度和矢状面序列。

有各种各样的内固定、生物制品和融合器可应用于小切口 ALIF 手术。最常使用的融合器包括聚醚醚酮(polyther ether ketone, PEEK)椎体间装置、陶瓷装置和钛合金装置(螺纹或圆柱形)。常

用的生物制品包括异体结构性环状股骨,rhBMP-2(Infuse, Medtronic Sofamor Danek, Memphis, TN, USA),自体髂骨和同种异体脱钙骨基质。

根据植入物的特点放置内固定和生物制品。用透视检查内固定和椎体间内植物的位置是否合适(图 17.4)。仔细检查植入物位置后,可以移除牵开器。然后仔细检查并充分止血,最后逐层缝合腹直肌前鞘、皮下组织和皮肤,根据术者偏好选择缝线。

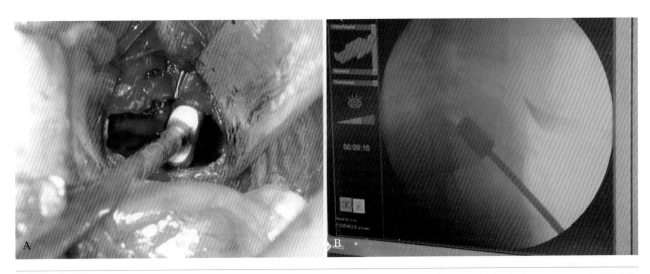

图 17.3　A. 完成椎间盘切除后将桨式椎体间撑开器置入椎间隙的术中照片。B. 术中 X 线侧位片指示桨式撑开器放置的位置

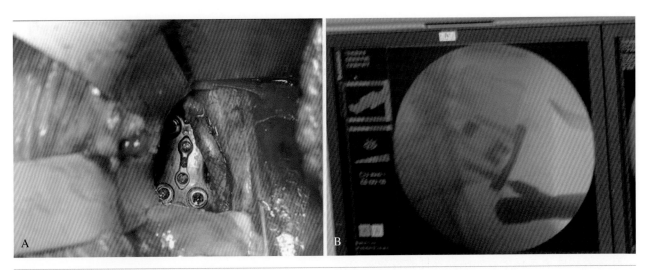

图 17.4　A. 术中照片指示接骨板的位置和用螺钉将其固定于 L5-S1 椎体上。B. 术中侧位 X 线片 L5-S1 节段的椎体间融合器和前路钉板系统

显露上位腰椎平面

L4-L5 平面的前侧显露需要利用术前 MRI 评估患者的血管解剖结构。在 L4-L5 平面，丰动脉分为左右髂总动脉，而下腔静脉则可分为左右髂静脉或仍为单根血管。皮肤切口和进入腹膜后间隙的方法与显露 L5-S1 平面类似，并同样需要放置可透视牵开器。钝性分离和显露左髂总动静脉，适当游离跨过椎间隙的血管以便牵开。游离血管时需要仔细地钝性分离以免造成损伤，可利用静脉拉钩和钝头工具。不过，在 L4-L5 椎间隙平面游离血管的关键在于术者必须在牵开血管前离断髂腰静脉和节段血管，后者源自左髂总静脉后侧然后穿过腰大肌下方。离断这些血管能使术者更安全和更容易地游离和牵开跨过椎间隙的血管。在 L4-L5 平面去除椎间盘、椎间隙准备和放置合适植入物的方法与 L5-S1 平面相似，但需要迅速并非常仔细地完成操作，以免损伤大血管。L3-L4 椎间隙的前侧显露可以利用相同的入路。

术后处理

患者一旦病情稳定即可开始起床活动，必要时可穿戴支具。必须观察和警惕肠梗阻的发生，因此需要执行肠道恢复方案。出院后常规进行伤口护理和拆线。需要合适的术后影像学检查以确保植入物的完整性，然后患者可以开始进行有氧康复训练，以锻炼核心肌群和腹肌的力量。

预　后

在不同平面，小切口 ALIF 手术均被引证获得了临床和影像学的成功。Subach 等[29]回顾性分析了 53 例接受单节段独立 ALIF 患者的影像学资料，这些患者均使用了单个脊柱前凸钛网和 rhBMP-2。他们的研究表明放置更宽的钛网可以增加椎体间移植物的接触面积，从而明显降低融合器沉降的发生率[29]。Quirno 等[30]回顾性研究了 23 例接受前路椎体间融合术的轻度腰椎滑脱症患者，对其手术和临床预后情况进行评估。该研究用异体环状股骨或髂骨骨作为移植骨，并均加用后路内固定。研究表明在 10 个月的随访期内，患者的 Oswestry 功能障碍指数（Oswestry disability index, ODI）和视觉模拟量表（visual analog scale, VAS）的评分均有改善。术前平均的滑移程度为 23.2%，术后则为 19.0%。总的来说，作者认为良好的预后与联合使用 ALIF 和后路内固定相关[30]。

Shim 等[8]对 23 例接受 ALIF 联合后路腰椎融合固定术（posterior lumbar fusion, PLF）的患者以及 26 例接受 ALIF 联合后路经皮脊柱融合术（posterior spinal fusion, PSF）的患者进行了比较。作者进行了 2 年的随访，发现 ALIF 联合 PLF 患者的融合率为 91.3%，而 ALIF 联合 PSF 患者的融合率为 76.9%，但两组的并发症发生率没有显著性差异[8]。Strube 等[12]对 80 例接受单独 ALIF 手术或前后路腰椎融合术（anteroposterior lumbar fusion, APLF）的患者的临床结果进行了前瞻性对比研究。在随访期内，ALIF 组与 APLF 组相比，ODI 和 VAS 评分的改善更明显。在 24 个月的随访期内，两组均保持了 ODI 和 VAS 评分的改善。研究同时指出 ALIF 组的患者满意度明显优于 APLF 组。在随访 12 个月时，CT 扫描提示 ALIF 组融合率为 70.6%，而 APLF 组融合率为 68.7%。在随访过程中，两组的融合率均没有显著性差异[12]。Ohtori 等[31]对 22 例接受单独 ALIF 手术的患者和 24 例接受 PLF 手术的患者的临床结果进行了前瞻性比较。研究报道两组在融合率和患者主观结果（例如 ODI 和 VAS）上没有显著性差异。与 PLF 组相比，ALIF 组患者下腰痛改善程度更明显，失血量明显更低，但是住院时间明显延长[31]。

要点与常见错误

• 对显露技术进行适当的培训，或邀请血管外科医师或普外科医师协助显露。

• 术前利用 MRI 获取患者相关解剖结构合适的可视化资料。

• 使用合适的骨诱导、骨传导和成骨材料以确保融合，并避免假关节形成和内植物沉降。

• 注意逆行射精的风险。

• 需要特别重视解剖学、病理学和生物力学；

对不稳定的腰椎滑脱或骶骨滑移角大的患者需考虑小切口 ALIF 联合内固定。

• 显露 L5-S1 平面时，需考虑骶骨倾斜在骨盆的位置和骶骨倾斜角。切口应靠近手术节段以利于去除椎间盘和放置内植物[13]。

• 患者选择是融合成功的关键。

参考文献

1. Saraph V, Lerch C, Walochnik N, Bach CM, et al. Comparison of conventional versus minimally invasive extraperitoneal approach for anterior lumbar interbody fusion. Eur Spine J. 2004; 13(5)：425–31.

2. Guyer RD, Fulp T. Perirectus retroperitoneal approach for anterior lumbar interbody fusion. In：Zdeblick TA, editor. Anterior approaches to the spine. St. Louis：Quality Medical Publishing, Inc; 1999. p. 203–16.

3. Burns BH. An operation for spondylolisthesis. Lancet. 1933;19：1233–5.

4. Southwick WO, Robinson RA. Surgical approaches to the vertebral bodies in the cervical and lumbar regions. J Bone Joint Surg Am. 1957; 39(3)：631–44.

5. Kaiser MG, Haid Jr RW, Miller JS, Smith CD, Rodts Jr GE. Comparison of the mini-open versus laparoscopic approach for anterior lumbar interbody fusion：a retrospective review. Neurosurgery. 2002; 51(1)：97–105.

6. Brau SA. Mini-open approach to the spine for anterior lumbar interbody fusion：description of the procedure, results and complications. Spine J. 2002; 2(3)：216–23.

7. Button G, Gupta M, Barret C, Cammack P, Benson D. Three- to six-year follow-up of stand-alone BAK cages implanted by a single surgeon. Spine J. 2005; 5：155–60.

8. Shim JH, Kim WS, Kim JH, Kim DH, Hwang JH, Park CK. Comparison of instrumented posterolateral fusion versus percutaneous pedicle screw fixation combined with anterior lumbar interbody fusion in elderly patients with L5-S1 isthmic spondylolisthesis and foraminal stenosis. J Neurosurg Spine.2011; 15(3)：311–9.

9. Than K, Wang A, Rahman S, Wilson T, Valdivia J, Park P, Marca F. Complication avoidance and management in anterior lumbar interbody fusion. Neurosurg Focus. 2011; 31(4)：1–5.

10. Inamasu J, Guiot BH. Laparoscopic anterior lumbar interbody fusion：a review of outcome studies. Minim Invasive Neurosurg. 2005; 48(6)：340–7.

11. Glazer PA, Colliou O, Klisch SM, Bradford DS, Bueff HU, Lotz JC. Biomechanical analysis of multilevel fixation methods in the lumbar spine. Spine.1997; 22：171–82.

12. Strube P, Hoff E, Hartwig T, Perka CF, Gross C, Putzier M. Standalone anterior versus anteroposterior lumbar interbody single-level fusion after a mean follow-up of 41 months. J Spinal Disord Tech. 2012; 25：362–9.

13. Daubs MD. Anterior lumbar interbody fusion. In：Vaccaro A, Baron EM, editors. Operative techniques：spine surgery. Philadelphia：Saunders/Elsevier; 2008. p. 392–9.

14. Gumbs A, Bloom N, Bitan F, Hanan S. Open anterior approaches for lumbar spine procedures. Am J Surg. 2007; 194：98–102.

15. Zdeblick TA. Mini-ALIF with cages. In：Bradford DS, Zdeblick 2nd TA, editors. Master techniques in orthopaedic surgery：the spine. Philadelphia：Lippincott Williams & Wilkins; 2004. p 321–33.

16. Rahn K, Shugart R, Wylie M, Reddy K, Morgan J. The effect of lordosis, disc height change, subsidence, and transitional segment on stand-alone anterior lumbar interbody fusion using a nontapered threaded device. Am J Orthop. 2010; 39(12)：124–9.

17. Pu X, Zhou Q, He Q, Dai F, Xu J, Zhang Z, Branko K. A posterior versus anterior surgical approach in combination with debridement, interbody autografting and instrumentation for thoracic and lumbar tuberculosis. Int Orthop. 2012; 36(2)：307–13.

18. Nalbandian M, Hoashi J, Errico T. Variations in the iliolumbar vein during the anterior approach for spinal procedures. Spine. 2013; 38(8)：E445–50.

19. Oskouian RJ, Johnson JP. Vascular complications in anterior thoracolumbar spinal reconstruction. J Neurosurg. 2002; 96(1 Suppl)：1–5.

20. Sirola J, Rikkonen T, Tuppurainen M, Honkanen R, Kroger H Should risk of bone fragility restrict weight control for other health reasons in postmenopausal women? A ten year prospective study. Maturitas. 2012; 71(2)：162–8.

21. König MA, Leung JY, Jürgens S, MacSweeney S, Boszczyk BM. The routine intra-operative use of pulse oximetry of monitoring can prevent severe thromboembolic complications in anterior surgery. Eur Spine J. 2011;20(12)：2097–102.

22. Vanek VW, Al-Salti M. Acute pseudo-obstruction of the colon (Ogilvie's syndrome). An analysis of 400 cases. Dis Colon Rectum. 1986; 29：203–10.

23. De Giorgio R, Knowles CH. Acute colonic pseudo-obstruction. Br J Surg. 2009;96(3)：229–39.

24. Zhang JD, Poffyn B, Sys G, Uyttendaele D. Are stand-

alone cages suffi cient for anterior lumbar interbody fusion? Orthop Surg. 2012;4(1)：11–4.

25. Carlisle E, Fischgrund JS. Bone morphogenetic proteins for spinal fusion. Spine J. 2005; 5：240S–9.

26. Mindea SA, Shih P, Song JK. Recombinant human bone morphogenetic protein-2-induced radiculitis in elective minimally invasive transforaminal lumbar interbody fusions：a series review. Spine. 2009;34(14)：1480–4.

27. Carragee EJ, Mitsunaga KA, Hurwitz E, Scuderi GJ. Retrograde ejaculation after anterior lumbar interbody fusion using rhBMP-2：a cohort controlled study. Spine J. 2011;11(6)：511–6.

28. Crandall DG, Revella J, Patterson J, Huish E, Chang M, McLemore R. Transforaminal lumbar interbody fusion with rhBMP-2 in spinal deformity, pondylolisthesis and degenerative disease—Part 2：BMP dosage related complications and long-term outcomes in 509 patients. Spine (Phila Pa 1976). 2013;38：1137–45.Epub 2013 Jan 24. PubMed PMID：23354111.

29. Subach BR, Copay AG, Martin MM, Schuler TC. Anterior lumbar interbody implants：importance of the interdevice distance. Adv Orthop. 2011; 2011：176497.

30. Quirno M, Kamerlink JR, Goldstein JA, Spivak JM, Bendo JA, Errico TJ. Outcomes analysis of anterior-posterior fusion for low grade isthmic spondylolisthesis. Bull NYU Hosp Jt Dis 2011; 69(4)：316–9.

31. Ohtori S, Koshi T, Yamashita M, Takaso M, Yamauchi K, Inoue G, Suzuki M, Orita S, Eguchi Y, Ochiai N, Kishida S, Kuniyoshi K, Aoki Y, Ishikawa T, Arai G, Miyagi M, Kamoda H, Suzuki M, Nakamura J, Furuya T, Toyone T, Yamagata M, Takahashi K. Single-level instrumented posterolateral fusion versus noninstrumented anterior interbody fusion for lumbar spondylolisthesis：a prospective study with a 2-year follow-up. J Orthop Sci.2011;16(4)：352–8.

第18章

微创胸腰椎侧方经腰大肌入路椎体间融合术

Jeffrey A. Lehmen, W. Blake Rodgers

刘希麟　叶晓健　译

前　言

传统的手术入路

微创胸腰椎侧方椎间融合术的提出是为了提供一个相对传统的前方 [腰椎前路椎体间融合术 (anterior lumbar interbody fusion, ALIF)] 和后方 [腰椎后路椎体间融合术 (posterior lumbar interbody fusion, PLIF)、腰椎经椎间孔椎间融合术 (transforaminal lumbar interbody fusion, TLIF)] 椎间融合术更加微创的选择。ALIF 术式虽然可以充分暴露手术视野,从而可进行彻底的椎间盘切除,放置更大的椎间内植物,提供良好的椎间植骨融合环境,促进节段性重建,但它有显著性缺点。ALIF 是从一个前方的切口(虽然已可以用侧方小切口替代)进入,通过移开大血管来显露椎间盘前方间隙[1]。在大多数病例中,ALIF 技术应用于位于大血管分叉处位置以下的 L5-S1 节段时更合适。但 L4-L5 节段由于位于血管分叉处的后方,所以损害血管的风险最高。据报道,ALIF 手术中血管损害的发生率高达 18%[2, 3],虽然很多作者发现这个比例其实没有那么高,一般在 2.2% ~ 6.7%[4, 5]。对于 ALIF 手术的其他风险事项还包括对于内脏的损害(5%)、生殖并发症(9.6%)[4]以及由于在大血管和脊柱前缘之间生成

瘢痕而较难进行翻修等风险。从手术的角度来看,ALIF 椎间植骨时,需切开前纵韧带,有可能还要切开后纵韧带,这会导致节段失稳,需要增加内植物或者改变体位(换俯卧位)从后路放置内植物。据报道,ALIF 联合后路固定的并发症发生率高达 29%[6] ~ 76.7%[7]。

后路椎间融合术通过直接减压来治疗狭窄,后方入路操作窗口较小,仅能置入较小的椎间内植物,故其恢复椎间高度,重建序列、提供间接减压的作用受到限制。但 PLIF 术中牵拉马尾神经或 TLIF 术中靠近神经根操作,增加了神经损伤的风险[8]。Scaduto 等在 2003 年发现,大约有 13% 的患者在 PLIF 联合椎弓根钉固定术后发生新的术后肌力减退的症状[5]。同样,Okuda 等发现,在 251 例经 PLIF 并完全切除小关节突治疗的患者中,神经损伤率高达 8.3%,其中 43% 被归为重度,19% 被归为永久性不可痊愈[9]。一些研究表明,TLIF 术后有 7% ~ 10.9% 新发与入路同侧的脊神经炎,表明经椎间孔入路有高比例发生神经根刺激或神经根损伤[10, 11]的风险。此外,传统的开放手术会损伤多裂肌,即从棘突起点处剥离多裂肌,这会导致肌肉的大量损伤以致功能上的丧失,并且生成较多的瘢痕组织[12-15]。这个因素被认为是区分后路微创手术和非微创手术的主要因素[13, 14]。一般来说,处理椎间的能力,最大化融合区域以及椎体间植骨以显著增加椎间高度,是限制使用

后方入路的因素。

这些传统脊柱外科手术的并发症促进了微创技术的发展从而减小传统入路相关的并发症。早期的脊柱微创技术主要是脊柱内镜技术[16]。虽然脊柱内镜技术在很大程度上可以成功减少开放手术的相关并发症（例如出血、感染、伤口疼痛等），但是由于仍要面对许多挑战，限制了其在脊柱外科的应用。这些挑战包括昂贵的仪器费用、需要专业的手术操作人员、较长的学习曲线（需多达 150 例患者的手术经验累积）[17]，在二维显示器上建立三维视野、应用内植物和工具进行节段序列重建上的困难以及在不能及时转变为开放切口的情况下难以处理术中并发症[16-21]。在 20 世纪 90 年代末，应用于腰椎融合的脊柱内镜技术入路开始采用从前外侧方向穿过腰大肌前缘的入路。这种方法需要对脊柱前方的腹主动脉和腹腔静脉进行剥离。在技术应用的最初阶段没有采用神经监护，也可能因为这个原因，在早期的 21 例患者中，有 30% 发生神经性疾病，其中的 66% 症状在 4 周之内消失，剩余的 33% 症状在后续的随访中仍然存在[22]。

小切口侧方经腰大肌入路

这些挑战减缓了脊柱内镜技术的应用。后来在 20 世纪 90 年代末到 21 世纪初期间，由 Luiz Pimenta 率先在腰椎间应用现代的小切口侧方经腹膜后的经腰大肌入路，并将早期报道发表在 2006 年[23]。该术式通过在可直视下的小切口并应用前路手术的优点，可减少 ALIF 的并发症如对血管、内脏、生殖等的伤害。与后方入路相比，这种入路方法避免破化骨和韧带结构，不需要牵拉神经根或马尾神经束，并允许放置大型的椎体间内植物。该术式的其他优势在于通过经腹膜外入路钝性分离肌肉的方式减少周围软组织的损伤、保留前纵韧带和后纵韧带，在恢复椎间盘高度的情况下，通过韧带维持原有节段的稳定性和序列[24]以及可植入更易融合的横跨骨皮质环的大尺寸椎体间融合器。另外，虽然需要第二个切口才能在后方置入内植物，但前外侧钢板允许在一个切口下完成椎体融合固定，并且也有多种

后路器械能够在不改变患者侧卧位体位的情况下进行置入，包括同侧椎弓根螺钉，单边和双边的经椎弓根关节突关节螺钉[25]以及棘突板。早期报道中表明，从侧方入路植入大尺寸的融合器可对中央管和神经根带来显著的间接减压效果[26]，在大量的病例中围手术期的发病率较低[27, 28]。同样，该术式相比于传统腰椎融合手术，其长期预后和融合效果较好[29-33]，甚至是在高风险患者如肥胖或高龄患者中[34, 35]。

手术适应证和禁忌证

适应证包括从 T4 至 L5 需要椎间融合的任何疾病，特殊的适应证还包括存在不稳的退行性椎间盘疾病（degenerative disc disease, DDD）[29]、复发性椎间盘突出、退行性脊椎滑脱（≤Ⅱ度）[29, 36]、退行性脊柱侧弯[37, 38]、假关节、发生于椎间盘尖后的 DDD、全椎间盘置换（total disc replacement, TDR）翻修[39]、腰椎不稳、邻近节段病变[40]。相对禁忌证包括受到髂嵴的位置限制的 L5-S1 以及上位责任椎体是 T4 的情况，因为该位置受解剖血管和肩胛骨的影响。其他相对禁忌证包括，患者有双侧腹膜后瘢痕（例如肾脏手术术后患者）、患者有干扰侧方入路的血管畸形（可能发生旋转畸形）以及退行性腰椎滑脱≥Ⅱ度[41]。异常的血管和解剖结构也会出现相对禁忌证，这往往可以通过术前轴向的 MRI 检查进行鉴定，注意这些结构和入路的位置关系[41, 42]。

手术过程

有不同的器械公司研发了各种小切口侧方椎间融合系统。几个较著名的产品有：直接外侧椎间融合系统（direct lateral interbody fusion, DLIF）（DLIF®, Medtronic Sofamor Danek, Memphis, TN），侧方腰椎椎间融合系统（lateral lumbar interbody fusion, LLIF）（LLIF®, Globus Medical, Inc. Audubon, PA）（图 18.1）以及极外侧椎间融合系统（extreme lateral interbody fusion, XLIF）（XLIF®, NuVasive, Inc. San

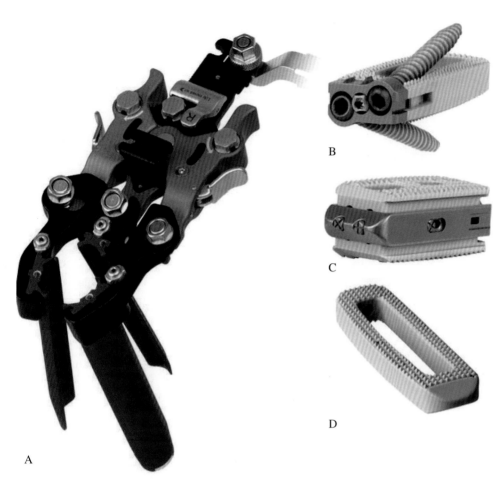

图 18.1　MARS^{TM}3V 牵 开 器系统（A），InterContinetal® 椎间板系统（B），CALIBER®-L可 撑 开 融 合 器（C），Trans-Continetal® 侧方腰椎椎间融合器（LLIF）（D）（Globus 医疗公司，图片经过该公司授权）

Diego，CA）（图 18.2）。几个产品之间的差异主要包括切口位置不同（与侧方椎间盘间隙的位置相比，较靠前或较靠后）、牵开器的功能及设计不同、与神经监护设备连接方式不同以及内植物不同。值得注意的是，DLIF 以及 XLIF 推荐术中进行神经监测（每个公司推荐不同的神经检测技术），而 LLIF 则建议由手术医师判断是否应用神经监护。作者个人的经验更多是应用 XLIF，所以我们将进一步讨论XLIF 的手术步骤。

简要总结，作者推荐首选的方法是从小切口（2.5～4 cm 的切口）进入，并沿垂直水平面 90°方向直接进入腰大肌外侧缘的入路。在腰大肌逐级撑开的过程中需要使用神经监护，主要是通过定向刺激和离散阈反应[28, 43]来判断运动神经的位置和与其之间的距离。一旦暴露到椎间盘的侧方，就可以用标准的外科技术来进行椎间盘切除

和椎间融合，可以应用各种专用聚醚酮（polyether ether ketone，PEEK）椎间内植物（图 18.3），医师也可以灵活地选择其他内植物。

解剖注意事项

掌握这种入路所涉及的解剖结构有助于更好地完成手术，并减少并发症的发生。入路相关的血管和软组织将在后续介绍手术过程的环节中进行讨论，必须要掌握的是两个互相连接的解剖结构，即髂腰肌和腰丛神经。髂腰肌可以分成腰大肌、腰小肌和髂肌。外侧入路主要是通过腰大肌和腰小肌。腰丛神经在腰大肌中伴行，需要术中使用神经监护以避免神经损伤（图 18.3）[43]。腰大肌起自 T12 至 L5 椎体侧面及横突，止于股骨小转子。腰大肌的直径从 L1 延伸往下逐渐增加（图 18.4），并且主要是负责髋部的旋转和固定。腰丛神经分

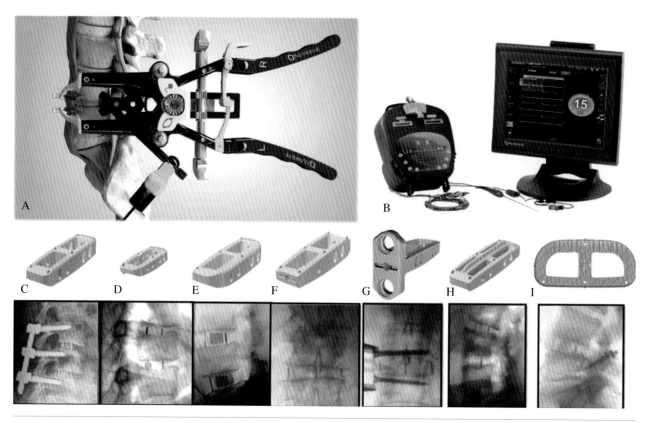

图 18.2 MaXcess® IV 牵开器（后叶片连接电监控）(A),NV JJB™/M5® 神经监护系统（B),CoRoent® XL（标准 18 mm）(C),CoRoentXL-T（D）, CoRoent XL-W（宽，22 mm）(E）, CoRoent XL-CT（冠状面锥形）(F）, CoRoent XL-F（分页式）(G）, CoRoent XL-K（有龙骨的）(H）, CoRoent XL-XW（较宽，26 mm）(I），这些都是 PEEK 材料的内植物（NuVasive 公司版权所有，图片经过授权）

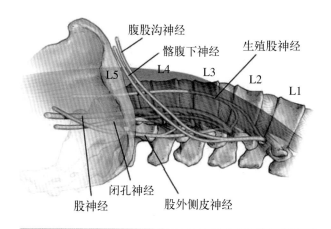

图 18.3 与侧方穿腰大肌腰椎融合术入路相关的侧方分部结构演示图（Nu Vasive 公司版权所有，图片经过授权）

支包括髂腹下神经（感觉或运动）、腹股沟神经（感觉或运动）、股外侧皮神经（感觉）、生殖股神经（感觉或运动）、闭孔神经（运动或感觉）、股骨神经（运动或感觉）以及 T12-L4 肌肉中的分支[43]。有几篇文章试图将腰肌到椎间盘侧方的区域定义为侧方穿腰大肌入路的"安全区域"[44-48]，虽然不同的文献对于其方法的解释不尽相同，但研究一致表明，在 L1-L2、L2-L3、L3-L4 的前 3/4 的椎间盘间隙以及 L4-L5 椎间盘外侧的前半部分，在一般情况下没有运动神经[41]。此外，一些文献显示，L4-L5 椎间盘间隙的背部到侧方中线位置的区域是运动神经可再生的区域[46, 48]。正是因为存在损伤这些敏感神经的风险，作者更偏向于应用实时的神经监测设备，具体将在手术技术部分进行讲解。

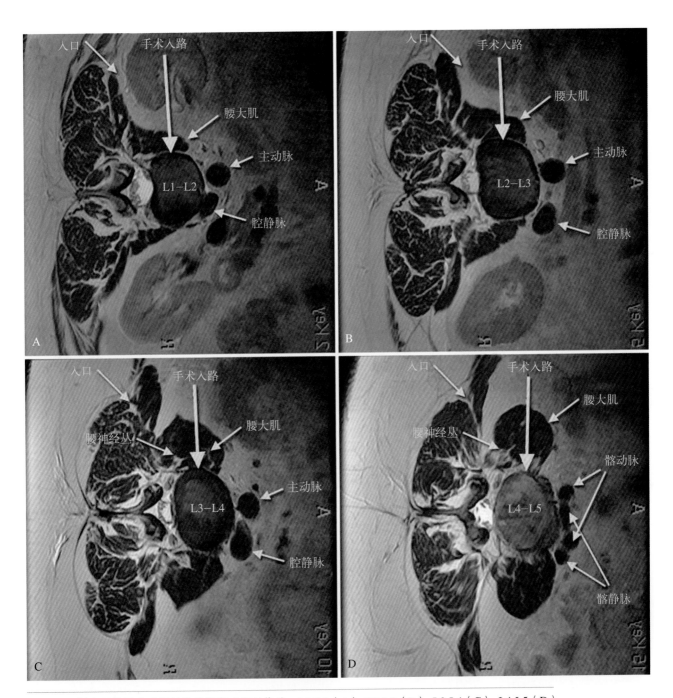

图 18.4　侧方腰椎融合术相关的椎间盘水平轴位片，L1-L2（A）、L2-L3（B）、L3-L4（C）、L4-L5（D）

术前准备

如前面所提到的，手术医师在术前准备中应对手术责任区域进行仔细影像学检查，以判断解剖结构是否异常。如果患者治疗的是 L4-L5 节段，那么应该拍摄站立侧位片，以判断髂嵴的位置是

否遮挡侧方入路（图 18.5）。虽然高髂嵴并不是绝对禁忌证，但是也要引起重视，尤其是平行于终板操作时，应该使用特殊的呈角度的工具（有些情况切除 L4 侧方的骨骼有助于去除骨赘，促进进入）。对于所有患者来说，轴位 MRI 可以用来评估解剖上的各个层面，包括大血管的位置（特别

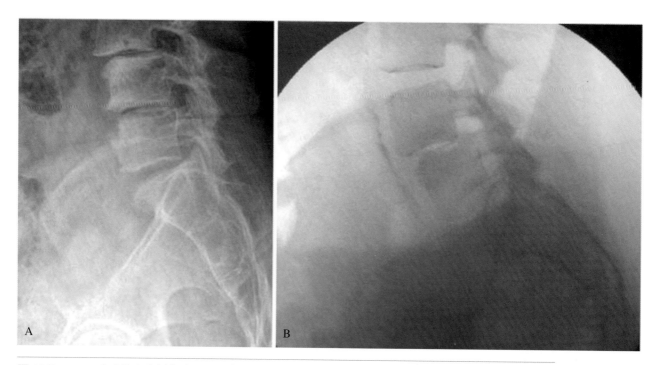

图 18.5 L4-L5 病变的患者侧位片。A. 正常髂峰高度。B. 高髂峰（图片得到 William D.Smith 博士的授权）

是分叉处以下血管的走向）以及腰大肌的位置和形状。对于骶椎腰化的患者（6 节腰椎），L5-L6 节段常表现出功能性的 L4-L5 的状态，然而其腰大肌的形状和走向更接近 L5-S1，具体为腰大肌的外侧缘和椎体分离，并且腰大肌的形状如泪滴状（图 18.6）。在这些病例中，就像 L5-S1，腰丛走向偏前，并且分叉后的大血管沿椎间盘方向向后外侧延伸。Smith 等在 2011 年发现，有 2.8% 的骶骨腰化病例在作者一系列的 XLIF 病例当中被当作 L4-L5 治疗（其实该节段是 L5-L6）[41, 48]。其中 80% 的病例由于缺乏神经监护指征，未能从侧方入路到达 L5-L6 节段。从侧方入路完成手术的病例，则是通过轴向 MRI 进行预判，其腰大肌呈"盔型"，并贴近椎间盘侧方，像正常的 L4-L5 解剖结构（图 18.4）（在极少数病例中，髂峰较低，腰大肌更接近于背部，那可以通过侧方入路到达 L5-S1 节段。作者认为，这样的情况应该只能由经验丰富的外科医师来处理，而且手术医师应做好遇到手术区域太狭小或手术风险太大而终止手术的准备）。

术前治疗

由于神经和腰大肌激惹是 XLIF 术的一个潜在副作用，一些外科医师选择术前应用普瑞巴林（加巴喷丁）来对抗神经刺激，或者术前用 10 mg 地塞米松静脉注射来舒缓紧张的肌肉组织[49]。

手术中肌电图的使用是至关重要的，应指示麻醉限制应用肌肉松弛药，如果需要的话，可以使用那些短效的药物，以免干扰肌电图结果。

注意事项

根据作者的经验并结合其他的一些报道，要保证 XLIF 在手术中安全、有效，有可重复性，其中 5 个关键性的步骤需要注意[23, 50]：

1. 仔细对患者进行定位
2. 轻柔地进行腹膜后分离
3. 通道经过腰大肌需要神经监护
4. 彻底椎间盘切除及做好融合准备
5. 在适合的位置置入适当大小的椎间内植物

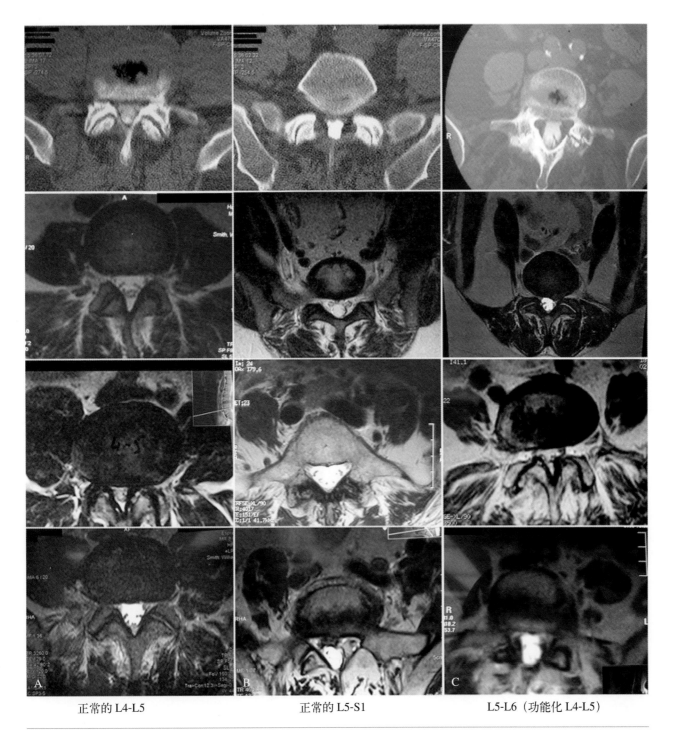

正常的 L4-L5 　　　　　　　　正常的 L5-S1 　　　　　　　L5-L6（功能化 L4-L5）

图 18.6　MRI 反应腰大肌在正常 L4-L5 水平（A）、正常 L5-S1 水平（B）、L5-L6（功能化 L4-L5）水平（C）的方向。注意正常 L4-L5 水平的腰大肌呈"盔型"，而 L5-S1、L5-L6 水平的腰大肌呈"泪滴形"（图片得到 William D.Smith 博士的授权）

手术室布置和患者定位

应将患者侧卧位于一张水平、可弯曲、射线可透过的手术床上，膝盖略微弯曲（以放松腰大肌），手术床在患者股骨大转子的位置折弯。此时髂嵴位于折弯处的上方。真正的侧卧位对于手术是至关重要的，因为该位置患者的腹膜内容物更容易向前部倾倒，可以减少经腹膜后分离过程中损伤腹膜及其内容物的风险。这个位置还需术中影像确认，手术操作平面垂直于椎间隙的矢状面，以确保不能损坏对侧的前方或后方的敏感解剖结构。一旦确认体位后，需用胶带将患者固定在手术床上，使患者在手术床折弯的过程中保持体位（图18.7），以确定骨盆倾斜并远离脊柱，确保能处理位置较低的腰椎节段，尤其是L4-L5。而且肋骨远离骨盆，以保证能处理位置较高的腰椎节段（图18.8）。

在做初始切口前，作者建议用肌电图抽动测试肌肉的功能和确保没有肌肉松弛药在起作用。4个连续的刺激与记录，后面的3个反馈以与初始反馈相比的百分比的形式显示出来。手术中准确计量肌电图，需要保持第4个反馈读数为75%或者更多，用来确定肌肉松弛药不会对肌电图的结果造成影响（图18.9）。

手术室里的布置应该允许外科医师、麻醉师和技术人员在正确适当的位置上工作，其中C臂机应在术者对面，跨过手术床摆放，神经监护和

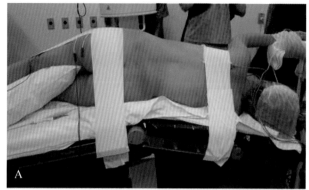

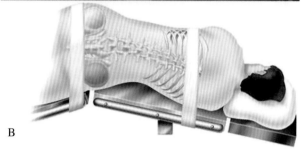

图18.8　XLIF术中，手术床折弯的照片（A）和插图（B）（图片由NuVasive公司授权使用）

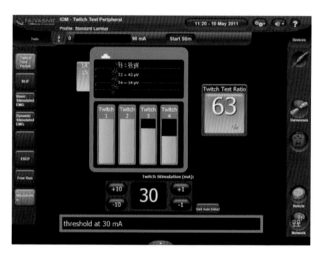

图18.9　NV JJB/M5神经监护（NuVasive公司）显示四联刺激肌肉收缩试验测试的结果。为了确认肌肉松弛没有影响到肌肉的功能，此测试的2～4通道必须在75%的基线以上。在图中所示，四联刺激肌肉收缩试验显示肌肉松弛药未影响到肌肉功能（图片由NuVasive公司授权使用）

C臂机显示器应位于C臂机的两侧，以方便术者观察（图18.10）。

每个手术节段都需要拍摄真正的前后位片和

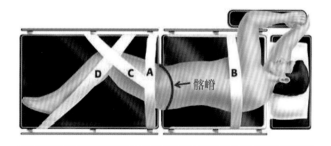

图18.7　患者侧卧位在可透射线的手术床上，患者下肢弯曲，且手术床在患者股骨大转子的位置（途中红箭头和红线处）折弯使髂嵴处于折弯处之上。在4个部位用胶带固定患者，包括股骨大转子处（A），肩下的胸部（B），从股骨大转子到膝盖（C），从手术台后、踝关节上方、绕膝关节固定（D）（图片由NuVasive公司授权使用）

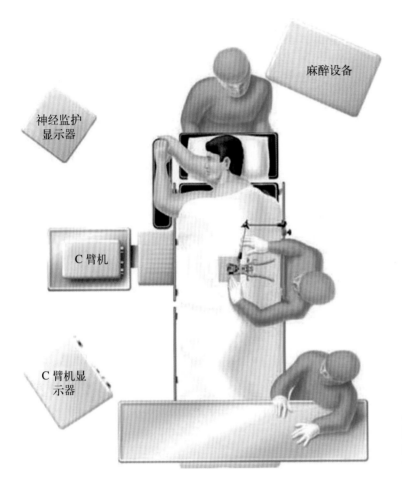

图 18.10　XLIF 的手术室布置图（图片由 NuVasive 公司授权使用）

图中标注：麻醉设备、神经监护显示器、C 臂机、C 臂机显示器

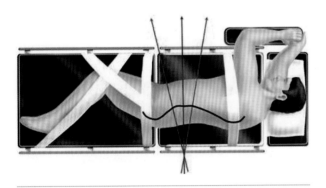

图 18.11　图中的箭头表示为了拍摄真正的前后位片，C 臂机可能调整的方向（图片由 NuVasive 公司授权使用）

侧位片。拍摄前后位片时，需保持 C 臂机维持 0°的位置，并调节 C 臂机和脊柱前凸角度相适应，以保证拍出真正的前后位片（图 18.11）。需通过左右倾斜手术床的位置而不是调整 C 臂机的方向，从而获得正确的视图。这样做可确保获得

真正侧卧位体位的前后位片，正确的工作通道垂直于椎间隙的矢状面，同时也垂直于地面。一张真正的前后位片，可以看到棘突位于中线并且椎弓根距棘突的距离对称（图 18.12A）。要获得真正的侧位片，必须确保 C 臂机旋转到与地面垂直的位置（90°）。一张真正的侧位片，椎板应清晰可见，同时椎弓根及横突应重叠，终板成一直线，后皮质成一直线（图 18.12B）。每一个节段术后都需要重新拍摄正侧位片。尤其是脊柱畸形的病例，不规则和旋转过的解剖结构会改变多个节段之间的序列。需要记住的是，调整患者的位置而不是 C 臂机的位置，才能确保术者保持在垂直的方向上操作。

解剖和节段定位

手术部位消毒准备后，通过 2 根克氏针垂直

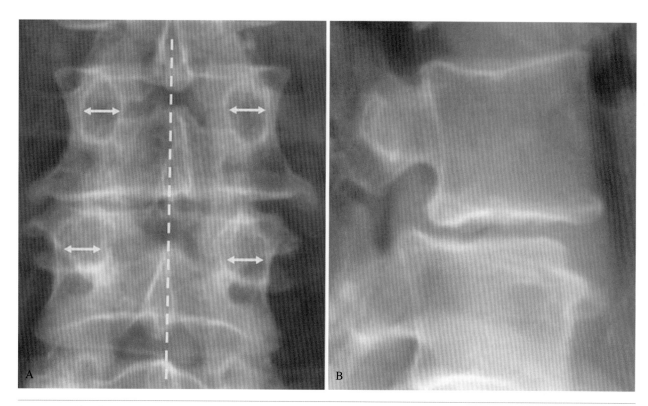

图18.12 前后位片（A）显示真正的前后位方向中棘突（虚线）的位置位于中线，以及椎弓根对称（箭头），侧位片（B）中显示真正的侧位片终板平行，椎弓根投射重合，后侧皮质成线性

交叉标记，1根沿目标椎间盘方向摆放，1根在目标椎间盘的中点后方的位置垂直于另1根摆放，拍摄侧位片以确认目标节段（图18.13）。将克氏针交叉位置做体表标记，确认侧方切口位置。如果需要第2个切口以帮助器械从第1个切口顺利到达目标间隙，则这个切口应位于第1个侧方切口后方、竖脊肌外侧缘的位置（图18.14）。

进入腹膜后隙

使用双切口入路，在皮肤后外侧进行切口，然后用钝性剪刀和手指进行仔细分离直到腹膜肌肉。谨慎沿切口暴露入路，尤其是使用电极时（使用双极），避免损伤支配腹膜肌的肋下神经。如果损伤肋下神经，将会引起术后腹壁轻瘫，表现为假疝[51]。用手指小心穿过腹壁肌肉，当感到阻力变小，提示已经进入到腹膜后间隙（图18.15A、B）。一旦触碰腹膜后间隙，轻柔推动并完全分离腹膜，这样腹腔内容物将向前滑移。这种滑移降低了通过外侧切口插入扩张器或撑开器时触及腹膜的可能性。一旦腹膜完全被推向前方，即可通过触诊腰大肌和横突尖进行入路位置的确定（图18.15 C）。

接下来，在后外侧切口中，手指从腹膜后间隙向上平扫，以确认侧方切口的位置（图18.16A）。这样可以使通道直接从侧方切口通向腹膜后间隙，可有效避免损伤腹膜。像做后外侧切口一样，需小心地从侧方切口钝性分离进入腹壁肌肉（图18.16B）。在这个位置经常可以触到感觉神经（腹股沟分支、髂腹下分支）。一旦侧方切口确认，可用穿过后外侧切口的手指引导扩张管安全地到达腰大肌的外侧边缘（图18.16 C、D）。

牵开腰大肌

在手指引导初始扩张管到达腰大肌表面后，应该用侧位片确认其准确位置。初始扩张管的位置应该处于中心线和椎间盘中后1/3分界点之间

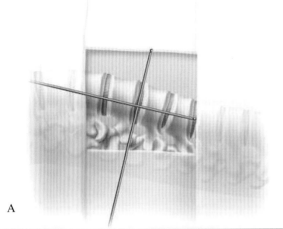

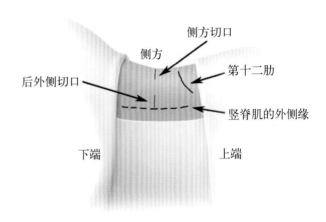

图 18.14　图中所示侧方切口和后外侧切口，以及第十二肋和竖脊肌的外侧缘（图片由 NuVasive 公司授权使用）

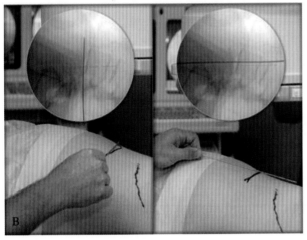

图 18.13　演示图（A）和照片及影像学片（B）展示克氏针如何放置并确认 XLIF 的手术节段（图片由 NuVasive 公司授权使用）

（图 18.17A、B）。一旦初始扩张管的位置确定，可以对该位置进行第 2 次四联刺激肌肉收缩试验，测定在肌电图激发试验后肌肉的反馈（图 18.9）。通过激发试验确认肌肉功能完整后，可在神经监护监测下将扩张器穿入腰大肌。肌电图的激发层位于扩张管的远端，是一个小三角形区域，可以定位和定向刺激。而扩张管的末端则放置肌电图激发的夹子，将肌电图的信号发送到扩张管的远端（图 18.18）。在扩张管穿过腰大肌之前，启动肌电图的激发试验，一直到扩张管穿过腰大肌。首先，钝性分离将扩张管穿过腰大肌，慢慢将扩张器从椎间盘侧方旋转插入，注意观察肌电图的

反应以及哪个位置产生的反应。除了使用肌电图直接激发扩张管以外，作者首选的方法是离散阈反应，可以反馈和直接激发类似的效果。越低的阈值能唤起应答，表示越接近运动神经。反馈是通过视觉和听觉共同显现的，当阈值低于 5 mA 时，显示直接触碰到了神经[52]，当阈值在 5～10 mA 时，显示其接近了神经，当阈值大于 10 mA 时，显示有一个安全距离可以不触碰到运动神经（图 18.19）[28, 43]。这些特征可以允许该入路工具和牵开器在腰神经丛前方通过，在后方刺激可以导致相对较低的相应阈值，从前方刺激可以导致相对较高的相应阈值（通常大于 20 mA）。在扩张过程中，如果阈值反馈发现减少，表示逐渐接近神经，应该小心地 360° 转动扩张器来确认神经的位置和关注神经监护的应答来确认相对距离。如果最初的入路轨迹没得到神经监护的反馈，那么扩张器应该从腰大肌完全拔除，并从相对靠前的位置重新开始之前的步骤。

一旦初始扩张器被安全放置在椎间盘侧方间隙内，那么将需要用侧位片来确定扩张器在椎间盘侧方间隙内的位置和确认它的方向。任何调整扩张管位置的操作都必须在肌电图神经监护下进行（应当指出低"红"的读数，只要是在扩张器

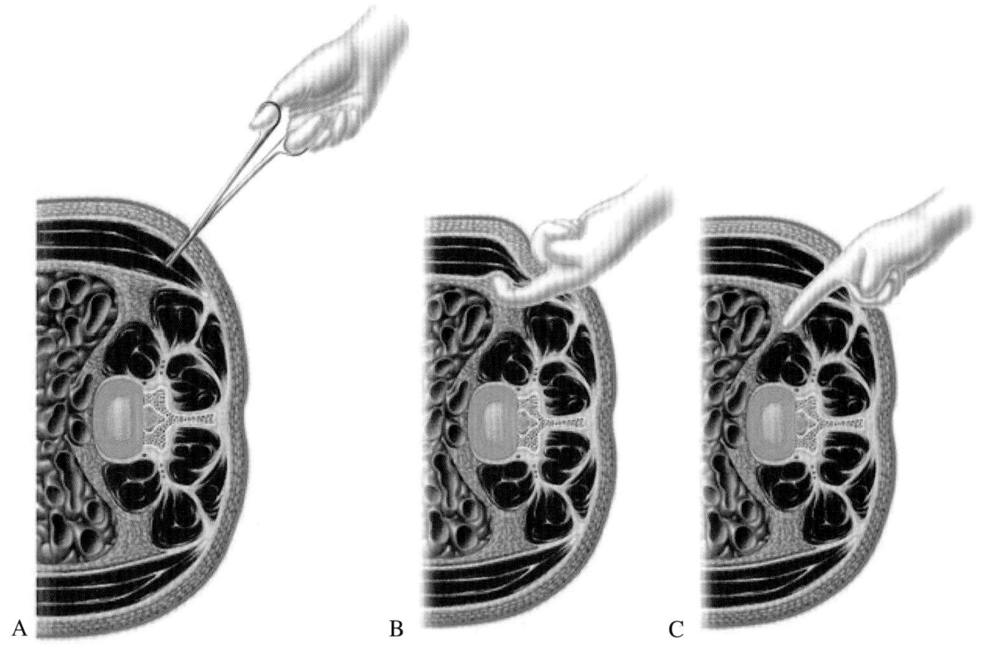

图 18.15　图中所示最开始用血管钳钝性分离到腹壁肌肉（A），进入腹后间隙（B），触摸到横突和腰大肌的外侧缘（C），来找到 XLIF 入路的方向（图片由 NuVasive 公司授权使用）　A　B　C

背侧产生的，就不妨碍手术在安全下进行）。前后位片可以确认初始扩张器的位置在椎间盘间隙。一旦位置和方向确定，将导针插入椎间盘的中位，以引导放置手术工具的安全位置，椎间盘深度通过初始扩张器的外壁刻度测量（图 18.20）。在肌电图的监护下，逐级套入 2 个扩张器，并把牵开器沿第三级扩张器放入。当牵开器沿第三级扩张器放入时，会干扰肌电图的激发性能，并产生反应（图 18.21A、B）。通过透视，确认牵开器的位置和方向（图 18.22）。接着通过连接在手术床边的自由臂将牵开器固定（图 18.23A）。将 Y 形导光束插入牵开器左右叶片中，照亮椎间盘侧方间隙的手术视野。需要使用肌电图激发的球形探针，确认暴露的手术区域没有神经经过，并确认神经在牵开器壁外。一旦确认该区域没有感觉神经丛并且没有软组织后，一个椎间盘垫片工具将放在牵开器的后方，以确保牵开器在手术区域的安全性，并遮挡后方的软组织（图 18.24）。牵开器的叶片沿头尾方向以及腹后侧方向张开，根据不同病例的解剖和病理情况暴露不同的手术视野（图 18.23B ～ D）。应缓慢张开牵开器的叶片（尽量只进行必要的接触），以尽量松弛周围的腰大肌和软组织，减少拉伤。

椎间隙准备

用标准椎间盘处理工具按常规方法进行椎间隙准备。需要在纤维环上有足够大小的切口来允许植入椎间融合器，首先，在预计切开部位的腹侧和背侧边缘分别做一个头尾方向的切口。作者的做法是由腹侧至背侧切开纤维环，这样手术暴露区域的后方就可以受到牵开器后方进入椎间的叶片保护。从背部到腹部的纤维环切口存在损伤腹腔内组织（血管）的风险。一旦侧方纤维环的切口做好后，就可以使用各种椎间处理工具来进行椎间隙准备（图 18.26A）。对侧的纤维环需要充分松解，以确保椎间隙可以平行撑开，足够放入横跨两侧骨突环的椎间融合器（图 18.26B）。要仔细清理椎间盘，并小心处理终板，以防止破坏终板，减少内植物下沉的风险。椎间操作的方向，需平行于终板并垂直矢状面，这样可以减少终板破坏。这也帮助减少放置跨双侧骨突环的内植物过程中对终板的损伤[53]。作者建议刮开内植物植骨窗中

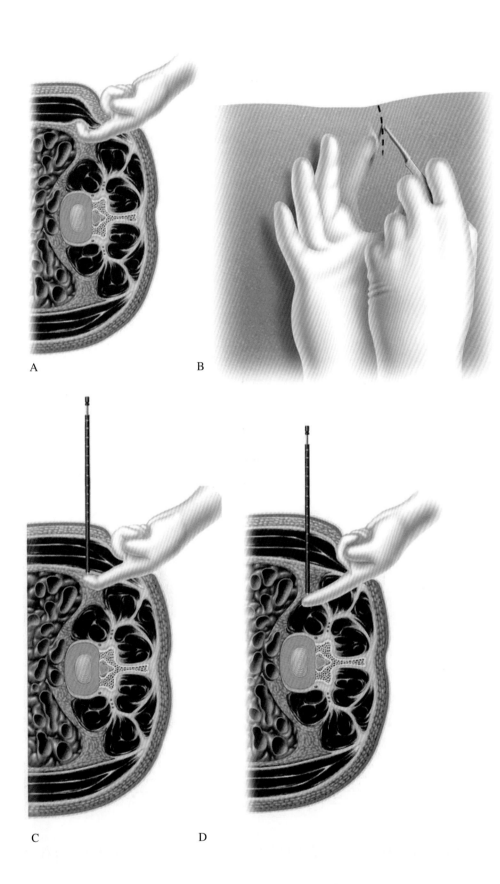

图 18.16　从后外侧切口进入的手指找到腹腔后间隙后（A），引导做侧方切口（B），初级套管在引导下安全通过腹后间隙（C），到达腰大肌的侧方表面（D）（图片由 Nu Vasive 公司授权使用）

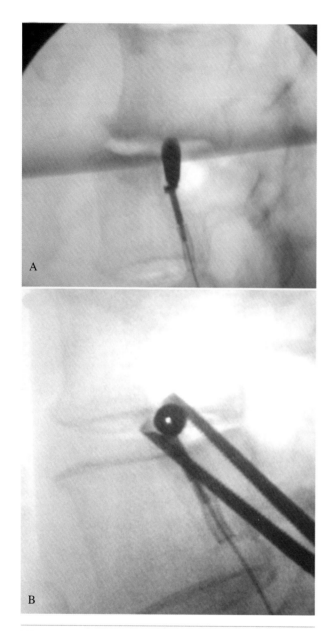

图18.17　A、B. 术中侧位透视显示初始套管在椎间盘侧方间隙的位置

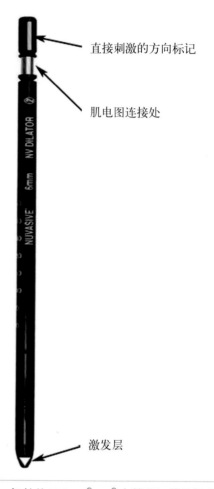

直接刺激的方向标记

肌电图连接处

激发层

图18.18　初始的 NV JJB®/M5® 套管的远端是肌电图的激发层，近端是肌电图连接处和直接刺激的方向标记（图片由 NuVasive 公司授权使用）

放入内植物

选择内植物的尺寸，应该考虑到内植物的特点，以及能最好地对解剖位置进行校正，并能足够横跨两侧的骨突环边缘，减少内植物沉降的风险（图18.3）。另外，内植物的高度应该最好地恢复椎间高度，而不是过撑。过高的内植物会造成终板和前、后纵韧带的持续紧张。内植物应该轻轻敲进椎间隙（用手术医师的手或锤子），全程都应使用肌电图对整个神经活动进行监护。拍侧位片确认内植物前后位置合适，拍正位片确认内植物和对侧椎体外侧缘的关系。内植物的放置位置选择有很多，应根据患者的解剖情况和手术

心对应的终板，促进植骨融合。另外，如果可能的话，作者会刮开移植物前方的椎板，取一些骨松质进行植骨，帮助植骨融合（有时可做成影像学透视的标记点）。在作者看来，终板一定要轻柔地用环形刮刀处理，锉刀和刮刀也是必须要使用的。铰刀只有在能够确保前纵韧带完整的情况下才能使用，这样可以避免任何损伤前纵韧带和其前方血管的风险。

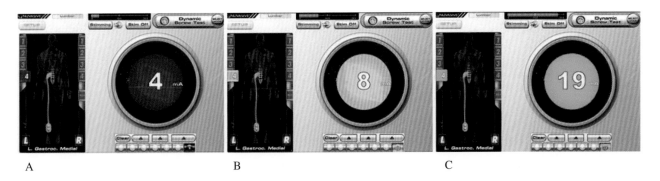

A　　　　　　　　　　　　B　　　　　　　　　　　　C

图 18.19　分别在直接接触测量（A）、接近（B）、有点距离地接近运动神经（C）的情况下，用 NV JJB®/M5® 做离散阈值反应时所需的足以引起肌肉反馈的阈值（图片由 NuVasive 公司授权使用）

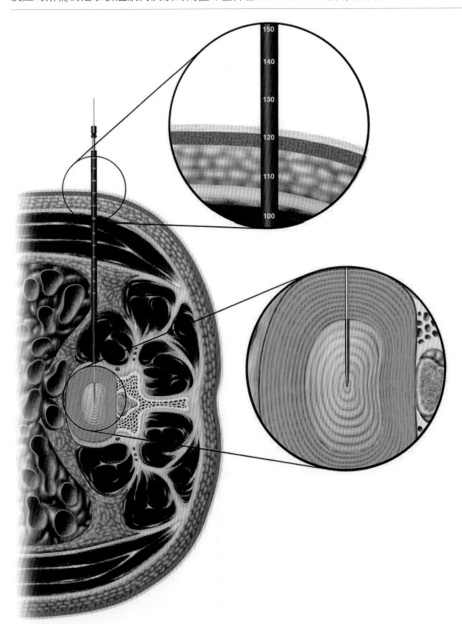

图 18.20　轴位示意图显示当初始套筒安全经腰大肌进入椎间隙后，将克氏针沿套管放入。用套管外的刻度确认椎间盘的深度，以选择合适尺寸的牵开器叶片（图片由 NuVasive 公司授权使用）

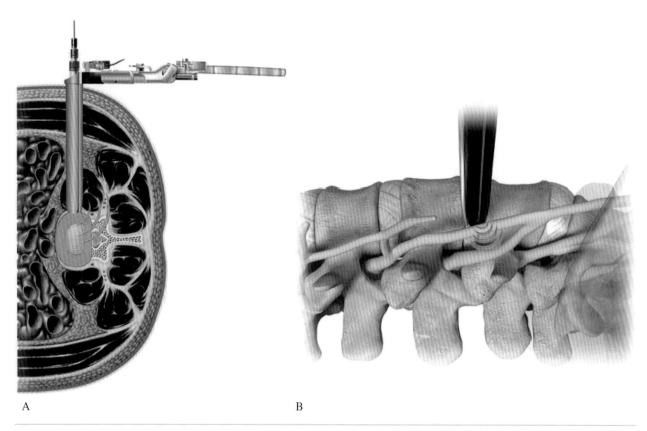

A   B

图 18.21　轴位（A）和侧位（B）的示意图表示的通过牵开器的叶片发出激发信号，监视手术过程中的腰神经丛的情况（图片由 NuVasive 公司授权使用）

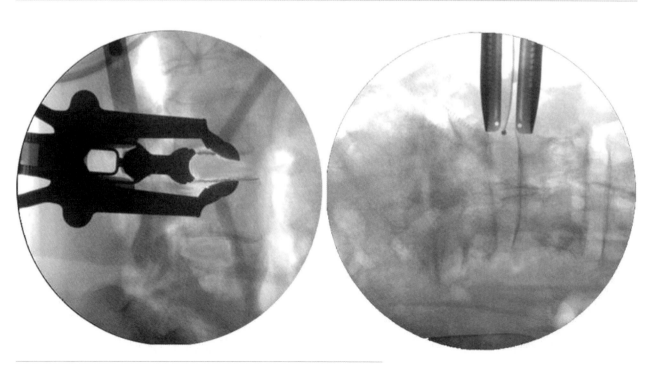

图 18.22　前位和侧位透视片显示牵开器和叶片已经在椎间盘侧方间隙中

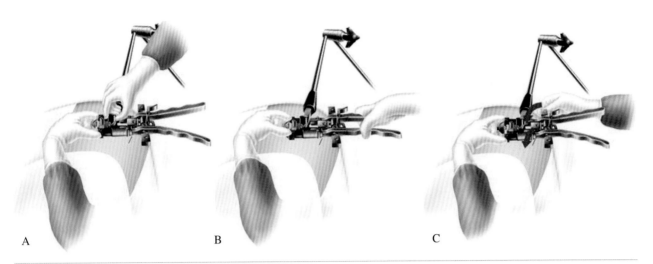

图 18.23 将牵开器固定在自由臂上（A）,分别沿上下方向（B）和腹背方向（C）撑开牵开器（图片由 NuVasive 公司授权使用）

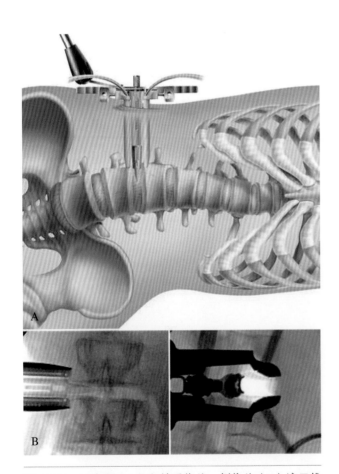

图 18.24 示意图（A）和前后位片、侧位片（B）演示椎间盘内垫片的放置过程，确保通道的后壁安全地进入椎间隙（图片由 NuVasive 公司授权使用）

目的来决定。一般的放置位置是正位片上位于椎间隙的中心,侧位片上占据椎间隙的中间 1/2（图 18.27）。只要内植物的位置位于前后纵韧带之间都是可以接受的。但是在早期的文献中，首选将内植物放置在靠前的位置。后来，神经监护出现后，更多的选择甚至首选是在较后位置植入融合器。

前外侧钢板固定

从侧方入路可以置入前外侧钢板来增加固定。这意味着可以通过一个切口完成椎间盘切除、融合和固定（图 18.28）。

闭合

一旦手术完成，需要缓慢撤出牵开器，仔细检查椎间盘和腰大肌，检查是否有出血，出血会引起血肿形成。可以在腰大肌和手术部位局部给止痛药和（或）甲基强的松龙，用来减轻在手术过程中对神经和肌肉的刺激。将腹壁的肌肉缝合，用来防止切口形成疝气，皮肤层使用标准的皮下缝合。

辅助内固定

多种辅助内植物可以通过侧卧位放入，而不需要重新摆放患者体位。这些内植物包括前外侧

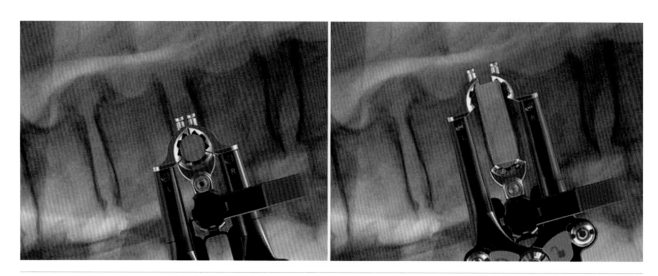

图 18.25 从侧方透视看到单独从前后的方向撑开牵开器的过程。独立撑开的撑开器设计可以满足个性化地暴露手术区域（图片由 NuVasive 公司授权使用）

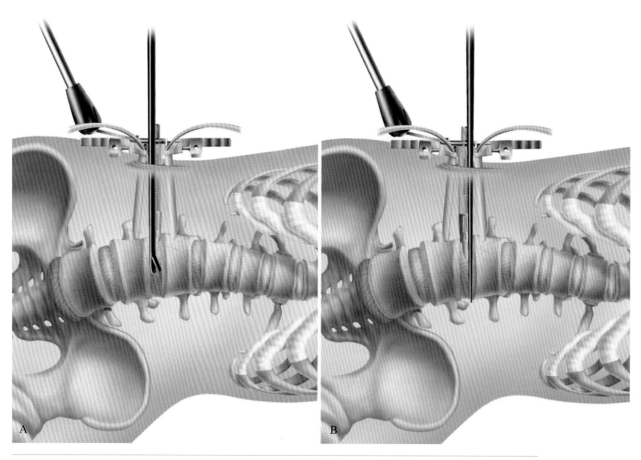

图 18.26 所示椎间处理（A）和用 Cobb 松解对侧纤维环（B）的过程（图片由 NuVasive 公司授权使用）

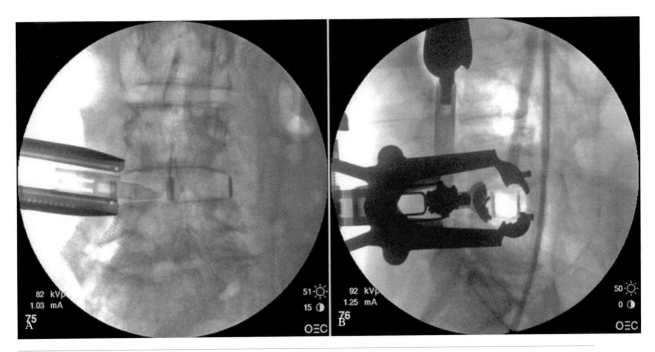

图 18.27　前后位（A）和侧位（B）透视下 XLIF 中 CoRoent XL 融合器的位置（图片由 NuVasive 公司授权使用）

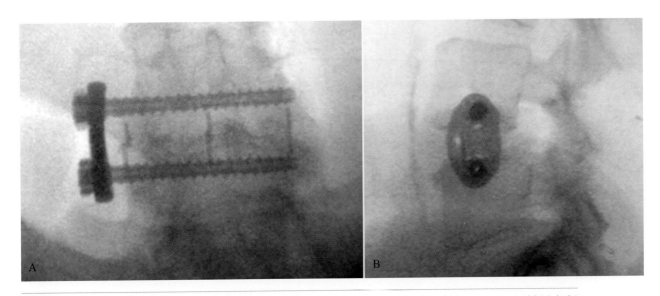

图 18.28　前后位（A）和侧位（B）透视可见从 XLIF 联合内固定术中，使用经同一侧方切口放置的前侧方钢板

钢板（前文提到）、单侧的椎弓根钉棒系统（与入路同侧）、单侧或双侧关节突螺钉、棘突间内植物。以作者的经验，单节段和双节段的双侧椎弓根螺钉可以从侧卧位置入，但是一般如果再多一个节段就需要改变患者体位置入。

术后管理

鼓励每一名患者术后都尽可能早期运动，因为早期的术后运动对于大多数的微创来说都是有利的。术后的疼痛应该按照标准指南进行处理[49]。这种手术方法的副作用包括术侧轻度屈髋功能减退以及大腿前部和腹股沟区域感觉改变。屈髋功能减退主要是因为通道的进入和激惹腰大肌，无需特殊处理会在几周内慢慢恢复。感觉区域改变主要是由于对感觉神经的刺激，如对生殖股骨神经的刺激。同样，在手术正常的恢复期内这些往往都可以恢复[28, 54]。

手术注意事项和减轻并发症的手术方法

不幸的是，即使尽最大努力，不管使用哪种手术方法或手术手段，手术后仍然会出现手术并发症[55]。基于很多外科医师累积的经验，采用侧方入路时有多个注意点和手术技巧，用以避免或减轻手术过程中的风险。以下是常用的手术注意事项和减轻并发症的方法。

体位

手术床折弯的角度是根据患者本身的解剖情况来决定。然而根据经验，为了充分暴露手术区域以便手术操作，手术床常常是过度折弯的，所以应该用较小的手术床折弯角度。这样可以减少手术入路相关的软组织（肌肉、神经）的牵拉。

暴露侧方腹膜

在初始的暴露腹壁肌肉过程中，损伤肋下神经可能发生并导致腹壁肌肉的去神经化。电灼应该尽量少的使用，优选使用双极，可以较好地避免热量对神经的损伤。

在早期开展该入路期间或由于医师的喜好，双切口的方法受到推崇。当使用单切口方法的时候，必须要通过感觉来确认已经进入腹膜后腔，并且保证在插入初始扩张器时腹膜已被推到前方。当确认进入腹腔后空隙后，仍然需要小心操作避免损伤髂腹下神经和髂腹股骨沟神经。这些神经是可以触及的，一般为索状，一旦被辨识出来，应该予以保护并避免放入工具时损伤该组织。在腹膜后探查过程中，肾脏和输尿管也是可以探查

的（输尿管触诊时，往往比感觉神经更大），应该同样受到保护、避免对其伤害。

牵开腰大肌

定向的神经监护（离散阈值响应）的设计主要是用于提供手术入路以及器械和神经的相对位置情况。在放入初始扩张器时，神经监护可以用来对运动神经定位，从而保证增加和神经之间的距离，而不是仅仅简单地避免高阈值。相反，较低阈值读数可以在小心穿过腰大肌时提供"地图"信息，随着初始扩张器插入，慢慢地收集前方和周围的神经监护反馈，用以确定后方神经的位置，以找到一个沿着侧方纤维环后方之前的安全手术区域（图18.25）。只要牵开器随后不移动到后段，就会减少神经损伤的缺血性损伤。扩张器遇到任何腹膜的运动神经都应该谨慎小心地将其完全从腰大肌剥离开来，并且垂直入路进行手术。在用扩张器扩张的过程中，应该用神经监护系统仔细对其监测，以免对神经造成任何潜在性损伤。

L4-L5 水平的高髂嵴

由于高髂嵴，不可能沿着垂直于椎间盘的矢状面方向进入椎间盘侧方，所以在没有过度破坏下方终板的情况下，彻底椎间隙处理和置入内植物非常困难（图18.29）。可以通过站立的侧位片和前后位片来评估髂嵴和L4-L5椎间隙的位置，来大致确认手术入路方向（图18.5）。在一般情况下，女性的髂前上棘往往（较男性）更偏外方，而男性的髂前上棘、髂后上棘位置均较高，使得高髂嵴的问题在男性身上相比较女性来说更为普遍。在处理L4-L5节段病变且有高髂嵴的病例时，需要特别角度的工具在不破坏终板的情况下完成松解对侧纤维环、充分处理椎间隙、用试模确定假体尺寸、置入内植物（图18.30 ~ 18.32）。

避免内植物沉降

椎间融合器的沉降会引起椎间隙高度丢失，会导致该手术方法通过恢复椎间高度带来的间接减压效果的丢失或减弱。如前所述，合适的终板处理技

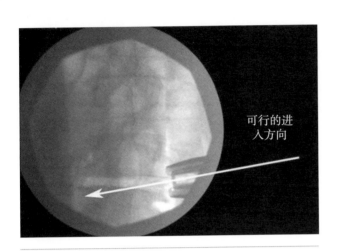

图 18.29　术中前后位透视可见伴高髂嵴的 L4-L5 病例中入路轨迹

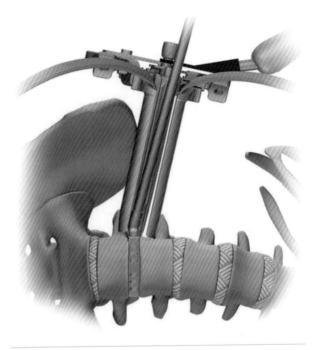

图 18.30　所示在处理 L4-L5 节段病变且有高髂嵴的病例时，需要特别角度的工具在不破坏终板的情况下完成松解对侧纤维环、充分处理椎间隙、用试模确定假体尺寸、置入内植物（图片由 Nu Vasive 公司授权使用）

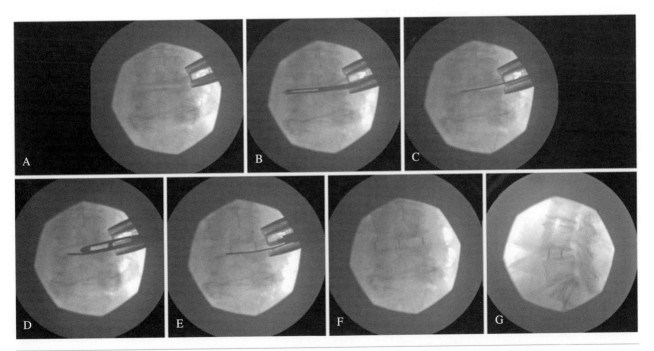

图 18.31　术中透视显示通道到达有高髂嵴遮挡的 L4-L5 椎间隙（A），用带角度的方形刮刀来处理椎间隙（B），以防止破坏终板，放入向内弯曲的挡板（C），在试模过程中保护下方终板（D），同样在挡板保护下放入融合器（E），术后的前后位和侧位片（F、G）显示在没有破坏终板的情况下，已将融合器放入

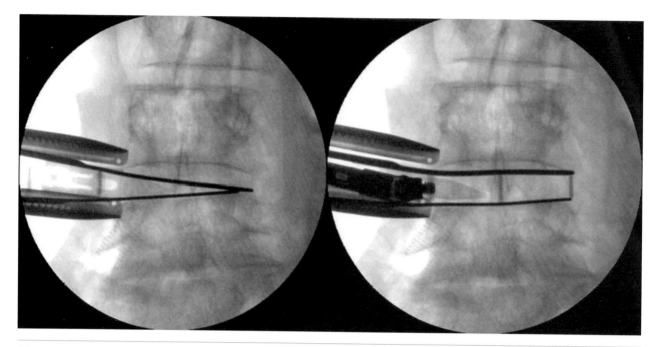

图18.32 术中前后位透视显示，当将CoRoent融合器放入有高髂嵴遮挡的L4-L5椎间隙时，上下放了向内弯曲的挡板来保护上下终板

术，可以确保终板破坏不会发生，是阻止沉降的主要技术。不管怎样，较宽的内植物由于有较大的表面，可以抵抗沉降，这有点类似于雪地靴的原理。如果解剖条件允许并且操作过程中有神经监护，那应该植入较宽的融合器。如果术中出现终板破坏的情况，作者认为后方内固定是必须要考虑的。

避免神经损伤

除了之前介绍的所有避免神经损伤的技术方法，还有一些牵拉方式可以用来避免损伤神经。以作者的经验，周期地刺激牵开器后方区域（通过后方的叶片），并比较获得的离散阈值反应和牵开器插入时观察到的阈值，发现在手术过程中阈值在增加，这可以从经验上判断神经是局部缺血还是被挤压。作者认为，这加强了主动神经监护整个入路和手术过程以及一个完整又快速的手术过程的理论基础。腰大肌被牵拉的时间越短，相应结构挤压或缺血的风险越低。在必须要过度牵拉腰大肌的病例中，例如多节段的矫形手术，释放牵开器，让肌肉和软组织放松，可以降低此类损伤。

文献结果

在一系列的研究中表明，侧方入路和传统入路手术相比已经被证明在并发症的发生率、手术失血量、手术时间、住院周期上都存在优势。由Rodgers等对600例连续的病例进行围手术期并发症和治疗结果的评估[27]。总共在600例病例中治疗了741个节段，其中99.2%联合了其他的内固定使用。可以看到术前和术后的血红蛋白变化为平均1.38 g，平均住院时间减少量为1.21天。观察到总体的并发症比例为6.2%。其中住院期间手术相关并发症发生率为1.5%，住院期间内科并发症发生率为2.8%。出院后手术相关并发症为1.0%，出院后内科并发症发生率为0.8%。运动缺陷（除了髋关节屈曲障碍）的发生率为0.7%，几乎全部在术后康复阶段得到恢复[27]。这些并发症的发生率明显低于传统入路手术。类似的结果也可以在前瞻性多中心对XLIF技术的术中神经监护的使用、术后副作用、新的神经缺陷的研究中看到[28]。Tohmeh 等报道在 102 例经过 L3-L4 和（或）L4-L5 侧方融合治疗的病例中，新发的远端神经缺陷并发症发生率为 2.9%，所有症状都在术后阶段恢复。轻度一过性髋关节屈曲障碍发生率为 27.5%，并且术后新发的大腿内侧区域感觉改变发生率为 17.6%。

多个文献都报道了侧方入路的远期疗效优于或相似于传统入路手术[29, 32, 33]。Smith 等在 2012 年对比侧方入路与传统 ALIF 入路的远期疗效和经济指标，发现侧方入路的并发症发生率低，手术时间、出血量、住院周期等都更少，并且远期疗效相近。另外，治疗单节段和多节段的医疗成本，分别下降 10% 和 13.6%，很大程度上得益于住院的时间缩短，医疗资源得到了充分利用[32]。Youssef 等在回顾 14

组应用微创侧方腰椎融合术治疗腰椎退行性侧弯的病例后，发现可以平均改善 32.4% ~ 80% 的疼痛、并且平均改善 39% ~ 82.1% 的 Oswestry 功能障碍指数，89.4% 的患者对于手术反馈满意，并且有 71% ~ 89.4% 的患者表示如果重新选择他们仍然会选择微创手术[33]。

总　结

经腰大肌腰椎前路椎间融合术是一个有很多益处的有效手术方法，虽然仍然存在一些风险，但相信通过神经监测系统和纯熟的手术技巧，这些风险都可以尽可能降低。

参考文献

1. Brau SA. Mini-open approach to the spine for anterior lumbar interbody fusion：description of the procedure, results and complications. Spine J. 2002;2：216–23.
2. Baker JK, Reardon PR, Reardon MJ, Heggeness MH. Vascular injury in anterior lumbar surgery. Spine. 1993;18：2227–30.
3. Penta M, Fraser RD. Anterior lumbar interbody fusion. A minimum 10-year follow-up. Spine. 1997;22：2429–34.
4. Rajaraman V, Vingan R, Roth P, Heary RF, Conklin L, Jacobs GB. Visceral and vascular complications resulting from anterior lumbar interbody fusion. J Neurosurg. 1999;91：60–4.
5. Scaduto AA, Gamradt SC, Yu WD, Huang J, Delamarter RB, Wang JC. Perioperative complications of threaded cylindrical lumbar interbody fusion devices：anterior versus posterior approach. J Spinal Disord Tech. 2003;16：502–7.
6. Faciszewski T, Winter RB, Lonstein JE, Denis F, Johnson L. The surgical and medical perioperative complications of anterior spinal fusion surgery in the thoracic and lumbar spine in adults. A review of 1223 procedures. Spine. 1995;20：1592–9.
7. Villavicencio AT, Burneikiene S, Bulsara KR, Thramann JJ. Perioperative complications in transforaminal lumbar interbody fusion versus anterior-posterior reconstruction for lumbar disc degeneration and instability. J Spinal Disord Tech. 2006;19：92–7.
8. Mroz TE, Wang JC, Hashimoto R, Norvell DC. Complications related to osteobiologics use in spine surgery：a systematic review. Spine. 2010;35：S86–104.
9. Okuda S, Miyauchi A, Oda T, Haku T, Yamamoto T,

Iwasaki M. Surgical complications of posterior lumbar interbody fusion with total facetectomy in 251 patients. J Neurosurg Spine. 2006;4：304–9.
10. Rihn JA, Patel R, Makda J, Hong J, Anderson DG, Vaccaro AR, et al. Complications associated with single-level transforaminal lumbar interbody fusion. Spine J. 2009;9：623–9.
11. Potter BK, Freedman BA, Verwiebe EG, Hall JM, Polly Jr DW, Kuklo TR. Transforaminal lumbar interbody fusion：clinical and radiographic results and complications in 100 consecutive patients. J Spinal Disord Tech. 2005;18：337–46.
12. Kawaguchi Y, Matsui H, Tsuji H. Back muscle injury after posterior lumbar spine surgery. Part 2：Histologic and histochemical analyses in humans. Spine. 1994;19：2598–602.
13. Kim CW. Scientifi c basis of minimally invasive spine surgery：prevention of multifi dus muscle injury during posterior lumbar surgery. Spine. 2010;35：S281–6.
14. Kim CW, Siemionow K, Anderson DG, Phillips FM. The current state of minimally invasive spine surgery. Instr Course Lect. 2011;60：353–70.
15. McAfee PC, Phillips FM, Andersson G, Buvenenadran A, Kim CW, Lauryssen C, et al. Minimally invasive spine surgery. Spine. 2010;35：S271–3.
16. McAfee PC, Regan JR, Zdeblick T, Zuckerman J, Picetti III GD, Heim S, et al. The incidence of complications in endoscopic anterior thoracolumbar spinal reconstructive surgery. A prospective multicenter study comprising the first 100 consecutive cases. Spine. 1995;20：1624–32.

17. Khoo LT, Beisse R, Potulski M. Thoracoscopic-assisted treatment of thoracic and lumbar fractures：a series of 371 consecutive cases. Neurosurgery. 2002;51：S104–17.

18. Cunningham BW, Kotani Y, McNulty PS, Cappuccino A, Kanayama M, Fedder IL, et al. Video-assisted thoracoscopic surgery versus open thoracotomy for anterior thoracic spinal fusion. A comparative radiographic, biomechanical, and histologic analysis in a sheep model. Spine. 1998;23：1333–40.

19. Hertlein H, Hartl WH, Dienemann H, Schurmann M, Lob G. Thoracoscopic repair of thoracic spine trauma. Eur Spine J. 1995;4：302–7.

20. Kim SJ, Sohn MJ, Ryoo JY, Kim YS, Whang CJ. Clinical analysis of video-assisted thoracoscopic spinal surgery in the thoracic or thoracolumbar spinal pathologies. J Korean Neurosurg Soc. 2007;42：293–9.

21. McAfee PC, Regan JR, Fedder IL, Mack MJ, Geis WP. Anterior thoracic corpectomy for spinal cord decompression performed endoscopically. Surg Laparosc Endosc. 1995;5：339–48.

22. Bergey DL, Villavicencio AT, Goldstein T, Regan JJ. Endoscopic lateral transpsoas approach to the lumbar spine. Spine. 2004;29：1681–8.

23. Ozgur BM, Aryan HE, Pimenta L, Taylor WR. Extreme Lateral Interbody Fusion (XLIF)：a novel surgical technique for anterior lumbar interbody fusion. Spine J. 2006;6：435–43.

24. Acosta FL, Liu J, Slimack N, Moller D, Fessler R, Koski T. Changes in coronal and sagittal plane alignment following minimally invasive direct lateral interbody fusion for the treatment of degenerative lumbar disease in adults：a radiographic study. J Neurosurg Spine. 2011;15：92–6.

25. Voyadzis JM, Anaizi AN. Minimally invasive lumbar transfacet screw fixation in the lateral decubitus position after extreme lateral interbody fusion：a technique and feasibility study. J Spinal Disord Tech. 2013;26(2)：98–106.

26. Oliveira L, Marchi L, Coutinho E, Pimenta L. A radiographic assessment of the ability of the extreme lateral interbody fusion procedure to indirectly decompress the neural elements. Spine. 2010;35：S331–7.

27. Rodgers WB, Gerber EJ, Patterson J. Intraoperative and early postoperative complications in extreme lateral interbody fusion：an analysis of 600 cases. Spine. 2011;36：26–32.

28. Tohmeh AG, Rodgers WB, Peterson MD. Dynamically evoked, discrete-threshold electromyography in the extreme lateral interbody fusion approach. J Neurosurg Spine. 2011;14：31–7.

29. Ozgur BM, Agarwal V, Nail E, Pimenta L. Two-year clinical and radiographic success of minimally invasive lateral transpsoas approach for the treatment of degenerative lumbar conditions. SAS J. 2010;1：41–6.

30. Rodgers WB, Gerber EJ, Patterson JR. Fusion after minimally disruptive anterior lumbar interbody fusion：analysis of extreme lateral interbody fusion by computed tomography. SAS J. 2010;1：63–6.

31. Sharma AK, Kepler CK, Girardi FP, Cammisa FP, Huang RC, Sama AA. Lateral lumbar interbody fusion：clinical and radiographic outcomes at 1 year：a preliminary report. J Spinal Disord Tech. 2011;24：242–50.

32. Smith WD, Christian G, Serrano S, Malone KT. A comparison of perioperative charges and outcome between open and mini-open approaches for anterior lumbar discectomy and fusion. J Clin Neurosci. 2012;19(5)：673–80.

33. Youssef JA, McAfee PC, Patty CA, Raley E, DeBauche S, Shucosky E, et al. Minimally invasive surgery：lateral approach interbody fusion：results and review. Spine. 2010;35：S302–11.

34. Rodgers WB, Cox CS, Gerber EJ. Early complications of extreme lateral interbody fusion in the obese. J Spinal Disord Tech. 2010;23(6)：393–7.

35. Karikari IO, Grossi PM, Nimjee SM, Hardin C, Hodges TR, Hughes BD, et al. Minimally invasive lumbar interbody fusion in patients older than 70 years of age：analysis of peri- and postoperative complications. Neurosurgery. 2011;68：897–902.

36. Rodgers JA, Gerber EJ, Lehmen JA, Rodgers WB. Clinical and radiographic outcome in less invasive lumbar fusion：XLIF at two year follow-up. J Spine Neurosurg 2013; 2(3)：1–6.

37. Dakwar E, Cardona RF, Smith DA, Uribe JS. Early outcomes and safety of the minimally invasive, lateral retroperitoneal transpsoas approach for adult degenerative scoliosis. Neurosurg Focus. 2010;28：E8.

38. Isaacs RE, Hyde J, Goodrich JA, Rodgers WB, Phillips FM. A prospective, nonrandomized, multicenter evaluation of extreme lateral interbody fusion for the treatment of adult degenerative scoliosis：perioperative outcomes and complications. Spine. 2010;35：S322–30.

39. Pimenta L, Diaz RC, Guerrero LG. Charite lumbar artificial disc retrieval：use of a lateral minimally invasive technique. Technical note. J Neurosurg Spine. 2006;5：556–61.

40. Rodgers WB, Cox CS, Gerber EJ. Minimally invasive treatment (XLIF) of adjacent segment disease after prior lumbar fusions. Internet J Minim Invasive Spinal Technol. 2009;4：1–7.

41. Smith WD, Youssef JA, Christian G, Serrano S, Hyde JA. Lumbarized sacrum as a relative contraindication for lateral transpsoas interbody fusion at L5–6. J Spinal Disord Tech. 2012;25(5)：285–91.

42. Rasanen P, Ohman J, Sintonen H, Ryynanen OP, Koivisto AM, Blom M, et al. Cost-utility analysis of routine neurosurgical spinal surgery. J Neurosurg Spine. 2006;5：204–9.

43. Uribe JS, Vale FL, Dakwar E. Electromyographic monitoring and its anatomical implications in minimally invasive spine surgery. Spine. 2010;35：S368–74.

44. Benglis DM, Vanni S, Levi AD. An anatomical study of the lumbosacral plexus as related to the minimally invasive transpsoas approach to the lumbar spine. J Neurosurg Spine. 2009;10：139–44.

45. Moro T, Kikuchi S, Konno S, Yaginuma H. An anatomic study of the lumbar plexus with respect to retroperitoneal

endoscopic surgery. Spine. 2003;28：423–8.

46. Park DK, Lee MJ, Lin EL, Singh K, An HS, Phillips FM. The relationship of intrapsoas nerves during a transpsoas approach to the lumbar spine：anatomic study. J Spinal Disord Tech. 2010;23：223–8.

47. Regev GJ, Chen L, Dhawan M, Lee YP, Garfin SR, Kim CW. Morphometric analysis of the ventral nerve roots and retroperitoneal vessels with respect to the minimally invasive lateral approach in normal and deformed spines. Spine. 2009;34：1330–5.

48. Uribe JS, Arredondo N, Dakwar E, Vale FL. Defi ning the safe working zones using the minimally invasive lateral retroperitoneal transpsoas approach：an anatomical study. J Neurosurg Spine. 2010;13：260–6.

49. Buvanendran A, Thillainathan V. Preoperative and postoperative anesthetic and analgesic techniques for minimally invasive surgery of the spine. Spine. 2010;35：S274–80.

50. Rodgers WB, Cox CS, Gerber EJ. Experience and early results with a minimally invasive technique for anterior column support through extreme lateral interbody fusion (XLIF®). US Musculoskelet Rev. 2007;2：28–32.

51. Dakwar E, Le TV, Baaj AA, Le AX, Smith WD, Akbarnia BA, et al. Abdominal wall paresis as a complication of minimally invasive lateral transpsoas interbody fusion. Neurosurg Focus. 2011;31：E18.

52. Calancie B, Madsen P, Lebwohl N. Stimulus-evoked EMG monitoring during transpedicular lumbosacral spine instrumentation. Initial clinical results. Spine. 1994;19：2780–6.

53. Papanastassiou ID, Eleraky M, Vrionis FD. Contralateral femoral nerve compression：an unrecognized complication after extreme lateral interbody fusion (XLIF). J Clin Neurosci. 2011;18：149–51.

54. Cummock MD, Vanni S, Levi AD, Yu Y, Wang MY. An analysis of postoperative thigh symptoms after minimally invasive transpsoas lumbar interbody fusion. J Neurosurg Spine. 2011;15(1)：11–8.

55. Andersson GB, Chapman JR, Dekutoski MB, Dettori J, Fehlings MG, Fourney DR, et al. Do no harm：the balance of "beneficence" and "non-maleficence". Spine. 2010;35：S2–8.

第19章

经骶前间隙入路的微创脊柱融合术

Neel Anand, Eli M.Baron

楼超　徐华梓　译

经骶前间隙入路是一种在 L5-S1 间隙进行椎间盘切除术和椎体间融合术的新型微创入路，这种入路有相当多的优势及特点。该入路的优点在于保留了周围肌肉、韧带和纤维环的完整性，并且缩短了手术时间。该入路与传统的经后路或经前路进行腰骶部融合相比，大大减少了手术风险[1]。本文将对经骶前间隙入路的组织解剖及技术要点进行综述。

解剖注意事项

骶骨与直肠之间有直肠系膜相隔，它由淋巴管、血管和脂肪组织构成。直肠系膜的表面被脏层筋膜覆盖，骶骨和尾骨的腹侧面被壁层筋膜覆盖。两层筋膜间有一薄层软组织间隙，即骶前间隙，其内主要为疏松结缔组织。然而，里面也穿插着血管，如骶正中动脉，它与 L5-S1 位置关系存在较大变异。Yuan 等为了利用该入路来实现椎体间融合，对骶前间隙进行了解剖学研究[2]。他们通过尸体研究发现，在 S1-S2 水平的右和左髂内血管之间存在一个安全区域，MRI 和 CT 上所测得平均距离分别为 6.9 cm 和 6.0 cm。在 S3-S4 水平，骶骨前缘与直肠所测得的平均距离在 MRI 和 CT 上分别为 1.2 cm 和 1.3 cm。他们认为该区域是行经皮手术的安全操作空间；同时还认为，由于骶骨和它上面覆盖的盆壁筋膜提供了一个相对安全

的后缘，钝头套管沿此后缘通过可以避免接触骶前间隙的前方结构。

临床背景

骶前通道是由 Cragg 等首次描述的，他们运用该通道对 3 例患者成功完成腰骶部的活检[3]，最终发展成了一项可以进行椎间盘切除和融合的微创技术[4]。此外，还有不少有关经椎体进行结构植骨来处理重度腰椎滑脱方面的经验，这也推动了经骶前入路作为微创技术的发展[5-7]。

此种入路的优点

如上所述，这个术式对实现 L5-S1 椎体间融合时保持脊柱周围的韧带和结缔组织结构完整性非常有利。前路开放手术的血管损伤率在 0.5% ~ 15.6%[8, 9]，肠损伤率为 1.6%[10]，肠梗阻为 0.6%[11]。相比较而言，据 FDA 报道的从 2005 年 1 月 ~ 2009 年 1 月期间的 5 300 例 L5-S1 轴向腰骶椎间融合术中，肠损伤的发生率为 0.47%，总的并发症发生率是 0.7%[1]。轴向椎体间融合术（axial lumbar interbody fusion，AxiaLIF）的融合率在不同的影像学评估技术中报道为 91% ~ 96%[12-15]。而前路椎间融合术中异体股骨植骨或自体髂骨植骨（附加椎弓根螺钉固定）的融合率为 77% ~ 91%[16]，

使用融合器或含有骨形态生成蛋白（bone morphogenetic protein，BMP）（rhBMP-2/ACS）的同种异体骨的融合率为 98% ～ 100%[17, 18]（Medtronic Sofamor Danek，Memphis，TN），可见 AxiaLIF 与后两者融合率相当。

L5-S1 AxiaLIF 主要适用于 I 度退行性腰椎滑脱症、需要前柱支撑的脊柱畸形矫形、需要融合治疗的退行性椎间盘疾病以及处理既往 L5-S1 后外侧植骨融合术后出现的假关节。禁忌证包括有骶前区手术史、结肠造瘘史或者有直肠病变（如瘘管）以及重度脊椎滑脱症。骶骨前方中线的血管异常（尤其 S1-S2 水平）也是禁忌证之一。为了排除任何可能的中线血管结构异常和确保在 S1-S2 前方有足够空间进行以下描述的手术步骤，术前

患者均需要行骨盆 MRI 检查。

术前检查

所有要通过该入路行 L5-S1 AxiaLIF 的患者术前均应常规进行整个骶骨和尾骨的 X 线检查。骶骨的解剖变异，比如钩形骶骨或者非常平的骶骨可能会使轴向螺钉置入困难甚至失败。仔细的术前规划及拍摄腰椎动力位片将对手术起到很大的帮助。另外，还需要行脊柱和盆腔的 MRI 检查，这可以再次排除 S1-S2 区域的任何变异血管（图19.1）。同时，我们也可以确保骶骨前区是否有充足的脂肪垫。该区域的粘连将会是这一术式的禁

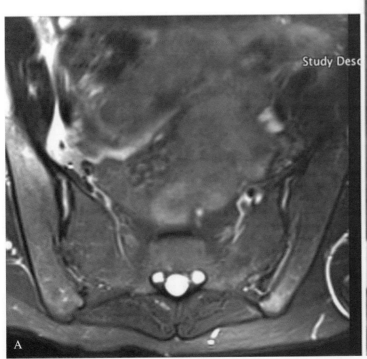
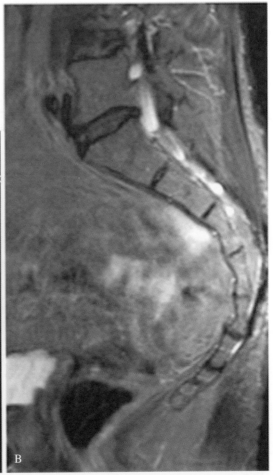

图 19.1 A、B. 盆腔的轴位和矢状位 MRI 图像显示 S1-S2 连接处正常的静脉结构。注意该处没有异常的中线血管

忌证。只要有腹腔粘连（如肠炎、盆腔炎等）危险因素的患者，术前均应行盆腔的 CT 检查以评估直肠周围的粘连情况或者直肠骶骨解剖的变异情况，必要时可能需要选择其他入路[19]。

装 置

经 S1 轴向三维螺钉是经骶前入路进行经骶骨固定的可市售的装置（Trans1，Wilmington，NC）。最初，该装置是一单枚螺钉，在导针的引导下经攻丝钉道进入骶骨、椎间隙以及 L5 椎体。由于内固定螺钉上下螺纹不等宽的独特设计，使其在拧入时可撑开椎间隙，使椎间隙恢复高度。最近该螺钉又被设计成 4 个组件，这样有利于实现选择性的椎间隙撑开：螺钉内部有分心杆，在 S1 锚定后用该螺钉进行旋转，然后利用肩部力量推动 L5 锚定部分，以达到椎间孔撑开的目的。该固定的生物力学性能已经被研究，并且结合后路椎弓根螺钉固定融合可形成稳定结构[20]。Ledet 等用牛腰椎研究了 AxiaLIF 固定的生物力学特点[21]。他们将完整的牛腰椎和应用 AxiaLIF（应用锥形杆或非锥形杆）后的牛腰椎，在接受轴向压力、侧弯、前屈后伸及扭转条件下进行对比。他们进一步将这些数据与传统的椎间融合方式如腰椎前路椎体间融合术（anterior lumbar interbody fusion，ALIF）和腰椎后路椎体间融合术（posterior lumbar interbody fusion，PLIF）（包括各种融合器设计和自体股环植骨）进行对比。应用非锥形杆下，他们发现对比于完整的腰椎模型，屈曲、侧弯、扭转及轴向压缩的刚度分别增加到 169%、562%、134% 及 144%。而应用锥形杆下，发现对比于完整的腰椎模型，屈曲、侧弯、扭转及轴向挤压的刚度分别增加到 131%、288%、116% 及 132%。因此，他们认为 AxiaLIF 固定杆较其他椎体装置有优势，可能更有效地减少 L5-S1 运动单元的异常活动，从而促进骨愈合。他们强调无纤维环切除的微创技术避免了结构完整的韧带生物力学的破坏，从而有利于更加坚强的固定。

Fleischer 等在长节段后路固定的骶骨轴向螺钉生物力学研究中发现 AxiaLIF 结合椎弓根钉与经髂骨螺钉内固定的稳定性相似，与单用椎弓根钉或椎弓根钉联合 ALIF 相比，它的屈伸，侧弯，轴向扭转的运动范围显著减少[22]。相比单用椎弓根螺钉和椎弓根螺钉联合 ALIF，应用 AxiaLIF 联合椎弓根螺钉装置还能显著减少 S1 螺钉弯矩。

手术技术

患者在全身麻醉后，俯卧于 Jakson 手术床上。我们经常使用 Wilson 脊柱架，它可以使术者方便进入尾骨前区域。同时，Jakson 床亦非常有用，大腿分开即可进入尾骨前区域。重点是束缚带不能绕过患者的大腿放置，因为当器械通过该入路进入骶骨时，束缚带会限制外科医师的手臂。术中透视要求在前后位和侧位上都需有清晰的骶骨图像。

对直肠区进行术前准备，同时将其隔离。有些人建议术前进行肠道准备，但该做法尚存在争议。碘伏浸润的棉球放置于肛门口，双层塑料贴膜覆盖肛门周围区域。在骶尾部中线处，用手术刀切开 2.54 cm 的切口。

手术切口可以稍稍偏离中线，特别是对于无菌要求比较高的患者，如肥胖或糖尿病患者。常用 10 号刀片切开皮肤。用钝性定位针如探针装置（即钝性分离器）分离尾骨前的筋膜及相邻韧带以到达骶尾交界处。在分离器前进时需反复利用 C 臂机进行透视（图 19.2）。分离器紧贴骶骨腹面沿中线缓慢向前移动。过程中要非常小心不要向旁偏离，避免进入骶腹侧椎间孔。利用 C 臂机进行侧位及前后位反复透视以确保维持在正确的轨道。当操作者对此有经验后，能感受到装置通过骶骨腹侧腹壁筋膜的顺畅感。如果出现触觉方面的疑惑，需从进针口处重新分离探查或立即放弃进针。

一旦钝性分离器到达 S1-S2 连接处，这时轨道

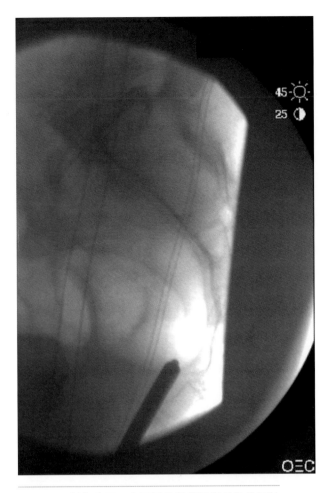

图 19.2 侧位片显示在尾骨前筋膜通行的钝性探针

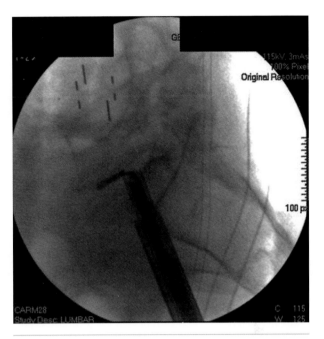

图 19.3 镍钛合金刀通过 10 mm 工作通道,用于椎间盘切除术。同时在侧位透视图像上显示通过腰大肌入路置于 L4-L5 的椎间隙

要进行细微的调整,然后经钝性分离器引入导针并用力嵌入骶骨。然后拔除钝性分离器,装上导针延长装置。用 6 mm、8 mm 的空心扩张套管先后扩张骶前软组织,在置入 10 mm 扩张器时,其外面有一个套管,将扩张器和套管一起置入并打入骶骨中,取出导针和扩张器后建立一个 10 mm 的工作通道。

随后,将 9 mm 的骨钻沿工作通道钻入骶骨至 L5-S1 椎间隙,当骨钻顺时针旋转时,可将钻头移出。用这种方法,局部的骨头就可被用作自体移植骨。然后可以进行椎间盘切除术,这就需要使用一系列的镍钛合金刀、锉刀等装置去切除椎间盘组织(图 19.3)。需小心彻底地进行椎间盘切除,尽量避免去除后方椎间盘物质,否则会导致移植

材料进入椎管。

椎间隙用含有抗生素的溶液冲洗,然后空隙中塞入移植材料,包括自体碎骨。作者通常使用局部自体骨移植、Grafton Putty 脱钙骨基质和 2.1 mg rhBMP-2/ACS [23]。

经 10 mm 的工作通道再次将导针放入到椎间隙,随后移出 10 mm 的套管。同样,再将一个 12 mm 的扩张器(其外面有一个套管)和套管一起置入并打入骶骨中,该套管专用于放置轴向融合器,然后移除扩张器,留下套管作为一个工作通道。

随后,10.5 mm 的筒状螺旋骨钻跟随导针通过 S1 椎体终板。螺旋钻需逆时针移出以确保移植骨放置在正确位置。

用 12 mm 的扩张器再次扩张。在侧位透视下将扩张器和套管一起捶打入 L5 下终板,移除扩张器,留下套管。然后在侧位透视下将 10.5 mm 骨钻钻入椎弓根水平正下方。

在侧位透视下使用试模(通过 12 mm 套管)确定 L5 和 S1 部分各自组件需要的长度(图

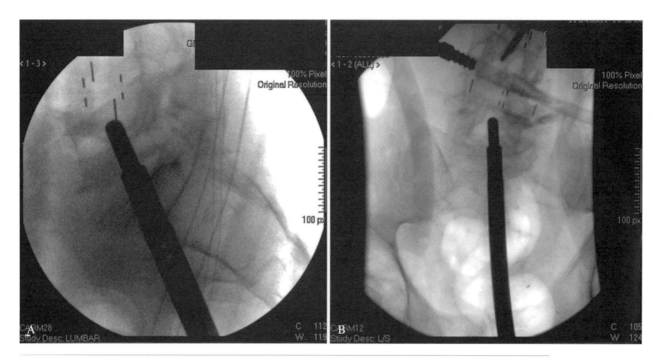

图 19.4 A. 在侧位透视下，扩张器用于确定内植物的长度。B. 前后位透视用于明确冠状面上合适的轨迹

19.4）。最后将螺钉装配并安放在置入工具上。

将斜向导针放回原位，10 mm 的扩张器置于导针外面，在保持导针处于原来位置的情况下移除扩张器和套管。然后在侧位透视图中，选择一个与骶骨面相贴近角度（30°、45°、60°）的交换衬套。把交换衬套放在导针外面，向里推进直到与骶骨面接触。接着旋转袖套 180°，使其角度与骶骨相契合。用与交换袖套相匹配的管状撑开器按以上步骤再做一遍（图 19.5）。用 2 根固定针将撑开器固定在骶骨表面。在整个手术过程中，管状撑开器上要给予持续向前的压力。

轴向三维钛质螺钉沿着导针插入，穿过骶骨与 L5-S1 椎间隙，进入 L5 椎体。L5 的铆钉全部在 L5 椎体内，S1 的铆钉超出骶骨面留出 1 个或 2 个螺纹（图 19.6）。然后将固定手柄移除。假如需要的话，可以进行 L5-S1 椎间隙的撑开。在透视下将固定棒穿过管道，将 L5 的铆钉部分固定。冲洗管道撑开器，移除固定导针和撑开器。

消毒伤口，逐层缝合。在皮肤表面涂氰基丙

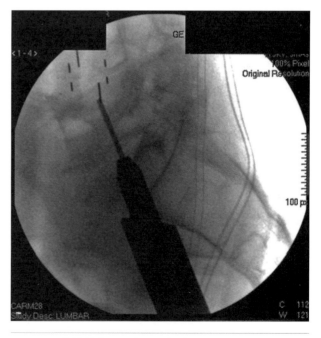

图 19.5 交换衬套和相应的管状牵开器置于导丝上，牵开器与骶骨面相匹配

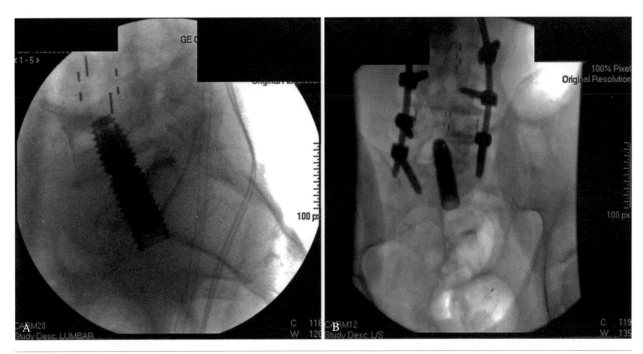

图 19.6　A、B. 正、侧位透视图像显示三维螺钉置入后位置。在侧位图像上几个螺纹与骶骨面相契合；因此，实现了双皮质固定。前后位片是后路经皮椎弓根螺钉和杆的位置

烯酸盐黏合剂，同时敷亲水性敷料。

要点与常见错误

如上文所述，手术室的腰带和背带不应沿着患者的大腿放置，这些可能会限制外科医师的操作。

手术医师拿着的工作套管需始终保持在骶骨面腹侧。如果出于任何原因发生移动时，该过程应从头开始。如果只是简单地沿骶骨表面再次进探针，存在导致脏器损伤的风险。

斜面扩张器置入时将斜面背向骶骨面从而最大化地将肠推向前方和远离骶骨。当扩张器移动到与骶骨的腹侧面接触时，再将它们旋转到其斜面与骶骨倾斜面相匹配的位置[4]。

轴向螺钉不能置入至 L5 的终板，这点是非常重要的，因为这样可能会导致 L4-L5 椎间盘的破坏。我们很少将螺钉放置超过 L5 椎弓根下缘水平。

术后处理

切口敷料术后保持至少 5 ～ 7 天。在最初术后的 2 天或 3 天，我们常规对伤口进行换药，保持清洁。一般粪便污染不是问题。

结　果

Anand 等报道了 97 例起初为了治疗脊柱畸形行长节段固定并同时进行 L5-S1 AxiaLIF 融合术的结果[24]。所有患者当中，只有 14 例患者进行额外的髂骨螺钉固定，平均随访 24 个月，术中没有并发症。术后 2 例在 L5-S1 发生假关节。1 例因感染伤口不愈合，1 例骶骨椎弓根螺钉松动，没有发生骶骨不全骨折。术后 1 年，71 例当中有 67 例通过 X 线平片证实融合，进一步对这 67 例患者行 CT 扫描，证实其中有 56 例骨性融合。因此，AxiaLIF 被证实在长节段融合术中能提供有效的

前路支撑[24]。Aryan 等提供了 35 例行 L5-S1 经皮 AxiaLIF 融合术的临床与影像学资料[12]。其适应证包括腰椎间盘退行性疾病，退行性腰椎侧弯和峡部裂性滑脱。2 例患者同时还进行了侧入路 L4-L5 的椎间融合术。10 例患者仅单独行 AxiaLIF，而另外 24 例患者联合椎弓根螺钉固定，2 例患者 AxiaLIF 作为复杂固定术的一部分。20 例患者使用了 rhBMP-2/ACS，16 例患者使用了 OP-1(rhBMP-7)(Stryker Spine，Allendale，NJ)。在术后每年，作者采用腰椎动力位片和 CT 评估 31 例患者的融合情况。他们发现截止到末次随访，有 91% 的融合率。平均随访周期是 17.5 个月。他们的结论是：通过经皮轴向融合技术对 L5-S1 椎间盘进行切除和融合是安全有效的，这条入路提供进入 L5-S1 椎间隙的新方式，同时给解剖变异或传统前路禁忌的患者提供一种新的替代方案。

Tender 等最近报道了 3 例有腰背痛的 L5-S1 Ⅱ度椎体滑移的患者行 AxiaLIF 融合术[25]。所有患者在 AxiaLIF 融合后行经皮椎弓根螺钉系统进行腰椎滑脱复位。在术后 1 年，所有患者都获得骨性融合。

最近 Tobler 等报道了来自 4 个临床中心的 156 例通过骶前入路行 L5-S1 椎间融合的患者[14]。在所有病例中，他们都有难治性的下腰痛，且经过至少 6 个月的非手术治疗失败。诊断包括 61% 的椎间盘退行性疾病，21% 的椎体滑脱，7.7% 的椎管狭窄和 8.3% 的髓核突出。156 例患者中的 123 例同时联合了经皮椎弓根或关节突螺钉固定。2 年的随访结果显示，平均疼痛评分从术前 7.7 分到术后 2.7 分。同时，Oswestry 功能障碍指数也有明显改善，从术前的 36.6 分到术后 2 年的 19.0 分。86% 的患者在疼痛程度和功能恢复方面有明显的改善。术后 2 年的影像学融合率接近 94%。在融合质量评价手段方面，89 例患者采用标准的前后位、侧位以及动力位片进行评估，66 例患者采用薄层 CT 扫描评估。在病例中，没有血管、神经、泌尿或肠损伤。作者认为，以上证据表明骶前入路是一个实现 L5-S1 融合的有效方法。

在融合率方面，最近 Gerszten 等报道了回顾性病例对照研究的结果，病例来自两个机构的 2 位外科医师做的 99 例融合手术（2005～2007年）：45 例患者在其中一家医院使用 rhBMP-2，54 例患者在另一家医院没有使用 rhBMP-2[13]。在使用 rhBMP-2 组中，注入的填充物中有 β 磷酸三钙（Vitoss granules；Orthovita，Malvern，PA，USA）或硅磷酸钙（Actifuse；Apatech，Hertfordshire，UK）。在非 rhBMP-2 治疗组，从髂嵴获得 6 cm³ 的骨髓并与 10 cm³ 的硅磷酸钙混合充当填充物。通过 CT 扫描评估融合，他们发现给予 rhBMP-2 治疗的融合率是 96%，不给予 rhBMP-2 治疗的融合率是 93%。根据临床结果，他们认为进行 AxiaLIF L5-S1 椎间融合术后，是否给予 rhBMP-2 对融合率影响不大，给予 rhBMP-2 组稍微高于不给予 rhBMP-2 组。

Tobler 等报道了 26 例进行 AxiaLIF 手术患者的 2 年随访结果[15]。其中 17 例进行 L5-S1 融合，9 例进行 L4-L5 和 L5-S1 融合（L4-L5 融合采用 TLIF 技术）。所有患者均是有症状的 L5-S1 椎间盘退变，用于融合的材料是 rhBMP-2 和 Vitoss（Orthovita，Malvern，PA）。CT 扫描和动力位片用于评估融合情况，CT 扫描在术后第 6 和第 12 个月进行，动力位片在术后第 6、第 12 和第 24 个月进行。作者发现术后 1 年的融合率是 92%，2 年的融合率是 96%。没有出现椎间孔狭窄、椎弓根螺钉相关疼痛以及切口疼痛等并发症。

并发症

外科医师进行这个手术最大的顾忌就是肠道损伤。根据美国 FDA 医疗报道数据显示，5 300 例在美国 2005 年 1 月～2009 年进行的 AxiaLIF 手术的患者，肠道损伤率是 0.47%[1]，有可能实际情况不止如此。然而，最近 Lindley 等回顾性分析了 68 例进行 AxiaLIF 术后超过 4 年的患者的并发症发生情况[26]，发现肠道损伤率为 26.5%，直肠穿孔率为 2.9%，浅表伤口感染率为 5.9%。

如果在术中怀疑肠损伤，可以通过硬式直肠

镜或软式乙状结肠镜检查从而早期识别损伤，其他检查方法包括泛影葡胺灌肠。如果患者术后发现潜在有肠道损伤，应该行腹部、骨盆和含泛影葡胺的直肠 CT 检查。通常，乙状结肠和腹腔内直肠损伤表现为急腹症的症状和体征。腹膜外直肠损伤与局限性脓肿同时发生的可能性并不大。如果怀疑以上情况，强烈建议结直肠外科医师会诊[27]。

怀疑血管损伤，比如静脉出血通常会聚集在腹膜后间隙。当骶部疼痛或伤口部位大量流血时应怀疑是否有血管损伤。另外，静脉损伤的患者可能出现血红蛋白和红细胞压积减少，或出现膀胱、直肠或子宫相关的刺激症状。动脉出血不常见，在术中就能确定。骨盆的 CT 扫描可确定任何血液堆积。存在骶前血液堆积但患者情况稳定，不推荐引流，因为这可能导致大量出血或感染。任何有盆腔血肿扩大趋势或血流动力学不稳定的情况，就需要一些紧急复苏及血管造影栓塞设备[27]。肥胖症和糖尿病患者也可能出现伤口裂开，这就需要回到手术室消毒、清创和再缝合。对于非常肥胖的糖尿病患者，我们在选择切口时尽量使其离开中线。

其他并发症包括浅表伤口感染、骶骨骨折、盆腔血肿和一过性的神经根水肿[26]。

总　结

经骶前间隙入路可以实现 L5-S1 的微创融合。对于腰骶段，它是一个新的手术入路，相比于其他传统椎间融合入路，该入路也是一种有效的替代方案。

参考文献

1. Anand N, Baron EM, Rosemann R, et al. Safety and complication profile of percutaneous lumbosacral interbody fusion. New Orleans：Congress of Neurological Surgeons; 2009.
2. Yuan PS, Day TF, Albert TJ, et al. Anatomy of the percutaneous presacral space for a novel fusion technique. J Spinal Disord Tech. 2006;19：237–41.
3. Cragg A, Carl A, Casteneda F, et al. New percutaneous access method for minimally invasive anterior lumbosacral surgery. J Spinal Disord Tech. 2004;17：21–8.
4. Marotta N, Cosar M, Pimenta L, et al. A novel minimally invasive presacral approach and instrumentation technique for anterior L5-S1 intervertebral discectomy and fusion：technical description and case presentations. Neurosurg Focus. 2006;20：E9.
5. Hanson DS, Bridwell KH, Rhee JM, et al. Dowel fi bular strut grafts for high-grade dysplastic isthmic spondylolisthesis. Spine (Phila Pa 1976). 2002;27：1982–8.
6. Sasso RC, Shively KD, Reilly TM. Transvertebral transsacral strut grafting for high-grade isthmic spondylolisthesis L5-S1 with fibular allograft. J Spinal Disord Tech. 2008;21：328–33.
7. Whitecloud 3rd TS, Butler JC. Anterior lumbar fusion utilizing transvertebral fibular graft. Spine (Phila Pa 1976). 1988;13：370–4.
8. Baker JK, Reardon PR, Reardon MJ, et al. Vascular injury in anterior lumbar surgery. Spine. 1993;18：2227–30.
9. Sasso RC, Best NM, Mummaneni PV, et al. Analysis of operative complications in a series of 471 anterior lumbar interbody fusion procedures. Spine. 2005;30：670–4.
10. Rajaraman V, Vingan R, Roth P, et al. Visceral and vascular complications resulting from anterior lumbar interbody fusion. J Neurosurg. 1999;91：60–4.
11. Brau SA, Delamarter RB, Schiffman ML, et al. Vascular injury during anterior lumbar surgery. Spine J. 2004;4：409–12.
12. Aryan HE, Newman CB, Gold JJ, et al. Percutaneous axial lumbar interbody fusion (AxiaLIF) of the L5-S1 segment：initial clinical and radiographic experience. Minim Invasive Neurosurg. 2008;51：225–30.
13. Gerszten PC, Tobler WD, Nasca RJ. Retrospective analysis of L5-S1 axial lumbar interbody fusion (AxiaLIF)：a comparison with and without the use of recombinant human bone morphogenetic protein-2. Spine J. 2011;11：1027–32.
14. Tobler WD, Gerszten PC, Bradley WD, et al. Minimally invasive axial presacral L5-S1 interbody fusion：two-year clinical and radiographic outcomes. Spine. 2011;36：E1296–301.
15. Tobler WD, Ferrara LA. The presacral retroperitoneal approach for axial lumbar interbody fusion：a prospective study of clinical outcomes, complications and fusion rates at a follow-up of two years in 26 patients. J Bone Joint Surg Br. 2011;93：955–60.
16. Lee CS, Hwang CJ, Lee DH, et al. Fusion rates of

instrumented lumbar spinal arthrodesis according to surgical approach: a systematic review of randomized trials. Clin Orthop Surg. 2011;3: 39–47.

17. Burkus JK, Gornet MF, Schuler TC, et al. Six-year outcomes of anterior lumbar interbody arthrodesis with use of interbody fusion cages and recombinant human bone morphogenetic protein-2. J Bone Joint Surg Am. 2009;91: 1181–9.

18. Slosar PJ, Josey R, Reynolds J. Accelerating lumbar fusions by combining rhBMP-2 with allograft bone: a prospective analysis of interbody fusion rates and clinical outcomes. Spine J. 2007;7: 301–7.

19. Botolin S, Agudelo J, Dwyer A, et al. High rectal injury during trans-1 axial lumbar interbody fusion L5-S1 fixation: a case report. Spine. 2010;35: E144–8.

20. Akesen B, Wu C, Mehbod AA, et al. Biomechanical evaluation of paracoccygeal transsacral fixation. J Spinal Disord Tech. 2008;21: 39–44.

21. Ledet EH, Tymeson MP, Salerno S, et al. Biomechanical evaluation of a novel lumbosacral axial fixation device. J Biomech Eng. 2005;127: 929–33.

22. Fleischer GD, Kim YJ, Ferrara LA, et al. Biomechanical analysis of sacral screw strain and range of motion in long posterior spinal fixation constructs: effects of lumbosacral fixation strategies in reducing sacral screw strains. Spine (Phila Pa 1976). 2012;37: E163–9.

23. Anand N, Rosemann R, Khalsa B, et al. Mid-term to long-term clinical and functional outcomes of minimally invasive correction and fusion for adults with scoliosis. Neurosurg Focus. 2010;28(3): E6. doi: 10.3171/2010.1.FOCUS09278 .

24. Anand N, Kahwaty S, Daroudi S, et al. Multicenter minimally, invasive AxiaLIF L5-S1 interbody fusion for anterior column support at the end of a long segment construct: feasibility, safety, complications, early and late 3 year outcomes. Gothenberg: International Society for the Study of the Lumbar Spine Gothenberg; 2011.

25. Tender GC, Miller LE, Block JE. Percutaneous pedicle screw reduction and axial presacral lumbar interbody fusion for treatment of lumbosacral spondylolisthesis: a case series. J Med Case Reports. 2011;5: 454.

26. Lindley EM, McCullough MA, Burger EL, et al. Complications of axial lumbar interbody fusion. J Neurosurg Spine. 2011;15: 273–9.

27. Lee S, Rivadeneira D, Hartl R. Best practices in avoidance detection and treatment of colorectal perforations during AxiaLIF surgery. Wilmington: Trans1 corporation; 2009.

第20章

小切口外侧入路胸椎融合术

Elias Dakwar, Juan S.Uribe

宁广智　冯世庆　译

手术适应证

小切口外侧入路胸椎间盘切除术的适应证包括需要植骨融合的伴有脊髓压迫症状、进行性神经损伤以及难治性神经根性痛的胸椎间盘突出症（表

20.1）[1-20]。而小切口外侧入路胸椎融合术 [和（或）椎体切除术] 的适应证则包括胸椎肿瘤 [21]、骨折 [22]或感染所引起的进行性神经损伤，难治性神经根性痛，脊柱失稳或进行性的脊柱畸形。小切口外侧入路手术适用于 T4 [受限于肩胛骨（腋窝）的位置] 至 T12 节段。

表 20.1　胸椎间盘突出症的症状和体征

脊髓压迫症状	疼痛	综合症状
感觉障碍	带状胸痛	多发性硬化
皮肤敏感性升高或降低	轴性胸背痛	脊柱肿瘤综合征
感觉减退	轴性腰痛	精神障碍症状
感觉异常	周期性腰痛	脱髓鞘症状
麻木	脊柱疼痛	卵巢功能紊乱
完全性感觉缺失	劳累性疼痛	生殖功能紊乱
鞍区感觉障碍	神经根性疼痛	心功能紊乱
感觉迟钝	咳嗽时疼痛加剧	症状间歇性出现
运动功能障碍	压痛	剧烈头痛
腹壁反射消失	单纯轴性背部疼痛	自发性颅内低压
反射亢进	单纯根性疼痛	脊柱侧凸畸形
异常反射	腹部疼痛	脊柱后凸畸形
弥漫性肌无力	肋间神经痛	创伤后症状
单肢轻瘫 / 下肢轻瘫	脊髓神经根炎	椎旁肌僵直
单瘫 / 截瘫	心绞痛	括约肌功能变化

(续表)

脊髓压迫症状	疼痛	综合症状
Brown-Séguard 综合征	腹股沟疼痛	膀胱功能障碍
突发急骤截瘫	无痛	尿急
渐进性截瘫		直肠功能障碍
痉挛，共济失调性步态		肌力失衡
腰椎神经根性症状		营养失衡
		胆囊病变
		胃炎
		肾结石

胸外侧小切口入路的相对禁忌证包括病变主要位于胸椎后缘者（压缩性或病理性），合并有严重的心肺疾病以及一侧肺切除的患者。

具体手术技术

小切口外侧入路胸椎间盘切除术（椎体切除术）及融合的手术方法[1, 2, 4, 21, 22] 已经得到众多描述。

术前评估和规划包括适当的影像学检查，如MRI 或 CT 以评估病变的位置及特征。术前准备时也必须确定需手术的椎体节段、肋骨的数目以及非肋骨腰椎的数目，以确保准确的术中定位。如果病变主要位于脊柱一侧，则采用该侧入路。若病变位于中央，则较高的节段（T4-T8）采用右侧

入路，较低的节段（T9-T12）采用左侧入路以避开大血管。术前也应拍摄轴位 MRI 以观察每个节段的大血管位置及是否存在解剖变异。

在气管插管全麻、建立动静脉通路、导尿及放置神经电生理检测电极后，使患者取侧卧位，患侧在上，使手术台的折弯点位于胸椎下方。放置袖带及连续加压装置。屈曲膝关节并在两腿间及所有压力点放置软垫，同时将患侧上肢置于扶手上并垫以软枕（图 20.1）。分别用宽胶带绕过髋关节及腋下，予以妥善固定（图 20.1）。术中通过透视以确保患者位于真正的侧位，使工作通道与地板平面垂直（90°切迹）。此时可给予术前抗生素及类固醇（如必要）。最后消毒铺巾，准备进行手术。

术中通过透视来定位并标记相应的椎间盘平面（胸椎间盘突出时）或椎体（椎体切除术时）（图

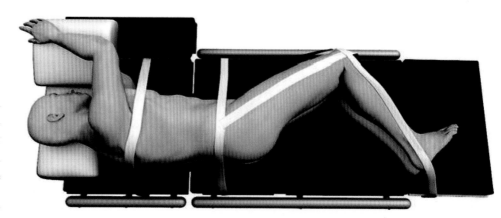

图 20.1 小切口外侧入路胸椎融合术患者体位示意图（XLIF®, Nu Vasive, Inc.）（图片由 NuVasive 公司授权使用）

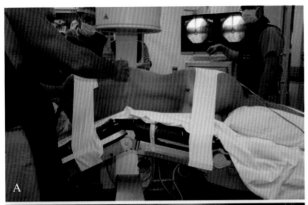

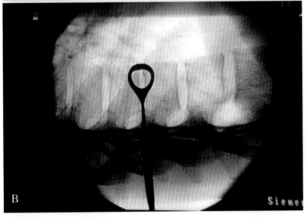

图 20.2　后方直视（A）及侧位透视下（B）定位目标椎间盘水平

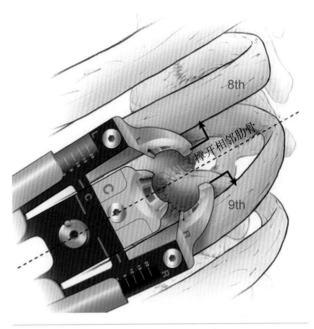

图 20.3　侧位图示经胸腔入路 MaXcess®（Nu Vasive, Inc.）肋骨撑开器（图片由 Nu Vasive 公司授权使用）

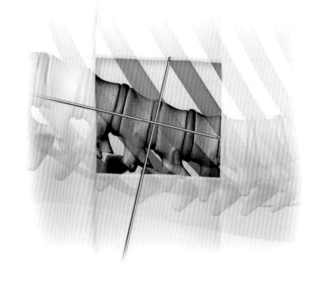

图 20.4　侧位图示目标椎间水平定位（图片由 Nu Vasive 公司授权使用）

20.2）。最常用的小切口胸椎融合入路为经胸廓入路及胸膜后入路两种。

条件允许时，所有胸椎融合术都应使用术中神经电生理监测，包括运动诱发电位及体感诱发电位。

对于经胸廓入路（图 20.3）[1, 2]，在目标水平的正上方，两肋中线沿肋骨走行做一 3 ~ 5 cm 长的斜行切口（图 20.4）。用电刀依次切开皮下组织、背阔肌及肋间肌。然后锐性分离胸内筋膜及壁层胸膜，进入胸腔。然后用手指将肺拨向前方，并在透视下将连续扩张器置于目标水平上（图 20.5）。接着将连于手术台的拉钩放置于扩张器上，并在透视下确保其位置正确（图 20.6）。

对于胸膜后入路（图 20.7）[3, 4, 23]，则直接在侧位透视下于病变正上方的肋骨上做一 5 ~ 6 cm 长的切口。用电刀依次切开皮下组织、背阔肌及肋间肌，然后将暴露出的肋骨骨膜切开。用 Alexander& Doyen 骨膜剥离器环形剥离肋骨骨膜。此处应注意不要损伤肋骨下缘的神经血管束及肋骨深处的壁层胸膜。然后用肋骨刀切除长约 6 cm

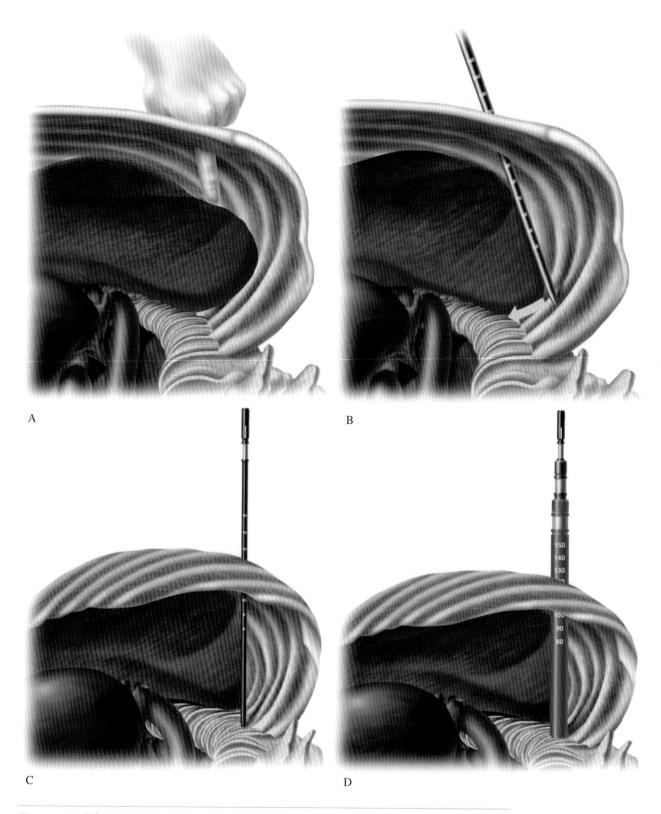

A

B

C

D

图 20.5 胸腔俯视示意手指入路（A）及扩张器位置（B ~ D）（图片由 Nu Vasive 公司授权使用）

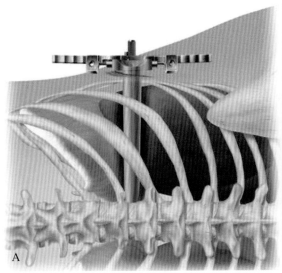
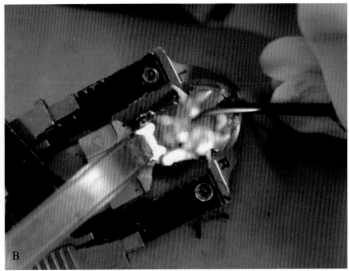

图 20.6　后方（A）及术中（B）侧位照片示 MaXcess 牵引器的位置（图片由 Nu Vasive 公司授权使用）

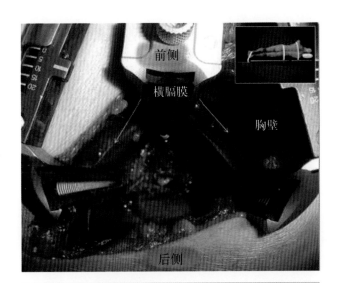

前侧

横膈膜

胸壁

后侧

图 20.7　侧位照片示胸膜后入路时 MaXcess 牵引器的位置

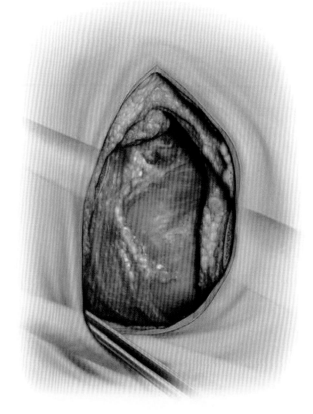

的肋骨（图 20.8），切缘用明胶止血，即可看到与骨膜相连的胸内筋膜，锐性分离胸内筋膜以暴露壁层胸膜。以手指、Kittner 海绵及棉花棒分开胸内筋膜及壁层胸膜（图 20.9）。然后将胸膜拨向头尾侧及前方，直至看到椎体及椎间隙的外侧面（图 20.10）。若胸膜有所侵犯，可初步缝合修复。然后将扩张器置于目标水平上方以保证手术野的暴露（图 20.7）。通过术中透视来保证准确的放置位置。

图 20.8　侧位示意图示胸膜后入路时部分肋骨切除的范围（图片由 Nu Vasive 公司授权使用）

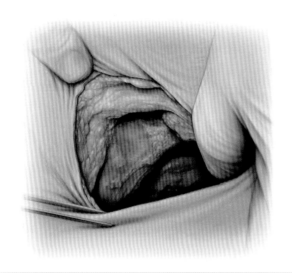

图 20.9　胸膜后入路时以手指分离胸膜侧位示意图（图片由 Nu Vasive 公司授权使用）

当放置好扩张器并达到充分的术野暴露后，传统的手术方法即可达到目的。对于胸椎间盘突出症，用咬骨钳或高速磨钻移除肋骨头后即可显露突出间盘的后外侧缘（图 20.11）。然后用刮匙及冲击式咬骨钳切除病变间盘，但要保留该间盘的前缘部分。与间盘间隙呈 90°，即垂直于地板平面的方向上操作，这样可以防止手术器械的后方滑移。用标准方式行椎间盘切除（图 20.12）。接下来，使用高速磨钻移除与目标间盘相连的椎体后角及部分下位椎弓根上缘（楔形截骨术），以在突出胸间盘的正前方创造出一个减压槽（图 20.13）。这一方法将暴露出椎管。残余的椎间盘即可移离脊髓，移至减压槽中（图 20.14）。后纵韧带也必须切除以确保椎管的完全减压。相邻椎体

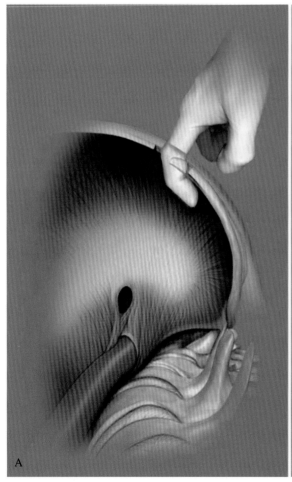
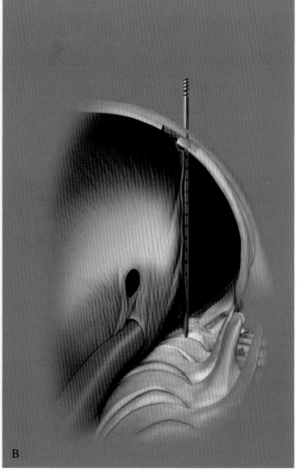

图 20.10　胸腔俯视图示意胸膜后入路时手指（A）及器械位置（B）（图片由 Nu Vasive 公司授权使用）

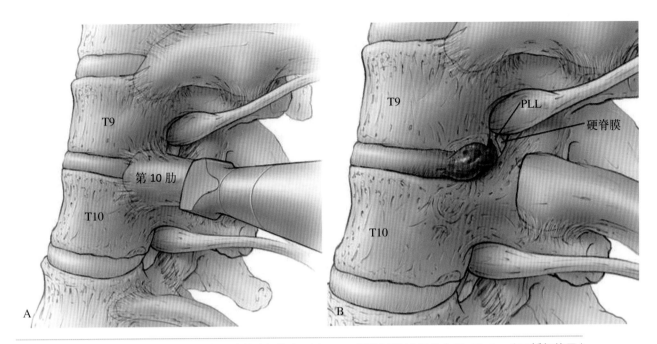

图 20.11　侧位图示脊柱前柱暴露（A）及肋骨头切除（B）（PLL：后纵韧带）（图片由 Nu Vasive 公司授权使用）

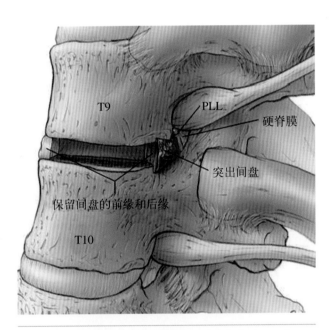

图 20.12　侧位图示胸椎间盘切除及突出间盘的显露（PLL：后纵韧带）（图片由 Nu Vasive 公司授权使用）

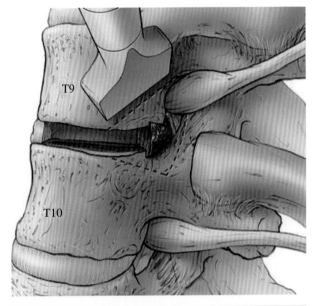

图 20.13　侧面观示楔形截骨术范围（图片由 Nu Vasive 公司授权使用）

的终板以传统方式处理后，将带有移植骨块的钛网沿椎体植入椎间隙（图 20.15）。可用侧位钢板或钉棒内固定以保持脊柱稳定性。

对于骨折、感染及肿瘤等需要行胸椎椎体切除及融合的患者，也可采用这一手术入路，尽管大部分都需要较大的切口及切除部分肋骨以得到充分的减压及重建空间，但一旦扩张器置于准确的位置且术野得以充分暴露（图 20.16），那么

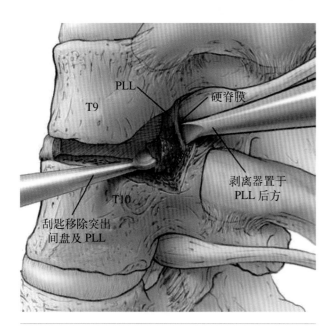

图 20.14　侧面观示楔形截骨后突出间盘的完全暴露（PLL：后纵韧带）（图片由 Nu Vasive 公司授权使用）

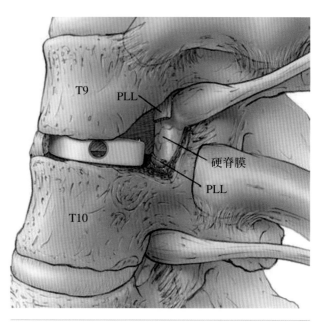

图 20.15　侧面观示胸椎间盘移除后椎管的减压情况及椎间 PEEK 钛网的植入（PLL：后纵韧带）（图片由 Nu Vasive 公司授权使用）

传统的方法就可以达到手术的目的。椎体切除时，必须电凝并分离走行于目标椎体的节段血管（图 20.17）。可用刮匙和咬骨钳切开目标椎体上下的椎间盘间隙及切除椎间盘。然后在透视引导下，用骨刀分别在椎体前缘和后缘切除椎体，形成一较大的减压槽。然后用高速磨钻及冲击式刮匙将残余椎体移离脊髓，至减压槽中。后纵韧带也必须切除以达到充分椎管减压。减压充分后，处理终板并将宽接触面融合器置入（图 20.18）。可通过扩张器置入前路内固定器械（图 20.18）。

如果在术中侵犯了脏层胸膜或者发现有气体渗漏，那么必须放置胸导管。如果采用胸膜后入路，则不需放置胸导管。如果壁层胸膜受到侵犯而没有明显的气体渗漏，则可使用红色橡胶导管 Valsalva 技术以排出胸腔内多余的气体。该导管置于胸腔内，沿其出口做一荷包缝合，并将其末端浸于水中。然后进行 Valsalva 技术直至所有气体排出，其指征为水中不再有气泡溢出。然后迅速将红色橡胶导管移除并关闭荷包缝合。

要点与常见错误

* 通过术中透视及了解肋骨性椎体和非肋骨性椎体的确切数目以避免错误的手术节段。我们推荐通过从 C2 数向尾端及从骶骨数向头端的方式来定位椎体。

* 手术时可将突出的椎间盘或病变椎体移至减压槽中，以远离脊髓，从而避免神经损伤。

* 手术全程中应时刻注意患者体位，使其始终保持在侧卧位，以避免前后翻转对椎管（向前翻转）或脊髓（向后翻转）的损伤。

* 手术时必须将后纵韧带一并切除，以保证充分减压。

文献回顾

2006 年，Ozgur 等首次介绍了腰椎的外侧入路手术[24]，而其进一步的应用直到最近才被相继

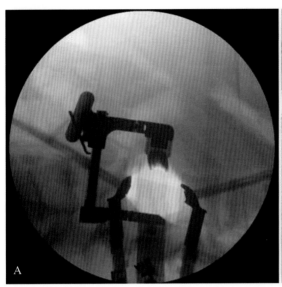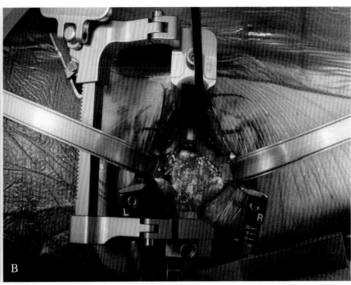

图 20.16　侧位术中透视下（A）及术中照片（B）示椎体切除时 MaXcess 牵开器的放置

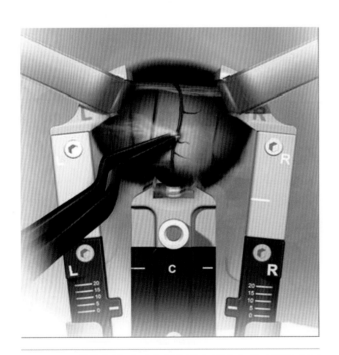

图 20.17　椎体切除术时节段血管电凝及分离示意图（图片由 Nu Vasive 公司授权使用）

报道。尽管经胸腔及胸膜后入路胸椎手术的历史相对较短，但与传统开放手术及其他微创手术相比较而言，其效果良好。

Deverin 等[2] 报道对 12 例单节段胸椎间盘突

出的患者采用了经胸腔小切口外侧入路手术，并随访了 28 个月。其结果显示，平均手术时间为 210 分钟，平均失血量为 440 ml。术后除 1 例患者转入 ICU 外，其余患者均安返病房。平均住院时间为 5 天。术后有 2 例患者发生了并发症，1 例为胸腔积液，另 1 例为肋间神经痛。视觉模拟量表（visual analog scale, VAS）评分平均由术前的 9 分降低到随访结束时的 3 分，平均改善了 67%。同时，他们也分析了术后患者的生存质量（quality of life, QOL）[SF-36 量表, 包括躯体健康评分（physical component scores, PCS）和精神健康评分（mental component scores, MCS）两个领域]，结果显示患者的 PCS 由术前的 26.7 分提高到随访结束时的 33.7 分，而 MCS 则由 37.1 分提高到了 47.8 分。术前有 8 例患者表现为进行性的神经压迫症状（下肢无力，步态紊乱及括约肌障碍），术后都得到了明显的改善。10 例患者进行了手术效果满意度调查，其中 8 位患者表示对疗效感到满意[2]。

Karikari 等在 2011 年[25] 对 22 例孤立性胸腰段脊柱病变的患者进行了小切口外侧入路手术。在这 22 例患者中，有 3 例为胸椎间盘突出，他们的平均术中出血量、ICU 停留时间及住院时间分别为

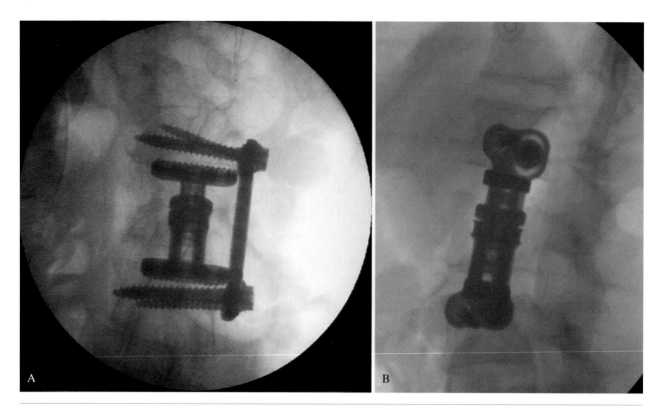

图 20.18　前面观（A）及侧面观（B）示椎体切除术后椎间器械的放置（XCore®, Nu Vasive. Inc.）（图片由 Nu Vasive 公司授权使用）

67 ml、0.3 天及 3.7 天。这 3 例患者均未出现任何术前或术后并发症，且经过平均 17 个月的随访后，均得到可靠的融合[25]。背部疼痛（VAS）由术前的 8.3 分降低到随访结束时的 4.5 分，平均改善了 46%，与此类似，Oswestry 功能障碍评分（Oswestry disability index，ODI）由术前的 54 分提高到随访结束时的 31.3 分（改善了 42%）。所以无论从 VAS 评分还是 ODI 评分，所有的胸椎间盘突出患者都得到了良好的临床效果[26]。

　　在一项多中心研究中，Uribe 等[4] 报道了 60 例胸椎间盘突出的患者行极外侧椎间融合术（extreme lateral interbody fusion，XLIF）并随访 11 个月后的结果。在这些患者中，术前表现为脊髓压迫症状的患者占 70%，52% 表现为神经根性症状，77% 表现为轴性背痛，而表现为直肠和（或）膀胱功能障碍者占 27%。除 6 例（10%）外均应用了椎间撑开器。附加的内固定器械包括前外侧钢板（33%）和椎弓根钉（10%），而其余的患者未使用任何附加内固定器械。3/4 的患者采用的是经胸膜入路，其余 1/4 为胸膜后入路。中位手术时间、术中失血量及住院时间分别为 182 分钟、290 ml 及 5 天。有 13 例经胸膜入路的患者避免了胸导管置入。共发生了 4 例（6.7%）并发症：1 例肺炎，1 例胸膜腔后积气，1 例新发下肢无力及 1 例切口感染。有 3 例进行了二次手术，其中 1 例因切口感染、1 例因残留致压间盘以及 1 例再探查。术后 VAS 评分较术前改善了 60%（7.8 分至 3.1 分）；手术优良率为 80%，效果一般及无改善者占 15%，效果差者占 5%。脊髓压迫症状、神经根性症状、背痛及膀胱和（或）直肠功能障碍的改善率分别为 83%、87%、91% 及 88%。经过回顾文献，作者发现对于胸椎间盘突出的手术治疗，小切口外侧入路的疗效与传统术式，甚至是其他现代微创术式的疗效相似，或更加显著[4]。

将小切口外侧入路应用于胸椎创伤及肿瘤的治疗亦可见于多篇报道[21, 22, 27, 28]。结果显示，与传统开放手术及大部分微创术式相比，小切口外侧入路并发症少，且具有相似或者更好的远期疗效。

手术并发症和避免方式

对局部解剖结构的熟练掌握、精细的操作技巧及充分的手术视野能够避免大部分的并发症。术中保持患者侧卧位以及工作通道垂直于地面，能够有效地避免损伤前方的血管及后方的椎管。如果节段血管受损，应电凝止血并分离。但如果主干血管受损，即使非常微小，也应立即缝合修复。如果术中发现了脑脊液漏，那么初步的修复较为困难，笔者建议此时可用脂肪组织覆盖硬脊膜破口并用合成蛋白胶加固，同时加做腰椎管引流。但如果同时有胸腔引流，那么应在腰椎管引流前移除。如果术后发生气胸，则行胸腔引流术。

术后监护

术中抗生素一直使用至所有引流管移除之后。可采用肋间神经阻滞以改善术后疼痛及减少呼吸肌痉挛。术后患者应尽早活动以预防栓塞的发生。术后即刻及 1 天应复查胸部 X 线以排除气胸。

总　结

对于胸椎病变的手术治疗，小切口外侧入路不仅是除传统手术以外的另一种选择，而且填补了传统手术与胸腔镜下手术之间的空白。其良好的早期效果提示我们，在面对胸椎病变时，小切口外侧入路手术也是一种理想的手术方式。

参考文献

1. Deviren V, Pekmezci M, Tay B. Thoracic disc herniation：extreme lateral approach. In：Goodrich JA, Volcan IJ, editors. Extreme lateral interbody fusion (XLIF). St. Louis：Quality Medical Publishing, Inc.; 2008. p. 239–59.
2. Deviren V, Kuelling FA, Poulter G, Pekmezci M. Minimal invasive anterolateral transthoracic transpleural approach：a novel technique for thoracic disc herniation. A review of the literature, description of a new surgical technique and experience with first 12 consecutive patients. J Spinal Disord Tech. 2011;24：E40–8.
3. Uribe JS, Dakwar E, Cardona RF, Vale FL. Minimally invasive lateral retropleural thoracolumbar approach：cadaveric feasibility study and report of four clinical cases. Neurosurgery. 2010;68(1 Suppl Operative)：32–9.
4. Uribe JS, Smith WD, Pimenta L, Hartl R, Dakwar E, Modhia UM. Minimally invasive lateral approach for symptomatic thoracic disc herniation：initial multi-center clinical experience. J Neurosurg Spine. 2011;16(3)：264–79.
5. Abbott KH, Retter RH. Protrusions of thoracic intervertebral disks. Neurology. 1956;6：1–10.
6. Albrand OW, Corkill G. Thoracic disc herniation. Treatment and prognosis. Spine. 1979;4：41–6.
7. Arce CA, Dohrmann GJ. Herniated thoracic disks. Neurol Clin. 1985;3：383–92.
8. Benson MK, Byrnes DP. The clinical syndromes and surgical treatment of thoracic intervertebral disc prolapse. J Bone Joint Surg Br. 1975;57：471–7.
9. Brown CW, Deffer Jr PA, Akmakjian J, Donaldson DH, Brugman JL. The natural history of thoracic disc herniation. Spine. 1992;17：S97–102.
10. Campbell E, Kite Jr WC, Whitfi eld RD. The thoracic herniated intervertebral disc syndrome. J Neurosurg. 1957;14：61–7.
11. Chambers AA. Thoracic disk herniation. Semin Roentgenol. 1988;23：111–7.
12. Dietze Jr DD, Fessler RG. Thoracic disc herniations. Neurosurg Clin N Am. 1993;4：75–90.
13. Epstein JA. The syndrome of herniation of the lower thoracic intervertebral discs with nerve root and spinal cord compression. J Neurosurg. 1954;11：525–38.
14. Logue V. Thoracic intervertebral disc prolapse with spinal cord compression. J Neurol Neurosurg Psychiatry. 1952;15：227–41.
15. Love JG, Kiefer EJ. Root pain and paraplegia due to protrusions of thoracic intervertebral disks. J Neurosurg.

1950;7：62–9, illust.

16. McInerney J, Ball PA. The pathophysiology of thoracic disc disease. Neurosurg Focus. 2000;9：e1.

17. Severi P, Ruelle A, Andrioli G. Multiple calcifi ed thoracic disc herniations. A case report. Spine. 1992;17：449–51.

18. Tovi D, Srang RR. Thoracic intervertebral disk protrusions. Acta Chir Scand Suppl. 1960;267(Suppl)：1–41.

19. Whitcomb DC, Martin SP, Schoen RE, Jho HD. Chronic abdominal pain caused by thoracic disc herniation. Am J Gastroenterol. 1995;90：835–7.

20. Winter SC, Maartens NF, Anslow P, Teddy PJ. Spontaneous intracranial hypotension due to thoracic disc herniation. Case report. J Neurosurg. 2002;96：343–5.

21. Uribe JS, Dakwar E, Le TV, Christian G, Serrano S, Smith WD. Minimally invasive surgery treatment for thoracic spine tumor removal：a mini-open, lateral approach. Spine. 2010;35：S347–54.

22. Smith WD, Dakwar E, Le TV, Christian G, Serrano S, Uribe JS. Minimally invasive surgery for traumatic spinal pathologies：a mini-open, lateral approach in the thoracic and lumbar spine. Spine. 2010;35：S338–46.

23. Dakwar E, Ahmadian A, Uribe JS. The anatomical relationship of the diaphragm to the thoracolumbar junction during the minimally invasive lateral extracoelomic (retropleural/retroperitoneal) approach. J Neurosurg Spine. 2012;16：359–64.

24. Ozgur BM, Aryan HE, Pimenta L, Taylor WR. Extreme lateral interbody fusion (XLIF)：a novel surgical technique for anterior lumbar interbody fusion. Spine J. 2006;6：435–43.

25. Karikari IO, Nimjee SM, Hardin CA, Hughes BD, Hodges TR, Mehta AI, et al. Extreme lateral interbody fusion approach for isolated thoracic and thoracolumbar spine diseases：initial clinical experience and early outcomes. J Spinal Disord Tech. 2011;24：368–75.

26. Glassman SD, Copay AG, Berven SH, Polly DW, Subach BR, Carreon LY. Defi ning substantial clinical benefi t following lumbar spine arthrodesis. J Bone Joint Surg Am. 2008;90：1839–47.

27. Baaj AA, Dakwar E, Le TV, Smith DA, Ramos E, Smith WD, et al. Complications of the mini-open anterolateral approach to the thoracolumbar spine. J Clin Neurosci. 2012;19(9)：1265–7.

28. Uribe JS, Dakwar E, Cardona RF, Vale FL. Minimally invasive lateral retropleural thoracolumbar approach：cadaveric feasibility study and report of 4 clinical cases. Neurosurgery. 2011;68：32–9.

第21章

胸腔镜下融合术

Peter Grunert, Roger Härtl

原所茂　刘新宇　译

前　言

Jacobeus 于 20 世纪 20 年代首次报道了胸腔镜下胸膜内肺松解术治疗肺结核[1, 2]。自 20 世纪 90 年代开始出现视频辅助内镜系统以后，现代胸腔镜下脊柱手术得到了极大的发展[3]。从此以后，手术器械和视频系统得以不断改善，各类手术的可行性得到扩展。

胸椎前入路具有能够直接进入和显示椎体病变的优点。前入路在安装内植物时可避开脊髓，因此椎体重建的可行性更大。前路稳定手术或许可以替代后路手术，有时可以缩短后路手术需固定的节段。

开胸手术尽管有较高的并发症，如肋间神经痛和开胸后综合征等，但开胸手术的应用仍远多于胸腔镜手术[4]，这可能是胸腔镜的技术难度和较长的学习曲线所致。有些情况，如有广泛胸膜粘连或其他术中并发症，这时需改为开胸手术，因此要求手术医师必须同时掌握这两种技术。

有术者报道了采用管状通道的小切口入路来治疗胸椎间盘突出和其他疾病[5]，本书将在其他章节进行详细描述，此技术可以作为纯开放手术和纯胸腔镜手术的替代技术。也有术者将管道技术和胸腔镜技术结合起来，以改善胸腔手术中的定位及可视性[6]。

尽管纯胸腔镜手术有较长的学习曲线，我们相信为了达到某些手术目的，尤其对于内植物的置入和融合，此种技术代表着真正的微创技术。

适应证和禁忌证

胸腔镜下融合术的适应证有：

- 胸椎前柱骨折，伴或不伴脊髓损伤
- 胸椎骨折愈合后的创伤后畸形，伴或不伴胸椎不稳
- 前柱感染
- 前柱原发或转移肿瘤
- 胸椎间盘突出
- 侧凸矫形

前路胸腔镜入路的禁忌证有：

- 术前有严重的心肺疾病，不能耐受单肺通气
- 严重的稳态失调
- 广泛胸膜粘连
- 急性创伤后肺功能不全
- 有胸腔手术史

器械和内植物

一般采用大口径高分辨硬性内镜来获得更广泛的视野。如内镜直接置于病变处，则应采用 0°

角镜头，如内镜置于病变头侧或尾侧，则应使用30°角镜头。一般使用后者，这样可以减少与工作器械间的干扰。

使用弹性孔进入胸腔，以便于置入内镜和手术器械。弹性孔具有减少对肋间神经压迫的优点，可降低肋间神经痛的发生率。使用尖锥在胸壁上建立通道口[3]，使用软组织分离器械，如胸膜剥离子、肺镊或风扇拉钩来分离肺，以建立通道[3]。脊柱分离器械与开胸使用的器械相似，只不过长度不同以适应 14 ~ 30 cm 的工作通道。脊柱分离器械有肋骨拉钩、Kerrison 椎板咬骨钳、髓核钳、刮匙骨刀、植骨打压器、Penfield 器械以及分离脊髓和硬膜的纤维器械。骨质切除使用高速磨钻[22]。我们在做胸椎手术时比较倾向于使用磨砂头，以减少血管损伤的发生。

有几种专门为胸腔镜手术设计的内植物。这些内植物需要低切迹以便于置于椎体前外侧，同时需要能够从小口插入。使用空心螺钉更佳，这样可以经导针将螺钉置入椎体内[7]。

对于下胸椎和胸腰段在椎体次全切除和椎间盘切除后行单节段或双节段融合术，目前流行采用双钉板系统。该系统每个椎体置入 2 枚螺钉，具有角稳定和 4 点固定的特点（图 21.1）。由于自尾向头胸椎前后径递减，对于头侧节段双钉固定就不太合适了。而对于中上胸椎融合术，使用单栓钛板系统更好[8]（图 21.2）。

生物力学研究表明，行双节段椎体次全切除后在屈曲和轴向旋转时，板（栓）系统要比板（钉）系统或双棒系统更为坚固[9]。另外，行双节段融合术时，单栓系统要比双钉系统更好安装。可允许的钉道角度受椎体上进钉点及皮肤孔的相对位置限制。因此，将单栓放到椎体上要比以不同角度置入 2 枚小螺钉更为容易[9]。

前路椎体重建有几种融合器可以使用。胸腔镜手术可以使用可扩张式钛网，这种钛网在收缩状态时可经较小的皮肤切口放入。融合器原位扩

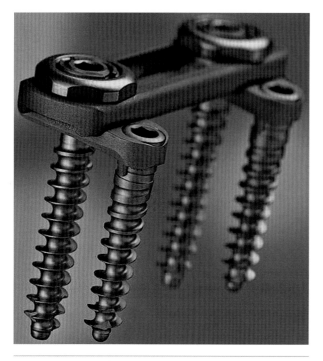

图 21.1　MACS-TL© 钉板系统。蓝色的万向螺钉连在夹持零件上，黄色稳定螺钉固定在夹持零件上。每块板需连接 2 枚夹持零件（版权 Aesculap Implant System, LLC；使用经过许可）

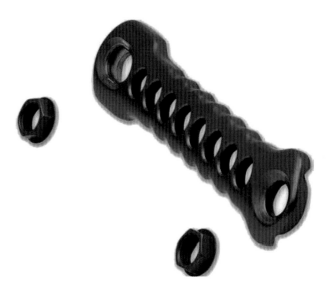

图 21.2　Vantage© 系统。图上方是螺栓，图下方是板和锁紧螺母（Medtronic 公司提供；使用经过许可）

张和收缩可使放置最适长度融合器更为简单，与非扩张式融合器相比，其在行胸椎骨折后凸矫形时更容易[10, 11]。

行自体骨植骨重建时，三皮质髂骨的使用仍较广泛，尽管有供区疼痛的并发症。考虑到使用融合器相比自体骨或异体骨的优势，对于融合率、沉降或内植物失败等问题，目前尚未达成共识[12-14]。

麻 醉

手术采用全麻，需用双腔支气管插管以行单肺通气[11]。将手术侧气道封闭后使肺萎陷以便于术中分离和牵拉。

体 位

患者侧卧、髋部用胶带固定于手术床上。另外，在双侧肩胛骨、耻骨联合和骶骨 4 处予以支撑。牢固固定可有助于术中手术床的倾斜，这样可依靠重力来增加手术的显露，减少对软组织机械牵拉的需要[19]。

一般建议采用左侧入路以避开肝脏和下腔静脉。左侧入路的缺点是常需根据手术的需要游离腹主动脉。与患者特殊解剖结构或病变相关的其他因素或许比这方面的考虑更为重要，例如如果骨化的胸椎间盘突向一侧，则同侧入路操作起来更为安全，效率更高。T1-T5 上胸椎入路需将上肢外展，以便于将通道置于对应的肋骨间隙[19]。

患者摆好体位后，需通过透视来确定手术节段并标记好。正确辨认病变和椎间盘或椎体在皮肤上的投影，并在皮肤上做好标记是非常重要的，有时需行术中透视。我们习惯使用术前 CT，除了病变节段还应包括颈椎下半部和（或）上部两节腰椎，这样我们就能从第一肋向下数或从最尾侧肋骨向上数。

入孔的布置

多数胸椎镜下融合手术需要 3～4 个孔，每个孔都有一定的作用。脊柱分离工具、磨钻以及内固定物通过工作通道孔（12.5 mm）置入，内镜通过观察孔（10 mm）置入。另外还有吸引（冲洗）孔（5 mm）和牵拉孔（10 mm）[10, 11, 15, 16]。

定位孔的位置是手术中尤为重要的一步，这决定了手术器械和内植物通道的轨道。工作通道孔最常用的位置是正对病变处，而内镜孔则放在病变头侧（下胸椎）或尾侧（中上胸椎）2～3 个椎体同轴处。吸引（冲洗）孔和牵拉孔位于工作通道腹侧。这种设置可以防止内镜与分离工具相互干扰，同时又可以直视患处。这样设置孔的缺点是工作通道与固定螺钉的方向并不是同轴放置。鉴于这个不足，Dickmann 描述了一种将 4 个孔放在螺钉钉道方向上的位置设置[18]。

为避免损伤臂丛神经和血管，总的原则是上胸椎手术（T1-T5）孔需经腋窝间隙插入（图21.3）。不要经第一和第二肋间隙放置，以避开锁骨下血管。

对于下胸椎手术（T9-L1），为显露椎体，需要切开膈肌。T12-L1 的融合手术需在腹膜后间隙置入孔[18]。

要先穿内镜孔，在平行于选择的肋间隙的皮肤上做长约 1.5 cm 切口。钝性分离肋间肌和壁层胸膜进入胸腔。穿好内镜孔后，其他孔可在内镜直视下完成。

脊柱显露

小心游离牵开肺脏，显露椎体表面的脏层胸膜。

通过透视或内镜下数肋骨确定手术节段后，切开壁层胸膜。应从肋骨头处切开壁层胸膜以避开节段血管，然后将切口延至椎体中央。对于需融合的椎体，将壁层胸膜自椎体及对应肋骨头上

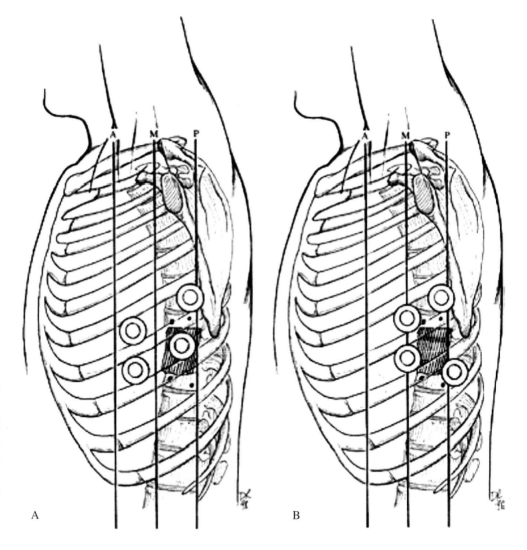

图 21.3　A. 最常使用的各孔位置安排，工作通道孔在手术区正上方，内镜孔在近端，吸引孔和冲洗孔在腹侧（腋前线和腋中线之间）。B. Dickmann[18] 所描述的各孔位置，各孔均对应在螺钉钉道的方向上（椎体上的黑点）

小心地完全分离（图 21.4）。当然要先结扎并切断节段血管。当需要广泛游离主动脉时，邻近节段的节段血管也需要结扎分离。

为显露椎弓根和椎体侧方，需切除肋骨头及近端 2 cm 肋骨。此时需分离肋椎关节，用电钻或摆锯横断肋骨。切除肋骨前需将神经血管束自尾侧肋骨缘上分离开。

用椎板咬骨钳自尾侧向头侧切除椎弓根后即可进入椎管，也可先用电钻将椎弓根钻细。这样可以直视硬膜和椎体后缘，对于胸腔镜下减压融合手术避免脊髓损伤尤为重要[20]。

为进入胸腰段，附着在 L1 上的膈肌需切断。切口需与膈肌附着点平行以保护肌纤维，这样可避免发生术后膈疝。在腹后间隙，需将腰大肌起

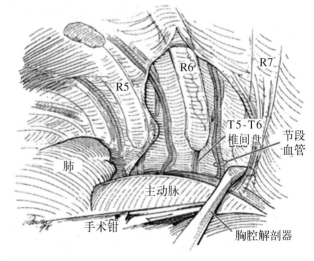

图 21.4　T6 和 T7 节段的显露。累及肋骨的壁层胸膜需予以游离。需处理节段血管

点向后游离以显露椎体侧方。

融合技术

椎间盘切除和融合

行胸椎间盘切除时，需将患者置于前面所述的侧卧位，再将工作通道孔置于手术节段上。除了需切除大部分椎体外，T8 以上胸椎间盘切除一般不需要特殊器械。采用上述方法显露硬膜囊和突出的椎间盘。在切除椎间盘前需先将万向螺钉安在夹持器械上置入到头侧和尾侧的椎体上。螺钉在术中可作为标记，也便于椎间盘切除或椎间内植物置入时行椎间隙撑开。显露好椎体和椎管后，将克氏针连在嵌入器上置于椎体后缘前方 10 mm 和远端终板近侧 10 mm 处[16]。透视下将克氏针打入椎体内。克氏针必须要严格平行于椎体后缘，以避免穿入椎管。用空心开口锥钻开皮质层，在透视监视下沿克氏针将万向螺钉置入椎体内。螺钉方向应与终板及椎体后缘平行。螺钉安置好后拔出克氏针[16]。

用髓核钳切除椎间盘及突出的椎间盘组织。很多时候需切除椎间盘上下部分椎体，这样可以避免切除椎间盘组织时对脊髓有刺激。

使用该术式可使用近端肋骨作为椎间支撑材料。需将自体骨质进行修剪以使其与椎间隙相匹配，同时需在两侧椎体上打孔做窝以将植骨块卡住，防止其移位[21]。在植入植骨块前可将椎间隙轻微撑开，以便于植骨块的放入和压缩。

测量螺钉钉头间距后，置入连接板，用螺母固定好。再装好前方固定螺钉，将其置入椎体内。前方螺钉应比后方螺钉短 5 mm 左右以免螺钉碰撞。最后使用扭力扳手再将锁定螺钉锁紧。

完成切除和固定后，用抗生素溶液冲洗手术野，并再次检查，游离的骨块和椎间盘组织需彻底切除。用双极电凝或局部止血材料行硬膜外止血。然后在内镜直视下经孔置入胸腔引流管，用荷包缝合法固定至胸壁。用上方胸腔引流管形成

压力梯度来张肺。用下后方的胸腔引流管来引出胸腔积液。最后撤出内镜，缝合剩下的切口[21]。

椎体次全切除和融合

如前所述，患者置于侧卧位上，工作通道置于目标椎体上。如果要使用双螺钉系统，也可将工作通道置于钉道方向上。

本部分讲述侧方钉板联合可扩张融合器的使用。

如前所述显露脊柱。行次全切除的节段需切除肋骨头及肋骨近端。肋骨可作为植骨材料。切除椎弓根就可以直视椎管及侧方硬膜。

用髓核钳切除近端和远端的椎间盘后处理终板，于椎体中央钻出空腔。行椎体次全切除时需保留椎体前壁和对侧侧壁。将后壁骨皮质和后方韧带打入空腔内，这样就可以切除硬膜外肿物[22]。也可以采用截骨方法行椎体次全切除。

行内固定前需彻底切除椎间盘组织和软骨终板，制备出矩形植骨床。植骨床必须新鲜且与融合器表面平行。

透视下将克氏针打入近侧椎体和远侧椎体入点。理想的螺栓入点是椎体侧方的中央，与椎管前壁及终板平行。入点用空心开口锥行骨皮质开口后，沿克氏针置入螺栓，需在透视下将螺栓旋入椎体并穿破对侧皮质以行双皮质固定。螺栓长度应于术前在 CT 或 MRI 上测量好。

然后植入可扩张融合器。用平行撑开器测量次全切除处的高度。在中立位撑开器手柄上的尺子可显示高度。另外，需根据植入的节段选择合适大小和角度的融合器终板。

自体骨填充融合器后，用持器夹持融合器，将其置入空腔内，放置于终板中央位置。用平行撑开器撑开融合器，直至融合器压缩够紧实以避免移位。如有后凸畸形，可在透视下撑开融合器来矫正后凸。融合器能再缩小至初始高度，这样可重新调整位置后再撑开。为增强融合，融合器内及周围均用自体骨填充。

接下来将大小合适的连接板装在螺栓上，连接棒的曲度要与正常胸椎后凸角度匹配。将螺母置入，光面朝向连接板。最后用限力扭力扳手锁紧。

同椎间盘切除部分，接下来完成止血、移除通道、留置胸腔引流管及关闭切口等步骤。

并发症

总体来讲，胸腔镜手术的并发症发生率相对较低，但每步手术均有潜在的风险。

气管插管放置不当可发生术中肺脏或麻醉相关并发症，导致术中通气不足。单肺通气一般可发生通气弥散不匹配，这可导致动脉血氧饱和度低及 CO_2 清除不足，从而导致酸中毒。因此术前必须进行肺功能检查以排除高风险患者。需使用支气管镜来确认气管插管位置正确[17]。间断进行血气分析以监测氧饱和度和 pH 值。

气胸和肺不张是最常见的术后肺脏相关并发症。持续的气胸可能是由于肺部缺陷导致的漏气。首选的治疗是持续胸腔引流管吸引。如效果不佳，则需再次手术修复肺部缺陷。肺不张是由于同侧肺因气道分泌物累积导致不通气。术中定时复张肺以及术后行间歇性正压通气可降低该风险[17]。

术中血管出血需马上处理，因为出血较多可影响内镜直视，难以将内镜保持在术野中。节段血管的出血常常发生于显露不充分时，可采用电凝或钳夹来控制出血。

胸腔大血管损伤，如主动脉、腔静脉或奇静脉，是有生命危险的并发症，需转为开放手术来修补血管[16]。利用可视的标记来限制术野，则可以避免上述血管的撕裂。对于高度血管化的肿瘤切除，应术前行血管栓塞以降低术中出血。

内植物的置入需在直视下进行，且严格用双手控制，另外可将其抵住胸壁以更好稳定，避免无法控制的移动[16]。

硬膜破裂会导致脑脊液漏。虽然在技术上很有挑战，但建议将缺损处致密缝合，即使必要时需转为开放手术。胸腔内负压会促使脑脊液持续渗漏。术后应行腰椎置管，患者需平卧 72 小时，胸腔引流管尽量不要负压吸引。

术后护理

除非术前有像慢性阻塞性肺疾病或心血管疾病这样的肺病，术后应马上拔管。建议手术当天及术后第 1 天进行胸部 X 线检查。进一步的随访取决于是否发生肺部并发症和患者的通气情况。

如无术后出血的迹象，术后第 1 天拔除胸腔引流管以便于早期起床活动并进行通气锻炼。术后第 2 天术区的前后位和侧位片可排除有无内植物失败、移位或不稳等手术并发症。术后 6 个月和 1 年随访时进一步行 X 线和 CT 检查来评估手术节段的融合情况。

总　结

胸腔镜下融合术代表着传统开胸手术之外的微创方法。内植物以及内镜器械的不断发展有利于完成这种有挑战的手术。患者获益于组织创伤小、出血少、术后疼痛轻。但是这种手术有较长的学习曲线、技术难度大，与开胸手术相比手术时间更长。

参考文献

1. Jacobus HC. Possibility of the use of the cytoscope for investigation of serious cavities. Munich Med Wochenschr. 1910;57：2090–2.
2. Jacobeus HC. The practical importance of thoracoscopy on surgery of the chest. Surg Gynecol Obstet. 1921;32：493–500.
3. Dickmann CA, Perin NI. Instrumentation and equipment for thoracoscopic spine surgery. In：Dickmann CA, Daniel RJ, Perin NI, editors. Thoracoscopic spine surgery. 1st ed.
New York：Thieme; 1999. p. 27–48.
4. Koller H, Zenner J, Hitzl W, Meier O, Ferraris L, Acosta F, Hempfing A. The morbidity of open transthoracic approach for anterior scoliosis correction. Spine (Phila Pa 1976). 2010;35(26)：E1586–92.
5. Uribe JS, Smith WD, Pimenta L, Härtl R, Deviren V. Minimally invasive lateral approach for symptomatic thoracic disc herniation：initial multicenter clinical experience. J Neurosurg Spine. 2012;16(3)：264–79. Epub 2011 Dec 16.

6. Yanni DS, Connery C, Perin NI. Video-assisted thoracoscopic surgery combined with a tubular retractor system for minimally invasive thoracic discectomy. Neurosurgery. 2011;68(1 Suppl Operative)：138–43; discussion 143.

7. Beisse R. In：Kim DH, editor. Spinal instrumentation：surgical techniques. New York：Thieme; 2005. p. 418–23.

8. Dickman CA, Sasso RC, Zdeblick TA. Vantage anterior fixation system. In：Kim DH, editor. Spinal instrumentation：surgical techniques. New York：Thieme; 2005. p. 432–7.

9. Chou D, Larios AE, Chamberlain RH, Fifield MS, Hartl R, Dickman CA, Sonntag VK, Crawford NR. A biomechanical comparison of three anterior thoracolumbar implants after corpectomy：are two screws better than one? J Neurosurg Spine. 2006;4(3)：213–8.

10. Kan P, Schmidt MH. Minimally invasive thoracoscopic approach for anterior decompression and stabilization of metastatic spine disease. Neurosurg Focus. 2008;25(2)：E8.

11. Ragel BT, Amini A, Schmidt MH. Thoracoscopic vertebral body replacement with an expandable cage after ventral spinal canal decompression. Neurosurgery. 2007;61(5 Suppl 2)：317–22; discussion 322–3.

12. Brazenor GA. Comparison of multisegment anterior cervical fixation using bone strut graft versus a titanium rod and buttress prosthesis：analysis of outcome with long-term follow-up and interview by independent physician. Spine (Phila Pa 1976). 2007;32(1)：63–71.

13. Dai LY, Jiang LS, Jiang SD. Anterior-only stabilization using plating with bone structural autograft versus titanium mesh cages for two- or three-column thoracolumbar burst fractures：a prospective randomized study. Spine (Phila Pa 1976). 2009;34(14)：1429–35.

14. Lu DC, Wang V, Chou D. The use of allograft or autograft and expandable titanium cages for the treatment of vertebral osteomyelitis. Neurosurgery. 2009;64(1)：122–9; discussion 129–30.

15. Bisson EF, Jost GF, Apfelbaum RI, Schmidt MH. Thoracoscopic discectomy and instrumented fusion using a minimally invasive plate system：surgical technique and early clinical outcome. Neurosurg Focus. 2011;30(4)：E15.

16. Kim DH, Balabhadra R, Potulski M, Beisse RW. Anterior thoracoscopic vertebral reconstruction and instrumentation. In：Perez- Cruet MJ, editor. An anatomical approach to minimally invasive spine surgery. St. Louis：QMP; 2006. p. 481–96.

17. Krisht KM, Mumert ML, Schmidt MH. Management considerations and strategies to avoid complications associated with the thoracoscopic approach for corpectomy. Neurosurg Focus. 2011;31(4)：E14.

18. Dickmann CA, Rosenthal DJ. Thoracoscopic access strategies：portal placement techniques and portal selection. In：Dickmann CA, Rosenthal DJ, Perin NI, editors. Thoracoscopic spine surgery. 1st ed. New York：Thieme; 1999. p. 107–27.

19. Rosenthal DJ, Dickmann CA. Operating room setup and patient positioning. In：Dickmann CA, Rosenthal DJ, Perin NI, editors. Thoracoscopic spine surgery. 1st ed. New York：Thieme; 1999. p. 95–106.

20. Dickmann CA, Rosenthal DJ. Spinal exposure and pleural dissection techniques. In：Dickmann CA, Rosenthal DJ, Perin NI, editors. Thoracoscopic spine surgery. 1st ed. New York：Thieme; 1999. p. 125–42.

21. Dickmann CA, Rosenthal DJ, Perin NI. Thoracoscopic microsurgical discectomy. In：Dickmann CA, Daniel RJ, Perin NI, editors. Thoracoscopic spine surgery. 1st ed. New York：Thieme; 1999. p. 221–44.

22. Dickmann CA, Rosenthal DJ. Thoracoscopic corpectomy. In：Dickmann CA, Rosenthal DJ, Perin NI, editors. Thoracoscopic spine surgery. 1st ed. New York：Thieme; 1999. p. 271–91.

第22章

骶髂关节痛

Alan B.C. Dang, Alexandra K. Schwartz, Steven R. Garfin

田建平　赵长清　译

解　剖

虽然骶髂关节的大体解剖结构看似简单，但掌握其复杂的细小解剖对理解骶髂关节功能障碍诊断的复杂性至关重要。在 1864 年，Von Luschka 提出骶髂关节属于真正的滑膜关节 [29]。它有很多典型的特征，包括由外层纤维膜和内层滑膜所组成的关节囊、软骨覆盖骨性表面、韧带连接骨性结构以及关节面之间的活动。跟大多数的滑膜关节一样，骶髂关节的炎症反应可能导致血管翳组织形成 [18]。然而，跟多数滑膜关节双侧骨面覆盖透明软骨不同，骶髂关节只有骶骨侧骨面覆盖透明软骨，而髂骨面覆盖的是一层菲薄的纤维软骨 [4]。双侧软骨面的不匹配可能引起骶髂关节退变 [4]。

骶髂关节的关节囊主要位于关节的前 1/3，并有一层明显的滑膜。在关节囊的表面覆盖着一条与髂腰韧带汇合的韧带。在关节的后方无明显的滑膜，但有一个由骨间韧带形成的一条强张力带同后方骶髂韧带、骶棘韧带以及骶结节韧带的附件结构组成的功能性关节囊。额外的支持由臀大肌、臀中肌、竖脊肌、股二头肌、腰大肌、梨状肌以及腰背筋膜的动态功能所提供 [8]。

由于骶髂关节活动度小，立体影像学分析（roentgen stereophotometric analysis, RSA）是较好

的精确测量关节活动的方法。然而，应用 RSA 进行测量的研究报道极少。在一个由 25 例患者组成的小组中，年龄在 18 ~ 45 岁，Sturesson 和他的同事应用 RSA 技术，测得骶髂关节的生理活动平均旋转度数为 2.5°（0.8° ~ 3.9°），平均移位是 0.7 mm（0.1 ~ 1.6 mm）[31]。在有症状和无症状的骶髂关节之间，活动度无显著差异。

骶髂关节所受的神经支配尚未完全阐明。一个早期来自成年尸体标本的研究提示骶髂关节的支配神经完全来自 S1-S4 神经的背侧支，并无骶丛的分支参与 [17]。另一成人尸体研究表明关节的上方腹侧主要受 L5 神经根腹侧支的支配，下方腹侧受 S2 神经根或骶丛的分支支配，上方背侧部分受 L5 神经根背侧支的侧束支配，而下方背侧部分受各骶部神经背侧支的外侧支共同支配。通过局部神经阻滞以明确功能性解剖结构也未成功。一项前瞻性、随机、双盲的临床试验中，无症状参与者行 L5 背侧支阻滞和 S1-S4 外侧支阻滞后接受韧带探查和关节囊牵拉 [11]。所有对照组的患者表示韧带探查时疼痛明显，而注射利多卡因的患者只有 60% 表示韧带探查时不适。80% 的对照组患者感到骶髂关节囊受到牵拉，而在注射利多卡因组只有 60% 患者觉得关节囊受到牵拉。这个差异既反映了患者与患者间潜在的解剖差异，同时也反映了精确靶向（透视引导）注射的技术难度。在一项评估注射技术难度的尸体研究中，只有 36%

的接受注射的 S1 和 S2 外侧支在解剖的时候发现染上了绿色染料[11]。

骶髂关节在性别上的差异已有阐述。雌激素和松弛素的增高会导致激素诱导的韧带松弛。这种现象与孕期体重的增加以及代偿性前凸被认为是导致孕妇更易产生骶髂关节功能障碍的原因[1, 3]。此外，男性相较于女性似乎有更大的平移活动度，同时，旋转活动度是最大的[5]。在一项 4 具标本的研究中，通过在标本上放置的克氏针标记物测量旋转活动度，在固定髂后上棘的情况下，给插在骶骨椎管内的棒施加 300 N 的力，从而利用电子光度测量骶髂关节旋转的螺旋轴。螺旋轴因标本而产生差异。在女性标本中，轴接近并平行于坐骨结节。在 1 具男性标本中，旋转轴位于骶髂关节的头背侧，而另 1 具标本在极度旋转时，旋转轴位于关节的中心。

骶髂关节的复杂性和患者特异的神经支配及生物力学机制使得骶髂关节功能障碍的诊断非常困难，从而也使得骶髂关节功能障碍诊断后相应的手术治疗更具挑战性。骶髂关节功能障碍可表现为慢性腰痛。这些慢性症状可与抑郁、药物滥用和焦虑症相关联[22]。这些问题很难被诊断，因为这是一个临床医师容易忽视甚至无视的领域。

骶髂关节功能障碍在物理检查中无特异性体征。在一项研究中，14 位代表风湿、骨科、临床解剖、增生注射治疗、推拿护理、手法治疗、康复医学、骨病及放射科的国际多学科专家组成回答小组，基于可信度排出在描述骶髂关节功能障碍的文献中所提及的物理检查中前 20 的检查项目。其中 12 项被认为对骶髂关节功能障碍最有帮助的物理检查项目被应用于一组 85 例诊断为骶髂关节功能障碍并接受关节腔注射的患者中。结果提示没有任何一项单一的检查或一组检查可以预测骶髂关节局部封闭是有效还是无效[10]。20% 无症状对照组患者在行骶髂关节诱发试验时出现假阳性[9]。即使作为敏感性良好但无特异性影像诊断的放射性核素扫描，也只有 13% ~ 46% 的敏感性[20, 26]。

骶髂关节功能障碍诊断的挑战性很大，腰背痛也可源自骶髂关节。在一项 10 例无症状志愿者的研究中，应用骶髂关节诱发性注射，所有 10 例患者产生了疼痛症状。其中的 6 例症状局限于同侧髂后上棘下方的内侧臀部。2 例的疼痛区域延伸至大粗隆，而另外 2 例有放射至大腿的感觉改变[12]。而后上述研究的作者对一组 54 例患有慢性腰背痛的患者进行评估，16 例患者被确认为其疼痛方式与诱发试验产生的疼痛相似。14 例患者在接受骶髂关节局部封闭后疼痛缓解程度超过 50%。在一个亚组中，9 例对骶髂关节局部封闭有效的骶髂关节功能障碍患者另外接受诱发性椎间盘造影以及腰椎关节突关节诱发注射，9 例患者均对诱发性椎间盘造影以及腰椎关节突关节诱发注射无阳性反应。

诊断骶髂关节功能障碍必须以高度怀疑疼痛的来源为骶髂作为前提。病史和体检需考虑和排除其他疼痛来源，包括臀部和（或）腰椎源性疼痛、局限性（肿瘤）或者系统性因素。骶髂关节功能障碍患者的症状很少在中线或超过 L5 水平。Fortin 手指试验具有高度敏感性，但特异性较差，因此可以帮助筛选骶髂关节病变。Fortin 手指试验阳性是指患者可迅速用 1 个手指定位出在髂后上棘 1 cm 范围内下方的疼痛区域，并且至少两次试验都指向同一区域。骶髂关节疼痛在同侧髂后上棘的下方有一牵涉痛区域，大小约 3 cm × 10 cm[10, 25, 33]。骶髂关节的牵涉痛可能引起膝关节下方的放射痛，放射至下肢及足部的概率分别为 28% 和 12%[25]。

如上文所述，在之前一个评估病史和体检的有效性研究中，没有任何一项单一的检查或一组检查可以预测骶髂关节局部封闭是有效还是无效[10]。随后的一个 18 项利用对两处局部麻醉的阳性反应研究的 meta 分析指出大腿推压试验、压力试验以及 3 项或者更多阳性骶髂关节应力试验在诊断骶髂关节功能障碍中的效用不一。大腿推压试验是指患者处于仰卧位，检查者屈曲并内收患者的髋部，再施加沿着股骨轴向的压力，以产生骶髂关节向后剪切的应力。在压力试验中，患者仰卧位时检查者朝髂前上棘施加压力，引起骶髂关节受压后出现疼痛，且疼痛可反复引出。大腿推压试验敏感性为 91%，特异性为 66%。压力试验敏感性为 63%，特异性为 69%。3 项或者更多阳性诱发试验有 85% 的敏感性和 76% 的特异性[32]。

另外一些在单独检查时未被证明有效的试验，对形成"3 项或者更多的阳性应力试验"的标准有所帮助。这些试验包括骶髂关节的牵拉试验，该试验令患者处于侧卧位，在髂骨的前方施加朝下的压力以引起骶髂关节的牵张；骶骨推压试验，指

俯卧位的患者接受在骶骨上朝前方的压力；Patrick（或者FABER）试验，指在髋部屈曲、外展及外旋时，疼痛可反复引出；Gaenslen 试验，指一侧髋部极度屈曲而对侧髋部极度外展，这个试验可在患者仰卧位躺在检查床的床沿时完成，使患者单腿下垂于床沿外，同时让患者主动屈髋并用手抱住膝部使对侧大腿贴近胸部。此时检查者可以在伸直的腿上施加向下的压力，以增加骶髂关节的应力。见图 22.1。

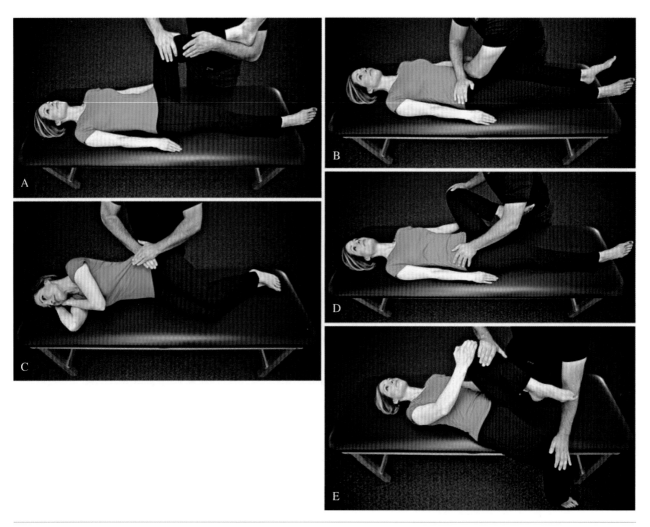

图 22.1 A. 在大腿推压试验中，可以通过让患者在仰卧位屈曲和内收髋关节，再往股骨轴向施加压力从而在骶髂关节产生一向后的剪切应力。B. 骶髂关节可以通过分离髂前上棘达到加压效果。C. 向下压髂骨的前部可使骶髂关节受到牵拉。D. 当髋关节屈曲、外展和外旋时骶髂关节疼痛可反复引出。E. Gaenslen 试验包括一侧髋极度屈曲而另一侧极度过伸（版权归 SI-BONE 所有；使用经过许可）

诊断性封闭

对骶髂关节行局部麻醉的反应仍然是诊断骶髂关节功能障碍的重要工具。由于即使在 CT 引导下也难准确将药物注射至骶髂关节，多点封闭可用来排除或者明确骶髂关节对患者疼痛所占的权重。另外，必须清楚药物可在 3 处外渗至其他区域：① 向后渗至骶骨孔的背侧；② 向上在骶骨翼水平渗入 L5 神经根鞘膜外；③ 腹侧渗至腰骶丛[13]。为了辅助不明确的诊断，应考虑和尝试不同麻醉的时长（如几分钟至几小时）。在这种情况下，局部封闭应该被用作一种试验而不是治疗，因为疼痛缓解的时长与药物的使用相关。另外，应要求患者在注射前后活动肢体以反复引出疼痛。

非手术治疗

如果患者明确诊断为骶髂关节功能障碍，初始的处理是针对潜在致病原因的治疗，例如增高鞋以去除双下肢不等长情况或使用使病情缓解抗风湿药治疗脊柱关节病（多数呈血清阴性）。对于大多数无法明确潜在致病原因的患者，对症治疗是首选。一开始应选用非甾体消炎药和非成瘾性镇痛药，同时可制订物理治疗方案以达到功能性稳定的目标，配合超过 4 ～ 6 周手法治疗。骨盆带的外固定可产生本体感受反馈并改善症状。

如果无创性治疗无效，关节内注射类固醇和局麻药可作为进一步治疗方案。影像引导下骶髂关节注射在观察性、随机、安慰剂对照研究中均被证实可达到很好的疼痛缓解效果，缓解时间可持续数月[6]。有报道称透明质酸在 4 例患者身上有良好疗效[30]，但该研究未设置对照组，且无其他研究支持该观点。考虑到骶髂关节注射定位的多样性，以及关节两侧关节软骨的不对称性带来的在前（后）和上（下）解剖结构的多样性，进一步的研究仍有必要。

射频消融术常用于皮质类固醇或局部封闭后骶髂关节疼痛复发的患者。该技术可以用于关节本身，同时也可通过作用于周边神经起间接作用。射频消融术只能作用于关节的后部，无法作用于前部，而前部是 CT 发现大多数病变的部位[24]。一项大的 meta 分析研究表明射频消融术可提供 3 ～ 6 个月的疼痛缓解期[2]。然而，由于结果的不一致和神经支配的不明确，进一步的疗效确认仍有必要。

手术治疗

一旦骶髂关节功能障碍的诊断成立，且非手术治疗不成功，那么患者将需要接受手术治疗。稳定（关节）融合术是对多数非手术治疗无效的患者保留的治疗方式。目前有多种开放性骶髂关节融合的方案，包括前路、后路和侧方入路[7]。前入路可直接暴露骶髂关节的腹侧和头端滑膜部分，且不损伤维持骶髂关节稳定的主要韧带。后入路对骶髂关节表面的暴露有限，因此有人提出针对后入路的改良入路，包括利用一个髂骨骨窗（移除髂后上棘）以增加骶髂关节面的暴露，从而提高去皮质化和直接融合的效率。可能的并发症包括臀上神经和动脉的损伤以及髋部外展受限导致异常步态。现有的侧方入路是基于 Smith-Petersen 的研究结果，包括去除一个髂骨和骶骨（跨关节）的矩形或圆柱形骨块，去除软骨，而后将移植骨块翻转，植回原处，从而使较厚的髂骨部分跨过关节达到融合目的[27, 28]。此术式可能需要额外的螺钉固定。开放性手术有大量的并发症报道，包括损伤竖脊肌、医源性背侧感觉神经根损伤、骶丛损伤及髂内血管损伤[15]。在开放手术后，应有近 3 个月的时间限制患者负重。

最近，微创骶髂关节稳定（融合）技术已被报道，且报道频率越来越高。两种最普遍的微创技术是透视引导技术以及 CT 引导技术。为微创融合技术设计的内植物的种类也在逐渐增加，且这些内植物同时适用于透视引导和 CT 引导技术。

在进行任何微创骶髂关节融合（或内固定）术之前，术者必须对骨盆结构有完整、详细的认识。在术前需获取高质量的图像并在术前仔细研究，包括骨盆前后位片、入口位片、出口位片以及 CT 扫描。图像必须仔细研读，应特别注意畸形骶骨的可能性。以下影像学发现可判定畸形骶骨[21]：

• 在出口位片上骶骨并未陷入骨盆中，畸形骶骨的上部在腰骶间盘水平与髂嵴最高点共线。

• 在出口位片上可见乳突。

• 上部骶骨孔在出口位片上呈畸形，表现为较大、非圆形、残缺或者不规则。

• 在侧面观上，发育不全的骶骨翼斜坡较正常骶骨大，这使得安全放置内植物的骨性结构减少。

• 由于在发展过程中异常的融合方式，在出口位片上可见上方两块骶骨之间有残余的椎间隙。

• 骶髂关节在 CT 轴位片上呈现"舌-沟"的关节吻合方式。

• 在骨盆的入口位片上提示前部皮质呈锯齿状，减少了安全放置内植物的安全区域。

微创骶髂融合术的完成需要患者俯卧于透 X 线的手术床上。将俯卧位垫置于患者胸部下方。同时应注意在所有骨性突起的部位加衬垫。手臂置于外展外旋位，而非内收在患者两边，以利于侧方透视。可能使用双平面 C 臂机。如果使用两台 C 臂机，一台用于前后位透视，一台用于侧位透视。如果只有一台 C 臂机，用胶带在地上标记 C 臂机的位置以及用胶带在 C 臂机上的不同角度做标记将对透视有所帮助。可以通过 C 臂机朝近端和远端移位来获取入口位片和出口位片。调整手术床的高度可协助获得最佳骶骨侧位的透视片，此时最好记住调整的高度值，因为调整高度可能会改变预先调整好的入口位片和出口位片拍摄的角度。在双下肢需摆放连续加压装置。术前预防性应用抗生素，同时术前应花一定的时间确认患者、体位、手术侧及内植物等。

在手术开始前一定要确认可以获得合格的透视影像。为了获取最佳的透视效果，应该考虑行术前肠道准备。当使用一台 C 臂机时，机器应放置在手术位置的对侧。若使用两台 C 臂机，在对侧的 C 臂机透视入口位片和出口位片是最方便的。所有骶骨体重叠时的入口位片被认为是最理想的。

若 S2 骶骨孔在影像上靠近耻骨上支上部的头端，此时的出口位片是最好的。然后调整 C 臂机位置，透视骶骨侧位片，或使用另外一台 C 臂机在手术位置的同侧透视侧位片。坐骨大结节完全重叠时，骶骨侧位片的效果是最佳的。骶骨侧位片对骶骨翼斜坡的判断至关重要。骶骨翼斜坡最好通过髂骨皮质密度进行评估，若内植物位于骶骨翼的后方和尾端，需勾勒出安全区域的前方范围。对于骶骨畸形的患者应特别注意。在这些患者中，由于骶骨翼斜坡大，髂骨皮质密度无法用于评估骶骨翼骨皮质的情况。骶骨翼的皮质线位于髂骨皮质密度的头端及前方。

手术涉及的臀部区域需要做准备，常规方式进行消毒。消毒范围需从中线至大粗隆，臀部皱褶线至髂嵴的近端。利用骶骨侧位片进行术前标记，切口从 S1 上终板开始，并沿骶管后方骨皮质向远端延伸 3 cm（图 22.2）。钝性分离组织至髂骨外板。

关于经皮融合装置的放置，目前已有各种方法被描述。根据术者对器械系统的选择，可能需要一个通道，通过它可以利用一种技术处理骶髂关节（SImmetry™Zyga 技术），或者通过一种经皮技术，利用导丝、钻孔器以及钛涂层的内植物，而不需要

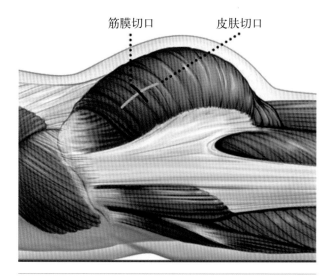

图 22.2 切口通过侧位片进行定位，从 S1 上终板开始，并沿骶管后方骨皮质向远端延伸 3 cm。筋膜切口通常垂直于皮肤切口（版权归 SI-BONE 所有；使用经过许可）

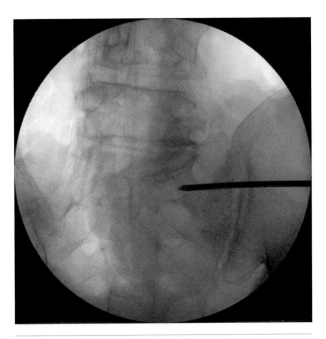

图 22.3　在这张出口位片上，导针定位于 S1 骶骨孔和骶骨上终板之间，并与 S1 上终板平行（版权归 SI-BONE 所有；使用经过许可）

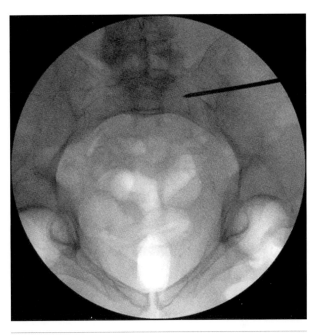

图 22.4　在这张入口位片上，导针应轻度由后向前，应注意不要进入骶管或超出骶骨前部（版权归 SI-BONE 所有；使用经过许可）

处理关节软骨面（iFuse Implant System®, SI -Bone）。后者的目的是通过内植物表面的骨生长产生稳定作用，而无需骶髂关节之间的骨生长，这种情况已经被发现。应用其他不同内植物进行此类微创、透视下置入内植物已有大量的报道。Khurana 等报道填塞骨替代物的中空螺钉[19]。

　　对于通道系统，一般需插入 2 种或 3 种内植物。第一个放置的通道导丝应放置在最头端，目的是使导针在出口位片上位于 S1 骶骨孔和骶骨上终板之间，同时维持导针与 S1 上终板平行（图 22.3）。在入口位片上，导针应轻度由后向前，应注意不要进入骶管或超出骶骨前部（图 22.4）。为了避开在骶骨前方、骶髂关节内侧的 L5 神经根，导针应置于髂骨皮质密度的远端。导针应和 S1 下终板平行，同时在侧位透视下从后向前置针（图 22.5）。接下来按照各公司的技术指南进行钻孔、扩孔、测量和最终的置钉。尾端的 2 根螺钉应用相似的技术进行置入，螺钉的尾端均在骶骨孔的外侧（图 22.6、22.7）。

　　目前没有在经皮骶髂关节融合（稳定）术后

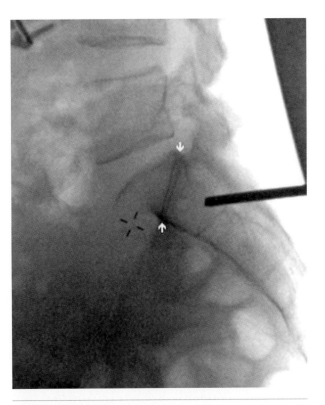

图 22.5　骶骨侧位片显示导针位于髂骨皮质密度的尾端（白色箭头）

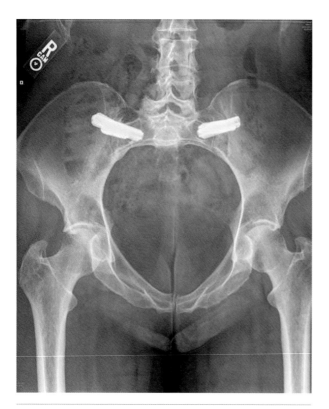

图 22.6　术后入口位片（左侧术后 15 个月，右侧术后 8 个月）

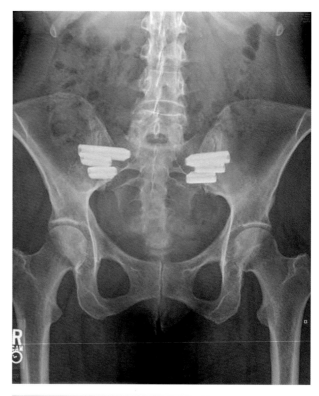

图 22.7　术后出口位片（左侧术后 15 个月，右侧术后 8 个月）

静脉血栓栓塞预防的相关文献报道。在我们医院，目前没有碰到术后即刻应用低分子肝素所引起的伤口或神经并发症。药物的选择和治疗时间的长短应基于患者罹患静脉血栓栓塞的潜在风险。在我们医院，用低分子肝素预防静脉血栓栓塞的时间为 2 周。

术后 3 ~ 6 周患者可用脚尖少量负重，而后，患者可逐渐增加负重活动。虽然经皮骶髂关节融合（稳定）术本身并发症相对较低，考虑到术后活动的限制，不建议一期行双侧骶髂关节手术。对于双侧均有症状的患者，我们建议首先行症状严重侧的手术，待患者从首次手术完全恢复后，再稳定对侧骶髂关节。根据我们的经验，部分患者在单侧融合（稳定）术后，对侧的症状有明显改善，而不需要接受手术治疗。

透视下行内植物放置的另一替代方案是微创、CT 引导下行稳定（关节融合）术。目前有大量软件可用于 CT 引导下置入内植物，本章节不做详述。

其中，Wise 和 Dall 报道了一种经皮沿骶髂关节纵轴插入填充骨形态生成蛋白的融合器的技术[34]。笔者无相关的病例，但笔者认为若读者有此技术，可尝试该方法行关节融合。

术前可明智地使用 CT 评估关节的骶骨和髂骨两侧可用的骨性区域，即所谓的"安全区"。利用 CT 阅览软件，在骨盆和脊柱的前后位片标出边界。在麻醉状态下，患者俯卧于透光台上，CT 扫描时的位置一样。在标记后，取一纵形切口，往尾端延伸 1 cm，头端延伸 4 cm。取一根克氏针穿过髂后上棘至骶髂关节。而后使用钻孔器，最后植入填充骨形态生成蛋白的融合器。此组的融合率为 89%，在术后 6 个月的 CT 扫描上可证实。1 例未融合的患者需行开放性关节融合术，而其他患者无症状，没有感染或神经血管损伤。视觉模拟量表（visual analog scale，VAS）疼痛评分在 24 个月的随访中有改善。38% 的患者在门诊随访，77% 的患者表示愿意再次手术。

Geisler 等对一组 52 例接受三角形多孔涂层的内植物进行微创手术的患者进行研究[14]，85% 的患者愿再次接受此种术式。75% 的患者疼痛缓解。文中没有神经并发症及住院天数的相关数据。

Geisler 等对 31 例接受三角形多孔涂层的内植物进行骶髂关节融合（稳定）术的患者进行影像和手术结果回顾性研究[16]。87% 的患者对手术总体满意，其中 97% 有好、很好或者完全的疼痛缓解。只有 4 例患者存在并发症。2 例患者有术后血肿，合并感染。1 例患者存在 L5 神经根放射痛，1 例患者出现 L5-S1 椎间盘炎。在术后 6 个月，19 例患者行 CT 扫描，95% 在影像上有骨生长的表现，42% 患者有骨长入或横贯骶髂关节。26% 患者可见至少 1 个内植物周边透亮影，虽然此发现的临床意义尚不明确。所有 39 例患者在术后第一天出院。

总　结

虽然骶髂关节的稳定（融合）术尚存争议，几种情况在非手术治疗失败后，可能还是具备手术指征。患者的选择对手术的成功至关重要。相对手术指征包括：退变性骶髂关节炎、炎性骶髂关节炎以及骶髂关节不稳。微创骶髂关节稳定（融合）术的新技术可让手术创伤更小，住院天数更短以及更早负重。完全、彻底地理解骶髂关节的解剖，包括畸形骶骨，对现有的任何一种技术都是必须的。

参考文献

1. Albert H, Godskesen M, Westergaard J. Prognosis in four syndromes of pregnancy-related pelvic pain. Acta Obstet Gynecol Scand. 2001;80：505–10.
2. Aydin SM, Gharibo CG, Mehnert M, Stitik TP. The role of radiofrequency ablation for sacroiliac joint pain：a meta-analysis. PM R. 2010;2：842–51.
3. Berg G, Hammar M, Moller-Nielsen J, Linden U, Thorblad J. Low back pain during pregnancy. Obstet Gynecol. 1988;71：71–5.
4. Bowen V, Cassidy JD. Macroscopic and microscopic anatomy of the sacroiliac joint from embryonic life until the eighth decade. Spine (Phila Pa 1976). 1981;6：620–8.
5. Brunner C, Kissling R, Jacob HA. The effects of morphology and histopathologic findings on the mobility of the sacroiliac joint. Spine (Phila Pa 1976). 1991;16：1111–7.
6. Cohen SP. Sacroiliac joint pain：a comprehensive review of anatomy, diagnosis, and treatment. Anesth Analg. 2005;101：1440–53.
7. Crenshaw A. Surgical approaches. Campbell's operative orthopedics. St. Louis：Mosby Co.; 1992.
8. Dreyfuss P, Dreyer SJ, Cole A, Mayo K. Sacroiliac joint pain. J Am Acad Orthop Surg. 2004;12：255–65.
9. Dreyfuss P, Dryer S, Griffin J, Hoffman J, Walsh N. Positive sacroiliac screening tests in asymptomatic adults. Spine (Phila Pa 1976). 1994;19：1138–43.
10. Dreyfuss P, Michaelsen M, Pauza K, McLarty J, Bogduk N. The value of medical history and physical examination in diagnosing sacroiliac joint pain. Spine (Phila Pa 1976). 1996;21：2594–602.
11. Dreyfuss P, Snyder BD, Park K, Willard F, Carreiro J, Bogduk N. The ability of single site, single depth sacral lateral branch blocks to anesthetize the sacroiliac joint complex. Pain Med. 2008;9：844–50.
12. Fortin JD, Dwyer AP, West S, Pier J. Sacroiliac joint：pain referral maps upon applying a new injection/arthrography technique. Part I：asymptomatic volunteers. Spine (Phila Pa 1976). 1994;19：1475–82.
13. Fortin JD, Washington WJ, Falco FJ. Three pathways between the sacroiliac joint and neural structures. AJNR Am J Neuroradiol. 1999;20：1429–34.
14. Geisler F, Polly D, Rudolf L, Graham-Smith A, Halki J, Reckling W, Shamie N, Phillips F, Reiley M. Minimally invasive surgical (MIS) method for simplifying sacroiliac joint arthrodesis. In：27th annual meeting of the AANS/CNS section on disorders of the spine and peripheral nerves. http：//www.spinesection.org/files/pdfs/11DSPN_SP_Interior.pdf. Phoenix; 2011.
15. Giannoudis PV, Xypnitos FN, Kanakaris NK. Sacroiliac joint fusion practical procedures. In：Giannoudis PVS, editor. Elective orthopaedic surgery. London：Springer; 2012. p. 29–34.
16. Glaser J. Radiographic and surgical outcome of Sacroiliac joint arthrodesis with porous plasma-coated triangular titanium implants：an independent review. In：99th annual meeting of the Clinical Orthopaedic Society. http：//www2.cosociety.org/meetings/2011annual/COS_2011annual_brochure.pdf . Charleston; 2011.
17. Grob KR, Neuhuber WL, Kissling RO. Innervation of the sacroiliac joint of the human. Z Rheumatol. 1995;54：

117–22.

18. Kampen WU, Tillmann B. Age-related changes in the articular cartilage of human sacroiliac joint. Anat Embryol (Berl). 1998;198：505–13.

19. Khurana A, Guha AR, Mohanty K, Ahuja S. Percutaneous fusion of the sacroiliac joint with hollow modular anchorage screws：clinical and radiological outcome. J Bone Joint Surg Br. 2009;91：627–31.

20. Maigne JY, Boulahdour H, Chatellier G. Value of quantitative radionuclide bone scanning in the diagnosis of sacroiliac joint syndrome in 32 patients with low back pain. Eur Spine J. 1998;7：328–31.

21. Miller AN, Routt Jr ML. Variations in sacral morphology and implications for iliosacral screw fixation. J Am Acad Orthop Surg. 2012;20：8–16.

22. Polatin PB, Kinney RK, Gatchel RJ, Lillo E, Mayer TG. Psychiatric illness and chronic low-back pain. The mind and the spine—which goes first? Spine (Phila Pa 1976). 1993;18：66–71.

23. Routt Jr ML, Simonian PT, Agnew SG, Mann FA. Radiographic recognition of the sacral alar slope for optimal placement of iliosacral screws：a cadaveric and clinical study. J Orthop Trauma. 1996;10：171–7.

24. Schwarzer AC, Aprill CN, Bogduk N. The sacroiliac joint in chronic low back pain. Spine (Phila Pa 1976). 1995;20：31–7.

25. Slipman CW, Jackson HB, Lipetz JS, Chan KT, Lenrow D, Vresilovic EJ. Sacroiliac joint pain referral zones. Arch Phys Med Rehabil. 2000;81：334–8.

26. Slipman CW, Sterenfeld EB, Chou LH, Herzog R, Vresilovic E. The value of radionuclide imaging in the diagnosis of sacroiliac joint syndrome. Spine (Phila Pa 1976). 1996;21：2251–4.

27. Smith-Petersen M. Arthrodesis of the sacroiliac joint. A new method of approach. J Bone Joint Surg Am. 1921;3：400–5.

28. Smith-Petersen M, Rogers WA. End-result study of arthrodesis of the sacro-iliac joint for arthritis—traumatic and non-traumatic. J Bone Joint Surg Am. 1926;8：118–36.

29. Solonen KA. The sacroiliac joint in the light of anatomical, roentgenological and clinical studies. Acta Orthop Scand Suppl. 1957;27：1–127.

30. Srejic U, Calvillo O, Kabakibou K. Viscosupplementation：a new concept in the treatment of sacroiliac joint syndrome：a preliminary report of four cases. Reg Anesth Pain Med. 1999;24：84–8.

31. Sturesson B, Selvik G, Uden A. Movements of the sacroiliac joints. A roentgen stereophotogrammetric analysis. Spine (Phila Pa 1976). 1989;14：162–5.

32. Szadek KM, van der Wurff P, van Tulder MW, Zuurmond WW, Perez RS. Diagnostic validity of criteria for sacroiliac joint pain：a systematic review. J Pain. 2009;10：354–68.

33. Vanelderen P, Szadek K, Cohen SP, De Witte J, Lataster A, Patijn J, Mekhail N, van Kleef M, Van Zundert J. 13. Sacroiliac joint pain. Pain Pract. 2010;10：470–8.

34. Wise CL, Dall BE. Minimally invasive sacroiliac arthrodesis：outcomes of a new technique. J Spinal Disord Tech. 2008;21：579–84.

35. Young S, Aprill C, Laslett M. Correlation of clinical examination characteristics with three sources of chronic low back pain. Spine J. 2003;3：460–5.

第23章

颈椎椎间盘突出和狭窄

Pablo R. Pazmiño, Carl Lauryssen

赵龙　谢幼专　译

缩　写

ACDF	颈椎前路椎间盘切除及融合术 anterior cervical discectomy and fusion
ADR	人工椎间盘置换术 artificial disc replacement
AECD	内镜下颈椎前路椎间盘切除及融合术 anterior endoscopic cervical discectomy and fusion
MAST	微创脊柱外科技术 minimal access spinal technique
MED	显微内镜下椎间盘切除术 microendoscopic discectomy
MIS	微创外科 minimally invasive surgery
OPLL	后纵韧带骨化症 ossification of the posterior longitudinal ligament
PECD	经皮内镜下颈椎椎间盘切除术 percutaneous endoscopic cervical discectomy
PN	经皮髓核成形术 percutaneous nucleoplasty

导　语

脊髓型和神经根型颈椎病的诊断和后续适当治疗是具有挑战性的。由于存在多种病理改变，而且每一种都需要个体化的手术方式，其预后和治疗效果也各不相同。因此，最终我们需要针对每种病变类型采取有效的循证手术方式或遵循标准化的治疗指南。实现可持续的良好治疗效果的关键步骤是基于对病变的处理方式。

在过去的 10 年中，MIS（微创手术，颈椎手术）的器械和技术已经有了显著的进步，已成为某些颈椎手术方法的选择。理论上微创手术的优势包括：由于最低程度的软组织损伤，术后继发疼痛较小；美观程度提高；出血少；手术、恢复以及住院时间短等。早在 1967 年，就已经提倡使用显微镜对脊柱成功减压的概念[1]。1983 年，Williams 和 Henderson 等第一次报道了后路颈部小切口椎间孔切开术的技术可行性[2, 3]。对于微创手术的关注主要集中在手术的可视化、病变切除的充分性、手术器械的使用、照明、学习曲线、成本效益，以及在学习曲线中实际实施手术所需要的额外时间等方面。目前尚没有多中心随机对照研究来细致比较颈椎微创手术和标准开放手术在并发症和疗效方面的差异。此外，微创手术本身也有众多的类型，包括内镜、前路椎间孔切开，选择性椎板成形和椎板 - 椎间孔切开术。本章的目的在于评估目前涉及颈椎微创方法相关文献的科学性，包括研究的整体质量、各种手术的适应证、每种方法的并发症，以及手术效果和临床实践的关联性。

尽管其技术和设备最初都是繁琐的，但目前随着科学技术的进步和手术技术的不断改进，微创外科手术已经成为现实。在本章中，我们专注于颈椎微创手术。章节内容的组织是按照手术入路(前、后）安排的，对于每种手术路径，我们将评估用于治疗椎间盘突出和狭窄的手术手段。

基于前路的方法

1. 神经根型颈椎病的前路微创椎间孔切开术
2. 脊髓型颈椎病微创前路椎间孔切开术
3. 经皮髓核成形术
4. 前路内镜下颈椎融合术 (AECD)
5. 经皮内镜下颈椎减压术 (PECD)
6. 内镜下激光颈椎融合术

突出

对于钙化和非钙化的颈椎间盘突出前路治疗，其基本原则包括：有或无前柱支撑与融合的完整椎间盘切除和减压。目前传统的手术治疗方法为通过 Smith-Robinson 入路放置内植物、垫片和器械。

微创前路椎间孔切开术

适应证
1. 骨性椎间孔狭窄
2. 神经根型颈椎病
3. 单节段或多节段
4. 后外侧椎间盘碎片
5. 初次手术后椎间孔残余狭窄

一般而言，使用前路椎间孔切开术的纳入标准包括，在 6 周的保守性治疗无效后，虽然很少或没有颈部疼痛，仍有包含性椎间盘突出并伴随神经根性疼痛的患者。手术的标准仅限于神经根型颈椎病。前路椎间孔切开术可以考虑应用在那些源于侧隐窝或椎间孔病变的单节段或多节段神经根痛。双侧病变不是禁忌证。导致术者采用该种手术的例子包括后外侧骨性管道狭窄、后外侧椎间盘碎片，椎板切除或椎间孔切开术，或 ACDF

后不完全减压造成的椎间孔残余狭窄。此外，前路椎间孔切开术也可以用于神经根痛为主、合并少量颈部疼痛的颈椎病患者。

局限性
对于前路椎间孔切开术的相对禁忌证包括，广泛的后纵韧带骨化 (OPLL)、脊髓型颈椎病、血管异常（例如，扭曲的椎动脉）、轴性痛为主、骨性管道，或弥漫性椎管骨性狭窄。在这些情况下，前路融合或前后路联合的手术可能是必要的。

手术入路
该手术的体位类似于标准的前路椎间盘切除，在 X 光射线可透的手术台上将患者置于仰卧位。因为在前后位颈椎间盘自然向头端倾斜，在摆体位时应避免使用衬垫使颈椎过伸[4]。牵引是不必要的。皮肤切口的定位通过术前侧位透视，用贴在相应的椎间盘位置上的定位针确定。手术采用标准的 Smith-Robinson 入路到达引起神经根性疼痛的同侧椎体水平。在脊柱的外侧 1/3 由可移动的颈长肌覆盖，牵引钩按照标准方式进行放置。接着，钩突内侧和外侧的边缘划定则结合谨慎的 bovies 烧灼，kittner 切除和剥离子剥离。合适的水平线要采用透视确定，而且自稳牵引钩要放置在侧颈长肌和食管的深处。另外为了使内镜可视化，管状撑开器可在沿钩突纵轴的方向放置。在牵引时，当整个钩突、头尾端椎体的侧方 1/3 以及椎间盘都在视野内才算完成（图 23.1）。在这种情况下，多个相邻节段的病变可以很容易地从同一皮肤切口

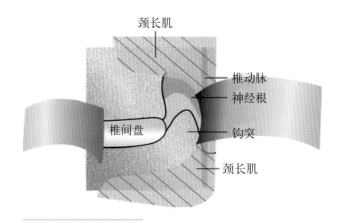

图 23.1 手术前向视图

进行处理。由于对神经和血管结构的潜在损伤，剩余的步骤需要在显微镜放大下进行。由于对神经血管损伤的风险增加，双目放大镜无法满足可视化及照明要求[5]。为避免并发症以及保证理想的降压效应，理想的照明和放大设备是必要的。

椎间孔切开手术

要使用钝的剥离子，最好是 Penfield 4 号，从颈长肌和软组织附着处剥出钩突及尾端椎体的外侧缘。紧贴钩突的外侧缘，剥离一个软组织面以便将 Penfield 4 号放置于钩突与椎动脉之间。完成后，Penfield 4 号的凹侧曲线应当沿着钩突的外侧缘，这可作为椎动脉的内侧金属屏障（图 23.2）。接下来的钩突切除则采用长柄高速 AM8 球形金刚石切削器（Anspach®，Palm Beach Gardens，Fla.，USA/Midas Rex® Legend® Fort Worth，Tex.，USA）。在骨头上钻一个 6 mm 直径的环形圈，要在钻头以及 Penfield 4 号保持 1 ~ 2 mm 的距离。钻头要沿着钩突的前外侧切割，使用充足的盐水冲洗并沿着出血的骨松质边缘间歇性放置骨蜡。透视可以用来确定最初的轨迹和深度。如果需要，可以通过切除椎间盘的少量外侧边缘以接近旁中央型的椎间盘碎片。为了到达后方的神经结构，基于术前的准备，入路的方向应当向头侧倾斜。应当避免平直的入路，因为这只会导向椎弓根的上缘而远离预期的病变部位。磨钻可进一步谨慎沿着后部皮质化的钩突床和后外侧终板喙突磨除（图

23.2）。接着，要确定后纵韧带（PLL），并在椎体背侧以及后纵韧带之间创建一个平面。要组合使用刮匙以及 1 mm、1.5 mm 或 2 mm 的 Kerrison 咬骨钳，刮除相关神经根周边所有覆盖的骨性边缘、赘生的骨刺、侧缘的后纵韧带、软骨以及骨膜（图 23.3）。继续使用钻头磨薄侧方钩突，直到骨皮质残余部分可以使用 Penfield 4 号或其他剥离子从基底部、由外向内敲除或"弹除"（图 23.4）。有些作者更倾向于保留这个边缘，作为相应椎动脉的标志和保护层[6]。组合使用双极电凝和凝血剂可以实现精细的硬膜外止血或前方内静脉丛的引流。

此时，从神经根的发起端到其椎动脉后方外

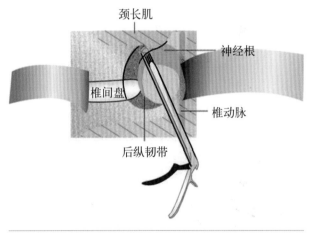

图 23.3 钻头进一步磨除，并保持与终板平行；当所有骨松质出血减少时，确定后纵韧带。组合使用微型刮匙和 Kerrison 咬骨钳，刮除相关神经根周边所有覆盖的骨性边缘、赘生的骨刺、侧缘的后纵韧带、软骨以及骨膜

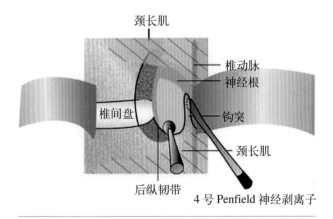

图 23.2 前路椎间孔切开术（钻头，Penfield 4 号或其他剥离子水平放置在钩突）

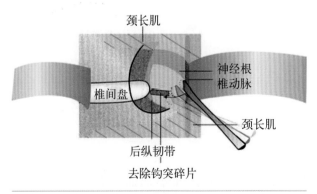

图 23.4 使用钻头磨薄侧钩突壁直至少量皮质骨残留，然后由外向内采用 Penfield 4 号或其他剥离子敲除残留

侧部分的整条神经根路径均完成减压。钝的神经钩或小球状探针通过现有的椎间孔探查神经根，确保所有的椎间盘碎片已经被清除，同时减压充分（图23.5）。手术过程中，在牵拉神经根或者要在已经受压的神经根上加压时必须非常小心，因为这很容易引起神经损伤。如果在钩突内侧或有压迫脊髓的病变时，可以使用前面提及的技术进行切除。

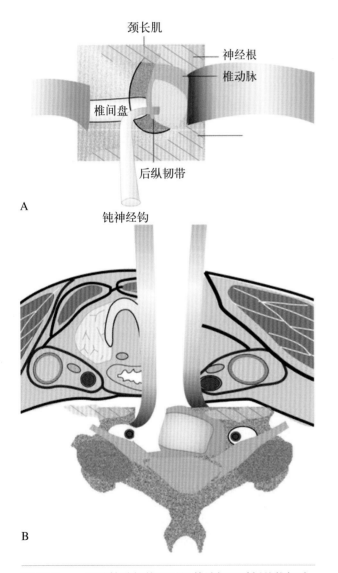

颈长肌

神经根

椎动脉

椎间盘

后纵韧带

A

钝神经钩

B

图23.5　A. 短的钝神经钩可以沿着神经通过新的椎间孔，以确保所有椎间盘碎片已经被清除，充分的减压已经完成。B. 轴向视图展示前路椎间孔切开术完成

并发症

由于颈交感神经链靠近在颈长肌外侧缘，如果交感神经被切断或在分离颈长肌时受到牵拉，有可能引起霍纳（Horner）综合征。只有两篇文献报道104例患者中有一过性的霍纳综合征[4, 7]。为了避免并发症的发生，我们尽量减少对颈长肌的横向分离，并使用钝的剥离子分离颈长肌。Jho对避免该创伤的建议是，从内侧至横突前结节切开颈长肌[8]。在104例患者中，有1例椎间盘炎的患者，通过使用抗生素治愈并自发融合[8]。Jho提到1例短暂性偏瘫，他认为是在手术摆体位的过程中由于颈部过伸造成的[8]。回顾文献显示，一组21例患者的研究中只有1例暂时性上喉返神经麻痹[9]。还有1例偶然的硬脊膜撕裂需要手术修复治疗[10]。在4例患者中出现脊柱不稳，表现为侧方塌陷、冠状面倾斜和旋转不稳定，有可能是过度切除侧方椎间隙结构而引起的过度减压的结果[4, 10]。Hacker也注意到较高的椎间盘突出复发率（4例），原因为过度的医源性椎间盘完整性破坏[4, 10]。还有1例术后神经根损伤，后经后路行椎间孔切开术治愈[9]。

尽管椎动脉损伤相对少见，但却有灾难性的后果。解剖分析已经明确了相对于神经孔入口，椎动脉位于前外侧[11]。在标准颈椎前路椎间盘切除及融合术（ACDF）中，椎动脉撕裂的概率为0.3% ~ 0.5%[12, 13]。在我们约200例的病例以及在前路椎间孔切除术的文献中，没有椎动脉损伤或撕裂的病例。这归因于对于患者适当的选择、术前规划和手术技术。为了避免血管损伤，我们提倡周密的术前检查，确定椎动脉的位置，以排除对椎动脉的异常曲折或扭曲。由于这个过程需要完善技术以尽量减少并发症、减少学习曲线，并优化手术的舒适性，这一过程可以在临床使用前在实验室中尸体上进行演练。

病例研究：前路椎间孔切开术（感谢 C.Lauryssen 博士）

1例53岁的右利手男性患者，有9个月顽固性神经根性痛，伴C6分布区域肌力下降。他主诉90%的根性分布区域手臂疼痛和10%的轴性痛。

经过长期的保守治疗，包括非甾体消炎药、牵引、按摩、物理治疗、口服类固醇、硬膜外麻醉和选择性神经根阻滞等，患者还是有顽固的手臂疼痛和 C6 分布区域的肌力下降。术前 MRI 显示右侧多于左侧的 C5-C6 椎间孔狭窄（图 23.6、23.7）。对患者实施了右侧的 C5-C6 前路椎间孔切开术。在术后 2 年的随访中，患者颈椎屈伸位 X 线片显

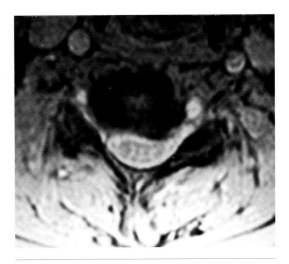

图 23.7　术前轴向 MRI 显示严重的 C5-C6 椎间孔狭窄和右侧为主神经根型颈椎病

示没有任何的不稳定征象。术后前后位、斜位 X 线片（图 23.8）显示了椎间孔切开术的孔径。

单侧单节段或多节段显微前路椎间孔切开术治疗脊髓型颈椎病

Jho 介绍了单侧切开的多节段椎间孔切开术，目的在于对脊髓型颈椎病患者减压整个脊髓和椎管[14]。如前所述的前路椎间孔切开术可在多节段病变中应用，只不过随后要建立与椎间孔空腔相连的隧道。通过横跨中线的斜行路径指向对侧神经根和脊髓的侧缘。接着，切除后纵韧带、骨赘和椎间盘碎片，并且在整个横断面上为脊髓减压。通过这种方式，可以扩大椎管的尺寸而不需要骨融合或固定。

适应证

该手术适用于单节段或多节段颈椎管狭窄导致的前方脊髓受压的脊髓型颈椎病患者。

治疗效果

在这篇文章成文的时候，该技术已经被报道应用于 14 例患者。在最初患者群体中，所有患者都在术后 1 天出院，也没有大的并发症发生。短期内，所有患者在屈伸位透视片中颈椎都是稳定的。对于严重的颈椎病，研究人员倾向最终

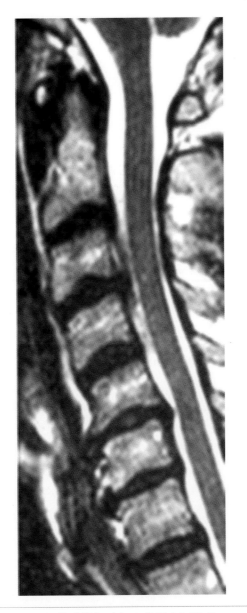

图 23.6　行前路椎间孔切开的具有严重的 C5-C6 椎间孔狭窄和右侧神经根型颈椎病患者的术前矢状位 MRI

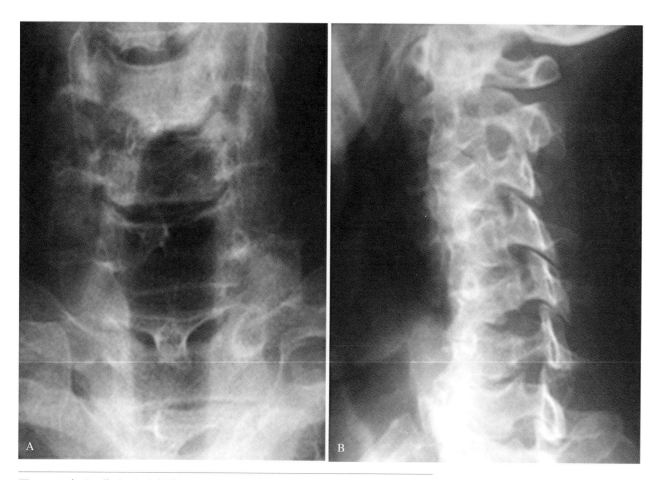

图 23.8 术后正位（A）和斜位（B）X 线片显示右侧 C5-C6 前入路椎间孔切开术

融合。目前，对于活动度维持的保持、是否需要进一步手术以及潜在的不稳定等并没有长期的数据。文献认为，该手术尚处在初步阶段，需要进一步研究手术特定的适应证，长期的疗效和并发症。由于手术自身的特点，该手术有较高的学习曲线和显著的风险，在临床应用前应该在尸体上进行掌握。

经皮髓核成形术

Nardi，Li 和同事[15, 16]的研究中介绍了 1 例经皮髓核成形术（PN）。为了本文的分析，这些研究将一起讨论。在手术过程中，18 号的手术针通过右侧入路插入与右胸锁乳突肌内侧缘相邻的一点，而喉和气管水平位于内侧，颈动脉位于外侧。手法触诊后，在透视引导下使用脊柱针穿刺椎间盘。接着经皮的 SpineWand 光纤穿过 18 号手术针放置在椎间盘上，并连接到标准发电机上。其标准流程为在 3W 的功率下进行髓核消融，并且有 1 秒的凝结[16]。如果在凝结过程中没有疼痛，而后可进行 15 秒消融。在手术过程中，在透视引导下要使 Perc-D SpineWand 在椎间盘内部四处移动。随后，Perc-D SpineWand 要引导至后纤维环进行 1 秒凝结，以收缩周围胶原和加宽通道。该过程在手术中要重复 4 ~ 6 次。

适应证

适用经皮髓核成形术的病患包括，在经过 6 周保守治疗没有效果的椎间盘突出，伴神经根性痛，伴或不伴有颈部疼痛。经常引用的排除标准包括，任何脱出的椎间盘碎片、颈椎管狭窄、后纵韧带骨化（OPLL），在相应节段进行过手术，任何显著的前（后）滑移、脊髓型颈椎病，以及已知的出血性体质。

结果

Li 对 126 例接受了经皮髓核成形术（PN）超过 4 年的病例进行了前瞻性研究，但对术后的随访时间没有描述[16]。在这组病例中，所有患者都没有出现不稳定或脊髓病的症状或体征。纳入的病例仅限于有神经根性痛的椎间盘突出者，伴或不伴有颈痛，且至少 6 周的保守治疗后没有改善。视觉模拟量表（visual analog scale，VAS）评分在术后随访中下降。优良和良好效果比例为83.7%。通过对经皮髓核成形术（PN）和保守治疗的比较（非甾体药物，可的松，物理治疗和颈托），Gebremariam 进行了一项完善的系统回顾并对 Nardi 研究的质量和有效性进行了评价[17]。在他的评级系统里，经皮髓核成形术（PN）的论文由于样本数量小（$n = 70$）被认为是低质量的随机对照试验研究。术后 60 天，80% 的经皮髓核成形术（PN）治疗的患者报道症状完全缓解（$P < 0.001$），而在保守治疗组，只有 20% 的患者症状完全缓解（$P = 0.172$），两组间无统计学差异。因此，他发现经皮髓核成形术（PN）和保守治疗在治疗效果上没有显著差异。

并发症

目前有报道的并发症只有 1 例，是 Perc-D SpineWand 断针尖遗留在患者的椎间盘内部，但并没有什么后果。另外 1 例患者则是颈部的持续疼痛、神经根性痛和整个左上肢麻木。术后 MRI 显示 C5-C6 终板间区别不明显，而且相邻椎体上在 T1 加权图像上信号强度降低，在 T2 加权图像上信号增强。

内镜下前路颈椎融合术（AECD）/ 经皮内镜下颈椎减压术（PECD）

内镜作为颈椎间盘突出、神经根型颈椎病治疗中的辅助手段，最近非常流行。各种刚性和柔性的内镜可以用作从进行经皮到传统的开放式治疗之间的阶梯治疗。Hellinger、Yao、Chiu 和同事们的研究介绍了新的通过内镜进行的伴随或不伴随融合的颈椎前路椎间盘切除术[18-21]。为了本文的分析，这些研究将一并讨论。

内镜下前路颈椎间盘切除及融合术的适应证

内镜下前路颈椎间盘切除融合术（AECD）的选择标准为软性椎间盘突出和神经根性疼痛，有或没有颈痛，在至少 6～12 周的保守治疗后无效的患者。椎间盘的腹侧必须至少 4 mm 厚，以防止入路相关性的损伤。任何头尾端的暴露应当不超过椎体的一半。突出椎间盘本身应该位于脊髓外侧边缘的内侧，因为这是后路手术的反指针。在另一些情况下，有些作者介绍对于复杂的或多节段的病例，要进行手术前或手术中的椎间盘造影术。还有几位作者指出，内镜术后患者对颈椎牵引有很好的反应。禁忌证包括脊髓型颈椎病、严重颈椎管狭窄、后纵韧带骨化（OPLL）、相应椎间盘水平的显著游离椎间盘碎片、有明显塌陷的严重颈椎病，椎间隙狭窄以及骨赘阻碍进入椎间盘。

经皮内镜下颈椎减压术（PECD）

适应证

经皮内镜下颈椎减压术（PECD）的病例选择标准和前路内镜下颈椎融合术相似，主要用于治疗软性椎间盘突出和神经根性疼痛，伴随或不伴随颈部疼痛，而且至少 6～12 周保守治疗没有效果的患者。禁忌证包括脊髓型颈椎病、严重颈椎管狭窄、后纵韧带骨化（OPLL）、相应椎间盘水平的显著游离椎间盘碎片、有明显塌陷的严重颈椎病，椎间隙狭窄以及骨赘阻碍进入椎间盘。

手术方法和技术

内镜微创手术的原则是在保留部分纤维环和椎间盘的情况下，通过狭窄的内镜管道尽量降低入路相关并发症。经皮内镜下颈椎减压术（PECD）的经椎间盘路线可选择性指向目标并清除髓核以及任何腹侧的可疑病变，只留下椎间盘边缘和剩余的纤维环。使用类似的手术入路，可进行前路内镜下颈椎间盘切除融合术（AECD），并插入垫片以提供椎间稳定。可以使用异体（自体）骨、碳纤维或可扩张的假体（图 23.9 A～C）。

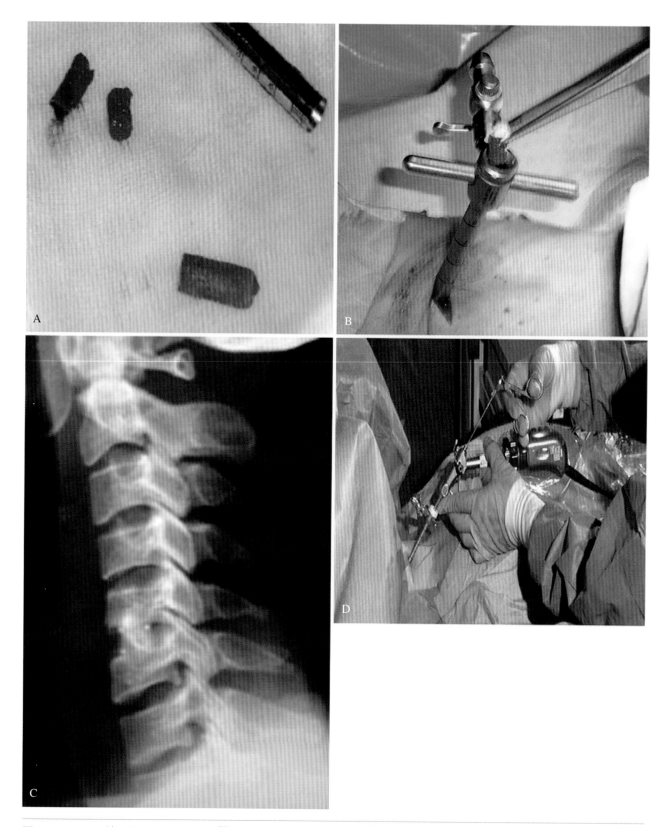

图 23.9　A、B. 销形自体骨（Hellinger[20]），许可使用。C. 增强碳纤维聚合物的融合器（Yao 等 [19]；许可使用）。D. 外科医师使用关节镜切除垂体的外部视图

通过一个 5 mm 的切口，采用前路 Smith-Robinson 入路钝性分离组织，到达对侧突出物。当 18 号穿刺针插入相应的椎间盘时，食管和气管向内侧推移，颈动脉鞘向外侧推移。采用双平面透视后确定要手术的椎间盘，导丝和连续扩张器沿着穿刺针从切口进入，然后固定于椎间隙。该手术步骤包括，用内镜显示器监测，以及频繁的透视引导实施 2 mm 的前路套管支撑下的纤维环切除（图 23.9D）。接下来要使用一系列的扩张器，最终在最后的闭孔上形成一个 6.5 mm 的工作套筒，并停留在前方的纤维环。如果需要撑开，扩张套管可以插入和旋转以实现足够的椎间隙扩大（图 23.10A）。扩张器的初始位置是通过前后位透视确认的。其余的步

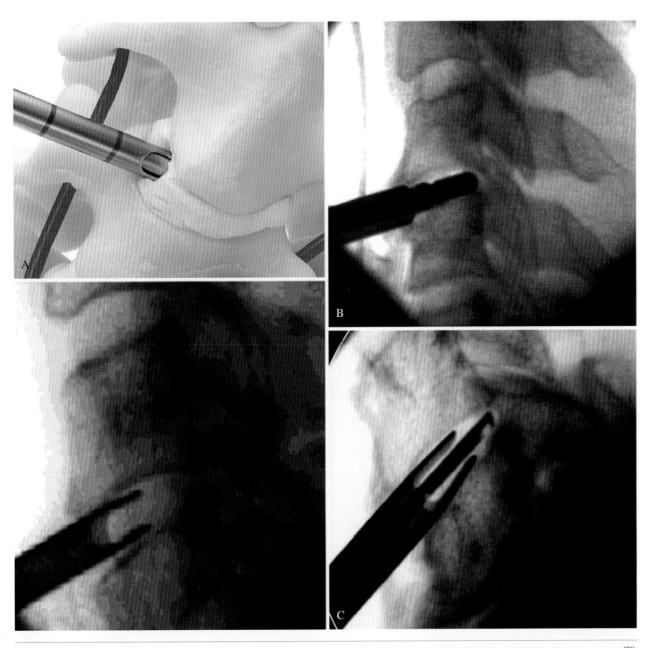

图 23.10　A. 膨胀套管。B ～ F. 采用特制锉刀，毛刺，Kerrisons 钳，探头和骨钳在透视引导下准备椎间盘（Hellinger [20]；许可使用）

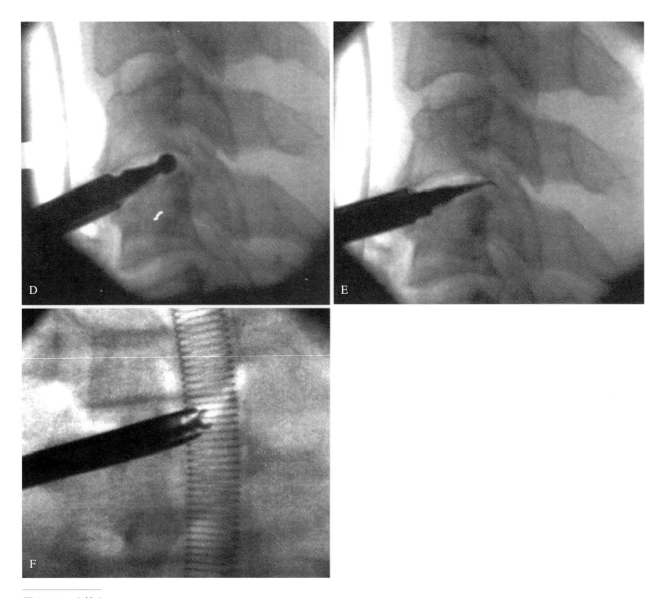

图 23.10 （续）

骤通过内镜和侧位透视的引导进行。椎间盘切除术则通过一系列的内镜椎间盘器械，如内镜钳、咬骨钳、单极射频、磨钻，环锯和刮骨刀完成（图 23.10）。旋转 25°椭圆形内镜（3.3 mm ×5.3 mm）提供了钩椎关节附近的更充分的视野（图 23.11A ～ D）。边缘骨赘和后纵韧带可以结合使用钳子、Kerrisons 钳以及环形刮刀切除。为了提升椎间盘空间内的可视化，可以用气体介质来提供类似显微镜的图像。彻底减压可以通过神经钩确认。内镜下前路颈椎间盘切除融合术可

以植入多种自体（异体）骨或置入内植物，在透视引导下经工作套管完成（图 23.9A、B）。

效果和并发症

由于可用的数据有限，很难评估这些内镜椎间盘手术的优缺点。因此，要客观比较 Ⅲ B 级和Ⅳ级的内镜证据，以及来源于标准的前路开放颈椎间盘切除融合术的广泛研究成果完全没有可行性，因为后者在实验研究和我们的临床实践一贯有良好或优秀的结果。我们现有的只有 5 项美国食品药品监督管理局（FDA）临床试验器械豁

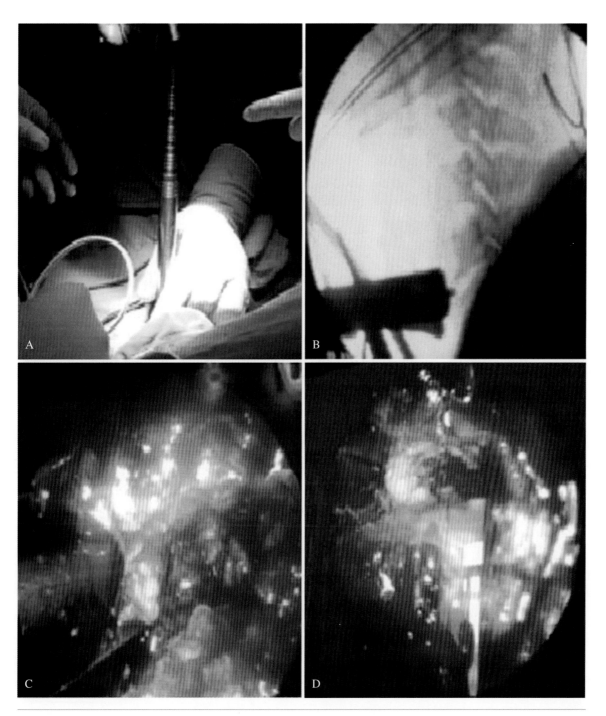

图 23.11　内镜手术中。A. 在颈动脉和食管间导入内镜扩张器。B. 透视下建立工作通道。C. 用小 Kerrison 内镜清除椎体相邻椎间盘前方骨赘。D. 椎间盘切除后的内镜视野（Yao 等 [19]；许可使用）

免（investigational device exemption，IDE）研究数据，其中颈椎前路椎间盘切除和融合术（ACDF）作为对照组，与单纯使用融合装置比较；同时，还有 3 项比较融合和人工关节置换的研究案例[22, 23]。在这些研究中，颈椎前路椎间盘切除和融合术（ACDF）的再手术率在无钢板固定时为12.7%～18.1%，有钢板固定时为 4.1%～8.5%。由于假关节，相邻节段塌陷，或翻修的单节段颈椎前路椎间盘切除和融合术（ACDF）的总体再手术率为 10%。患者的 VAS 满意度得分的中位数为 92.9 分；2 年后，颈椎前路椎间盘切除和融合术（ACDF）融合率为 95%，神经痛缓解率为 88%；80.9% 颈椎前路椎间盘切除和融合术（ACDF）患者表示他们会再次选择同样的手术[22–24]。2 年后使用内植物和钢板的颈椎前路椎间盘切除和融合术（ACDF）的临床总体成功率为 70.8%[24]。考虑到内镜下前路颈椎间盘切除融合术（AECD）相对于标准开放性前路椎间盘切除和融合术（ACDF）的优势，目前没有充分的证据强烈建议应用 AECD，还需要更多研究来确定内镜下前路颈椎间盘切除融合术（AECD）是否有更为广泛的临床应用空间。理想情况下，应该有更多的随机对照试验数据。还需要进一步研究的是，内镜手术在各亚组不同阶段和病变部位上的优点和缺点的平衡性是否有差别。也需要手术经验对手术效果影响程度的研究。最后，还需要更多来自目前从事内镜融合和椎间盘切除术的医师的数据，来研究其安全性、经济性和疗效。

内镜手术支持者指出在其ⅢB级和Ⅳ级的研究中，手术成功率在 85%～94%，而且并发症可以忽略不计[18, 19]。该手术被描述为对原有 Cloward 手术的改进，而且有暴露相关创伤小、无吞咽障碍、麻醉要求低、康复快的好处[20]。手术还有高的学习曲线。支持该手术的作者对于初始系列病例的回顾性研究表明，这些内镜手术并发症水平低，因此也可以在我们的手术中开展；然而，在广泛的临床实践前，他们需要进一步的研究。并发症包括感染、转换为开放性手术、需要开放暴露及血管外科医师缝合的血管损伤（颈外动脉）。因

此，需要随机的前瞻性研究来直接比较微创内镜的方法和开放的手术，以在颈椎融合术中理解和识别该微创手术方法的价值。

病例研究：AECD（感谢 N. Yao 和 W.Wang 博士）

1 例 50 岁的女性患者，主要为颈部轴性痛，VAS 评分为 8/10。此外，伴有 C6 分布区域的左手臂疼痛。X 线片显示轻度颈椎病（图23.12A）。MRI 显示在 C5-C6 的左侧椎间盘突出（图23.12B）。经过长期的保守治疗，疼痛转变为顽固性的，需要进行彻底治疗。患者接受了前路内镜下颈椎间盘切除融合术（图 23.12C）。术后患者脖子疼痛 VAS 评分为 1/10。患者只有偶尔轻度的肩胛疼痛，其他方面疗效良好。术后颈椎 MRI 显示C5-C6 已经减压（图 23.12D）。术后 7 年，X 线片显示出骨性融合和前凸部分丢失，动态 X 线片没有显示任何不稳定（图 23.12E）。

激光内镜下前路颈椎融合术

Ryan 进行了首例评估 CO_2 激光在脑组织中灵活发射的组织学的研究，证实了用单一设备来进行切割和凝结的能力，而无需对组织进行过度的操作，并且相邻热效应最小[25]。Designer[26] 和同事则介绍了一种可以用于内镜下止血和组织分解的联合使用激光和超声外科技术（laser and ultrasound surgical therapy, LUST）的设备。

文献和期刊中报道的大部分的激光治疗用于颈椎。经皮激光椎间盘减压术（percutaneous laser disc decompression, PLDD）[27] 在 1986 年首次使用, 并在 1991 年获得了美国 FDA 的批准。该经皮手术只使用了透视引导和套管，不需要内镜下操作。从此, 经皮激光椎间盘减压术（PLDD）备受推崇，自 2001 年以来，有超过 30 000 例经皮激光椎间盘减压术（PLDD）的手术病例。经皮激光椎间盘减压术（PLDD）是在局部麻醉下通过激光光纤或射频棒经皮插入髓核的。射频是通过 800～1 200 kJ，使用钬：钇 - 铝 - 石榴石（Ho: YAG）激光器发射的。然后激光能量通过光纤传导，在导致髓核和椎间盘汽化的同时，还

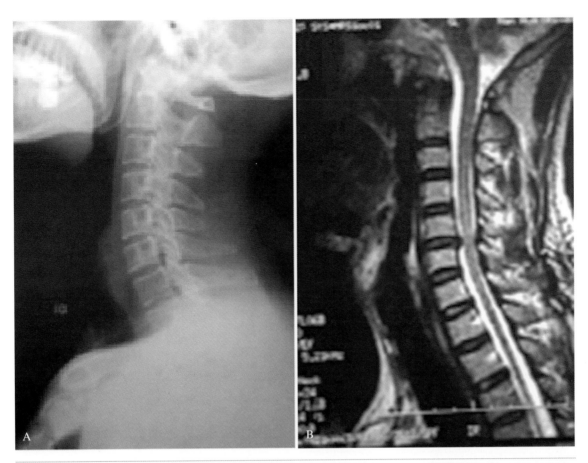

图 23.12 A. 术前颈椎侧位 X 线片。B. 术前颈椎 MRI：矢状位显示对 C5-C6 的脊髓压迫。C. 内镜下前路颈椎间盘切除融合术（AECD）后 X 线片显示碳纤维 PEEK- 融合器架。D. 术后颈椎 MRI 显示 C5-C6 突出椎间盘切除后的减压。E. 术后 7 年的颈椎侧位片显示骨性融合，PEEK 融合器在 C5-C6 牢固的融合（Yao 等 [19]；许可使用）

可以促进组织生长。

手术技术

前路内镜微创手术通常是通过一个类似于前路椎间隙通道进行。该手术通常是在有意识的静脉镇静下进行的，对于紧张的患者可以进行全身麻醉。采用了标准的前路 Smith-Robinson 入路，并用一个 18 号的脊椎穿刺针经皮放置入相应的椎间隙。X 线透视定位要确认相应的椎间盘位置，如果在术前没有做椎间盘 X 线检查的话，要在这个时候摄片。接着，在穿刺针旁做一个 3 mm 切口，然后通过穿刺针将导针引入椎间盘，依次置入套管针和用来切割外层纤维环的环锯。

基本手术包括使用套管支撑的小部分前方纤维环切除，内镜监测，透视引导，并通过一系列的内镜椎间盘仪器实施椎间盘切除。仪器包括标准的椎间盘减压设备，比如射频或侧发射 Ho: YAG 激光发射仪。Ho: YAG 激光是侧发射探针，在 10 Hz 非剥脱水平 5 秒开和 5 秒关闭状态下使用（第一阶段 8 W / 300 J，第二阶段 5 W / 200 J）[18]。随后，内镜检查是用来确定椎间盘切除效果和激光的热椎间盘成形术。神经孔减压则通过一系列的椎间盘切除、微型钳、微型骨锉，微型锯和微型刮刀完成。0.25% 布比卡因在局部应用，并在切口上放置一个黏合绷带。术后 1 小

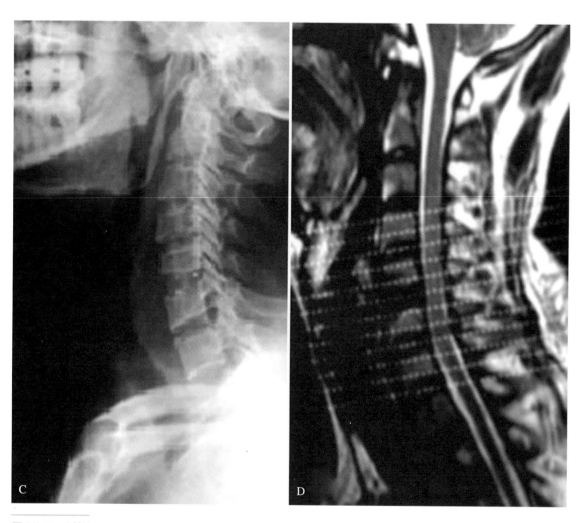

图 23.12（续）

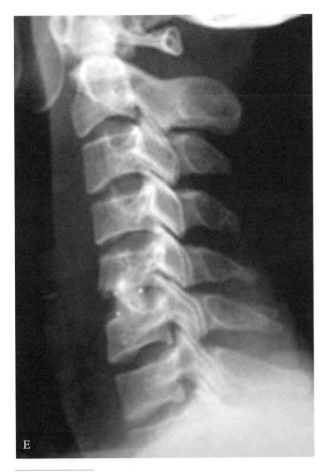

图 23.12 （续）

时内，鼓励患者下床活动。手术后几个小时即可出院，为了舒适性，在接下来的 3 天可以使用颈托。颈部练习在术后 2 天开始，在 2 周内可以返回工作。

激光内镜下前路颈椎融合术的疗效及并发症

1. 椎间盘炎
2. 感觉迟钝
3. 呼吸困难
4. 霍纳综合征
5. 行动（感觉）障碍
6. 术后声音嘶哑
7. 二次手术
8. 血管并发症：血肿清除

国际多中心微创手术研究协会关注了 3 000 多例患者的并发症。这项研究主要集中在这些

患者的并发症发生情况。研究表明，患者的满意度在 90% ~ 94.5%[18]。有 5 例椎间盘炎，运动（感觉）障碍 6 例，感觉迟钝 1 例，而脑脊液漏病例则为 0。研究也记录了 37 种不同的手术方法，手术中心不同，有很大差异。一个手术中心报道只有 1 例患者需要二次手术，有些中心则有 4 ~ 8 例患者需要二次手术，而另一个中心报道有 16 例需要二次手术。Reuter 记录了一系列术中并发症[21]。1 例患者由于麻醉而呼吸困难。2 例患者有血管并发症，需要紧急通气并清除血肿。他发现初次椎间盘切除手术的融合率为 4%。在 1 200 例内镜下前路颈椎间盘切除融合术（AECD）中，Chiu 记录了 1 例术后暂时的声音嘶哑病例和 1 例历时 1 天的暂时性霍纳综合征[17]。由于激光热能量的效应，也有一些术后骨溶解和分解的例子。

在脊髓附近使用激光有相当大的风险，需要一个很高的学习曲线，所以转为日常的实践要非常谨慎。这里，也需要随机前瞻性的研究来比较微创激光手术与开放手术，以便从理论上充分理解该手术和颈椎融合术各自的利弊。

病例研究：激光并发症（感谢 R.Rabbani 和 G. Tepper 博士）

1 名 53 岁的健康男性，因颈部和手臂疼痛经颈椎多节段经皮激光手术 7 周后，患者主诉颈痛的急性恶化、新发的颈部后凸畸形以及手臂疼痛的加重。患者表现为上运动神经元受损的体征：在检查中有反射亢进，痉挛，Hoffmann 征（+），Romberg 征（+）；上肢肌力下降，肱二头肌、肱桡肌、腕伸肌、骨间肌和手指伸肌肌力为 4/5。

术后 MRI 和 CT 显示 C5、C6 和 C7 上半部分的骨溶解（图 23.13）。还有骨和椎间盘后凸畸形导致多节段的脊髓受压。患者接受了 2 个阶段的后续手术。第一阶段包括 C5 和 C6 椎体全切除，植入 PEEK 装置（C4 至 C7 的自体骨），并从 C4 至 C7 放置颈椎前路钢板。术中显示椎骨似乎已经液化；培养是阴性的。第二阶段包括 C4 至 C7 后路脊柱融合、侧块固定以及髂骨植骨（图 23.14）。

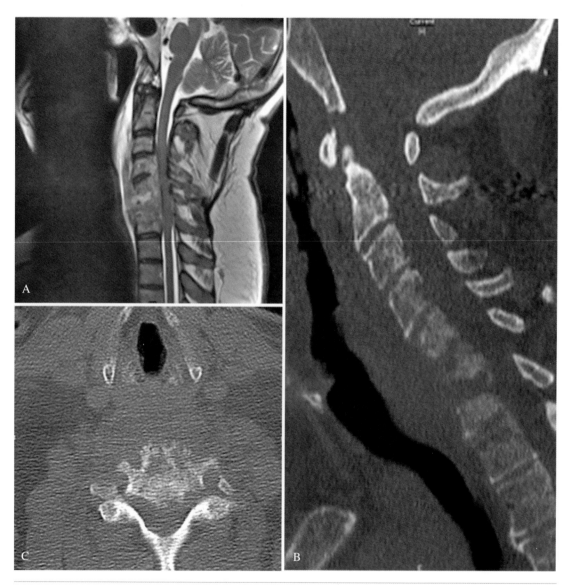

图 23.13　A. 术后 MRI：经皮激光椎间盘切除术后颈椎 MRI 显示骨溶解和显著的脊髓受压。B、C. 经皮激光手术后 CT 显示骨溶解和后凸畸形

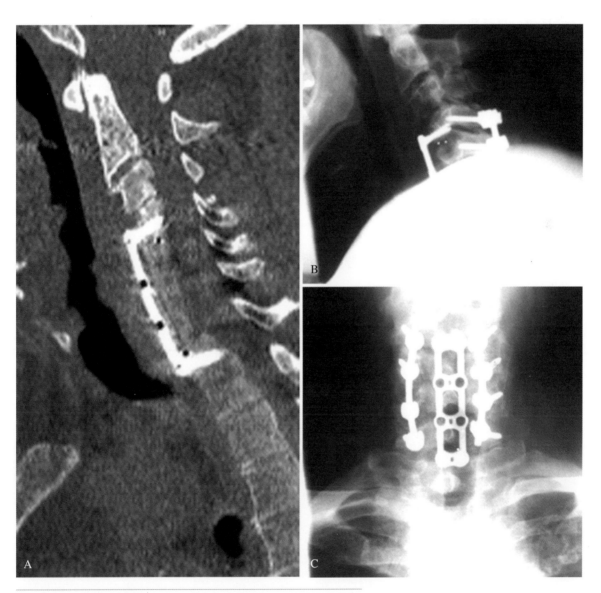

图 23.14 A. 最终术后 CT。B、C. 最终的术后前后位、侧位 X 线片

后路手术

椎间盘突出

显微镜和内镜椎板－椎间孔切开术

1925 年，Charles Elsberg 首次描述了标准的开放椎板-椎间孔切开术，完成了对脊髓肿瘤的减压[28]。这种方法是目前广泛使用的一种侧方减压的手段，用来治疗诸如狭窄、椎间盘突出、骨赘等，同时可以维持正常的生物力学。Roh 介绍了管状牵开器，而且 Adamson 在 2001 年在临床使用该技术后，MIS 内镜椎间孔切开术开始成为潮流[29, 30]。当突出椎间盘的绝大部分在脊髓的外侧时，常使用这种方法来治疗软性椎间孔处椎间盘突出。

显微镜通道辅助后路椎板-椎间孔切开术

适应证：椎间孔处神经根受压

1. 滑膜囊肿
2. 单侧病变
3. 椎间孔处软性椎间盘膨出
4. 关节狭窄、增生骨刺
5. 单节段或连续两节段神经根受压
6. 前路手术后持续性椎间孔狭窄
7. 多节段的椎间孔狭窄，不伴有中央狭窄
8. 前路手术困难或禁忌（例如，气管切开、辐射、颈胸交界处）

显微镜通道辅助后路椎板－椎间孔切开术手术技术

手术进行时，患者可以俯卧或采用 Mayfield 头部固定的轻度屈曲位坐姿（Mayfiled 头部固定支架：Integra Life Science, Plainsboro, NJ）。在前后位 X 线透视下对脊柱关节线进行标记，手术其余的过程则在侧位透视下进行。18 号针放置在合适的椎间孔水平，并通过侧位 X 线透视确认。采用标准入路，取 1.5 cm 的后正中切口，并均匀撑开椎旁肌群。另外，基于侧位透视也可在旁开 2 cm 处取 1.5 cm 切口，用于单侧椎间孔切开术。一旦椎旁筋膜切开，

一系列的钝性扩张器要通过软组织，直到到达理想的椎板及侧块位置。接着，管状扩张器可以允许软组织活动，并最终放置套筒。在处理骨性结构前需要用 X 线片再次确认。组合使用电力和双极电凝剥离软组织，然后可用显微镜确定椎板间隙。按照标准方式利用 AM8 球形金刚石的长柄高速磨钻（Anspach®, Palm Beach Gardens, Fla., USA/ Midas Rex® Legend®, Fort Worth, Tex., USA）在椎板上钻一小孔。关节突内侧的 1/3 用锉刀去除。接着，要用神经钩找到并确认椎弓根，以确定外侧的横断面范围并确认方向。在神经根起源处可以观察到的脊髓外侧缘，在去除相应的骨赘后可以进行椎间孔切开手术。要小心地移开神经根并持续止血。对于软的侧方椎间盘突出，可以看到椎间盘碎片，然后联合神经钩进行椎间盘切除。伤口大量冲洗，管状撑开器在显微镜观察下移除，以确保止血。在缝合该区域之前，要用生理盐水冲洗，如果需要的话，可以应用止血剂。

内镜椎间孔切开术的手术技术

该手术除可视化外，和一般手术相同。由于有小直径高分辨率的玻璃棒状内镜，可以通过狭窄的入口拥有较好的视野，同时允许微型手术器械的操作（图 23.12 D、E）。25°镜安装在管状牵开器内，这样可观察椎间盘空间和关节突。

显微镜通道辅助后路椎板-椎间孔切开术 (microscopic tubular-assisted posterior laminoforaminotomy, MTPL)

来自韩国的小样本前瞻性随机试验表明显微镜通道辅助后路椎板-椎间孔切开术（MTPL）有相似临床疗效，且可以减少对镇痛药的需求，减少住院时间[31]。在后续研究中，Winder 等对显微镜通道辅助后路椎板-椎间孔切开术（MTPL）和传统开放性椎间孔切开术进行了回顾性的比较[32]。他们在手术时间和并发症发生率方面没有发现显微镜通道辅助后路椎板-椎间孔切开术（MTPL）和开放手术有显著性差异。然而，在出血、恢复、出院镇痛的要求、住院时间和住院天数上有统计学的显著性差异。开放组的平均失

血量为 233 ml，而椎间孔组只有 96 ml。在椎间孔组中平均住院时间为 26.9 小时，开放组中则为 58.6 小时。同样椎间孔组的苏醒室镇痛和出院后镇痛需求要比开放组小。62% 进行椎间孔手术的患者当天就能出院，而开放组只有 9.2%。Clarke 指出，使用开放椎间孔手术，发现 303 例手术中有 10 例，即 3.9/1 000 人年出现手术相同节段疾患的风险，与不进行手术的节段出现疾患的风险类似。

内镜椎板-椎间孔切开术对比 ACDF

颈椎前路椎间盘切除和融合术（ACDF）和椎间孔切开术的差别包括：与手术方法相关的发病率，病变组织的定位清除程度和术后患者恢复。经验将决定该手术是否可以减少或消除传统颈椎前路椎间盘切除和融合术（ACDF）相关的风险，比如喉返神经损伤（3.1%）（上部或复发），吞咽困难（9.5%），穿刺，血肿（5.6%），食管损伤（穿孔）（0.25%），植骨部位并发症，单侧霍纳综合征（0.1%），脊髓损伤（0.001%），脑脊液漏（0.5%）和大血管损伤[33]。Ruetten 等进行了前瞻性随机对照的研究，比较了完全的内镜后路颈椎板-椎间孔切开与常规微创前路减压和融合手术[34]。该研究的纳入标准包括单侧神经根性手臂疼痛及 MRI（CT）显示的侧方或单节段椎间孔的椎间盘突出患者。要排除不稳定，畸形，单纯颈部疼痛，或内侧椎间盘突出患者。对于 175 例患者 2 年的随访研究发现了类似的临床结果，而且在并发症和复发率方面并没有显著差异。内镜组平均手术时间为 28 分钟，而颈椎前路椎间盘切除和融合术（ACDF）组为 68 分钟。由于持续灌洗和双极电凝，内镜组无明显出血，而颈椎前路椎间盘切除和融合术（ACDF）组手术中及术后总计小于 10 ml。两组的根性疼痛缓解程度相等，而其他功能性及生理性的结果方面无显著差异。

共有 10 例患者 [颈椎前路椎间盘切除和融合术(ACDF)组 4 例和内镜组 6 例] 由于持久性臂痛、臂痛复发或内植物失效进行了翻修手术。在短期内，手术获得了 93.7% 的主观满意度，而且患者

愿意再次手术。手术后，研究中没有显著的手臂相关并发症。ACDF 组有 3 例出现了吞咽困难、1 例表面血肿以及 1 例无法修复的瘢痕。内镜组有 3 例（3%）主诉暂时性的皮节相关区域的感觉减退[34]。总体而言，初步研究表明，对于那些对症的患者，内镜技术可以维持颈部活动度，而且尽可能减少软组织创伤，并有改善术后康复和减少相邻节段发生病变的潜力。

优点

1. 照明
2. 减少出血
3. 快速康复
4. 维持活动度
5. 患者接受度高
6. 减少软组织创伤
7. 翻修手术简单
8. 术后护理费用低
9. 手术相关的颈部疼痛少
10. 较少的邻近节段塌陷
11. 扩展的视野（25° 可调节视野）
12. 高清监控图像
13. 减少入路相关并发症的风险
14. 手术的经济性（无需硬件，手术时间短，术后访视次数少）
15. 消除了颈椎前路椎间盘切除和融合术（ACDF）特有的风险（霍纳综合征，喉返神经损伤，吞咽困难，食管瘘，大血管损伤）

缺点

1. 高的学习曲线
2. 视野有限
3. 同一节段退变
4. 仅针对侧方病变
5. 仪器的运动受限
6. 扩大应用的可能性有限
7. 无法同时解决颈部疼痛
8. 无法重建椎间隙
9. 腹侧引起的狭窄无法直接减压
10. 由于对关节突的过度切除导致的继发性脊柱后凸畸形

内镜下椎板-椎间孔切开术和开放椎板-椎间孔切开术

在文献中,经典的椎板-椎间孔切开术成功率和患者满意度很高(92.8% ~ 95%),而并发症发生率低。文献也表明经典的开放椎板-椎间孔切开术成功率也很高(92.8%),发病率也比较低[35-37]。开放式手术的患者主要抱怨短暂的切口疼痛和痉挛,这是由于肌肉剥离在术后数周会限制颈椎的活动。最近对内镜手术的研究也介绍了一些并发症,这可能是由于手术的高学习曲线造成的。脑脊液漏的发生率是2% ~ 8%。存在的疑问是椎间孔切开手术中过度的部分关节突切除是否会导致同节段的后凸畸形[30, 38]。

除此之外,比较内镜和传统开放手术的文献一直表明两种手术方法的效果可以相提并论[38]。当病变需要多节段或双侧椎间孔减压时,可能不需要进行内镜手术。其他评判内镜手术是否适合临床应用的变量应包括:高的学习曲线带来的风险,仪器的可操作性和可视性。

并发症[38, 39]

1. 硬脊膜撕裂
2. 神经根损伤
3. 神经撕裂
4. 失血量(1 pt >800 ml)
5. 椎间盘突出复发
6. 术中硬脊膜切开术
7. 浅表伤口感染
8. 同一节段退变
9. 对侧神经源性胸廓出口综合征
10. 伴或不伴导丝误置的脊髓损伤

多个研究表明,内镜与开放椎间孔切开术有类似的治疗效果,而且并发症也相近。Zdeblick指出超过50%关节突切除有可能造成节段过度活动[40]。采用坐姿要比俯卧位显著改善失血状况[38, 41]。这是有利于治疗的,因为松弛的肩膀可以改善X光的透视,而且多余的血液可以轻易从圆柱形撑开器排出而不影响视野。对术中硬脊膜破裂的情况,Fessler和Khoo进行了2 ~ 3天的腰大池引流,并没有观察到远期的后遗症,

如假性脊膜膨出、脑脊液漏或相关症状[38]。而且,由于在软组织扩张过程中没有使用克氏针,可以避免严重的并发症。考虑到暴露的范围毕竟有限,空气栓塞的风险是微不足道的,但是如果空气栓塞需要考虑,那么可以预先在中心线或心前区放置多普勒超声仪。

狭窄与脊髓型颈椎病

开放颈椎椎板成形术(expansive open-door laminoplasty,ELAP)与选择性椎板成形术

1982年,Oyama首先开创了标准的开放颈椎椎板成形术,起初是作为一种后纵韧带骨化的治疗方式使用的[42]。对椎板成形手术有大量的研究,证明其手术效果在86%的情况下为优良和良好,相比而言,椎板切除术只有66%[43]。对其30年的跟踪记录研究表明,该手术也遇到了手术中及术后的一些问题。这包括术后血肿,颈椎后凸畸形,畸形,运动范围减小,持续的轴性痛和节段性运动障碍。通常椎板成形术在C3-C6(C7)实施;但是,并没有标准具体划定参与成形的椎板数量。为了解决这些问题,Tsuji介绍了选择性椎板成形术,其椎板成形术从最狭窄节段的上一节段开始,并在最尾端的狭窄节段的下方做部分椎板切除。

适应证

1. 后纵韧带骨化
2. 发育性椎管狭窄(<13 mm)
3. 多节段脊髓型颈椎病
4. 诸如黄韧带等后路因素造成的椎管狭窄

治疗效果

Tsuji等进行了一项回顾性的队列研究,该研究对42例选择性椎管扩大成形术(ELAP)的患者和22例接受传统C3-C7椎管扩大成形术(ELAP)的患者进行比较。两组均采用Hirabayashi的开放方法进行手术[44]。在选择性椎管扩大成形术(ELAP)组,患者平均手术3.2个椎板,比传统的C3-C7椎管扩大成形术(ELAP)对照组对软组织、关节、韧带和椎旁肌肉的创伤更少。该研究还评估了椎管狭窄、镇痛、活动度百分数、术前C2-C7

平均角度、轴性症状评分系统（如颈后疼痛，后颈部僵硬，肩膀疼痛，肩膀僵硬）和 JOA 评分。

在两个对照组中，恢复率、JOA 评分、C2-C7 角度以及活动度百分数没有显著性差异。和 C3-C7 椎管扩大成形术（ELAP）组相比，选择性椎管扩大成形术（ELAP）组术后在 1 年和 2 年后的平均轴向症状评分显著改善。而且选择性椎管扩大成形术（ELAP）组术后 1 年的镇痛需要明显低于 C3-C7 椎管扩大成形术（ELAP）组，但在术后 2 年的差异不显著。在选择性椎管扩大成形术（ELAP）组节段运动障碍的发生率（0）明显低于 C3-C7 椎管扩大成形术（ELAP）组（13%，$P < 0.037$）。C3-C7 选择性椎管扩大成形术（ELAP）组中有 3 例 C5 神经根麻痹，2 例在术后 5 ~ 6 个月自然恢复。而在手术椎板的数量、脊髓空间的扩展以及术后神经根麻痹之间有显著相关性。

并发症

术后 MRI 检查发现的减压不彻底在选择性椎管扩大成形术（ELAP）组中有 8%，C3-C7 椎管扩大成形术(ELAP)组为 15%。进一步的分析显示，术前矢状位 MRI 中前路致压物的体积和术后减压不彻底相关。对此问题的理解导致了这样的建议，即在前路致压物体积测量超过 6 mm 的病例中，要增加一个椎板的扩大成形。

因此，需要一项随机前瞻性对照研究，来比较选择性和标准 ELAP 手术，以便完全确定微创颈椎椎板成形术是否有任何潜在的好处。

案例研究：选择性椎板成形术（感谢 C. Lauryssen 博士）

1 名 53 岁的老年男性患者 8 年前进行了 C5-C6 和 C6-C7 的颈椎前路椎间盘切除和融合术（ACDF），随后产生了沿着颈部、手臂和肩膀新发疼痛，而且

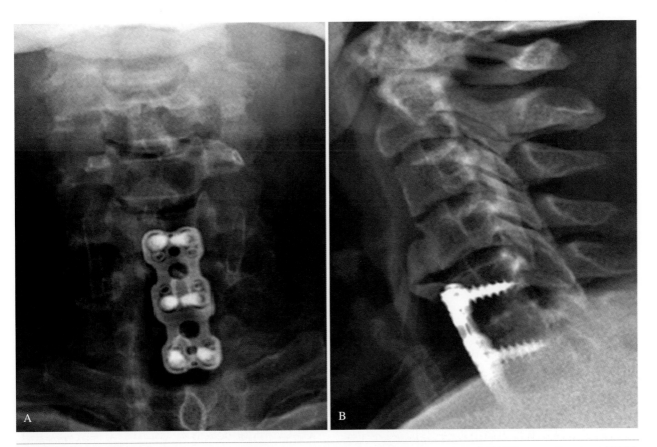

图 23.15 选择性椎板成形术图片。A ~ D. 术前 X 线片显示前路 C5-C6 和 C6-C7 ACDF 术后以及 C3-C4 和 C4-C5 的颈椎椎间孔狭窄。C4、C5 前方广泛的骨赘和相邻节段病变

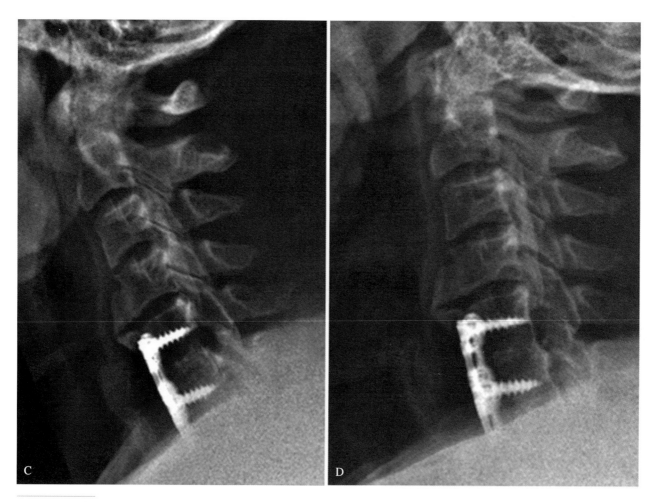

图 23.15 （续）

上肢和手内在肌无力，伴间歇性麻木和刺痛。术前 X 线片（图 23.15）显示在颈椎前路椎间盘切除和融合术（ACDF）前 C5-C6 和 C6-C7 颈椎以及 C3-C4 和 C4-C5 椎间孔狭窄。术前 MRI 显示了 C5 椎体后缘骨赘及 C3-C4 后方后纵韧带增厚，脊髓受压明显，C5-C6、C6-C7 已融合（图 23.16）。术前颈椎 CT 扫描显示，骨化的后纵韧带对 C3-C4 椎体后的脊髓产生严重挤压，在脊髓前方形成的骨性赘生物导致脊髓变形和扁平化（图 23.17）。

对患者实施了 C3 和 C4 椎板的选择性成形术，C2 和 C5 半椎板切除术以及 C2、C3、C4 和 C5 双

侧神经孔的椎间孔切开术。在每个手术的椎板上，8 mm 的内植物被固定到 10 mm 的 Aesculap 成形板上，并使用 8 mm 螺钉左侧 C4 和 C3 的侧块进行固定，另外，在对侧用 6 mm 螺钉固定左侧的 C3 和 C4 椎板（图 23.18）。患者发现他的颈部疼痛有所改善，而且他的神经根痛得到解决。术后 X 线片显示颈椎整体序列保持不变，而且内植物在原位置保持完好。

跳跃性椎板切除术

相对于标准开放椎板成形术而言，跳跃式椎

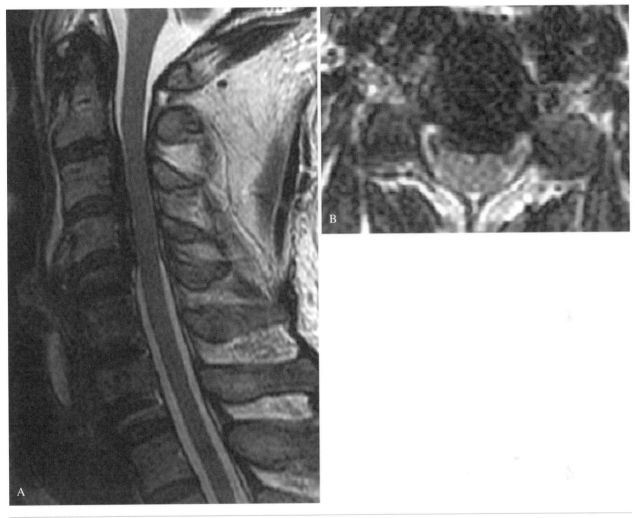

图 23.16　A、B. 术前 MRI 显示由于 C3-C4、C5 椎体后缘的后纵韧带体骨化引起重度的椎管狭窄、脊髓受压，C5-C6、C6-C7 已经融合

板切除术是一种微创的选择，同时还可以实现对脊髓的充分减压[45]。使用标准椎板成形术时，由于广泛的开放手术和切除，患者术后会发生持续性的颈部疼痛，活动受限和肩部僵硬。Shiraishi 证明，即便是缝合非常牢固，术后 MRI 显示在这些肌肉附着点附近还是有非常显著的萎缩。而采用跳跃式椎板切除术，在打开椎板时，后伸肌作为颈半棘肌和多裂肌向棘突的附着而保留下来[46]。这样的打开方式只涉及肌肉间隙，从而可以防止对肌膜的损伤并保持颈椎的活动性和稳定性[46, 47]。

这种技术采用标准的沿着棘突的后正中切口，然后继续通过颈深筋膜及颈部韧带来打开深伸肌的肌肉和肌层。在显微镜帮助下可以分离棘突尖之间的间隙。通过在相邻的上、下颈半棘肌和棘突间肌的肌肉之间产生间隙，就可以将椎板和侧块暴露（图 23.19）。在上颈椎将颈半棘肌和头下斜肌的肌间隙用钝性分离也可以暴露椎板和侧块。

用这样的方法，C2-C3 和 C6-C7 间的肌肉间隙、每个棘突的上下边界、椎板和黄韧带都可以暴露。举例而言，C4 和 C6 椎板跳跃式椎板切除，可以用细的 3 mm 金刚石磨钻磨除，但保留双侧完整的颈半棘肌和多裂肌的附着点（图 23.20）。去

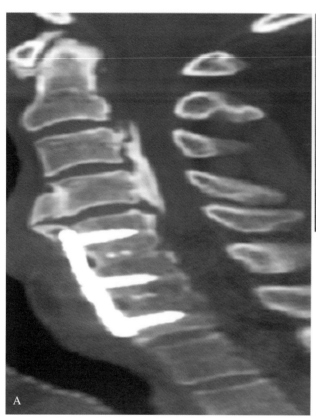
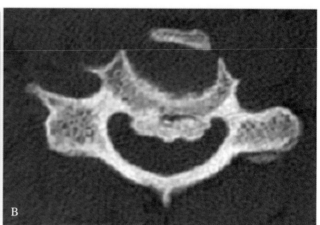

图 23.17　A、B. 术前 CT 扫描图像显示 C3-C4 椎体后脊髓严重受压，后纵韧带骨化导致的脊髓变形和扁平化

除 C4 椎板后，可以打开从 C3 尾端到 C5 椎头侧部所有的狭窄区域和黄韧带。下两节段的减压，可用相似的手法通过 C6 椎板切除来完成。

适应证

1. 先天性狭窄
2. 黄韧带钙化
3. 多节段脊髓型颈椎病
4. 节段性或局部后纵韧带骨化

跳跃式椎板切除术与椎板成形术的治疗结果

Shiraishi 撰写了一篇回顾性文章，比较了他自己在 2 年时间内进行的跳跃式椎板切除术和开门椎板成形术患者[45]。在短期内，两种手术的恢复率没有显著性差异。跳跃性椎板切除患者没有发生任何的神经系统并发症，而 3 例开门椎板成形术后的患者有 C5 神经根麻痹，而且只有 2 例得到了解决。Shiraishi 发现，跳跃式椎板组明显出血少，轴颈痛少，而且改善了活动度。在深部肌肉萎缩率方面，跳跃式椎板切除组（13.6%）与椎板成形术组（59.7%）的差异显著。跳跃式椎板切除术可以为替代椎板成形术提供一种选择，同时还可以降低标准扩大椎板成形术的持续轴性症状、C5 麻痹、关节附近的骨性融合、术后运动受限和前凸丢失等并发症。

采用标准的中线打开方法，Yukawa 等进行

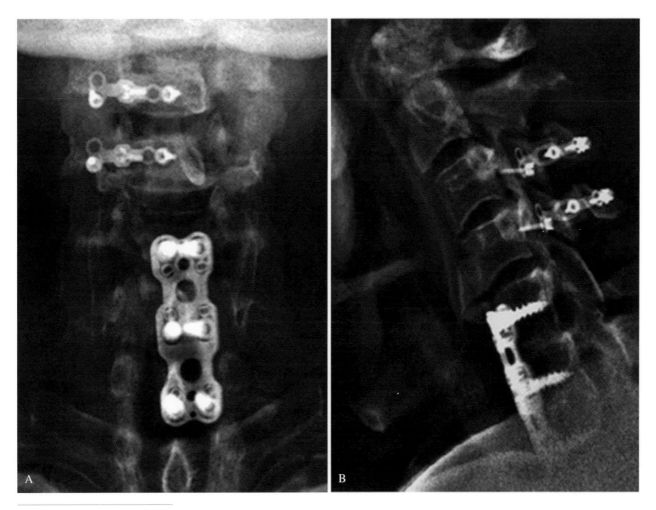

图 23.18　A ~ C. 术后 X 线片

了一项随机的前瞻性研究，比较了椎板切除术和椎板成形术对治疗压迫型脊髓颈椎病的治疗效果[48]。在该研究中跳跃式椎板切除组有更好的恢复，术后关节活动范围更大。针对术后轴颈痛或出血量的临床研究结果无显著性差异。这也许表明了 Shiraishi 保留肌肉运动功能的意义和颈椎动态稳定装置的重要性。

　　并发症

　　由于部分椎板切除术过度的骨切除，出现了 2 例单侧和 1 例双侧残余椎板骨折。术后 6 个月内所有病例均愈合。术后 MRI 显示有 2 例患者脑脊液漏，都在 1 年内获得治愈。

　　病例研究：跳跃式椎板切除术（感谢 T. Shiraishi 博士）

　　1 例 78 岁的男性患者，最初主诉双手麻木和笨拙，首先进行了一年半的保守治疗。然后他开始注意到他在写字、用筷子和扣衬衣方面的问题。当他走路的步态开始恶化，总是觉得要摔倒的时候，他寻求进一步的治疗。在做手术治疗的时候，他的脊髓型颈椎病已经很严重，术前 JOA 评分为 8/17。术前造影显示为发育性的椎管严重狭窄与脊髓软化，而且在 T2 加权矢状位 MRI 中，整个 C4-C5，C5-C6 和 C6-C7 脊髓都有高信号强度的变化（图 23.21、23.22）。为了阻止疾病的恶化，他接受了

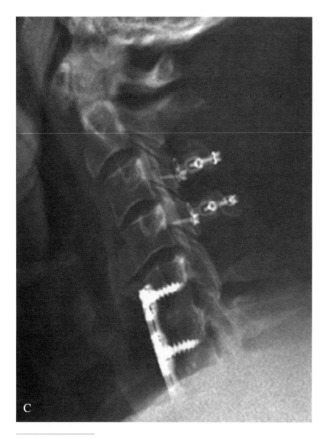

图23.18 （续）

C4和C6跳跃式椎板切除术。

术中照片显示了C4-C6椎板成形术及保留C5棘突附着的肌肉（图23.23）。

术后第1天早晨，患者就可以不用任何颈部支撑进行站立和行走，随后没有任何不良事件发生。术后4个月的MRI显示脊髓蛛网膜下腔扩张（图23.24）已经获得充分的减压。术后1年X线片显示颈椎前凸获得保留，而且活动度没有任何丧失（图23.25）。在最近2012年2月的随访中，他的JOA评分为10/17，恢复率为22.2%，而且在步态、精细活动、行走方面有轻度改善。

内镜/经皮后路固定

由于需要在多个节段上同时对脊髓减压，以及通道建立的困难，微创后路固定的手术是受到限制的。然而对于少于3个脊髓节段的问题，扩张撑开器、经皮和内镜方法在过去的10年里都出现了。由于颈椎后路固定术的术后并发症的发生，导致了微创手术趋势的形成。患者会主诉手术后肌肉痉挛和切口周围的颈部疼痛，因为手术将颈半棘肌和多裂肌剥离。术后造影检查显示肌肉萎缩和意想不到的相邻节段融合。也有由于肌肉裂开和中线筋膜回缩造成美观缺陷的罕见例子。为了减少切除、萎缩和疼痛，显微镜和内镜技术已经成为一种替代标准开放手术的选择。虽然这些新的手术方式为外科医师提供了微创的可能，但需要很高的学习曲线，还要放弃可视化和工具操作性方面的便利。

内镜/通道下侧块螺钉的置入

适应证
1. 肿瘤
2. 创伤
3. 关节突骨折
4. 关节突脱位
5. 骨质疏松
6. 前路假关节

在获得足够的暴露后，微创技术和其他开放手术并没有差别；但是微创通常只能限制在3个节段以下。否则，其适应证和标准后固定相同。这方面的例子包括假关节、肿瘤继发颈椎失稳、前柱感染、外伤、颈椎后凸畸形、椎体次全切除后的加固、前后柱骨折、预期生命短的癌症患者的姑息性稳定。

技术
用Mayfield的颅骨钳将患者固定在俯卧位，颈椎要从多角度进行观察，确保中立位并消除任何旋转。用11号刀片在约低于相应侧块3个节段的位置切开。接着，用钝的窄扩张器通过切口，方向在矢状面成角约45°，与关节突关节方向平行。随后，取1.5~2cm的切口，以便容纳逐级扩张器或内镜仪器。体积大或增生的分叉棘突应在术前影像中识别，因为它们可能限制通道的位置、磨钻或随后的置钉。任何覆盖的软组织应该用标准方式剥离，以暴露侧块。关节突可以用手动刮匙或B1磨钻放置在关节处清除，以确保完整

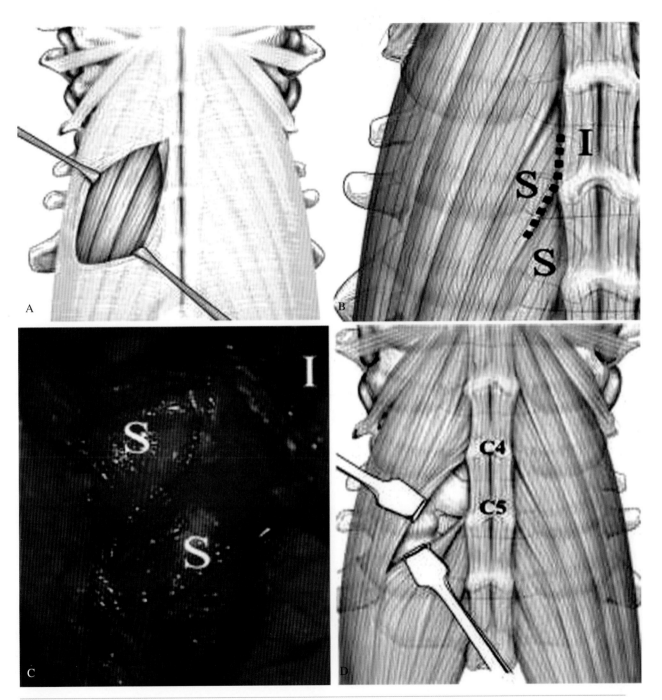

图 23.19　A ~ E. 显微镜下棘突尖之间的间隙。通过相邻的上、下颈半棘肌和棘突间肌之间的肌间隙，暴露椎板和侧块

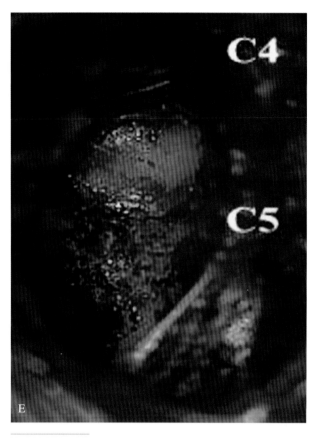

图 23.19 （续）

地剔除所有软骨（Anspach®，Palm Beach Gardens，Fla.，USA/ Midas Rex® Legend® Fort Worth，Tex.，USA）。接着关节突关节间隙可以用局部自体骨、碳酸钙或脱钙骨基质填充。其余的手术是在透视引导下进行。接下来的标记，可以按照个人爱好来放置（Magerl，An，或 Roy-Camille），通过长柄高速 AM8 球形金刚石磨钻穿破侧块皮质（Anspach®，Palm Beach Gardens，Fla.，USA/ Midas Rex® Legend® Fort Worth，Tex.，USA）。我们的首选手术起始点在侧块的内下象限 1 mm 的范围内。接着，用 2.4 mm 骨松质钻，限深 12 mm，在侧位透视下，通过起始点沿关节突方向钻孔。如果需要使用双皮质骨螺钉，钻头深度可以提升 14 mm 或 16 mm 以到达远端皮质。接着，14 mm 或 16 mm 长的 x 3.5 mm 的多轴螺钉在直视下通过通道放置。目前的通道将该手术限制在 3 个节段以下，除非有新

的仪器设备。在放置棒之前，所有的骨皮质可以去除，以获得更广泛的后外侧融合。

并发症 / 危害

根据病例系列的文献研究，主要的并发症是有限的浅表皮肤感染和与手术入路相关的困难，需要转为开放手术。危害则包括邻近的神经血管结构（脊髓，神经，椎动脉）和放置螺钉时的侧块骨折。

经皮颈椎经关节突螺钉

经皮经关节突螺钉最初是由 Roy-Camille 等于 1972 年在侧块骨折中首次使用的[49]。在尸体中，颈椎经关节螺钉已经证明和侧块螺钉棒有相似的生物力学特性。它们唯一的生物力学差异是经关节螺钉卓越的抗拔出强度，因为它穿过 4 层皮质。

基于透视定位，在相应上关节突的附近取后正中切口。接着，空心导管和 Kirschner 导丝固定在预定的侧块，其轨迹垂直于目标关节突方向，推荐行较倾斜的路径以避开椎动脉。推荐的起始点为距侧块中线 1 mm 的内侧位置，取与矢状面呈 16° 和 37° 向下的钻孔角度[50]。在透视上确定 Kirschner 导丝的位置，然后空心的骨松质螺钉可以放置在 3 层或 4 层皮质内。

适应证

1. 侧块骨折

2. 为后路固定提供锚定点

3. 加强前路的融合结构

4. 多节段的颈椎前路融合、椎体次全切除术、骨质疏松

5. 单节段颈椎融合、假关节、骨质疏松

6. 联合椎板成形术

7. 颈椎小关节脱位、骨折脱位

8. 失败的、骨折的侧块固定

局限性

在近端的颈椎病变中，枕骨隆突会干扰手术路径。

治疗效果、并发症及优势

到目前为止，已经报道有超过 50 例（100 枚螺钉）的此类手术，没有神经或血管并发症[51-54]。

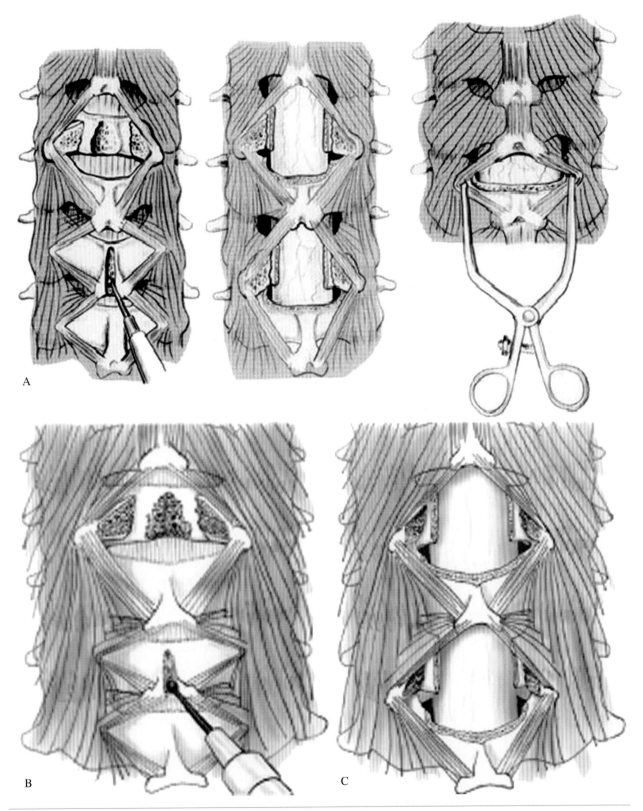

图 23.20　A ~ C. 暴露椎板间隙，从 C2-C3 到 C6-C7 暴露每个棘突的上下边界，椎板和黄韧带。举例而言，C4 和 C6 椎板的跳跃式椎板切除可以用细的 3 mm 金刚石磨钻，用标准方式切除，保留双侧完整的颈半棘肌和多裂肌的附着点

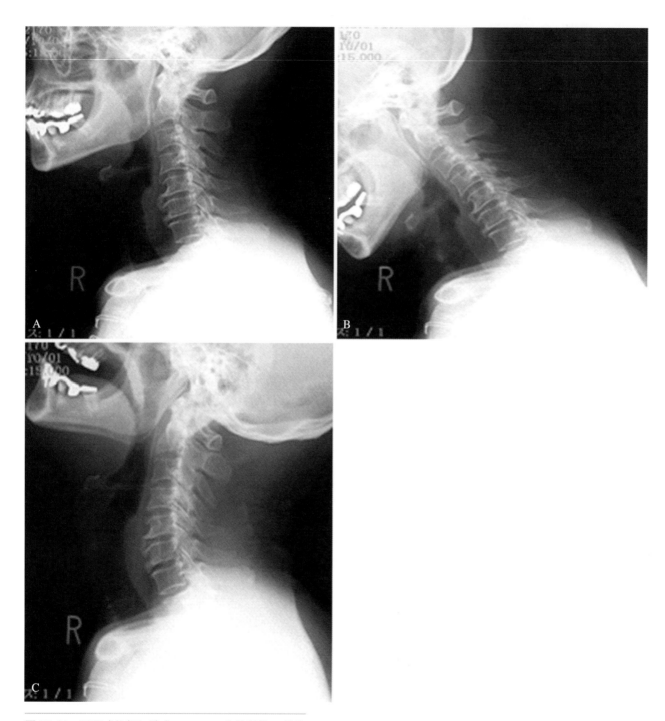

图 23.21　跳跃式椎板切除术。A ~ C. 术前颈椎 X 线片

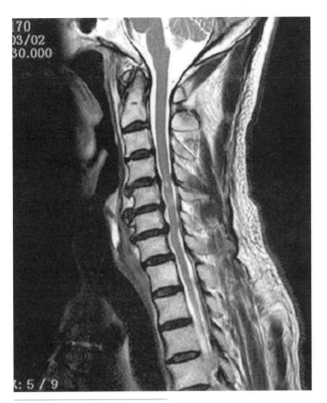

图 23.22　术前颈椎 MRI 成像

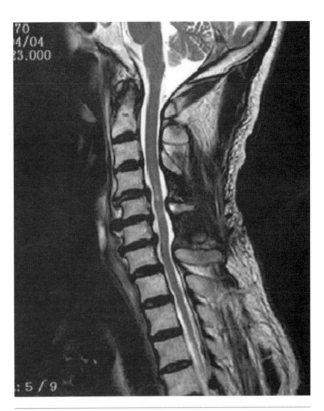

图 23.24　术后 4 个月颈椎 MRI 成像显示蛛网膜下腔扩张，脊髓充分减压

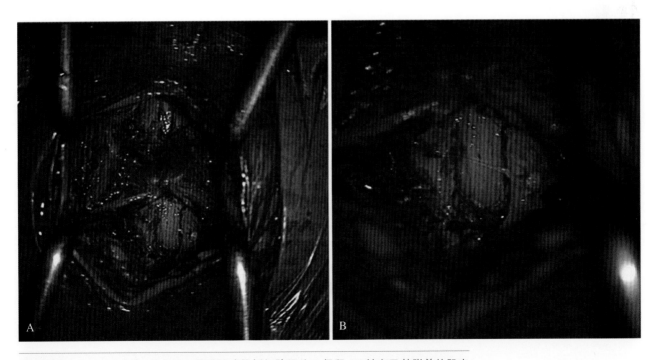

图 23.23　A、B. 手术中 C4 和 C6 的跳跃式椎板切除照片，保留 C5 棘突及其附着的肌肉

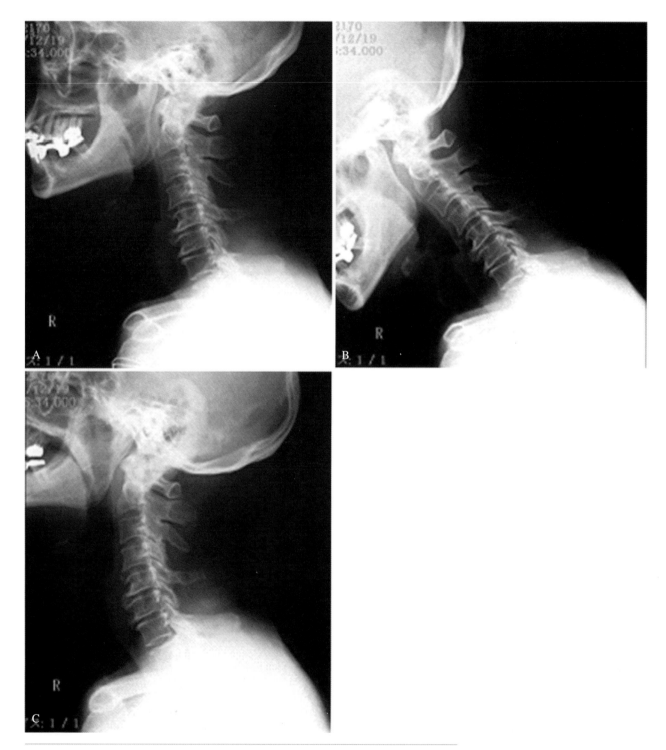

图 23.25　A ~ C. 术后 1 年颈椎 X 线片显示保持了颈椎曲度，而且没有活动度的丧失

与硬件相关的并发症包括，由于固定部分的关节面部分破裂导致的螺钉松动。在 Takayasu 的最初病例中，术后影像显示没有螺钉退出、透亮或松动的例子。Zhao 等指出采用较长的螺钉和侧块中、上 1/3 交界中点作为进钉点，关节突骨折的发生率增加，而且有靠近椎动脉和神经的更大风险[55]。考虑到靠近神经血管，一些术者建议只穿透 3 层皮质[54]。这种手术的主要优点是后路的动态张力带和肌肉结构得到保留，同时不用再安装棒（板）。

总　结

由于并发症发生率较低，软组织创伤小，失血少等优点，有更多的脊柱手术采用微创方式进行。趋势表明现在脊柱手术的住院时间逐步缩短，在某些情况下，可以在门诊进行。随着进一步的教育、培训、研究，更多的传统开放手术可以在未来通过微创技术和方法获得强化或被取代。

参考文献

1. Yasargil MG. Microsurgical operations for herniated lumbar disc. Adv Neurosurg.1977; 4:81–82.
2. Henderson CM, Hennessy RG, Shuey Jr HM, Shackelford EG. Posterior-lateral foraminotomy as an exclusive operative technique for cervical radiculopathy: a review of 846 consecutively operated cases. Neurosurgery. 1983;13(5):504–12.
3. Williams RW. Microcervical foraminotomy. A surgical alternative for intractable radicular pain. Spine (Phila Pa 1976). 1983;8(7): 708–16.
4. Jho HD. Failed anterior cervical foraminotomy. J Neurosurg. 2003;98(2 Suppl):121–5; discussion 125.
5. Kumar SS, Mourkus H, Farrar G, Yellu S, Bommireddy R. Magnifying loupes versus microscope for microdiscectomy and microdecompression. J Spinal Disord Tech. 2012;25(8):E235–9.
6. Saringer W, Nöbauer I, Reddy M, Tschabitscher M, Horaczek A. Microsurgical anterior cervical foraminotomy (uncoforaminotomy) for unilateral radiculopathy: clinical results of a new technique. Acta Neurochir (Wien). 2002;144(7):685–94.
7. Jho HD. Microsurgical anterior cervical foraminotomy: a new approach to cervical disc herniation. J Neurosurg. 1996;84: 155–60.
8. Jho HD, Kim WK, Kim MH. Anterior microforaminotomy for treatment of cervical radiculopathy: part 1—disc-preserving "functional cervical disc surgery". Neurosurgery. 2002;51(5 Suppl): S46–53.
9. Johnson JP, Filler AG, McBride DQ, Batzdorf U. Anterior cervical foraminotomy for unilateral radicular disease. Spine (Phila Pa 1976). 2000;25(8):905–9.
10. Hacker RJ, Miller CG. Failed anterior cervical foraminotomy. J Neurosurg. 2003;98(2 Suppl):126–30.
11. Klein GR, Ludwig SC, Vaccaro AR, Rushton SA, Lazar RD, Albert TJ. The effi cacy of using an image-guided Kerrison punch in performing an anterior cervical

12. Golfi nos JG, Dickman CA, Zabramski JM, Sonntag VK, Spetzler RF. Repair of vertebral artery injury during anterior cervical decompression. Spine (Phila Pa 1976). 1994;19(22):2552–6.
13. Smith MD, Emery SE, Dudley A, Murray KJ, Leventhal M. Vertebral artery injury during anterior decompression of the cervical spine. A retrospective review of ten patients. J Bone Joint Surg Br. 1993;75(3):410–5.
14. Jho HD. Spinal cord decompression via microsurgical anterior foraminotomy for spondylotic cervical myelopathy. Minim Invasive Neurosurg. 1997;40(4):124–9.
15. Nardi PV, Cabezas D, Cesaroni A. Percutaneous cervical nucleoplasty using coblation technology. Clinical results in fifty consecutive cases. Acta Neurochir Suppl. 2005;92:73–8.
16. Li J, Yan DL, Zhang ZH. Percutaneous cervical nucleoplasty in the treatment of cervical disc herniation. Eur Spine J. 2008;17(12): 1664–9.
17. Gebremariam L, Koes BW, Peul WC, Huisstede BM. Evaluation of treatment effectiveness for the herniated cervical disc: a systematic review. Spine (Phila Pa 1976). 2012;37(2):E109–18.
18. Chiu J, et al. Anterior endoscopic cervical microdecompression of disc and foramen. In: Kim HK, Kim DH, Kim Y-C, editors. Minimally invasive percutaneous spinal techniques, vol. 1. 1st ed. Philadelphia: Elsevier; 2011. p. 486.
19. Yao N, Wang C, Wang W, Wang L. Full-endoscopic technique for anterior cervical discectomy and interbody fusion: 5-year followup results of 67 cases. Eur Spine J. 2011;20(6):899–904.
20. Hellinger S. The full endoscopic anterior cervical fusion: a new horizon for selective percutaneous endoscopic cervical decompression. Acta Neurochir Suppl. 2011;108:203–7.
21. Reuter MW. Anterior endoscopic cervical discectomy. In:

Kim HK, Kim DH, Kim Y-C, editors. Minimally invasive percutaneous spinal techniques, vol. 1. Philadelphia: Elsevier; 2011. p. 486.

22. Murrey D, Janssen M, Delamarter R, Goldstein J, Zigler J, Tay B, Darden B. Results of the prospective, randomized, controlled multicenter Food and Drug Administration investigational device exemption study of the ProDisc-C total disc replacement versus anterior discectomy and fusion for the treatment of 1-level symptomatic cervical disc disease. Spine J. 2009;9(4):275–86.

23. Upadhyaya CD, Wu JC, Trost G, Haid RW, Traynelis VC, Tay B, Coric D, Mummaneni PV. Analysis of the three United States Food and Drug Administration investigational device exemption cervical arthroplasty trials. J Neurosurg Spine. 2012;16(3):216–28.

24. McAfee PC, Reah C, Gilder K, Eisermann L, Cunningham B. A meta-analysis of comparative outcomes following cervical arthroplasty or anterior cervical fusion: results from four prospective multi-center randomized clinical trials and up to 1226 patients. Spine (Phila Pa 1976). 2012;37:943–52.

25. Ryan RW, Wolf T, Spetzler RF, Coons SW, Fink Y, Preul MC. Application of a fl exible CO(2) laser fiber for neurosurgery: lasertissue interactions. J Neurosurg. 2010; 112(2): 434–43.

26. Desinger K, Liebold K, Helfmann J, Stein T, Müller G. A new system for a combined laser and ultrasound application in neurosurgery. Neurol Res. 1999;21(1):84–8.

27. Goupille P, Mulleman D, Mammou S, Griffoul I, Valat JP. Percutaneous laser disc decompression for the treatment of lumbar disc herniation: a review. Semin Arthritis Rheum. 2007;37(1): 20–30.

28. Elsberg C. Tumors of the spinal cord and the symptoms of irritation and compression of the spinal cord and nerve roots: pathology, symptomatology, diagnosis, and treatment pathology, symptomatology, diagnosis, and treatment, vol. 1. New York: P.B. Hoeber; 1925.

29. Roh SW, Kim DH, Cardoso AC, Fessler RG. Endoscopic foraminotomy using MED system in cadaveric specimens. Spine (Phila Pa 1976). 2000;25(2):260–4.

30. Adamson TE. Microendoscopic posterior cervical laminoforaminotomy for unilateral radiculopathy: results of a new technique in 100 cases. J Neurosurg. 2001;95(1 Suppl):51–7.

31. Kyoung-Tae K. Comparison between open procedure and tubular retractor assisted procedure for cervical radiculopathy: results of a randomized controlled study. J Korean Med Sci. 2009;24:649–53.

32. Winder MJ, Thomas KC. Minimally invasive versus open approach for cervical laminoforaminotomy. Can J Neurol Sci. 2011;38(2): 262–7.

33. Fountas KN, Kapsalaki EZ, Nikolakakos LG, Smisson HF, Johnston KW, Grigorian AA, Lee GP, Robinson Jr JS. Anterior cervical discectomy and fusion associated complications. Spine (Phila Pa 1976). 2007;32(21):2310–7.

34. Ruetten S, Komp M, Merk H, Godolias G. Full-endoscopic cervical posterior foraminotomy for the operation of lateral disc herniations using 5.9-mm endoscopes: a prospective, randomized, controlled study. Spine (Phila Pa 1976). 2008;33(9):940–8.

35. Tomaras CR, Blacklock JB, Parker WD, Harper RL. Outpatient surgical treatment of cervical radiculopathy. J Neurosurg. 1997;87(1): 41–3.

36. Zeidman SM, Ducker TB. Posterior cervical lamino-foraminotomy for radiculopathy: review of 172 cases. Neurosurgery. 1993;33(3): 356–62.

37. Epstein NE. A review of laminoforaminotomy for the management of lateral and foraminal cervical disc herniations or spurs. Surg Neurol. 2002;57(4):226–33; discussion 233–4.

38. Fessler RG, Khoo LT. Minimally invasive cervical microendoscopic foraminotomy: an initial clinical experience. Neurosurgery. 2002;51(5 Suppl):S37–45.

39. Siddiqui A. Posterior cervical microendoscopic diskectomy and laminoforaminotomy. In: Kim DH, editor. Endoscopic spine surgery and instrumentation, vol. 1. New York: Thieme; 2004. p. 404.

40. Zdeblick TA, Zou D, Warden KE, McCabe R, Kunz D, Vanderby R. Cervical stability after foraminotomy. A biomechanical in vitro analysis. J Bone Joint Surg Am. 1992;74(1):22–7.

41. Adamson TE. The impact of minimally invasive cervical spine surgery. Invited submission from the Joint Section Meeting on Disorders of the Spine and Peripheral Nerves, March 2004. J Neurosurg Spine. 2004;1(1):43–6.

42. Oyama SH, Moriwaki N. A new method of cervical laminoplasty. Central Jpn J Orthop Surg. 1973;16:792–4.

43. Herkowitz HN. Cervical laminaplasty: its role in the treatment of cervical radiculopathy. J Spinal Disord. 1988;1(3):179–88.

44. Hirabayashi K, Watanabe K, Wakano K, Suzuki N, Satomi K, Ishii Y. Expansive open-door laminoplasty for cervical spinal stenotic myelopathy. Spine (Phila Pa 1976). 1983;8(7):693–9.

45. Shiraishi T, Fukuda K, Yato Y, Nakamura M, Ikegami T. Results of skip laminectomy-minimum 2-year follow-up study compared with open-door laminoplasty. Spine (Phila Pa 1976). 2003;28(24): 2667–72.

46. Shiraishi T, Kato M, Yato Y, Ueda S, Aoyama R, Yamane J, Kitamura K. New techniques for exposure of posterior cervical spine through intermuscular planes and their surgical application. Spine (Phila Pa 1976). 2012;37(5):E286–96.

47. Shiraishi T. A new technique for exposure of the cervical spine laminae. Technical note. J Neurosurg. 2002;96(1 Suppl):122–6.

48. Yukawa Y, Kato F, Ito K, Horie Y, Hida T, Ito Z, Matsuyama Y. Laminoplasty and skip laminectomy for cervical compressive myelopathy: range of motion, postoperative neck pain, and surgical outcomes in a randomized prospective study. Spine (Phila Pa 1976). 2007;32(18):1980–5.

49. Roy-Camille R, Saillant G. Surgery of the cervical spine. 2. Dislocation. Fracture of the articular processes. Nouv

Presse Med. 1972;1(37):2484–5.

50. Liu G, Xu R, Ma W, Sun S, Feng J. Anatomical considerations for the placement of cervical transarticular screws. J Neurosurg Spine. 2011;14(1):114–21.

51. Ahmad F, Sherman JD, Wang MY. Percutaneous transfacet screws for supplemental posterior cervical fixation: technical case report. World Neurosurg. 2012;78:716.e1–4.

52. Takayasu M, Hara M, Yamauchi K, Yoshida M, Yoshida J. Transarticular screw fixation in the middle and lower cervical spine. Technical note. J Neurosurg. 2003;99(1 Suppl):132–6.

53. Wang MY, Prusmack CJ, Green BA, Gruen JP, Levi AD. Minimally invasive lateral mass screws in the treatment of cervical facet dislocations: technical note. Neurosurgery. 2003;52(2):444–7; discussion 447–8.

54. Miyamoto H, Sumi M, Uno K. Utility of modified transarticular screw in the middle and lower cervical spine as intermediate fixation in posterior long fusion surgery. J Neurosurg Spine. 2009;11(5):555–61.

55. Zhao L, Xu R, Liu J, Konrad J, Ma W, Jiang W, Li M, Xia H, Hua Q, Wang G. Comparison of two techniques for transarticular screw implantation in the subaxial cervical spine. J Spinal Disord Tech. 2011;24(2):126–31.

第24章
胸椎间盘突出症

Jonathan D. Choi, John J. Regan, Jong G. Park, Robert E. Isaacs

杨建伟 赵杰 译

病例样本 1

男性，52岁，伴有糖尿病病史，主诉后背疼痛数月，疼痛沿后背正中向下腰部放射并伴有足部感觉障碍。患者日常活动和行走距离受限。患者没有肌力异常以及二便功能障碍。体检发现，患者双下肢反射亢进，阵挛（+），除了感觉障碍以外，还伴随出现宽基步态和不稳定串联步态。MRI显示 T8-T9 水平椎间盘旁中央型突出，脊髓受压变形，脊髓信号没有异常（图24.1）。进一步 CT 检查评估突出髓核有无钙化，CT 显示 T8-T9 水平的突出椎间盘伴有钙化，使相应水平椎管缩窄至 5 mm（图24.2）。基于椎间盘突出位置以及存在钙化的考量，选用经胸入路能够充分地安全显露硬脊膜的腹侧，从而切除椎间盘。选用左侧微创切口经胸内镜下椎间盘切除术，使用一套管状牵开器 [MaXcess 极外侧椎间融合（exterme lateral interbody fusion，XLIF）牵开系统，NuVasive] 和一套 30°内镜以提供可视术野。在钙化椎间盘突出的中央部位，去除部分上终板和下终板，形成一个楔形缺损，凿出一个空腔以方便将椎间盘与硬膜分离并取出（图24.3）。椎间盘切除后，植入椎间融合器（CoRoent，NuVasive Inc.），放置胸管。患者留置胸管入苏醒室，一旦胸片提示无明显残留气胸时，则拔除胸管。整个手术失血量估计为 25 ml，手术时间为 180 分钟。患者于术后第 3 天出院。术后患者双下肢感觉障碍明显改善，后背痛也于数月后得到逐步缓解。术后 2 年随访，患者自觉后背痛残留 2/10，且双下肢未出现进一步的神经症状。

病例样本 2

男性，36岁，按摩技师，前大学足球运动员，主诉渐进性的右胁腹部疼痛伴右下肢麻木无力。患者无法从坐位改换成直立，其右侧股四头肌肌力 3/5，右下肢远端肌力 4/5。右侧踝阵挛阳性，右侧 Babinski 征阳性。右大腿周径 48 cm，左大腿周径 53 cm。

CT 平扫显示 T9-T10 水平巨大的中央型椎间盘突出伴边缘钙化（图24.4、24.5）。MRI 显示无脊髓信号改变。

采用经胸内镜下椎间盘切除＋部分椎体切除术，成功切除突出椎间盘。由于切除肋头和部分椎体，术中置入了椎体螺钉和棒以及植入了侧方融合器进行融合（图24.6）。术后 1 年随访，患者神经症状完全缓解，疼痛症状消失。

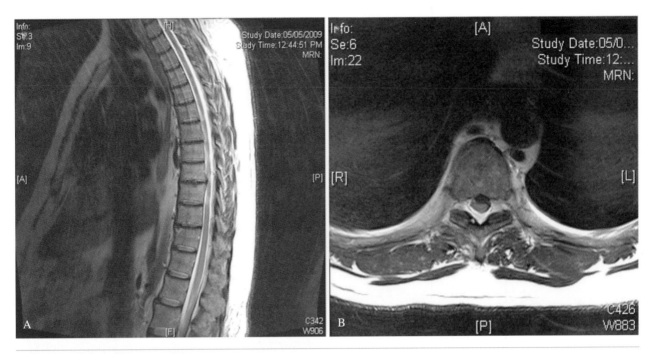

图 24.1　胸椎间盘突出的 MRI 表现。A. 矢状位 MRI 显示 T8-T9 水平椎间盘突出。B. 轴位 MRI 显示 T8-T9 水平旁中央型椎间盘突出、脊髓变形、没有脊髓信号改变

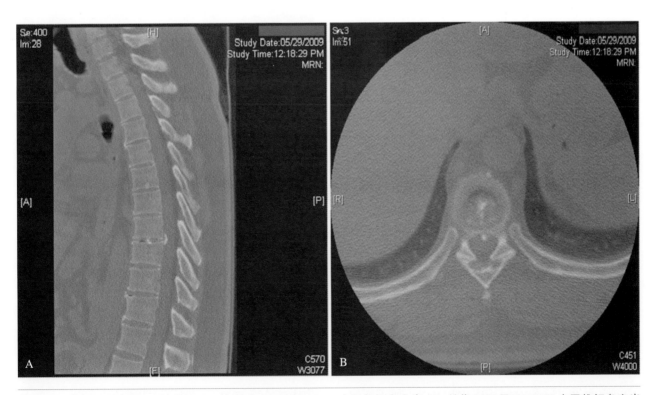

图 24.2　胸椎间盘突出的 CT 表现。A. 矢状位 CT 显示 T8-T9 水平椎间盘突出。B. 轴位 MRI 显示 T8-T9 水平椎间盘突出伴钙化

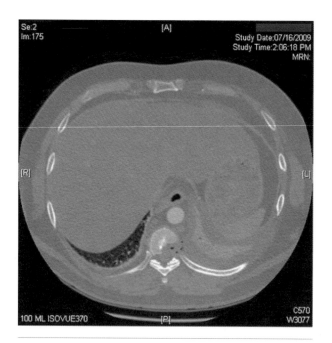

图 24.3 CT 轴位观察手术技术。左侧微创切口行经胸内镜下椎间盘切除术，在椎体后部椎间盘部位的上下方开凿出一个楔形缺损，形成一个空腔，便于将椎间盘与硬膜分离并取出，同时避免对脊髓的干扰

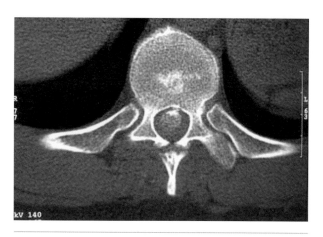

图 24.4 轴位 CT 显示 T9-T10 水平中央型椎间盘突出伴部分钙化，占据超过椎管 50%

胸椎间盘突出的临床表现和手术适应证

　　有症状的胸椎间盘突出是临床上罕见的病症，男女发病率相当，好发于中年以及老年人。虽然

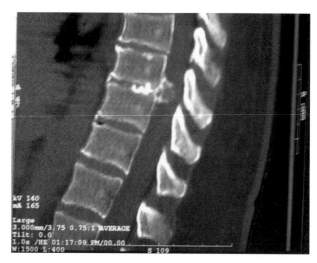

图 24.5 矢状位 CT 显示 T9-T10 水平椎间盘突出伴钙化，严重的椎管狭窄

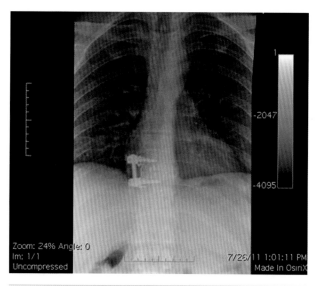

图 24.6 术后 X 线片显示脊柱器械，包括侧方融合器、椎体螺钉和棒

　　MRI 和尸检结果显示多达 15.2% 的个体存在胸椎间盘突出，但是有症状的胸椎间盘突出的发病率估计为 1/1 000 000[1-3]。胸椎间盘手术量约占整个脊柱椎间盘突出手术的 0.15% ~ 0.4%[2, 4-7]。胸椎间盘手术量低于颈椎间盘以及腰椎间盘手术量的原因是胸廓增加了胸椎的稳定性[7, 8]。

　　有症状的胸椎间盘突出症的临床表现可分为：脊髓病、疼痛或者两者兼而有之，最常见的症状是疼痛，据 Stillerman 等 [7] 研究发现，76% 的患者伴有疼痛。大多数患者表现的疼痛，为局部轴性背痛或轴性背痛放射至腰部。有一小部分患者表现为神经根病。疼痛甚至可与心脏病引起的疼痛类似，或者表现为腹部或肩部疼痛 [9-11]。感觉缺失占 61%，双下肢轻瘫和单瘫也占 61% [7]。痉挛状态和腱反射亢进占 58%，膀胱功能障碍占 24%，从症状出现到诊断明确的时间不一，有些急性起病，有些则在数年后发病 [2, 12, 13]。

由于有症状的胸椎间盘突出症发病率低以及临床表现各异，临床医师很难预测患者的症状会随时间的进展而改善或恶化。某些病例的症状会自发消失 [14]。患者是否手术取决于临床表现，通常手术适用于严重的或进展型脊髓病以及保守治疗失败的神经根病。Sheikh 等推荐对那些单纯疼痛的患者使用至少 6 个月的联合治疗，包括类固醇、非甾体消炎药、硬膜外注射、肋间神经注射、物理治疗和穿戴过伸位支具 [15]。只有经过这些保守治疗失败后的单纯疼痛患者才建议手术治疗。

一旦做出手术决定，必须进一步特异性定位和描述突出椎间盘及其解剖特点。必须使用 MRI 和 CT 对其进行定位和了解解剖特点，做好术前准备。MRI 可以充分显示椎管内受压改变，CT 可以描述突出部分椎间盘的钙化量。突出物的类型、有无钙化以及大小决定了手术入路的选择。此外，患者的合并症以及血管解剖同样影响入路的选择。据统计，2/3 的胸椎间盘突出症发生于 T8-T11，超过 90% 发生于 T6-T11 [7]。侧方椎间盘突出可以采用同侧入路予以切除，包括以下 3 种入路：后外侧、外侧或经胸。但是，如果采用后外侧入路处理中央型的椎间盘突出，则无法直接显露突出物。因为脊髓和硬脊膜可以向前方包绕突出的椎间盘 [7]，所以非直视下的操作容易造成脊髓损害。对于 MRI 影像上伴有脊髓信号改变的患者，往往预示着脊髓损害的高风险，这种损害往往发生在试图分离粘连钙化的胸椎间盘的操作过程中。因此，我们选用经胸入路处理中央型椎间盘，于直视下操作，显露硬膜，从一侧椎弓根暴露到另一侧椎弓根。有趣的是，我们也可以通过后外侧入路安全地摘除某些非钙化的、软性的椎间盘 [7, 16]。有时，钙化的中央型椎间盘可以侵蚀硬膜，此时往往需要进行硬膜的直接修补或者用内植物和纤维蛋白胶水来替代。患者的血管解剖同样也决定了手术入路及方向，因为胸部脊髓血供微弱且常常缘于一支根动脉，即腰膨大动脉，它往往发于左侧位于 T8-L2 平面 [18]。某些外科医师建议，假如手术有可能牺牲左侧的根动脉，则建议术前进行脊髓血管造影，尽管我们的团队不是普遍赞成这一点 [19]。其他一些因素，诸如患者的合并症、患者手术耐受能力、是否有肺部损害、肺部手术史和胸膜粘连，都会影响经胸入路的手术结果。

历史回顾和开放治疗

历史上采用后路通过椎板切除术以及选择性的椎间盘切除术来治疗胸椎间盘突出症。1969 年，Perot 和 Munro 统计分析了 91 例经后路治疗的胸椎间盘突出症病例，其中 16 例截瘫，6 例死亡 [20]。91 例患者都是中央型椎间盘突出（相对于侧方椎间盘突出），截瘫率 26%，死亡率 9%，不佳的结局是由于对前方病变组织处理不充分以及脊髓的牵拉，从而造成脊髓的损害。之后为了达到直视下操作、减少脊髓牵拉的目的，逐步发展出了后外侧、外侧以及经胸入路。经椎弓根入路是一种切除椎弓根和小关节，从而达到从后外侧显露突出碎片的目的的方法（图 24.7）[21]。后外侧入路的缺点在于外科医师无法直视中央型的突出碎片。Stillerman 等介绍了一种经关节保留椎弓根入路，其优势在于保留椎弓根，减少术后轴性痛 [22]。肋骨横突切除术和外侧腔外入路这两种外侧入路均可以更多地显露前侧（图 24.7）。肋骨横突切除术是一种通过切除横突和肋骨并且解剖分离相应节段的神经根和血管的方法 [23]。外侧腔外入路涉及更广泛的切除，包括切除椎旁肌和分离胸膜，获得外侧大角度视野 [19]。外侧腔外入路的优势在于改善手术视野、胸膜外操作，缺点在于软组织

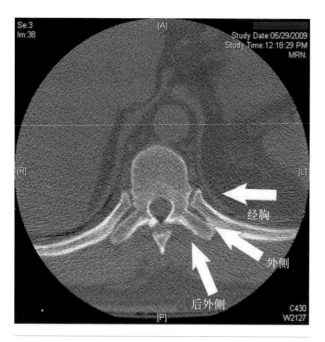

图 24.7 入路。用于治疗胸椎间盘突出症的手术入路，有后外侧入路（经椎弓根、经小关节），侧方入路（肋骨横突切除术、侧方外侧腔外路），经胸（开胸、小切口 XLIF、胸腔镜）。入路由突出部位、大小、钙化决定

脊髓周围病变时是非常有用的。Stillerman 等报道运用现代入路治疗胸椎间盘突出，其中疼痛症状改善或消失达 87%（局部、轴性或根性），腱反射亢进和痉挛状态改善达 95%，感觉障碍改善达 84%，膀胱功能改善达 76%，运动功能改善达 58%[7]。尽管开放手术在神经功能改善、疼痛缓解以及术后死亡率方面取得了巨大的改善，但是开放手术入路本身存在一些入路相关的并发症。Fessler 和 Sturgill 报道了各种开放入路的大量不同的并发症[26]。例如，经胸手术入路可并发肋间神经痛、肺炎、肺不张、血胸和乳糜胸，后外侧和外侧入路可并发伤口感染、伤口愈合不良、肩胛带不稳以及术后后凸畸形。为了减少手术入路的并发症，保留有效性和安全性，微创入路应运而生。

切除过多、造成失血管支配后的伤口愈合不良以及椎旁肌失神经后的后凸畸形可能性增加[24]。

尽管后外侧入路改善了手术视角，但当其运用于中央型突出以及致密钙化的椎间盘突出时还是有很多局限性[16]。通过开胸手术可以直接显露腹侧硬膜（图 24.7）。优势在于手术医师可以在不干扰脊髓的情况下取出中央型突出物和致密钙化椎间盘，并通过一期修复或使用内植物来处理硬膜缺损。开胸术的缺点在于需要一个胸科医师的辅助，术后需放置胸管，肋间神经痛（据报道发生率高达 50%）发病率很高，肺、心脏以及大血管损伤的风险也很大[24, 25]。

随着椎板切除术的摒弃以及后外侧、外侧和经胸入路的广泛应用，胸椎间盘术后死亡率接近于零，神经功能康复率大为改善。此外，随着 20 世纪 90 年代末神经监护的出现，尤其是运动神经诱发电位，不仅提高了椎弓根螺钉置入的安全性，还在这些对技术要求高的脊髓操作过程中提升了安全率。脊髓监护在处理伴有缺血改变的

微创手术入路

近年来那些意识到微创手术重要性的医师努力调整开放手术技术以适应小切口，与此同时新技术也蓬勃发展，包括光导纤维、光源系统、脊柱内植物的多样性以及计算机辅助的即时成像系统。对于近十年来那些标榜为微创的多样性技术被评估之后，成功的微创技术应该具有：① 使入路相关创伤最小化；② 减小术后疼痛和发病率；③ 减少并发症；④ 快速康复和恢复正常功能。微创技术于 1995 年初次使用胸腔镜，随后最近十年进一步发展出微创经椎弓根、经小关节、极外侧以及外侧小切口[15, 24, 25, 27-35]。

胸腔镜技术显露前方脊髓可以提供一个清晰的视野，这在过去十年是一个重大的技术进步。在病例样本 2 的胸腔镜手术中，患者被插入双极管实行单肺通气，并置于侧卧位。术中用 C 臂机定位[24, 25]。插入 3～4 个孔，图像通过患者头部的显示屏展示（图 24.8）[36]。分离胸膜，除了通过透视定位之外，也可在体内通过数肋骨来确定病变节段。让患者向腹侧翻动使肺远离，使用一个扇形牵开器牵开肺。切开病变水平的硬膜，结扎

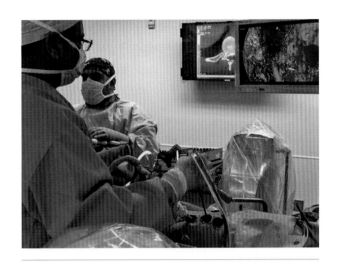

图 24.8 术中照片显示外科医师在操作胸椎间盘镜下椎间盘切除术，右侧屏幕上为胸椎内镜影像，左侧为 CT 影像。患者置于右侧卧位，身上插入 4 个孔。外科医师左手持内镜，用来操作、锁定位置，并使用器械或机械手臂，右手持吸引器

和夹闭节段血管。切除近侧 2 cm 长肋骨保留作为自体移植骨。凿断椎弓根的上半部分来确定椎管的侧面。切开椎间盘，切除椎间盘组织，保留后上部分的椎间盘组织。凿除椎体后部的上方以及下方部分椎体，形成一个楔形空腔，直到病变部位上方和下方的正常硬膜可见。对于某些巨大型椎间盘有时需要切除部分椎体或者全部椎体。将突出的椎间盘从空洞中取出，而使脊髓不受到影响。假如硬膜有侵蚀，则行一期修补或者使用硬膜移植物和纤维蛋白胶水进行修复。椎体小缺损不必使用椎间植骨，只有少数患者是由于失稳而需要再手术[24, 25]。当然如果有巨大的骨缺损，则使用肋骨植骨。有些作者推荐椎间盘切除术后常规放置椎间植骨块以减少迟发性后凸畸形和轴性痛[29, 37-39]。随后放置胸管，关闭胸部切口。当引流少于每天 100 ml 时，拔除胸管[25]。如果伴有硬膜缺损，则保留胸管呈水封闭状态，并放置腰大池引流。

Rosenthal 和 Dickman 报道了 55 例胸腔镜切除椎间盘的手术[25]。他们发现平均手术时间为 3 小时 25 分钟，比开胸手术的平均时间少 1 小时，比肋骨横突切除术少 1.25 小时，此外相对于开胸术，

胸腔镜手术出血量是其 1/2（327 ml *vs.* 683 ml），胸管放置时间是其 1/2，住院时间少一半（6.5 天 *vs.* 16.2 天）。其他一些并发症，包括来源于肋间血管和节段血管的血胸、短暂的肋间神经痛以及 2 例术后残留。胸腔镜手术后肋间神经痛发生率为 16%，而开胸术发生率为 50%，这是由于胸腔镜手术一般不使用肋间撑开器。胸腔镜手术既减少了开胸手术的并发症，又保留了处理病变的有效性。但是，Dickman 提醒我们，对于那些椎间盘钙化伴有巨大骨化的病例以及运用胸腔镜很可能发生脊髓继发性损伤的病例应采用开胸手术[17]。

虽然胸腔镜手术有利于减少入路相关并发症，但是脊柱外科医师仍然接受较慢，主要原因有：缺乏三维成像、触觉反馈小、学习曲线陡峭、临床应用之前必须在实验室进行专门训练以及昂贵的器械和仪器价格[40-43]。此外，由于胸椎间盘突出症手术量较少，也使外科医师对保持胸腔镜技术的熟练增加了难度[16]。

近期，经腰大肌的腰椎侧方入路技术已经运用于胸椎手术。Karikari 等首先推荐了一种使用外侧腔外入路植入椎间融合器来治疗胸椎疾病的方法，我们在病例样本中已经描述过[44]。他们的研究显示了运用 XLIF 入路治疗多种疾病的可行性和安全性，包括胸椎间盘突出症、肿瘤引起的病理性骨折、退行性侧弯症、椎间盘炎以及邻近节段脊椎病。Uribe 等专注于胸椎间盘突出症的治疗，报道 60 余例小切口胸椎 XLIF 病例（经治于 5 个医疗机构）[27]。切口长 4 cm，经胸膜外入路或经胸膜入路到达病变部位。手术过程中使用单腔管保持双肺通气。在经胸膜入路中，肺部不充气，扩张器滑落挡住后肋，安全地锚定于脊椎。等三叶片的管道系统（MaXcess XLIF-T 系统）插入后，置入连续性牵张器，并在透视帮助下锚定于脊椎。管道技术可以限制头侧移动。某些作者建议使用胸腔镜来去除粘连，通过直视下置放管状牵开器来避免肺损伤[28]。当管状系统锚定完毕后，利用显微镜，使用刺刀样的器械提供三维解剖影像，或者像病例样本 1 一样插入一台 30° 的内镜，并由 2 人操作。椎间盘切除术按以下标准

流程进行，包括：切除肋骨头以及椎弓根的上部，制造一个可供椎间盘取出的缺损区域。假如是经胸膜入路，那么进行椎间植骨并放置胸管。患者留置胸管入苏醒室，一旦胸片提示无明显残留气胸时，则拔除胸管。

在 Uribe 的报道中，平均手术时间为 182 分钟，出血量约为 290 ml，平均住院时间为 5 天 [27]。其手术并发症的发生率为 15%，而之前报道的微创手术并发症的发生率为 28.4%，开放手术的发生率为 36.7%。更为重要的是，所有病例均未出现肋间神经痛。手术效果与微创治疗的文献报道相一致，80% 结果为优秀或良好，15% 为无改善，5% 为差，其优秀或良好的结果超过了开放性手术（64.4%）。微创脊柱外科医师熟练运用小切口胸椎 XLIF 技术，不仅可以避免开胸术带来的并发症，还可以在直视腹侧硬膜下进行操作，从而获得更好的治疗效果。由于手术操作必须进入胸腔（无论是胸膜外或是经胸膜），患者的手术风险也相应增加，进而提示操作过程的高技术要求。

如果切除胸椎间盘后出现不稳，那么我们建议行胸椎融合。切除肋骨头以及跨越椎间隙的肋椎韧带后可产生不稳。此外，某些外科医师对椎体的扩大切除也会导致不稳。手术节段越靠近胸腰结合部，患者越容易产生不稳和背痛。侧方融合器可在胸腔镜或侧方管道技术下植入。使用上述融合器作为单独的融合装置还有待商榷。整个手术过程中节段越稳定，融合成功率越高。胸椎前路使用骨形态生成蛋白（bone morphogenetic protein，BMP）可导致大量胸腔积液，需谨慎 [45]。

与巨大中央型椎间盘突出或钙化型椎间盘突出相对应，外侧椎间盘突出和软性的中央型椎间盘可以通过后外侧微创入路予以切除 [15, 29-31]。Chi 等介绍了一种经椎弓根入路并使用管状牵开器的方法 [15, 29-31]。椎弓根作为一个边界标志，切除半椎板、内侧小关节和椎弓根，从而获得清晰的显露。从侧方切开椎间盘并形成一个空腔，整个过程中对脊髓没有牵拉影响。接着将突出的椎间盘组织推向前方缺损处并取出，整个过程同样不影响脊髓。后外侧入路无法直视病变部位，只适用

于外侧椎间盘突出和椎间盘突出不伴有钙化的患者。此外，当外科医师试图使用外侧管道技术操作时，也会面临诸如视野窄小以及工作空间有限的问题，从而影响操作者的心情。刺刀样器械的使用也需要额外的高超技术。外科医师必须从解剖学起，并逐步适应这些新技术，从而避免并发症。椎间盘切除完毕后，缝合筋膜和皮肤，不放置引流。其平均手术时间为 3 小时，手术时间、住院天数与开放式经椎弓根入路相似。其手术出血量减少为 177 ml，而开放式手术为 337 ml；其切口长度为 3 ~ 5 cm，而开放式手术为 7 ~ 10 cm。1 年后随访 Prolo 评分，微创组评分高于开放入路组（6.2 分 *vs.* 2.0 分，*P*=0.05），提示微创组恢复更快。该手术的可能并发症包括脊髓损伤、术后神经痛、脑脊液漏和术后后凸畸形 [31]。

Isaaca 等介绍了一种经关节保留椎弓根入路、显微内镜下微创手术的方法 [30]。将 1 枚克氏针置于中线旁 3 cm 并锚定于相应椎间盘的尾侧横突。使用荧光透视，利用克氏针定位横突和肋头关节。经过一系列的扩张后，置入管状牵开器。置入内镜，去除管腔内残留肌肉。用电锯切除横突内侧面以及外侧 1/3 的小关节复合体，显露椎管的外侧部分。从侧方切除椎间盘，在椎间盘突出部位以及椎体后部挖出一个空腔，使用刮匙或神经剥离器将突出椎间盘组织向前推移后取出。Perez-Cruet 等报道了 7 例通过管状牵开器切除胸椎间盘的病例 [46]。平均手术时间为 1 个节段 1.8 小时，出血量为 1 个节段 113 ml，所有患者于术后 24 小时内出院。未发生术中以及术后并发症，所有病例的脊髓病和神经根病症状均消失，1 例残留持续性背痛症状。Khoo 等介绍了一种经微创外侧腔外入路、使用后外侧管状牵开器行胸椎间盘切除＋椎间融合的手术方法 [43]。在这种手术方法中，通过切除近端肋骨、横突、小关节以及椎板，获得更外侧的视角。椎间盘切除仍按照标准流程操作，随后植入一椎间融合器来减少术后后凸畸形以及轴性痛的风险。综上所述，Isaacs 等、Khoo 等以及 Perez-Cruet 等的研究证实了微创后外侧入路治疗胸椎间盘突出症在技术上的可行性和安全性，这类方法可以有

效避免开放性后外侧、外侧入路导致的入路相关并发症[30, 43, 46]。

总　结

胸椎间盘突出症是一种罕见并且充满挑战的临床疾患，它驱使着脊柱外科医师不断地发展出各种技术，不仅要安全地切除突出椎间盘，同时还要减少入路相关并发症。运用微创技术来治疗有症状的胸椎间盘突出症，结果是满意的，患者的疼痛得到缓解且并发症不断减少。微创胸椎手术的发展得益于微创腰椎手术的工具和技术。现代脊柱外科医师必须熟练运用这些微创工具和技术，经外侧、后外侧以及经胸入路，有效安全地治疗胸椎间盘突出症。

参考文献

1. Albrand OW, Corkill G. Thoracic disc herniation. Treatment and prognosis. Spine. 1979;4(1)：41–6. Epub 1979/01/01.

2. Arseni C, Nash F. Thoracic intervertebral disc protrusion：a clinical study. J Neurosurg. 1960;17：418–30. Epub 1960/05/01.

3. Williams MP, Cherryman GR, Husband JE. Significance of thoracic disc herniation demonstrated by MR imaging. J Comput Assist Tomogr. 1989;13(2)：211–4. Epub 1989/03/01.

4. Arce CA, Dohrmann GJ. Herniated thoracic disks. Neurol Clin. 1985;3(2)：383–92. Epub 1985/05/01.

5. Awwad EE, Martin DS, Smith Jr KR, Baker BK. Asymptomatic versus symptomatic herniated thoracic discs：their frequency and characteristics as detected by computed tomography after myelography. Neurosurgery. 1991;28(2)：180–6. Epub 1991/02/11.

6. Benjamin V. Diagnosis and management of thoracic disc disease. Clin Neurosurg. 1983;30：577–605. Epub 1983/01/01.

7. Stillerman CB, Chen TC, Couldwell WT, Zhang W, Weiss MH. Experience in the surgical management of 82 symptomatic herniated thoracic discs and review of the literature. J Neurosurg. 1998;88(4)：623–33. Epub 1998/04/03.

8. White AA, Panjabi MM. Clinical biomechanics of the spine. 2nd ed. Philadelphia：Lippincott; 1990. p. 722. xxiii.

9. Eleraky MA, Apostolides PJ, Dickman CA, Sonntag VK. Herniated thoracic discs mimic cardiac disease：three case reports. Acta Neurochir (Wien). 1998;140(7)：643–6. Epub 1998/10/22.

10. Rohde RS, Kang JD. Thoracic disc herniation presenting with chronic nausea and abdominal pain. A case report. J Bone Joint Surg Am Vol. 2004;86-A(2)：379–81. Epub 2004/02/13.

11. Wilke A, Wolf U, Lageard P, Griss P. Thoracic disc herniation：a diagnostic challenge. Man Ther. 2000;5(3)：181–4. Epub 2000/10/18.

12. McInerney J, Ball PA. The pathophysiology of thoracic disc disease. Neurosurg Focus. 2000;9(4)：e1. Epub 2006/07/13.

13. Epstein JA. The syndrome of herniation of the lower thoracic intervertebral discs with nerve root and spinal cord compression. J Neurosurg. 1954;11(6)：525–38. Epub 1954/11/01.

14. Morandi X, Crovetto N, Carsin-Nicol B, Carsin M, Brassier G. Spontaneous disappearance of a thoracic disc hernia. Neurochirurgie. 1999;45(2)：155–9. Epub 1999/08/17. Disparition spontanee d'une hernie discale thoracique.

15. Sheikh H, Samartzis D, Perez-Cruet MJ. Techniques for the operative management of thoracic disc herniation：minimally invasive thoracic microdiscectomy. Orthop Clin North Am. 2007;38(3)：351–61; abstract vi. Epub 2007/07/17.

16. Borm W, Bazner U, Konig RW, Kretschmer T, Antoniadis G, Kandenwein J. Surgical treatment of thoracic disc herniations via tailored posterior approaches. Eur Spine J. 2011;20(10)：1684–90. Epub 2011/05/03.

17. Hott JS, Feiz-Erfan I, Kenny K, Dickman CA. Surgical management of giant herniated thoracic discs：analysis of 20 cases. J Neurosurg Spine. 2005;3(3)：191–7. Epub 2005/10/21.

18. Rodriguez-Baeza A, Muset-Lara A, Rodriguez-Pazos M, Domenech-Mateu JM. The arterial supply of the human spinal cord：a new approach to the arteria radicularis magna of Adamkiewicz. Acta Neurochir (Wien). 1991;109(1–2)：57–62. Epub 1991/01/01.

19. Maiman DJ, Larson SJ, Luck E, El-Ghatit A. Lateral extracavitary approach to the spine for thoracic disc herniation：report of 23 cases. Neurosurgery. 1984;14(2)：178–82. Epub 1984/02/01.

20. Perot Jr PL, Munro DD. Transthoracic removal of midline thoracic disc protrusions causing spinal cord compression. J Neurosurg. 1969;31(4)：452–8. Epub 1969/10/01.

21. Patterson Jr RH, Arbit E. A surgical approach through the pedicle to protruded thoracic discs. J Neurosurg.

1978;48(5): 768–72. Epub 1978/05/01.

22. Stillerman CB, Chen TC, Day JD, Couldwell WT, Weiss MH. The transfacet pedicle-sparing approach for thoracic disc removal: cadaveric morphometric analysis and preliminary clinical experience. J Neurosurg. 1995;83(6): 971–6. Epub 1995/12/01.

23. Hulme A. The surgical approach to thoracic intervertebral disc protrusions. J Neurol Neurosurg Psychiatry. 1960;23: 133–7. Epub 1960/05/01.

24. Burke TG, Caputy AJ. Treatment of thoracic disc herniation: evolution toward the minimally invasive thoracoscopic technique. Neurosurg Focus. 2000;9(4): e9. Epub 2006/07/13.

25. Rosenthal D, Dickman CA. Thoracoscopic microsurgical excision of herniated thoracic discs. J Neurosurg. 1998;89(2): 224–35. Epub 1998/08/04.

26. Fessler RG, Sturgill M. Review: complications of surgery for thoracic disc disease. Surg Neurol. 1998;49(6): 609–18. Epub 1998/06/24.

27. Uribe JS, Smith WD, Pimenta L, Hartl R, Dakwar E, Modhia UM, et al. Minimally invasive lateral approach for symptomatic thoracic disc herniation: initial multicenter clinical experience. J Neurosurg Spine. 2012;16(3): 264–79. Epub 2011/12/20.

28. Yanni DS, Connery C, Perin NI. Video-assisted thoracoscopic surgery combined with a tubular retractor system for minimally invasive thoracic discectomy. Neurosurgery. 2011;68(1 Suppl Operative): 138–43; discussion 43. Epub 2011/01/06.

29. Khoo LT, Smith ZA, Asgarzadie F, Barlas Y, Armin SS, Tashjian V, et al. Minimally invasive extracavitary approach for thoracic discectomy and interbody fusion: 1-year clinical and radiographic outcomes in 13 patients compared with a cohort of traditional anterior transthoracic approaches. J Neurosurg Spine. 2011;14(2): 250–60. Epub 2011/01/11.

30. Isaacs RE, Podichetty VK, Sandhu FA, Santiago P, Spears JD, Aaronson O, et al. Thoracic microendoscopic discectomy: a human cadaver study. Spine. 2005;30(10): 1226–31. Epub 2005/05/18.

31. Chi JH, Dhall SS, Kanter AS, Mummaneni PV. The mini-open transpedicular thoracic discectomy: surgical technique and assessment. Neurosurg Focus. 2008;25(2): E5. Epub 2008/08/05.

32. Caputy A, Starr J, Riedel C. Video-assisted endoscopic spinal surgery: thoracoscopic discectomy. Acta Neurochir (Wien). 1995;134(3–4): 196–9. Epub 1995/01/01.

33. Anand N, Regan JJ. Video-assisted thoracoscopic surgery for thoracic disc disease: classifi cation and outcome study of 100 consecutive cases with a 2-year minimum follow-up period. Spine. 2002;27(8): 871–9. Epub 2002/04/06.

34. Regan JJ. Percutaneous endoscopic thoracic discectomy. Neurosurg Clin N Am. 1996;7(1): 87–98. Epub 1996/01/01.

35. Regan JJ, Mack MJ, Picetti 3rd GD. A technical report on videoassisted thoracoscopy in thoracic spinal surgery. Preliminary description. Spine. 1995;20(7): 831–7. Epub 1995/04/01.

36. Oskouian Jr RJ, Johnson JP, Regan JJ. Thoracoscopic microdiscectomy. Neurosurgery. 2002;50(1): 103–9. Epub 2002/02/15.

37. Currier BL, Eismont FJ, Green BA. Transthoracic disc excision and fusion for herniated thoracic discs. Spine. 1994;19(3): 323–8. Epub 1994/02/01.

38. Korovessis PG, Stamatakis MV, Baikousis A, Vasiliou D. Transthoracic disc excision with interbody fusion. 12 patients with symptomatic disc herniation followed for 2–8 years. Acta Orthop Scand Suppl. 1997;275: 12–6.

39. Otani K, Yoshida M, Fujii E, Nakai S, Shibasaki K. Thoracic disc herniation. Surgical treatment in 23 patients. Spine. 1988;13(11): 1262–7.

40. Ringel F, Stoffel M, Stuer C, Totzek S, Meyer B. Endoscopyassisted approaches foranterior column reconstruction after pedicle screw fixation of acute traumatic thoracic and lumbar fractures. Neurosurgery. 2008;62(5 Suppl 2): ONS445–52; discussion ONS52–3. Epub 2008/07/18.

41. McAfee PC, Regan JR, Fedder IL, Mack MJ, Geis WP. Anterior thoracic corpectomy for spinal cord decompression performed endoscopically. Surg Laparosc Endosc. 1995;5(5): 339–48. Epub 1995/10/01.

42. McAfee PC, Regan JR, Zdeblick T, Zuckerman J, Picetti 3rd GD, Heim S, et al. The incidence of complications in endoscopic anterior thoracolumbar spinal reconstructive surgery. A prospective multicenter study comprising the first 100 consecutive cases. Spine. 1995;20(14): 1624–32.

43. Khoo LT, Beisse R, Potulski M. Thoracoscopic-assisted treatment of thoracic and lumbar fractures: a series of 371 consecutive cases. Neurosurgery. 2002;51(5 Suppl): S104–17. Epub 2002/09/18.

44. Karikari IO, Nimjee SM, Hardin CA, Hughes BD, Hodges TR, Mehta AI, et al. Extreme lateral interbody fusion approach for isolated thoracic and thoracolumbar spine diseases: initial clinical experience and early outcomes. J Spinal Disord Tech. 2011;24(6): 368–75. Epub 2010/12/15.

45. Kepler CK, Huang RC, Meredith D, Cunningham M, Boachie- Adjei O. Delayed pleural effusion after anterior thoracic spinal fusion using bone morphogenetic protein-2. Spine. 2011;36(5): E365–9. Epub 2011/01/29.

46. Perez-Cruet MJ, Kim BS, Sandhu F, Samartzis D, Fessler RG. Thoracic microendoscopic discectomy. J Neurosurg Spine. 2004;1(1): 58–63. Epub 2004/08/05.

第25章
腰椎间盘突出症

Daniel L.Cavanaugh, Gurvinder S. Deol

陈志明　译

前　言

在美国，腰椎间盘摘除术是脊柱外科最常见的手术方式，每年超过 30 万例[1]。2% 的人群在其一生中会经历有症状的腰椎间盘突出，大多数发病年龄在 30 ~ 50 岁。精神压力、低收入、体力劳动者和吸烟这些因素会增加椎间盘突出的风险[2]。尽管有症状的椎间盘突出的发生率很高，但大多数的病例可以采取保守治疗，比如改变运动习惯、物理治疗、非甾体消炎药以及硬膜外类固醇注射等。人群中需要手术治疗的坐骨神经痛低于 0.5%，其中 90% 累及 L4-L5 或 L5-S1 节段[2]。

1934 年，Mixter 和 Barr 发明了半椎板切除来治疗有症状的腰椎间盘突出[3]。此后，该术式进行了很大改进，传统的椎间盘摘除术式是由 Yasargil 和 Caspar 在 1977 年独创，他们采用后入路，需要剥离大量椎旁肌肉[4, 5]。之后，他们的术式得到进一步改良，即如今最常用的"小切口"椎间盘摘除术式。1997 年，Foley 和 Smith 发展出一种经椎旁肌的通道和管形撑开系统，侵入性更小，理论上对肌肉的损伤也更小，减轻了术后疼痛，康复更快。该技术需借助内镜或者手术显微镜[6]。这种通道系统的产生促使了"微创椎间盘摘除术"（minimally invasive discectomy, MID）的诞生。

与传统的开放手术相比较，MID 将显露范围仅仅局限于病灶部位，从而避免对肌肉的创伤。与自动牵开器相比，管形通道撑开器理论上可以减少肌肉的损伤和缺血。放置管形撑开器时需经过正常的肌间隙，以减少对肌肉的剥离，尤其是经多裂肌间隙，是 MID 的经典入路。

本章将探讨腰椎间盘突出症的病理生理变化、临床诊断、对有症状的腰椎间盘突出症的保守治疗和手术治疗这几个方面。

病理生理

椎间盘主要由两种结构组成：髓核与纤维环。椎间盘本身没有直接的血供，其营养主要由供应椎体终板和椎间盘外周的血管弥散而来[7]。

髓核为凝胶状物质，富含 Ⅱ 型胶原纤维、蛋白多糖和水分。其独特的化学结构使其可以起到像"缓冲垫"一样的作用。蛋白多糖分子间的亲水链可以将轴向的机械应力转化为静电位。

纤维环主要由 Ⅰ 型胶原纤维构成，它层层包裹髓核，特性是有极高的张力。纤维环的主要功能是当髓核吸收机械应力时，限制髓核的活动。纤维环的退化在成年早期即开始[8]，在尸体解剖上可发现髓核与纤维环的脱水化。即使没有症状，MRI 也能发现早期的退变[9]。这种退变导致了纤维环出现细微的裂缝，从而引起纤维环破裂，最终导致椎间盘突出。这些破裂的纤维被认为是神经和静脉向椎间盘生长的介质，最终可能是退行性椎间盘疾病的轴性疼痛的原因之一 [8]。

腰椎间盘突出引起根性疼痛的原因，理论上有两个方面，其一是对神经根的机械性压迫，另一方面是局部的炎症介质的刺激。有研究表明，MRI 上显示较大的、游离的、非包裹性的椎间盘突出，比包裹性的椎间盘突出有更大的机会自行吸收 [10]。髓核内的物质能够引起局部的炎症反应，这种理论已经在无数动物实验中被证明 [11, 12]。术中的神经根周围样本也可以检测到许多炎症介质，如基质金属蛋白酶、一氧化氮以及大量的前列腺素 [13]。在一组对猪的实验中，髓核物质被注射到硬膜外，对照组注射的是腹膜后脂肪，每一组又分为有（或）无神经根的机械压迫，测试两组的神经传导速度。有趣的是，髓核物质导致的神经传导速度异常与机械压迫无关 [14]。从而得出这样的结论，由化学刺激引起的腰椎间盘突出症的疼痛，可以通过去除髓核物质或给予抗炎药物而得到治疗。

分　类

腰椎间盘突出的分类依据以下几个方面：突出物与原椎间盘的连续性、突出物的几何形状、突出物与后纵韧带的位置以及突出的节段。

当突出的椎间盘被纤维环完整包裹时，称为"包含型"椎间盘突出。当椎间盘组织突破纤维环，进入硬膜外间隙，称为"非包含型"椎间盘突出。这种情况下，突出的椎间盘组织被纤维包裹成一种"胶囊"，如果非包含型的突出位于后纵韧带下方，称之为"韧带下型"；如果其突入硬膜囊外，则称为"膜下型" [2]。

如果突出物的基底部比突出物本身更大，称之为"突出"，与之对应的"膨出"指的则是没有真正突破纤维环。如果突出物比其与椎间盘连续的部分更大，则称之为"脱出"。如果突出物与椎间盘完全没有联系，则称之为"游离" [2]。

椎间盘突出也可根据其位于不同的节段来划分。90% 的腰椎间盘突出发生于 L4-L5 或 L5-S1 这两个节段。高位椎间盘突出多见于老年人群 [15]。突出物可在椎管内向上或向下移位，称之为"迁移"。

腰椎间盘突出也可根据其位于纤维环的位置而分类，中央型突出较为少见，突破后纵韧带的更罕见。旁中央型（后外侧型）突出物位于后纵韧带边缘较薄弱的位置，为最常见的类型。侧方型（椎间孔型）和极侧方型（极外侧型）较为少见。

旁中央型椎间盘突出多压迫该节段的行走根，如 L5-S1 的旁中央型椎间盘突出多压迫 S1 神经根。突出物多压迫神经根的侧方位或肩上位，也可压迫腋下位，即硬膜囊与神经根之间。侧方型和极外侧型椎间盘突出通常压迫出口根，例如，L5-S1 节段的极外侧型椎间盘突出，通常压迫的是 L5 神经根。

诊断与临床检查

对怀疑存在腰椎间盘突出的患者，必须详细地询问病史及仔细地体格检查。最常见的主诉是放射至下肢的疼痛或麻木感。其症状区域可为典型的神经根支配区，但并非常常如此。双侧下肢疼痛，比单侧下肢疼痛少见，多是存在一个巨大的后中央型椎间盘突出。患者通常会有慢性的轴性腰痛的病史，在突然缓解之后出现根性疼痛。这是由于急性突出的椎间盘，将作用于髓核的压力突破纤维环而直接压迫于神经根。患者常常难以保持脊柱屈曲体位，如坐位或者驾驶位。咳嗽或者喷嚏会加重下肢痛。步态改变的原因可能是疼痛，也可能是下肢肌力降低。在极少见的情况下，患者会出现大小便功能异常，如尿潴留。尽管非常罕见，椎间盘突出也可以引起马尾综合征 [16]。患者的全身状况也应引起重视，因为根性疼痛也可能是肿瘤或者感染所致（表25.1）[17]。

表 25.1　根性疼痛的鉴别诊断 [17]

疼痛类型	鉴别诊断
椎管内压迫或刺激同节段神经根	椎管狭窄、骨髓炎、椎间盘炎、肿瘤、硬膜外纤维化（瘢痕）
椎管内压迫或刺激近端神经根	脊髓圆锥和马尾损伤、神经纤维瘤、室管膜瘤
系统性病变所致的神经根功能异常	特发性神经病变、糖尿病、酒精中毒、化疗药物、带状疱疹
椎管外因素	骨盆或下肢远端肿瘤髋关节或膝关节骨性关节炎、骶髂关节疾病、周围血管疾病

表 25.2　腰椎神经的感觉和运动支配区

神经根	肌力	感觉	反射
L2，L3	髂腰肌、腘绳肌、股四头肌	大腿上段前内侧	无
L4	股四头肌、胫前肌	踝内侧	膝腱
L5	蹈长伸肌	足背	胫后肌（非常难以引出）
S1	腓肠肌、比目鱼肌	外踝、足底	跟腱

体格检查首先自腰椎开始，应注意腰部有无瘢痕，这意味着可能有既往手术史。患者可能有椎旁肌痉挛和压痛，疼痛可导致腰椎的活动度受限。全面的肌力和感觉检查是发现病变的关键（表 25.2）。S1 支配肌（腓肠肌、比目鱼肌）肌力的细微降低可以通过消失试验来引发，这个试验中，患者被要求进行单足抬趾试验，患肢抬趾次数的显著降低提示着肢体肌力的降低。腱反射消失或不对称意味着存在病变。还要检查患者的步态，避痛步态较为常见，更应关注正常的跟趾步态。步进步态、平足步态或足下垂意味着胫前肌力的降低。如果既往有尿潴留，应检查会阴区感觉以明确是否有马尾综合征。还有一些特殊检查，如直腿抬高试验或者股神经牵拉试验，对于可疑较高节段椎间盘突出可明确诊断。最近的一篇 meta 分析中，直腿抬高试验的敏感度为 92%，特异度为 28%，对侧直腿抬高试验的敏感度为 28%，特异度为 90%[18]。

影像学

对所有怀疑存在腰椎间盘突出的患者，首选

站立位平片。椎间隙高度降低、腰椎前凸的消失都意味着可能存在腰椎间盘突出。在评估腰椎节段稳定性方面，拍片时站立位十分重要。如果需要手术，侧位的过伸过屈位片可以评估潜在的动态稳定性。

诊断腰椎间盘突出症的金标准是 MRI 检查，包含 T1 和 T2 加权，而增强 MRI 不是必须的。但是对既往有脊柱手术史的患者，或者椎间突出再发的患者，增强 MRI 有重要价值。椎间盘物质本身没有血供，在使用钆剂后不会增强显影，因此可以区别有血供的瘢痕组织。CT 造影对于不能进行 MRI 检查的患者仍然具有重要意义。

对体格检查阳性，可疑有马尾综合征、肿瘤、感染的患者，必须行进一步影像学检查。对于那些经过保守治疗、症状顽固无改善的、需要手术的患者，应该进行 MRI 或者 CT 造影。

保守治疗

腰椎间盘突出症的保守治疗包括活动方式调整、物理治疗、抗炎药物以及硬膜外类固醇注射。最近的一篇 meta 分析表明，与未接受任何治疗的患者相比，经过物理治疗（腰椎稳定性锻炼）的患者预后更好[19]。目前还没有比较家庭锻炼与指导下的锻炼对术前患者影响的文献报道；另一篇 meta 分析发现，在椎间盘摘除术后的康复治疗中，家庭锻炼与指导下的锻炼的远期疗效没有显著差异[20]。

硬膜外类固醇注射是一种近来较受欢迎的治疗方法，尤其是与手术相比，其费用更低。但没有证据表明它会改变腰椎间盘突出症的自然进程，或者最终是否需要手术。2007 年用于腰椎硬膜外注射的治疗费用大约 1.75 亿美元[21]，在我们看来，最近的 5 年里，腰椎间盘突出症的各种治疗方式中，采用硬膜外注射的患者在不成比例地升高，但是没有证据证实这种快速上升。硬膜外注射的禁忌证包括活动性感染、凝血功能障碍、脊柱恶性肿瘤等。硬膜外注射有 3 个主要路径，椎板间、椎间孔、骶管。对于腰椎间盘突出症所致的典型的根性疼痛，经椎间孔入路可以直接作用于责任神经根。由于髓核所致的局部化学炎性刺激是腰椎间盘突出症的根性疼痛的重要原因之一，硬膜外类固醇药物应用可以减轻局部炎性反应。

硬膜外类固醇药物治疗的远期疗效不明确。一篇研究中，55 例 MRI 证实有神经根压迫的患者接受选择性神经根封闭术，随机选择接受注射布比卡因和倍他米松混合液，或单纯布比卡因[22]。注射麻药与类固醇混合液的患者中，71% 的患者在之后的 28 个月内未进行手术，而单纯布比卡因组只有 33%。

后来的一篇随机对照试验中，160 例根性疼痛的患者随机接受了经椎间孔注射甲强龙与布比卡因混合液，或者盐水。注射 2 周后，甲强龙（麻醉药）组的疼痛评分和临床检查结果优于盐水组[23]。4 周后，这种数据差异变得不显著了。3 ~ 6 个月的时候，盐水组略占优势，而在术后 1 年的随访时，这种差距又消失了。

硬膜外类固醇注射并非没有风险。时有发生注射后腰腿痛突然加重。尽管很少，仍然存在一些严重的并发症，比如硬膜外脓肿、脑膜炎、神经根损伤、硬膜外血肿、脊髓损伤等[24]。2012 年底有一篇研究报道了 137 例类固醇注射后真菌感染的患者，其中 10 例死亡。培养的结果是喙状明脐菌，感染是由于同一批次甲强龙污染导致的，这些污染的甲强龙来自马萨诸塞州位于弗雷明汉的同一家公司[25]。硬膜外注射导致截瘫的也有文献报道[26]。

脊柱疾患疗效研究试验（Spine Patient Outcomers Research Trial，SPORT）的亚组分析中，硬膜外类固醇注射组与未注射组相比较，4 年的最终临床结果 [疼痛、功能、Oswestry 功能障碍指数（Oswestry disability index，ODI）] 没有统计学差异；在手术组和保守组间结果也与此一致。但是，注射组的患者交叉率显著较高。硬膜外注射类固醇的患者中，41% 患者从手术组交叉入非手术组。未注射类固醇的患者中，这种交叉率为 12%[27]。因此，硬膜外注射类固醇可以缓解腰椎间盘突出症患者急性期疼痛而避免手术，但对最终的手术或非手术治疗的预后没有影响。

总之，物理治疗和硬膜外类固醇注射都代表了腰椎间盘突出症的不同保守治疗方法，在急性期，两种方法都能够有效缓解疼痛。考虑到 SPORT 试验中患者交叉率较高，有待进一步研究来评估硬膜外类固醇注射治疗腰椎间盘突出症的真正价值。必须告知患者物理治疗和硬膜外类固醇注射的利弊所在，在与患者的沟通中，应强调在这些治疗过程中，有可能出现神经症状的恶化、疼痛的加重以及功能障碍。

手术治疗

多年以来，Weber 的关于腰椎间盘突出症的手术治疗和保守治疗的对比研究仍然是最经典、最佳的对比研究。单一中心的 125 例患者，随机接受了椎间盘摘除术和保守治疗[28]。术后 1 年随访中，椎间盘摘除术患者效果优良；但是这种统计学差异在术后 4 年的随访时消失了。术后 10 年的随访结果提示，手术治疗与保守治疗无差异。尽管 Weber

的试验在确定腰椎间盘突出症的自然病程上具有重要意义，但是它也存在一些缺陷，比如选择偏倚和缺少可靠的结果评价方法。

SPORT 是一项多中心、前瞻性、随机对照设计的研究，可以抵消之前的试验中所存在的选择偏倚和样本数量偏小的影响。其目的是评价腰椎间盘突出症、退行性滑脱、腰椎管狭窄症等疾病手术和保守治疗的疗效[29]。由于患者必须保留对治疗的选择权，所以很难设计出一种随机对照试验来判断手术或者保守治疗对腰椎间盘突出症的疗效，或者进一步说，在真正的随机研究中，是需要假手术的，这明显不可行，因为这会使得患者承担不必要的手术和麻醉风险。另外，随机对照试验很容易因手术医师的技术和标准不同而产生偏倚。SPORT 研究设计使用了大样本量的多中心研究来减小选择偏倚，它包含两个主要部分，前瞻性观察性队列研究和随机对照研究。在随机研究中，患者被安排进入手术组或非手术组，随机对照组里的患者被允许进行组间交叉。然而，通过允许患者选择治疗方法，避免了伦理冲突，组间的交叉又会使 SPORT 产生严重的偏倚，因为患者最终接受的治疗并非最初选择的。当交叉率达到 50% 时，随机就失去了意义。手术的方式为标准的开放椎间盘摘除术，并非微创技术。非手术治疗针对患者个体情况选择，包括物理治疗、健康教育以及抗炎药物治疗。

为了对抗交叉产生的偏倚，SPORT 使用两种不同的方法学来分析预后，即"实际治疗"和"意向治疗"。前者根据患者实际接受的治疗方式来分析其预后。后者通过记录患者最初选择治疗意向来分析，而不是患者实际接受的治疗。意向治疗分析使得随机可以继续有效，其预后评价是基于治疗策略安排而非治疗本身。意向治疗分析缩小了不可控变量的影响，比如患者与理疗师之间的讨论可能导致治疗决策的偏倚[30]。

SPORT 用以评估疗效的指标包括一系列标准表（SF-36 量表和 ODI 指数）。4 年随访时，手术组和非手术组的量化评分均显著改善。非手术组的患者 24% 交叉进入手术组，手术组的患者 19% 交叉进入非手术组。两个组中，实际治疗分析的结果表明，在术后 2 年和 4 年的节点时间上，手术组的疗效明显优于非手术组。有趣的是，意向治疗的分析表明手术组的疗效在任何时间点都优于非手术组，但是这种差别在统计学意义上不显著。在意向治疗分析中，组间交叉带来的治疗混杂的结果，使得研究结论偏向无效假设（例如，手术组和非手术组疗效无差别）[31]。与实际治疗分析中手术组明显优于非手术组的结论相比，意向治疗分析可能低估了手术的疗效[32]。SPORT 的4 年中期随访结果表明手术组疗效较佳。但是，目前还没有超过 10 年的长期随访的结果。

微创技术

现代影像设备的发展给椎间盘摘除术带来巨大的进步。采用小切口路径以最小化软组织损伤，是目前手术治疗腰椎间盘突出症的标准方法。20世纪 90 年代中期 Foley 和 Smith 采用了一种透视引导下的管道撑开系统，用来减小软组织创伤、促进患者康复[6]。他们使用了手术显微镜来放大视野，这种微创椎间盘摘除术式理论上可以减少多裂肌的去神经化，从而减轻疼痛。

椎间盘摘除术的并发症包括神经根减压不充分、神经根损伤、硬膜囊损伤，甚至手术节段错误。潜在的并发症发生率的上升、专业设备费用的增加、专业的培训是阻碍微创技术发展的原因。

20 世纪 80 年代末期到 90 年代早期，经皮穿刺椎间盘摘除技术得到了发展。这个领域始于对突出的椎间盘内注射溶解酶，如木瓜凝乳蛋白酶，即胶原酶溶解术，其机制认为是通过溶解髓核，减轻纤维环张力，从而使突出压迫神经的椎间盘回纳入纤维环内[31]。有报道在 5 年的随访中，50% ~ 75% 的患者预后极佳，但是这种手术存在过敏反应的风险[31, 33]。自动化经皮髓核切除术是一种相似的非选择性技术，通过设备进入责任椎间盘间隙并切除髓核，其目标与溶酶术一样，通过减轻压力使得突出椎间盘回纳[34]，其风险不包括过敏反应，但是有报道出现神经根损伤、肠穿孔。这两种手术的成功率相当。激光椎间盘减压术也是在这一时期出现，它主要原理也是使髓核萎缩，其风险主要是神经根的热损伤。这些经皮穿刺技术，由于其风险高，预后又并不优于开放性手术，因此大部分已经被淘汰。

更先进的内镜设备的发展使之可以应用于脊柱手术，尤其是腰椎间盘摘除术。这些技术经由椎间孔或椎间孔外侧插入内镜照相系统至椎间盘位置，无需管道撑开系统[34]。这种技术能够在直视下切除突出的间盘组织，其并发症与开放手术相同，包括感染、神经根损伤、硬膜囊损伤等[36]。也有采用腹膜后路径的，但是存在肠穿孔及大血管损伤的风险。内镜技术的疗效优于经皮穿刺技术，其成功率高达 75% ~ 98%[37, 38]。所有内镜系统都有一个缺点，即无法处理巨大游离的椎间盘，尤其是向头侧或尾侧游离时。由于需要专业的设备，除非作为常规手术，内镜技术通常被认为费用较高[39]。内镜下椎间盘摘除术难以广泛开展的原因，在于其与传统的小切口椎间盘摘除和管道系统 MID 相比，没有优越性，没有数据表明其预后更好，而且还存在损耗因素及费用。对于胸椎间盘突出，尽管侧方入路的采用和普及已经显著降低了传统胸椎手术的并发症，但开放式式的并发症发生率仍然较高，内镜技术较开放术式更有前景[40]。

随着管道撑开系统的出现，开放的、较小侵入性的、最小化软组织损伤的技术变得可能。这种撑开系统奠定了美国腰椎间盘微创摘除术的现代版本[1]。Fessler 等[41] 在管道撑开系统中使用手术显微镜或者内镜设备，使得该技术更为流行。在管道撑开系统中使用内镜，尤其是在使用 30° 内镜时，突破了管道本身对视野的限制[41]。这种技术开阔了视野，从而可以解决比如头侧或尾侧游离髓核的难题。微创镜下椎间盘摘除的另一个优势是降低手术部位的感染率、缩短住院时间以及更快的术后康复[42]。与传统手术相比，潜在的缺点包括，显露范围有限、难以扩展路径以及学习曲线较陡峭[42]。

最近，一篇 meta 分析研究一些近期的微创椎间盘摘除与开放性椎间盘摘除术的随机对照试验[42]。Dasenbrock 等选择了 13 篇随机对照研究，比较了微创椎间盘摘除与小切口开放椎间盘摘除术，排除标准包括椎间盘突出再发、随访时间不足 1 年、未用管道撑开的 MID 等，最终有 6 篇入选。一共 837 例患者，388 例 MID，499 例开放椎间盘摘除。所有研究都比较了小切口开放椎间盘摘除 (mini-open discectomy，OD) 与管道撑开系统 MID。平均随访时间最少 24 个月。临床评价指标包括视觉模拟量表 (visual analog scale，VAS) 疼痛评分、手术时间、总体并发症、硬脊膜损伤、再手术、再突出。

他们发现两组间的下肢疼痛 VAS 评分不论是短期或者长期的随访都没有显著差异[42]。术前的汇集 VAS 评分，MID 组是 6.9 分，开放组是 7.2 分。两组的术后 VAS 评分都显著降低，但是组间无差异。术后汇集 VAS 评分两组都到达了 1.6 分。但是，两组间的并发症分析结果存在差别。MID 组中，硬脊膜损伤的发生率显著增加 (MID 组为 5.67%，OD 组为 2.09%)[42]，有 5 例顽固性脑脊液漏的报道。管道系统下进行硬膜修补很困难，纤维蛋白胶或者特制夹子被用来修补硬膜破口。尽管大多数硬膜囊损伤无症状，它能导致神经源性头痛、假性脑膜膨出、脑脊液漏，甚至可能导致脑膜炎[43]。硬膜囊损伤、手术部位感染、神经根损伤、对再突出的椎间盘再手术，这些并发症的总体数量在两组间无显著性差异 (MID 组为 6.69%，OD 组为 3.56%)[42]。术后再突出导致再手术的发生率为 3.5% ~ 20%[1]。Dasenbrock 的分析表明，两组的椎间盘再突出发生率无显著差异 (MID 组为 8.50%，OD 组为 5.35%)[42]。该研究没有对住院时间、重返工作时间、术中失血量等指标进行分析。这些方面仍需要进行确定性研究，是不错的有待进一步研究的领域。

总　结

总而言之，腰椎间盘突出症是一种影响广泛人群的常见疾病。其自然进程是良性的，常可以通过保守治疗获得较好的预后。虽然并非对所有患者有效，但物理治疗、硬膜外注射类固醇仍是不错的选择。

手术治疗的适应证包括：进行性的肌力降低、可疑马尾综合征和保守治疗无效的持续性下肢痛。最近的数据，尤其是大规模的 SPORT 试验研究表明，椎间盘摘除术的患者预后优于保守治疗患者。小切口技术是椎间盘摘除术最常用的术式，但是微创技术同样可以获得良好的疗效。管道撑开系统代表了现代微创技术。大量随机对照试验比较了开放性椎间盘摘除术与微创显微镜下椎间盘摘

除术，这些试验的汇总分析表明，两种技术对于缓解疼痛的效果相当，且椎间盘再突出的发生率也相近，整体并发症发生率也基本相同。但是微创入路的硬膜囊损伤的风险较高。微创路径可以减少软组织创伤、促进康复，但是技术要求较高。两种手术方式都可以获得较好的预后，目前的证据表明手术治疗对于症状顽固的患者可以获得更快的康复。手术医师的偏好及技术水平使其在选择小切口或者微创术式时起到重要作用，因为两种术式对于缓解下肢疼痛都具有不错的效果，且两者并发症相当。

参考文献

1. Ambrossi GL, McGirt MJ, Sciubba DM, Witham TF, Wolinsky JP, Gokaslan ZL, et al. Recurrent lumbar disc herniation after singlelevel discectomy：incidence and health care cost analysis. Neurosurgery. 2009;65：574–8.

2. Carragee E, Golish SR. Lumbar disc herniation. In：Orthopaedic knowledge update：spine 4. Rosemont：American Academy of Orthopaedic Surgeons; 2012. p. 305–16.

3. Mixter WJ, Barr JS. Rupture of intervertebral disc with involvement of the spinal canal. N Engl J Med. 1934;211：210–5.

4. Postacchini F, Postacchini R. Operative management of lumbar disc herniation：the evolution of knowledge and surgical techniques in the last century. Acta Neurochir Suppl. 2011;108：17–21.

5. Caspar W. A new surgical procedure for lumbar disc herniation causing less tissue damage through a microsurgical approach. Adv Neurosurg. 1977;4：74–7.

6. Foley KT, Smith MM. Microendoscopic discectomy. Tech Neurosurg. 1997;3：301–7.

7. Grunhagen T, Shirazi-Adl A, Fairbank JC, Urban JP. Intervertebral disk nutrition：a review of factors influencing concentrations of nutrients and metabolites. Orthop Clin North Am. 2011;42(4)：465–77, vii.

8. Stefanakis M, Al-Abbasi M, Harding I, Pollintine P, Dolan P, Tarlton J, Adams MA. Annulus fissures are mechanically and chemically conducive to the ingrowth of nerves and blood vessels. Spine (Phila Pa 1976). 2012;37(22)：1883–91.

9. Takatalo J, Karppinen J, Niinimäki J, Taimela S, Näyhä S, Järvelin MR, Kyllönen E, Tervonen O. Prevalence of degenerative imaging findings in lumbar magnetic resonance imaging among young adults. Spine (Phila Pa 1976). 2009;34(16)：1716–21.

10. Saal JA, Saal JS, Herzog RJ. The natural history of lumbar

intervertebral disc extrusions treated nonoperatively. Spine. 1990;15：683–6.

11. Bobechko WP, Hirsch C. Auto-immune response to nucleus pulposus in the rabbit. J Bone Joint Surg. 1965;47B：574–80.

12. Gertzbein SD, Tait JH, Devlin SR. The stimulation of lymphocytes by nucleus pulposus in patients with degenerative disk disease of the lumbar spine. Clin Orthop. 1977;123：149–54.

13. Kang JD, Georgescu HI, McIntyre-Larkin L, Stefanovic-Racic M, Donaldson WF, Evans CH. Herniated lumbar intervertebral discs spontaneously produce matrix metalloproteinases, nitric oxide, interleukin-6, and prostaglandin E2. Spine. 1996;21：271–7.

14. Olmarker K, Rydevik B, Nordborg C. Autologous nucleus pulposus induces neurophysiologic and histologic changes in porcine cauda equina nerve roots. Spine. 1993;18：1425–32.

15. Hsu K, Zucherman J, Shea W, Kaiser J, White A, Schofferman J, Amelon C. High lumbar disc degeneration. Incidence and etiology. Spine (Phila Pa 1976). 1990;15(7)：679–82.

16. Shih P, Smith TR, Fessler RG, Song JK. Minimally invasive discectomy for the treatment of disc herniation causing cauda equina syndrome. J Clin Neurosci. 2011;18(9)：1219–23. Epub 2011 Jul 12.

17. Weiner BK, Zibis A. Lumbar discectomy. In：Operative techniques in orthopaedic surgery. Philadelphia：Lippincott Williams; 2011. p. 4595–602.

18. van der Windt DA, Simons E, Riphagen II, Ammendolia C, Verhagen AP, Laslett M, Devillé W, Deyo RA, Bouter LM, de Vet HC, Aertgeerts B. Physical examination for lumbar radiculopathy due to disc herniation in patients with low-back pain. Cochrane Database Syst Rev. 2010;(2)：CD007431.

19. Hahne AJ, Ford JJ, McMeeken JM. Conservative management of lumbar disc herniation with associated radiculopathy: a systematic review. Spine (Phila Pa 1976). 2010;35(11): E488–504.

20. Ostelo RW, de Vet HC, Waddell G, Kerckhoffs MR, Leffers P, van Tulder MW. Rehabilitation after lumbar disc surgery. Cochrane Database Syst Rev. 2008;(4): CD003007.

21. Young IA, Hyman GS, Packia-Raj LN, Cole AJ. The use of lumbar epidural/transforaminal steroids for managing spinal disease. J Am Acad Orthop Surg. 2007;15: 228–38.

22. Riew KD, Yin Y, Gilula L, Bridwell KH, Lenke LG, Lauryssen C, Goette K. The effect of nerve-root injections on the need for operative treatment of lumbar radicular pain. A prospective, randomized, controlled, double-blind study. J Bone Joint Surg Am. 2000;82-A(11): 1589–93.

23. Karppinen J, Ohinmaa A, Malmivaara A, et al. Periradicular infiltration for sciatica: a randomized controlled trial. Spine. 2001;26: 1059–67.

24. Abdi S, Datta S, Lucas LF. Role of epidural steroids in the management of chronic spinal lain: a systematic review of the effectiveness and complications. Pain Physician. 2005;8: 127–43.

25. Centers for Disease Control and Prevention (CDC). Multistate outbreak of fungal infection associated with injection of methylprednisolone acetate solution from a single compounding pharmacy—United States, 2012. MMWR Morb Mortal Wkly Rep. 2012;61(41): 839–42.

26. Bromage PR, Benumof JL. Paraplegia following intracord injection during attempted epidural anesthesia under general anesthesia. Reg Anesth Pain Med. 1998;23: 104–7.

27. Radcliff K, Hilibrand A, Lurie JD, Tosteson TD, Delasotta L, Rihn J, Zhao W, Vaccaro A, Albert TJ, Weinstein JN. The impact of epidural steroid injections on the outcomes of patients treated for lumbar disc herniation: a subgroup analysis of the SPORT trial. J Bone Joint Surg Am. 2012;94(15): 1353–8.

28. Weber H. Lumbar disc herniation: a controlled, prospective study with 10 years of observation. Spine. 1983; 8: 131–40.

29. Weinstein JN, Lurie JD, Tosteson TD, Tosteson AN, Blood EA, Abdu WA, Herkowitz H, Hilibrand A, Albert T, Fischgrund J. Surgical versus nonoperative treatment for lumbar disc herniation: four-year results for the Spine Patient Outcomes Research Trial (SPORT). Spine (Phila Pa 1976). 2008;33(25): 2789–800.

30. Rubin DM. On the limitations of comparative effectiveness research. Stat Med. 2006;25(7): 371–85.

31. Javid MJ, Nordby EJ. Lumbar chymopapain nucleolysis. Neurosurg Clin N Am. 1996;7: 17–27.

32. Meinert CL. Clinical trials: design, conduct, and analysis. New York: Oxford University Press, Inc.; 1986.

33. Wittenberg RH, Oppel S, Rubenthaler FA, Steffen R. Five-year results from chemonucleolysis with chymopapain or collagenase. A prospective randomized controlled trial. Spine. 2001;26(17): 1835–41.

34. Matthews HH, Long BH. Minimally invasive techniques for the treatment of intervertebral disk herniation. J Am Acad Orthop Surg. 2002;10: 80–5.

35. Quigley MR, Maroon JC. Automated percutaneous discectomy. Neurosurg Clin N Am. 1996;7: 29–35.

36. Kambin P. Diagnostic and therapeutic spinal arthroscopy. Neurosurg Clin N Am. 1996;7: 65–76.

37. Kambin P, O'Brian E, Zhou L, Schaffer JL. Arthroscopic microdiscectomy and selective fragmentectomy. Clin Orthop. 1998;347: 150–67.

38. Haag M. Transforaminal endoscopic microdiscectomy: indications and short-term to intermediate-term results [German]. Orthopade. 1999;28: 615–21.

39. Mathews HH, Long BH. The laparoscopic approach to the lumbosacral junction. In: Mayer HM, editor. Minimally invasive spine surgery: a surgical manual. Berlin: Springer; 2000. p. 207–16.

40. Smith JS, Eichholz KM, Shafi zadeh S, Ogden AT, O'Toole JE, Fessler RG. Minimally invasive thoracic microendoscopic discectomy: surgical technique and case series. World Neurosurg. 2012. doi: 10.1016/j.wneu.2012.05.031. pii: S1878–8750(12)01095–9. [Epub ahead of print].

41. Perez-Cruet MJ, Foley KT, Isaacs RE, Rice-Wyllie L, Wellington R, Smith MM, Fessler RG. Microendoscopic lumbar discectomy: technical note. Neurosurgery. 2002;51(5 Suppl): S129–36.

42. Dasenbrock HH, Juraschek SP, Schultz LR, Witham TF, Sciubba DM, Wolinsky JP, Gokaslan ZL, Bydon A. The efficacy of minimally invasive discectomy compared with open discectomy: a meta-analysis of prospective randomized controlled trials. J Neurosurg Spine. 2012;16(5): 452–62. Epub 2012 Mar 9.

43. Than KD, Wang AC, Etame AB, La Marca F, Park P. Postoperative management of incidental durotomy in minimally invasive lumbar spinal surgery. Minim Invasive Neurosurg. 2008;51: 263–6.

第26章

腰椎管狭窄症

Thomas D. Cha, Justin M. Dazley, Safdar N. Khan

李琰　赵鑫　译

前　言

随着人群年龄的增长，腰椎管狭窄在需要医疗处理的疾病中变得越来越常见，并且在接受腰椎融合术的高龄患者中是最常见的诊断[1]。更长的预期寿命和持续活跃的生活方式使得治疗腰椎管狭窄对任何个体而言都变得十分重要。腰椎管狭窄的临床表现为行走距离的减少，双侧臀部和下肢的疼痛同时伴有或不伴有背痛。神经损伤包括单独的疼痛、感觉异常、肌力下降或合并上述症状。慢性腰椎管狭窄可能出现肌力下降和足下垂。这些症候群称为间歇性跛行。腰椎管狭窄的病因可能包括先天性、医源性、创伤性或退行性，本章将主要关注于退行性腰椎管狭窄。解剖学上来说，骨或软组织在脊柱多个部位包括中央、关节下、侧隐窝或椎间孔引起的神经压迫。

保守治疗被认为是一线治疗方案，包括口服止痛药、抗炎药、行为改善和物理治疗，也可实施额外注射治疗，例如硬膜外或选择性神经根阻滞，尽管其效果并不一致[2, 3]。手术治疗仅针对所有保守治疗均无效并因症状持续而影响生活者。传统的腰椎管狭窄手术治疗包括为了减轻神经压迫而进行的椎板切除术、椎间孔成形术或者椎板开窗减压术。如果首要症状为背痛，并且由退行性腰椎滑脱或进行性退行性侧弯引起，可施行融

合术来解决相关的动态压迫或脊柱不稳。

在过去的几十年里，腰椎管狭窄的手术治疗趋向于微创技术。结合手术显微镜以及管套撑开技术的开展，有助于从使肌肉及相关组织得到保护的棘突劈开微创入路[4]至单侧入路行双侧减压技术的发展[5]。

传统的开放手术技术，虽然有效，但是与肌肉分离入路相比对椎旁肌肉产生了更大的伤害[6]。另外，微创手术（minimally invasive surgery, MIS）也能减少术中输血和缩短住院时间而并不影响骨性减压的质量或程度[8, 9]。多种腰椎管狭窄的新颖微创治疗方法和技术已经被报道。

手术指征

不管使用开放或 MIS，接受手术者应该存在间歇性跛行并且接受了保守治疗。MIS 的优点包括减少失血量、更小的切口以及更短的住院时间。尽管这些特征对所有患者均很重要，但是对老年或者存在严重的伴随疾病或慢性疾病而无法进行传统手术的患者更有利[10]。

选择合适的可以行 MIS 的患者可能与施行手术本身同等重要。腰椎管狭窄和腰椎病是高龄人群中主要的病因。手术减压对这些患者是一种有效的治疗手段，然而很多高龄患者因为年龄或伴随疾病而不考虑手术治疗。为了减少手术对此类

患者的损伤，Rosen 等发现微创减压手术对超过 75 岁的症状性腰椎管狭窄患者是安全和有效的[11]。脊柱手术并没有经得起北美的高肥胖率挑战。此类患者可能会增加手术时间、失血量、围手术期术区感染、伴有糖尿病和其他伴随疾病。MIS 减少软组织损伤，在肥胖患者中很重要。更小的手术入路可以帮助减少手术感染和伤口愈合相关的疾病。另外，深部的创伤可以通过通道更加清楚地被看到[12]。

尽管有文献证实 MIS 在老年患者中应用的安全性和有效性，在年轻患者中必须有某些其他方面的考虑。这些人的运动节段退变程度更轻，并且韧带及小关节囊结构更加松弛。在尸体的有限元分析生物力学研究中，Ivanov 等研究了有限减压后剩余骨结构的应力效应，结果发现在峡部和下关节突的应力明显增加。这种效应在伸展和旋转时在对侧更加明显，作者总结认为手术者应该注意在此类患者中可能的应力性骨折[13]。

对受影响的神经结构减压后，腰椎管狭窄引起的神经性间歇性跛行可有效缓解。为了达到这一目的，可行直接或间接减压达到效果。一个 MIS 技术间接减压的例子就是棘突间装置（interspinous process device，IPD）。IPD 的手术指征为 50 岁以上患者，患有重度的腰椎管狭窄，可以短距离步行，且保守治疗无效。屈曲腰椎后症状可以缓解为使用这一技术的前提[14, 15]。在影像学上可以观察到类似的棘突分开的证据。这一装置在滑脱患者中的疗效不一，但是总体而言，在这种情况下应该小心使用，并且仅限于不超过 Meyerding Ⅰ度的滑脱[16, 17]。此外，S1 的棘突无法提供足够撑开 L5-S1 韧带的骨量，使得棘突间装置的应用局限于 L4-L5 或相邻节段。间接减压技术也包括椎体融合，椎体的滑脱可能会复位，而且作为椎体复位和椎间撑开的结果，椎间孔可以被有效扩大。

传统的腰椎管狭窄直接减压为开放的减压性椎板切除术，由治疗腰椎管狭窄的微创手术技术首先描述，且能够通过一个微创切口或者使用套筒完成。手术可以使用或不使用手术显微镜或内镜。本着 MIS 技术保护肌肉的理念，使用经肌肉入路更佳。在单侧神经根症状的病例中，减压主要在症状侧进行，虽然对侧入路可以更容易在不切除小关节的情况下行椎间孔减压。在双侧神经根症状的病例中，单侧入路双侧减压已经被证实是有效和安全的[8]。尽管 Asgarzadie 等报道了治疗中央、侧隐窝和椎间孔疾病的疗效尚可，其他作者[18]发现了单侧内镜技术对侧隐窝减压程度的局限性。此外，蛛网膜炎、肿瘤、感染、高度滑脱或假性脑膜膨出的患者并非此椎板下内镜入路的适应证。同样的，在同一节段行过手术的患者需要小心粘连的存在。如果病例尝试翻修手术，应由对首次手术技术完全有经验的术者进行。虽然治疗中央和侧隐窝狭窄上微创技术总体是成功的，然而由于上下椎弓根和硬膜囊的包围，椎间孔狭窄难以通过此项技术入路。Yoshimoto 等对使用微创技术成功治疗椎间孔狭窄的研究[19]显示，在未来可能在针对此类情况的非融合治疗上获得进展。对于小关节囊肿引起的神经孔和下关节突隐窝狭窄，Deinsberger 等展示了使用 MIS 技术成功进行直接减压的治疗[20]。

在腰椎管狭窄中，尽管对中央受压部分的减压无论对微创还是开放手术来说都是首要目标，但是必须注意维持脊柱稳定性。对于存在滑脱或者冠状面、矢状面畸形的患者，若仅单纯减压而不固定必须小心谨慎[21]。事实上，Yamada 等告诫单纯椎间孔成形减压术应用于冠状面上 Cobb 角小于 3°的患者[8, 21]。

预　后

多数脊柱外科医师熟悉使用开放手术来治疗这种腰椎管狭窄。明确 MIS 技术与开放技术相比的益处及缺点是本章的关注点。另外，本章也将回顾新手术技术的安全性和有效性。

因为缺少关于此问题的证据等级 Ⅰ 级的研究，而且前瞻性研究经常没有进行随机分组或者没有对照组，定义 MIS 技术治疗腰椎管狭窄的预后很难。并且，尽管与 MIS 技术相比，开放椎板减压术更为标准，但是在开放入路中，技术存在很大的不同（例如，进行内侧小关节切除或椎间孔成形的频率和程度）。在目前评价 MIS 的文献中，患者队列经常在人口统计学、操作实施或诊断上存在异质性。另一个解释研究 MIS 文献的困难是评价的指标。例如，当检查退行性滑脱的处理时，可能使用评价患者预后的评分系统，例如 Oswestry 功能障碍指数（Oswestry disability index, ODI）和 SF-36 评分来评价术前到术后的变化。或者，可以用影像学参数例如滑脱的恢复来评价成功。最终来自脊柱疾患疗效研究试验（Spine Outcomes Research Trial, SPORT）的证据显示，预后随访的时间对评价减压手术的价值和益处有重要的影响。在 MIS 有关的文献中，预后数据采集的时间点是一个范围：短至数星期[22, 23]，更有代表性的为中期得到的结果。多数 MIS 技术在过去 20 ～ 30 年已被阐述，有一些时间更短，目前该技术仍在发展中。作为在这一领域创新的结果，长期随访的数据很少。

自首次阐述椎板切除术后近 100 年，Young 等在 1988 年描述了通过单侧入路对双侧硬膜囊行减压术[24]。这些很多早期的 MIS 技术仍然包括切开双侧椎旁肌，并且被并发症所困扰，在 Young 的最初病例中，超过 20% 的患者存在并发症，包括 6% 的硬膜撕裂。然而，患者的临床结果良好，并且没有患者出现不稳或者需要进行传统的椎板减压翻修术。在 20 世纪 90 年代后期，内镜技术开始出现，而他们也经历了一个很高的硬膜破裂发生率[25]。尽管使用内镜技术的总体热度在下降，骨科医师们仍在持续练习，可能与关节镜操作带来的好处类似[25]。使用手术显微镜和在 2000 年早期加入的套筒技术在 MIS 技术的发展中十分重要[7, 26, 27]，这些技术在脊柱手术中变得更加流行。

Fessler 在尸体模型中首先展示了从单纯入路行双侧减压的可行性，显示了足够的减压程度以及与入路无关的并发症率[7]。在 Palmer 使用管套技术治疗腰椎管狭窄的早期经验中[26]，他前瞻性

地随访了 135 例患者，检测了视觉模拟量表（visual analog scale, VAS），Oswestry 功能障碍指数（Oswestry disability index, ODI），以及 SF-36 量表。随访数据从 135 例患者中的 129 例中获得。在 VAS（7 分降至 2 分），ODI（57 分降至 16 分）及 SF-36 量表（身体疼痛评分 20 分升至 60 分）中均显示改善。在至少 1 年随访之后，患者的满意度为 94%。并发症包括 1 例浅表伤口感染，1 例椎间盘炎，3 例硬膜破裂，3 例失血过多（>100 ml）。共有 5 例因椎间盘突出复发及 1 例对侧狭窄复发而行翻修手术的病例。要特别指出的是，硬膜撕裂的发生率降低到了小于 3%，而早期研究则超过 6%。不幸的是，患者并非随机分组，并且没有对照组。Palmer 也指出在退行性滑脱的腰椎管狭窄患者中，从单侧入路行双侧椎板减压的可行性[26]。也有其他作者认同使用显微内镜行后路减压治疗腰椎管狭窄的良好结果，但是在术后的轴位图像上也发现了对小关节复合体的医源性侵犯倾向。这些作者发现在进行此类操作术后的不稳率为 2%。有趣的是，医源性小关节侵犯和术后不稳都发生在研究的早期，暗示着存在一个学习曲线[28]。Costa 等报道了一项包含 374 例患者的大型的回顾性研究，显示了 87.9% 的 VAS 和 Prolo 评分有显著改善，术后影像学发现的不稳率为 0.08%[29]。

微创技术的主要好处是在于经肌肉入路是有保护软组织的作用。这可以通过术后炎症指标和肌肉坏死标志例如肌酸激酶和醛缩酶来量化。Kim 等通过 ELISA 技术检测肌酸激酶、醛缩酶和前炎症因子（IL-6，IL-8）及抗炎因子（IL-10，IL-1 受体拮抗剂）来研究承受开放和微创腰椎融合术后的软组织损伤。数据在术前和术后第 1、3、7 和 14 天检测。在术后第 1 和第 3 天，对照组的血清肌酸激酶和大多数炎症因子均显著升高，但是在第 7 天回到正常。作者总结到微创腰椎融合术可以在术后急性期显著减少肌肉损伤及系统性炎症反应[6]。

除了减少术中软组织损伤，对于老年患者和患有慢性病的患者，MIS 是一个代替开放手术的

极好选择[11]。Rosen 等回顾了 50 例超过 75 岁接受微创腰椎手术的患者，在 VAS，ODI 和 SF-36 评分上有了统计学上的显著改善。此项研究没有随机分组，没有对照组，平均随访时间只有 10 个月。然而，以上是极少数学者研究 MIS 技术可使老年患者获益的成果之一。

Asgarzadie 回顾了使用管套系统行 MIS 的患者并提供了稍长一些的随访结果[8]。与 32 例行开放椎板减压的历史对照病例相比，48 例行 MIS 的患者更早出院（36 小时 *vs.* 94 小时），并且在 38 个月随访时保持了患者的满意度，ODI 及 SF-36 评分的改善。并且，没有不稳的病例报道；其他作者报道了轻度的高复发再手术率，但是并不比开放手术治疗腰椎管狭窄更高[30]。在一项随机对照研究中，41 例患者由同一术者手术，随机分为微创内镜减压或者传统的开放减压组。在平均 18 个月随访时，90% 的 MIS 减压治疗患者与对照组相比得到了满意的症状解除，并且住院时间更短、失血量更少、背痛的 VAS 评分更低[31]。

在十余年前，IPD 作为一种微创的治疗方法治疗不适于手术且症状在腰前屈时可以缓解的患者[14, 15]。此装置的生物力学原理是相当直观的。通过撑开棘突，达到腰椎前屈从而使狭窄的运动节段可能变宽以容纳神经，从而得到症状缓解，其原理与斜推购物车类似（例如，推购物车征）。Goyal 等进行了一项生物力学研究来评价是否撑开棘突能够在影像学上增大椎管和椎间孔，并且装置是否可以稳定运动节段。作者发现与未使用 IPD 的样本相比，椎管面积轻度改变，椎间孔高度、宽度和面积在伸展时显著增加。另外，在循环负载后没有发现装置下沉或移动[32]。

在 2005 年一项包含 100 例患者的多中心、前瞻性、随机对照研究进行了 X-STOP IPD 装置的研究，Zucherman 等[33] 展示了神经性间歇性跛行症状在所有时间点均得到改善。在所有随访时间点均评价了 Zurich 跛行问卷调查值，在 2 年随访时，接受 IPD 治疗的患者与保守治疗的患者相比，得到了超过 45% 的改善。值得注意的是，在这项以及其他很多研究研究 IPD 的有效性时，对照组的

患者均使用了保守治疗而不是传统的椎板切除减压。在 Zucherman 的研究中，在 2 年随访时，实验组只有 6% 的患者进行了减压手术，而对照组有 26% 进行了手术减压。最近一项包含 46 例患者的回顾性分析，平均随访时间为 34 个月，显示了高达 30.4% 的翻修手术率，意味着大多数患者在 1 年内需要翻修手术[34]。因此，在手术治疗腰椎管狭窄中，IPD 的作用仍在研究中。

最近，在透视的引导下完全经皮操作的技术（minimally invasive fluoroscopically guided technique, MILD），经皮重建黄韧带和椎板（percutaneous remodeling of ligamentum flavum and lamina, PRLL），是一种使用造影来评价减压的足够程度的技术。尽管初步的数据显示了症状的改善[23, 25]，在这些研究中随访的时间仅为数周，而且其他的调查者展示了此操作有极高的失败率[22]。因为支持证据的不足，此操作目前在手术治疗腰椎管狭窄中没有一席之地。

脊柱不稳的病例预后

脊柱不稳与腰椎管狭窄相关并且可以导致其发生。典型的不稳以退行性腰椎滑脱的形式发生。尽管对伴滑脱的椎管狭窄患者主要使用椎间融合术，在这种情况下仍然有行保持活动性的单纯减压的可能。在伴滑脱的腰椎管狭窄患者中行单纯减压的主要担心是因为影响了现存解剖结构包括棘上（棘间）韧带和小关节复合体，而造成了额外的医源性不稳及加速滑脱的进程。Sasai 等研究了 23 例伴滑脱和 25 例不伴滑脱的腰椎管狭窄患者的滑脱进展风险。本研究的平均随访时间为 46 个月。两组的患者都不需要融合或其他附加手术。在最后一次随访时两个组的神经间歇性跛行预后指数，背痛指数及 ODI 有了明显的改善，尽管在伴滑脱和不伴滑脱的腰椎管狭窄患者组间没有差异。但是，在伴滑脱组的临床结果倾向于更差，并且术后影像学上滑脱程度有显著增加。作者总结道此微创操作似乎不会导致手术节段的术后动态不稳[36]。生物力学研究通过对比标准的双侧软组织和骨性结构切除和 MIS 的单侧入

路双侧减压（保存了对侧骨和软组织）来研究不稳性，研究结果证实了临床的发现。此研究显示了在微创单侧入路中节段的伸展和旋转活动度更小[37]。

与声称使用直接微创减压治疗伴滑脱的腰椎管狭窄患者可以保存脊柱稳定性这一益处相反，IPD 在此类患者中显示了不可接受的失败率。Verhoof 等在包含 12 例患者的小型队列的研究中使用 X-STOP IPD 治疗伴滑脱的腰椎管狭窄，报道了 58% 的患者没有得到症状缓解。有趣的是，那些使用 X-STOP 治疗失败的患者，使用开放减压和后外侧融合后，并没有发现滑脱的进展。因此，

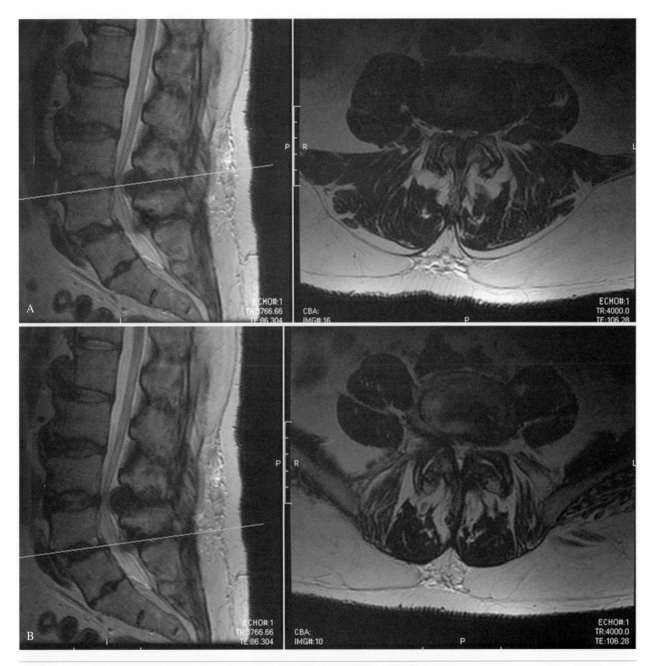

图 26.1　1 名 66 岁的男性伴有神经性间歇性跛行并在屈曲时得到缓解。他的影像学研究发现了 L4-L5 的退行性滑脱。进一步影像学检查发现矢状面上和轴位上显示的 L4-L5（A）和 L5-S1（B）椎管狭窄

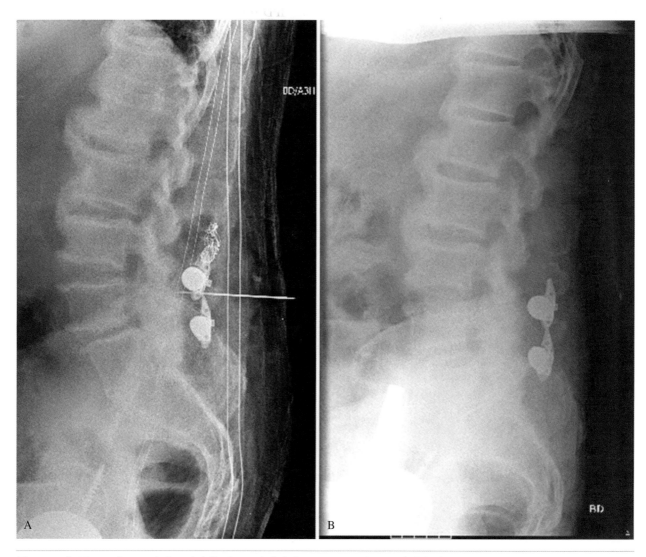

图 26.2　与图 26.1 为同一患者。患者接受了 2 个节段的 X-STOP 手术。A. 术中侧位片。在术后 2 年，患者保持了良好的症状缓解。B. 影像学显示 X-STOP 装置在位

作者反对在伴滑脱的腰椎管狭窄中使用 IPD[16]。其他作者仍然报道在此类患者中使用 IPD 的结果良好[38]，似乎在腰椎退滑的病例中根据个体化不同而使用 IPD 是合适的，因为他们的临床表现变化很大（图 26.1 ~ 26.3）。

　　尽管旁正中、经肌肉入路是微创入路中最常见后方入路，最近报道了一种经正中保护肌肉的入路[39]。这项操作包括从正中入路行有限的棘突咬除以切开棘上（棘间）韧带，以到达椎板间隙，并进行神经减压。Hatta 等展示了此项操作

是安全的，并且使术前到术后的日本骨科协会（Japanese Orthopedic Association，JOA）评分增加了 64%。

并发症

　　伴随着新的技术，一系列新的并发症和新技术学习曲线成为必须克服的难题，微创手术治疗腰椎管狭窄也不例外[40, 41]。最初在手术中实施在

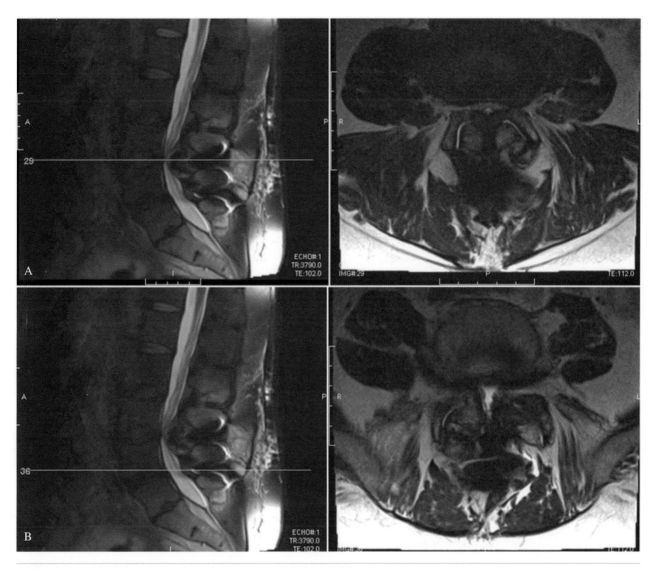

图 26.3　与图 26.1 为同一患者。最终患者的症状回复到了术前同样的严重程度,复查影像学显示在行 X-STOP 的 L4-L5(A)和 L5-S1(B)节段椎管狭窄。在行初次手术后 3 年,患者接受了开放手术并且取出了 X-STOP 装置

微创技术时必须凭借目视,在避免对肌肉损伤的同时,必须施行例如棘突切除之类的技术来解决这一难题[4]。包括管套在内的设备的发展以及手术显微镜和内镜使用的增加使得在行保护肌肉的经肌肉入路时可以获得更好的视野。MIS 技术中的重要原则——更小的操作空间,这可能会让对该技术经验不足的术者感到不熟悉。在一个对超过10 000 例患者进行的回顾分析中发现,MIS 相比开放手术治疗症状性腰椎管狭窄患者,并发症更少,数据具有统计学意义[42]。在开放手术中出现

的并发症是 MIS 治疗腰椎管狭窄中最常见的。值得一提的是,在对 MIS 技术特别青睐的肥胖患者中,并发症发生率并没有随 BMI 指数上升而上升[12]。硬膜破裂、出血过多需要输血治疗、术区感染、假关节形成和医源性不稳将在本章节讨论。

因为 MIS 技术主要经皮进行,其主要依赖术中影像。这是术前确定正确节段的一项重要步骤。在此方面出错将会给患者和医师带来巨大的灾难,然而正如一项评价显微内镜治疗腰椎管狭窄的前瞻性研究所展示的 2 个病例一样[43],这在 MIS 技

术中是很容易发生的。

棘突间装置特有并发症

IPD 的主要并发症之一是棘突骨折。尽管这在术中和术后都可以发生，但是术中的骨折让继续手术变得不太可能，因为骨折的棘突无法撑开狭窄的部分。尸体研究显示，棘突骨折需要的应力平均值为 317 N，高于置入 IPD 装置的平均应力 55 N[44]。但是，两组之间的数值范围有重叠，此范围与骨密度有关。对接受这项手术的低骨密度患者来说，这是一项值得注意的发现[45]。

伤口问题

一个管套系统的前瞻性研究报道了 0.8% 的感染率[28]。一项包含 222 例患者的回顾性研究报道了 4.5% 的切口血肿或延迟愈合率。更值得注意的是在这 4.5% 的感染患者中，有 1 例椎间盘炎以及 1 例硬膜外脓肿[46]。

出血过多

此并发症很难定义，因为任何手术都没有标准的失血量，而且不同的手术术中失血量差异很大。Palmer 等认为在微创治疗腰椎间盘突出中，超过 100 ml 的出血量为出血过多，并在他回顾的 135 例患者中发现了 2.1% 的失血过多病例[26]。

复发

腰椎管狭窄的复发，尤其是需要再行手术的，其实并非是治疗的并发症，而是手术效果不佳。据报道，微创治疗腰椎管狭窄的复发率从低至 0.8%[26] 到高至 58%[16]。虽然有所减少，在伴有退行性侧弯的患者行微创椎间孔成形术后复发率仍然相对较高[21]。这些患者中的 19.6% 出现了症状复发。

MIS 手术中止

放弃微创手术并转为开放手术并不是并发症，而且可能并不会影响患者的预后；但是，这是很重要的，并且对 MIS 手术来说是独一无二

的。转为开放手术的比例在文献中并未常规报道。Greiner-Perth 等报道在他们包含 38 例病例的微创治疗腰椎管狭窄前瞻性研究里有 5% 的病例转为开放手术治疗[30]。值得说明的是，这些作者使用的扩张器为 11 mm，而不是常用的 18 mm 或更大的扩张器。

医源性不稳

当使用微创技术通过它们狭窄的工作通道来治疗腰椎管狭窄时，医源性不稳是值得关心的。需要特别关注的引起医源性不稳的临床病情是手术治疗小关节囊肿。然而，Deinsberger 等报道在微创手术非融合治疗小关节囊肿平均随访 35 个月后，未发现不稳定[20]。值得一提的是，这些患者中接近一半在术前伴有退行性滑脱。其他作者报道了因使用管套技术治疗腰椎管狭窄中的医源性小关节骨折而需要再次手术治疗的不稳定病例，1 例摔倒后的小关节骨折，以及 1 例无法确定的退行性滑脱[46]。所有病例总共的术后不稳率为 1.4%，并且只有 1 例需要行融合术。在这一系列病例中有超过 30% 的患者伴有滑脱，然而，并没有提到术后不稳的患者在术前是否存在滑脱。对于术前不伴有滑脱的患者，Musluman 等的研究显示最近只有 1 例患者（1.2%）在接受微创单侧入路双侧减压术后需要行融合术[47]。在使用显微内镜技术行双侧减压治疗腰椎管狭窄中，Ikuta 等同样发现 2.6% 的患者出现了下关节突骨折[40]。

如之前提到的那样，生物力学研究显示与传统手术相比，微创手术术后对残余骨结构的压力更大[13]。这在年轻患者中更为明显，峡部和下方关节的压力大大增加。为了专门评价滑脱的进展，Sasai 等回顾性研究了伴或不伴退行性滑脱的患者行微创手术治疗腰椎管狭窄，发现两组患者之间并没有差别，在 2 年随访时并没有患者需要额外的腰椎手术[36]。在使用 X-STOP IPD 装置治疗因退行性滑脱引起的腰椎管狭窄患者中，这些结果没有得到重复。1/3 的患者症状没有改善，剩下的 8 例患者中有 3 例症状在 2 年内复发。最终，接近一半的患者在原来手术的节段接受了后外侧融合术[16]。

神经损伤

一个包含 220 例连续性病例的显微镜或显微内镜减压的回顾性研究报道了 1 例持续至少 6 个月的足下垂[46]。10.5% 的接受显微内镜的患者出现了短暂的神经损伤表现；然而这并没有影响在 28 个月随访时的临床结果[40]。

硬膜撕裂

大样本的微创减压研究报道硬膜撕裂的比例为 4.5% ～ 10%[40, 43, 46]。

总　结

微创减压技术治疗腰椎管狭窄发展的目的是为了减少由于传统暴露适当术野后解除神经压迫这一术式出现术后并发症发生率以及加快术后恢复。套筒技术和设备的发展、可视化的增强促成了临床研究中期随访的良好结果。

与开放手术历史报道的并发症相比，微创手术的并发症情况良好；然而，对手术医师来说存在较为困难的学习曲线。棘突间装置的作用和对脊柱不稳区域的减压仍然有待商榷。

参考文献

1. Deyo RA, Gray DT, Kreuter W, Mirza S, Martin BI. United States trends in lumbar fusion surgery for degenerative conditions. Spine (Phila Pa 1976). 2005;30(12):1441–5; discussion 1446–7.
2. Botwin KP, Gruber RD, Bouchlas CG, Torres-Ramos FM, Sanelli JT, Freeman ED, et al. Fluoroscopically guided lumbar transformational epidural steroid injections in degenerative lumbar stenosis: an outcome study. Am J Phys Med Rehabil. 2002;81(12):898–905.
3. Ng L, Chaudhary N, Sell P. The efficacy of corticosteroids in periradicular infiltration for chronic radicular pain: a randomized, double- blind, controlled trial. Spine (Phila Pa 1976). 2005;30(8): 857–62.
4. Weiner BK, Fraser RD, Peterson M. Spinous process osteotomies to facilitate lumbar decompressive surgery. Spine (Phila Pa 1976). 1999;24(1):62–6.
5. Weiner BK, Walker M, Brower RS, McCulloch JA. Microdecompression for lumbar spinal canal stenosis. Spine (Phila Pa 1976). 1999;24(21):2268–72.
6. Kim KT, Lee SH, Suk KS, Bae SC. The quantitative analysis of tissue injury markers after mini-open lumbar fusion. Spine (Phila Pa 1976). 2006;31(6):712–6.
7. Guiot BH, Khoo LT, Fessler RG. A minimally invasive technique for decompression of the lumbar spine. Spine (Phila Pa 1976). 2002;27(4):432–8.
8. Asgarzadie F, Khoo LT. Minimally invasive operative management for lumbar spinal stenosis: overview of early and long-term outcomes. Orthop Clin North Am. 2007;38(3):387–99; abstract vi–vii.
9. Gu GF, Zhang HL, He SS, Gu X, Zhang LG, Ding Y, et al. The clinical results of minimally invasive transforaminal lumbar interbody fusion for lumbar spinal stenosis with lumbar instability. Zhonghua Wai Ke Za Zhi. 2011;49(12):1081–5.
10. Sasaki M, Abekura M, Morris S, Akiyama C, Kaise K, Yuguchi T, et al. Microscopic bilateral decompression through unilateral laminotomy for lumbar canal stenosis in patients undergoing hemodialysis. J Neurosurg Spine. 2006;5(6):494–9.
11. Rosen DS, O'Toole JE, Eichholz KM, Hrubes M, Huo D, Sandhu FA, et al. Minimally invasive lumbar spinal decompression in the elderly: outcomes of 50 patients aged 75 years and older. Neurosurgery. 2007;60(3):503–9; discussion 509–10.
12. Senker W, Meznik C, Avian A, Berghold A. Perioperative morbidity and complications in minimal access surgery techniques in obese patients with degenerative lumbar disease. Eur Spine J. 2011;20(7):1182–7.
13. Ivanov A, Faizan A, Sairyo K, Ebraheim N, Biyani A, Goel VK. Minimally invasive decompression for lumbar spinal canal stenosis in younger age patients could lead to higher stresses in the remaining neural arch—a finite element investigation. Minim Invasive Neurosurg. 2007;50(1):18–22.
14. Chiu JC. Interspinous process decompression (IPD) system (X-STOP) for the treatment of lumbar spinal stenosis. Surg Technol Int. 2006;15:265–75.
15. Lauryssen C. Appropriate selection of patients with lumbar spinal stenosis for interspinous process decompression with the X STOP device. Neurosurg Focus. 2007; 22(1):E5.
16. Verhoof OJ, Bron JL, Wapstra FH, van Royen BJ. High failure rate of the interspinous distraction device (X-Stop) for the treatment of lumbar spinal stenosis caused by degenerative spondylolisthesis. Eur Spine J. 2008;17(2):188–92.

17. Meyerding HW. Spondylolisthesis. Surg Gynecol Obstet. 1932; 54:371.

18. Komp M, Hahn P, Merk H, Godolias G, Ruetten S. Bilateral operation of lumbar degenerative central spinal stenosis in fullendoscopic interlaminar technique with unilateral approach: prospective 2-year results of 74 patients. J Spinal Disord Tech. 2011;24(5):281–7.

19. Yoshimoto M, Takebayashi T, Kawaguchi S, Tsuda H, Ida K, Wada T, et al. Minimally invasive technique for decompression of lumbar foraminal stenosis using a spinal microendoscope: technical note. Minim Invasive Neurosurg. 2011;54(3):142–6.

20. Deinsberger R, Kinn E, Ungersbock K. Microsurgical treatment of juxta facet cysts of the lumbar spine. J Spinal Disord Tech. 2006;19(3):155–60.

21. Yamada K, Matsuda H, Nabeta M, Habunaga H, Suzuki A, Nakamura H. Clinical outcomes of microscopic decompression for degenerative lumbar foraminal stenosis: a comparison between patients with and without degenerative lumbar scoliosis. Eur Spine J. 2011;20(6):947–53.

22. Wilkinson JS, Fourney DR. Failure of percutaneous remodeling of the ligamentum flavum and lamina for neurogenic claudication. Neurosurgery. 2012;71(1):86–92.

23. Chopko BW. A novel method for treatment of lumbar spinal stenosis in high-risk surgical candidates: pilot study experience with percutaneous remodeling of ligamentum flavum and lamina. J Neurosurg Spine. 2011;14(1):46–50.

24. Young S, Veerapen R, O'Laoire SA. Relief of lumbar canal stenosis using multilevel subarticular fenestrations as an alternative to wide laminectomy: preliminary report. Neurosurgery. 1988;23(5): 628–33.

25. Oppenheimer JH, DeCastro I, McDonnell DE. Minimally invasive spine technology and minimally invasive spine surgery: a historical review. Neurosurg Focus. 2009;27(3):E9.

26. Palmer S. Use of a tubular retractor system in microscopic lumbar discectomy: 1 year prospective results in 135 patients. Neurosurg Focus. 2002;13(2):E5.

27. Parker SL, Adogwa O, Davis BJ, Fulchiero E, Aaronson O, Cheng J, et al. Cost-utility analysis of minimally invasive versus open multilevel hemilaminectomy for lumbar stenosis. J Spinal Disord Tech. 2013;26(1):42–7.

28. Ikuta K, Arima J, Tanaka T, Oga M, Nakano S, Sasaki K, et al. Short-term results of microendoscopic posterior decompression for lumbar spinal stenosis. Technical note. J Neurosurg Spine. 2005;2(5):624–33.

29. Costa F, Sassi M, Cardia A, Ortolina A, De Santis A, Luccarell G, et al. Degenerative lumbar spinal stenosis: analysis of results in a series of 374 patients treated with unilateral laminotomy for bilateral microdecompression. J Neurosurg Spine. 2007;7(6):579–86.

30. Greiner-Perth R, Boehm H, Allam Y, El-Saghir H. A less invasive approach technique for operative treatment of lumbar canal stenosis. Technique and preliminary results.

Zentralbl Neurochir. 2004;65(4):185–90.

31. Yagi M, Okada E, Ninomiya K, Kihara M. Postoperative outcome after modifi edunilateral-approach microendoscopic midline decompression for degenerative spinal stenosis. J Neurosurg Spine. 2009;10(4):293–9.

32. Goyal A, Goel VK, Mehta A, Dick D, Chinthakunta SR, Ferrara L. Cyclic loads do not compromise functionality of the interspinous spacer or cause damage to the spinal segment: an in vitro analysis. J Long Term Eff Med Implants. 2008;18(4):289–302.

33. Zucherman JF, Hsu KY, Hartjen CA, Mehalic TF, Implicito DA, Martin MJ, et al. A multicenter, prospective, randomized trial evaluating the X STOP interspinous process decompression system for the treatment of neurogenic intermittent claudication: two-year follow-up results. Spine (Phila Pa 1976). 2005;30(12):1351–8.

34. Tuschel A, Chavanne A, Eder C, Meissl M, Becker P, Ogon M. Implant survival analysis and failure modes of the X stop interspinous distraction device. Spine (Phila Pa 1976). 2013;38:1826–31.

35. Chopko B, Caraway DL. MiDAS I (mild Decompression Alternative to Open Surgery): a preliminary report of a prospective, multicenter clinical study. Pain Physician. 2010;13(4):369–78.

36. Sasai K, Umeda M, Maruyama T, Wakabayashi E, Iida H. Microsurgical bilateral decompression via a unilateral approach for lumbar spinal canal stenosis including degenerative spondylolisthesis. J Neurosurg Spine. 2008;9(6):554–9.

37. Bresnahan L, Ogden AT, Natarajan RN, Fessler RG. A biomechanical evaluation of graded posterior element removal for treatment of lumbar stenosis: comparison of a minimally invasive approach with two standard laminectomy techniques. Spine (Phila Pa 1976). 2009;34(1):17–23.

38. Anderson PA, Tribus CB, Kitchel SH. Treatment of neurogenic claudication by interspinous decompression: application of the X STOP device in patients with lumbar degenerative spondylolisthesis. J Neurosurg Spine. 2006;4(6):463–71.

39. Hatta Y, Shiraishi T, Sakamoto A, Yato Y, Harada T, Mikami Y, et al. Muscle-preserving interlaminar decompression for the lumbar spine: a minimally invasive new procedure for lumbar spinal canal stenosis. Spine (Phila Pa 1976). 2009;34(8):E276–80.

40. Ikuta K, Tono O, Tanaka T, Arima J, Nakano S, Sasaki K, et al. Surgical complications of microendoscopic procedures for lumbar spinal stenosis. Minim Invasive Neurosurg. 2007;50(3):145–9.

41. Villavicencio AT, Burneikiene S, Roeca CM, Nelson EL, Mason A. Minimally invasive versus open transforaminal lumbar interbody fusion. Surg Neurol Int. 2010;1:12.

42. Fu KM, Smith JS, Polly Jr DW, Perra JH, Sansur CA, Berven SH, et al. Morbidity and mortality in the surgical treatment of 10,329 adults with degenerative lumbar stenosis. J Neurosurg Spine. 2010;12(5):443–6.

43. Pao JL, Chen WC, Chen PQ. Clinical outcomes of

microendoscopic decompressive laminotomy for degenerative lumbar spinal stenosis. Eur Spine J. 2009;18(5):672–8.

44. Talwar V, Lindsey DP, Fredrick A, Hsu KY, Zucherman JF, Yerby SA. Insertion loads of the X STOP interspinous process distraction system designed to treat neurogenic intermittent claudication. Eur Spine J. 2006;15(6): 908–12.

45. Bono CM, Vaccaro AR. Interspinous process devices in the lumbar spine. J Spinal Disord Tech. 2007;20(3):

255–61.

46. Podichetty VK, Spears J, Isaacs RE, Booher J, Biscup RS. Complications associated with minimally invasive decompression for lumbar spinal stenosis. J Spinal Disord Tech. 2006;19(3): 161–6.

47. Musluman AM, Cansever T, Yilmaz A, Cavusoglu H, Yuce I, Aydin Y. Midterm outcome after a microsurgical unilateral approach for bilateral decompression of lumbar degenerative spondylolisthesis. J Neurosurg Spine. 2012;16(1):68–76.

第27章

微创脊柱手术治疗腰椎滑脱症

Siddharth B. Joglekar, James D. Schwender

李琰　李华　译

前　言

微创手术（minimally invasive surgery，MIS）或小切口手术技术（minimally access surgical technique，MAST）在脊柱手术的所有领域中使用率逐渐增多。早期发展这些入路的尝试可以追溯到 Wiltse，他在 1968 年和 1973 年描述了经最长肌和多裂肌之间的自然裂隙劈开椎旁肌到达脊柱侧后方[1, 2]。Wiltse 发展、描述的入路和技术主要用于滑脱的融合和减压[1]。Wiltes 和 Spencer 也在随后指出此入路可用于极外侧椎间盘突出、单侧和对侧椎管狭窄及从对侧椎旁入路行关节突下减压和螺钉置入[2]。如今，很多进行了改良的同样技术在特别设计的工具和管套系统的帮助下用于微创脊柱手术领域。Wiltse 提出的这个技术与小切口治疗腰椎滑脱症特别有关[1, 2]。

在脊柱手术中，峡部性和退行性滑脱经常在腰椎病例中遇到。虽然本章只关注 MAST（MIS）治疗腰椎滑脱症，但是回顾某些广泛认可的原则和问题对本文的阐述很有帮助。退行性滑脱症经常发生在老年患者中，且伴有中央或关节下狭窄，并最常影响 L4-L5 节段。手术的目的主要是减压和融合不稳节段[3]。单纯减压不融合在轻度滑脱并且没有影像学证据表明存在动态不稳的病例中有良好结果[4-6]。

峡部性滑脱患者的出现年龄、症状和结构畸形情况区别很大，所以手术治疗也差别很大。峡部性滑脱，最多发生在 L5-S1 节段，在儿童及青少年主要表现为背痛，在成年患者中表现为因椎间孔狭窄而出现的神经根症状伴或不伴背痛。有症状的高度滑脱的患者，常因保守治疗不成功而推荐手术治疗[7]。在需要进行减压的峡部性滑脱手术中，手术切除的部分包括不完整峡部区域的纤维软骨组织和部分或全部切除 L5 的后方结构[1]。在选择性的病例中，尤其是不伴根性症状或神经症状的年轻患者，可以尝试单纯融合而不减压[8]。在高度滑脱中，复位滑脱是有争议的，因为其与术后的神经症状相关，推荐自 L4 至 S1 在被动、部分、位置性复位的前提下行原位融合[8-11]。步态、姿势或矢状位畸形的高度滑脱患者可以考虑畸形矫正[9, 12]。360°融合的融合率最高[13, 14]。

腰椎滑脱症的主要手术目的包括减压、融合，均可由 MAST 入路凭借其经骶棘肌后外侧入路的特性达到目的。对于低度滑脱的病例，使用 MAST 的经椎间孔腰椎体融合术（transforaminal lumbar interbody fusion，TLIF）也可以经同样的入路完成以增加融合率[15-17]。高度滑脱无法满足 TLIF 的手术入路需求者则需要其他方法来达到椎体融合和支持，例如经骶骨柱植骨或前路手术[18-20]。在这种情况下，可以置入经骶骨 L5-S1 螺钉来提供更坚硬的结构以提高融合率[21]。腰椎滑脱症及低度峡部性滑脱常常可以使用非手术治疗。经非手术治疗后因效果不佳出现的应激反应以及治疗后仍然出现持续疼痛的滑脱或低度峡部性滑脱可手术治疗[7, 22-25]。

MIS（MAST）入路的优点：

- 使用了肌间的解剖学空隙并且减少了包括肌肉去神经支配和缺血在内的相应的软组织损伤[26-32]。
- 减少出血[33-35]。
- 减少术后疼痛和住院时间[33-35]。
- 比传统开放手术小 10 倍的感染率[36]。
- 更快回到工作[37]。
- 减少麻醉药物的使用[37]。

MIS（MAST）的缺点：

- 早期的学习曲线[34, 38]。
- 增加射线暴露和手术时间（特别是在学习曲线的早期及经皮操作时）[33, 34, 39]。在使用双平面透视行术中影像检查时，417 例单节段的病例躯干部分以及 1 471 例单节段病例的四肢部分超过了年度允许的最大放射剂量[39-41]。单节段手术病例的平均射线量从 4.5cGy 到 7.8cGy，而产生射线相关副作用的阈值剂量为 200cGy。
- 需要额外的设备和器械。
- 在学习曲线的早期易发生技术性并发症[35, 42]。

适应证和禁忌证

腰椎单节段或双节段减压、融合的适应证与传统开放手术类似。包括进行性症状性腰椎滑脱症伴或不伴有神经症状以及对药物治疗无效。

禁忌证包括：

- 高度滑脱的椎间融合，因为技术上过于困难。
- 超过 5°～10° 的后凸矫正。TLIF 手术通常可以矫正 3°～5° 的后凸[43, 44]。如果需要额外的前凸，我们认为前路手术更佳。
- 肥胖。BMI>40。超过 8 cm 的管套降低了器械在行椎间融合时的可能活动度。因此在术者对 MIS 融合术经验不足时，预期超过 80 mm 的套筒是相对禁忌证。但是，经验丰富之后，肥胖是微创融合术的一个相对手术指征而不是禁忌证。

与非肥胖患者相比，接受 MIS 融合术的肥胖患者并不会出现更差的自我报告的结果评价、手术时间、住院时间或并发症[45, 46]。

- 先前手术史。这只是一个相对禁忌证，因为可能需要行开放手术来移除内固定。经椎旁肌入路在翻修手术中更简单，因为遇到的瘢痕组织更少。

技　术

体位和入路

我们更喜欢让患者俯卧于 Jackson 屈曲台上，Jackson 台配有 Wilson 附加装置或者普通的台子配备 Wilson 架，可以让 C 臂机在双平面上使用。让患者俯卧呈腰椎屈曲（后凸）及髋部屈曲的状态可以牵开椎板和椎间盘。这也有助于在 TLIF 手术中保护出行神经根。在准备铺巾前确认前后位和侧位图像没有技术问题以及脊柱的解剖清晰是很重要的。皮肤切口一般长 2～3 cm，并且双侧均距中线 4～5 cm（两个指宽）。在做皮肤切口前将一个针头或导航线置入需要融合的节段小关节，在 C 臂机侧位图像上来确认其位置（图 27.1）。切口需超过皮下组织直达筋膜层，然后竖直沿着皮肤切口切开。接着置入第一个扩张器至需要被融合的小关节，然后相继置入扩张器直到最后的扩张器置入。然后将合适长度的套筒系统穿过最终扩张器并通过自持装置与手术台相连（图 27.2）。在套筒的叶片之间做轻度牵开来避免肌肉的移行，并确认最终的正确小关节。手术的其他部分可以根据术者喜好使用合适长度的枪型或普通器械。

减压和椎弓根螺钉置入

当所有的解剖标志都清晰可见时可以完成置入螺钉。螺钉系统应该先准备好，然后在置入螺钉前继续完成其他步骤以免螺钉阻碍暴露。

就 TLIF 而言，使用骨刀或者高速磨钻完整切除下方关节突，切除的骨质需剥除所有的关节

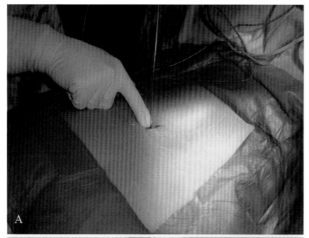

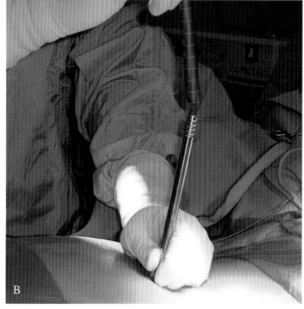

图 27.1　A. 使用克氏针和 C 臂机来确定切口。B. 连续扩张竖脊肌

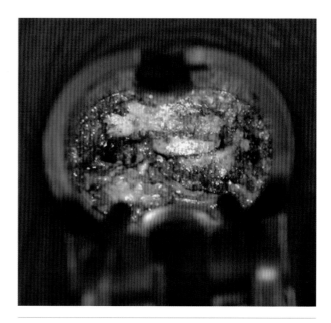

图 27.2　使用 Quadrant™ 模块化管套系统初步暴露脊柱后方结构。暴露小关节和左侧椎板。注意在视野内没有肌肉移行

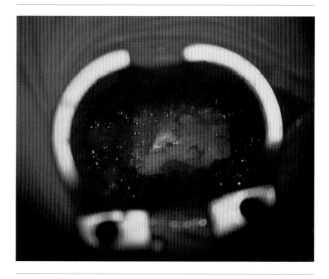

图 27.3　切除双侧黄韧带及使用单侧减压技术对对侧侧隐窝顶端减压

软骨和软组织，保存作为植骨。随后切除部分椎弓根头端的上关节突，以便进一步减压中央、关节下和椎间孔狭窄。从同侧切口行对侧减压可由将套筒向中线成角或移动达到椎板和棘突连接处。将椎板切除到棘突基底部，同时将双侧黄韧带切除。在保护硬膜和神经组织的前提下行对侧关节下狭窄的顶部减压（图 27.3）。或者，对侧减压也可由放置双侧管套进行（图 27.4）。

通过 Wilson 架牵开和局部后凸或椎弓根螺钉牵开椎间隙来获得更好的纤维环视野，更好地到达椎间隙，并且进一步保护出行神经根。我们目前使用以下两种方法来达到目的。一个选择是使患者俯卧于 Wilson 架然后最大限度地提起架子。必须记住在给椎弓根螺钉结构加压前放松架子来恢复合适的后凸。另一个可选方法是在对侧置入椎弓根钉结构并牵开，然后更换棒为小棒并加压。

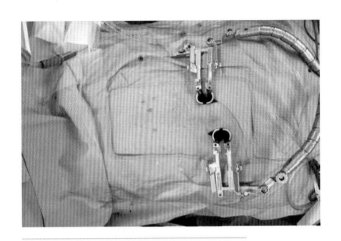

图 27.4 放置双侧管套。可以同时进行手术

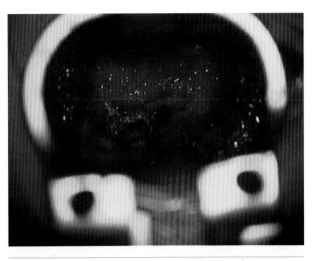

图 27.5 TLIF 切开纤维环，从侧面暴露完好的黄韧带，这一技术保护了硬膜及神经根并且减少硬膜外静脉的出血

Axis Jackson 台可以利用其本身提供的机动达到这些目的。

　　轻轻牵开一点或不牵开神经或硬膜，可以看到纤维环在内侧暴露，在出行根下方。在 TLIF 工作通道中需要切开 1 cm^2 的纤维环（图 27.5）。管套侧方到达内侧的通道使术者可以使用到达椎间隙的对侧并使用个性化的器械来完成椎间盘切除。另外，切除小关节关节突的上升部分，其像一个扶壁可以使器械导向对侧。结构性异体骨植骨或 cage 融合器（取决于术者喜好）与自体骨植骨一起植入椎间隙。如果需要，骨松质可以通过 1～2 cm 的切口使用环锯从髂嵴获得。或者，可以使用植骨增强物。椎间 cage 融合器的位置也基于术者的喜好，但是如果植入前方，可以帮助恢复手术阶段的前凸[43, 47]。

　　在 TLIF 和减压完成后，置入椎弓根螺钉。通过管套标准直视和定时行 C 臂机拍片来确定螺钉起点。使用标准的锥子和椎弓根探子来行椎弓根开路。然后在直视下置入椎弓根螺钉以减少 C 臂机的使用（图 27.6），并且压紧椎弓根螺钉结构来最终加紧，恢复后凸并且提供对中柱植骨的压力。

　　在 TLIF 的对侧，可随着螺钉的放置通过同一管套行完整或部分偏侧椎板切除、小关节和（或）横突间融合（图 27.7）。使用直视下放置对侧螺钉

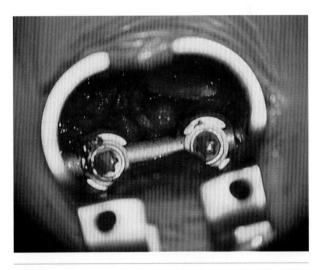

图 27.6 通过套筒系统置入椎弓根螺钉。使用直接的解剖标志。最小程度暴露相邻的上关节突

的好处在于减少 C 臂机的使用以及减压和融合小关节的潜在能力。弊端在于使用此小切口技术会带来更大的组织创伤。或者，如果无需减压或不考虑后方融合，可以选择经皮置入对侧螺钉。

技术要点

- 患者体位和最佳术中影像是成功的关键。

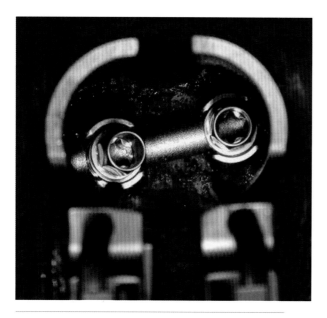

图 27.7　置入对侧椎弓根螺钉伴关节突和椎板间植骨

• 一旦管套到达需要融合的小关节，只需打开需要的宽度来防止肌肉移行和牵拉导致的肌肉缺血。

• 一旦管套到达正确位置，尽量不要经常移动管套，会导致肌肉移行至术野。如果发生严重的肌肉移行，最好通过重新扩张来重新放置套筒。

• 椎弓根螺钉通道在减压和小关节切除前准备好较为容易，因为此时骨性标志仍然存在。

• 当置入经皮钉时，透视图片必须是"完美"的前后位和侧位片。否则经皮螺钉的置入可能会出错。

• 应和开放手术一样关注治疗意外硬膜损伤。如果有缝线修补可能，尽可能进行。如果无法达到水密闭修补，TISSEEL™、DuraGen™ 或者其他的硬膜修补产品也很有用。根据我们的经验，微创操作产生的小死腔限制了症状性硬膜膨出的形成。

• 积极控制硬膜外出血。有几种方法来减少可能有问题的出血。患者在伴或不伴 Wilson 附件的 Jackson 架上的正确体位会减少术中腹压。在硬膜外间隙中，在流血过多之前找到出血点，并且使用双极电凝烧凝硬膜外血管。使用血栓形成性粘贴产品例如 Gelfoam™ 粘贴和棉片。最后，难以控制的硬膜外区域包括后纵韧带的内侧和椎间孔的远侧，除非必须，避免暴露这些解剖区域。

• 按照程序，从简单做起，例如减压，并且按照你的方式依技术难度进行，例如 TLIF。

参考文献

1. Wiltse LL, Bateman JG, Hutchinson RH, Nelson WE. The paraspinal sacrospinalis-splitting approach to the lumbar spine. J Bone Joint Surg Am. 1968;50(5):919–26.

2. Wiltse LL, Spencer CW. New uses and refinements of the paraspinal approach to the lumbar spine. Spine (Phila Pa 1976). 1988; 13(6):696–706.

3. Pearson A, Blood E, Lurie J, et al. Degenerative spondylolisthesis versus spinal stenosis: does a slip matter? Comparison of baseline characteristics and outcomes (SPORT). Spine (Phila Pa 1976). 2010;35(3):298–305.

4. Pao JL, Chen WC, Chen PQ. Clinical outcomes of microendoscopic decompressive laminotomy for degenerative lumbar spinal stenosis. Eur Spine J. 2009;18(5):672–8.

5. Sasai K, Umeda M, Maruyama T, Wakabayashi E, Iida H. Microsurgical bilateral decompression via a unilateral approach for lumbar spinal canal stenosis including degenerative spondylolisthesis. J Neurosurg Spine. 2008;9(6):554–9.

6. Kleeman TJ, Hiscoe AC, Berg EE. Patient outcomes after minimally destabilizing lumbar stenosis decompression: the "Port- Hole" technique. Spine (Phila Pa 1976). 2000;25(7):865–70.

7. Pizzutillo PD, Hummer 3rd CD. Nonoperative treatment for painful adolescent spondylolysis or spondylolisthesis. J Pediatr Orthop. 1989;9(5):538–40.

8. Sailhan F, Gollogly S, Roussouly P. The radiographic results and neurologic complications of instrumented reduction and fusion of highgrade spondylolisthesis without decompression of the neural elements: a retrospective review of 44 patients. Spine (Phila Pa 1976). 2006;31(2):161–9; discussion 170.

9. Hu SS, Bradford DS, Transfeldt EE, Cohen M. Reduction of highgrade spondylolisthesis using Edwards instrumentation. Spine (Phila Pa 1976). 1996;21(3): 367–71.

10. Petraco DM, Spivak JM, Cappadona JG, Kummer FJ,

Neuwirth MG. An anatomic evaluation of L5 nerve stretch in spondylolisthesis reduction. Spine (Phila Pa 1976). 1996;21(10):1133–8; discussion 1139.

11. Poussa M, Remes V, Lamberg T, et al. Treatment of severe spondylolisthesis in adolescence with reduction or fusion in situ: long-term clinical, radiologic, and functional outcome. Spine (Phila Pa 1976). 2006;31(5):583–90; discussion 591–2.

12. Hresko MT, Labelle H, Roussouly P, Berthonnaud E. Classification of high-grade spondylolistheses based on pelvic version and spine balance: possible rationale for reduction. Spine (Phila Pa 1976). 2007;32(20):2208–13.

13. Molinari RW, Bridwell KH, Lenke LG, Ungacta FF, Riew KD. Complications in the surgical treatment of pediatric high-grade, isthmic dysplastic spondylolisthesis. A comparison of three surgical approaches. Spine (Phila Pa 1976). 1999;24(16):1701–11.

14. Shufflebarger HL, Geck MJ. High-grade isthmic dysplastic spondylolisthesis: monosegmental surgical treatment. Spine (Phila Pa 1976). 2005;30(6 Suppl):S42–8.

15. Foley KT, Holly LT, Schwender JD. Minimally invasive lumbar fusion. Spine (Phila Pa 1976). 2003;28(15 Suppl):S26–35.

16. Holly LT, Schwender JD, Rouben DP, Foley KT. Minimally invasive transforaminal lumbar interbody fusion: indications, technique, and complications. Neurosurg Focus. 2006;20(3):E6.

17. Schwender JD, Holly LT, Rouben DP, Foley KT. Minimally invasive transforaminal lumbar interbody fusion (TLIF): technical feasibility and initial results. J Spinal Disord Tech. 2005;18(Suppl):S1–6.

18. Sasso RC, Shively KD, Reilly TM. Transvertebral Transsacral strut grafting for high-grade isthmic spondylolisthesis L5-S1 with fibular allograft. J Spinal Disord Tech. 2008;21(5):328–33.

19. Smith MD, Bohlman HH. Spondylolisthesis treated by a singlestage operation combining decompression with in situ posterolateral and anterior fusion. An analysis of eleven patients who had long-term follow-up. J Bone Joint Surg Am. 1990;72(3):415–21.

20. Bohlman HH, Cook SS. One-stage decompression and posterolateral and interbody fusion for lumbosacral spondyloptosis through a posterior approach. Report of two cases. J Bone Joint Surg Am. 1982;64(3):415–8.

21. Minamide A, Akamaru T, Yoon ST, Tamaki T, Rhee JM, Hutton WC. Transdiscal L5-S1 screws for the fixation of isthmic spondylolisthesis: a biomechanical evaluation. J Spinal Disord Tech. 2003;16(2):144–9.

22. Anderson K, Sarwark JF, Conway JJ, Logue ES, Schafer MF. Quantitative assessment with SPECT imaging of stress injuries of the pars interarticularis and response to bracing. J Pediatr Orthop. 2000;20(1):28–33.

23. Blanda J, Bethem D, Moats W, Lew M. Defects of pars interarticularis in athletes: a protocol for nonoperative treatment. J Spinal Disord. 1993;6(5):406–11.

24. d'Hemecourt PA, Zurakowski D, Kriemler S, Micheli LJ. Spondylolysis: returning the athlete to sports participation with brace treatment. Orthopedics. 2002;25(6):653–7.

25. Noggle JC, Sciubba DM, Samdani AF, Anderson DG, Betz RR, Asghar J. Minimally invasive direct repair of lumbar spondylolysis with a pedicle screw and hook construct. Neurosurg Focus. 2008;25(2):E15.

26. Hyun SJ, Kim YB, Kim YS, et al. Postoperative changes in paraspinal muscle volume: comparison between paramedian interfascial and midline approaches for lumbar fusion. J Korean Med Sci. 2007;22(4):646–51.

27. Kawaguchi Y, Matsui H, Tsuji H. Back muscle injury after posterior lumbar spine surgery. A histologic and enzymatic analysis. Spine (Phila Pa 1976). 1996;21(8):941–4.

28. Taylor H, McGregor AH, Medhi-Zadeh S, et al. The impact of selfretaining retractors on the paraspinal muscles during posterior spinal surgery. Spine (Phila Pa 1976). 2002;27(24):2758–62.

29. Stevens KJ, Spenciner DB, Griffiths KL, et al. Comparison of minimally invasive and conventional open posterolateral lumbar fusion using magnetic resonance imaging and retraction pressure studies. J Spinal Disord Tech. 2006;19(2):77–86.

30. Tsutsumimoto T, Shimogata M, Ohta H, Misawa H. Mini-open versus conventional open posterior lumbar interbody fusion for the treatment of lumbar degenerative spondylolisthesis: comparison of paraspinal muscle damage and slip reduction. Spine (Phila Pa 1976). 2009;34(18):1923–8.

31. Sihvonen T, Herno A, Paljarvi L, Airaksinen O, Partanen J, Tapaninaho A. Local denervation atrophy of paraspinal muscles in postoperative failed back syndrome. Spine (Phila Pa 1976). 1993;18(5):575–81.

32. Mayer TG, Vanharanta H, Gatchel RJ, et al. Comparison of CT scan muscle measurements and isokinetic trunk strength in postoperative patients. Spine (Phila Pa 1976). 1989;14(1):33–6.

33. Peng CW, Yue WM, Poh SY, Yeo W, Tan SB. Clinical and radiological outcomes of minimally invasive versus open transforaminal lumbar interbody fusion. Spine (Phila Pa 1976). 2009; 34(13):1385–9.

34. Schizas C, Tzinieris N, Tsiridis E, Kosmopoulos V. Minimally invasive versus open transforaminal lumbar interbody fusion: evaluating initial experience. Int Orthop. 2009;33(6):1683–8.

35. Dhall SS, Wang MY, Mummaneni PV. Clinical and radiographic comparison of mini-open transforaminal lumbar interbody fusion with open transforaminal lumbar interbody fusion in 42 patients with long-term follow-up. J Neurosurg Spine. 2008;9(6):560–5.

36. O'Toole JE, Eichholz KM, Fessler RG. Surgical site infection rates after minimally invasive spinal surgery. J Neurosurg Spine. 2009;11(4):471–6.

37. Adogwa O, Parker SL, Bydon A, Cheng J, McGirt MJ. Comparative effectiveness of minimally invasive versus open transforaminal lumbar interbody fusion: 2-year assessment of narcotic use, return to work, disability, and

quality of life. J Spinal Disord Tech. 2011; 24(8):479–84.

38. Lee JC, Jang HD, Shin BJ. Learning curve and clinical outcomes of minimally invasive transforaminal lumbar interbody fusion: our experience in 86 consecutive cases. Spine (Phila Pa 1976). 2012; 37(18):1548–57.

39. Rampersaud YR, Foley KT, Shen AC, Williams S, Solomito M. Radiation exposure to the spine surgeon during fluoroscopically assisted pedicle screw insertion. Spine (Phila Pa 1976). 2000;25(20):2637–45.

40. Bindal RK, Glaze S, Ognoskie M, Tunner V, Malone R, Ghosh S. Surgeon and patient radiation exposure in minimally invasive transforaminal lumbar interbody fusion. J Neurosurg Spine. 2008; 9(6):570–3.

41. Raley DA, Mobbs RJ. Retrospective computed tomography scan analysis of percutaneously inserted pedicle screws for posterior transpedicular stabilisation of the thoracic and lumbar spine: accuracy and complication rates. Spine (Phila Pa 1976). 2012;37: 1092–100.

42. Villavicencio AT, Burneikiene S, Bulsara KR, Thramann JJ. Perioperative complications in transforaminal lumbar interbody fusion versus anterior-posterior reconstruction for lumbar disc degeneration and instability. J Spinal Disord Tech. 2006;19(2): 92–7.

43. Kwon BK, Berta S, Daffner SD, et al. Radiographic analysis of transforaminal lumbar interbody fusion for the treatment of adult isthmic spondylolisthesis. J Spinal Disord Tech. 2003;16(5): 469–76.

44. Kim JS, Kang BU, Lee SH, et al. Mini-transforaminal lumbar interbody fusion versus anterior lumbar interbody fusion augmented by percutaneous pedicle screw fixation: a comparison of surgical outcomes in adult low-grade isthmic spondylolisthesis. J Spinal Disord Tech. 2009;22(2):114–21.

45. Rosen DS, Ferguson SD, Ogden AT, Huo D, Fessler RG. Obesity and self-reported outcome after minimally invasive lumbar spinal fusion surgery. Neurosurgery. 2008;63(5):956–60; discussion 960.

46. Park P, Upadhyaya C, Garton HJ, Foley KT. The impact of minimally invasive spine surgery on perioperative complications in overweight or obese patients. Neurosurgery. 2008;62(3):693–9; discussion 693–9.

47. Recnik G, Kosak R, Vengust R. Influencing segmental balance in isthmic spondylolisthesis using transforaminal lumbar interbody fusion. J Spinal Disord Tech. 2013;26: 246–51.

第28章

青少年脊柱侧凸

Patrick J. Cahill, Per D. Trobisch, Randal R. Betz, Amer F. Samdani

贺石生 译

前 言

传统上，脊柱侧凸的手术都伴随着巨大切口、较长手术时间和大量失血。由于脊柱侧凸手术通常需要长节段固定，使得微创技术在这一领域成为一个更加具有挑战性的任务。大约50年前，首先用于固定脊柱侧凸的内固定器材是哈氏棒，这一系统使用椎板钩钩在侧凸的上下端椎，然后把椎板钩和直的哈氏棒连接起来，撑开，锁紧。从那时起，就有人考虑采用微创技术，通过两个较小的切口置入哈氏棒。10年以后，Akbarnia等[1]沿用这一理念，发明了生长棒来控制仍在不停生长的脊柱。当椎弓根螺钉-棒系统出现后，凭借着椎弓根螺钉对每一个椎体的优秀控制能力、棒的两平面折弯和整体的矫正侧弯能力，迅速淘汰了原来的椎板钩系统。和退行性疾病不同，脊柱侧凸的手术中，内植物不仅仅提供固定的作用，还提供了术中矫正畸形的作用。这使得微创技术运用在侧凸手术中更加困难。尽管如此，仍然有一小部分医师成功运用微创技术进行了脊柱侧凸手术。

出于美观方面的原因，通过多个小切口进行开放置钉或者经皮置钉一直没有成为主流。因此，主张微创技术进行脊柱侧凸手术的医师们开发了一种相对微创的技术——皮下技术。传统的手术需要在背部正中做切口，然后做骨膜下剥离至横突外侧尖部。这一过程充分显露了置钉时的解剖标志，使得置钉非常准确，同时也暴露了更多的骨面，降低了融合失败的概率。侧凸的微创入路通常使用正中皮肤切口，到筋膜层时，在两侧做一个长的或多个短的筋膜切口，然后经肌肉进入，这是一个类似Wiltse的入路。这种方法的缺点是，解剖标志不清楚有可能导致置钉错误、更多的术中X射线暴露、融合骨床准备不足增加假关节形成的风险。优点和其他微创技术是一样的：失血较少、肌肉剥离少、疼痛轻微、感染率小、康复更快。对于一些特殊原因不能输血的患者，由于传统开放手术出血较多、风险太大，只能放弃手术，这时，微创手术也许就可以施行。

如果希望保留脊柱的运动功能，那么尽量保留肌肉、椎间盘和其他软组织就变得十分重要。在脊柱畸形领域，非融合治疗的文献和经验越来越多。所有这方面的技术都用到了微创的原则。

微创手术治疗脊柱畸形的其他创新领域包括：前路胸腔镜治疗脊柱侧凸、外侧入路手术治疗腰椎畸形、针对生长期脊柱的动态技术。虽然大多数美国医师喜欢后路手术，前路手术因其优点也应该成为备选项之一。

由于微创技术在脊柱侧凸方面仍然处于起步阶段，本章重点介绍了作者的一些经验，并介绍了不同微创技术、不同内植物系统的优缺点。

融合技术

后路

经皮内固定加融合在技术上是可行的，但和一个长的正中切口相比，美观方面要差一些，因此没有得到广泛认可。大多数脊柱侧凸微创后路手术采用的是 1～3 个正中皮肤切口，结合一定类型的肌肉劈开，以取代传统的肌肉剥离技术（表 28.1）。

Wimmer 和 Pfandlsteiner[3] 报道了一组微创手术治疗脊柱侧凸的病例。49 例患者，年龄 16～29 岁，诊断是神经肌肉型脊柱侧凸或特发性侧凸。首先通过 3 个正中皮肤切口进行凹侧的显露，采用传统的剥离方法。在凹侧进行置钉、置棒、矫形、固定。凸侧在透视协助下，用扩张器经肌肉置钉置棒（图 28.1）。

表 28.1　脊柱侧凸的微创后路融合手术：不同文献的比较

系列	技术	失血量（ml）	手术时间（分钟）	住院天数
Newton 等 [2]	胸腔镜	470	344	6
Wimmer 和 Pfandlsteiner [3]	凹侧开放，凸侧经肌肉	165	175	未提供
Durrani 等 [4]	经肌肉	261	297	3
Miyanji 等 [5]	Wiltse 入路	277	444	4.6
Wollowick 等 [6]	经肌肉	和开放类似	522	和开放类似

作者报道的平均手术时间是 175 分钟，平均失血 165 ml，平均矢状面矫正率 75%。随访 27 个月，平均有 2° 的矫正丢失，融合率 95%。没有感染和神经损伤。虽然作者没有提供一些重要的参数如术前弹性指数，但看上去他们的结果要等同甚至优于文献中传统的方法。相比之下，最近有文献报道，在一组熟练的青少年特发性脊柱侧凸（adolescent idiopathic scoliosis，AIS）专科医师的手术中，后路手术的平均失血量是（807±608）ml，平均手术时间（238±78）分钟，Cobb 角平均矫正率（57%±15%）[2]。

在脊柱侧凸手术中，阻碍微创技术广泛被接受的一个重要原因是获得骨性融合的能力。开放手术中，可以精心准备植骨床，然后在医师需要的区域大量植骨。但在微创手术中，无论是植骨床准备还是植骨过程，都无法直接看到植骨床。在儿童，这一问题不是那么受关注，因为仅仅是脊柱的肌肉剥离就常常导致非预期的融合[7]。Betz 等[8] 报道了一项关于 AIS 患者后路手术的前

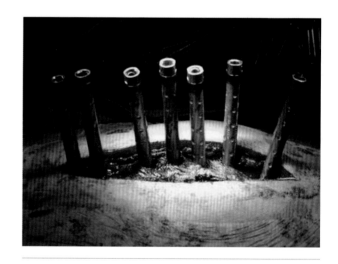

图 28.1　开放和微创技术的结合：一侧开放进行置钉和矫形固定（图片中看不到），对侧经肌肉进行置钉置棒（图片由德国 Schön Klinik Vogtareuth 医院的 Cornelius Wimmer 教授提供）

瞻性随机对照研究。患者被随机分成两组：一组使用同种异体骨植骨，另一组不植骨（局部的自

体骨也被丢弃）。全部患者只有 1 例出现假关节，还是在同种异体骨组。推测两组都实现骨性融合的原因是骨膜下剥离。在脊柱的生长棒技术中，肌肉剥离的操作有可能会导致脊椎自发性融合。Bess 等报道，肌肉下置入生长棒（相对于肌肉外皮下）有更低的并发症，包括切口并发症等，但是，他们经常经皮下置入生长棒以避免自发融合[9]。

Durrani 等[4] 报道了在 30 例儿童患者中（诊断各自不同）使用经肌肉技术的结果。平均失血 261.5 ml，平均手术时间 4 小时 57 分钟，平均住院时间 3 天。术后 6 个月 CT 扫描表明，没有 1 例出现假关节。但是，更长期的随访结果需要至少追踪 5 年。

Durrani 等[4] 描述了一项 3 个皮肤切口的技术，3 个切口分别位于固定节段的头端、尾端和畸形的顶点。仔细设计切口长度，要求任何一个固定节段都可以通过某一个切口到达。在透视引导下，经肌肉置入 Jamshidi 针，然后经导针置入椎弓根螺钉。这一技术的皮肤切口更小，但是，无法在所有节段同时进行双侧放置导针、复位、去旋转。术中需要多次上下牵拉皮肤切口，置钉也有一定的顺序。

Wollowick 等[6] 报道了一项回顾性配对研究，比较了 15 例常规方法和 7 例微创手术治疗脊柱侧凸，通过 CT 扫描来比较置钉的准确性。结果发现置钉的准确性和侧凸的矫正率都没有差别。对比 Durrani 等[4] 和 Miyanji 等[5] 的研究，他们发现住院天数和失血量都没有差异。他们的手术采用 3 个纵向正中短的皮肤切口，徒手经肌肉置入椎弓根螺钉。

Miyanji 等[5] 主张用微创手术技术治疗 AIS，他们倡导 3 个正中皮肤切口，结合双侧 Wiltse 入路到达横突和关节突。在一项和开放手术对照的前瞻性研究中，他们报道微创手术有更长的手术时间，但失血量少、住院时间短。平均手术时间 444 分钟，平均失血量 277 ml。如果长期随访继续支持以上结果，这种结合的技术有可能一定程度上代替传统的双侧开放手术，至少对不需要广泛松解、不需要后路截骨的仍有弹性的侧凸是可行的。

微创技术的主要缺点在于较长的 X 射线曝光时间，对患者和医师都有伤害。未来的研究应该关注：减少透视次数、低 X 射线剂量的导航、徒手置钉技术等。

作者采用的技术

和上述医师的方法不同，本文作者更喜欢采用一个皮肤切口，然后经肌肉置入内植物（图 28.2A）。单个皮肤切口可以避免置钉时反复的皮肤牵拉，自始至终保证双侧的内植物在位。我们感觉这种方法更有利于直接地去旋转椎体。从正中切开皮肤，保证筋膜层完整。在前后位透视导引下，把 Jamshidi 针置入椎弓根中（图 28.2B）。取出探针，在侧位透视监测下，导针进入到足够深度。前后位和侧位都证实位置良好，用空心的丝攻进行攻丝（图 28.2C）。在置入椎弓根螺钉之前，还需用小的鼻窥镜打开关节突关节，高速磨钻磨除关节软骨和少量骨皮质（图 28.2D）。通过特制的把手经导针置入空心的椎弓根螺钉（Viper System, Depuy Spine, Inc., Raynham, MA）。Viper 系统的优点在于其纵向开槽，方便矫正脊柱畸形。攻丝和进钉时，都要在侧位透视下进行，以避免导针跟着丝攻或螺钉前进，损伤椎体前方组织。螺钉到位后，取出导针，但尾部的连接套筒仍然保留。这时，采用 Rodrigue-Olaverri 的方法[10] 进行复位。把两根直棒放入凸侧的滑动套筒中，将棒努力向两端撑开，这样就可以减少侧凸的曲率（图 28.2E）。在此位置上，在肌肉下穿过凹侧的钛棒。如果每个节段都置入了椎弓根螺钉，置棒相对简单。钛棒应该事先折弯，以达到合适的矢状位序列。通过挤压或者撑开螺钉尾部的连接套筒，还可进一步调节脊柱的序列和平衡。取出凸侧的两个棒。类似于开放手术的方法，直接旋转椎体。然后，在肌肉下穿入凸侧的钛棒。用一带弧形把手的半圆柱骨锉，沿着棘突和椎板插入、反复打磨，处理两侧植骨床。顺着棘突，使用类似于植骨漏斗一样的器械，进行植骨，采用的是 MagniFuse（MagniFuse, Medtronic, Memphis, TN）。术后，我们常规使用比开放手术时剂量更大的肌肉松弛

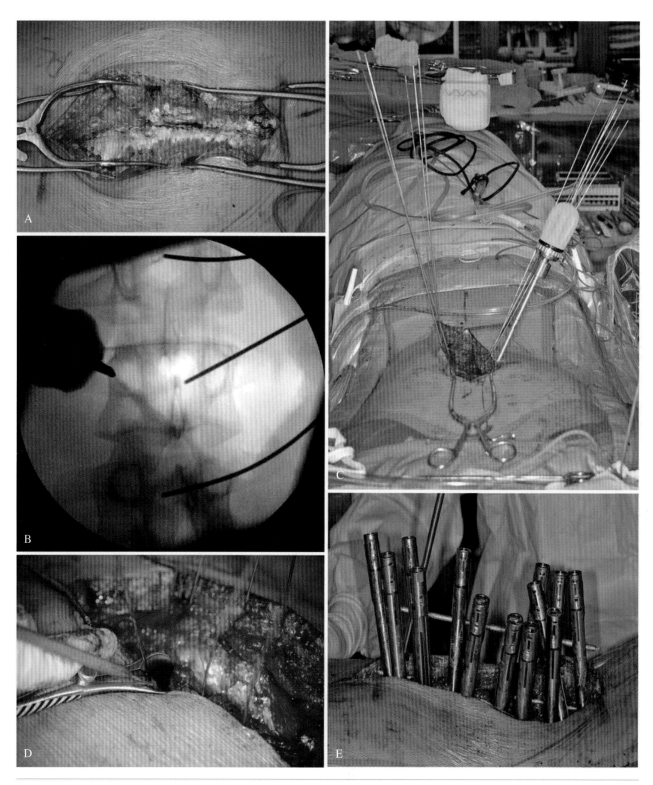

图 28.2 作者偏好的后路融合微创技术。A. 正中切口保留肌肉的附着。B. 透视下的椎弓根轨迹。C. 经过导针用空心丝攻处理椎弓根。D. 用鼻窥镜显露关节突关节，进行植骨准备。E. 双棒复位技术

药。原因是，肌肉没有被剥离破坏，而是被扩张器牵拉伸展，因而更需要肌肉松弛。

典型病例

以下提供 1 例典型病例。患者男性，19 岁，超重，患有艾斯伯格综合征并有进展性脊柱侧凸。由于宗教信仰不能接受输血。Adam 前屈试验显示，分别有 10° 的左侧胸弯和 20° 的右侧胸腰弯。右肩抬高 3 cm。下肢没有神经症状。术前影像显示，60° 的胸腰弯，在侧屈时减少到 44°，40°

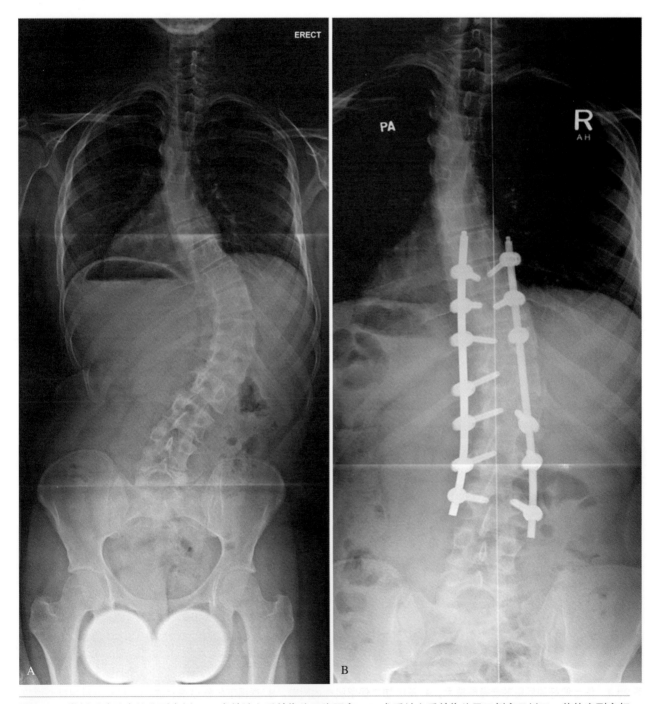

图 28.3　微创后路融合的典型病例。A. 术前站立后前位片示胸腰弯。B. 术后站立后前位片显示侧弯已纠正，整体序列良好

的胸弯，在侧屈时减少到 25°（图 28.3A）。经过认真的术前讨论，他接受了后路微创内固定融合手术，固定了 T9 至 L3，没有出现并发症（图 28.3B）。

前路

和后路相比，前路是真正的微创入路，通常只需要 3 ～ 4 个半英寸的皮肤切口，以供胸腔镜进入，或者是腰椎腹膜后的小切口入路。

Dwyer 等[11] 在 1969 年首次报道了脊柱侧凸的前方入路，几年之后，Zielke 等[12] 就报道了 26 例患者进行了前方的去旋转脊柱融合术。尽管在理论上，胸腔镜手术比传统开胸手术更具优势，但是，大约 30 年之后，才出现了第一篇胸腔镜下进行侧凸手术的报道。前路侧凸手术包括前方的椎间盘切除、松解或者内固定。

前路松解

传统上，对于超过 80° 的胸椎侧凸，最流行的手术方式是前方开放松解、后方固定融合。由于开胸手术并发症很高，后路器械又有着强大的矫形能力，加上后路截骨的流行，前方松解已经逐渐退出舞台。但是，影像辅助胸腔镜外科（video-assisted thoracoscopic surgery，VATS）的出现使得前方微创松解成为可能。前路胸腔镜下松解也可以在俯卧位下进行（图 28.4）。和开放手术或者侧卧位胸腔镜手术相比，俯卧位行胸腔镜下前路松解有两个明显的好处：①可以同时进行后路的内固定；②由于重力牵拉，肺牵向前方，不需要肺的单侧通气。

2000 年，King 等[13] 报道 27 例儿童进行了俯卧位胸腔镜前路松解加后路融合。由于重力牵拉使肺远离脊柱，他们报道这些患者不需要单肺通气。而且，由于不需要两次摆体位、两次铺单，麻醉时间可以减少。前路手术平均 129 分钟，平均松解了 3.3 个椎间盘。同年，Lieberman 等[14] 报道了 15 例成人患者的类似病例。还是 2000 年，Böhm 和 El Saghir[15] 报道了一组 60 例病例，诊断为特发性或者神经肌肉型侧凸。平均年龄 19 岁（8 ～ 56 岁）。俯卧位胸腔镜下平均固定了 3.4 个节段。术前平均 Cobb 角 72°（44° ～ 121°），术后矫正到了平均 18°（-3° ～ 39°）。而且，所有后凸不足的患者也得到了矫正。平均轴向矫正率 80%。没有神经损伤和切口感染的并发症。2 例需要翻修手术，1 例因为血胸，1 例因为椎弓根螺钉位置不良。

Sucato 等[16] 发表了一项对照研究，13 例病例行俯卧位前路胸腔镜下松解加后路内固定融合（thoracoscopic anterior release-posterior spinal fusion and instrumentation，TAR-PSFI），83 例单纯行后路矫形内固定融合（posterior spinal fusion and instrumentation，PSFI）。TAR-PSFI 组在术后 3 周有明显的肺功能快速下降，但恢复明显，在术后 1 年随访时，和对照组比功能更佳。如果进行了胸廓成形术，那无论是否行胸腔镜下松解，术后的肺功能都是一样的[15]。

前路固定和融合

前路脊柱融合治疗脊柱侧凸可以避免后路手术时肌肉剥离导致的疼痛和肌肉失能。Betz 等[17] 发表了前后路融合治疗 AIS 的回顾性配对研究。他们发现，在冠状位 Cobb 角的矫正方面，两组

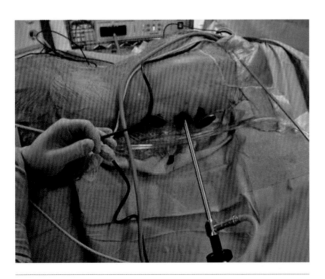

图 28.4　俯卧位行胸腔镜下前路松解的体外和切口（图片由 Daniel J. Sucato 提供）

效果相同，但前路在矫正胸椎前屈方面更具优势。而且，前路手术的固定节段比后路手术平均要少2.5个节段。随着胸腔镜下前路融合术的出现，前路侧凸矫形手术变得更加微创化。2001年，Picitti等[18]报道了50例脊柱侧凸患者进行胸腔镜下脊柱固定融合。Wong等[19]发表了VATS和后路椎板钩系统固定融合的比较研究。31例AIS患者平均随访44个月。发现VATS可以减少出血，但增加手术时间和ICU住院时间。在止痛剂和住院时间方面，两组没有差别。后路脊柱融合术（posterior spinal fusion，PSF）组没有出现并发症，VATS组出现2例并发症，1例持续性气胸，1例损伤了胸长神经，导致翼状肩胛，到随访结束时也只有部分恢复。最终，PSF组冠状位的侧凸矫正率是67%，VATS组是62%。但是这一差异没有统计学意义。随着时间推移，两组都有矫正的丢失。两组在术后矢状位平衡方面没有差异。VATS组的主要缺点是需要在术后佩戴3个月的硬质背心。另一方面，前路手术可以平均少融合3.5个节段。

Lonner等[20]比较了单纯前路不同方法随访至少24个月的肺功能，131例AIS患者。68例进行开胸手术，44例Lenke 1型（单胸弯）行影像辅助胸腔镜下内固定，19例Lenke 5型[腰（胸腰）弯]行胸腹联合手术。作者的结果显示胸腔镜组有明显较好的肺功能。从术前到术后2年，开胸组都有明显降低的平均绝对第1秒用力呼气量（forced expiratory volume in1s，FEV_1）和用力肺活量（forced vital capacity，FVC）。相对来说，胸腔镜组在FEV_1、FVC和肺总量（total lung capacity，TLC）方面都有轻度到明显的提高。胸腹联合手术的患者没有FEV_1、FVC和TLC方面的变化。

总之，胸腔镜辅助手术治疗特发性脊柱侧凸可以取代传统的开胸手术，也可以在严重侧凸时前方松解作为一种补充。尽管有这么多的优点，胸腔镜下脊柱侧凸手术没有获得广泛接受，原因可能是：所有报道中较高的融合失败率（4%～5%）、椎间盘切除的困难性和长时间、螺钉对主动脉损伤的可能性。而且，后路技术的持续提高（胸椎椎弓根置钉技术、节段截骨、直接去旋转技术

等）也使得脊柱外科医师对后路手术更加熟悉，阻碍了前路的微创手术发展变为一种金标准（图28.5）。

脊柱侧凸的非融合治疗

本章的前述部分探讨了治疗脊柱畸形的微创融合方法。这些方法也许减少了软组织的损伤，但和开放手术一样，减少了脊柱的弹性，限制了脊柱的运动功能。而且，由于疼痛或是长节段融合后应力集中导致的邻近节段退变，融合患者有明显的再手术风险。一些医师试图用非融合的方法来控制脊柱畸形。

椎体夹

椎体夹是一种较新的产品。虽然单侧骨骺融合的概念早在20世纪50年代就已提出[21, 22]，但由于明显的并发症没有得到推广。材料学的进步和适应证的变化使得这一技术重新复活。新的椎体夹有2个或4个尖齿，采用镍钛合金制造，这是一种形状记忆合金，降温时是直的，当置入体内温度升高就会卷曲起来（图28.6）。胸椎置入椎体夹一般在胸腔镜下进行，在腰椎上，一般通过腹膜后外侧入路。治疗的原理是，在凸侧通过椎体夹限制骨骺的生长，而凹侧继续生长，从而达到矫正畸形的目的。

对青少年脊柱侧凸患者进行干预的依据

在AIS患者中，侧弯的进展依赖于骨骼成熟的程度、侧弯的类型和侧弯的严重程度[23]。如果患者有明显的骨骼生长潜力和较大的初始侧弯，不治疗的情况下有74%的可能性会进展[24-26]。Dimeglio等[27]的研究表明，青春期生长高峰之前如果有中度的侧弯（30°～40°），几乎有100%的概率发展到50°或以上。在骨骼成熟时有50°～75°的侧弯，特别是胸弯，将在成人阶段继续进展29.4°[28]。因此，阻止侧弯超过50°是明智的。

目前，对于骨骼不成熟的AIS患者，标准的

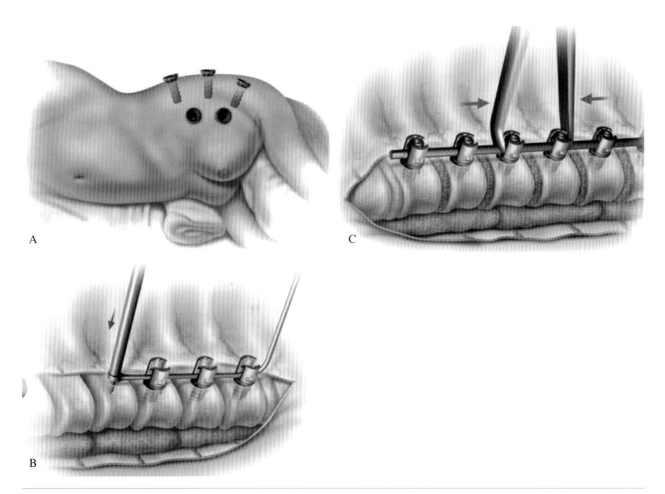

图 28.5 A. 胸腔镜辅助前路矫形的工作通道。B. 椎间盘切除后置入双骨皮质螺钉。C. 在椎间隙植骨，通过压缩螺钉获得矫形（图片经 DePuy Synthes Spine 许可使用）

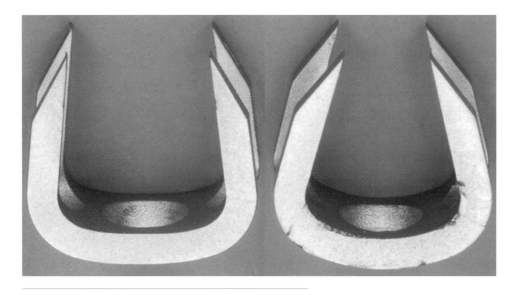

图 28.6 四爪镍钛夹，0℃时爪钩平行，室温时爪钩内聚

治疗是使用颈胸腰骶矫形器或者胸腰骶矫形器。这种支具用来控制 20°～40° 的侧弯，尽管如此，还是有 18%～50% 的这类患者的病情会继续进展[24-26, 29-33]。

椎体夹的既往研究

凸侧椎体（骨骺）夹，理论上可以即刻中断特定区域的骨骺生长[34, 35]。在治疗儿童的肢体畸形时，跨越长骨骨骺的金属夹，是一种效果可期的方法[36, 37]。1949 年，Blount 和 Clarke[36] 首先报道用半骨骺夹矫正下肢的成角畸形。用大鼠尾模型做的动物实验证实，骨骼固定装置可以改变椎体骺板的生长[38, 39]。Nachlas 和 Borden[22] 在犬脊柱侧凸模型上使用跨越骨骺板和椎间盘的椎体夹，一些畸形得到矫正，另一些犬的侧弯进程得到了延缓。1954 年，Smith 等[21] 报道了 3 例应用椎体夹的病例。3 例病例的早期结果显示椎体在应用椎体夹的一侧停止了生长，3 例病例在固定的区域都没有侧弯的进展。

有数项动物实验支持椎体夹可以矫正侧弯，同时保留运动功能[21, 40, 41]。Puttlitz 等[42] 进行了一项在牛模型评估形态记忆合金夹的生物力学研究。结果表明该椎体夹可以获得轴向旋转的复位、获得侧屈运动的恢复。邻近节段的运动能力得到了保留。Wall 等[41] 在猪模型上，于内镜下进行脊柱半骨骺融合，结果显示侧弯的进展停止了，并有可能获得矫形。

夹住脊柱前方的生长板，这一概念看上去是合理的；但是，传统金属（不锈钢和钛）制作的夹子有从脊柱移位的可能。最近，美国 FDA 批准了镍钛合金夹用于骨科置入，包括手、足、长骨和脊柱（在单一椎体而不跨越椎间盘）（图 28.6）。镍钛合金是一种生物相容的具有形态记忆效应的合金，由大约 50% 的镍和 50% 的钛组成。它最广为人知的作用是用作心血管的支架[43-46]。镍钛合金的特性是超弹性和形态记忆。利用形态记忆的特点，可以设计出特殊形状的夹子，在转换温度以下，夹子变软，可以轻易塑性而不损伤力学特性。镍钛合金夹通常设计成为"C"形或聚合的形状。置

入体内前，将夹子冷却到转换温度以下，折弯尖刺直到其平行。置入体内后，夹子温度升高，超过转换温度（比体温稍微低一点），即回到预期的会聚状（图 28.6）。夹子形态的变化使得钉刺之间产生压力，可以明显增加夹子的抗拔出能力。镍钛合金的形态记忆功能是通过两种不同的晶体结构相互转换而形成的。在转换温度以上，合金的特性类似于钛金属，转换温度取决于合金的镍钛比例和加热温度[47]。在动物实验[47] 和人体颈椎融合实验中[48-50]，都没有合金变形导致周围组织损伤的报道。镍钛合金有极低的腐蚀性，已经成功地用于口腔正畸多年[47]，最近又用在了心血管方面[43-46]。

椎体夹的手术指征

由于椎体夹是一种调控骨骼生长能力的技术，一般建议用在生长高峰期之前的患者[51]。我们倾向于用手部 X 射线的 Sanders 评分来评估患者是否具有生长潜能，是否能从椎体夹获益[52]。根据我们先前的结果，只有中度侧凸（胸弯小于 35°、腰弯小于 45°）的患者才能考虑这种手术[51]。侧凸还必须有一定弹性，侧屈运动小于 20°。适合椎体夹的患者类型（骨骼成熟程度和脊柱畸形程度）和适合采用支具治疗的患者类型有点类似。和所有其他治疗一样，采用椎体夹治疗的患者和家庭，都必须了解这种治疗的优缺点以及其他的替代方式。患者的家庭还应该考虑到这种治疗的长期结果、长期并发症（过度矫形、椎板夹移位）、补救方案等等。

外科技术

患者全麻，用双腔通气管单侧通气，使凸侧的肺萎陷。患者侧卧，侧弯的凸侧朝上。透视确认患者的体位和入路的位置。固定的节段包括 Cobb 角所在的全部椎体。在胸椎上手术，最好是在胸腔镜下进行。第一个入口在腋前线的第 5 到第 7 肋间。另一个入口在腋后线，用于置入椎体夹。透视定位需要固定的椎体。所用椎体夹的大小（4～14 mm）通过试模来确定（图 28.7）。试

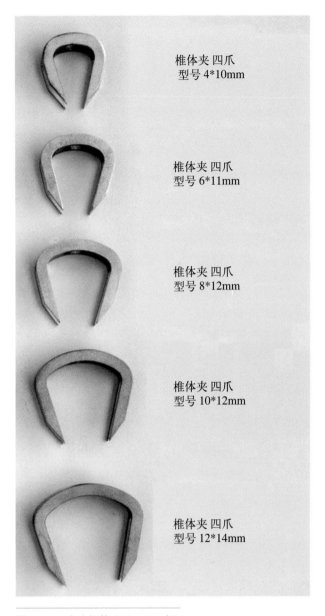

图 28.7　镍钛椎体夹的不同型号

椎体夹 四爪
型号 4*10mm

椎体夹 四爪
型号 6*11mm

椎体夹 四爪
型号 8*12mm

椎体夹 四爪
型号 10*12mm

椎体夹 四爪
型号 12*14mm

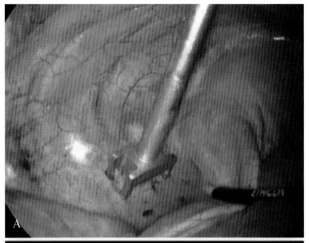

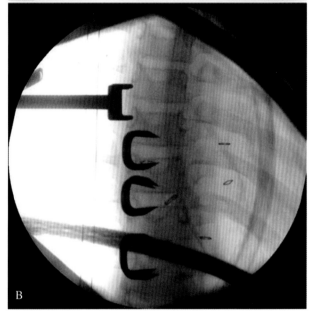

图 28.8　椎体夹从侧方对抗侧弯胸腔镜下所见（A）及后前位透视（B）

模还能在椎体上刺出导孔（图 28.8）。置入体内前，先用冰水冷却椎体夹使其变软，折弯爪刺直到相互平行（图 28.9）。透视证实椎体夹的位置良好以后，敲击椎体夹使其就位。通常，在 Cobb 角涉及的每一个椎间隙外侧，使用两个单夹或一个双夹。大多数情况下，不需要超过胸膜顶，节段血管也得到了保留。有时候，需要做一个和节段血管平行的小切口，以牵开节段血管，避免椎体夹损伤该血管。如果存在明显的胸椎后凸不足（后凸小于 10°），椎体夹应该放在椎体的更加偏前方，或者在椎体的前外侧放置第三个椎体夹。如果椎体夹的位置不满意，用专门的移除工具取出，然后重新放置。关闭切口，行胸腔闭式引流，引出渗出物并防止气胸。

术后处理

为使椎体夹稳定，患者需佩戴一种定制的非矫正胸腰骶支具 4 周。卸下支具后，不必限制患

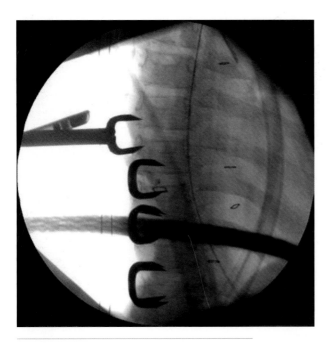

图 28.9 试模开孔后，置入椎体夹，透视所见

者的活动。在术后 1 个月和 2 个月时，进行随访，观察切口情况，然后每 6 个月随访一次。每次随访时拍站立位的后前位和侧位 X 线片，范围包括颈胸交界处到骶骨。

结果

我们报道了 39 例患者，在至少 1 年的随访中，87% 的侧凸保持了冠状位的稳定 [53]。最近我们又发表了随访 2 年的文章，大约 78% 保持了冠状位的稳定 [51]。和斯堪的纳维亚半岛的类似数据（年龄和侧弯度数类似，但使用支具治疗）相比较，当胸弯或腰弯在 25°～34° 时，椎体夹治疗有优势 [54]。当腰弯在 35°～44° 时，两种治疗效果相等。当胸弯在 35°～44° 时，支具更有优势（表 28.2）。术后第一次站立位下测得的矫正度数和手术的成功有相关性。对于那些术后第一次测量 Cobb 角小于 20° 的患者，有 71% 的概率可以避免将来行融合手术或侧凸进展超过 50° [51]。我们感觉，要获得一个很好的即刻矫正，仔细地调整手术床是非常重要的。应用椎体夹并不能完全避免将来的手术。如果侧弯进展超过 50°，融合还是需要的。这种手术可以很好地矫正畸形，但是还需要和支具以及自然病史进行随机的对照研究。椎体夹手术的缺点是椎体夹可能移位，过度矫形，还有通常的外科并发症如出血和感染。

表 28.2 椎体夹和支具（斯堪的纳维亚支具注册系统）治疗青少年
脊柱侧凸的回顾性比较 [54]

	没有变化或有所改善（%）	进展（%）	P 值（Fisher 确切概率法）
胸弯 25°～34° 椎体夹（n=26） 支具（n=36）	81 61	19 39	0.16
胸弯 35°～44° 椎体夹（n=11） 支具（n=12）	18 50	82 50	0.19
腰弯 25°～34° 椎体夹（n=15） 支具（n=16）	80 81	20 19	1.0
腰弯 35°～44° 椎体夹（n=5） 支具（n=2）	60 0	40 100	0.43

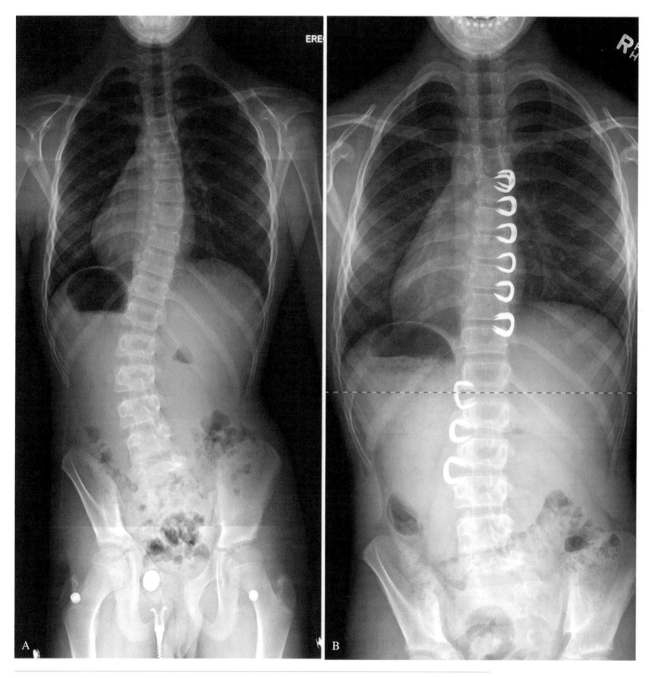

图 28.10　1 例男性 AIS 患者行椎体夹治疗。A. 术前站立后前位片。B. 术后 2 年站立后前位片

患者，男性，12 岁，特发性脊柱侧凸，右胸弯 25°，左腰弯 33°（图 28.10A）。根据髋臼软骨判断骨骼发育不成熟。根据 Dimeglio 等 [27] 最近的研究，侧弯有 100% 的概率进展到需要手术的程度（超过 50°）。他进行了胸腔镜下右侧的椎体夹和左侧的小切口腹膜后椎体夹固定。术后第一次站立位片，胸弯 10°，腰弯 5°。术后 2 年，胸弯保持在 11°，腰弯 10°（图 28.10B）。

此时，他的髋臼软骨已经闭合，Risser 征 2 度。根据 Dimeglio 的数据，一个类似骨骼成熟度和侧凸度数的男孩，如果不进行干预，一定会进展到需要融合手术的程度。椎体夹手术使他成功地避免了脊柱融合。

椎体栓

胸弯大于 35°时，椎体夹的效果不佳。这时，前路的椎体栓是另一种非融合的治疗方案。在大量动物实验的基础上[55, 56]，我们在侧弯过大（胸

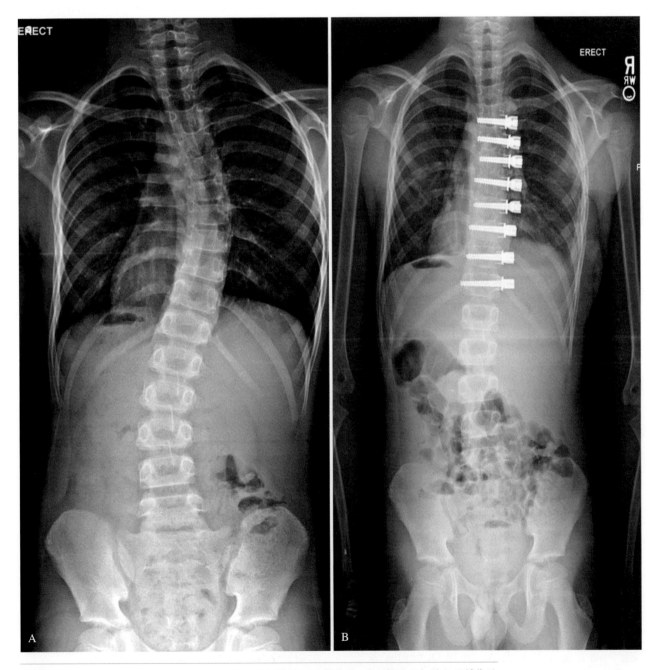

图 28.11　1 例男性 AIS 患者行椎体栓治疗。A. 术前站立后前位片。B. 术后 2 年站立后前位片

弯大于 35°)、不能使用椎体夹的 AIS 患者中使用了椎体栓。这项技术和前方的融合手术非常类似。可以在小切口开胸下进行，也可以在胸腔镜下进行。在胸弯凸侧的椎体上置入螺钉，然后在每个螺钉尾部系上有张力的绳栓 (Dynesys, Zimmer, Inc., Warsaw, IN)，以此矫正侧凸 (图 28.11)。术后患者佩戴泡沫支具 3～6 个月。我们已经做了 15 例这种手术，早期结果令人鼓舞，没有任何重大并发症。长期结果有待观察。

总　结

脊柱畸形采用微创技术仍然处于起步阶段，这一领域有不少开创性的成果出现。医师们运用微创的原理，取得了有益的结果。还有人创造性地开发了椎体夹、椎体栓，可以保留脊柱的解剖结构和运动功能。

参考文献

1. Akbarnia BA, Marks DS, Boachie-Adjei O, Thompson AG, Asher MA. Dual growing rod technique for the treatment of progressive early-onset scoliosis: a multicenter study. Spine (Phila Pa 1976). 2005;30(17 Suppl):S46–57.
2. Newton PO, Marks MC, Bastrom TP, Betz R, Clements D, Lonner B, et al. Surgical treatment of Lenke 1 main thoracic idiopathic scoliosis: results of a prospective multicenter study. Spine (Phila Pa 1976). 2012;38(4):328–38.
3. Wimmer C, Pfandlsteiner T. Indications for deformity correction with minimally invasive spondylodesis. Orthopade. 2011;40:135–40.
4. Durrani A, Desai R, Sharma V, Crawford AH. Minimally invasive posterior spinal instrumentation for pediatric spinal deformity: one year follow-up with CT scans of first 30 cases. Paper presented at: 17th International Meeting of Advanced Spine Techniques. Toronto; July 21–24 2010.
5. Miyanji F, Samdani A, Ghag A, Marks M, Newton PO (2013) Minimally Invasive Surgery for AIS: An Early Prospective Comparison with Standard Open Posterior Surgery. J Spine S5: 001. doi:10.4172/2165-7939.S5-001.
6. Wollowick AL, Amaral TD, Horn JJ, Sugarman EP, Gambassi M, Sarwahi V. Minimally invasive surgery in patients with adolescent idiopathic scoliosis: is it any better than the standard approach? Paper presented at: 46th Scoliosis Research Society annual meeting, Louisville, Sept 14–17 2011.
7. Cahill PJ, Marvil S, Cuddihy L, Schutt C, Idema J, Clements DH, et al. Autofusion in the immature spine treated with growing rods. Spine (Phila Pa 1976). 2010;35(22):E1199–203.
8. Betz RR, Petrizzo AM, Kerner PJ, Falatyn SP, Clements DH, Huss GK. Allograft versus no graft with a posterior multisegmented hook system for the treatment of idiopathic scoliosis. Spine (Phila Pa 1976). 2006;31(2):121–7.
9. Bess S, Akbarnia BA, Thompson GH, Sponseller PD, Shah SA, El Sebaie H, et al. Complications of growing-rod treatment for earlyonset scoliosis: analysis of one hundred and forty patients. J Bone Joint Surg Am. 2010;92(15):2533–43.
10. Rodriguez-Olaverri JC, Zimick NC, Merola A, Vicente J, Rodriguez J, Tabuenca A, et al. Comparing the clinical and radiological outcomes of pedicular transvertebral screw fixation of the lumbosacral spine in spondylolisthesis versus unilateral transforaminal lumbar interbody fusion (TLIF) with posterior fixation using anterior cages. Spine (Phila Pa 1976). 2008;33(18):1977–81.
11. Dwyer AF, Newton NC, Sherwood AA. Anterior approach to scoliosis: a preliminary report. Clin Orthop Relat Res. 1969;62: 192–202.
12. Zielke K, Stunkat R, Beaujean F. Ventrale derotationsspondylodesis. Arch Orthop Unfallchir. 1976;85:257–77.
13. King AG, Mills TE, Loe WA, Chutkan NB, Revels TS. Videoassisted thoracoscopic surgery in the prone position. Spine (Phila Pa 1976). 2000;25(18):2403–6.
14. Lieberman IH, Salo PT, Orr RD, Kraetschmer B. Prone position endoscopic transthoracic release with simultaneous posterior instrumentation for spinal deformity: a description of the technique. Spine (Phila Pa 1976). 2000;25(17):2251–7.
15. Bohm H, El Saghir H. Minimally invasive ventral release and endoscopic ventral instrumentation in scoliosis. Orthopade. 2000;29: 535–42.
16. Sucato DJ, Erken YH, Davis S, Gist T, McClung A, Rathjen KE. Prone thoracoscopic release does not adversely affect pulmonary function when added to a posterior spinal fusion for severe spine deformity. Spine (Phila Pa 1976). 2009;34(8):771–8.
17. Betz RR, Harms J, Clements DH, Lenke LG, Lowe TG, Shuffl ebarger HL, et al. Comparison of anterior and posterior instrumentation for correction of adolescent thoracic idiopathic scoliosis. Spine (Phila Pa 1976). 1999;24(3):225–39.

18. Picetti GD, Ertl JP, Bueff HU. Endoscopic instrumentation, correction and fusion of idiopathic scoliosis. Spine J. 2001;1:190–7.

19. Wong HK, Hee HT, Yu Z, Wong D. Results of thoracoscopic instrumented fusion versus conventional posterior instrumented fusion in adolescent idiopathic scoliosis undergoing selective thoracic fusion. Spine (Phila Pa 1976). 2004;29:2031–8.

20. Lonner BS, Auerbach JD, Estreicher MB, Betz RR, Crawford AH, Lenke LG, et al. Pulmonary function changes after various anterior approaches in the treatment of adolescent idiopathic scoliosis. J Spinal Disord Tech. 2009;22(8):551–8.

21. Smith AD, Von Lackum WH, Wylie R. An operation for stapling vertebral bodies in congenital scoliosis. J Bone Joint Surg Am. 1954;36(2):342–8.

22. Nachlas IW, Borden JN. The cure of experimental scoliosis by directed growth control. J Bone Joint Surg Am. 1951;33(1):24–34.

23. Lonstein JE, Carlson JM. The prediction of curve progression in untreated idiopathic scoliosis during growth. J Bone Joint Surg Am. 1984;66A:1061–71.

24. Allington NJ, Bowen JR. Adolescent idiopathic scoliosis: treatment with the Wilmington brace. A comparison of full-time and parttime use. J Bone Joint Surg Am. 1996;78(7):1056–62.

25. Roach JW. Adolescent idiopathic scoliosis: nonsurgical treatment. In: Weinstein SL, editor. The pediatric spine: principles and practice. New York: Raven Press; 1994. p. 479.

26. Bridwell KH. Adolescent idiopathic scoliosis: surgical treatment. In: Weinstein SL, editor. The pediatric spine: principles and practice. New York: Raven Press; 1994. p. 511.

27. Dimeglio A, Canavese F, Charles YP. Growth and adolescent idiopathic scoliosis: when and how much? J Pediatr Orthop. 2011; 31:S18–36.

28. Weinstein SL, Ponseti IV. Curve progression in idiopathic scoliosis. J Bone Joint Surg Am. 1983;65(4):447–55.

29. Karol LA. Effectiveness of bracing in male patients with idiopathic scoliosis. Spine (Phila Pa 1976). 2001;26:2001–5.

30. Lonstein JE. Idiopathic scoliosis. In: Lonstein JE, Bradford DS, Winter RB, Ogilvie JW, editors. Moe's textbook of scoliosis and other spinal deformities. 3rd ed. Philadelphia: W.B. Saunders; 1995.

31. Nachemson AL, Peterson LE. Effectiveness of treatment with a brace in girls who have adolescent idiopathic scoliosis. A prospective, controlled study based on data from the Brace Study of the Scoliosis Research Society. J Bone Joint Surg Am. 1995;77(6):815–22.

32. Peterson LE, Nachemson AL. Prediction of progression of the curve in girls who have adolescent idiopathic scoliosis of moderate severity. Logistic regression analysis based on data from the Brace Study of the Scoliosis Research Society. J Bone Joint Surg Am. 1995;77(6):823–7.

33. Rowe DE, Bernstein SM, Riddick MF, Adler F, Emans JB, Gardner- Bonneau D. A meta-analysis of the efficacy of non-operative treatments for idiopathic scoliosis. J Bone Joint Surg Am. 1997;79(5): 664–74.

34. Roaf R. The treatment of progressive scoliosis by unilateral growtharrest. J Bone Joint Surg Br. 1963;45B:637–51.

35. Roaf R. Vertebral growth and its mechanical control. J Bone Joint Surg Br. 1960;42(2):40–59.

36. Blount WP, Clarke GR. Control of bone growth by epiphyseal stapling. A preliminary report. J Bone Joint Surg Am. 1949;31:464–78.

37. Blount WP. A mature look at epiphyseal stapling. Clin Orthop Relat Res. 1971;77:158–63.

38. Mente PL, Stokes IA, Spence H, Aronsson DD. Progression of vertebral wedging in an asymmetrically loaded rat tail model. Spine (Phila Pa 1976). 1997;22(12):1292–6.

39. Stokes IA, Aronsson DD, Spence H, Iatridis JC. Mechanical modulation of intervertebral disc thickness in growing rat tails. J Spinal Disord. 1998;11(3):261–5.

40. Braun JT, Hoffman M, Akyuz E, Ogilvie JW, Brodke DS, Bachus KN. Mechanical modulation of vertebral growth in the fusionless treatment of progressive scoliosis in an experimental model. Spine (Phila Pa 1976). 2006;31(12):1314–20.

41. Wall EJ, Bylski-Austrow DI, Kolata RJ, Crawford AH. Endoscopic mechanical spinal hemiepiphysiodesis modifi es spine growth. Spine (Phila Pa 1976). 2005;30(10):1148–53.

42. Puttlitz CM, Masaru F, Barkley A, Diab M, Acaroglu E. A biomechanical assessment of thoracic spine stapling. Spine (Phila Pa 1976). 2007;32(7):766–71.

43. Bezzi M, Orsi F, Salvatori FM, Maccioni F, Rossi P. Self-expandable nitinol stent for the management of biliary obstruction: long-term clinical results. J Vasc Interv Radiol. 1994;5(2):287–93.

44. Cragg AH, DeJong SC, Barnhart WH, Landas SK, Smith TP. Nitinol intravascular stent: results of preclinical evaluation. Radiology. 1993;189(3):775–8.

45. Hausegger KA, Cragg AH, Lammer J, Lafer M, Fluckiger F, Klein GE, et al. Iliac artery stent placement: clinical experience with a nitinol stent. Radiology. 1994;190(1):199–202.

46. Henry M, Amor M, Beyar R, Henry I, Porte JM, Mentre B, et al. Clinical experience with a new nitinol self-expanding stent in peripheral arteries. J Endovasc Surg. 1996;3(4):369–79.

47. Sanders JO, Sanders AE, More R, Ashman RB. A preliminary investigation of shape memory alloys in the surgical correction of scoliosis. Spine (Phila Pa 1976). 1993;18(12):1640–6.

48. Ricart O. The use of a memory shape staple in cervical anterior fusion. Paper presented at: 2nd International Conference on Shape Memory and Superelastic Technologies. Pacific Grove; 1997.

49. Tang RG, Dai KR, Chen YQ. Application of a NiTi staple in the metatarsal osteotomy. Biomed Mater Eng. 1996;6(4):307–12.

50. Veldhuizen AG, Sanders MM, Cool JC. A scoliosis correction device based on memory metal. Med Eng Phys. 1997;19(2): 171–9.

51. Betz RR, Ranade A, Samdani AF, Chafetz R, D'Andrea LP, Gaughan J, et al. Vertebral body stapling: a fusionless treatment option for a growing child with moderate idiopathic scoliosis. Spine (Phila Pa 1976). 2010;35(2):169–76.

52. Sanders JO, Khoury JG, Kishan S, Browne RH, Mooney III JF, Arnold KD, et al. Predicting scoliosis progression from skeletal maturity: a simplifi ed classifi cation during adolescence. J Bone Joint Surg Am. 2008;90:540–53.

53. Betz RR, D'Andrea LP, Mulcahey MJ, Chafetz RS. Vertebral body stapling procedure for the treatment of scoliosis in the growing child. Clin Orthop Relat Res. 2005;434:55–60.

54. Cuddihy L, Danielsson A, Samdani AF, Cahill PJ, Mulcahey MJ, Betz RR. Vertebral body stapling vs. bracing for patients with highrisk moderate idiopathic

scoliosis. Paper presented at: Pediatric Orthopaedic Society of North America annual meeting. Montreal; May 11–14 2011.

55. Newton PO, Faro FD, Farnsworth CL, Shapiro GS, Mohamad F, Parent S, et al. Multilevel spinal growth modulation with an anterolateral flexible tether in an immature bovine model. Spine (Phila Pa 1976). 2005;30(23):2608–13.

56. Newton PO, Farnsworth CL, Faro FD, Mahar AT, Odell TR, Mohamad F, et al. Spinal growth modulation with an anterolateral flexible tether in an immature bovine model: disc health and motion preservation. Spine (Phila Pa 1976). 2008;33:724–33.

第29章

成人脊柱侧凸

Steven M. Presciutti, Isaac L. Moss, Frank M. Phillips

孙晓江　赵长清　译

前　言

历史上脊柱侧凸曾被认为仅仅是脊柱的异常侧方弯曲。但是，通过对脊柱生物力学、解剖学的进一步了解及更先进的影像技术观察，目前已经认识到脊柱侧凸除了冠状位失衡通常还有矢状位失衡及脊柱的旋转不良，后两者也是脊柱畸形的主要构成因素。因此，脊柱侧凸是一种在冠状位、矢状位及轴位方向上的三维畸形。

当成年人骨骼发育成熟后冠状位侧凸的 Cobb 角大于 10° 就可以诊断为脊柱侧凸[1]。脊柱侧凸可能在儿童或青少年时期就存在，成年后由于特发性侧弯的退变而进展和（或）出现症状。脊柱侧凸也可能是早期没有任何表现，成年后新发生的，被称为退行性脊柱侧凸（degenerative scoliosis，DS）。

成人退行性脊柱侧凸，特别是腰椎的退行性脊柱侧凸具有一定的病理学形态特点和发生机制（图 29.1）。原发性脊柱侧凸的椎间隙和（或）关节突关节非对称退变，导致脊柱节段非对称载荷从而造成脊柱的非对称畸形［如脊柱侧凸和（或）后凸畸形］。脊柱的畸形又进一步加重脊柱的非对称退变，导致载荷更加非对称，如此，形成恶性循环[2]。这一退变过程通常发生于绝经后女性或者有一定程度骨质疏松的老年男性[3]。椎体非对称畸形及骨质量较差的骨质疏松椎体塌陷的潜在风险增加，可能进一步加重侧弯的进展。合并发生的椎间盘、关节突关节以及关节囊的退变通常会导致一定形式的单节段或多节段不稳。可能不仅有椎体的滑脱还同时有冠状位或者三维方向的脱位，表现为旋转移位[4]。这种畸形通常导致伴随根性神经症状和（或）神经源性跛行的椎管狭窄的形成。

特发性脊柱侧凸患者具有根本上不同的脊柱弯曲。这些特发性脊柱侧凸的弯曲通常具有较为严重的旋转畸形。当有手术指征时，这些患者通常需要包括胸段脊柱的较长节段的融合以达到充分的畸形矫形。退行性脊柱侧凸通常明显，旋转畸形较少，但是常常合并旋转半脱位及不同程度的椎管狭窄。

成人脊柱侧凸患者的治疗首选非手术治疗。但是，当保守治疗无效或者患者症状较明显时就需要手术治疗。近年来，针对脊柱成人侧凸的微创手术作为传统开放手术的替代术式也得以发展。微创术式的应用在脊柱侧凸手术技术历史上是最受赞赏的。

20 世纪早期，脊柱侧凸的治疗是应用后路非固定脊柱融合术，术后卧床 1 年。此外，早期的治疗结果通常畸形矫形效果差，假关节形成率高[5, 6]。Harrington[7] 于 20 世纪 50 年代变革了脊柱手术方法，他发明了包含 1 根不锈钢棒、近端 1 个椎板下钩和远端 1 个椎板上钩的脊柱内固定系统。这一技术被改良为 Luque 节段性固定法[8]，该方法包含椎板下钢丝及 2 根纵向固定棒。随后又

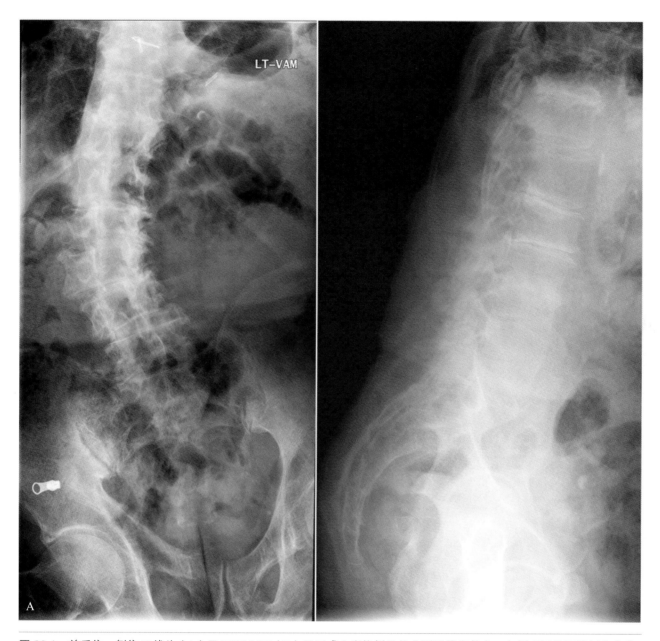

图 29.1　前后位、侧位 X 线片（A）及 T2W MRI（B）显示成人脊柱侧凸的典型影像学特点，包括明显的腰椎侧方弯曲、腰椎后凸、椎间盘及小关节的明显退变以及椎管狭窄

发展成为节段性钩固定技术 [9]。这些手术方法导致冠状面矫形的进一步改善并可获得更加接近生理的矢状面形态。

　　脊柱前路手术方法在脊柱结核治疗中被 Hodgson 及 Stock 同时完善 [10]。手术方法包括病变节段的切除和肋骨支撑植骨重建力线实现融合。脊柱前路手术技术在脊柱侧凸的治疗中得到了进一步

改进，前路手术的内固定经由 Dwyer 及其同事 [11]、Zielke 及 Berthet[12]、Millis 及其同事 [13]、Brodner 及其同事 [14] 的共同努力下得到了长足发展。

　　由于各种手术技术的发展以及多种手术技术的结合应用，在过去的一个世纪里脊柱侧凸的手术矫形效果得以提高，目前可以达到冠状位及矢状位可靠的影像学畸形矫形。但是，传统手术入

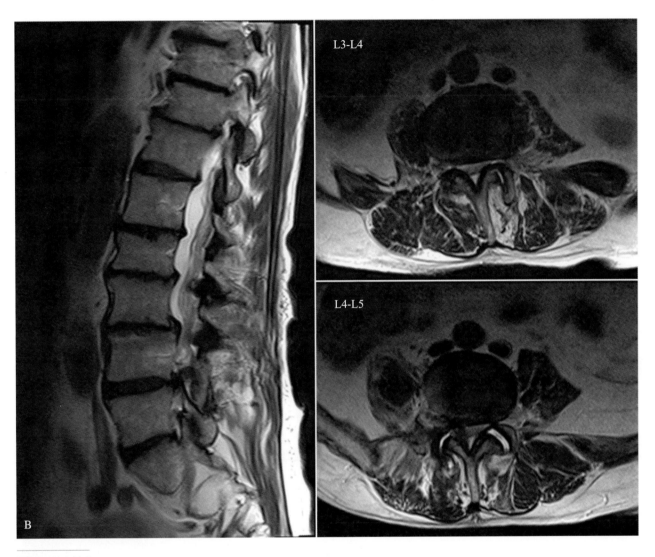

L3-L4

L4-L5

B

图 29.1（续）

路，不管是单纯开放后路手术还是前后路联合手术都有很明显的围手术期风险。成人脊柱侧凸后路开放手术的总体并发症风险约高达 25% ~ 80%。包括大出血、感染、神经损伤以及各种内科并发症 [15, 16]。传统前路开放手术并发症发生率高达40%，包括腹疝、神经血管损伤、逆行射精以及输尿管、膀胱损伤 [17]。

因此需要设法降低成人脊柱侧凸患者的手术并发症发生率。这一点对于通常有严重内科合并症的老年脊柱畸形患者尤为重要。在过去的几十年里，微创手术入路进行神经减压融合已经得到普及，近年来该方法已经被用于成人脊柱畸形的治疗。

流行病学

成人脊柱侧凸是对健康相关生存质量有显著可量化影响的常见疾病。患者在疼痛、功能状态、自我认识、心理健康乃至整体生活质量方面都会受到明显影响。尽管成人脊柱侧凸属于常见病，其确切的发病率仍不清楚。据文献报道，成人脊柱侧凸的发病率在 1.4% ~ 68%。脊柱侧凸的定义存在差异、定义分组的差异以及样本含量的不同都导致发病率统计上的差异。Healey 和 Lane[18] 发现在有背痛及骨质疏松的老年女性人群中侧凸超过 10°的占 50% 以上。Schwab 等[19]发现在年龄超过 60 岁的健康志愿者中侧凸超 10°的占 68%。

成人脊柱侧凸明显增加了美国医疗系统的财政负担。2004 年出院诊断为脊柱畸形的 18 岁以上的住院患者有 134 000 人，花费 37 亿美元[20]。这一数字约占美国所有脊柱相关医疗支出的 4%[21]。

表 29.1　SRS 成人脊柱畸形分类

原发弯类型

| 单胸弯 | 双主弯 | 胸腰弯 | 主要矢状位 |
| 双胸弯 | 三主弯 | 腰弯：原发/特发 | |

成人脊柱畸形修正因素

局部矢状位修正（仅在超出正常范围时应用）
(PT) 近胸弯（T2-T5）：≥ +20°
(MT) 主胸弯（T5-T12）：≥ +50°
(TL) 胸腰弯（T10-L2）：≥ +20°
(L) 腰弯（T12-S1）：≥ −40°

腰椎退变修正（仅在腰椎退变存在时应用）
(DDD) X 线观察 L1-S1 间有椎间盘高度降低及小关节突关节病
(LIS) L1-S1 间滑移 ≥ 3mm（包括旋转、侧方、前后滑移）
(JCT) L5-S1 椎间成角 ≥ 10°（L5 及 S1 上终板夹角）

整体平衡修正（仅在存在失衡时应用）
(SB) 矢状面 C7 铅垂线距离骶骨岬偏前或者偏后 ≥ 5 cm
(CB) 冠状面 C7 铅垂线偏离骶骨中心垂线（center sacral vertical line，CSVL）左边或者右边 ≥ 3 cm

SRS 侧凸区域的定义
胸弯：顶椎位于 T2 至 T11-T12 椎间盘
胸腰弯：顶椎位于 T12 至 L1-L2 椎间盘
腰弯：顶椎位于 L1-L2 至 L4 椎间盘

特殊主弯类型的标准
胸弯
主弯 ≥ 40°
顶椎偏离 C7 铅垂线
上胸弯 T1 倾斜、肋骨倾斜或者锁骨角 ≥ 10°
胸腰弯及腰弯
主弯 ≥ 30°
顶椎偏离 CSVL
主要是矢状面畸形
无明显冠状位侧凸
一处或者多处（PT、MT、TL、L）矢状位角度超出正常范围

注：根据 Lowe 等[26]修正

分　类

多年来针对成人脊柱侧凸的分类系统很多。早期分类系统包括 1969 年脊柱侧凸研究协会（Scoliosis Reseach Society，SRS）术语委员会提出的分类系统[22]以及 1983 年 King 等[23]提出的分类系统，这些分类系统主要聚焦于青少年脊柱侧凸，对于成人脊柱侧凸的分类指导意义不大。Lenke 分类系统属于比较成功的分类系统，该分类系统被广泛应用于青少年脊柱侧凸的分类，但是与之前的分类系统一样，Lenke 分类系统仍不能真正对成人脊柱侧凸的治疗提供指导意见[24]。

在成人脊柱侧凸中，脊柱整体矢状位平衡情况以及畸形节段内有症状的退行性改变对于患者临床表现的影响和医师治疗计划的制订都至关重要。如前所述，成人脊柱侧凸畸形不同于青少年脊柱侧凸。椎管狭窄、椎体滑脱和导致神经源性跛行以及根性症状的旋转移位都是成人脊柱侧凸常见的退行性改变。事实上，成人脊柱侧凸治疗的主要目的是缓解患者的神经症状并重建脊柱的稳定性和平衡，次要目的是针对畸形的矫形。成人脊柱的冠状位失衡相对于青少年更为常见。而脊柱的矢状位力线对于患者的疼痛及功能的影响比主弯部位、侧弯严重程度以及冠状位平衡情况等影像学参数更大[25]。

SRS 最近提出了一种专用于成人脊柱侧凸的新的成人脊柱侧凸畸形分类方法（表 29.1、图 29.2），该方法基于 King/Moe 分类系统以及 Lenke 分类系统，综合考量了成人脊柱侧凸患者的临床参数和影像参数[26]。这一新的分类系统对成人脊柱侧凸进行了全面的描述，并有助于对脊柱畸形患者进行准确、系统的分类。该系统借鉴了青少年脊柱侧凸的 Lenke 分类系统，首先将脊柱畸形按照主弯类型分类，然后应用各种修正参数进行更为详尽的分类描述。由于矢状位畸形在成人脊柱侧凸中的临床表现具有重要意义，新分类系统中添加了原发矢状位主弯类型。

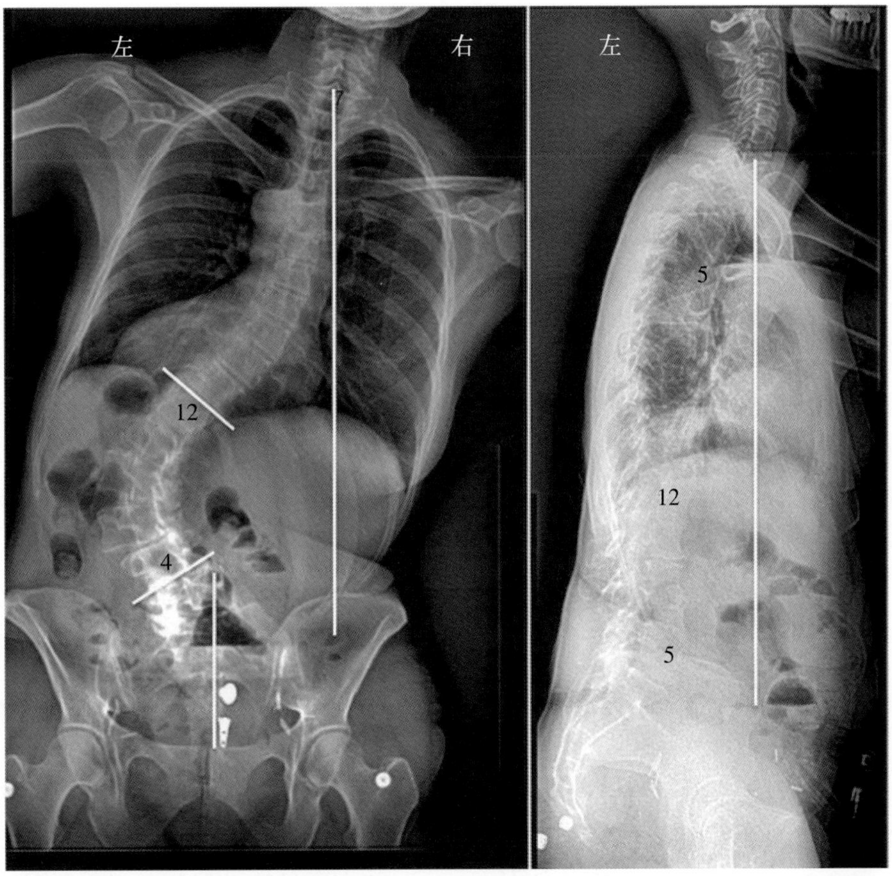

图 29.2　根据前后位及侧位 X 线片举例说明 1 例 56 岁女性腰腿痛脊柱侧凸患者的 SRS 成人脊柱侧凸分类系统应用：原发弯为腰弯；近胸段、主胸段及胸腰段矢状位修正为阴性，腰段脊柱的矢状位修正为阳性；L2-S1 退行性改变修正为阳性；脊柱整体矢状位正性偏移失衡；冠状位右侧正性倾斜失平衡

临床表现及评估

成人脊柱侧凸患者与青少年特发性脊柱侧凸患者不仅侧凸的弯型不同，其临床表现也有所不同。充分认识这一点很重要，因为这是决定两种不同患者群的治疗目的及手术策略的基础。青少年特发性脊柱侧凸患者的治疗目的是阻止畸形的进展以及预防畸形进展可能带来的后果。而成人脊柱侧凸患者治疗的目的是改善患者的疼痛及功能障碍。

背痛是成人脊柱侧凸患者最常见的临床表现，超过 90% 的患者是由于背痛而到脊柱外科门诊就诊[27-29]。背痛本身可以表现为多种形式。脊柱侧凸患者疼痛的病因学研究对于明确疼痛是由畸形进展、功能失调还是神经损害造成的具有重要意义。位于侧凸凸侧的疼痛往往是由于椎旁肌肉疲劳和（或）痉挛引起的。脊柱整体失衡、负荷过度以及应力作用导致椎旁肌疼痛加重，由此导致肌肉在维持脊柱平衡中的作用下降，从而形成恶性循环。这种情况在合并有腰椎前凸消失的腰椎侧凸患者尤其明显[30]。与此不同的是位于侧凸凹侧的疼痛可能是由于椎体关节强硬造成的。

成人退行性脊柱侧凸患者的另一个主要症状是站立或者行走时的根性疼痛及跛行。Smith 及其同事[31]发现到他们神经外科就诊的患者中 85% 具有根性疼痛，接近 10% 的患者具有肌力减弱等神经症状。椎间隙的非对称塌陷以及侧凸凹侧的关节突关节肥大常会导致明显的椎间孔狭窄以及出行神经根受压引起神经根病变。尽管位于侧凸凸侧的疼痛本质上往往是机械性疼痛而且局限于腰背部，动态的神经根过度牵拉也可能引起根性症状。由于腰弯通常位于近端腰椎（L2-L3 及 L3-L4），L2 或 L3 神经根受压而引起的腹股沟区或者大腿前方的疼痛最初可能被归因于其他诊断，而不被考虑为脊柱本身的病变，尤其可能被误诊为髋关节骨关节炎。但是客观性的神经功能损伤很少见。如果出现神经功能损伤，多是由于椎管内明显受累的范围相对急性加重及失代偿造成的。侧凸尾端或者腰骶交界区经常存在过度活动及椎体滑脱，这在僵硬性侧凸患者中尤其常见。这种病理改变常造成明显的单节段或者多节段中央椎管狭窄。这些患者表现为根性症状及神经源性跛行症状[32]。

Grubb 及 Lipscomb[33] 比较了成人进展性特发性脊柱侧凸与原发性退行性脊柱侧凸患者的症状。进展性特发性脊柱侧凸患者的主诉主要是机械性腰背痛，神经源性症状很少。与此相反，退行性脊柱侧凸患者的主要症状是由于椎管狭窄引起的神经症状。与无畸形的椎管狭窄患者不同的是退行性脊柱侧凸患者的下肢症状在坐立或者前屈时并不能得到缓解。由于腰椎前凸的减少导致有症状的平背在退行性侧凸患者较成人特发性脊柱侧凸患者中更为常见。

冠状面畸形患者常会有腰部不对称以及肋骨过度靠近骨盆。Glassman 等[30] 研究发现由于腰椎后凸导致的进展性前倾造成的矢状位正性失平衡与患者生活质量下降密切相关。矢状位正性失衡超过 5 cm 的患者功能明显下降。与矢状位平衡患者相比，失衡患者站立及行走需要更大的力量。这类患者遭受的平背综合征特点是背部疼痛随着活动时间延长而进行性加重、易疲劳、依靠其他关节的代偿行走后不能站立。这些患者的伸髋肌群和股四头肌离心收缩导致患者对于多数活动不能耐受。

成人脊柱畸形的进展很常见，因此这些患者需要持续随访。对成人特发性脊柱侧凸患者随访 40 年以上发现即使骨骼发育成熟后，68% 患者的侧凸仍持续进展[34]。进展风险最高的是超过 50°的胸弯，其次是胸腰弯及腰弯。退行性脊柱侧凸患者，随着

时间而发生的重要改变是侧凸严重程度的进展、腰椎前凸角度的丢失以及畸形节段柔韧性的降低[35]。

全面体格检查很重要。成人脊柱侧凸患者的体格检查尤其要注意腰部非对称性、躯干偏移以及髂嵴的相对高度。双下肢长度的测量对于确定骨盆倾斜的原因也很重要，因为下肢不等长以及骨盆脊柱畸形均可能造成骨盆倾斜。要求患者完全伸直膝关节站立有助于明确僵硬性矢状面畸形的原因。如果患者采取坐立姿势可以消除畸形，那说明骨盆-股骨屈曲是矢状位力线不良的主要原因。同样可以应用患者仰卧位的 Thomas 试验加以鉴别。充分认识脊柱整体矢状面畸形对于手术计划的制订很重要[36]。

影像学评估

影像学评估对于成功进行成人脊柱侧凸手术治疗必不可少。我们强烈推荐对患者进行站立位 36 英寸后前位及侧位全长 X 线检查以充分评估整体平衡情况。检查时，患者的髋、膝关节要完全伸直，下肢不等长需要通过足底垫高加以平衡。站立位侧位 X 线片必须包括枕骨基底以及双侧股骨头以便充分评估矢状位平衡及骨盆参数。退行性改变则需要注意椎体的侧方半脱位以及滑脱情况，因为这些对于手术计划的制订都很重要。

过屈过伸位腰椎侧位片对于确定腰椎的动态不稳或者僵硬性后凸畸形很有用。动态不稳直接影响手术固定及融合的范围。冠状位柔韧性的评估也很重要。评估主弯和次弯柔韧性的方法很多，包括仰卧位左右侧屈 X 线片以及支点侧屈 X 线片。对于侧弯角度较大或者短半径侧弯的患者，牵引位 X 线片是评估柔韧性最好的方法。

脊柱整体矢状位力线是成人脊柱畸形矫形手术中最重要的参数，并被证明是影响成人脊柱畸形手术效果的最重要因素[27]。特别注意腰椎骨盆的解剖很重要。表 29.2 及图 29.3 中对几个最重要的骨盆参数进行了总结。由于每个个体的骨盆形态相对固定，骨盆形态可以被作为脊柱矢状位定

位的基础。包括骨盆倾斜角（pelvic tilt，PT）以及骶骨倾斜角（sacral slope，SS）在内的多项参数被用以描述骨盆脊柱间的关系，但是这些参数都依赖于患者的姿势。影像学上通过测量骨盆投射角（pelvic incidence，PI）来描述骨盆形态最好。

PI是经过骶骨上终板中点垂直于终板的直线与连接该点与双侧股骨头中心连线中点直线的夹角。PI是不依赖于姿势的个体化骨盆形态测量参数[37]。这一整体矢状位力线直接影响不同脊柱节段矫形所需要的截骨方法、截骨部位等手术策略。

表 29.2　骨盆参数的测量

参数	正常值（度数）	描述
骨盆投射角（PI）	51	经过骶骨上终板中点垂直于终板的直线与连接该点与双侧股骨头中心连线中点直线的夹角 PI=PT+SS
骨盆倾斜角（PT）	11	经过骶骨上终板中点与双侧股骨头中心连线中点做一连线与垂直线的夹角 姿势依赖性参数 描述骨盆的方向
骶骨倾斜角（SS）	40	经过骶骨上终板的直线与水平线之间的夹角 姿势依赖性参数 描述骨盆的方向

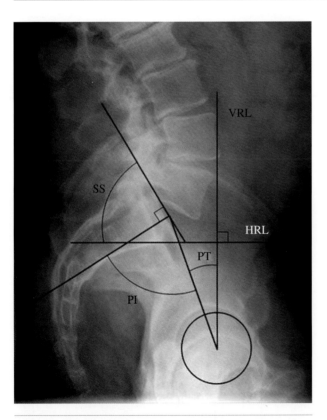

图 29.3　腰骶结合部侧位 X 线片说明骨盆投射角（PI）、骨盆倾斜角（PT）以及骶骨倾斜角（SS）等重要脊柱骨盆参数的测量。这些参数的测量参照水平线（HRL）以及垂直参考线（VRL）。具体测量方法详见表 29.2

许多脊柱侧凸患者有根性症状或者神经源性跛行，因此需要进一步通过 MRI 或者 CT 加以评估。这些影像学检查有助于评估脊柱神经解剖、椎间盘的病理状态以及手术节段的血管解剖。尤其是当影像学上发现与病史及体检相关的结果时，对于椎间孔以及椎管狭窄的减压是手术获得成功的关键步骤。明确中央椎管狭窄与椎间孔狭窄的严重程度很重要，因为在许多微创手术治疗策略中这两种狭窄都需要单独处理。

非手术治疗

在治疗成人脊柱畸形时，由于手术相关并发症发生率高以及该人群的骨质量普遍较差，外科医师通常都采用保守的方法。通常那些经过各种恰当的保守治疗无效的患者才考虑手术治疗。这些患者的非手术治疗具有重要作用，但是这些特殊治疗方法的疗效仍缺乏循证依据。目前循证等级仅限于小样本的病例报道以及专家推荐。最近 Everett 及 Patel[38] 所做的系统回顾发现目前非手术治疗作用的循证等级不确定，物理治疗、脊柱推拿按摩治疗以及支具治疗作用的循证等级为 4 级，应用注射药物治疗成人脊柱侧凸的循证等级为 3 级。

总体而言，无症状的脊柱畸形患者不需要正式治疗，尽管他们需要定期随访观察侧凸的进展情况。对于有症状的患者，通常会推荐他们进行低强度的肌肉力量耐力训练。在物理治疗师的指导下进行核心肌力的训练对于背部疼痛以及狭窄症状的缓解都很有益。非甾体消炎药是无药物使用禁忌患者肌力训练方案的有益辅助治疗。麻醉性镇痛药常被用于严重疼痛患者，但是这些药物的使用过程中具有较高的药物依赖性及药物滥用发生率，因此必须加以仔细监控。推荐使用双能 X 线吸收仪检查扫描明确骨密度，根据骨密度检查结果考虑针对骨量减少或者骨质疏松进行治疗。

根据临床表现以及影像学观察可以考虑进行硬膜外和（或）选择性神经根注射。Cooper 等 [39] 对 61 例有主观神经症状的退行性脊柱侧凸患者进行了回顾性研究。他们研究了荧光透视引导下经椎间孔硬膜外注射类固醇药物治疗神经根性疼痛的作用，获得了 61 例患者中的 52 例（85.2%）的随访资料。如果患者对于治疗结果满意并且疼痛症状及功能评分都得到改善就定义为治疗成功。按照此标准，55.8% 的患者注射治疗后 1 个月获得成功治疗，37.2% 的患者注射治疗后 1 年的疗效取得成功，27.3% 的患者注射治疗 2 年后的疗效取得成功（$P < 0.01$）。这一研究结果表明硬膜外注射有利于短期疼痛缓解，但是其长期疗效仍不确定。

不同于青少年脊柱侧凸，支具治疗在成人脊柱侧凸治疗中的作用有限。支具并不能阻止成人脊柱侧凸患者侧凸的进展，因为成人脊柱侧凸进展通常不是由于脊柱发育造成的而是由于横向不稳定引起的。同时，通常认为佩戴支具虽然可以暂时缓解疼痛，但是长期外支撑导致的肌肉功能失调危害更大 [40]。Weiss 等 [41] 研究了一组 29 例女性患者，该组患者平均 Cobb 角 37°，平均年龄 41 岁，平均随访观察了 7.5 个月。这些患者佩戴定制型腰骶支具试图恢复矢状位力线的重建。患者佩

戴支具后疼痛立即获得缓解，但是仅持续较短时间。同时，22 例（76%）患者随访过程中停止佩戴支具，表明支具长期佩戴的依从性有限。

对于那些保守治疗方法无效和疼痛及不稳症状持续加重的患者需要手术治疗。

手术治疗

术前准备

当考虑对成人脊柱侧凸进行手术矫形治疗时，术者必须很好地了解患者的期望值。术者不仅要注意患者的影像学改变，还要将患者的症状与影像学上具体的病理改变加以恰当的联系。

此外必须注意每个患者的合并症情况，因为这些合并症直接决定围手术期的并发症。对于可能有骨质疏松的患者群需要进行骨质疏松的筛查与监测。

已经证实环境因素以及社会因素与较差的临床结果及手术风险增加相关。这一点在吸烟患者 [42]、营养不良者 [43] 以及抑郁症患者 [44] 中尤为明显。这些不良影响因素在术前应该尽可能得到优化解决。建议患者在术前停止应用任何烟草产品。

对于接受融合手术的患者，需要考虑发生融合节段上方或者下方邻近节段病变的风险。术前邻近节段或者椎间盘的状态（健康状况）是邻近节段病变发生的最重要预测因素 [45]。成人脊柱侧凸患者，明确的退行性疾病几乎是普遍存在的，这与邻近节段病变有很大关系。腰椎固定融合术后固定腰椎的运动节段会增加未融合节段的应力，造成邻近节段退变加速 [46-48]。成人腰椎长节段固定融合术中最佳近端及远端融合节段的选择目前仍有争议。

需要仔细考虑近端固定椎 (uppermost instrumented vertebrae, UIV) 的选择，因为这对于降低交界区后凸的发生风险很有必要。交界区后凸现象是由于 UIV 近端椎间盘的退变加速或者椎体本身骨折导致整体后凸进展加重，并往往造成明显椎管狭窄 [49]。Kim 等 [50] 进行了一项回顾性研究，比较了 3 种不同水平的近端固定椎（T9-T10，T11-T12 以及 L1-L2）自下胸椎（上腰椎）（T9-L2）至 L5 或

S1 长节段腰椎（腰骶）固定融合术后影像测量结果以及翻修率。评估了 125 例接受长节段（平均 7.1 个椎体节段）后路脊柱固定融合手术的患者（平均年龄 57.1 岁），所有病例至少随访 2 年（2 ～ 19.8 年）。3 组患者末次随访的近端交界区后凸发生率（第一组 51%，第二组 55%，第三组 36%，P = 0.20）及翻修率（第一组 24%，第二组 24%，第三组 26%，P=0.99）均无显著差别。末次随访的近端交界区成角以及矢状位垂直轴较术前也没有显著变化（P 值分别为 0.10 及 0.46）。3 组之间的 SRS 总体评分及子量表评分也没有显著差别（P>0.50）。这一研究表明对于近端固定椎的选择并没有普遍适用的确切节段，而是必须根据不同患者个体化参数的情况决定。总的说来，近端固定椎需要在冠状位稳定区域内选择旋转中立、矢状位力线良好的椎体，而且其近端节段应该没有或仅有轻度退变[51]。

在对脊柱侧凸患者进行长节段融合手术中，远端融合椎是终于 L5 还是骶骨需要慎重考虑。融合到 L5 理论上讲可以有利于保留腰骶段的活动，减少手术时间，降低假关节形成的可能。但是与此同时，终于 L5 的长节段融合有可能加速 L5-S1 椎间盘退变症状的进展。随着 L5-S1 椎间盘的退变，可能出现诸如轴向疼痛不适、神经根病、腰骶段前凸减少等结果。Edwards 等[52]通过一项配对队列研究，分析了 95 例 L5-S1 椎间盘相对健康（椎间盘退变分级为 0 级或者 1 级）的接受自胸椎到 L5 或者骶骨长节段融合手术的成年脊柱畸形患者。融合至骶骨的患者矢状位失衡的矫正优于融合至 L5 者（C7 铅垂线：L5 组，矫正 0.9 cm；骶骨组，矫正 3.2 cm；P= 0.03）。最近一次随访（L5 组，5.2 年；骶骨组，3.7 年）发现融合终于 L5 者中 67% 影像学上可见 L5-S1 椎间盘的退变加重，同时融合节段终于 L5 者矢状位平衡较终于骶骨者差（C7 铅垂线：L5 组，+4.0 cm；骶骨组，+1.2 cm；P= 0.06）。但是融合终于骶骨的患者需要更多的手术时间（L5 组，1.7 小时；骶骨组，2.8 小时；P=0.03），严重并发症的发生率（L5 组，22%；骶骨组，75%；P= 0.02）以及内科并发症发生率（L5 组，0；骶骨组，33%；P=0.001）更高。

SRS-24 评分量表反映的患者评价结果及功能评分两组相似（L5 组，89 分；骶骨组，87 分）。通常认为，如果患者 L5-S1 节段存在滑脱、该节段接受过椎板切除术、L5-S1 水平椎管狭窄需要减压、L5-S1 椎间盘退变严重、L5 较 S1 倾斜超过 15° 建议远端融合节段需要延长至骶骨[53]。

手术方案

成人脊柱侧凸患者的临床表现各不相同，其手术策略也常常包括多种手术入路以及备选方案。成人脊柱侧凸患者通常合并有退行性脊柱僵硬、畸形进展以及神经压迫等带来的各种症状。必须根据引发每例患者症状的具体病变制订个体化的手术计划。

单纯减压适用于仅有神经症状而没有明显失稳的轻度脊柱侧凸患者。Kelleher 等[54]对 1 组治疗超过 5 年的 75 例患者进行了报道。该组病例的亚组为退行性脊柱侧凸（degenerative scoliosis，DS）患者，其中椎管狭窄 +DS 者 16 例，椎管狭窄 + 滑脱 +DS 者 12 例。两个亚组患者微创椎板成形术前及术后 Oswestry 功能障碍指数（Oswestry disability index，ODI）分别从 50.7% 到 31.5% 以及 53% 到 22%。这些结果优于本研究中纳入仅接受减压手术的无脊柱畸形椎管狭窄患者的结果（ODI 自术前的 48% 到术后的 18.7%）。两组畸形患者的翻修率均为 25%，高于无畸形组的患者。翻修患者中 75% 术前有椎体的侧方滑移。作者总结认为单纯微创减压对于下肢症状为主的大多数患者（包括退行性滑脱或者成人脊柱侧凸患者）是一种临床上行之有效的手术方式。

Transfeldt 等[55]比较了脊柱侧凸患者单纯减压、减压 + 有限融合以及减压 + 全侧凸节段融合的手术结果。不出所料，全侧凸节段融合组并发症发生率最高，达 56%；单纯减压组最低，仅有 10%。此外，全侧凸节段融合组患者中有 37% 由于假关节形成、内固定问题、清除血肿以及切口感染而需要再次手术。单纯减压组的患者仅有 10% 由于需要再次减压而手术。患者自评结果显示了混杂不一的结果。所有 3 组的 SF-36 均有所改善。单纯减压组 ODI 改善了 20%，有限融合组

ODI 改善了 22%，全侧弯节段融合组 ODI 无明显改善。尽管 ODI 没有改善，全侧凸节段融合组的患者满意度最高，有 75% 的患者认为手术成功，77% 的患者表示还会再次接受该类手术。相反的，单纯减压组患者的满意度仅有 64%，55% 的患者表示还愿意接受再次手术。

文献报道的传统开放手术入路（前路或后路）的并发症发生率为 25% ~ 80%[14,15]。Charosky 等[56] 最近对一项多中心回顾性研究（$n = 306$）进行了报道，该组病例所有患者均接受了成人特发性脊柱侧凸或者退行性脊柱侧凸的手术治疗，患者既往均无脊柱手术病史。总体并发症发生率为 39%，其中 26% 的患者由于机械性并发症或者神经并发症再次手术。

Weistroffer 等[57] 报道了一组成人脊柱侧凸长节段融合至骶骨的患者的并发症发生率，该组患者随访至少 5 年。围手术期并发症包括 6 例神经根损伤，其中 4 例自发恢复；需要清创及长期抗生素治疗的切口深部感染患者占 12%；次要并发症发生率大约为 25%，包括硬膜撕裂（10%）、术后梗阻（4%）、胸腔积液（4%）、凝血功能障碍、心律失常以及急性肾功能衰竭。远期并发症包括假关节形成，发生率为 24%（其中 50% 为退行性脊柱侧凸患者），22% 的患者由于内固定相关症状需要取出内植物，18% 的患者发生内植物松动或者断裂。

Zimmerman 等[58] 对 35 例年龄 40 岁以上的接受初次手术的脊柱侧凸患者进行了前瞻性报道，所有病例至少随访 2 年。患者评价结果表明功能明显改善。但是，总体并发症发生率高达 49%。主要并发症发生率达 26%，包括肺栓塞、腹膜后血肿、假关节、骶骨骨折及深部感染等。次要并发症发生率为 31%，包括短暂臂丛神经损伤或腓神经损伤、气胸、脾撕裂伤、硬膜撕裂、胸腔积液、尿路感染等。

记住开放手术的并发症发生率很高，接下来要重点讨论微创手术。随着内镜技术以及小切口开放技术在前柱融合手术以及后路椎间融合（椎弓根螺钉技术）中的应用，更加微创的手术技术的应用使得脊柱外科学正向着更少入路相关并发症的方向前进。

前路手术

前路腰椎椎间融合（anterior lumbar interbody fusion，ALIF）技术是成人脊柱畸形治疗的可靠的治疗方法。通过前路手术可以彻底松解挛缩的组织、清除骨赘、处理椎间隙，植入结构性植骨块，实现更加直接的前柱支撑。ALIF 有助于改善矢状位力线、提供更大的融合面。此外，与后路手术相比，ALIF 可以减少围手术期失血并且不需要牵拉神经[59]。ALIF 术式的手术时间较后路腰椎椎间融合（posterior lumbar interbody fusion，PLIF）（不论是否行椎弓根钉内固定）手术时间短[60]。这些前路手术的优点缩短了住院时间并且融合率与后路手术者相当[61]。需要注意的是腰椎前路手术也并非没有风险，腰椎前路手术术后梗阻是最常见的并发症[62]。幸运的是，通过内科通常可以得以解决。如果腹壁筋膜缝合不良或者支配腹壁肌肉的运动神经损伤可能发生真性或者假性切口疝。在 2% ~ 4% 的前路手术患者可能发生重要血管损伤[63]。据报道，前路手术损伤腹下丛交感神经而导致逆行射精的发生率高达 45%；但是应用现代手术技术后该并发症的真实发生率为 5% ~ 10%[64]。成人脊柱侧凸前路手术有利于松解僵硬性畸形、改善矢状位力线以及获得有效脊柱融合。前后路联合手术治疗成人脊柱侧凸有助于改善腰椎前凸、提高融合率，尤其适用于腰骶结合部的融合手术[65, 66]。成人脊柱侧凸联合应用前后路的相对适应证包括腰椎前凸减少、侧凸角度大、后方结构缺陷、假关节形成以及骨质量较差（特别是腰骶结合部位）的患者。

成人脊柱畸形患者应用前后路联合手术获得了良好的临床结果以及影像学矫形。Berven 及其同事[67] 报道了他们应用前后路联合入路手术治疗 25 例矢状面明显畸形的成人脊柱侧凸患者的结果。他们发现冠状面及矢状面畸形都得到了有效矫正，手术获得了较高的患者满意度。然而需要注意的是 40% 的患者出现了围手术期或者远期并发症，包括伤口感染、硬膜撕裂、肺炎、假关节形成等。在其他的研究中也报道了前后路联合手术治疗成人脊柱畸形具有类似的较高并发症发生率[17, 68, 69]。

侧方经腰大肌腰椎椎体间融合术

侧方经腰大肌腰椎椎体间融合术是近年来获得普及的基于传统 ALIF 术式的改良微创术式。正如 Ozgur 等[70] 所描述的,该术式经由腹膜后入路通过椎间盘表面的腰大肌到达脊柱。这种手术操作可以不需要额外手术医师的帮助仅通过一个或者两个 3 ～ 4 cm 长的切口来安全完成,而且不需要干扰腹膜腔或者处理大血管。因此,许多与传统 ALIF 手术相关的并发症得以避免。

侧方经腰大肌入路允许植入宽基底的椎间内植物,使其可以与椎体外周的骨性突起环接触。获得的椎间撑开可以提供有效的间接神经减压及畸形矫正并通过相对无创的手术入路实现椎间融合。必须指出,成人脊柱侧凸患者由于存在三维畸形的情况,其侧方椎间融合远较退行性脊柱疾病手术复杂。经腰大肌侧方腰椎椎体间融合术应用于成人腰椎退行性侧凸由 Phillips 于 2005 年首次报道[71]。当前,侧方椎间融合术被作为处理成人脊柱侧凸单纯前路手术微创手术方案的一部分,或者与经皮后路手术相结合,或者与广泛后路开放手术相结合实现神经减压以及重建矢状位及冠状位的平衡。

经腹膜后到达脊柱侧方使很多重要神经及血管结构有损伤的风险。可以预料,所有这些结构的解剖走行在脊柱畸形患者中都可能发生了改变。Regev 等[72] 报道指出在椎体向凸侧旋转时,血管会向相反方向的凹侧旋转。腰大肌覆盖的椎体越少就在凹侧位于更偏后的位置。浅表的感觉神经也有类似的走行,这也解释了为何它们更易受到损伤。再次强调在应用侧方入路手术操作时,术前详细复习 MRI 或者 CT 扫描影像资料对于理解血管结构以及其他结构的位置很重要。

在施行侧方入路椎间融合术时,很多术者推荐从畸形的凹侧到达脊柱[73]。这样做有几点优点,侧凸的凹侧是椎间孔狭窄、骨性压迫以及软组织挛缩的部位。理论上讲此处的松解越广泛越有助

于畸形的矫正,而且更重要的是可以重建椎间孔高度,实现间接神经减压。此外,选择从凹侧到达脊柱可以仅通过较小的手术切口到达更多的节段,更易于到达 L4-L5,此处若从凸侧进入通常由于髂嵴的阻挡而难以到达。最后,通过折床实现凹侧上升有助于术中侧凸的矫形。

Isaacs 等[74] 前瞻性研究了 107 例接受外侧椎间融合手术的退行性侧凸患者(平均年龄 68 岁)。患者的平均手术节段为 4.4 个(范围 1 ～ 9 个)。75.7% 的患者应用了椎弓根螺钉固定,5.6% 应用了外侧固定,18.7% 仅单独应用外侧椎间融合。平均手术时间是 178 分钟(每节段 58 分钟),每个手术节段失血量 50 ～ 100 ml。一期前后路联合手术的平均住院时间为 2.9 天。13 例患者发生了主要并发症(12.1%):2 例(1.9%)内科并发症,12 例(11.2%)手术并发症。涉及微创技术(单独外侧椎间融合同时应用或者不用经皮内固定技术),9.0% 的病例有一个或者更多主要并发症。在那些需要辅助开放后路固定的患者中,20.7% 的病例有一个或者更多主要并发症。3 例患者需要早期再手术(都是由于深部伤口感染),所有患者都接受了开放后路内固定手术。29 例患者术后发生孤立性屈髋无力,感觉应该与经腰大肌到达脊柱时的拉钩通道相关。到术后 6 个月随访时,其中 82.1% 的患者初始肌力 1 级者完全恢复。仅有 1 例患者发生下肢近端肌群肌力下降(<4/5)(占所有病例的 0.9%,或者所有手术节段的 0.3%)。术后 6 个月随访时这些患者下肢肌力恢复至 4/5。

Dakwar 及其同事[75] 报道他们应用侧方入路椎间融合技术治疗的 25 例成人脊柱侧凸患者(平均 62.5 岁)的早期结果。平均每个手术节段的失血量是 53 ml,平均住院时间是 6.2 天,平均随访时间 11 个月。患者主观恢复良好,视觉模拟量表(visual analog scale, VAS)评分平均改善 5.7 分,ODI 改善 23.7%。3 例患者(12%)术后出现手术入路对侧短暂的大腿前方麻木感。所有这些患者术后随访超过 6 个月,CT 扫描显示均已经达到影像学的融合。

Diaz 等[76] 报道了一组 39 例接受外侧入路

椎间融合术的有症状的脊柱侧凸患者（平均年龄68 岁）。其中 4 例患者还接受了内固定术。外侧入路椎间融合的手术节段为 1 ～ 4 个节段。术后所有患者的临床及影像学随访均达 3 年。平均手术时间是 125 分钟，平均失血量少于 50 ml。通常手术当天患者就下床活动，术后第二天出院。术中无操作相关并发症。平均 VAS 评分从术后的 9.1 分降到术后 3 年的 4.6 分，ODI 评分从术后的 49 分改善到术后 3 年的 23 分。脊柱侧凸畸形角度从平均 18° 改善到 8°，腰椎前凸从平均 34° 改善到 41°。

Akbarnia 等[77] 同样对他们治疗的接受前路重建、侧方入路椎间融合以及二期后路常规开放手术的 DS 患者（侧凸最少 30°）进行了回顾总结。所有 16 例患者最短随访 2 年，包括 VAS 评分、ODI 评分以及 SRS-22 评分在内的所有临床指标均明显改善。他们发现患者的畸形矫正满意，单纯侧方入路椎间融合冠状面畸形平均矫正率达 45%，二期后路固定融合术后矫正率达 70%（术后随访 2年时）。腰椎前凸从术前的 31° 改善到术后的 44°。L4 冠状面倾斜从术前的 23° 改善到术后的 10°。16 例患者中有 9 例术后出现短暂的感觉异常，其中有 2例患者的感觉异常持续到术后 2 年随访时。

Oliveria 等[78] 报道了一组关于侧方入路椎间融合术间接减压效果的前瞻非随机性临床研究。一组临床表现为退行性疾病（包括 DS）合并椎管狭窄的连续性病例（$n=21$）仅仅接受了侧方入路椎间融合术。重要的解剖结构测量改善包括平均椎间高度增加 41.9%，椎间孔高度增加 13.5%，椎间孔面积增加 24.7%，中央椎管直径增加 33.1%。这些结果表明，通过侧方入路椎间融合术达到的椎间撑开是实现有狭窄症状的退行性脊柱侧凸患者间接减压的有效机制。这一研究大的不足是随访时间短，仅有术后 1 个月的影像资料。作者承认部分融合器可能会发生沉降，从而影响间接减压的长期疗效。

尽管治疗成人脊柱侧凸患者时应用的外侧入路椎间融合术会有所变化，资深作者会应用下面的流程来治疗。患者在接受了多节段的侧方入路椎间融合术后，被鼓励应用支具下床活动。如果术后神经症状得到解决，术后全长片显示冠矢状位力线可以接受，骨质量尚可并且术中椎间隙准备过程中没有损伤终板，患者仅需要接受单纯椎间融合术或者通常二期辅以经皮椎弓根螺钉固定手术。在侧方入路手术过程中如果终板受损、滑脱未完全复位或者骨质量较差则推荐辅以椎弓根钉固定。如果神经症状仍存在或者需要进一步矫正畸形，患者需要接受直接椎管减压手术或（和）开放的后路融合手术。第二次手术通常在初次手术后 2 ～ 3 天进行。

经皮腰骶椎间轴向融合术（axial lumbar interbody fusion，AxiaLIF）

如前所述，脊柱侧凸远端融合范围可能需要包括 L5-S1 节段。研究表明，后路 L5-S1 融合术后假关节（包括其他并发症）的发生率相对较高[79, 80]。L5-S1 椎间融合前柱支撑作为长节段脊柱重建术中后路腰骶重建的辅助手段，可以增加生物力学稳定性[81]，并降低腰骶假关节的风险[82]。出于解剖学上的考虑，在 L5-S1 水平几乎不可能通过外侧经腰大肌入路或者经内镜前外侧入路完成椎间融合术。

经皮尾骨旁轴向透视下腰骶椎间融合术是一种实现 L4-S1 间椎间融合的新的手术方式，该术式由经皮入路通过骶骨前间隙。该技术最早由Cragg 等提出[83]。

经皮腰骶椎间轴向融合术运用了先前开放脊柱手术中使用的轴向内植物理念，内植物包括旁矢状位腓骨支撑植骨、微创椎体棒以及各种椎体置换装置[84-86]。轴向内植物的独特之处在于它们的置入过程中对周围结构的剥离最少。甚至手术节段椎间盘的纤维环术后仍完全保留活性。在AxiaLIF 出现以前，应用轴向内植物受限之处在于它需要开放手术入路。

Aryan 等[87] 报道了一组 35 例接受 AxiaLIF 的患者（平均年龄 54 岁），平均随访 17.5 个月。其中 6 例患者为 DS 患者。所有患者接受了融合器植入、局部植骨及应用 rhBMP 的 AxiaLIF。21 例患者 AxiaLIF 术后又接受了经皮 L5-S1 椎弓根钉棒固定手术。2 例患者 AxiaLIF 术后接受了侧方椎间融合及后路固定手术。总体而言，91% 的患者在末次随访时影像学证据表明 L5-S1 椎间融合器位置稳定，达到融合。临床指标方面，术后 VAS 评分及 ODI 评分均显著改善。该组患者中的 DS 亚组患者的结果并没有单独报道。

尽管短期随访表明 AxiaLIF 具有较高融合率及较低的翻修率，其远期结果仍需要进一步观察。目前为止，仅有少数关于该术式应用于成人脊柱侧凸的研究。有术者指出对于严重退变（例如上下椎体骨面接触，椎间隙消失）的患者由于难以实现足够的撑开以及重建 L5-S1 的前凸，不应该使用 AxiaLIF。既往有骨盆手术的患者由于骶骨前间隙可能形成瘢痕粘连也不能接受 AxiaLIF。

后方入路

手术治疗严重僵硬性脊柱畸形的传统方法包括开胸或者胸腹联合入路的前路手术以及后路固定融合手术。随着新型固定技术的出现以及置钉技术的提高，多平面截骨术及经椎间孔腰椎椎体间融合术（transforaminal lumbar interbody fusion，TLIF）的应用，很多术者不再倾向于应用前路手术治疗成人脊柱侧凸。目前，很大一部分成人脊柱侧凸患者仅通过后路手术治疗，应用节段性椎弓根固定技术、脊柱截骨术以及经 TLIF 实现减压及畸形矫正。在青少年脊柱侧凸患者，应用现代手术技术及内植物的单纯后路固定手术显示了与前路松解 + 后路固定手术相似的矫正率[88]。研究表明，治疗侧凸角度大于 90° 的青少年特发性脊柱侧凸时，单纯后路手术具有与前后路联合融合术相似的畸形矫正率[89, 90]。

椎弓根螺钉允许个别椎体的节段固定以及随后针对侧凸畸形的多平面矫形[91, 92]。Pateder 等[93]呼吁对于侧凸角度小于 70° 的成人腰椎 DS 患者仅应用后路手术，但这必须考虑到需要通过较大的切口进行广泛的后路松解。文献中缺乏专门解决微创手术中这些问题（比较单纯后路融合、单纯前路融合以及前后路联合 360° 融合）的资料。

总结及手术技术的选择

为了充分解决特定患者的病变，在计划手术治疗时必须选择正确的手术技术或者联合手术技术。图 29.4 中的病例应用了本章讨论的一些手术技术。

为确保最高概率的成功，必须仔细考虑患者的症状及影像学表现。Silva 和 Lenke 提议把成人脊柱侧凸的患者分成 6 种不同的手术级别，从单纯减压到胸腰椎融合 + 椎体截骨矫形术[94]。尽管他们的治疗流程描述的是传统开放手术技术，其原则同样适用于本章中讨论的微创手术（图 29.5）。由于狭窄导致的神经症状需要直接或者间接减压。单纯直接减压适用于那些没有明显背痛、畸形轻微、没有不稳的患者。如果患者有明显背痛、畸形或（和）不稳，需要增加融合手术。侧方入路椎间融合术通常可以实现充分的间接减压，同时可以稳定脊柱矫正畸形。如果患者神经症状已缓解、骨质量及脊柱整体平衡尚可，侧方入路椎间融合术可以单独应用。如果这些标准达不到，那就需要进行后路直接减压固定手术。如果后路固定的首要目的是增加稳定性，可以考虑经皮椎弓根固定。但是，如果需要进一步矫正畸形、重建冠状位或矢状位平衡，则需要考虑正式的开放后路融合术。当畸形（Cobb 角 <30°）及不稳（脱位 <2 mm）为中度时，考虑对受累最明显的节段进行有限融合。但是如果存在更广泛的畸形（Cobb 角 >30°）及不稳（脱位 >2 mm），则推荐进行整个侧弯区域的融合手术，以解决背痛、降低邻近节段退变的发生率、减少椎管狭窄的复发。按照 Silva 及 Lenke 的治疗流程，对于那些腰椎后凸及单纯后路重建有失败风险的患者需要进行前后路联合融合手术。这些问题通过侧方入路椎间融合术都可以很好得到解决。事实上，在侧方入路椎间融合术中达到的重要松解以及应用冠状位或者矢状位上的斜锥体形内植物都可避免在僵硬性或者严重侧凸病例中常被推荐使用的传统后路截骨术。如果需要融合到骶骨，强烈推荐应用椎弓根固定结合前路椎间融合支撑。由于应用侧方经腰大肌入路椎间融合技术难以到达 L5-S1 椎间盘，腰骶融合可以通过开放或者微创的后路 TLIF 和（或）髂骨固定手术或者通过骶骨前轴向椎间融合手术完成。如果存在整体失平

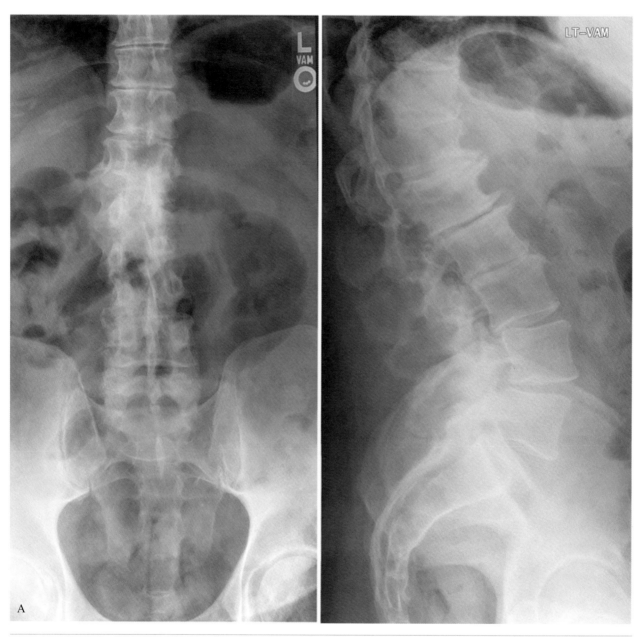

图 29.4 病例：侧后凸畸形接受侧方入路椎间融合术。A. 63 岁老年男性，临床表现为背痛、双侧神经根症状以及进行性加重的后凸。该患者经保守治疗无效，选择接受手术治疗。术前 X 线片表明椎间盘退变腰椎侧凸、后凸畸形。B. MRI 表明在侧凸畸形节段的椎间孔及侧隐窝狭窄。C. 分期 T12-L5 经腰大肌侧方椎间融合、T11-L5 经皮椎弓根固定及 T11-T12 微创后路融合术后的 X 线片。侧方入路椎间融合实现了间接减压，缓解了神经根症状，因此无需开放减压。联合手术的总失血量大约 300 ml，围手术期未发生主要并发症

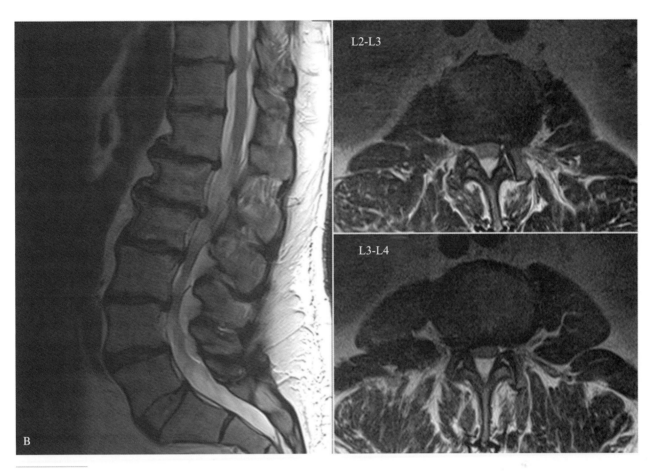

L2-L3

L3-L4

B

图 29.4 （续）

衡或者后凸畸形范围超出腰椎，则融合范围需要延长至胸椎。相应的椎间融合手术可以通过外侧入路或者后方入路完成。

Anand 等[95, 96] 展示了联合应用多种微创入路手术方法来治疗成人脊柱侧凸。他们对平均 Cobb 角为 22° 的成人脊柱侧凸进行了 2 年的随访报道。他们联合应用了 3 种微创技术：极外侧椎间融合术、AxiaLIF 及后路经皮椎弓根钉技术。前路手术的平均失血量为 241 ml，后路手术平均失血量为 231 ml。冠状位 Cobb 角从 22° 改善到末次随访的 7°。VAS 评分及 ODI 评分分别从 7.05 分及 53.5 分改善到 3.03 分及 25.88 分。总体并发症发生率为 21%，优于先前的对照组。这一研究表明我们上述微创技术的联合应用可以被有效应用于有挑战性的成人畸形病例。

总　结

成人脊柱侧凸的手术治疗有多种手术入路及手术技术。正如本章中所指出的，这些技术也在不断地发展。近年来的趋势是应用微创手术技术治疗这一具有挑战性的患病人群，并可能表现出显著优势，但是仍有一些亟待解决的问题。目前多数文献所报道的结果纳入的病例数较少，很少有研究直接比较微创手术与传统开放手术的结果。在应用这些新技术时，要记住尽管微创手术可以降低围手术期疾病的发病率，这些手术方法仅仅在能够有效安全地达到所需要的手术目的时才可以应用，这一点很重要。依据患者的独特病理表现特点，通常需要联合应用多种手术入路。由于

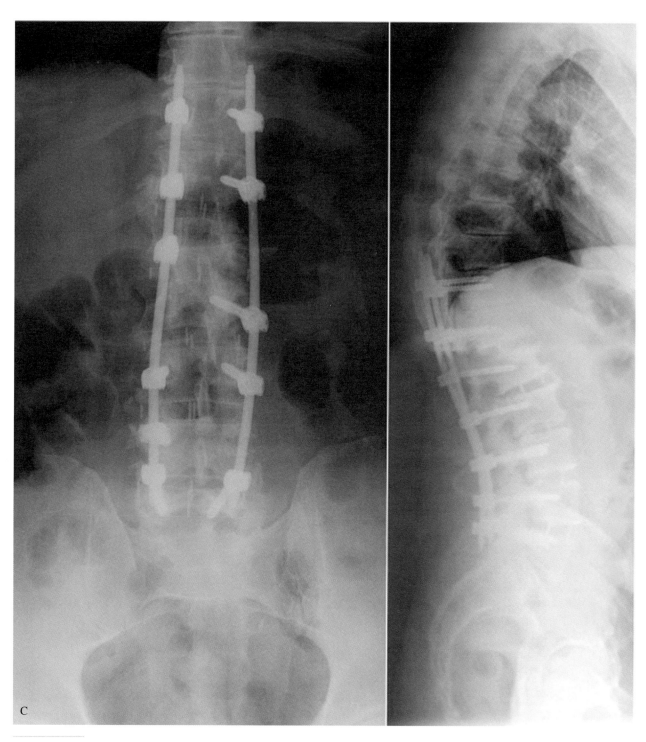

C

图 29.4 （续）

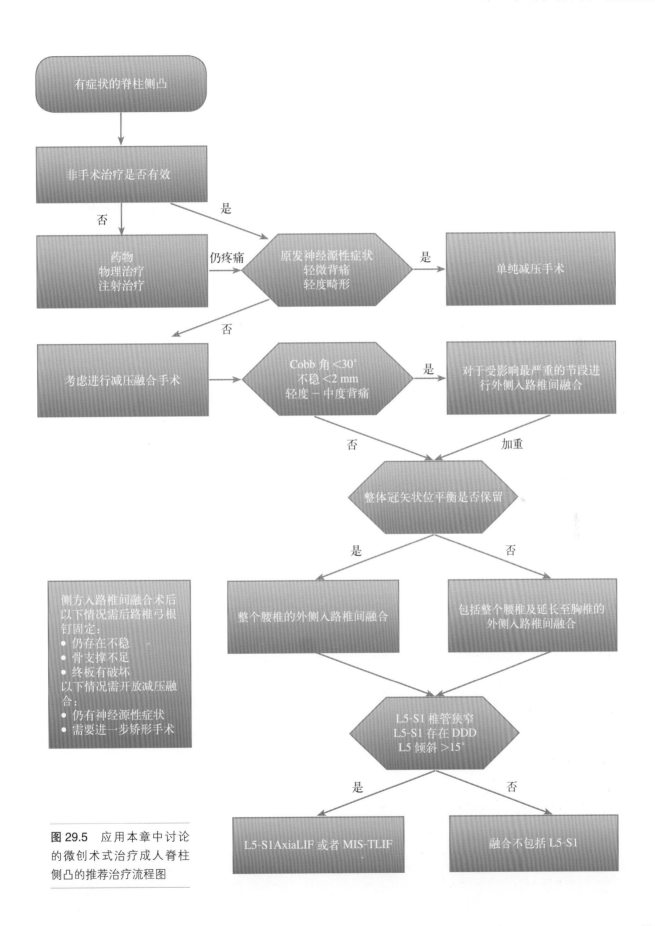

图 29.5 应用本章中讨论的微创术式治疗成人脊柱侧凸的推荐治疗流程图

这些新技术仍在不断发展，将来的研究有望阐明诸如远期并发症及特定侧凸类型及合并症的影响等问题。这些研究结果也会研发出更好的分类系统，为术者提供独特有效的治疗流程，以确保脊柱侧凸患者能接受理想的治疗。

参考文献

1. Aebi M. Adult scoliosis. Ther Umsch. 1987;44:757–63.
2. Tribus CB. Degenerative lumbar scoliosis: evaluation and management. J Am Acad Orthop Surg. 2003;11(3):174–83.
3. Velis KP, Healey JH, Schneider R. Osteoporosis in unstable adult scoliosis. Clin Orthop Relat Res. 1998;237:132–41.
4. Winter RB, Lonstein JE. Adult scoliosis. AAOS Instruc Course Lect. 1983;32:170–91.
5. Hibbs RA. An operation for progressive spinal deformities. NY Med J. 1911;93:1013–6.
6. Hibbs RA. A report of fifty-nine cases of scoliosis treated by the fusion operation. J Bone Joint Surg. 1924;6:3–37.
7. Harrington PR. Treatment of scoliosis: correction and internal fixation by spine instrumentation. J Bone Joint Surg Am. 1962;44: 591–610.
8. Luque ER. The anatomic basis and development of segmental spinal instrumentation. Spine. 1982;7:256–70.
9. Cotrel Y, Dubousset J. Nouvelle instrumentation pour chirurgie du rachis [a new technique for segmental spinal osteosynthesis using the posterior approach]. Rev Chir Orthop Reparatrice Appar Mot. 1984;70(6):489–94.
10. Hodgson AR, Stock FE. Anterior fusion for the treatment of tuberculosis of the spine: the operative findings and results of treatment in the first one hundred cases. J Bone Joint Surg Am. 1960;42:295–304.
11. Dwyer AF, Newton NC, Sherwood AA. An anterior approach to scoliosis. A preliminary report. Clin Orthop Relat Res. 1969;62:192–202.
12. Zielke K, Berthet A. VDS- ventral derotation spondylodesis— preliminary report on 58 cases. Beitr Orthop Traumatol. 1978;25(2): 85–103.
13. Millis MB, Hall JE, Emans JB. Short segment anterior instrumentation and fusion for progressive thoracolumbar scoliosis. Orthop Trans. 1985;9:438–9.
14. Brodner W, Yue WM, Moller HB, Hendricks KH, Burd TA, Gaines RW. Short segment bone-on-bone instrumentation for single curve idiopathic scoliosis. Spine. 2003;28(20S):S224–33.
15. Okuda S, Miyauchi A, Oda T, Haku T, Yamamoto T, Iwasaki M. Surgical complications of posterior lumbar interbody fusion with total facetectomy in 251 patients. J Neurosurg Spine. 2006;4:304–9.
16. Carreon LY, Puno RM, Dimar II JR, Glassman SD, Johnson JR. Perioperative complications of posterior lumbar decompression and arthrodesis in older adults. J Bone Joint Surg Am. 2003;85: 2089–92.
17. Kim YB, Lenke LG, Kim YJ, Kim YW, Blanke K, Stobbs G, Bridwell KH. The morbidity of an anterior thoracolumbar approach: adult spinal deformity patients with greater than five-year follow-up. Spine. 2009;34:822–6.
18. Healey JH, Lane JM. Structural scoliosis in osteoporotic women. Clin Orthop Relat Res. 1985;195:216–23.
19. Schwab F, Dubey A, Gamez L, El Fegoun AB, Hwang K, Pagala M, Farcy JP. Adult scoliosis: prevalence, SF-36, and nutritional parameters in an elderly volunteer population. Spine. 2005;30:1082–5.
20. Agency for Healthcare Research and Quality, Healthcare Cost and Utilization Project. Nationwide Inpatient Sample. 2004. http:// www.hcup-us.ahrq.gov
21. Martin BI, Turner JA, Mirza SK, Lee MJ, Comstock BA, Deyo RA. Trends in health care expenditures, utilization, and health status among US adults with spine problems, 1997–2006. Spine. 2009; 34:2077–84.
22. Goldstein LA, Waugh TR. Classification and terminology of scoliosis. Clin Orthop. 1973;93:10–22.
23. King H, Moe J, Bradford DS, Winter RB. The selection of fusion levels in thoracic idiopathic scoliosis. J Bone Joint Surg Am. 1983;65:1302–13.
24. Lenke LG, Betz RR, Harms J, Bridwell KH, Clements DH, Lowe TG, Blanke K. Adolescent idiopathic scoliosis: a new classification to determine extent of spinal arthrodesis. J Bone Joint Surg. 2001; 83A:1169–81.
25. Glassman SD, Berven S, Bridwell K, Horton W, Dimar JR. Correlation of radiographic parameters and clinical symptoms in adult scoliosis. Spine. 2005;30:682–8.
26. Lowe T, Berven SH, Schwab FJ, Bridwell KH. The SRS classification for adult spinal deformity: building on the King/Moe and Lenke classification systems. Spine. 2006;31(19 Suppl):S119–25.
27. Albert TJ, Purtill J, Mesa J, McIntosh T, Balderston RA. Health outcome assessment before and after adult deformity surgery. A prospective study discussion. Spine. 1995;20:2002–4.
28. Benner B, Ehni G. Degenerative lumbar scoliosis. Spine. 1979; 4:548.
29. Kostuik JP, Israel J, Hall JE. Scoliosis surgery in adults. Clin Orthop Relat Res. 1973;93:225–34.
30. Glassman SD, Bridwell K, Dimar JR, Horton W, Berven S, Schwab F. The impact of positive sagittal balance in adult spinal deformity. Spine. 2005;30:2024–9.
31. Smith JS, Fu KM, Urban P, Shaffrey CI. Neurological symptoms and deficits in adults with scoliosis who present

to a surgical clinic: incidence and association with the choice of operative versus nonoperative management. J Neurosurg Spine. 2008;9:326–31.

32. Epstein JA, Epstein BS, Jones MD. Symptomatic lumbar scoliosis and degenerative changes in the elderly. Spine. 1979;4:542–7.

33. Grubb SA, Lipscomb HJ. Diagnostic findings in painful adult scoliosis. Spine. 1992;17(5):518–27.

34. Weinstein SL, Dolan LA, Spratt KF, Peterson KK, Spoonamore MJ, Ponseti IV. Health and function of patients with untreated idiopathic scoliosis: a 50-year natural history study. JAMA. 2003; 289:559–67.

35. Murata Y, Takahashi K, Hanaoka E, Utsumi T, Yamagata M, Moriya H. Changes in scoliotic curvature and lordotic angle during the early phase of degenerative lumbar scoliosis. Spine. 2002;27: 2268–73.

36. Berven SH, Deviren V, Smith JA, Emami A, Hu SS, Bradford DS. Management of fixed sagittal plane deformity: results of the transpedicular wedge resection osteotomy. Spine. 2001;26:2036–43.

37. Legaye J, Duval-Beaupère G, Hecquet J, Marty C. Pelvic incidence: a fundamental pelvic parameter for three-dimensional regulation of spinal sagittal curves. Eur Spine J. 1998;7:99–103.

38. Everett CR, Patel RK. A systematic review of nonsurgical treatment in adult scoliosis. Spine. 2007;32(19 Suppl):S130–4.

39. Cooper G, Lutz GE, Boachie-Adjei O, Lin J. Effectiveness of transforaminal epidural steroid injections in patients with degenerative lumbar scoliotic stenosis and radiculopathy. Pain Physician. 2004; 7:311–7.

40. van Dam BE. Nonoperative treatment of adult scoliosis. Orthop Clin North Am. 1988;19:347–51.

41. Weiss H-R, Dallmayer R, Stephan C. First results of pain treatment in scoliosis patients using a sagittal realignment brace. Stud Health Technol. 2006;123:582–5.

42. Brown CW, Orme TJ, Richardson HD. The rate of pseudarthrosis (surgical nonunion) in patients who are smokers and patients who are nonsmokers: a comparison study. Spine. 1986;9:942–3.

43. Klein J, Hey L, Yu C, Klein BB, Coufal FJ, Young EP, Marshall LF, Garfin SR. Perioperative nutrition and postoperative complications in patients undergoing spinal surgery. Spine. 1996;21(22): 2672–82.

44. Trief P, Grant W, Fredrickson B. A prospective study of psychological predictors of lumbar surgery outcome. Spine. 2000;25(20): 2616–21.

45. Hilibrand AS, Carlson GD, Palumbo MA, Jones PK, Bohlman HH. Radiculopathy and myelopathy at segments adjacent to the site of a previous anterior cervical arthrodesis. J Bone Joint Surg Am. 1999; 81:519–28.

46. Chow DHK, Luk KDK, Evans JH, Leong JC. Effects of short anterior lumbar interbody fusion on biomechanics of neighboring unfused segments. Spine. 1994;21:549–55.

47. Dekutoski MB, Schendel MJ, Ogilvie JW, Olsewski JM, Wallace LJ, Lewis JL. Comparison of in vivo and in vitro adjacent segment motion after lumbar fusion. Spine. 1994;19:1745–51.

48. Phillips FM, Reuben J, Wetzel FT. Intervertebral disc degeneration adjacent to a lumbar fusion. An experimental rabbit model. J Bone Joint Surg Br. 2002;84:289–94.

49. Kim YJ, Bridwell KH, Lenke LG, Rhim S, Cheh G. Sagittal thoracic decompensation (SThD) following adult lumbar spinal instrumentation and fusion to L5 or S1: causes, incidence, and risk factor analysis. Spine. 2006;31:2359–66.

50. Kim YJ, Bridwell KH, Lenke LG, Rhim S, Kim YW. Is the T9, T11, or L1 the more reliable proximal level after adult lumbar or lumbosacral instrumented fusion to L5 or S1? Spine. 2007;32(24): 2653–61.

51. Shufflebarger H, Suk SI, Mardjetko S. Debate: determining the upper instrumented vertebra in the management of adult degenerative scoliosis: stopping at T10 versus L1. Spine. 2006;31(19S): S185–94.

52. Edwards II CC, Bridwell KH, Patel A, Rinella AS, Berra A, Lenke LG. Long adult deformity fusions to L5 and the sacrum- a matched cohort analysis. Spine. 2004;29(18):1996–2005.

53. Bridwell KH. Selection of instrumentation and fusion levels for scoliosis: where to start and where to stop. Invited submission from the Joint Section Meeting on Disorders of the Spine and Peripheral Nerves, March 2004. J Neurosurg Spine. 2010;1:1–8.

54. Kelleher M, Timlin M, Persaud O, Rampersaud YR. Success and failure of minimally invasive decompression for focal lumbar spinal stenosis in patients with without deformity. Spine. 2010;35(19):E981–7.

55. Transfeldt E, Topp R, Mehbod A, Winter RB. Surgical outcomes of decompression, decompression with limited fusion, and decompression with full curve fusion for degenerative scoliosis with radiculopathy. Spine. 2010;35(20):1872–5.

56. Charosky S, Guigui P, Blamoutier A, Roussouly P, Chopin D. Complications and risk factors of primary adult scoliosis surgery: a multicenter study of 306 patients. Spine. 2012;37(8):693–700.

57. Weistroffer J, Perra J, Lonstein J, Schwender JD, Garvey TA, Transfeldt EE, Ogilvie JW, Denis F, Winter RB. Complications in long fusions to the sacrum for adult scoliosis: minimum five-year analysis of fifty patients. Spine. 2008;33(13):1478–83.

58. Zimmerman R, Mohamed A, Skolasky R, Robinson MD, Kebaish KM. Functional outcomes and complications after primary spinal surgery for scoliosis in adults aged forty years or older: a prospective study with minimum two-year follow-up. Spine. 2010;35(20):1861–6.

59. Zdeblick TA, Ulschmid S, Dick JC. The surgical treatment of L5– S1 degenerative disc disease. A prospective randomized study. 10th annual meeting, North American Spine Society, Washington, Oct 18–21 1995.

60. Reagan JJ, Yuan H, McAfee PC. Laparoscopic fusion of the lumbar spine: minimally invasive spine surgery. A prospective multicenter study evaluating open and laparoscopic lumbar fusion. Spine. 1999;24(4):402–11.

61. Reagan JJ, McAfee PC, Guyer RD, Aronoff RJ. Laparoscopic fusion of the lumbar spine in a multicenter series of the first 34 consecutive patients. Surg Laparosc Endosc Percutan Tech. 1996;6(6):459–68.

62. Fantini GA, Pawar AY. Access related complications during anterior exposure of the lumbar spine. World J Orthop. 2013;4(1):19–23.

63. Wood KB, Devine J, Fischer D, Dettori JR, Janssen M. Vascular injury in elective anterior lumbosacral surgery. Spine. 2010;35(9 Suppl):S66–75.

64. Lindley EM, McBeth ZL, Henry SE, Cooley R, Burgery EL, Cain CM, Patel VV. Retrograde ejaculation after anterior lumbar spine surgery. Spine. 2012;37(20):1785–9.

65. Johnson JR, Holt RT. Combined use of anterior and posterior surgery for adult scoliosis. Orthop Clin North Am. 1988;19:361–70.

66. Bridwell KH. Normalization of the coronal and sagittal profile in idiopathic scoliosis: options of treatment. J Orthop Sci. 1998; 3:125–34.

67. Berven SH, Deviren V, Smith JA, Hu SH, Bradford DS. Management of fixed sagittal plane deformity: outcome of combined anterior and posterior surgery. Spine. 2003;28:1710–5.

68. Floman Y, Micheli LJ, Penny JN, Riseborough EJ, Hall JE. Combined anterior and posterior fusion in seventy-three spinally deformed patients: indications, results and complications. Clin Orthop Relat Res. 1982;164:110–22.

69. Lapp MA, Bridwell KH, Lenke LG, Riew DK, Linville DA, Eck KR, Ungacta FF. Long-term complications in adult spinal deformity patients having combined surgery: a comparison of primary to revision patients. Spine. 2001;26:973–83.

70. Ozgur BM, Aryan HE, Pimenta L, Taylor WR. Extreme lateral interbody fusion (XLIF): a novel surgical technique for anterior lumbar interbody fusion. Spine J. 2006;6:435–43.

71. Phillips, FM, Diaz R, Pimenta L. Minimally invasive fusion (XLIF) in the treatment of symptomatic degenerative lumbar scoliosis. 12th international meeting on advanced spine techniques, Banff, July 2005.

72. Regev GJ, Chen L, Dhawan M, Lee YP, Garfin SR, Kim CW. Morphometric analysis of the ventral nerve roots and retroperitoneal vessels with respect to the minimally invasive lateral approach in normal and deformed spines. Spine. 2009;34:1330–5.

73. Mundis G, Akbarnia B, Phillips F. Adult deformity correction through minimally invasive lateral approach techniques. Spine. 2010;35(26 Suppl):S312–21.

74. Isaacs RE, Hyde J, Goodrich JA, Rodgers WB, Phillips FM. A prospective, non-randomized, multicenter evaluation of extreme lateral interbody fusion for the treatment of adult degenerative scoliosis: perioperative outcomes and complications. Spine. 2010;35(26 Suppl):S322–30.

75. Dakwar E, Cardona RF, Smith DA, Uribe JS. Early outcomes and safety of the minimally invasive, lateral retroperitoneal transpsoas approach for adult degenerative scoliosis. Neurosurg Focus. 2010; 28(3):E8.

76. Diaz R, Phillips F, Pimenta L. XLIF for lumbar degenerative scoliosis: outcomes of minimally invasive surgical treatment out to 3 years postoperatively. Spine J. 2006;6(5):75S.

77. Akbarnia BA, Mundis GM, Bagheri R, Salari P. Is the less invasive far lateral approach a safe way to reconstruct the anterior spinal column in advanced adult deformity surgery? A minimum 2-year follow-up study. Presented at: the 17th international meeting on advanced spine techniques (IMAST), Toronto, 21–24 July 2010.

78. Oliveria L, Marchi L, Coutinho E, Pimenta L. A radiographic assessment of the ability of the extreme lateral interbody fusion procedure to indirectly decompress the neural elements. Spine. 2010;35(26 Suppl):S331–7.

79. Eck KR, Bridwell KH, Ungacta FF, Riew KD, Lapp MA, Lenke LG, Baldus C, Blanke K. Complications and results of long adult deformity fusions down to l4, l5, and the sacrum. Spine. 2001;26:E182–92.

80. Kostuik JP, Hall BB. Spinal fusions to the sacrum in adults with scoliosis. Spine. 1983;8:489–500.

81. Polly Jr DW, Klemme WR, Cunningham BW, Burnette JB, Haggerty CJ, Oda I. The biomechanical signifi cance of anterior column support in a simulated single-level spinal fusion. J Spinal Disord. 2000;13:58–62.

82. Kuklo TR, Bridwell KH, Lewis SJ, Baldus C, Blanke K, Iffrig TM, Lenke LG. Minimum 2-year analysis of sacropelvic fixation and L5-S1 fusion using S1 and iliac screws. Spine. 2001;26:1976–83.

83. Cragg A, Carl A, Casteneda F, Dickman C, Guterman L, Oliveira C. New percutaneous access method for minimally invasive anterior lumbosacral surgery. J Spinal Disord Tech. 2004;17(1):21–8.

84. Meyers AM, Noonan KJ, Mih AD, Idler R. Salvage reconstruction with vascularized fi bular strut graft fusion using a posterior approach in the treatment of severe spondylolisthesis. Spine. 2001; 26:1820–4.

85. Ledet EH, Tymeson MP, Salerno S, Carl AL, Cragg A. Biomechanical evaluation of a novel lumbosacral fixation device. J Biomech Eng. 2005;127:929–33.

86. Kanayama M, Cunningham BW, Haggerty CJ, Abumi K, Kaneda K, McAfee PC. In vitro biomechanical investigation of the stability and stress-shielding effect of lumbar interbody fusion devices. J Neurosurg. 2008;93:259–65.

87. Aryan HE, Newman CB, Gold JJ. Percutaneous axial lumbar interbody fusion (AxiaLIF) of the L5-S1 segment: initial clinical and radiographic experience. Minim Invasive Neurosurg. 2008;51(4): 225–30.

88. Luhmann SJ, Lenke LG, Kim YJ, Bridwell KH, Schootman M. Thoracic adolescent idiopathic scoliosis curves between 70° and 100° : is anterior release necessary? Spine. 2005; 30:2061–7.

89. Dobbs MB, Lenke LG, Kim YJ, Luhmann SJ, Bridwell KH. Anterior/posterior spinal instrumentation versus posterior instrumentation alone for the treatment of adolescent idiopathic scoliotic curves more than 90 degrees. Spine. 2006;31: 2386–91.

90. Watanabe K, Lenke LG, Bridwell KH, Kim YJ, Watanabe K, Kim YW, Kim YB, Hensley M, Stobbs G. Comparison of radiographic outcomes for the treatment of scoliotic curves greater than 100 degrees: wires versus hooks versus screws. Spine. 2008;33: 1084–109.

91. Lippman CR, Spence CA, Youssef S, Cahill DW. Correction of adult scoliosis via a posterior-only approach. Neurosurg Focus. 1992;14:1–6.

92. Marchesi DG, Aebi M. Pedicle fixation devices in the treatment of adult lumbar scoliosis. Spine. 1992;17:304–9.

93. Pateder DB, Kebaish KM, Cascio BM, Neubaeur P, Matusz DM, Kostuik JP. Posterior only versus combined anterior and posterior approaches to lumbar scoliosis in adults: a radiographic analysis. Spine. 2007;32:1551–4.

94. Silva FE, Lenke LG. Adult degenerative scoliosis: evaluation and management. Neurosurg Focus. 2010;28(3):E1.

95. Anand N, Baron EM, Thaiyananthan G, Khalsa K, Goldstein TB. Minimally invasive multilevel percutaneous correction and fusion for adult lumbar degenerative scoliosis: a technique and feasibility study. J Spinal Disord Tech. 2008;21(7):459–67.

96. Anand N, Rosemann R, Khalsa B, Baron EM. Mid-term to longterm clinical and functional outcomes of minimally invasive correction and fusion for adults with scoliosis. Neurosurg Focus. 2010; 28(3):E6.

第30章

调整前柱序列：微创手术在成人的矢状面畸形治疗中的应用

Gregory M. Mundis Jr., Nima Kabirian, Behrooz A. Akbarnia

杨维杰　张锋　译

前　言

成人脊柱畸形的治疗是一个复杂的决策过程，不仅涉及具体的脊柱参数，还需考虑患者的一般状况，以便得到最佳的治疗效果。恢复正常矢状面序列毫无疑问是维护长期临床疗效最重要的手术目标。

在过去 20 年里，科技不断发展，人们对于成人脊柱畸形的认识迅猛增长，对成人脊柱畸形的治疗也从非手术性的姑息疗法转变为手术方法治疗，从而改善生理功能和生活质量。不断衰弱的生理功能以及围手术期并发症高发要求在治疗成人矢状面畸形过程中使用微创技术。撇开技术因素，矫形手术的基础也必须坚持，即神经减压、恢复脊柱序列、稳定的内固定以及关节固定术。

正常矢状位序列

本文定义并研究了大量指数用以指导治疗和研究疗效，包括 3 大类：①局部和整体的矢状面弯曲度；②盆腔参数；③矢状面脊柱平衡。

Bernhardt 和 Bridwell[1] 回顾性地分析了 102 例无脊柱病变健康人群（平均年龄 4.6 ~ 29.8 岁）的侧位片，发现胸椎（T3 至 T12）平均后凸角为

（36°±10°），后凸顶点位于 T6-T7 椎间盘，而腰椎（L1 至 S1）的平均前凸角为（44°±12°），前凸顶点位于 L3-L4 椎间盘。他还发现上位胸腰段（T10-T12）平均后凸 Cobb 角为（5.5°±4°），下位胸腰段（T12-L2）平均前凸 Cobb 角为（3°±4°）。脊柱各参数的平均值因年龄和性别而有所不同。

Celb 等[2] 在一个类似的研究中回顾了 100 例成人［平均年龄（57±11）岁］的矢状位序列。平均矢状面垂直轴（sagittal vertical axis，SVA）为（-3.2±3.2）cm。上胸椎后凸（T1-T5）平均后凸（14°±8°），下胸椎（T5-T12）平均后凸为（34°±11°）。全腰椎（T12 下终板至 S1 上终板）平均前凸为（-64°±11°）。男性与女性在 SVA、胸椎后凸及腰椎前凸上并无显著差异。年龄与胸椎、胸腰段后凸无明显相关性，而与腰椎前凸存在明显相关性。

骨盆指数（pelvic incidence，PI）、骨盆倾斜角（pelvic tilt，PT），骶骨倾斜角（sacral slope，SS）是脊柱矢状位重建手术术前方案必须考虑的骨盆参数。Schwab 和 Lafage 等[3] 研究了不同年龄组中这 3 个参数的平均值。他们应用多线性回归分析推导了一个依据骨盆指数（PI）、胸椎后凸（thoracic kyphosis，TK）和腰椎前凸（lumbar lordosis，LL）预测 SVA 和 PT 的公式[4]。

当骨骼发育完全，骨盆指数（PI）就成了一个形态学恒定不变的数值。PT 和 SS 则为了代偿矢

状位平衡而随之改变。

Duval-Beaupere 等[5] 用几何学公式描述了此三个骨盆参数的关系，即 PI=PT+SS。Berthonnaud 等[6] 认为腰骶段邻近区域参数（胸椎、腰椎、骨盆）是相关的。这些关系本质上决定了成人矢状位序列及代偿机制。

骨盆倾斜角（骨盆倾斜程度）和未融合的胸椎是渐进性腰椎前凸减小以及矢状位失平衡的两个重要代偿机制。那些矢状位序列紊乱的人群（包括腰椎前凸丧失、脊柱后凸畸形、骨折、肿瘤、椎板切除术后等）会经历一个骨盆后倾的过程，PT 值增加，头段向后旋转，正常的矢状位平衡遭到破坏。此外，未融合的胸椎为了维持矢状位序列可能失去正常后凸[7]。

矢状位序列异常临床表现

Glassman 等[8] 研究了 298 例手术患者（126 例脊柱术后患者和成人脊柱畸形患者），试图发现上述参数与健康相关生活质量的关联度。作者发现矢状位平衡过正患者（SVA>5 cm）相比于正常矢状位序列生活质量更差。矢状位平衡过正的患者在不考虑手术史的情况下，在疼痛、功能、自我形象和社交能力方面评分较低。作者认为矢状位平衡过正无论对于手术还是非手术人群都是预测临床疗效的最重要且可靠的影像学评估方式。

Glassman[9] 之后的研究认为疼痛的加剧以及功能的退化与矢状位失衡的程度相关。所有健康状况的评分（SF-12、SRS-22 和 ODI）皆随着 C7 铅垂线前移而显著降低。同样的，比较了全范围的弧度后，认为越靠近末端的后凸越容易影响 ODI 评分（$P<0.05$）。

分　类

成人脊柱畸形分为几类。Bridwell 等[10] 论述了成人脊柱畸形的 3 种不同类型。第一类包含区域矢状面畸形 [胸（胸腰椎）脊柱后凸或者腰椎过直]，保持着整体矢状面平衡（不超过 5 cm），而剩余的移动部位末梢的过伸导致局部畸形。冠状面失衡不超过 5 cm。第二类包括冠状面平衡而剩余移动部位矢状面平衡失代偿的患者。第三类包括整体矢状面和冠状面序列紊乱又无完整代偿的患者。

表 30.1　成人脊柱畸形 SRS-Schwab 分型[12]

冠状位参数	矢状位参数	
T：单胸弯 腰弯 <30°	PI – LL 0 + ++	<10° 10° ~ 20° >20°
L：腰弯或胸腰弯 胸弯 <30°	矢状位序列 0 + ++	SVA <4 cm SVA 4 ~ 9.5 cm SVA >9.5 cm
D：双弯 胸弯或腰弯或胸腰弯 >30°	PT	
N：无明显矢状位畸形 所有弯 <30°	0 + ++	PT <20° PT 20° ~ 30° PT >30°

注：LL，腰椎前凸；PI，骨盆指数；PT，骨盆倾斜度；SVA，矢状面垂线轴

Lowe 等[11] 在 King（Moe）和 Lenke 特发性脊柱侧弯分型的基础上论述并确认了成人脊柱畸形 SRS 分型。尽管入选标准相当具有综合性，观察起来也很可靠，但是修正并不完全符合临床表现。此外，此分型并没有将矢状位问题视为原发性畸形。随着我们认识的扩展，骨盆所扮演的角色及其在手术设计和临床表现上的重要性促使分型需要参照这些原则重新建立。

SRS-Schwab[12] 分型近期被确认。3 种修正需指导成人脊柱畸形的处理并与生活健康指数相关。此分型分了 4 型，3 型为冠状位畸形，1 型为矢状位畸形：① T，胸弯（腰弯 <30°）；② TL/L，胸腰弯（腰弯）（胸弯 <30°）；③ D，双弯（T、T/L 或 L 至少 30° 畸形）；④ S，矢状位（冠状位畸形 <30° 但伴随中重度修正）。3 种不同矢状位

修正进一步描述了畸形：① 腰椎前凸减骨盆指数；② 骨盆倾斜角；③ 整体平衡（表 30.1）。Schwab 等[7] 认为为了术后能得到良好预后和理想影像学表现，LL 与 PI 之间的差值需要在 10°以内，PT<25°，SVA<50 mm。

"微创手术"值得做吗？

我们的问题是，微创手术在治疗成人矢状面畸形能否产生作用。我们已经很好地讨论了传统开放基于前路或者后路的成人脊柱畸形矫正技术的并发症。这些并发症不仅包括过度的血量流失、高感染度、血管损伤、神经损伤、内植物失败以及严重疾病发病率，还包括肺栓塞、脑血管意外、心肌梗死、败血症甚至最终死亡。Auerbach 等[13] 回顾了 105 例成人脊柱畸形患者进行三柱截骨术的结果和主要并发症。主要并发症发生在 35% 三柱截骨术患者中，包括 38% 的经椎弓根截骨和 22% 的椎体切除术。15.2% 的患者经历过一次严重疾病并发症，24.8% 的患者经历过一次严重的术后并发症。

Cho 等[14] 对比了原发性（*n*=126）和修正性（*n*=124）成人脊柱手术的结果和并发症。作者得出结论称原发性手术的并发症发生率为 45.2%，修正性脊柱手术的并发症发生率为 58.2%。他们还发现，原发性手术患者在美国科学研究学会以及 ODI 调查问卷中都有较高的初始和最终分数。报道还鉴定了多个风险因素，包括较高体质指数、最终手术节段的数量、骶骨融合、截骨术、手术时长以及估计失血量。

2012 年的一项单独研究中，Cho 等[15] 报道了超过三年半时间 166 例修正性脊柱手术患者中的主要并发症。估计失血量超过 2 000 ml 和经椎弓根截骨是唯一两项与围手术期（6 周之内）和长期随访的并发症有关的术中风险因素。总体上，50% 的进行过多节段成人脊柱畸形修正手术的患者发生过并发症。

Buchowski 等[16] 报道称，在为期 10 年的 108 例进行过腰椎经椎弓根切除术患者中，发生的神经并发症为 11.1%。他们利用了神经电生理监测（所有病例中运用体感诱发电位和运动诱发电位，选择病例中运用肌电图）却没能注意术中的损伤。在退行性腰椎矢状面非平衡组中，最常见的就是神经功能缺损（16%，5/32），其中 2.8% 是永久性的。

患者选择

选择合适的患者进行微创手术，矫正脊柱后凸畸形的过程复杂，同时取决于脊柱畸形区域、累及的节段数目（局部、区域或者整体畸形）、畸形的严重程度、有无手术史以及局部脊柱后凸的灵活度等多个因素。

经腰大肌外侧椎体间融合是矫正 T12-L1 和 L4-L5 处椎间盘局部或区域脊柱后凸的最佳方法。该技术不常用于 T11-T12 处，也不适用于在更高的胸椎节段处使用相应的肋骨切除术。髂骨翼的存在也排除了 L5-S1 入路的可能。

对于区域性脊柱后凸，多节段的脊柱后凸可以使用经腰大肌外侧椎体间融合方式。此外，根据区域脊柱畸形的严重程度，这项技术可以在一处或者多节段脊柱辅以后路截骨术（如 Ponte 截骨术），从而达到预期的矫正。具有严重脊柱骨盆失衡的局部脊柱后凸要比单节段或多节段的经腰大肌外侧椎体间融合能达到更多的畸形矫正。前凸（10°）和过度前凸（20°甚至 30°）的融合器对此有着非常重要的价值。此外，经腰大肌外侧椎体间融合还能辅以前柱调整或者经椎弓根截骨的切开。

手术计划对于要达到理想的术后脊柱骨盆对齐非常重要。计划应该涵盖多种软件平台以及测量技术，外科医师应该尝试使用这些工具，从而达到理想的疗效。最终，外科医师有责任恢复矢状面对齐以及脊柱骨盆的平衡，而不是依赖某个特定的内植物来完成手术。通过微创手术矫正矢状面畸形的不足还有待确定。

矢状面畸形矫正中的
微创手术

对于成人脊柱畸形矫正使用微创手术的最初研究集中于冠状面畸形的矫正，降低失血量、减少住院时间、将并发症控制至最小化[17, 18]。关于通过使用前路手术、后路手术或者联合微创技术进行矢状面脊柱畸形矫正的微创手术文献缺乏大型列队研究、长期随访以及对严重矢状面畸形的患者研究。

表 30.2　侧方椎间融合技术对矢状位序列的改善[23]

	术前均值	术后均值	正常人群
T12-L1	−1°	+3°	+1°
L1-L2	+4.9°	−5.4°	−4°
L2-L3	−2.9°	−8.3°	−7°
L3-L4	−12.3°	−14°	−13°
L4-L5	−23.8°	−19.3°	−20°

先前的报道既没有在整体腰椎前凸给人满意的改变[19-21]，报道的患者也都是轻微的矢状面失衡（小于 5 cm）[22]。

Acosta 等回顾了 36 例患者的列队研究，他们都患有腰椎退行性疾病，利用直接侧方椎间融合微创手术进行治疗[20]。尽管部分矢状面畸形的调整具有统计学意义，作者并没有对矢状面失衡或者腰椎前凸提出更好的改善建议。

Akbarnia 等报道了 16 例严重脊柱侧凸（超过 30°）的侧方腰椎椎体间融合的结果，他们在经过正式的后路开放手术后，从侧路将椎体间融合进行前路重建，并进行为期最少 2 年的随访[23]。作者称通过恢复更多的正常前凸，平均矢状面参数从术前的 31° 提高到术后的 44°。在最近的随访中，Bernhardt 和 Bridwell 称部分矢状面对齐已经达到正常的数值[1]（表 30.2）。

Marchi 等报道了 8 例症状性矢状面失衡患者

的外侧椎间融合的结果，这些患者在没有前纵韧带（anterior longitudinal ligament，ALL）切开的情况下使用前凸融合器[24]。患者的平均术前矢状面参数是局部前凸 2.3°，整体腰椎前凸 17.7°，矢状面垂直轴 11.8 cm，骨盆倾斜度 35.2°，而在最新的随访中，这些数据分别调整到 27.1°、39.9°、6.2 cm 以及 23.8°。

Kepler 等研究了 29 例患者节段腰椎前凸的影响因素，他们都采用了 10° 的前凸融合器进行经腰大肌外侧椎体间融合[25]。平均节段前凸增长了 3.7°，从术前的 4.1° 到术后的 7.8°。融合器位置（倾斜角）以及高度与前凸的变化没有显著关系。前路融合器植入导致了最大化的前凸增加（7.4° 每节段），而后路植入倾向后凸不足（−1.2° 每节段）。这些都和年龄、性别以及体质指数没有显著关系。

Le 等同样回顾了 35 例患者的节段和区域性矢状面矫正手术，他们都采用 10° 前凸融合器进行独立的经腰大肌外侧椎体间融合[21]。尽管节段性前凸有所改善（11.1° ~ 13.6°），可是整体腰椎前凸并没有显著变化。作者得出结论称，如果想要达到预期的整体腰椎前凸矫正，就应该考虑使用过度前凸融合器或者横断 ALL。

Uribe 等研究了尸体外侧椎间融合后有及没有 ALL 切开情况下的腰椎节段角度和腰椎前凸的变化，以及融合器前凸（10°、20°、30°）的增量型增长[26]。相比于基线，联合各节段节段性前凸的平均植入后增长，在 1 干预下是 0.9°（10° 融合器，无 ALL 切开），在 2 干预下是 4.1°（10° 融合器，ALL 切开），在 3 干预下是 9.5°（20° 融合器，ALL 切开），在 4 干预下是 11.6°（30° 融合器，ALL 切开）。在所有 4 节段腰椎 ALL 切开并植入前凸融合器后，使用 10° 融合器的整体腰椎前凸增加 3.2°，20° 融合器增加 12.0°，30° 融合器增加 20.3°。

Duekmedjian 等报道了他们利用微创技术切开 7 例矢状面失衡患者 ALL 的临床经验。通常使用经皮穿刺技术，置入椎弓根螺钉后，前路重建稳定[27]。作者发现整体腰椎前凸平均增长 24°，节段性腰椎前凸在 ALL 切开后每节段呈现 17° 的增长，骨盆倾斜度下降 7°。矢状面垂直轴从术前的 9 cm 下降到最新随访中的 4.1 cm（改善了 4.9 cm）。作者得出结论称，这项技术可以成为成人矢状面畸形矫正的可行替代技术。

外科技术：前柱调整

前柱调整是对第 18 章论述的侧方位腰大肌椎体融合技术的改进，通过使用特殊设备以及椎间融合器，达到治疗矢状面畸形的目的。

标准前后位和侧位透视成像侧卧定位用于确定椎间隙位置。注意避免手术室手术台的过度屈曲，防止腰肌和腰丛的过度紧张。在椎间盘采用标准的侧腹膜后方式，保证神经电生理监测信号能够指定安全通道。第一个扩张器和导丝的目标是后部的第三椎间隙，以确保完全释放以及方便植入 22 mm 的椎间融合器。目前存在许多的腰大肌曝光系统和检测系统，外科医师必须熟悉每个系统的特点。笔者的经验限于极外侧腰椎椎体间融合（extreme lateral interbody fusion, XLIF）系统，而且有具体对此程序设计的设备。

完成连续扩张后，用安装支架将牵引器插入并固定在手术室的手术台上。利用垫片和固定销固定牵引器的位置，防止牵引器向前移动。将牵引器打开到足够的程度，以便进行椎间盘切除术，而牵引器直到手术完成也不能向前移动。值得注意的是，牵引器应往尾端向头侧方向尽量减少移动，能够到椎间隙边缘就刚刚好。随着侧环的放开以及足够尺寸置入椎间隙的准备，整个椎间盘切除术就完成了。以笔者的经验，要完成前柱调整手术必须切开 24 mm 的椎间隙。其次，牵引器要张开到能够看到环面的前部，而该环面有一个向下的斜坡。使用特制弯曲的 Penfield 轻缓地完成前切除术。为了缩进前血管结构，避免受伤，必须将 ALL 正前方的平面清洗。只有清洗了平面，前牵引器才能在可视化和透视下插入并确保现有的牵引器稳固。利用透视确定牵引器碰触到对侧椎弓根。牵引器必须足够宽，如此才能保证在 ALL 都被分开后，牵引器不会掉进椎间隙中。

随后从 ALL 正后方清除多余的椎间盘物质，从而安全分离 ALL 并促进安全部。一旦 ALL 被分离出来，前牵引器也处于恰当位置，弯曲叶片或者自定义弯曲 Bovie tip 就能够瞬间将 ALL 切开。通过拉开桨式牵引器，能够方便 ALL 的切开，并且能够确认是否切开完全。如果牵引过程中出现持续性的张力，那么对侧 ALL 或者环就必须切开，而且是很有必要的。如果后切开不完全，也会成为椎间隙扩张的因素。

采用标准内植物尺寸进行插入，12 mm 规格可以保持最小的阻力。接下来的前柱矫正以 20° 和 30° 的前凸角度插入。决定内植物的大概尺寸后，一张侧面图像就足以决定其在矢状面的位置。由于过度前凸移植占据了整个后片，所以需将叶片放置在理想的位置上，保证内植物能够如期地置于椎间盘理想部位。过度前凸的折边融合器放在后轨上，从而指导植骨植入椎间盘最佳位置并防止其向前移动。融合器的植入需要暂时将牵引器扩展。在透视下确定两个平面的位置。为防止内植物移动，在头端椎端板相邻的骨上装上螺钉。头侧的位置必须精心选择以避免干扰椎弓根螺钉固定。

在确保充分止血后，伤口缝合采用标准分层的侧入方式进行。腹横筋膜则采用吸收性强的缝线从而防止疝气产生。笔者推荐使用的方法包括在腰大肌处放置一根小圆形排管，减少肌肉内的血肿形成。患者能够走动的第二天就可以将其拆除。

结果和疗效

Akbarnia 等首次论述了前柱调整技术[28]。我们最初的经验来源于 2005 ~ 2011 年 2 家中心的 17 例患者，他们都做过前柱调整手术，通过相对微创外侧入路，切开前纵韧带从而矫正局部脊柱后凸畸形[28]。所有前柱调整手术程序都在后路椎弓根螺钉固定后进行（图 30.1、30.2）。

我们用 Cobb 法在 4 个时间点拍摄了 3 个不同的影像学角度：① 术前；② 前柱调整后的术中即刻；③ 脊柱后路融合和固定后随访 90 天内。④ 最

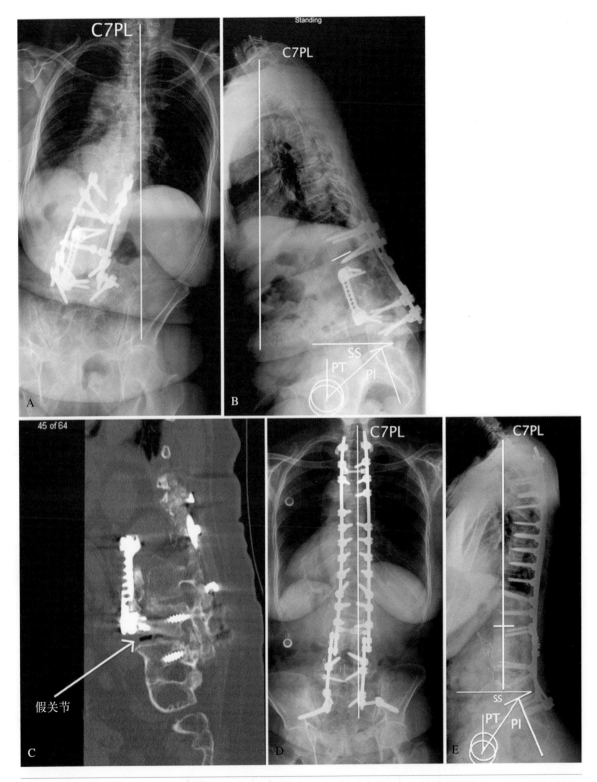

图 30.1 A、B. 这是 1 例 76 岁的女性患者的正侧位片，她之前接受了 L2-L4 的前路融合、T12-L5 融合术，术后效果不佳，L4-L5 假关节形成。C. 伴冠状位（120 mm）和矢状位（+215 mm）失平衡，以及骨盆参数异常（PI = 57°，PT = 47°，LL = +8°）。D、E. 这是患者接受了 ACR 及后路融合术的正侧位片，冠状位、矢状位平衡均在正常范围，骨盆参数有所改善（PI = 54°，PT = 32°，LL = − 26°）

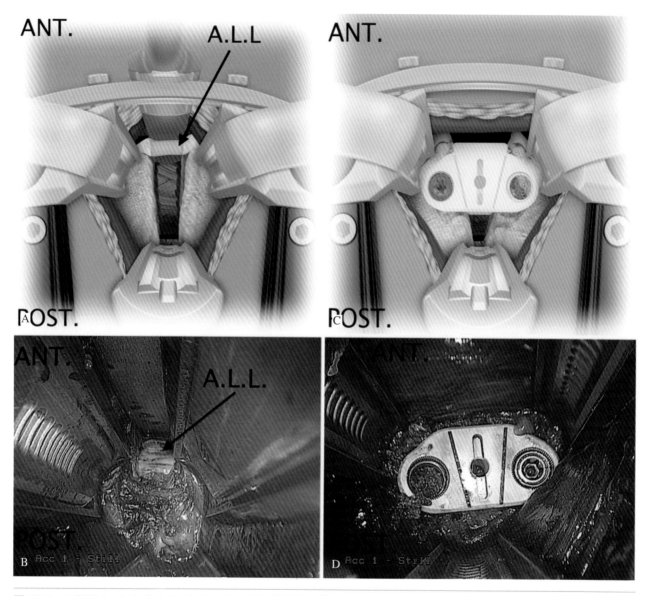

图 30.2 示意图（A）和术中（B）显示的已暴露的前纵韧带（ALL）。示意图（C）和术中（D）ALL 切除融合期撑开。ANT，前方；POST，后方

后一次随访。同时还测定了上端椎体上终板到下端椎体下终板的运动节段角度。从 L1 的上终板到 S1 的上终板都测定出腰椎前凸。此外，骨盆参数，例如骨盆倾斜度、骨盆入射角以及骶骨倾斜度都在上述案例中得到测定。为评估矢状面失衡，Legaye 等测定了脊柱骨盆倾斜度，提出不同角度的矢状面失衡并不像传统的利用毫米测定矢状面垂直轴一样在矫正误差上那样不可靠[29]。

调查中的患者包括 12 例女性以及 5 例男性，

平均年龄 63 岁（35 ~ 76 岁），平均随访时间是24 个月（12 ~ 84 个月）。17 例中的 14 例（82%）有过脊柱手术史，12 例（71%）做过脊柱融合。前柱调整的手术适应证包括进展性局灶性矢状面畸形、局灶性畸形节段的不稳定和运动以及生存质量下降。脊柱融合后的交界性后凸是前柱调整手术最常见的适应证。3 例患者出现矢状面畸形的退行性脊柱侧凸，1 例患者出现原发性胸腰椎后凸畸形，1 例患者出现 II 级矢状面失衡滑脱。前柱调

整手术分别在 L1-L2、L2-L3 以及 L4-L5 处进行。17 例中的 12 例（71%）使用专为椎体固定而设计的内植物的螺钉固定。10 例患者使用了过度前凸融合器（7 例使用 30°的融合器，3 例使用 20°的融合器）。15 例（88%）在前柱调整的基础上又进行了后路 Smith-Peterso 截骨术。3 例患者有严重的矢状面序列错乱（矢状面垂直轴大于 100 mm），而且在前柱调整的基础上进行经椎弓根截骨，似乎这组患者一旦前柱调整失败，就必须补充进行经椎弓根截骨。前柱调整手术中的平均失血量为 110 ml，而在后阶段为 1 484 ml。5 例患者在前柱

调整手术中在腰骶段做了融合（3 例为前部腰椎椎间融合，2 例为经椎间孔腰椎椎间融合）。

术前运动节段角度平均为 9°，前柱调整后直接提高到 -19°（前柱调整手术调整了 28.1°），术后提高了 -26°，共调整了 37°。前柱调整术后，腰椎前凸从 -16°提高到 -38°，在后路手术为 -45°，而最近的随访中保持为 -51°。前柱调整手术前，骨盆倾斜度平均 34°，前柱调整及后路手术中提高到 24°，在最近的随访中维持在 25°。此外，骨盆入射角在前柱调整前平均为 60°，前柱调整以及后路手术后测定为 59°，在最近的随访中

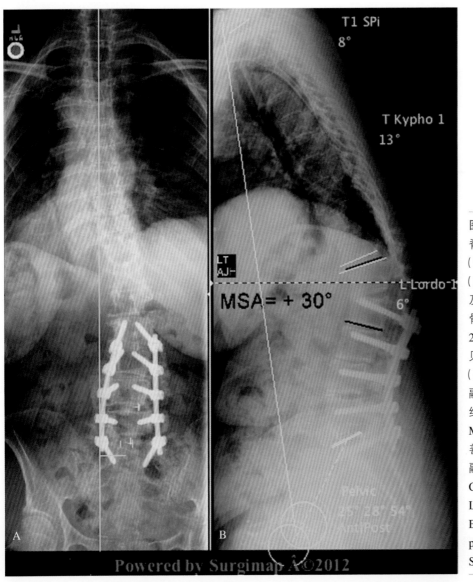

图 30.3 A、B. 71 岁 的 1 例脊柱侧弯患者的正侧位片（T8-L2 = 39°），躯体前倾（C7PL = 110），胸腰段后凸以及矢状位失平衡（+110 mm）。骨盆参数异常（PI = 44°，PT = 27°，LL = +1°）。C. 术中透视见 L1-L2 MSA（+24°），IDA（+1°）。D. 标准侧位所见椎间融合装置位于正确位置。E. 最终透视片显示头段固定节段，MSA（+4°），IDA（+14°）改善。F、G. 最终 ACR 联合后路融合术后正侧位片（T8-L2 = 6°，C7PL = 0，PI = 48°，PT = 9°，LL = -54°）（感 谢 Robert K. Eastlack，Department of Orthopaedic Sur-gery，Scripps Clinic，SanDiego，并允许使用）

333

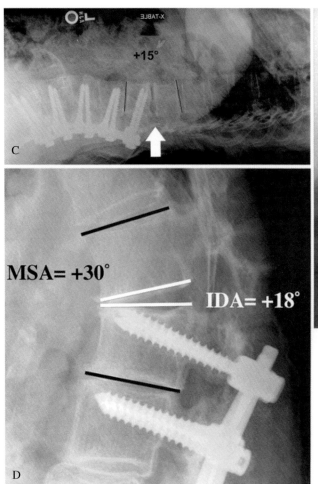

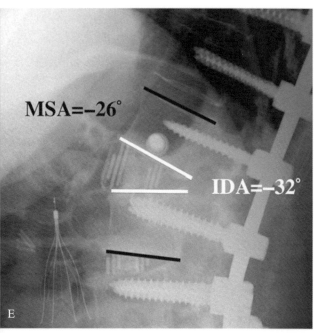

图 30.3（续）

维持在 61°。最后，我们回顾了 T1 脊柱骨盆倾斜角，并将结果分为两组：术前脊柱骨盆倾斜角呈负角度的患者以及术前 0°或者呈正角度的患者。负脊柱骨盆倾斜角的患者平均为 −6°，前柱调整以及后路手术后提高到 −0.2°，并在最近的随访中调整到 −2°。0°或者正脊柱骨盆倾斜角的患者平均为 5°，前柱调整以及后路手术后提高到 −0.5°，并在最近的随访中调整到 −3°（图 30.3）。

有脊柱融合史的患者相对于没有脊柱融合史的患者，其平均术前局部矢状面参数更加不尽如人意（IDA=6° *vs.* 2°；MSA=10° *vs.* 5°；LL：−15° *vs.* −18°）。然而，前柱调整后的参数（IDA=26° *vs.* 23°；MSA= 29° *vs.* 26°；LL：23° *vs.* 21°）附加后路手术的调整（IDA=7° *vs.* 7°；MSA=7° *vs.* 5°；LL：−8° *vs.* 2°）在两组患者间具有可比性。

美国科学研究学会−22 的平均整体基数值从 2.42 分别提高到前柱调整后的 2.96 分（P＜0.05）以及最近随访的 3.14 分（P＜0.05）。视觉模拟量表（visual analog scale, VAS）从 6.93 分下降到前柱调整后的 5.2 分（P＜0.05）以及最近随访的 4.1 分（P＜0.05）。

并发症

如上所述，不管何种病因，矢状面调整手术

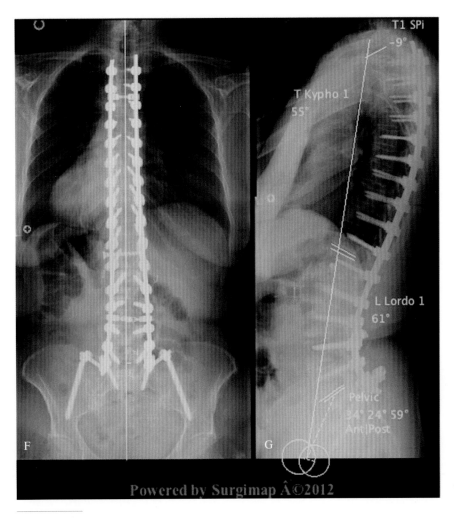

图 30.3（续）

伴随着高并发症发生率。在一系列的微创前柱调整病例中，共有 8 例患者发生并发症（占此系列患者的 47%），4 例患者在前柱调整手术过程中和手术后（24%），6 例患者在术后阶段（35%）。2 例患者在前柱调整后以及术后阶段都发生了并发症。

我们把神经系统并发症归类轻微和严重。轻微并发症包括短期（不超过 3 个月）感觉迟钝或者髂腹股沟神经、髂下腹神经、生殖股神经和股外侧皮神经感觉异常，或者前皮神经分布在术后持续超过 1 个月。严重神经系统并发症则包括持久性神经根型颈椎病、感觉异常以及事后超过 1 个月时感觉迟钝、需要进行修正手术的、分离到

一个具体神经根的神经源性的虚弱表现（与方法无关）以及首次术后复查后（术后 1 个月）的持久性髂腰肌虚弱。

4 例前柱调整并发症患者中，1 例发生于 L1-L2 节段（严重的神经根型颈椎病要求进行 Smith-Peterson 截骨术减压），另外 3 例发生于 L4-L5 节段。通过前柱调整手术节段分类并发症，L4-L5 节段的并发症发生率为 38%（3/8），L1-L4 节段的剩余部分的并发症发生率为 11%（1/9）。

L4-L5 节段的 3 例并发症包括发生在 L4-L5 节段（1 名血管外科医师协助手术）前板移除修正暴露时的常见髂动脉撕裂。将其暴露的外科医师用

多重 8 字缝合将其修复。患者出现短暂的外侧大腿麻木，4/5 的股四头肌术后出现肌力减弱，这 2 种并发症在术后 3 个月内得到治疗。最后 2 例并发症发生在 L4-L5 节段前柱调整手术以及治疗退行性脊柱矢状面失衡的多节段外侧椎间融合手术患者中。其中 1 例出现股四头肌肌力减弱和股外侧皮神经麻木，这 2 种并发症在半年内得以治疗。另一名患者出现多发性神经根持续性衰弱（L3，L4，L5），在术后超过 6 个月之久。

后路手术中有 6 例出现并发症。2 例患者出现早期（3 个月之内）近端交界性后凸畸形，包括一处骨折。2 例患者都要求进行修正手术，延伸近端胸部脊柱的融合，1 例患者在骨折处使用椎体后凸成形术治疗。在修正椎板切除的地方发生了偶然的硬脊膜切口，该处修复后无后遗症产生。一处发生深度后粪肠球菌感染，需要进行两次冲洗清创手术并需要在静脉注射 6 周时间的抗生素。1 例患者在经椎弓根截骨手术后出现持续性的大腿前部和胫骨内侧疼痛。最后，1 例患者在后阶段出现急性神经根型颈椎病。在其住院期间，通过 CT 扫描，发现她的内侧 L4 和 L5 椎弓根螺钉需要修正，修正手术后，症状得到缓解。

Smith 等 [30] 回顾了美国科学研究学会发病率和死亡率委员会数据的 578 例患者中的短期发病率和固定胸腰椎手术矫正矢状面畸形发病率，从 132 例患者中发现了 170 例并发症（29.4%）。402 例手术中使用了截骨术（70%），包括 215 例经椎弓根截骨，135 例 Smith-Peterson 截骨术以及 18 例脊椎切除术。最常见的并发症是医源性硬膜撕裂（5.9%）、伤口感染（3.8%）、新的神经系统损伤（3.8%）、移植失败（1.7%）、伤口血肿（1.6%）、硬膜外血肿（1.4%）以及肺栓塞（1.0%）。作者发现从无截骨术（17.0%）到 Smith-Peterson 截骨术（28.1%）到经椎弓根截骨术（39.1%）到脊椎切除术（61.1%）的并发症呈现增量的增加。有趣的是，

并发症和患者的年龄、外科医师的经验以及有无手术史并没有显著的关系。加上多系统器官功能衰竭、心肌梗死和肺栓塞导致的死亡，死亡率为 0.5%。

总　结

成人脊柱畸形矫正手术有过非常高的术后并发症发生率，原因很可能是因为缺少三柱截骨术从而达到脊柱骨盆的协调。微创技术将有效降低此类手术的高并发症率。然而，我们不能因为需要简化手术而忽视矢状面恢复的原则。通过增加基于后部截骨术从而到达理想的矢状面调整已经有效地说明了这点。前柱调整是一项具有前景的新技术，能够治疗局部矢状面脊柱后凸，也能辅助治疗整体矢状面失衡。报道指出，仅前柱调整的并发症率在 24%，而 PSF 已经增长到 50%。然而，值得注意的是，前柱调整导致的 4 种并发症中，3 种并发症只是短暂出现或者术后得到解决。或许，这些并发症的发病率要比传统方式导致的并发症发病率低得多。此外，4 种并发症中的 3 种发生在 L4-L5 的前柱调整手术中，使得这项技术和其他矫正方式相比起来，在 L4-L5 的相对禁忌更加让人们严肃思考。

总而言之，前柱调整是一项能够解决胸腰椎局部脊柱畸形的具有发展前景的新技术。目前，前柱调整技术的使用仅限于有活动证明并且无法使用固定脊柱后凸的椎间隙。其在整体脊柱调整上的影响取决于手术节段，在矢状面垂直轴的整体影响还未可知。前柱调整的位置越低，杠杆臂和随后的矫正就越长（类似于 PSO 数据），然而，我们还需要根据不同的尺寸移植对此进行量化。前柱调整仍处于发展初期，我们还需要更多的生物力学和长期的临床数据以便将其发展成为一种能够降低矢状面调整手术发病率的技术。

参考文献

1. Bernhardt M, Bridwell KH. Segmental analysis of the sagittal plane alignment of the normal thoracic and lumbar spines and thoracolumbar junction. Spine. 1989;14(7):717–21.

2. Gelb DE, Lenke LG, Bridwell KH, Blanke K, McEnery KW. An analysis of sagittal spinal alignment in 100 asymptomatic middle and older aged volunteers. Spine. 1995;20(12):1351–8.

3. Schwab F, Lafage V, Patel A, Farcy JP. Sagittal plane considerations and the pelvis in the adult patient. Spine. 2009;34(17): 1828–33.

4. Lafage V, Bharucha NJ, Schwab F, Hart RA, Burton D, Boachie-Adjei O, et al. Multicenter validation of a formula predicting postoperative spinopelvic alignment. J Neurosurg Spine. 2012;16(1): 15–21.

5. Duval-Beaupere G, Schmidt C, Cosson P. A Barycentremetric study of the sagittal shape of spine and pelvis: the conditions required for an economic standing position. Ann Biomed Eng. 1992;20(4):451–62.

6. Berthonnaud E, Dimnet J, Roussouly P, Labelle H. Analysis of the sagittal balance of the spine and pelvis using shape and orientation parameters. J Spinal Disord Tech. 2005;18(1):40–7.

7. Lafage V, Schwab F, Patel A, Hawkinson N, Farcy JP. Pelvic tilt and truncal inclination: two key radiographic parameters in the setting of adults with spinal deformity. Spine. 2009;34(17):599–606.

8. Glassman SD, Berven S, Bridwell K, Horton W, Dimar JR. Correlation of radiographic parameters and clinical symptoms in adult scoliosis. Spine. 2005;30(6):682–8.

9. Glassman SD, Bridwell K, Dimar JR, Horton W, Berven S, Schwab F. The impact of positive sagittal balance in adult spinal deformity. Spine. 2005;30(18):2024–9.

10. Bridwell KH, Lenke LG, Lewis SJ. Treatment of spinal stenosis and fixed sagittal imbalance. Clin Orthop Relat Res. 2001;384: 35–44.

11. Lowe T, Berven SH, Schwab FJ, Bridwell KH. The SRS classifi cation for adult spinal deformity: building on the King/Moe and Lenke classification systems. Spine. 2006;31(19 Suppl):S119–25.

12. Schwab F, Ungar B, Blondel B, Buchowski J, Coe J, Deinlein D, et al. SRS-Schwab adult spinal deformity classification: a validation study. Spine. 2011;37(12):1077–82.

13. Auerbach JD, Lenke LG, Bridwell KH, Sehn JK, Milby AH, Bumpass D, et al. Major complications and comparison between 3-column osteotomy techniques in 105 consecutive spinal deformity procedures. Spine. 2012;37(14):1198–210.

14. Cho SK, Bridwell KH, Lenke LG, Cho W, Zebala LP, Pahys JM, et al. Comparative analysis of clinical outcome and complications in primary versus revision adult scoliosis surgery. Spine. 2012;37(5):393–401.

15. Cho SK, Bridwell KH, Lenke LG, Yi JS, Pahys JM, Zebala LP, et al. Major complications in revision adult deformity surgery: risk factors and clinical outcomes with 2- to 7-year follow-up. Spine. 2012;37(6):489–500.

16. Buchowski JM, Bridwell KH, Lenke LG, Kuhns CA, Lehman Jr RA, Kim YJ, et al. Neurologic complications of lumbar pedicle subtraction osteotomy: a 10-year assessment. Spine. 2007;32(20): 2245–52.

17. Isaacs RE, Hyde J, Goodrich JA, Rodgers WB, Phillips FM. A prospective, nonrandomized, multicenter evaluation of extreme lateral interbody fusion for the treatment of adult degenerative scoliosis: perioperative outcomes and complications. Spine. 2010;35(26 Suppl):S322–30.

18. Youssef JA, McAfee PC, Patty CA, Raley E, DeBauche S, Shucosky E, Chotikul L. Minimally invasive surgery: lateral approach interbody fusion: results and review. Spine. 2010;35 (26 Suppl):S302–11.

19. Dakwar E, Cardona RF, Smith DA, Uribe JS. Early outcomes and safety of the minimally invasive, lateral retroperitoneal transpsoas approach for adult degenerative scoliosis. Neurosurg Focus. 2010;28(3):E8.

20. Acosta FL, Liu J, Slimack N, Moller D, Fessler R, Koski T. Changes in coronal and sagittal plane alignment following minimally invasive direct lateral interbody fusion for the treatment of degenerative lumbar disease in adults: a radiographic study. J Neurosurg Spine. 2011;15(1):92–6.

21. Le TV, Vivas AC, Dakwar E, Baaj AA, Uribe JS. The effect of the retroperitoneal transpsoas minimally invasive lateral interbody fusion on segmental and regional lumbar lordosis. Scientific World Journal. 2012;2012:516706.

22. Anand N, Baron EM. Minimally invasive approaches for the correction of adult spinal deformity. Eur Spine J. 2013;22 Suppl 2:232–41.

23. Akbarnia BA, Mundis GM, Salari P, Bagheri R. Is the less invasive far lateral approach a safe way to reconstruct the anterior spinal column in advanced adult deformity surgery? A minimum 2-year follow-up study. In: IMAST2010: adult scoliosis and kyphosis: proceedings of 17th international meeting on advanced spine technique, IMAST2010, 21–24 July 2010, Toronto, Canada. Milwaukee: The Scoliosis Research Society; 2010.

24. Marchi L, Oliveira L, Amaral R, Castro C, Coutinho T, Coutinho E, et al. Anterior elongation as a minimally invasive alternative for sagittal imbalance—a case series. HSS J. 2012;8(2):122–7.

25. Kepler CK, Huang RC, Sharma AK, Meredith DS, Metitiri O, Sama AA, et al. Factors influencing segmental lumbar lordosis after lateral transpsoas interbody fusion. Orthop Surg. 2012;4(2): 71–5.

26. Uribe JS, Smith DA, Dakwar E, Baaj AA, Mundis GM, Turner AW, et al. Lordosis restoration after anterior longitudinal ligament release and placement of lateral hyperlordotic interbody cages during the minimally

invasive lateral transpsoas approach: a radiographic study in cadavers. J Neurosurg Spine. 2012;17(5):476–85.

27. Deukmedjian AR, Dakwar E, Ahmadian A, Smith DA, Uribe JS. Early outcomes of minimally invasive anterior longitudinal ligament release for correction of sagittal imbalance in patients with adult spinal deformity. Scientific World Journal. 2012;2012:789698.

28. Akbarnia BA, Mundis GM, Moazzaz P, Kabirian N, Bagheri R, Eastlack RK, et al. Anterior column realignment (ACR) for focal kyphotic spinal deformity using a lateral transpsoas interbody approach and ALL release. J Spinal Disord Tech. 2014;27(1):29–39.

29. Legaye J, Hecquet J, Marty C, Duval-Beaupère G. Equilibre sagittal du rachis: relations entre bassin et courbures rachidiennes sagittales en position debout. Rachis. 1993;5:215–26.

30. Smith JS, Sansur CA, Donaldson 3rd WF, Perra JH, Mudiyam R, Choma TJ, et al. Short-term morbidity and mortality associated with correction of thoracolumbar fixed sagittal plane deformity: a report from the Scoliosis Research Society Morbidity and Mortality Committee. Spine. 2011;36(12):958–64.

第31章

胸腰段脊柱损伤

Kelley E. Banagan, Steven C. Ludwig

楼超　田乃峰　徐华梓　译

前　言

在北美，每年约有 150 000 人遭受脊柱损伤，其中绝大部分涉及胸腰段 [1, 2]，损伤主要由机动车交通事故造成。这些损伤往往造成严重的后遗症，并给患者和社会造成巨大的经济负担 [3-7]。

以往，脊柱损伤治疗主要是通过保守的方法，包括牵引、石膏固定和卧床休息 [8]。随着外科技术的进步，各种证据表明手术可以更好地改善患者的神经功能及疼痛评分，从而使得手术处理胸腰段骨折变得越来越普遍 [9, 10]。不管选择何种治疗方法，脊柱损伤的治疗目标是一致的，即阻止神经功能恶化并促进其恢复，获得康复锻炼所需的稳定性以及预防畸形和疼痛。

在过去几十年中，微创脊柱外科（minimally invasive spine surgery，MISS）技术已广泛应用于脊柱退变、肿瘤、畸形、感染和创伤。与传统开放手术相比，MISS 技术在减少和避免并发症的发生上可能更有优势 [11]。对于非稳定性胸腰段损伤，外科医师可建议患者行微创手术治疗。

原理和适应证

传统开放手术治疗脊柱损伤会导致感染率和失血量升高 [3, 12]。而且，开放的后方入路会加重因失神经和局部缺血导致的肌肉损伤。对已损伤区域的肌肉行广泛软组织暴露是造成外伤患者感染率增高的原因之一 [13]。据报道，创伤患者术后感染率高达 10%，而且平均失血量在 1 000 ml 以上 [3, 12, 14]。另有研究表明，开放手术的感染率约为 4.2%，而 MISS 技术仅为 0.22% ~ 1.5% [15, 16]。与疾病特定结果的椎间盘退行性疾病不同，MISS 没有这样的评估方式。与之相反，微创脊柱外科没有可概括的结果。

胸腰段脊柱损伤是否需要手术还要考虑到多种因素，包括骨折类型、患者的神经功能状态以及后方韧带复合体的完整性。手术指征可以参考胸腰段脊柱损伤分类及严重程度的评分系统 [17]。对于需要手术的患者，外科医师可以考虑是否可以通过微创的方法处理。MISS 技术的相对手术适应证包括不稳定性胸腰段爆裂骨折、非手术治疗失败或禁忌的稳定性爆裂骨折、屈曲-牵张骨折和需行腰椎-骨盆固定的不稳定性骨盆骨折 [18-20]。

图 31.1、31.2 是 1 例 22 岁女性车祸伤患者的腰椎前后位、侧位 X 线片。在 I 级创伤中心救治时，她被发现有多处损伤，包括小肠损伤、脾损伤和如图所示的脊柱 Chance 骨折。图 31.3、31.4 分别是 CT 和 MRI 的矢状位图像。该患者的脊柱骨折类型为非稳定性，存在手术指征。考虑到合并其

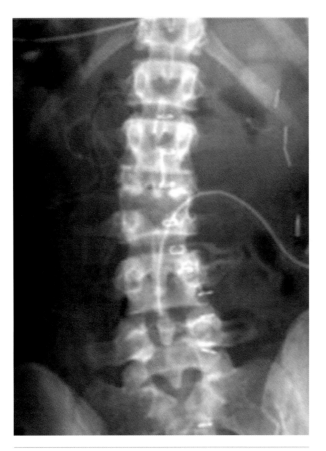

图 31.1　1 例发生高速公路车祸的 22 岁女性患者的腰椎前后位 X 线片，显示 L3 Chance 骨折

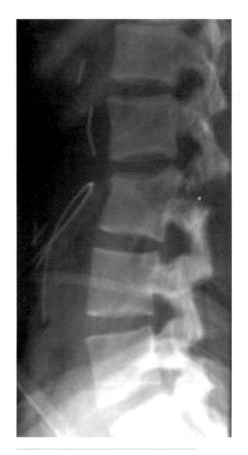

图 31.2　图 31.1 患者的腰椎侧位片

他损伤，故选择微创的手术方式重建脊柱稳定性。图 31.5、31.6 显示的是微创术后腰椎前后位、侧位 X 线片。

尽管有证据显示 MISS 技术在外伤治疗中是有利的，但仍不能忽视其缺点，而且它并不适用于所有患者。MISS 技术依赖于脊柱术中影像学和相关解剖学知识。在没有明显生理解剖标志时，外科解剖学知识是极为重要的。因此，对于缺乏经验的外科医师，该手术不仅螺钉误置率会升高，手术时间和放射暴露也会增加。此外，MISS 下的复位矫形操作远难于开放手术，也更难以达到生物学融合[21]。

某些临床病例需通过微创技术行节段性融合。在治疗脊柱外伤性损伤时，牢固的生物学融合也是重要的手术目标。例如，对于因神经功能不全

的胸腰段爆裂骨折而需前路减压的患者，单一的后方微创入路是不合适的。在这些情况下，常需行椎体次全切除术，同时行前方椎间融合。若采用侧方入路方式，那前路开放相关的并发症将大大减小。然而在前方融合固定之前，也常使用后路经皮微创椎弓根螺钉置入来增加脊柱的稳定性。这项技术先行经后方微创入路实现脊柱力学稳定性重建，同时经前路或侧方入路进行神经减压、前柱重建及生物融合。

对于不稳定性的爆裂骨折或骨折脱位的患者，此时需要后方的稳定和融合，可采用"混搭"的 MISS 入路。包括在脱位节段的小切口经皮椎弓根螺钉置入进行复位，同时通过放置内镜的管状牵开器牵开肌肉，进行靠近中线的融合，对脊柱的损伤将大大减小。对于经皮固定术后出现力

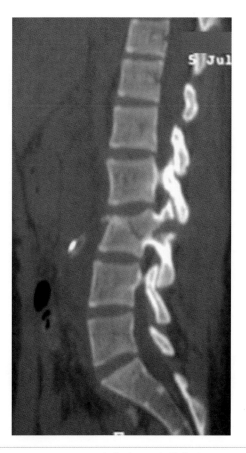

图 31.3 图 31.1、31.2 患者的 CT 矢状位片，显示了 L3 Chance 骨折

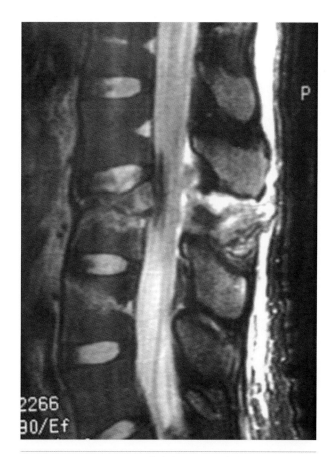

图 31.4 图 31.1 ~ 31.3 患者的 MRI 矢状位图像，显示了 L3 Chance 骨折和后方韧带损伤

学不稳的患者，则需二期行标准的后路开放融合术。

手术技巧

与传统开放手术一样，患者俯卧于可透视床上。骨凸处做到良好的软垫保护，并注意腹部未受到压迫。实现 MISS 技术的关键是获得清晰的透视图像，因此一旦患者摆好体位后，每个需要固定的椎体都应可以获得一个标准的前后位图像。要获得标准的前后位图像，X 线束要与接受治疗的椎体上终板平行。椎体前后缘应重叠，形成单一的上终板影。棘突与两侧椎弓根之间的距离应等长，并且椎弓根影应当略微低于上终板。在采

用 MISS 技术治疗上胸椎疾病时，应特别注意上胸椎后凸的特点，因为患者体位及生理曲度会使该部位标准透视图像难以获得。将患者置于 Mayfield 头架上使颈椎屈曲，同时使脊柱相对前移有助于获得良好的术中影像[13]。

目前有 4 种经皮椎弓根螺钉置入的方法。包括：双平面透视法、导航技术、Magerl 技术或"鹰眼"技术以及标准前后位定位技术。我们采用的方法是标准前后位定位技术。这种技术允许 2 名外科医师分别在脊柱两侧同时工作，避免了使用双平面透视时可能对手术无菌区造成的破坏，并且相对来说节省时间。当无法获得合适的透视图像时，比如患者有严重的畸形，骨量减少或者病态肥胖，采用标准前后位定位技术来施行 MISS 是禁忌的[13, 22]。虽然没相关数据报道，根据我们的经验，只有在

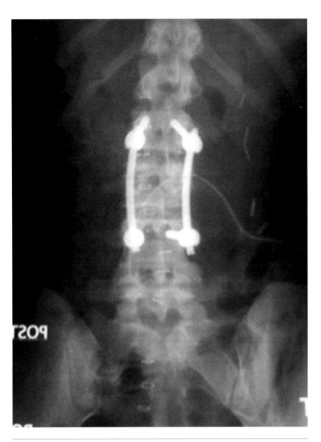

图 31.5 图 31.1 ~ 31.4 患者的术后前后位片，骨折通过后路微创手术获得稳定

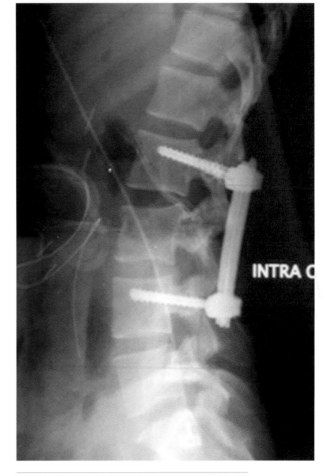

图 31.6 图 31.1~31.5 患者的术后腰椎侧位片

少数情况下会发生这种情况。

在获得标准前后位影像后，通过在患者皮肤上放置克氏针来确定椎弓根螺钉的钉道，同时标记椎弓根的冠状位置。首先，克氏针经椎弓根外侧缘垂直定向，然后通过椎弓根中心做一水平标记。每个椎弓根的 2 条标记线交叉点旁开 1 cm 做皮肤切口[13]。

切开皮肤与筋膜，然后钝性分离肌肉。将 Jamshidi 套管针插入切口，置于关节突外侧缘、横突中线及峡部上方三者交点处。在标准的前后位影像上，这个交点的位置与椎弓根的旁正中壁相一致：分别在 3 点钟和 9 点钟方向。通过影像确认每根 Jamshidi 套管针都已在正确位置上后，用锤子将穿刺针往皮质里敲进几毫米。针尖需要与

上终板平行。然后在皮肤外部 2 cm 的针杆上进行标记，这样在针进入椎弓根时可以追踪进针深度。接着将针敲入椎弓根至标记深度，进针时在标准前后位影像上需保持套针杆与上终板平行，内倾角度 10°~ 12°。一旦套针进入合适的深度，到达椎弓根底部，用 1 根钝头导针通过套管进入骨松质，并前进 10 ~ 15 mm 超过套管尖。采用侧位透视确认导针位置。在侧位透视下需看到导针刚好通过椎弓根与椎体连接处。撤掉套管，保持导针位置不变，沿着导针的轨迹置入 1 枚空心椎弓根螺钉。螺钉的尺寸与长度需在术前测量好。螺钉的进钉点需与冠状面对齐，螺钉的进钉深度应基本相同，进钉深度应当以遇到小关节突外侧面轻微阻力为好。然后拍摄一张侧位片确保每个节段的螺钉长

度合适[13, 23]。

　　在成功置入椎弓根螺钉后，我们将注意力转移到如何把棒通过两边的螺钉。棒的长度经过测量，剪成合适的尺寸并弯曲合适的弧度。一旦弧

度确定，每根棒以从头到尾的方式插入筋膜，利用棒的弧度帮助其穿过螺钉头。一种双手操作的技术可用于置入连接棒。外科医师的优势手握住持棒器，而非优势手操纵螺钉延长部。通过螺钉

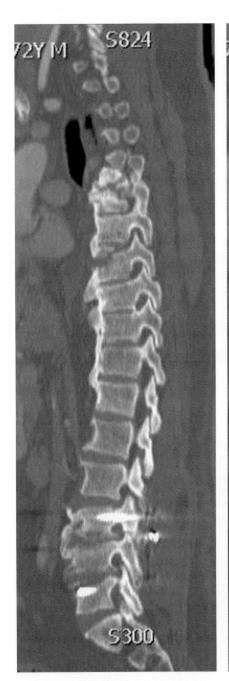

图 31.7　1 例因车祸导致 T8 牵张骨折以及多发其他系统损伤的 72 岁患者的矢状位 CT 平扫

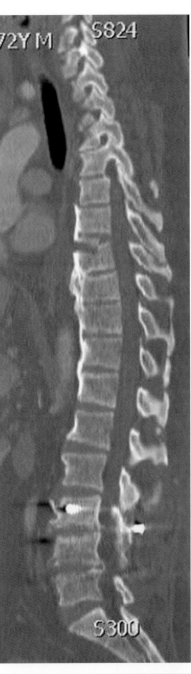

图 31.8　图 31.7 所示患者的矢状位 CT 平扫，取自不同平面

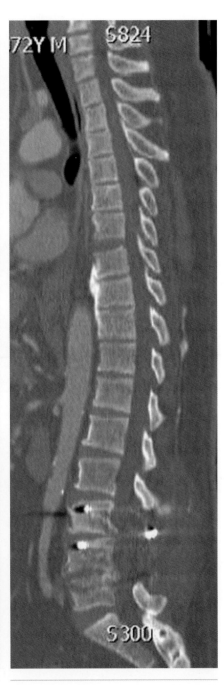

图 31.9　图 31.7、31.8 所示患者的矢状位 CT 平扫，取自不同平面

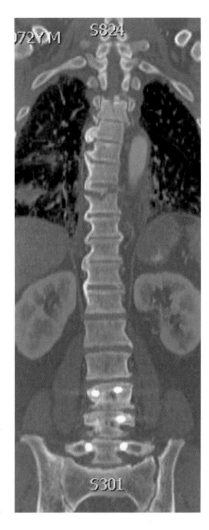

图 31.10 图 31.7~ 31.9 所示患者的冠状位 CT 平扫，取自 T8 损伤水平

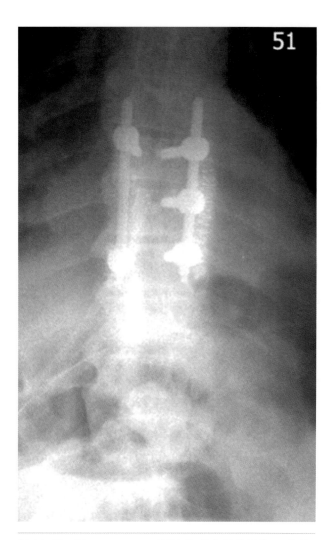

图 31.12 图 31.7 ~ 31.11 所示患者术后前后位 X 线片，取自损伤控制的脊柱微创术后

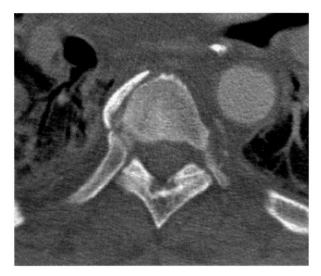

图 31.11 图 31.7 ~ 31.10 所示患者的 CT 轴向平扫，取自 T8 损伤水平

延长部的正旋或反旋使持棒器前进。如果螺钉延长部可以旋转 360°，说明棒没有正确放置，在延长部外。侧位片透视用来确保棒的长度合适并且处于螺钉头内[13]。根据脊柱手术的部位，棒被塑形成前凸或者后凸。如果棒通过胸腰连接部时，则应保持直立。

MISS 技术用于损伤控制

胸腰段损伤的早期经皮固定可以使患者在临床处理上获得早期的稳定，避免传统开放性手术。

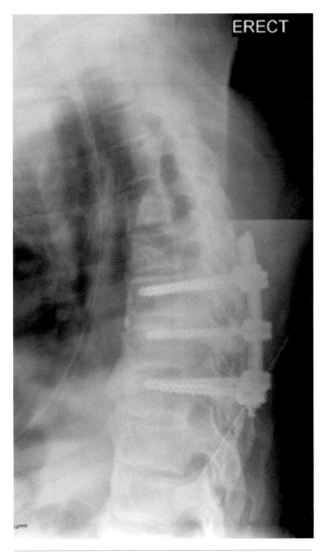

图 31.13　图 31.7 ~ 31.12 所示患者术后侧位片，取自损伤控制的脊柱微创术后

用 MISS 技术对胸腰段骨折进行固定可以降低呼吸并发症和呼吸衰竭出现的风险[5]。无论是开放还是微创手术，血流动力学不稳定、血清乳酸水平升高、凝血功能障碍、体温过低都是施行手术的禁忌证[25]。图 31.7 ~ 31.9 显示的是一名坐在前排发生车祸的 72 岁老人的矢状位 CT 图像。检查发现有 T8 牵张骨折、面部多发骨折、蛛网膜下腔出血，美国创伤外科协会（Association for the Surgery of Trauma，AAST）Ⅲ级肝裂伤，AAST Ⅰ级脾裂伤，右侧气胸以及肋骨骨折。图 31.10 显示的是冠状位 CT。图 31.11 显示的是损伤平面的轴位 CT。因骨折不稳定需进行手术固定，考虑到患者伴有其他多发危及生命的创伤，显然是进行损伤控制手术的 1 例合适患者。图 31.12、31.13 显示的是术后前后位、侧位透视片，拍摄于患者行微创固定术后。

总　结

在急诊的钝性挫伤患者中，脊柱损伤的发生率高达 6.3 %，在北美每年大约有 150 000 人遭受脊柱损伤[2,13]。绝大多数损伤发生在胸段或者腰段。微创手术治疗的发展为外科医师固定胸腰段脊柱骨折提供了另外一种手段。微创手术在治疗骨量丰富的非肥胖患者时最有优势。MISS 技术在胸腰段操作时更为简单，而胸段的脊柱后凸会给操作带来更大的技术上的挑战。手术难易取决于术者的操作技术。

微创脊柱手术因其降低了相关并发症，使其成为治疗脊柱创伤的一个重要选择。更具体来说，采用微创手术固定胸腰段骨折在危重患者的损伤控制治疗中扮演着重要的角色。

致　谢

作者感谢资深编辑 Dori Kelly 对手稿所提供的宝贵帮助。

针对一个多发性创伤的患者，最基本的治疗目标是保持血流动力学的稳定、处理危及生命的创伤、及时清创以及对开放性长骨、骨盆环骨折以及脊柱骨折的早期固定。

传统骨科损伤控制的原则来自于对股骨干骨折治疗的研究，当有危及生命的损伤存在的情况下，股骨干骨折的治疗是通过外固定而不是通过髓内钉固定。这些原则可以类推 MISS 技术治疗胸腰段骨折。MISS 方法对于危重患者具有降低手术出血量和节省手术时间的优势[24]。而且，采

参考文献

1. Holmes JF, Miller PQ, Panacek EA, Lin S, Horne NS, Mower WR. Epidemiology of thoracolumbar spine injury and blunt trauma. Acad Emerg Med. 2001;8(9):866–72.

2. Grazier K, Holbrook TL, Kelsey JL, Stauffer RN. The frequency of occurrence, impact, and costs of musculoskeletal conditions in the United States. Rosemont: American Academy of Orthopaedic Surgeons; 1984.

3. Gertzbein SD. Scoliosis Research Society: multicenter spine fracture study. Spine (Phila Pa 1976). 1992;17(5):528–40.

4. Hu R, Mustard CA, Burns C. Epidemiology of incident spinal fracture in a complete population. Spine (Phila Pa 1976). 1996;21(4):492–9.

5. The National Spinal Cord Injury Statistical Center. Spinal cord injury facts and figures at a glance. Birmingham: The University of Alabama; 2011.

6. DeVivo MJ, Chen Y, Mennemeyer ST, Deutsch A. Costs of care following spinal cord injury. Top Spinal Cord Inj Rehabil. 2011;16(4):1–9.

7. Cao Y, Chen Y, DeVivo M. Lifetime direct cost after spinal cord injury. Top Spinal Cord Inj Rehabil. 2011;16(4):10–6.

8. Williams SK. Thoracic and lumbar spinal injuries. In: Herkowitz HN, Garfin SR, Eismont FJ, Bell GR, Balderston RA, editors. Rothman-Simeone the spine. 6th ed. Philadelphia: Elsevier Saunders; 2011. p. 1132–56.

9. Kaneda K, Abumi K, Fujiya M. Burst fractures with neurologic deficits of the thoracolumbar-lumbar spine: results of anterior decompression and stabilization with anterior instrumentation. Spine (Phila Pa 1976). 1984;9(8):788–95.

10. Kallemeier PM, Beaubien BP, Butterman GR, Polga DJ, Wood KB. In vitro analysis of anterior and posterior fixation in an experimental unstable burst fracture model. J Spinal Disord Tech. 2008; 21(3):216–24.

11. Lee MC, Fox K, Fessler RG. Minimally invasive spinal surgery: evidence-based review of the literature. In: Scuderi GR, Tria AJ, editors. Minimally invasive surgery in orthopaedics. New York: Springer; 2010. p. 529–33.

12. Rechtine GR, Bono PL, Cahill D, Bolesta MJ, Chrin AM. Postoperative wound infection after instrumentation of thoracic and lumbar fractures. J Orthop Trauma. 2001;15(8):566–9.

13. Gomez JA, Ludwig SC. Minimally invasive techniques for thoracolumbar spinal trauma. Comtemp Spine Surg. 2012;131:7.

14. Verlaan JJ, Diekerhof CH, Buskens E, van der Tweel I, Verbout AJ, Dhert WJ, et al. Surgical treatment of traumatic of thoracic and lumbar spine: a systematic review of the literature on techniques, complications, and outcome. Spine (Phila Pa 1976). 2004;29(7):803–14.

15. O'Toole JE, Eichholz KM, Fessler RG. Surgical site infection rates after minimally invasive spinal surgery. J Neurosurg Spine. 2009;11(4):471–6.

16. Rodgers WB, Gerber EJ, Patterson J. Intraoperative and early postoperative complications in extreme lateral interbody fusion: an analysis of 600 cases. Spine (Phila Pa 1976). 2011;36(1):26–32.

17. Patel AA, Vaccaro AR. Thoracolumbar spine trauma classifi cation. J Am Acad Orthop Surg. 2010;18(2):63–71.

18. Magerl F, Aebi M, Gertzbein SD, Harms J, Nazarian S. A comprehensive classification of thoracic and lumbar injuries. Eur Spine J. 1994;3(4):184–201.

19. Palmisani M, Gasbarrini A, Brodano GB, De lure F, Cappuccio M, Boriani L, et al. Minimally invasive percutaneous fixation in the treatment of thoracic and lumbar spine fractures. Eur Spine J. 2009;18 Suppl 1:71–4.

20. Smith WD, Dakwar E, Le TV, Christian G, Serrano S, Uribe JS. Minimally invasive surgery for traumatic spinal pathologies: a mini-open, lateral approach in the thoracic and lumbar spine. Spine (Phila Pa 1976). 2010;35 Suppl 26:S338–46.

21. Karp JE, Ludwig SC. Trauma MIS. Tech Orthop. 2011;26(3): 188–93.

22. Harris EB, Massey P, Lawrence J, Rihn J, Vaccaro A, Anderson DG. Percutaneous techniques for minimally invasive posterior lumbar fusion. Neurosurg Focus. 2008;25(2):E12.

23. Wang MY, Anderson DG, Ludwig SC, Mummanein PV. Handbook of minimally invasive and percutaneous spine surgery. St. Louis: Quality Medical Publishing; 2011.

24. McHenry TP, Mirza SK, Wang J, Wade CE, O'Keefe GE, Dailey AT, Schreiber MA, Chapman JR. Risk factors for respiratory failure following operative stabilization of thoracic and lumbar spine fractures. J Bone Joint Surg Am. 2006;88:997–1005.

25. Banagan K, Ludwig SC. Thoracolumbar spine trauma: when damage control minimally invasive spine surgery is an option. Semin Spine Surg. 2012;24(4):221–5.

第32章

脊柱肿瘤的微创外科治疗

William D. Smith, Kyle T. Malone, Dean Chou

田永昊　刘新宇　译

前　言

原发于脊柱的恶性肿瘤较少，然而脊柱的转移性肿瘤却非常多见，其中原发病灶多来自于乳腺或肺部等[1]。脊柱是恶性肿瘤骨转移中最好发的部位，因癌症死亡的患者中有 30% ~ 90% 的患者会出现脊柱转移病变[1-3]。虽然脊柱转移瘤的发病率很高，但有症状的患者相对少见。脊柱肿瘤中出现脊髓受压表现的发生率在 5% ~ 40%，其中有 10% ~ 20% 的患者需要手术干预[2]。因此在美国，每年有大约 25 000 例需要手术治疗的脊柱肿瘤患者[2]。美国每年新发癌症患者约 140 万人，其中将有一半患者死于癌症及其相关并发症，而且这个数据还在不断上升。针对这一日益显著的问题，临床上需要更加有效、便捷的治疗方法[3, 4]。

脊柱肿瘤的治疗需要综合考虑多方面的因素。首先，由于被诊断患有肿瘤，对生活质量的影响以及需求等方面对患者的心理打击不容忽视[5]。影响决定手术方案有很多方面，包括肿瘤的类型以及生物学特性（恶性、良性、侵袭性等等），是单发或是多发转移病变，系统疾病的严重程度，患者的一般状况，脊柱肿瘤所在的病变节段，脊椎病变所累及的范围（前方椎体、后方结构或硬脊膜受累），临床症状（疼痛最常见），有否神经受压的表现及其程度，是否将要发生神经系统或结构稳定性受累，曾经或正在接受的其他辅助治疗的具体情况（放疗、放射外科治疗、化疗等），患者的治疗需求以及患者的预期生存期[1, 3, 6, 7]。因此，治疗方案的制订既需要多学科的协作，同时又需要个体化的制订治疗计划，这需要脊柱外科、肿瘤内科、肿瘤放射科、影像科、终末期关怀治疗以及康复治疗的合作，以使患者能够在术后达到尽快康复[3, 8]。

回顾既往发表的文献，关于该领域的文献从罕见肿瘤的病例报道到大样本的 meta 分析，相关文章数目繁多。从 MEDLINE（PubMed）医学文献检索中搜索"脊柱""肿瘤"和"手术"后，检索出 8 196 篇文献，其中有 1 202 篇是文献综述。这无疑导致了对肿瘤分类以及手术入路方面缺乏统一的定义，而且使得依据循证医学的临床决策更加复杂[6, 9, 10]。这种情况同样出现在其他方面的脊柱疾患的治疗，而不是在脊柱肿瘤的治疗中所特有[11-15]。例如 Fisher[9] 等在发表于 2005 年的一篇关于原发脊柱肿瘤外科治疗的综述文献中出现最多的运用不当的术语是有关于肿瘤切除边界的描述以及肿瘤切除方式的描述。一般来讲，脊柱肿瘤的切除边界包括有广泛切除（整块切除肿瘤同时还包括周围部分正常组织）、边缘切除（自肿瘤的包膜切除肿瘤）以及瘤内切除（切除时肿瘤有残留）。而标准的肿瘤切除方式有分块切除

（刮除术或分部切除）和整块切除，当肿瘤被作为一个整体切除时则称为整块切除（也称为整体切除或根治性切除）[8, 9, 16]。由于会影响到术后复发甚至预期寿命，因此对于切除方式的准确描述至关重要[9]。

尽管对于术语的描述以及相关的报道并不一致，对于脊柱肿瘤的整块切除最近才开始报道。在 20 世纪 70 年代之前，脊柱肿瘤的主要治疗方式是放射治疗[10, 17, 18]。早期关于脊柱肿瘤的手术治疗均为姑息性手术，其重点是后路的椎板切除减压以缓解肿瘤压迫所导致的椎管狭窄[10, 17-19]。

Young 等在 1980 年进行了一项随机对照研究，对比了椎板切除后行放射治疗和单纯放射治疗的临床疗效。作者发现无论从疼痛缓解程度、步态改善情况，还是括约肌恢复的功能方面，在两组患者中均无明显差异，而且椎板切除组患者的并发症发生率明显增加[19]。由此，自 1980 年至 1990 年初期，放射治疗被作为首选单一治疗方案[20]，即使人们发现行脊柱的前路减压可以很好地从前方直接解除肿瘤自前方向脊髓的压迫[21-23]，从而可以显著改善功能、提高生活质量甚至延长预期生存期[24, 25]，也很少选用外科手术治疗[20]。在 2005 年，Patchell 等的一项随机对照研究比较了 51 例单纯行放射治疗和 50 例行脊柱减压手术联合放射治疗的患者，结果显示后组术后的活动功能改善显著优于前组（84% *vs.* 57%），而且有更多的患者可以维持较好的远期疗效（62% *vs.* 19%），同时手术组的患者较单纯放疗组患者可以应用更少剂量的类固醇皮质激素和阿片类镇痛药物。Klimo 等[26]在 2005 年的一项关于手术治疗和传统放射治疗的 meta 分析比较发现，在 999 例手术治疗患者和 543 例放射治疗患者中，手术组较放射组患者术后运动功能的改善率提高 33%，手术组患者术后恢复运动功能的概率接近放射疗组的 2 倍。根据以上研究结果，作者指出对于放射治疗不敏感而且出现脊髓受压表现的患者，手术治疗应为首选治疗方案，而将放射治疗作为辅助治疗[26]。

外科治疗策略

疼痛是脊柱肿瘤最常见的临床症状（在有症状的患者中有 85% ~ 96% 出现轴性疼痛）[27]，而外科治疗的主要目的是缓解症状，因此疼痛仍旧是外科治疗的主要指征[28]。然而，随着外科技术和放射治疗的发展，外科治疗虽然多数情况下仍然是缓解症状，但是已经朝向以治愈疾病为目的进行转换[6]。外科治疗的其他指征包括：改善神经功能、提高生活质量、局部减瘤以及纠正或预防畸形等[1, 4, 9, 25, 27, 29-31]。

评价患者是否能够耐受手术时，患者的一般状况是主要的参考指标。脊柱转移瘤的患者由于自身免疫系统的破坏以及有脊柱放射治疗的病史，一般状况往往较差。由于自身免疫功能下降，易导致术后感染的风险升高，这尤其多见于后路手术者。而且，行传统的大切口手术时还可能出现切口愈合不良。因此，尤其对于曾经接受局部放射治疗的患者，术后切口的并发症明显增加，包括局部复发、切口愈合不良等[32]。而对该类患者采用微创入路手术，可以明显降低总体并发症发生率，其中最重要的一个方面就是明显降低切口愈合不良的发生率[33-38]。

脊柱肿瘤最常发生于胸椎（70%），其次是腰椎（20%）和颈椎（10%）[3]。各部位的局部解剖结构特点决定了其手术入路。对于 C0-C2 节段的上颈椎，虽然前路经口腔手术已有报道，而且可以通过单一切口完成寰枢椎部位的病变切除和重建固定 [例如经口咽寰枢椎复位固定钉板系统（transoral atlantoaxial reduction and plating，TARP）][40-42]，后路手术仍是最常采用的术式[39]。对于 C3-C6 节段下颈椎，由于肿瘤很少位于后方结构，而前路显露方便，因此前路手术是首选入路。当骨质条件较差或者病变位于多节段时，往往需要前后联合入路手术[39]。在 C7-T1 的颈胸交界处，需要根据病变的具体特点以及患者的个体特点，选择前路或后路手术[4, 39]。

对于 T1 至 T2 上胸椎病变，前路手术多需要行改良胸骨柄截骨和锁骨离断入路，或者选择后路手术。对于 T2 至 T5 椎体，前路由于心脏及大血管的阻挡手术显露比较困难，可以考虑行高位的经胸腔或者经腋入路。从循证医学研究证据来看，对于 T5 至 L5 节段病变，强烈推荐行手术治疗。然而并不推荐限定于某一种手术入路，因为无论前路、后路或者侧后方入路均有其各自的适应证 [3, 6, 9, 27]。但是有个别报道推荐选用前路手术，因为前路手术显露良好，而且可以有选择性的使用内固定 [前外侧固定和（或）后路固定] [16, 34, 43-52]。

由于用于指导肢体肿瘤治疗的标准化肿瘤分期系统并不适用于脊柱肿瘤，许多学者开始研究适用于脊柱肿瘤手术治疗的外科分期系统 [6, 9, 44]。目前用于脊柱肿瘤的外科分期系统主要有两大系统，即 Enneking 分期系统 [53, 54] 和 Weinstein-Boriani-Bagini（WBB）分期系统 [55]。在 WBB 分期系统中，脊柱轴位断面被平均分为 12 等份的扇形，按顺时针顺序由 1 ～ 12 依次标记，计数 12 位于棘突。而且，由外向内分为 A ～ E 5 层以表示肿瘤侵及的范围，A 代表椎体周围部分，依

次向深层至 E 代表硬膜囊水平（图 32.1）。根据 WBB 分期系统中的病变部位，可以用来指导手术方式，例如位于 4 ～ 8 区或 5 ～ 9 区的病变需行椎体切除术，位于 2 ～ 5 区或 7 ～ 11 区的病变可以行单侧椎体切除，而较少见的位于 10 ～ 3 区后方结构的病变则可以行单一后路切除 [9, 55]。在基本确定手术入路后，其次要考虑肿瘤的部位、形态学特点以及肿瘤的生物学特点。总体来讲，前柱结构是脊柱肿瘤最好发的部位，有 66% ～ 85% 的脊柱肿瘤位于前方椎体，而不到 33% 的肿瘤位于后方结构 [1]。了解肿瘤发生部位对手术方案设计非常重要，首先，与后路手术相比，前路手术显露充分，更容易处理位于前方椎体部分的肿瘤，因此是椎体肿瘤切除的"金标准"手术方式 [8, 16, 44, 45, 47-49, 56]，另外，经后路完成前方椎体肿瘤的切除时，需要首先将后方骨性结构去除，从而需要行内固定来稳定脊柱 [1, 45]。当肿瘤位于后方结构时，后路手术自然是首选术式。同时需要指出的是，近期使用微创后路手术完成椎体次全切的报道显示，该术式在治疗脊柱前

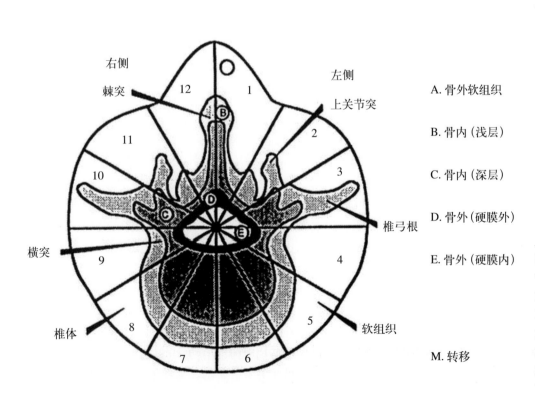

右侧
棘突

12　1

左侧
上关节突

11

2

10

3

椎弓根

横突

9

4

椎体

8

5

软组织

7　6

A. 骨外软组织

B. 骨内（浅层）

C. 骨内（深层）

D. 骨外（硬膜外）

E. 骨外（硬膜内）

M. 转移

图 32.1　脊柱肿瘤 Weinstein-Boriani-Bagini（WBB）分期系统中的椎体周围示意图（图片经 Boriani[55] 授 权，Wolter Kluwer Health 机构允许采用）

方及后方的肿瘤时均非常实用^[36, 57]。

手术入路

传统入路

目前，为缓解脊柱肿瘤临床症状的单纯椎板减压已经基本不被采用。传统的后路或后外侧入路手术目前主要用于对前方结构的减压，同时必要时加用后路内固定及重建。

Holman 等在 2005 年比较了腰椎转移瘤患者的两种手术方法，一种是经后路减压、经椎弓根椎体切除同时联合椎弓根钉棒固定的后外侧融合术，另一种是前后联合入路手术（同时或分期手术）^[28]。在该项研究中，有 139 例患者在 7 年间接受了 166 次手术。患者的平均年龄是 55 岁，所有患者的预计生存期均大于 3 个月。最常见的原发肿瘤部位是肺部（24%）和骨（31%）。有 64% 的患者术前曾经接受了某种形式的抗肿瘤综合治疗。单一前路手术者有 54 例（39%），单一后路手术者有 63 例（46%）。前后联合入路手术者有 22 例（16%）。共完成 98 例椎体切除，平均术中出血量约 1 500 ml（25 ~ 21 000 ml），平均输注红细胞 2 个单位（0 ~ 41 个单位）。前路椎体切除出血量明显小于后路经椎弓根椎体切除者（1 375 *vs.* 2 000 ml）。有 58% 的患者开始辅助抗肿瘤综合治疗，而有 17 例患者共行 27 例二次手术，其中有 11 例为肿瘤局部复发。有 38 例（27%）患者出现 54 例术后早期并发症。不同手术入路其术后并发症亦不相同，前路手术无 1 例出现术后感染，后路手术出现术后感染者有 7 例（11%），而前后联合入路手术的总体术后并发症发生率最高（75%），单一后路手术的总体术后并发症最低（19%）。前路手术的术后并发症发生率为 31%。

几乎所有的患者（95%）术后神经功能均有所改善或无明显变化。然而，前路或前后联合入路与单一后路手术相比，其术后神经功能改善率要明显增加（三者分别为 41%、50% 和 27%）。

术后 6 个月、术后 1 年和术后 5 年的生存率分别是 67%、54% 和 23%。

Fourney 等亦通过前后联合入路手术治疗了 26 例复杂的胸腰段脊柱转移瘤的患者^[58]。有 58% 为脊柱转移性肿瘤，而有 42% 为原发的脊柱肿瘤。其中有 20 例患者（77%）术前曾接受了抗肿瘤综合治疗。平均手术时间为 636 分钟（423 ~ 882 分钟），平均术中出血量为 2 100 ml（750 ~ 10 000 ml）。平均住院日是 10.5 天（4 ~ 57 天），有 54% 的患者术后接受了辅助抗肿瘤综合治疗。有 7 例患者（27%）发生 9 种（35%）主要术后并发症，其中包括 1 例脑脊液漏继而并发了脑脊膜炎、深部切口感染、神经功能症状加重、肺炎、消化道出血、低灌注性肾功能衰竭以及术后意识错乱。另外，次要并发症有 5 例（19%）。合计总体并发症发生率为 54%。多数患者（96%）有疼痛症状，除 1 例患者外，其余所有疼痛患者疼痛均得到部分或完全缓解。而且除 1 例患者外，其余所有患者的神经功能均有所改善或不再进展。在术后前 30 天内无死亡患者，而术后 1 年的生存率为 68%。

在一项对 25 例脊柱转移瘤患者行开放的经椎弓根椎体切除、减压以及 360° 融合治疗的研究中，Bilsky 等^[59]发现其平均术中出血量为 1 700 ml，平均手术时间为 7 小时，而平均住院日为 11 天。有 48% 的患者出现术后并发症，其中包括 2 例术后感染，3 例于术后 30 天内死亡。所有患者术后疼痛症状均得到缓解，而有 80% 的患者术后神经系统功能状况有所改善或不再进展。

总的来说，文献报道显示经后路开放手术完成病变切除和（或）重建时，术后感染发生率显著增高，前路手术术后感染率则大大减少。术后切口的愈合对及时开展后续的辅助治疗非常重要。Bauer^[60]报道 67 例胸腰椎肿瘤的患者行后路减压及内固定后，有 19.4% 发生术后切口愈合不良，而术后感染率为 16%。与以上结果类似，Harrington^[61]报道在脊柱肿瘤后路手术后，术后切口不愈合以及感染的发生率为 50%，而与之相应的前路手术术后感染的发生率仅为 1.3%。

Fisher 等[9] 报道了 26 例脊柱肿瘤行整块切除术的临床结果。在这 26 例脊柱肿瘤患者中,有 19 例为恶性,7 例为良性,其中包括 7 例脊索瘤、4 例软骨肉瘤、3 例骨肉瘤以及 3 例骨母细胞瘤。手术方式为一期或分期行前后联合入路手术。总的来说,首先行自体髂骨取骨,然后经后路切除位于后方结构的病变,最后再通过侧卧体位下的前后联合入路手术,完成整块肿瘤的分离与切除。有 15 例患者获得了广泛切除,有 4 例患者为边缘性切除,而有 7 例患者行囊内分块切除,平均每位患者术中切除 2.6 个椎体（1 ～ 8 节段）。平均手术时间为 18.6 小时（1.3 ～ 56.3 小时）,平均术中出血量为 3 880 ml。早期的手术并发症有:11 例患者出现大出血（大于 5 000 ml）,术后切口深部及浅部感染分别有 2 例,而所有患者的总体并发症发生率为 92%。

微创入路

近十年来,脊柱外科在微创入路技术方面有较大的发展和应用,包括从内镜下的手术操作发展到利用特殊微创牵开器在肌间隙入路完成传统的手术操作技术。由于患者的需求和期望、医疗保险与社会方面要求削减手术费用（例如要求减少并发症的发生率以减少住院费用）[62, 63],以及

面对日益增加的老龄人口而需要提高医疗效率（例如减少每台手术中手术医师的数量）等原因,微创入路手术正逐渐取代传统的手术入路方式[64]。

因此,非内镜下的新型微创入路手术正开始应用于胸腰椎肿瘤切除。而目前在脊柱转移瘤方面用于肿瘤切除和椎体切除的最主要的两种微创手术入路分别是小切口经椎弓根入路和小切口侧方入路手术[36, 51, 57, 65-67]。

小切口经椎弓根椎体切除

继小切口单侧入路经椎弓根椎体切除术的报道之后,Chou 和 Lu[65] 在 2011 年报道了小切口双侧经椎弓根,360°减压及前方人工椎体重建术。该术式可以通过单一切口完成前方椎体切除和后方内固定重建,因此尤其适用于椎体肿瘤的手术治疗。不足的是,虽然该术式是微创手术,但需要行部分的后方肌肉的剥离和筋膜切开。

小切口经椎弓根椎体切除既往亦有报道[65],该术式经后正中切口完成 360°的椎管减压以及椎体切除和融合。术中患者俯卧于 Jackson 手术床上。在手术节段取后正中皮肤切口,但注意保护深面的筋膜层（图 32.2）。在该皮肤切口内,通过在筋膜层的开口于病变水平的上下各 2 个节段内置入经皮椎弓根螺钉（图 32.3）。然后,切

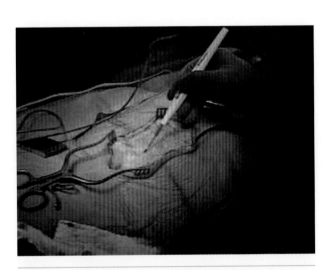

图 32.2　小切口经椎弓根入路胸腰椎椎体切除、后路内固定手术中的皮肤切口以及保留筋膜层结构的术中照片

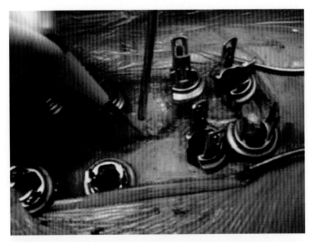

图 32.3　经筋膜层置入经皮椎弓根钉的术中照片

开拟行椎体切除水平的筋膜层，向深部显露病变节段的上下相邻椎板（图32.3）。切口内置入微创牵开器或后颅凹拉钩（图32.4）。行病变节段的全椎板切除，然后切除横突及黄韧带以及所显露的上下相邻节段的部分椎板，保留肋骨头（图32.5～32.7）。在胸椎节段，在切除病变节段椎弓根后，显露并结扎切除神经根。确定拟切除病变椎体的上下椎间盘。然后，利用磨钻、髓核钳以及0.25英寸（1英寸＝2.54 cm）骨刀经椎弓根分别自双侧完成前方椎体切除，每侧切除1/2椎

体。在经一侧椎弓根完成半侧椎体切除后，于同侧安装临时固定棒行临时固定，然后自对侧完成剩余1/2椎体切除。在椎体切除完成后，切除上下相邻椎间盘并处理相邻终板。用Woodson剥离子将后纵韧带自硬膜囊表面剥离并切除，从而防止其在撑开椎间隙时压迫脊髓。

用电刀剥离肋骨近段至肋椎关节外侧约3 cm处，用磨钻行肋骨头截骨。必要时，可行肋骨头关节分离技术以进一步松解肋骨头[65]。然后，通过向外侧及深部牵拉肋骨头，在其于椎管间间隙

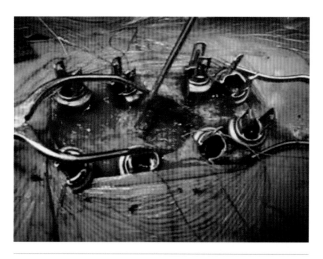

图32.4　切开筋膜层，显露以上下相邻椎板及两侧横突为界的椎体切除所需范围的术中照片

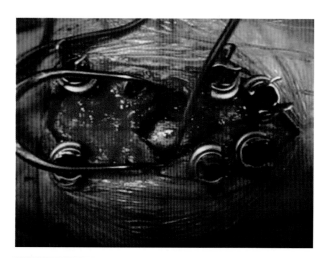

图32.5　经椎弓根椎体切除前的后方减压术中照片

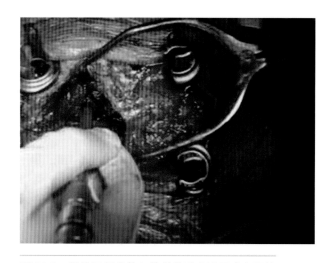

图32.6　经椎弓根椎体切除前的后方减压术中照片

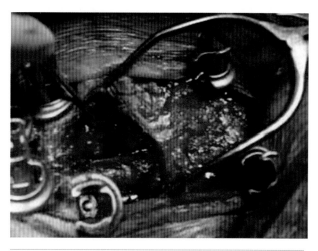

图32.7　小切口经椎弓根入路中显露前方椎体的术中照片

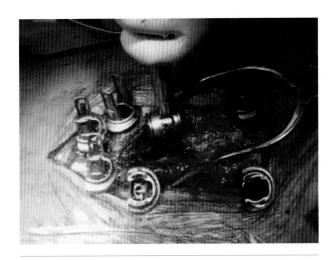

图 32.8　小切口经椎弓根椎体次全切植入人工椎体的术中照片

将可撑开椎间融合器自一侧植入前方以重建脊柱前柱（图 32.8）。然后内侧调整椎间融合器位置，使之位于硬膜囊正前方。微创牵开器可能会影响安装及调整椎间融合器，此时可将其替换为后颅凹拉钩。在术中影像透视确认下，根据局部病变程度以及椎体高度所需要恢复的程度，将椎间融合器撑开至适当高度（图 32.9）。在椎间融合器周围置入植骨材料，然后安装并固定对侧连接棒，安装 2 枚横连接（图 32.10）。于硬膜外间隙置管引流，缝合深筋膜层，使用 8 字法缝合经皮椎弓根钉处的深筋膜开口，依次常规缝合皮下及皮肤各层（图 32.11）。

已经有文献报道了利用小切口经椎弓根椎体切除术治疗包括肿瘤之内的胸腰椎多种疾患。Chou 和 Lu[65] 在一篇技术报道中比较了 8 例小切口经椎弓根椎体切除和 8 例传统开放后入路椎体切除患者（两组患者中大部分都是脊柱转移瘤患者），结果显示微创入路手术组患者的平均手术时间为 8 小时，平均术中出血量为 1 250 ml。而传统开放入路组患者的平均手术时间为 6.75 小时，平均术中出血量为 2 450 ml，出血量接近微创入路手术组的 2 倍。微创手术入路组有 1 例发生术后感染，而开放手术组中有 2 例发生术后硬膜外血肿。微创手

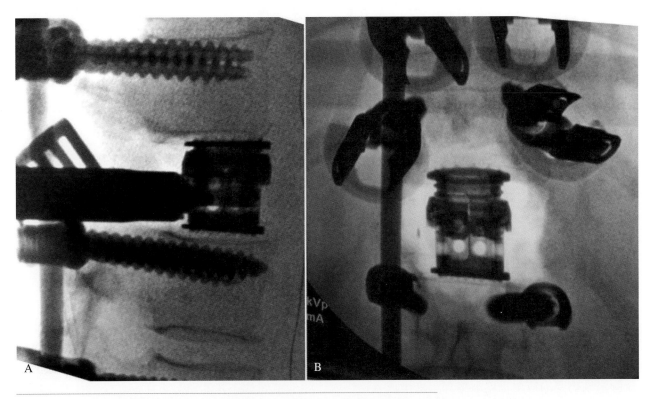

图 32.9　小切口经椎弓根入路中植入人工椎体的术中侧位（A）和前后位照片（B）

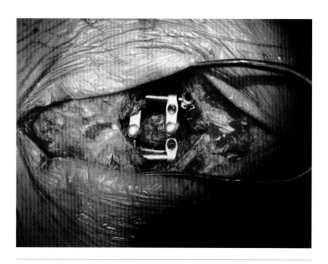

图 32.10 单一后路皮肤切口并多点筋膜切开后，行双侧经椎弓根椎体切除与双侧经椎弓根内固定的术中照片

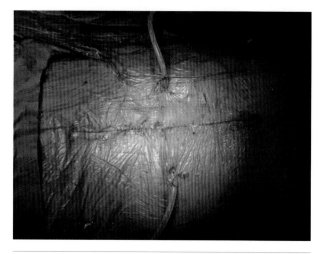

图 32.11 小切口经椎弓根入路手术后皮肤缝合以及双侧置管引流的术中照片

术组中所有患者术后神经功能均有所改善或未再加重，而开放手术组中有 1 例患者术后神经功能较术前加重。

Lu 等[36] 将 18 例小切口经椎弓根椎体切除的脊柱肿瘤患者与 9 例开放手术患者进行了比较，结果显示微创手术组的患者平均术中出血量为 153 ml，平均手术时间为 239 分钟，平均住院日为 5 天。与之相比，开放手术组患者的平均术中出血量为 372 ml，平均手术时间为 273 分钟，而平均住院日为 8 天。两组中均各有 1 例术后并发症发生（发生率分别为 5.5% 和 11%）。两组中所有的患者术后神经功能均有所改善或未再加重。

在治疗腰椎椎间孔处、硬膜外肿瘤时，该手术入路同样取得了类似的临床疗效[67]。

小切口侧方经腰大肌入路

小切口侧方腹膜后、经腰大肌入路椎间融合术 [极外侧椎间融合术（extreme lateral interbody fusion，XLIF），NuVasive Inc., San Diego, CA] 最早出现于 20 世纪 90 年代末期，而于 2006 年被首次报道[68]。该手术入路可以通过微创的方式经前方界面达椎体前柱，因此在治疗 T4 至 L5 节段胸腰椎病变的应用正逐渐增加。由于该入路手术可以避免开胸手术所带来的并发症，这种优势

已经使其成为胸腰椎创伤或肿瘤前路手术显露的金标准[69]。

总的来讲，在腰椎方面，该入路需要通过钝性分离腰大肌而到达椎体及椎间盘侧面，而在胸椎则需要在胸膜后或经胸入路，手术均以微创方式完成（椎间融合需 2 ~ 4 cm 切口，而椎体切除则需要 4 ~ 7 cm 切口）。对于腰椎，在显露以及置入内植物时均需要严密的神经电生理监测，从而实时了解腰丛神经的神经电位阈值和方向[70]。虽然用于治疗肿瘤的报道较少[51, 66, 73]，但该小切口侧方入路手术用于治疗胸椎疾患或完成胸腰椎椎体切除均有所报道[69, 71-76]。

腰椎

小切口侧方经腰大肌入路腰椎椎体切除术的手术入路与侧路腰椎融合术基本相同。经侧方切口显露腹膜后间隙，然后用手指钝性分离至腰大肌侧面。通过神经电生理监测实时保护腰丛神经，置入逐级扩张套管（NV M5®，NuVasive, Inc.）以显露腰椎椎体侧面。在行腰椎椎体切除时，经腰大肌首先分别显露拟切除椎体的上下椎间隙。在切除病变椎体前，首先切除椎体的上下相邻椎间盘，并处理上下终板，松解手术节段并制备植骨床（图 32.12）。在经腰大肌入路的每一

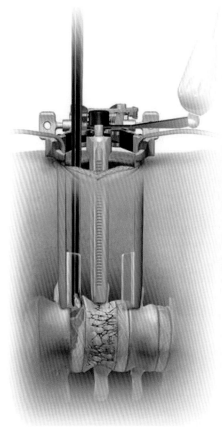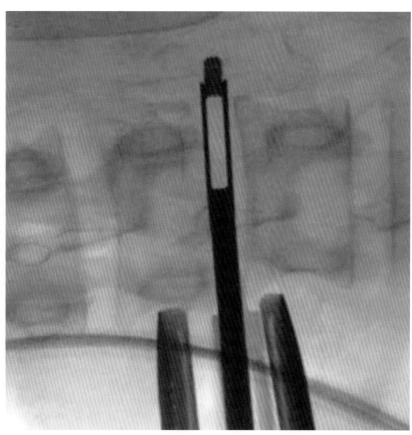

图 32.12　拟切除椎体邻近节段椎间盘切除的前后位示意图以及术中透视像（版权 Nu Vasive, Inc.，使用经过许可）

步操作都需要在透视定位及严格神经电生理监护下完成。之后，再通过腰大肌入路显露病变椎体的中部，辨认并结扎节段血管。标准的侧位透视（投射方向与地面垂直）有助于正确地置入微创牵开器并确定工作通道的位置，从而减少损伤周围重要解剖结构的概率。牵开器的后方叶片位于硬膜囊的前缘，前方叶片保护前方的大血管（图32.13）。

由于腰丛神经的解剖位置使直接从侧方显露硬膜囊有一定困难，尤其在行下腰椎椎体切除时，可以使用 Epstein 刮匙来去除椎体后缘的骨块。完成椎体切除后，植入人工椎体并适当撑开以完成该节段椎体重建。当选择单一侧方入路时，可使用椎体前外侧钉板内固定，也可以联合后方入路行后路椎弓根钉棒内固定（图 32.14 ~ 32.16）。

胸腰段结合部

胸腰段结合部的小切口侧方入路需要注意膈肌和胸腔。对于免疫功能缺陷的患者，膈肌活动度差而容易受伤，因此处理起来尤其困难。术中保持膈肌和胸膜的完整性有助于避免术中的破碎组织进入胸腔，减少癌细胞播散以及全身并发症的发生。与此同时，牵拉膈肌可以保护肺脏。因此在胸腰段椎体的小切口侧方入路显露时，要注意经过正常的组织间隙。这样可以减少不必要的剥离和相关并发症的发生。既往已有文献详细描述了胸腰段脊柱小切口侧方入路的相关解剖特点[73]。行胸腰段椎体切除时，一般需要显露并切除部分第 11 肋。在显露并切除相应肋骨（例如第 11 肋）之前，应当首先显露第 12 肋并游离其血管神经束。然后，将膈肌向内上方游离，连接胸膜后间

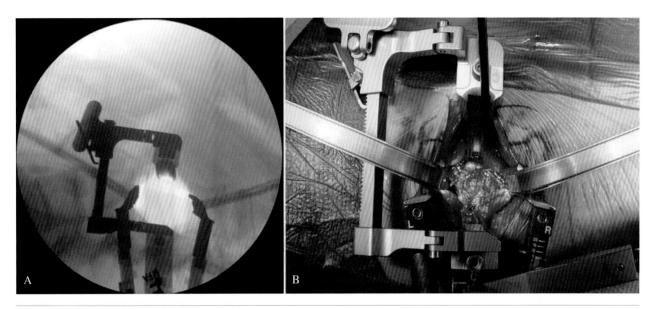

图 32.13 小切口侧方入路椎体切除术中,置入微创牵开器后的侧位透视像(A)和术中照片(B),牵开器前后叶片的位置确定了手术野的前后缘。在牵开器被置于恰当位置后,在标准侧位透视(垂直于地面方向)引导下的垂直操作可以避免损伤前方的大血管以及后方的硬膜囊

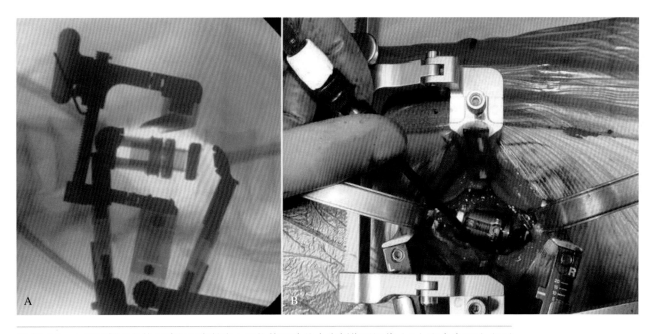

图 32.14 小切口侧方椎体切除后行宽基底人工椎体重建的术中侧位透视像(A)和术中照片(B)

隙与腹膜后间隙。自胸膜后间隙显露椎体侧方(图32.17),置入微创牵开器,并尽量将其向后方放置,从而可以显露同侧的椎弓根、关节突关节及椎板。在牵开器达到椎体侧面后,因后方叶片需要置于

肋骨头表面以利于显露,因此长度应较前方叶片短 10 ~ 20 mm(MaXcess®, NuVasive, Inc.)。由于牵开器是组配式安装,能够根据不同患者选择个体化安装从而尽量减少组织损伤。当显露步骤

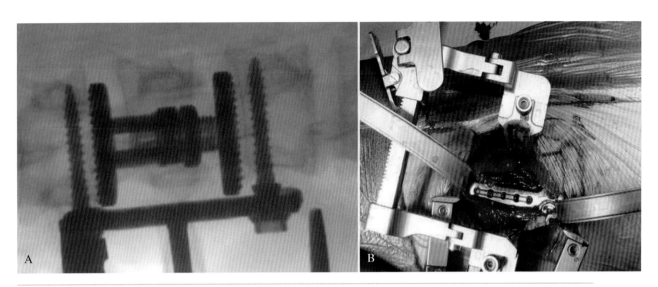

图 32.15　小切口侧方椎体切除术中行宽基底人工椎体重建和前外侧钉板固定的术中透视像（A）和术中照片（B）

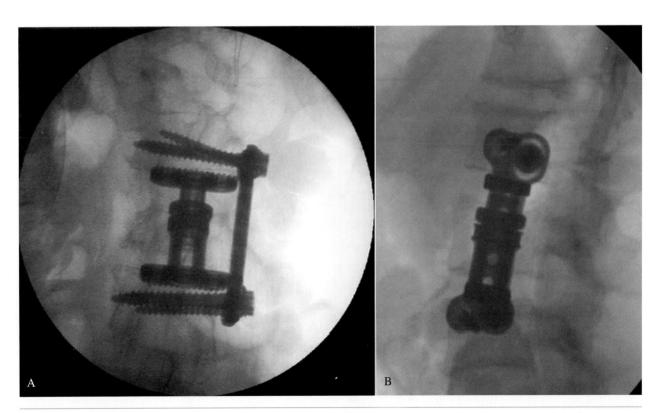

图 32.16　单一小切口侧方椎体切除术中行宽基底人工椎体重建和前外侧钉板固定重建脊椎双柱结构的术中前后位透视像（A）和侧位透视像（B）

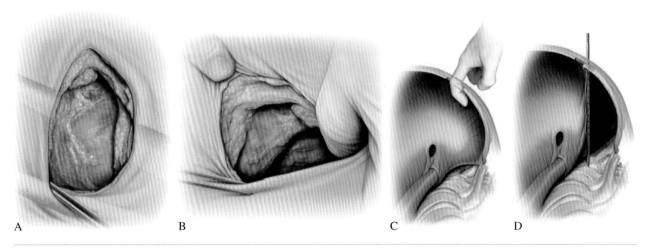

图 32.17　A. 胸腰段脊柱小切口侧方椎体切除术中行肋骨切除。B. 探查胸腔。C. 游离膈肌。D. 胸膜后间隙置入扩张管示意图（经版权所有者 NuVasive 公司允许采用）

完成后，椎体切除操作与腰椎节段类似。

对于胸腰段小切口侧方入路手术还有以下几点需要注意。膈肌的整体走行是向近端，并与胸膜融合，因此要尤其注意保护膈肌，避免损伤。术中如果损伤胸膜，并不影响手术操作，但注意术后应常规留置胸管引流。对于术中膈肌损伤，如果损伤小于 2 cm，一般不需要进行修补。最后，胸膜层在椎体表面走行并形成反褶，因此显露椎体表面时需要剥离 2 层胸膜。

胸椎

当操作比较熟练时，胸膜外入路一般向近端可以显露至 T6 或 T7 椎体。然而，对于一般情况较差、胸膜比较薄弱者，显露胸椎侧方往往需要经胸腔入路。胸膜外入路显露胸椎时，可以减少肺脏损伤的相关并发症，同时也可以减少肿瘤细胞向肺脏的播散。胸膜外入路对肺脏干扰较小，而经胸腔入路时，需要直接牵拉肺脏，而且肺脏容易进入经过牵开器而鼓入手术区域。可以在肺脏与牵开器拉钩表面放置棉垫，从而在操作时保护肺脏。胸椎的小切口侧方入路手术的麻醉操作中可以不需要行双腔通气插管，简化了麻醉操作的同时，也降低了术后肺不张和肺炎的发生率。

术前 CT 在胸椎侧路手术时非常重要，它可以确定手术节段肋骨头与相应水平椎管、椎间盘以及椎弓根的位置关系。在显露并确定椎体侧方后，就可以通过咬骨钳、高速磨钻或骨刀等器械去除肋骨头。切除肋骨近端后，再经侧方切除椎弓根（部分或完全）就可以显露椎管及硬膜，这样就可以在直视下保护脊髓。值得一提的是，在术中前后位透视确定位置后，只要保持自椎弓根外壁向内壁的操作方向，可以利用高速磨钻安全、大胆地去除椎弓根直至其内侧壁。椎弓根的内侧皮质部分可以在最后利用椎板咬骨钳等器械小心切除。

在胸椎椎体切除后，植入人工椎体时尤其要注意尽量增加人工椎体与相邻椎体的接触面积，从而可以最大程度地纠正畸形并维持矫形效果。通过该切口，可以直接安装前外侧钉板系统以提供双柱支撑，而且必要时可以加行后路钉棒内固定以增加稳定性。

既往报道结果

Uribe 等[51] 在 2010 年报道了一组 21 例经 XLIF 入路治疗的胸椎肿瘤患者的临床结果，资料来自两个治疗中心，随访时间在 3 年以上。患者的平均年龄为 57 岁，多数为男性。其中最常见的肿瘤类型是脊膜瘤，其次是神经纤维瘤和浆细胞瘤。有 13 例（62%）行前路椎体切除，5 例（23%）行椎间融合，而其余患者未行内固定（单纯神经纤维瘤切除）。平均随访时间 21 个月。该组患者的平均术中出血量为 291 ml（25 ～ 1 650 ml），平均住院日为 3 天。内固定方式中，前外侧钉板者 72%，而后路椎弓根钉棒固定者 28%。术后并发症发生率为 5%（1 例肺炎）。有 2 例行肿瘤次全切除，有 2 例术后因肺部转移死亡（1 例在术后 6 个月，1 例在术后 12 个月）。视觉模拟量表（visual analog scale，VAS）疼痛评分和 Oswestry 功能障碍指数（Oswestry disability index，ODI）的改善率分别为 62% 和 53%。

Dakwar 等[66] 报道了一组经 XLIF 入路完成的神经纤维瘤切除的 3 例患者。平均术中出血量为 150 ml，平均手术时间为 85 分钟，平均住院日为 2 天，无术后并发症发生，所有 3 例患者术后疼痛程度及肢体功能均较术前明显缓解。类似的一篇文献报道了 XLIF 经胸膜后入路治疗 1 例位于 T11-T12 椎间孔处的胸膜后神经纤维瘤[73]。其术中出血量为 150 ml，手术时间为 2 小时，未出现术后并发症。

典型病例

病例 1：患者女性，30 岁，临床表现为进行性加重的背痛及膀胱括约肌功能障碍。术前影像学诊断为位于 T9 节段的硬膜下脊膜瘤（图 32.18A、C）。

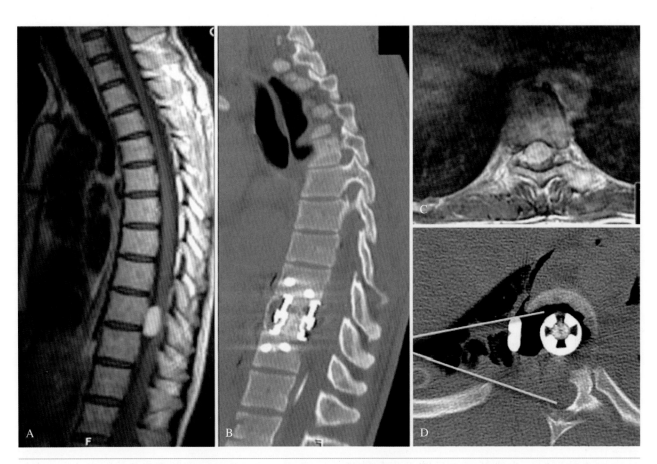

图 32.18　术前矢状位和轴位磁共振影像（A、C）以及术后矢状位和轴位 CT 像（B、D）显示了 1 例 T9 椎体切除、人工椎体重建及前外侧钉板固定治疗椎管内脊膜瘤。黄线内的区域代表小切口侧方手术入路所显露的大体范围（D）

手术方式为经侧方 T9 椎体切除并前路钉板内固定，术中出血量为 240 ml，术后 72 小时出院（图 32.18B、C 和图 32.19）。

病例 2：患者男性，43 岁，肥胖。诊断为 1 期舌鳞状细胞癌，并于 2009 年接受放射治疗和舌切除术。患者于 2010 年因左侧颈部肿瘤复发行左侧根治性颈部清扫术。患者在 2012 年因急性背痛及双下肢无力于急诊就诊。CT 显示 T12 椎体病理性压缩骨折并 T11 左侧椎体和椎弓根范围约 2 cm 的转移性骨破坏。头颅 MRI 显示右侧小脑半球侧方有一局部强化灶，考虑为转移瘤。手术方式为经侧方胸膜后入路 T12 椎体切除，人工椎体重建，同时于侧方入路行椎板切除、椎弓根切除并前路钉板内固定（图 32.20）。未出现术中并发症，患者于术后 10 天出院并转入临终关怀机构。

病例 3：图 32.21、32.22 显示了经椎弓根椎体切除术。

注意点与结论

在脊柱肿瘤的治疗中，肿瘤的组织学特点、患者的预后、患者的整体状况、肿瘤的部位以及患者的要求决定了手术策略。因此，脊柱肿瘤的手术治疗将会是传统手术技术与微创手术入路的有机结合。希望在治疗目标不变的情况下，尽量减少手术入路所带来的并发症。

脊柱转移瘤的治疗理念还在不断改进。转移性肿瘤治疗模式的变更将会体现在手术治疗地位的变化、新辅助治疗的改进和发展等方面[77, 78]。

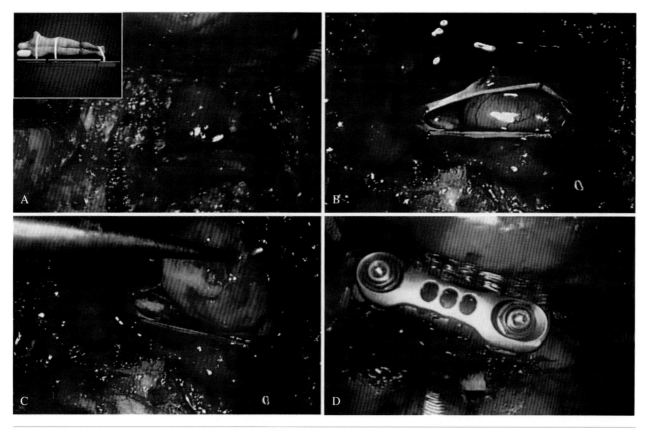

图 32.19 A. 术中照片显示切除 T9 椎体、显露硬膜。B. 切开硬膜后显露肿瘤。C. 切除肿瘤。D. 植入人工椎体及侧方钉板固定

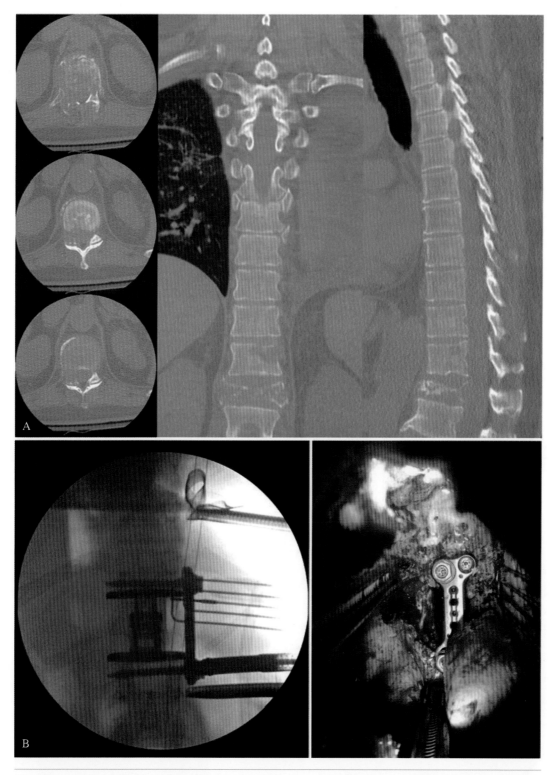

图 32.20 术前 CT 像显示 T11 椎体及椎弓根转移瘤（A），手术行胸膜外入路侧方椎体切除、椎板切除及关节突切除（B），并行宽基底人工椎体重建及前外侧钉板内固定（B、C）。术后轴位 CT 像显示通过侧方 XLIF 椎体切除术能够完成的减压范围（根据 WBB 分期约在第 4 至第 11 区）（D）（图片经 Boriani 等 [55] 授权，Wolter Kluwer Health 机构允许采用）

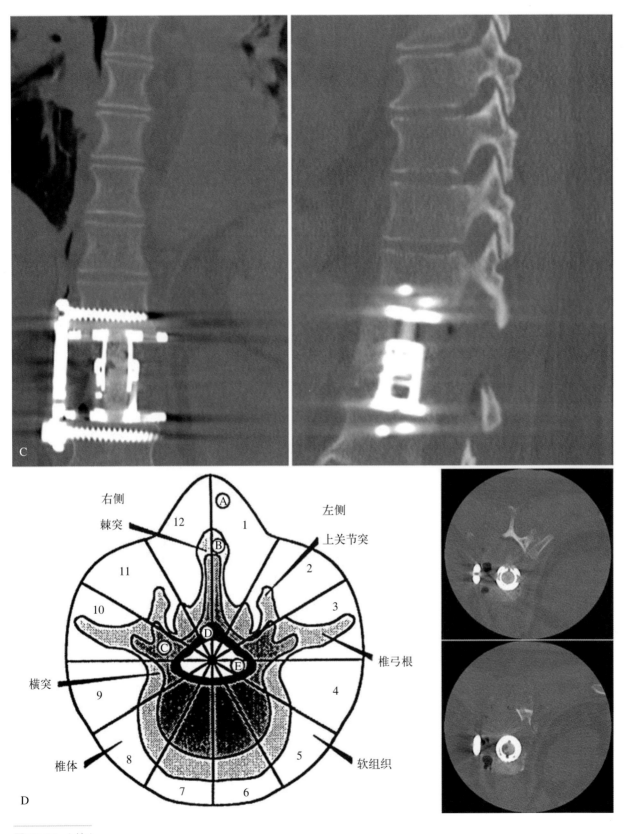

右侧　左侧

棘突　上关节突

12　1

2

11

10　3

横突　椎弓根

9

4

椎体　软组织

8　5

7　6

C

D

图 32.20（续）

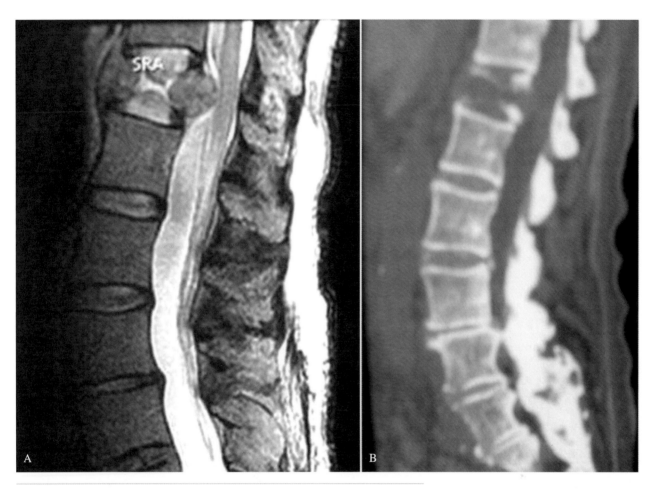

图 32.21　正中矢状位 MRI（A）和 CT（B）显示 1 例 T12 椎体转移性肾细胞癌

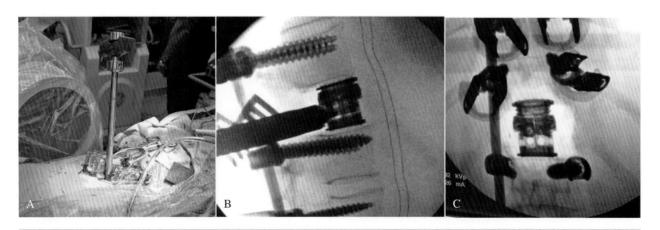

图 32.22　术中照片（A）、侧位透视像（B）以及前后透视像（C）显示经双侧椎弓根椎体切除、人工椎体植入以及经皮椎弓根钉内固定

参考文献

1. Bell GR. Surgical treatment of spinal tumors. Clin Orthop Relat Res. 1997;335:54–63.

2. Klimo Jr P, Kestle JR, Schmidt MH. Treatment of metastatic spinal epidural disease: a review of the literature. Neurosurg Focus. 2003;15:E1.

3. Sciubba DM, Petteys RJ, Dekutoski MB, Fisher CG, Fehlings MG, Ondra SL, et al. Diagnosis and management of metastatic spine disease. J Neurosurg Spine. 2010;13:94–108.

4. Gokaslan ZL. Spine surgery for cancer. Curr Opin Oncol. 1996;8:178–81.

5. Csaszar N, Ganju A, Mirnics ZS, Varga PP. Psychosocial issues in the cancer patient. Spine. 2009;34:S26–30.

6. Fisher CG, Andersson GB, Weinstein JN. Spine focus issue. Summary of management recommendations in spine oncology. Spine. 2009;34:S2–6.

7. Hart RA, Boriani S, Biagini R, Currier B, Weinstein JN. A system for surgical staging and management of spine tumors. A clinical outcome study of giant cell tumors of the spine. Spine. 1997;22: 1773–82.

8. Delank KS, Wendtner C, Eich HT, Eysel P. The treatment of spinal metastases. Dtsch Arztebl Int. 2011;108:71–9.

9. Fisher CG, Keynan O, Boyd MC, Dvorak MF. The surgical management of primary tumors of the spine: initial results of an ongoing prospective cohort study. Spine. 2005;30:1899–908.

10. Fisher CG, Keynan O, Ondra S, Gokaslan Z. Introduction to focus issue in spine oncology: the synthesis of evidence and expert opinion for best practice recommendation. Spine. 2009;34:S21–5.

11. Andersson GB, Chapman JR, Dekutoski MB, Dettori J, Fehlings MG, Fourney DR, et al. Do no harm: the balance of "benefi cence" and "non-malefi cence". Spine. 2010;35:S2–8.

12. Dekutoski MB, Norvell DC, Dettori JR, Fehlings MG, Chapman JR. Surgeon perceptions and reported complications in spine surgery. Spine. 2010;35:S9–21.

13. Oner FC, Ramos LM, Simmermacher RK, Kingma PT, Diekerhof CH, Dhert WJ, et al. Classification of thoracic and lumbar spine fractures: problems of reproducibility. A study of 53 patients using CT and MRI. Eur Spine J. 2002;11:235–45.

14. Vaccaro AR, Kim DH, Brodke DS, Harris M, Chapman JR, Schildhauer T, et al. Diagnosis and management of thoracolumbar spine fractures. Instr Course Lect. 2004;53:359–73.

15. Vaccaro AR, Lim MR, Hurlbert RJ, Lehman Jr RA, Harrop J, Fisher DC, et al. Surgical decision making for unstable thoracolumbar spine injuries: results of a consensus panel review by the Spine Trauma Study Group. J Spinal Disord Tech. 2006;19:1–10.

16. Cherqui A, Kim DH, Kim SH, Park HK, Kline DG. Surgical approaches to paraspinal nerve sheath tumors. Neurosurg Focus. 2007;22:E9.

17. Black P. Spinal metastasis: current status and recommended guidelines for management. Neurosurgery. 1979;5:726–46.

18. Constans JP, de Divitiis E, Donzelli R, Spaziante R, Meder JF, Haye C. Spinal metastases with neurological manifestations. Review of 600 cases. J Neurosurg. 1983;59:111–8.

19. Young RF, Post EM, King GA. Treatment of spinal epidural metastases. Randomized prospective comparison of laminectomy and radiotherapy. J Neurosurg. 1980;53:741–8.

20. Patchell RA, Tibbs PA, Regine WF, Payne R, Saris S, Kryscio RJ, et al. Direct decompressive surgical resection in the treatment of spinal cord compression caused by metastatic cancer: a randomised trial. Lancet. 2005;366:643–8.

21. Siegal T, Siegal T. Surgical decompression of anterior and posterior malignant epidural tumors compressing the spinal cord: a prospective study. Neurosurgery. 1985;17:424–32.

22. Siegal T, Tiqva P, Siegal T. Vertebral body resection for epidural compression by malignant tumors. Results of forty-seven consecutive operative procedures. J Bone Joint Surg Am. 1985;67:375–82.

23. Siegal T, Siegal T. Treatment of malignant epidural cord and cauda equina compression. Prog Exp Tumor Res. 1985;29:225–34.

24. Falicov A, Fisher CG, Sparkes J, Boyd MC, Wing PC, Dvorak MF. Impact of surgical intervention on quality of life in patients with spinal metastases. Spine. 2006;31:2849–56.

25. Gokaslan ZL, York JE, Walsh GL, McCutcheon IE, Lang FF, Putnam Jr JB, et al. Transthoracic vertebrectomy for metastatic spinal tumors. J Neurosurg. 1998;89:599–609.

26. Klimo Jr P, Thompson CJ, Kestle JR, Schmidt MH. A meta-analysis of surgery versus conventional radiotherapy for the treatment of metastatic spinal epidural disease. Neuro Oncol. 2005;7:64–76.

27. Polly Jr DW, Chou D, Sembrano JN, Ledonio CG, Tomita K. An analysis of decision making and treatment in thoracolumbar metastases. Spine. 2009;34:S118–27.

28. Holman PJ, Suki D, McCutcheon I, Wolinsky JP, Rhines LD, Gokaslan ZL. Surgical management of metastatic disease of the lumbar spine: experience with 139 patients. J Neurosurg Spine. 2005;2:550–63.

29. Bohinski RJ, Rhines LD. Principles and techniques of en bloc vertebrectomy for bone tumors of the thoracolumbar spine: an overview. Neurosurg Focus. 2003;15:E7.

30. Riaz S, Fox R, Lavoie MV, Mahood JK. Vertebral body reconstruction for thoracolumbar spinal metastasis—a review of techniques. J Ayub Med Coll Abbottabad. 2006;18:70–7.

31. Wai EK, Finkelstein JA, Tangente RP, Holden L, Chow E, Ford M, et al. Quality of life in surgical treatment of metastatic spine disease. Spine. 2003;28:508–12.

32. Sundaresan N, Rothman A, Manhart K, Kelliher K.

Surgery for solitary metastases of the spine: rationale and results of treatment. Spine. 2002;27:1802–6.

33. Hsieh PC, Koski TR, Sciubba DM, Moller DJ, O'Shaughnessy BA, Li KW, et al. Maximizing the potential of minimally invasive spine surgery in complex spinal disorders. Neurosurg Focus. 2008;25:E19.

34. Huang TJ, Hsu RW, Li YY, Cheng CC. Minimal access spinal surgery (MASS) in treating thoracic spine metastasis. Spine. 2006;31:1860–3.

35. Krisht KM, Mumert ML, Schmidt MH. Management considerations and strategies to avoid complications associated with the thoracoscopic approach for corpectomy. Neurosurg Focus. 2011; 31:E14.

36. Lu DC, Chou D, Mummaneni PV. A comparison of mini-open and open approaches for resection of thoracolumbar intradural spinal tumors. J Neurosurg Spine. 2011;14:758–64.

37. O'Toole JE, Eichholz KM, Fessler RG. Surgical site infection rates after minimally invasive spinal surgery. J Neurosurg Spine. 2009; 11:471–6.

38. Parker SL, Adogwa O, Witham TF, Aaronson OS, Cheng J, McGirt MJ. Post-operative infection after minimally invasive versus open transforaminal lumbar interbody fusion (TLIF): literature review and cost analysis. Minim Invasive Neurosurg. 2011;54:33–7.

39. Fehlings MG, David KS, Vialle L, Vialle E, Setzer M, Vrionis FD. Decision making in the surgical treatment of cervical spine metastases. Spine. 2009;34:S108–17.

40. Yin QS, Ai FZ, Zhang K, Mai XH, Xia H, Wu ZH. Transoral atlantoaxial reduction plate internal fixation for the treatment of irreducible atlantoaxial dislocation: a 2- to 4-year follow-up. Orthop Surg. 2010;2:149–55.

41. Yin QS, Ai FZ, Zhang K, Chang YB, Xia H, Wu ZH, et al. Transoral atlantoaxial reduction plate fixation for irreducible atlantoaxial dislocation. Chin J Traumatol. 2006;9:14–20.

42. Yin Q, Ai F, Zhang K, Chang Y, Xia H, Wu Z, et al. Irreducible anterior atlantoaxial dislocation: one-stage treatment with a transoral atlantoaxial reduction plate fixation and fusion. Report of 5 cases and review of the literature. Spine. 2005;30:E375–81. .

43. Amini A, Beisse R, Schmidt MH. Thoracoscopic spine surgery for decompression and stabilization of the anterolateral thoracolumbar spine. Neurosurg Focus. 2005;19:E4.

44. Boriani S, Biagini R, De IF, Bertoni F, Malaguti MC, Di FM, et al. En bloc resections of bone tumors of the thoracolumbar spine. A preliminary report on 29 patients. Spine. 1996;21:1927–31.

45. Hall DJ, Webb JK. Anterior plate fixation in spine tumor surgery. Indications, technique, and results. Spine. 1991;16:S80–3.

46. Kan P, Schmidt MH. Minimally invasive thoracoscopic approach for anterior decompression and stabilization of metastatic spine disease. Neurosurg Focus. 2008;25:E8.

47. King GJ, Kostuik JP, McBroom RJ, Richardson W. Surgical management of metastatic renal carcinoma of the spine. Spine. 1991; 16:265–71.

48. Kostuik JP. Anterior spinal cord decompression for lesions of the thoracic and lumbar spine, techniques, new methods of internal fixation results. Spine. 1983;8:512–31.

49. Lewandrowski KU, Hecht AC, DeLaney TF, Chapman PA, Hornicek FJ, Pedlow FX. Anterior spinal arthrodesis with structural cortical allografts and instrumentation for spine tumor surgery. Spine. 2004;29:1150–8.

50. Sakaura H, Hosono N, Mukai Y, Ishii T, Yonenobu K, Yoshikawa H. Outcome of total en bloc spondylectomy for solitary metastasis of the thoracolumbar spine. J Spinal Disord Tech. 2004;17: 297–300.

51. Uribe JS, Dakwar E, Le TV, Christian G, Serrano S, Smith WD. Minimally invasive surgery treatment for thoracic spine tumor removal: a mini-open, lateral approach. Spine. 2010;35:S347–54.

52. Yao KC, Boriani S, Gokaslan ZL, Sundaresan N. En bloc spondylectomy for spinal metastases: a review of techniques. Neurosurg Focus. 2003;15:E6.

53. Enneking WF, Spanier SS, Goodman MA. A system for the surgical staging of musculoskeletal sarcoma. Clin Orthop Relat Res. 1980;153:106–20.

54. Enneking WF. A system of staging musculoskeletal neoplasms. Clin Orthop Relat Res. 1986;204:9–24.

55. Boriani S, Weinstein JN, Biagini R. Primary bone tumors of the spine. Terminology and surgical staging. Spine. 1997;22:1036–44.

56. Heary RF, Bono CM. Metastatic spinal tumors. Neurosurg Focus. 2001;11:e1.

57. Lu DC, Lau D, Lee JG, Chou D. The transpedicular approach compared with the anterior approach: an analysis of 80 thoracolumbar corpectomies. J Neurosurg Spine. 2010;12:583–91.

58. Fourney DR, Abi-Said D, Rhines LD, Walsh GL, Lang FF, McCutcheon IE, et al. Simultaneous anterior-posterior approach to the thoracic and lumbar spine for the radical resection of tumors followed by reconstruction and stabilization. J Neurosurg. 2001; 94:232–44.

59. Bilsky MH, Boland P, Lis E, Raizer JJ, Healey JH. Single-stage posterolateral transpedicle approach for spondylectomy, epidural decompression, and circumferential fusion of spinal metastases. Spine. 2000;25:2240–9; discussion.

60. Bauer HC. Posterior decompression and stabilization for spinal metastases. Analysis of sixty-seven consecutive patients. J Bone Joint Surg Am. 1997;79:514–22.

61. Harrington KD. Anterior decompression and stabilization of the spine as a treatment for vertebral collapse and spinal cord compression from metastatic malignancy. Clin Orthop Relat Res. 1988;233:177–97.

62. Lucio JC, VanConia RB, Deluzio KJ, Lehmen JA, Rodgers JA, Rodgers WB. Economics of less invasive spinal surgery: an analysis of hospital cost differences between open and minimally invasive instrumented spinal fusion procedures during the perioperative period. Risk Manag Healthc Policy. 2012;5:65.

63. Smith WD, Christian G, Serrano S, Malone KT. A comparison of perioperative charges and outcome between open and mini-open approaches for anterior lumbar discectomy and fusion. J Clin Neurosci. 2012;19:673–80.

64. Rodgers WB, Gerber EJ, Rodgers JA. Lumbar fusion in octogenarians: the promise of minimally invasive surgery. Spine. 2010;35:S355.

65. Chou D, Lu DC. Mini-open transpedicular corpectomies with expandable cage reconstruction. Technical note. J Neurosurg Spine. 2011;14:71–7.

66. Dakwar E, Smith WD, Malone KT, Uribe JS. Minimally invasive lateral extracavitary resection of foraminal neurofibromas. J Clin Neurosci. 2011;18:1510–2.

67. Lu DC, Dhall SS, Mummaneni PV. Mini-open removal of extradural foraminal tumors of the lumbar spine. J Neurosurg Spine. 2009;10:46–50.

68. Ozgur BM, Aryan HE, Pimenta L, Taylor WR. Extreme Lateral Interbody Fusion (XLIF): a novel surgical technique for anterior lumbar interbody fusion. Spine J. 2006;6:435–43.

69. Smith WD, Dakwar E, Le TV, Christian G, Serrano S, Uribe JS. Minimally invasive surgery for traumatic spinal pathologies: a mini-open, lateral approach in the thoracic and lumbar spine. Spine. 2010;35:S338–46.

70. Tohmeh AG, Rodgers WB, Peterson MD. Dynamically evoked, discrete-threshold electromyography in the extreme lateral interbody fusion approach. J Neurosurg Spine. 2011;14:31–7.

71. Baaj AA, Dakwar E, Le TV, Smith DA, Ramos E, Smith WD, et al. Complications of the mini-open anterolateral approach to the thoracolumbar spine. J Clin Neurosci. 2012;19:1265–7.

72. Khan SN, Cha T, Hoskins JA, Pelton M, Singh K. Minimally invasive thoracolumbar corpectomy and reconstruction. Orthopedics. 2012;35:e74–9.

73. Uribe JS, Dakwar E, Cardona RF, Vale FL. Minimally invasive lateral retropleural thoracolumbar approach: cadaveric feasibility study and report of 4 clinical cases. Neurosurgery. 2011;68: 32–9.

74. Deviren V, Kuelling FA, Poulter G, Pekmezci M. Minimal invasive anterolateral transthoracic transpleural approach: a novel technique for thoracic disc herniation. A review of the literature, description of a new surgical technique and experience with first 12 consecutive patients. J Spinal Disord Tech. 2011;24:E40–8.

75. Karikari IO, Nimjee SM, Hardin CA, Hughes BD, Hodges TR, Mehta AI, et al. Extreme lateral interbody fusion approach for isolated thoracic and thoracolumbar spine diseases: initial clinical experience and early outcomes. J Spinal Disord Tech. 2011; 24:368.

76. Uribe JS, Smith WD, Pimenta L, Hartl R, Dakwar E, Modhia UM, et al. Minimally invasive lateral approach for symptomatic thoracic disc herniation: initial multicenter clinical experience. J Neurosurg Spine. 2012;16:264–79.

77. Sahgal A, Larson DA, Chang EL. Stereotactic body radiosurgery for spinal metastases: a critical review. Int J Radiat Oncol Biol Phys. 2008;71:652–65.

78. Sahgal A, Bilsky M, Chang EL, Ma L, Yamada Y, Rhines LD, et al. Stereotactic body radiotherapy for spinal metastases: current status, with a focus on its application in the postoperative patient. J Neurosurg Spine. 2011;14:151–66.

第33章

病理性骨折

Alexandra Carrer, William W. Schairer, Dean Chou, Murat Pekmezci, Vedat Deviren, Sigurd H. Berven

阎峻　刘新宇　译

前　言

病理性骨折指发生在病变骨上的骨折。骨的病变可能由于疾病、肿瘤、感染及自然衰老引起。在脊柱中，该骨折多发生于多孔的椎体，并导致椎体压缩骨折，出现疼痛、神经压迫及畸形。发生该种病理性椎体压缩骨折的主要原因首先是骨质疏松症（85%），然后是脊柱转移癌。其次可能导致该型骨折的常见原因则包括 Paget 病、骨炎、成骨不全和骨囊肿[1]。

流行病学

骨质疏松椎体压缩骨折（osteoporotic vertebral compression fractures，OVCF）在美国是一个严重影响健康的问题。该类骨折影响了接近 25% 的绝经后女性及 40% 的 80 岁及以上的高龄女性[2-4]。在一项医疗保险的人群研究中，在 8 年以上的随访中，罹患 OVCF 的患者死亡率相较于同等年龄对照组高出一倍[5]。据估计，1995 年美国有 750 000 例 OVCF 发生，其相关医疗费用高达 135 亿美元[6]。而骨折的发生率从 1994 年到 2044 年预测将增加 300%[7]。

Melton 等在一项对于明尼苏达罗切斯特地区居民的研究中发现，在整体年龄及性别调整下，OVCF 发生率为每年 117/100 000[8]。在该人群的 341 例病患中，47 例（14%）曾有严重外伤史，

282 例（83%）有轻度或无外伤史，12 例（3%）为病理性骨折。中度创伤导致骨折的发生率为女性高于男性，且在男女人群中均与年龄呈正相关。而相对的，严重创伤导致的骨折多见于男性，且其发生率与年龄无显著相关。

人力成本

椎体压缩骨折有很高的发病率且多影响身体活动能力和生活质量。腰椎及胸椎压缩骨折均有可能导致肺活量下降[9, 10]。椎体压缩骨折可能导致慢性腰背痛、进行性后凸畸形、活动能力下降、睡眠困难、抑郁症及独立性丧失[11, 12]。压缩骨折的保守治疗方案包括卧床休息、镇痛药物及支具支持治疗。卧床休息可导致废用性骨质疏松症、肌肉萎缩、深静脉血栓、肺栓塞、尿路感染、骶部褥疮、感染和死亡[13]。止痛药物的副作用则包括麻醉类药物的呼吸抑制及抗炎药物的肝肾损害。

压缩骨折的治疗目标包括了通过活检明确诊断、获得脊柱稳定、保护神经功能及治疗压缩骨折的根本病因。微创手术（minimally invasive surgery，MIS）是一个具有吸引力的治疗选择。其相对于传统开放手术而言，具备在更少软组织损伤的基础上快速缓解疼痛并获得稳定的作用，同时避免了延长固定的相关并发症。因此，对于很多因老龄或身体虚弱无法进行开放治疗的患者，MIS 是一种适当的选择。

治疗适应证

压缩骨折的手术指征包括脊柱不稳、疼痛及神经损害。在重建脊柱病理性骨折稳定性及神经减压等方面，出现了很多安全而有效的技术，这使得病理性骨折的手术适应证得到进一步拓展[14, 15, 16]。骨质疏松椎体压缩骨折的 MIS 治疗保护了周围的稳定脊柱结构、降低了不稳的发生率并促进了更快的恢复。对于一些无法进行开放手术的体弱患者来说，MIS 提供了一种缓解疼痛、功能恢复的替代治疗方案，有时甚至可以治愈。

病理性脊柱骨折（损伤）的脊柱手术治疗，传统上的手术适应证包括了脊柱不稳、进行性畸形、神经损害、转移癌及脊柱原发肿瘤[17, 18]。在包含脊柱三柱的肿瘤治疗中，脊柱稳定性是一项重要的考虑因素。脊柱不稳定性肿瘤评分（spine instability neoplasia score，SINS）在对于脊柱不稳的影像学及临床表现评定方面有一定作用[19]。MIS 技术包括了经皮骨水泥注入，如椎体成形术和经皮椎体后凸成形术，以及微创螺钉内固定来恢复脊柱稳定性同时尽量减小开放手术入路带来的并发症。MIS 技术使姑息性及保守治疗无法缓解的顽固性疼痛的治疗指征进一步放宽。

脊柱稳定性

在病变椎体压缩骨折的治疗中，手术稳定的目标在于保护稳定结构以保证持久的疼痛缓解效果。植骨在骨转移癌中的治疗效果较差，因为骨愈合能力可能因后续的放化疗而变得较差。但有研究报道了全椎体切除术后肋骨或髂骨大块植骨的高融合率[17, 20]。脊柱稳定技术可分为前入路及后入路，按椎体水平又可以进一步分为：颅颈交界区、下颈椎、胸椎、腰椎、腰骶椎、骶椎。每一个位置都应单独评估，如某些肿瘤有特殊的好发部位和区域，而各区域又有其独立的生物力学特性。应根据不同因素制订不同的治疗方案[17, 21-27]，不同因素包括了患者的整体健康水平、活动水平、预后、肿瘤组织学及解剖位置[27, 28]。而这些考虑因素在 MIS 的治疗中也同样需要。

在颅颈交界区，转移癌最好发于齿状突的基底部，这常导致交界区畸形，但较少发生神经损害，因为上颈椎椎管矢状径较宽。患者主诉通常为不稳引起的功能性疼痛，而治疗方法较多选择为后路脊柱固定[29-31]。

在下颈椎，多应用前路椎体次全切除术来稳定脊柱并减压椎管。这种术式可能需要后路侧块螺钉固定来辅助稳定性，这取决于骨的质量及手术节段数量。在多节段融合中，建议跨越颈胸结合段来避免后凸畸形的发生[31, 32]。

胸椎转移瘤更多发生于椎体。鉴于椎管在该位置较为狭窄，椎体切除减压或椎板切除减压较为常见。在后柱结构遭到破坏或多节段减压可能导致后凸畸形的情况下，通常需要后路内固定对稳定性予以支持。另外，在已出现严重后凸畸形的情况下，也应使用后路固定。胸腰结合段较多发生后凸畸形，因为该区域关节突关节为矢状位方向。另外，在胸腰交界处，因为自较为僵硬的胸椎向较为灵活的腰椎过度，也导致了应力的高集中[33, 34]。

在腰椎，如肿瘤侵及腹膜后可考虑腹膜后前入路手术。后路减压无论有无椎体切除均可进行，并辅以后路椎弓根螺钉固定。

腰骶关节是全脊柱应力最集中的部分。为实现最大的稳定性，在手术技术上应小心选择 S1 皮质螺钉及长髂骨螺钉。因为在骶骨位置的高应力集中可能导致内固定失败或骶骨不全骨折[35, 36]。

具体技术

经皮椎体成形术及经皮椎体后凸成形术

椎体成形术于 1987 年法国 Galibert 首先报道用于治疗脊柱血管瘤继发骨折。通过大口径套管经皮向骨折椎体内注入丙烯酸骨水泥，来获得脊柱稳定。椎体后凸成形术于 1994 年出现，其提出的优势在于恢复椎体高度及减少后凸畸形角度。椎体后凸成形术通过一侧或双侧椎弓根向椎体内插入一枚可膨胀球囊。球囊扩张后，在椎体内形成空腔，再于双平面透视引导下将骨水泥注入[38, 39]（图33.1）。椎体后凸成形术较椎体成形术的优势在于骨水泥注射时压力较小、减少骨水泥渗漏、可恢复椎间隙高度，从而改善脊柱生物力学[40-43]。传统上骨水泥材料为不透射线的聚甲基丙烯酸甲酯，而新的焦点为具备生物相容性的磷酸钙骨水泥的应用[44-46]。经皮椎体成形术及椎体后凸成形术的适应证已扩展至其他类型的病理性骨折治疗，包括转移癌、保守治疗无效的骨质疏松椎体压缩骨折以及创伤性爆裂骨折[40, 47-51]。

微创经皮椎体骨水泥强化彻底改变了病理性椎体压缩骨折的治疗，因其提供了即时的稳定性及疼痛缓解，实现了快速恢复及回到伤前的活动能力。疼痛缓解机制可能涉及骨折稳定、热诱导的神经末梢细胞毒性坏死、高温及聚甲基丙烯酸甲酯骨水泥中丙烯酸含量导致的肿瘤细胞坏死[52-54]。

微创后入路

有别于前后路联合，在对于压缩骨折的微创手术早期，尝试采用单一后路360°减压、重建及稳定。已有一些研究报道了单一后路行前方椎体次全切除减压的多种方式[55-59]。随可扩展重建钛笼及经皮螺钉内固定技术的发展，已经可以实现单一后路微创手术入路下胸腰椎椎体次全切除，实现了最小的软组织损伤[60, 61]。

小切口经椎弓根椎体次全切除

基于后路的微创手术路径下椎体次全切除尚存在争议，这缘于 MIS 技术多应用内镜。虽然经椎弓根椎体次全切除在既往已有报道[62]，Chou 等最近又报道了小切口路径下应用可扩展重建钛笼的方法[63]。

技术

后正中切口显露至筋膜层。于筋膜层经皮穿刺置入螺钉，再于筋膜层上做一切除椎体所需长度的显露切口，这样就使软组织切除最小化。作者报道他们避免应用多处皮肤切口，因为这样可能会导致切口感染率增高，且美观度差。在显露椎体后，首先于一侧分离并切除椎弓根，再于椎体侧方行分块切除。在处理对侧之前，首先应于已切除侧安装临时连接棒。硬

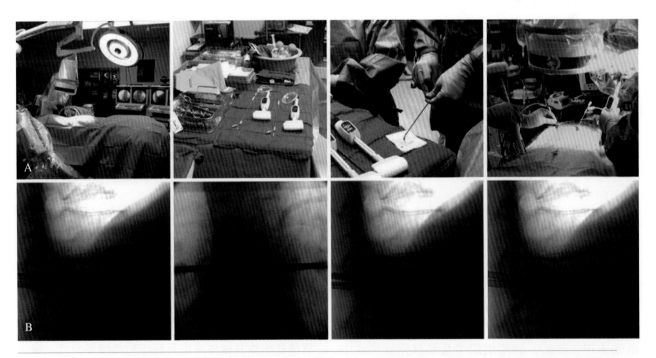

图 33.1　A. 术中双平面透视装置，后凸成形术球囊套管，骨水泥注入前状态，注入骨水泥。B. 球囊扩张及骨水泥弥散

膜腹侧的后纵韧带应予以切除。如需切除椎间盘，则需细致处理终板。在胸椎，需行肋骨头截骨，以使肋骨活动便于置入可扩展钛笼。有时需结扎切断一侧肋间神经。椎体切除间隙及钛笼需以植骨材料填充，钛网置入及扩展需在直视及透视下进行（图 33.2）。

微创前方入路

脊柱病理性骨折的微创前方入路可以分为内镜下入路以及经侧方进入的通道辅助下入路。该手术技术并不追求达到肿瘤切除的广泛边界，而多为姑息性手术方式，因此很少应用于原发脊柱肿瘤的手术治疗。但是，对于一般情况较差的脊柱转移瘤患者、骨髓炎患者以及创伤性椎体压缩骨折患者，当主要治疗目的是以提供减压以及稳定而非治愈肿瘤时，该微创手术技术是一种较为合理的手术方式。

联合胸腔镜以及后路减压与固定技术

如果脊髓受压情况需要同时行后路减压以及前方椎体切除及重建以达到满意减压时，患者可以在俯卧位下完成所有操作。首先行常规的后方椎板切除减压与内固定，然后再在胸腔镜下完成前方椎体切除与重建。而此时与传统胸腔镜手术操作唯一不同的是，在患者俯卧位时，胸腔镜器械置入的角度是从后向前的方向经胸腔到达椎体[65]。

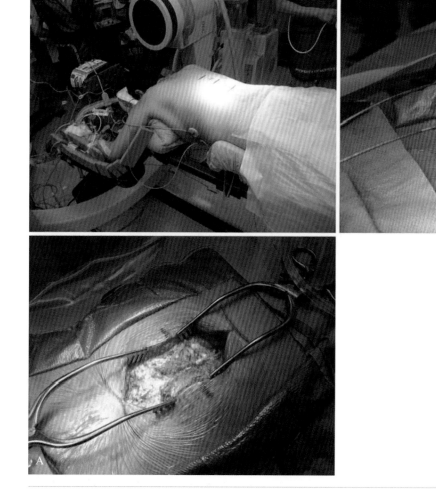

图 33.2 小切口经椎弓根椎体次全切除术。A. 患者俯卧，透视定位手术节段，切开显露至筋膜层。B. 透视下经皮置入椎弓根螺钉，筋膜层行小切口椎体次全切除后行环椎管减压，并于透视协助下置入重建可扩展钛笼

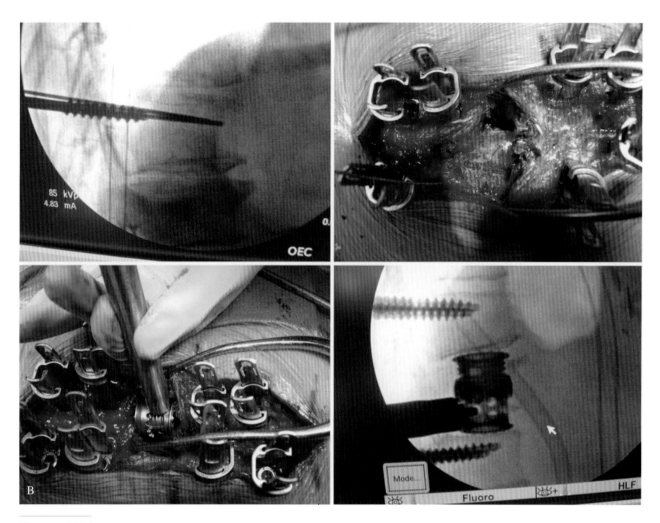

图 33.2 （续）

内镜辅助下胸椎后外侧入路

内镜技术也可以用于减少常规手术带来的负面作用[66-68]。一些学者在后入路行胸椎后外侧椎体切除减压术中应用内镜来辅助看清前方及对侧结构。

技术

患者俯卧于 Wilson 床上，这样可以避免胸椎后凸并有助于减压。于后正中入路对相应节段行标准开放式椎板切除，显露棘突、椎板、关节突关节及外侧肋骨。联合外侧经椎弓根入路行椎体切除，应用刮匙、咬骨钳及高速磨钻对可见肿瘤行分块切除。此时可置入一 70°内镜来减压硬膜并完成对侧椎体切除。应用可扩展重建钛笼来填充椎体切除空隙。在选择合适患者的前提下，该

技术可以避免经胸腔手术带来的副作用。

内镜下腰椎入路

虽然内镜及腹腔镜技术在普通外科对腹腔内疾患的治疗中被广泛使用，但这些技术在腰椎疾患的治疗中仍未得到广泛应用。这源于腰椎前方的复杂解剖及重要结构较多，内镜通道可能对其造成损伤的风险。但腰椎前入路仍不像胸椎前入路椎体切除一样令人恐惧。事实上，有一些腰椎内镜下椎间盘切除及融合的有趣报道，但这项技术尚未大范围推广应用[68-73]。

技术

患者仰卧位，适当垫高腰部使臀部突出来保持腰椎前凸，该体位便于腹腔内容物集中。经脐

建立通道并向腹膜腔注入 CO_2，压力为 15 mmHg。经通道置入 30°内镜。直视下于腹壁血管侧方建立通道，通道用来置入血管牵开器和单极内层剪。需注意辨认并保护输尿管。分离时将乙状结肠自右向左推开，以便分离手术间隙内的腹膜后腹主动脉分叉。耻骨上通道可以直接显露腰骶关节。如有必要，骶正中动脉（L5-S1 水平）及髂腰静脉（L4-L5 水平）可予以游离并结扎。下腔静脉丛中的下腹下神经需辨认并保护，以避免出现逆行射精及女性阴道干燥。在充分游离牵开大血管后，可以进行内镜下减压。在撤出通道前，需降低 CO_2 压力来评估止血效果。在修复壁层腹膜后，撤出通道并缝合。

直接侧方入路

腰椎直接侧方入路由 Ozgur 等提出，最初是一项微创腰椎椎体间融合技术。之后被用于病理性骨折的微创椎体切除[74]。基于手术节段的不同，直接侧方入路椎体切除可分为经胸廓（胸膜）途径（T11 及以上），经胸腹膜腔（后外侧）途径（T12-L1：胸腰结合段），腹膜后（经腰大肌）途径（L1 及以下）。

技术

患者安置于直接侧卧位，胸腰段入路或腰段入路时于大转子水平折床，胸段入路则于中胸段水平折床。所有骨性突起位置均需妥善保护，患者以束身带妥善束缚于手术床上。手术床可以过伸来增加肋骨-骨盆或肋间距离，以方便显露。必要时可通过调整手术床来获取手术节段的良好前后位及侧位透视影像，并保持 C 臂机的透视角度。在侧位透视时应用克氏针来定位手术节段（图 33.3）。

经胸（经胸膜腔）途径

在手术节段腋中线位置肋间做一 5 cm 切口，如需切除部分肋骨以方便显露，则在肋骨剥离器的辅助下于骨膜下仔细剥离肋间肌，注意保护肋下缘的血管神经束。应用肋骨切除工具去除 5 cm 肋骨，并应用骨蜡或明胶海绵封闭残端出血。切开壁层胸膜，向前方游离牵开膈肌和肺以便经定位克氏针逐级置入扩张套管。在左侧途径下，需向前方牵开主动脉及半奇静脉。谨慎操作，避免节段血管损伤。在再次透视确定节段无误后，沿扩张套管置入牵开器，并与固定于手术床上的固定臂连接。以 1 枚螺钉将牵开器固定于椎体上。将分叉的光缆固定于牵开器叶片内侧，提供清晰视野。牵开器叶片可行扩张，来暴露全部椎体。最后再次通过前后位及侧位透视定位手术位置[75-78]。

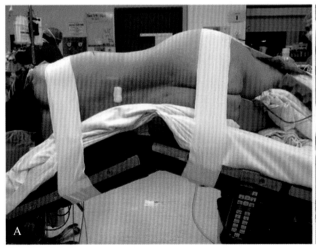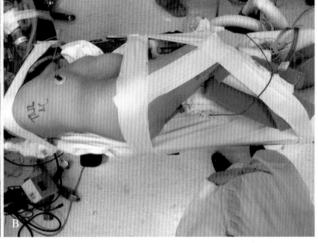

图 33.3 A、B. 微创直接侧方入路显示患者卧位。C、D. 椎间盘切除及椎体切除。E. 应用可伸展重建钛笼。F. 最后切口。前后位（G）以及侧位（H）透视影像

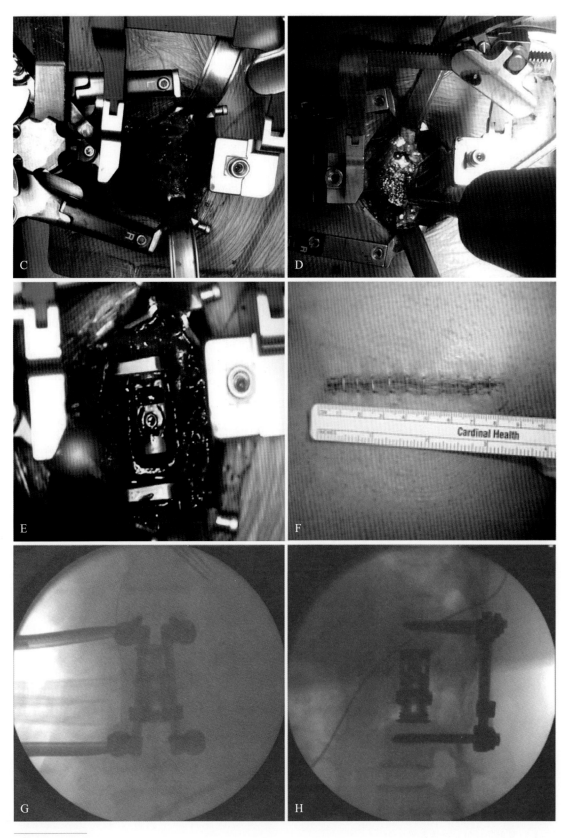

图 33.3（续）

胸腹膜腔后方（后外侧）途径

前期与经胸途径类似，在切断肋骨后，仔细自胸膜后分离，并将胸膜推向前方，解剖膈肌的肋骨内附着面及其与椎体附着位置，从而显露胸腰结合段。套管及牵开器置入同上[76-78]。

腹膜后（经腰大肌）途径

该途径可行一处或两处切口，这取决于医师的偏好和判断。单切口技术直接朝向椎体。辅助切口位于第一个切口的后外侧，来协助向前方牵开腹腔内容物。应用钝性解剖剪分离扩展腹部肌肉，避免浅表神经结构（髂腹下神经）的破坏，这有助于减少术后疼痛。肌肉阻力的减少提示已进入腹膜后间隙。用手指向前方推开腹腔内容物并建立扩张套管置入间隙。此时可触及横突及腰大肌。套管可安全引导至腰大肌表面。腰丛神经自腰大肌穿过，此时存在风险；仔细监测，具体来说是应用肌电图以及解剖知识都是至关重要的[76, 79-83]。

而一旦扩张套管和牵开器安全置入，则可以应用管状通道专用咬骨钳、刮匙及高速磨钻进行椎体切除。如出现神经压迫时，可应用此种途径进行同侧椎体次全切除。切除后薄弱位置可应用可扩展钛笼支撑。还可以通过经管状通道置入侧方钢板或是侧卧位下经皮行同侧单侧椎弓根螺钉固定，或将患者置于俯卧位，行双侧经皮椎弓根螺钉固定。

病例报告

经皮后凸成形术

78岁女性，乳腺癌转移，近期行胸椎局部放疗，仍存在T4-T10的中胸段疼痛加重，卧床时疼痛缓解，站立及坐起时加重。X线片显示T7、T8压缩骨折。MRI显示肿瘤向椎管内扩展生长，导致椎管中度狭窄，硬膜囊受压（图33.4）。

其可行治疗方案包括保守治疗、经皮后凸成形术、脊柱开放性重建术，鉴于其原发病及身体状态。患者及医师均认为开放性手术不是一个安全的选择。最初患者保守治疗有效。

但2周后复诊，存在疼痛显著增加伴有功能障碍，限制其站立及行走的能力。因此在T7和T8病变椎体进行了经皮后凸成形术，无骨水泥渗漏发生。

患者麻醉唤醒后无任何并发症。患者疼痛显著缓解，当天出院。4周后随访，患者否认有任何疼痛，功能评分恢复到骨折前水平。

小切口后路手术

56岁女性，结肠癌切除术后。2年前出现背部疼痛并下肢无力。其影像学检查发现T12转移灶，伴有脊髓压迫。

患者接受了小切口后路经椎弓根椎体肿瘤切除及脊髓减压手术。术中于T12水平安装可扩展重建钛网，并进行了T11-L1的融合。

术后苏醒顺利，无并发症产生。术后4天可于辅助下下地行走，术后6天携带镇痛泵出院。不幸的是，该患者因肿瘤复发导致神经功能障碍接受了姑息性放射治疗（图33.5）。

直接侧方入路

59岁女性，慢性乙型病毒性肝炎，肝硬化。严重腰痛，左下肢无力。发现L1椎体骨折，长期卧床。穿刺活检病理为未分化腺癌，原发灶考虑为贲门癌。同时发现肺、肝转移。预测生存期大于6个月。

患者手术分两部分进行。首先，行后路切口至筋膜层，经筋膜层向T10-T12及L2-L3置入经皮椎弓根螺钉。小切口切除L1椎板。患者再取右侧卧位，腹膜后显露并直接侧方入路切除L1椎体，同时置入可伸展钛笼（图33.6）。

患者因术中失血及术后血容量过低至重症监护室行监护3天。术后10天应用TLSO支撑及家庭物理治疗。患者左下肢无力及腰痛症状完全缓解。

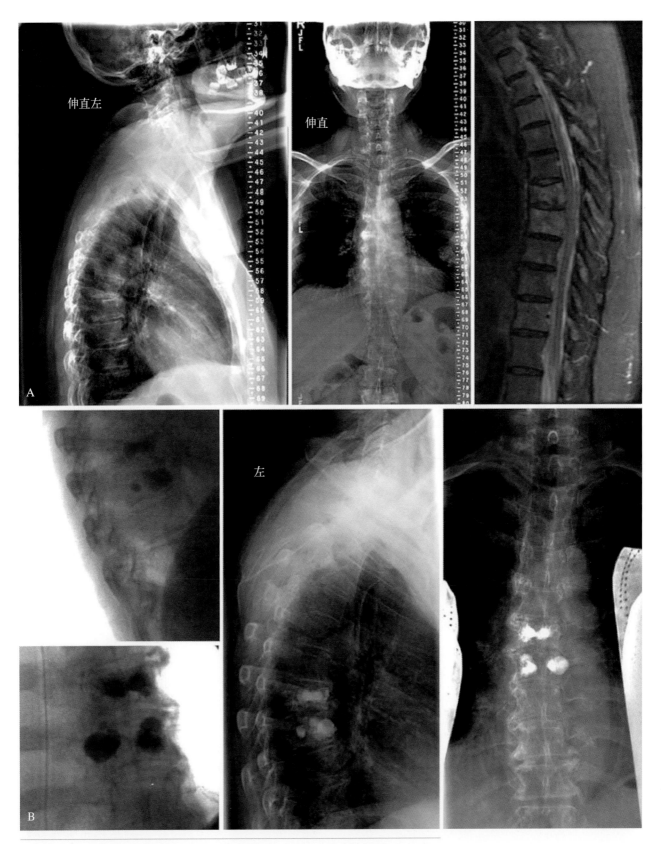

图 33.4　乳腺癌转移导致病理性压缩骨折患者术前（A）、术中及术后（B）X 线片

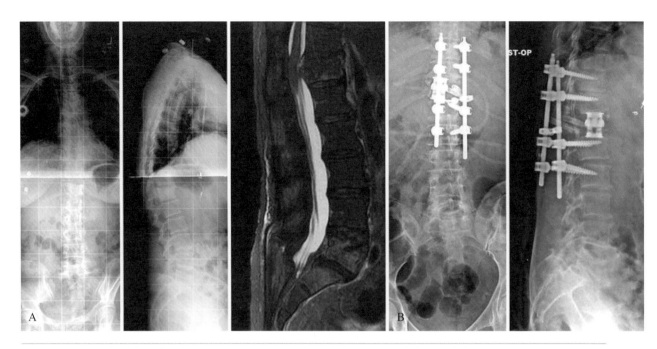

图 33.5 A. 结肠癌 T12 转移导致病理性骨折患者术前 X 线片及 MRI。B. 小切口后路经椎弓根椎体切除术后 X 线片

随访效果及并发症

经皮后凸成形术及经皮椎体成形术

经皮后凸成形术及经皮椎体成形术在治疗骨质疏松椎体压缩骨折中仍存在争议。美国骨科学会仍对无神经症状的骨质疏松压缩骨折进行经皮椎体成形术表示反对，同时也不推荐应用经皮后凸成形术[84]。随着大量前瞻性对照研究不同结果的出现，争论仍在持续[85-87]。

经皮后凸成形术及经皮椎体成形术的并发症较少，多与聚甲基丙烯酸甲酯骨水泥在硬膜外或椎间孔渗漏导致神经压迫有关。椎体肿瘤患者可能有骨皮质溶解，从而增加水泥渗漏的风险。虽然已经有很多生物力学及临床手术技术，但病理性骨折骨水泥强化的临床研究仍有很多限制。绝大多数研究病例数较少，且为回顾性研究，缺乏对于患者随访结果的统一评价标准。一般来说，有共识认为这类技术能通过稳定病椎以明显改善患者疼痛及活动。鉴于经皮后凸成形术及经皮椎体成形术在治疗顽固性腰痛方面的效果及安全性，有些作者将适应证扩大到了最虚弱的患者。Hentschel 等在一个癌症中心进行了一项回顾性研究，他们比较了因转移或多发性骨髓瘤导致椎体压缩骨折的患者[88]。第一组（n=49）患者无椎体成形术禁忌证，第二组患者则具有文献报道中椎体成形术的禁忌证（未纠正的凝血功能障碍、椎管压迫、神经根型颈椎病、椎体严重塌陷＞75%）[47, 89-92]。第一组中 11%（12/114）患者存在并发症，第二组中 39%（7/18）存在并发症（P=0.03）。尽管他们在禁忌证组中发现骨水泥渗漏率较高，但除 1 例漏出至椎间孔外，其余患者均无症状，且不需进一步手术。作者指出，随着微创技术的更新和手术技术的提高，重新审视经皮椎体成形术的禁忌证十分重要。许多患者如不被列为禁忌者，其可能以最小的风险获得显著的收益。

Weill 等报道了一项 37 例脊柱转移癌患者接受经皮椎体成形术的随访结果[47]。20 例患者（54%）可停止使用镇痛药物并观察到生活质量的改善。总体而言，24 例（64.8%）表现出明显改善，7 例（18.9%）有中度改善，2 例（5.4%）无改善。60% 的患者在术后 2 年随访时均仍可维持控制疼痛。

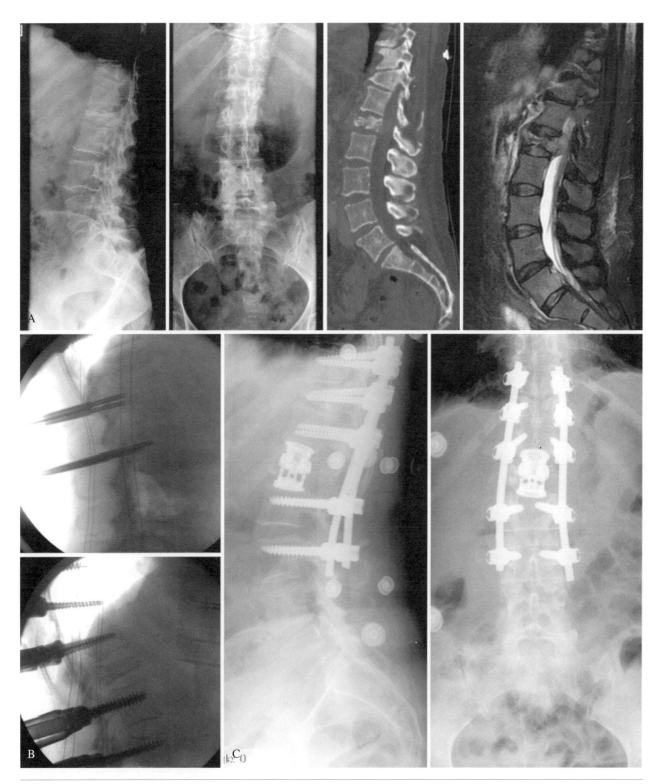

图 33.6　A. 术前平片、MRI、CT 显示贲门癌转移导致 L1 病理性骨折。B. 术中透视显示经皮螺钉置入。C. 术后平片显示椎弓根钉及可伸展钛笼安装情况

Cortet 等报道了在 37 例因骨转移癌或多发性骨髓瘤而进行 40 次经皮椎体成形术的随访结果[40, 93]。超过一半的患者疼痛完全或明显改善，30% 中度改善，仅有 1 例患者术后症状没有减轻。全部患者在术后 1 个月随访时症状的改善均有增加或维持，但这一结果在 2 个月时下降至 88.9%，2 个月时至 75%。在同一观察组中，还发现聚甲基丙烯酸甲酯的填充与疼痛缓解并无相关。报道的并发症包括 15 例硬膜外渗漏，8 例椎间盘内渗漏，2 例静脉渗漏。以上均无任何临床症状。但 8 例骨水泥渗漏至椎间孔内的患者有 2 例需行手术减压。21 例椎旁渗漏患者中有 1 例出现短暂性股神经症状。

Fourney 等具体评估了 56 例行经皮椎体成形术和经皮后凸成形术的癌症患者的并发症[94]。9.2% 的患者出现了骨水泥渗漏。6 例中有 5 例骨水泥沿破裂的终板渗漏至相邻椎间盘，1 例渗漏至椎体前方软组织内。所有水泥渗漏均无症状。此外，他们并未观察到渗漏至椎管内的情况。2 例多发性骨髓瘤的患者因其他节段再发骨折需行额外的后凸成形术治疗，2 例患者需行后续手术治疗，1 例出现了进展性脊柱后凸畸形，1 例因原发后凸畸形导致根性疼痛发展加重。

报道中，经皮椎体成形术的骨水泥渗漏率更高。2006 年一项回顾性研究报道了 117 例转移癌进行经皮椎体成形术的并发症结果[95]。共有 204 个病变椎体进行了经皮椎体成形术。应用术后 CT 来评价骨水泥渗漏情况。无症状的椎体外骨水泥渗漏 304 个伤椎中共出现 423 处（平均每椎体 2 处，范围 1 ～ 5 处）。78.5% 发生于静脉网，21.5% 与血管无关。但只有 6.8% 导致并发症。局部并发症包括 2 例血肿及 4 例静脉挤压使水泥进入椎间孔导致根性疼痛症状。术后观察至 30 天，2 例发生肺栓塞。仅有 1 例出现症状。2 例患者均有椎体成形术中骨水泥挤压至下腔静脉（inferior vena cava，IVC）的情况。多元分析没有找到根性疼痛与骨水泥渗漏之间的相关性，但肺栓塞确实与术中水泥挤压至 IVC 相关。

Chew 等的一项对于 118 例脊柱转移癌或多

发性骨髓瘤患者的前瞻性研究发现，经皮椎体成形术可以显著改善症状[96]。6 周后，视觉模拟量表（visual analog scale，VAS）评分改善 37%（7.6 分降至 4.8 分），Roland-Morris 评分改善 27%（18.6 分降至 13.5 分）。大多数患者的主观描述术后即刻疼痛均有明显改善。9 例（18%）患者没有改善或轻微加重。出现 3 例并发症：1 例骨水泥挤压至 IVC，1 例局部血肿，1 例神经损害导致 T1 皮神经感觉丧失。IVC 渗漏患者无症状，神经损害患者经皮取出渗漏骨水泥。他们也观察到了无症状的椎旁渗漏，但遗憾的是他们并没有报道数量。

虽然经皮椎体成形术和经皮后凸成形术广泛用于转移性病理损害，但其并非原发性脊柱肿瘤治疗的首选手段。事实上，经皮骨水泥强化不仅与水泥性栓塞有关，也与骨髓与脂肪转移至肺相关[97]。这带来了水泥强化可能导致瘤栓的可能性。在最近一个动物肿瘤模型的研究中，作者提出椎体成形术可能导致肺肿瘤疾病风险增高，从而导致患者预期生存时间缩短[98]。对于椎体成形术中局部给药治疗转移性及原发性肿瘤仍有待研究。

胸腔镜

经胸腔镜或内镜手术治疗病理性脊柱骨折的相关报道非常有限，仅为案例或是小宗报道。事实上，陡峭的学习曲线和为此类技术需学习的新认知和技能都妨碍了其广泛应用[99-102]。Kan 等报道了一项对 5 例转移癌患者进行微创经胸腔内镜下椎体切除及内固定的研究[103]。患者均行经右侧椎体切除安装椎体间钛笼及前外侧钢板固定。所有患者在末次随访时均有疼痛的明显减少。2 例术前存在肌力下降的患者术后肌力均完全恢复。术中出血量及手术时间平均为 610 ml，4.3 小时。无术中并发症，术后切口均愈合良好。

Dickman 等报道了 17 例包含椎体炎症、肿瘤、压缩骨折、椎间盘钙化的应用胸腔镜下椎体切除与重建的患者，并将这些患者与 7 例进行开放胸椎切除的患者进行比较。他们发现两者在手术时间（347 分钟 *vs.* 393 分钟）上无统计学差异，而在术中出血（1 117 ml *vs.* 1 557 ml）、麻醉药物使用（4.1 天 *vs.* 8.9 天）、ICU 监护时间（2.6 天 *vs.* 6.4 天）、住院时间（8.7 天 *vs.* 15.8 天）方面胸腔镜组明显较少。胸腔镜组主要并发症包括 1 例术中心律失常导致大面积心肌梗死死亡，2 例肋间神经痛，1 例中度胸腔积液经胸腔穿刺后痊愈，1 例肺炎经应用抗生素后痊愈。开放手术组并发症包括 3 例肋间神经痛，2 例肺炎，1 例胸腔积液，1 例张力性气胸，1 例深静脉血栓。

MIS 技术也被报道用于椎体骨髓炎的减压与稳定，Amini 等有 1 例报道[104]。患者行经胸内镜下椎间盘切除及前路内固定，无并发症发生；术后 1 年随访患者疼痛消失，融合良好。

胸腔镜手术的禁忌证包括患者不能耐受单肺通气、初次手术后瘢痕或粘连影响肺收缩、肺气肿、外伤[105-107]。

小切口经椎弓根椎体切除

小切口经椎弓根椎体切除的临床结果较为有限。这种入路比较适合治疗椎体后单元肿瘤浸润至前柱者。Kim 等报道了 4 例椎体压缩骨折（3 例病理性骨折，1 例爆裂骨折）患者接受微创后外侧椎体切除重建手术的临床效果。术中平均出血量为 495 ml，手术时间 5.8 小时。住院时间 4.7 天。所有患者均有良好的疼痛缓解及显著神经功能改善。无内固定失败报道[60]。

Chou 等比较了 16 例患者（14 例癌症）分别进行经典后路开放椎体切除术（*n*=8）及小切口后外侧经椎弓根椎体切除术（*n*=8）后的术后结果。在手术时间及并发症发生率方面两者无统计学差异。但在术中出血方面，小切口估计失血量（1 213 ml）比较开放手术（2 450 ml）有意义（*P*=0.086）。所有术前有肌力丧失的患者在两组中均有改善，但缺乏长期随访结果。2 例（共 8 例）患者在开放手术中出现硬膜外血肿。小切口组中有 1 例感染，1 例内固定失败。感染患者做了 5 个独立的皮肤切口，其余患者均为单一皮肤切口后多筋膜层切口。

直接侧方椎体切除

虽然直接侧方入路的适应证继续扩大（成人脊柱侧凸、创伤性爆裂骨折、骨髓炎、肿瘤），但是有关脊柱病理性骨折的治疗结果的文献仍十分有限[75, 76, 108, 109]。大多数文献聚焦于直接侧方椎体间融合治疗椎间盘退行性疾病[77, 78]，报道显示了在临床疗效评分、影像学和成本效益方面的显著改善[77, 100]。直接侧方入路手术时间短、出血少、术后并发症少（感染和内脏神经损伤发生率低）、术后恢复快、住院时间短。最常出现的是短暂性大腿内侧疼痛，而腰丛神经损伤导致的股四头肌麻痹十分罕见。长期随访结果较好，患者主诉疼痛、功能评分均有长期改善，影像学显示融合率高[110, 111]。微创入路下进行椎体切除后直接侧方行椎体间融合的优势显而易见。鉴于腰丛神经在腰大肌的走行，直接侧方腰椎椎体切除可能因无法建立足够大的腰大肌工作通道而受到限制[112]。

与开放前路手术相比，MIS 直接侧方入路已被证实具有较高性价比和较低的并发症发生率。在一项回顾性研究中，Smith 等报道了 MIS 直接侧方椎体间融合相较于前路椎体间融合具备更低的并发症发生率（7% *vs.* 8.4%，*P*=0.041）和治疗费用（91 995 美元 *vs.* 102 146 美元，*P* < 0.05）。术后 2 年随访治疗结果相似[113]。

小切口直接侧方椎体切除特别适用于病变累及椎体但并未累及后柱结构的病例。在一项对 33 例病理性骨折的回顾性研究中，Uribe 等报道了 21 例经直接侧方椎体入路切除肿瘤患者的术中及长期随访情况。平均手术时间、出血量和住院时间分别为 117 分钟、291 ml 和 2.9 天。仅 1 例患者于围手术期发生肺炎。虽然有 2 例患者复发（1 例多发性骨髓瘤，1 例脑膜瘤），但并无症状，不需要进行再次手术处理。VAS 评分及 Oswestry 功能障碍指数（Oswestry disability index, ODI）均有提高，分别是 7.7 分到 2.9 分，52.7% 到 24.9%[114]。

一项近期的多中心回顾性研究报道了直接侧方入路治疗成人脊柱侧凸进行减压融合的良好效

果，但同时也指出早期较高的再手术率（均为切口深部感染），以上再手术均发生于直接侧方融合辅助以开放后路固定的患者，直接侧方融合经皮置钉患者无感染发生[115]。

一项近期回顾性研究分析了 22 例经直接侧方入路胸椎椎体间融合的患者情况，患者原发病包括 11 例退行性侧凸、2 例肿瘤病理性骨折、5 例术后相邻节段退行性疾病、3 例胸椎间盘突出、1 例椎间盘炎（骨髓炎）。有 3 例并发症包括感染、下沉及相邻节段退变需二次手术治疗。在平均随访 16.4 个月时，作者报道了 95.5% 的临床改善率，6 个月时即达到 95.5% 的融合率，这支持了在胸椎疾病中应用直接侧方手术途径[109]。

总　结

微创手术途径不断改进，其在治疗病理性骨折方面的适应证也进一步拓宽。在新的治疗方法延长寿命的情况下，病理性骨折的发生率也在不断增加。MIS 脊柱手术可为这些患者提供稳定、神经减压及畸形矫正，同时减少开放手术所带来的不良影响。确定手术方式前应充分考虑患者个体差异，并综合多学科交叉对话，来协调不同治疗方式。必须谨慎评估患者的预后、寿命及手术副作用。微创手术为更多的病患人群提供了外科手术的机会，帮助改善了一些最虚弱患者的生活质量。

参考文献

1. Convertino VA, Bloomfield SA, Greenleaf JE. An overview of the issues: physiological effects of bed rest and restricted physical activity. Med Sci Sports Exerc. 1997;29(2):187–90. Epub 1997/02/01.

2. Old JL, Calvert M. Vertebral compression fractures in the elderly. Am Fam Physician. 2004;69(1):111–6. Epub 2004/01/20.

3. Melton 3rd LJ. Epidemiology of spinal osteoporosis. Spine.1997;22(24 Suppl):2S–11. Epub 1998/02/07.

4. Melton 3rd LJ, Kan SH, Frye MA, Wahner HW, O'Fallon WM,Riggs BL. Epidemiology of vertebral fractures in women. Am J Epidemiol. 1989;129(5):1000–11. Epub 1989/05/01.

5. Lau E, Ong K, Kurtz S, Schmier J, Edidin A. Mortality following the diagnosis of a vertebral compression fracture in the Medicare population.J Bone Joint Surg Am. 2008;90(7):1479–86. Epub 2008/07/03.

6. Ray NF, Chan JK, Thamer M, Melton 3rd LJ. Medical expenditures for the treatment of osteoporotic fractures in the United States in 1995: report from the National Osteoporosis Foundation. J Bone Miner Res. 1997;12(1):24–35. Epub 1997/01/01.

7. Riggs BL, Melton 3rd LJ. The worldwide problem of osteoporosis: insights afforded by epidemiology. Bone. 1995;17(5 Suppl):505S–11. Epub 1995/11/01.

8. Cooper C, Atkinson EJ, O'Fallon WM, Melton 3rd LJ. Incidence of clinically diagnosed vertebral fractures: a population-based study in Rochester, Minnesota, 1985–1989. J Bone Miner Res. 1992;7(2):221–7. Epub 1992/02/01.

9. Leech JA, Dulberg C, Kellie S, Pattee L, Gay J. Relationship of lung function to severity of osteoporosis in women. Am Rev Respir Dis. 1990;141(1):68–71. Epub 1990/01/01.

10. Schlaich C, Minne HW, Bruckner T, Wagner G, Gebest HJ, Grunze M, et al. Reduced pulmonary function in patients with spinal osteoporotic fractures. Osteoporos Int. 1998;8(3):261–7. Epub 1998/11/03.

11. Goz V, Koehler SM, Egorova NN, Moskowitz AJ, Guillerme SA, Hecht AC, et al. Kyphoplasty and vertebroplasty: trends in use in ambulatory and inpatient settings. Spine J. 2011;11(8):737–44. Epub 2011/08/25.

12. Cook DJ, Guyatt GH, Adachi JD, Clifton J, Griffi th LE, Epstein RS, et al. Quality of life issues in women with vertebral fractures due to osteoporosis. Arthritis Rheum. 1993;36(6):750–6. Epub 1993/06/01.

13. Ross PD, Davis JW, Epstein RS, Wasnich RD. Pain and disability associated with new vertebral fractures and other spinal conditions. J Clin Epidemiol. 1994;47(3):231–9. Epub 1994/03/01.

14. Thomas KC, Nosyk B, Fisher CG, Dvorak M, Patchell RA, Regine WF, et al. Cost-effectiveness of surgery plus radiotherapy versus radiotherapy alone for metastatic epidural spinal cord compression. Int J Radiat Oncol Biol Phys. 2006;66(4):1212–8. Epub 2006/12/06.

15. Falicov A, Fisher CG, Sparkes J, Boyd MC, Wing PC, Dvorak MF. Impact of surgical intervention on quality of life in patients with spinal metastases. Spine. 2006;31(24):2849–56. Epub 2006/11/17.

16. Weinstein JN. Differential diagnosis and surgical

treatment of pathologic spine fractures. Instr Course Lect. 1992;41:301–15. Epub 1992/01/01.

17. Yao KC, Boriani S, Gokaslan ZL, Sundaresan N. En bloc spondylectomy for spinal metastases: a review of techniques. Neurosurg Focus. 2003;15(5):E6. Epub 2004/08/25.

18. DeWald RL, Bridwell KH, Prodromas C, Rodts MF. Reconstructive spinal surgery as palliation for metastatic malignancies of the spine. Spine. 1985;10(1):21–6. Epub 1985/01/01.

19. Fisher CG, DiPaola CP, Ryken TC, Bilsky MH, Shaffrey CI, Berven SH, et al. A novel classifi cation system for spinal instability in neoplastic disease: an evidence-based approach and expert consensus from the Spine Oncology Study Group. Spine. 2010;35(22):E1221–9. Epub 2010/06/22.

20. Abe E, Kobayashi T, Murai H, Suzuki T, Chiba M, Okuyama K. Total spondylectomy for primary malignant, aggressive benign, and solitary metastatic bone tumors of the thoracolumbar spine. J Spinal Disord. 2001;14(3):237–46. Epub 2001/06/05.

21. Roy-Camille R, Saillant G, Bisserie M, Judet T, Hautefort E, Mamoudy P. Total excision of thoracic vertebrae (author's transl). Rev Chir Orthop Reparatrice Appar Mot. 1981;67(3):421–30. Epub 1981/01/01. Resection vertebrale totale dans la chirurgie tumorale au niveau du rachis dorsal par voie posterieure pure. Technique—indications.

22. York JE, Walsh GL, Lang FF, Putnam JB, McCutcheon IE, Swisher SG, et al. Combined chest wall resection with vertebrectomy and spinal reconstruction for the treatment of Pancoast tumors. J Neurosurg. 1999;91(1 Suppl):74–80. Epub 1999/07/27.

23. Sakaura H, Hosono N, Mukai Y, Ishii T, Yonenobu K, Yoshikawa H. Outcome of total en bloc spondylectomy for solitary metastasis of the thoracolumbar spine. J Spinal Disord Tech. 2004;17(4):297–300. Epub 2004/07/29.

24. Liljenqvist U, Lerner T, Halm H, Buerger H, Gosheger G, Winkelmann W. En bloc spondylectomy in malignant tumors of the spine. Eur Spine J. 2008;17(4):600–9. Epub 2008/01/25.

25. Disch AC, Schaser KD, Melcher I, Feraboli F, Schmoelz W, Druschel C, et al. Oncosurgical results of multilevel thoracolumbar en-bloc spondylectomy and reconstruction with a carbon composite vertebral body replacement system. Spine. 2011;36(10): E647–55. Epub 2011/01/11.

26. Bohinski RJ, Rhines LD. Principles and techniques of en bloc vertebrectomy for bone tumors of the thoracolumbar spine: an overview. Neurosurg Focus. 2003;15(5):E7. Epub 2004/08/25.

27. Kawahara N, Tomita K, Fujita T, Maruo S, Otsuka S, Kinoshita G. Osteosarcoma of the thoracolumbar spine: total en bloc spondylectomy. A case report. J Bone Joint Surg Am. 1997;79(3):453–8. Epub 1997/03/01.

28. Tomita K, Toribatake Y, Kawahara N, Ohnari H, Kose H. Total en bloc spondylectomy and circumspinal decompression for solitary spinal metastasis. Paraplegia.

1994;32(1):36–46. Epub 1994/01/01.

29. Nakamura M, Toyama Y, Suzuki N, Fujimura Y. Metastases to the upper cervical spine. J Spinal Disord. 1996;9(3):195–201. Epub 1996/06/01.

30. York J, Gokaslan Z. Instrumentation of the spine in metastatic disease. In: Errico T, editor. Spine: state of the art reviews. Philadelphia: Hanley & Belfus; 1999. p. 335–50.

31. Abdu WA, Provencher M. Primary bone and metastatic tumors of the cervical spine. Spine. 1998;23(24):2767–77. Epub 1999/01/08.

32. Jackson RJ, Gokaslan ZL. Occipitocervicothoracic fixation for spinal instability in patients with neoplastic processes. J Neurosurg. 1999;91(1 Suppl):81–9. Epub 1999/07/27.

33. Fourney DR, Abi-Said D, Rhines LD, Walsh GL, Lang FF, McCutcheon IE, et al. Simultaneous anterior-posterior approach to the thoracic and lumbar spine for the radical resection of tumors followed by reconstruction and stabilization. J Neurosurg. 2001;94(2 Suppl):232–44. Epub 2001/04/17.

34. Mazel C, Hoffmann E, Antonietti P, Grunenwald D, Henry M, Williams J. Posterior cervicothoracic instrumentation in spine tumors. Spine. 2004;29(11):1246–53. Epub 2004/05/29.

35. McCord DH, Cunningham BW, Shono Y, Myers JJ, McAfee PC. Biomechanical analysis of lumbosacral fixation. Spine. 1992;17(8 Suppl):S235–43. Epub 1992/08/01.

36. Jackson RJ, Gokaslan ZL. Spinal-pelvic fixation in patients with lumbosacral neoplasms. J Neurosurg. 2000;92(1 Suppl):61–70. Epub 2000/01/01.

37. Galibert P, Deramond H, Rosat P, Le Gars D. Preliminary note on the treatment of vertebral angioma by percutaneous acrylic vertebroplasty. Neurochirurgie. 1987;33(2):166–8. Epub 1987/01/01. Note preliminaire sur le traitement des angiomes vertebraux par vertebroplastie acrylique percutanee.

38. Lieberman IH, Dudeney S, Reinhardt MK, Bell G. Initial outcome and effi cacy of "kyphoplasty" in the treatment of painful osteoporotic vertebral compression fractures. Spine. 2001;26(14):1631–8. Epub 2001/07/21.

39. Phillips FM, Ho E, Campbell-Hupp M, McNally T, Todd Wetzel F, Gupta P. Early radiographic and clinical results of balloon kyphoplasty for the treatment of osteoporotic vertebral compression fractures. Spine. 2003;28(19):2260–5; discussion 5–7. Epub 2003/10/02.

40. Cotten A, Dewatre F, Cortet B, Assaker R, Leblond D, Duquesnoy B, et al. Percutaneous vertebroplasty for osteolytic metastases and myeloma: effects of the percentage of lesion fi lling and the leakage of methyl methacrylate at clinical follow-up. Radiology. 1996;200(2):525–30. Epub 1996/08/01.

41. Phillips FM, Todd Wetzel F, Lieberman I, Campbell-Hupp M. An in vivo comparison of the potential for extravertebral cement leak after vertebroplasty and kyphoplasty. Spine. 2002;27(19):2173–8; discussion 8–9.

Epub 2002/10/24.

42. Ledlie JT, Renfro MB. Kyphoplasty treatment of vertebral fractures: 2-year outcomes show sustained benefi ts. Spine. 2006; 31(1):57–64. Epub 2006/01/06.

43. Togawa D, Bauer TW, Lieberman IH, Takikawa S. Histologic evaluation of human vertebral bodies after vertebral augmentation with polymethyl methacrylate. Spine. 2003;28(14):1521–7. Epub 2003/07/17.

44. Tomita S, Molloy S, Jasper LE, Abe M, Belkoff SM. Biomechanical comparison of kyphoplasty with different bone cements. Spine. 2004;29(11):1203–7. Epub 2004/05/29.

45. Bai B, Jazrawi LM, Kummer FJ, Spivak JM. The use of an injectable, biodegradable calcium phosphate bone substitute for the prophylactic augmentation of osteoporotic vertebrae and the management of vertebral compression fractures. Spine. 1999; 24(15):1521–6. Epub 1999/08/24.

46. Belkoff SM, Mathis JM, Jasper LE. Ex vivo biomechanical comparison of hydroxyapatite and polymethylmethacrylate cements for use with vertebroplasty. AJNR Am J Neuroradiol. 2002; 23(10):1647–51. Epub 2002/11/13.

47. Weill A, Chiras J, Simon JM, Rose M, Sola-Martinez T, Enkaoua E. Spinal metastases: indications for and results of percutaneous injection of acrylic surgical cement. Radiology. 1996;199(1):241– 7. Epub 1996/04/01.

48. Oner FC, Verlaan JJ, Verbout AJ, Dhert WJ. Cement augmentation techniques in traumatic thoracolumbar spine fractures. Spine. 2006;31(11 Suppl):S89–95; discussion S104. Epub 2006/05/11.

49. Verlaan JJ, van Helden WH, Oner FC, Verbout AJ, Dhert WJ. Balloon vertebroplasty with calcium phosphate cement augmentation for direct restoration of traumatic thoracolumbar vertebral fractures. Spine. 2002;27(5):543–8. Epub 2002/03/07.

50. Lu WW, Cheung KM, Li YW, Luk KD, Holmes AD, Zhu QA, et al. Bioactive bone cement as a principal fixture for spinal burst fracture: an in vitro biomechanical and morphologic study. Spine. 2001;26(24):2684–90; discussion 90–1. Epub 2001/12/12.

51. Maestretti G, Cremer C, Otten P, Jakob RP. Prospective study of standalone balloon kyphoplasty with calcium phosphate cement augmentation in traumatic fractures. Eur Spine J. 2007;16(5):601– 10. Epub 2006/11/23.

52. Deramond H, Wright NT, Belkoff SM. Temperature elevation caused by bone cement polymerization during vertebroplasty. Bone. 1999;25(2 Suppl):17S–21. Epub 1999/08/24.

53. Jefferiss CD, Lee AJ, Ling RS. Thermal aspects of self-curing polymethylmethacrylate. J Bone Joint Surg Br. 1975;57(4):511–8. Epub 1975/11/01.

54. Radin EL, Rubin CT, Thrasher EL, Lanyon LE, Crugnola AM, Schiller AS, et al. Changes in the bone-cement interface after total hip replacement. An in vivo animal study. J Bone Joint Surg Am. 1982;64(8):1188–200. Epub 1982/10/01.

55. Akeyson EW, McCutcheon IE. Single-stage posterior vertebrectomy and replacement combined with posterior instrumentation for spinal metastasis. J Neurosurg. 1996;85(2):211–20. Epub 1996/08/01.

56. Bilsky MH, Boland P, Lis E, Raizer JJ, Healey JH. Single-stage posterolateral transpedicle approach for spondylectomy, epidural decompression, and circumferential fusion of spinal metastases. Spine. 2000;25(17):2240–9; discussion 250. Epub 2000/09/06.

57. Gokaslan ZL, York JE, Walsh GL, McCutcheon IE, Lang FF, Putnam Jr JB, et al. Transthoracic vertebrectomy for metastatic spinal tumors. J Neurosurg. 1998;89(4):599–609. Epub 1998/10/07.

58. Wang JC, Boland P, Mitra N, Yamada Y, Lis E, Stubblefi eld M, et al. Single-stage posterolateral transpedicular approach for resection of epidural metastatic spine tumors involving the vertebral body with circumferential reconstruction: results in 140 patients. Invited submission from the Joint Section Meeting on Disorders of the Spine and Peripheral Nerves, March 2004. J Neurosurg Spine. 2004;1(3):287–98.

59. Shaw B, Mansfi eld FL, Borges L. One-stage posterolateral decompression and stabilization for primary and metastatic vertebral tumors in the thoracic and lumbar spine. J Neurosurg. 1989;70(3):405–10. Epub 1989/03/01.

60. Kim DH, O'Toole JE, Ogden AT, Eichholz KM, Song J, Christie SD, et al. Minimally invasive posterolateral thoracic corpectomy: cadaveric feasibility study and report of four clinical cases. Neurosurgery. 2009;64(4):746–52; discussion 52–3. Epub 2009/04/08.

61. Deutsch H, Boco T, Lobel J. Minimally invasive transpedicular vertebrectomy for metastatic disease to the thoracic spine. J Spinal Disord Tech. 2008;21(2):101–5. Epub 2008/04/09.

62. Cloyd JM, Chou D, Deviren V, Ames CP. En bloc resection of primary tumors of the cervical spine: report of two cases and systematic review of the literature. Spine J. 2009;9(11):928–35. Epub 2009/09/01.

63. Chou D, Lu DC. Mini-open transpedicular corpectomies with expandable cage reconstruction. Technical note. J Neurosurg Spine. 2011;14(1):71–7. Epub 2010/12/21.

64. Chou D, Wang VY. Trap-door rib-head osteotomies for posterior placement of expandable cages after transpedicular corpectomy: an alternative to lateral extracavitary and costotransversectomy approaches. J Neurosurg Spine. 2009;10(1):40–5. Epub 2009/01/06.

65. Coumans J, Khanna A, Lieberman I. Minimally invasive approaches to spinal metastases—endoscopic surgery and vertebral augmentation. In: McLain R, editor. Cancer in the spine— comprehensive care. Totowa: Humana Press; 2006. p. 285–93.

66. St Clair SF, McLain RF. Posterolateral spinal cord decompression in patients with metastasis: an endoscopic assisted approach. Surg Technol Int. 2006;15:257–63. Epub 2006/10/10.

67. McLain RF. Endoscopically assisted decompression for

metastatic thoracic neoplasms. Spine. 1998;23(10):1130–5. Epub 1998/06/06.

68. McLain RF. Spinal cord decompression: an endoscopically assisted approach for metastatic tumors. Spinal Cord. 2001;39(9):482–7. Epub 2001/09/26.

69. Frantzides CT, Zeni TM, Phillips FM, Mathur S, Zografakis JG, Moore RM, et al. L5-S1 laparoscopic anterior interbody fusion. JSLS. 2006;10(4):488–92. Epub 2007/06/20.

70. Zucherman JF, Zdeblick TA, Bailey SA, Mahvi D, Hsu KY, Kohrs D. Instrumented laparoscopic spinal fusion. Preliminary results. Spine. 1995;20(18):2029–34; discussion 34–5. Epub 1995/09/15.

71. Chung SK, Lee SH, Lim SR, Kim DY, Jang JS, Nam KS, et al. Comparative study of laparoscopic L5-S1 fusion versus open mini-ALIF, with a minimum 2-year follow-up. Eur Spine J. 2003;12(6):613–7. Epub 2003/10/18.

72. Zdeblick TA, David SM. A prospective comparison of surgical approach for anterior L4-L5 fusion: laparoscopic versus mini anterior lumbar interbody fusion. Spine. 2000;25(20):2682–7. Epub 2000/10/18.

73. Kaiser MG, Haid Jr RW, Subach BR, Miller JS, Smith CD, Rodts Jr GE. Comparison of the mini-open versus laparoscopic approach for anterior lumbar interbody fusion: a retrospective review. Neurosurgery. 2002;51(1):97–103; discussion 103–5. Epub 2002/08/17.

74. Ozgur BM, Aryan HE, Pimenta L, Taylor WR. Extreme Lateral Interbody Fusion (XLIF): a novel surgical technique for anterior lumbar interbody fusion. Spine J. 2006;6(4):435–43. Epub 2006/07/11.

75. Khan SN, Cha T, Hoskins JA, Pelton M, Singh K. Minimally invasive thoracolumbar corpectomy and reconstruction. Orthopedics. 2012;35(1):e74–9. Epub 2012/01/11.

76. Smith WD, Dakwar E, Le TV, Christian G, Serrano S, Uribe JS. Minimally invasive surgery for traumatic spinal pathologies: a mini-open, lateral approach in the thoracic and lumbar spine. Spine. 2010;35(26 Suppl):S338–46. Epub 2011/01/05.

77. Uribe JS, Smith WD, Pimenta L, Hartl R, Dakwar E, Modhia UM, et al. Minimally invasive lateral approach for symptomatic thoracic disc herniation: initial multicenter clinical experience. J Neurosurg Spine. 2012;16(3):264–79. Epub 2011/12/20.

78. Deviren V, Kuelling FA, Poulter G, Pekmezci M. Minimal invasive anterolateral transthoracic transpleural approach: a novel technique for thoracic disc herniation. A review of the literature, description of a new surgical technique and experience with first 12 consecutive patients. J Spinal Disord Tech. 2011;24(5):E40–8. Epub 2011/07/01.

79. Uribe JS, Arredondo N, Dakwar E, Vale FL. Defining the safe working zones using the minimally invasive lateral retroperitoneal transpsoas approach: an anatomical study. J Neurosurg Spine. 2010;13(2):260–6. Epub 2010/08/03.

80. Benglis DM, Vanni S, Levi AD. An anatomical study of the lumbosacral plexus as related to the minimally invasive

transpsoas approach to the lumbar spine. J Neurosurg Spine. 2009;10(2):139–44. Epub 2009/03/13.

81. Moro T, Kikuchi S, Konno S, Yaginuma H. An anatomic study of the lumbar plexus with respect to retroperitoneal endoscopic surgery. Spine. 2003;28(5):423–8; discussion 7–8. Epub 2003/03/05.

82. Regev GJ, Chen L, Dhawan M, Lee YP, Garfin SR, Kim CW. Morphometric analysis of the ventral nerve roots and retroperitoneal vessels with respect to the minimally invasive lateral approach in normal and deformed spines. Spine. 2009;34(12):1330–5. Epub 2009/05/21.

83. Bergey DL, Villavicencio AT, Goldstein T, Regan JJ. Endoscopic lateral transpsoas approach to the lumbar spine. Spine. 2004;29(15):1681–8. Epub 2004/07/31.

84. Esses SI, McGuire R, Jenkins J, Finkelstein J, Woodard E, Watters 3rd WC, et al. The treatment of symptomatic osteoporotic spinal compression fractures. J Am Acad Orthop Surg. 2011;19(3):176–82. Epub 2011/03/04.

85. Buchbinder R, Osborne RH, Ebeling PR, Wark JD, Mitchell P, Wriedt C, et al. A randomized trial of vertebroplasty for painful osteoporotic vertebral fractures. N Engl J Med. 2009;361(6):557–68. Epub 2009/08/07.

86. Kallmes DF, Comstock BA, Heagerty PJ, Turner JA, Wilson DJ, Diamond TH, et al. A randomized trial of vertebroplasty for osteoporotic spinal fractures. N Engl J Med. 2009;361(6):569–79. Epub 2009/08/07.

87. Klazen CA, Lohle PN, de Vries J, Jansen FH, Tielbeek AV, Blonk MC, et al. Vertebroplasty versus conservative treatment in acute osteoporotic vertebral compression fractures (Vertos II): an openlabel randomised trial. Lancet. 2010;376(9746):1085–92. Epub 2010/08/13.

88. Hentschel SJ, Burton AW, Fourney DR, Rhines LD, Mendel E. Percutaneous vertebroplasty and kyphoplasty performed at a cancer center: refuting proposed contraindications. J Neurosurg Spine. 2005;2(4):436–40. Epub 2005/05/06.

89. Amar AP, Larsen DW, Esnaashari N, Albuquerque FC, Lavine SD, Teitelbaum GP. Percutaneous transpedicular polymethylmethacrylate vertebroplasty for the treatment of spinal compression fractures. Neurosurgery. 2001;49(5):1105–14; discussion 14–5. Epub 2002/02/16.

90. Barr JD, Barr MS, Lemley TJ, McCann RM. Percutaneous vertebroplasty for pain relief and spinal stabilization. Spine. 2000;25(8):923–8. Epub 2000/04/18.

91. Cotten A, Boutry N, Cortet B, Assaker R, Demondion X, Leblond D, et al. Percutaneous vertebroplasty: state of the art. Radiographics. 1998;18(2):311–20; discussion 20–3. Epub 1998/04/16.

92. Peters KR, Guiot BH, Martin PA, Fessler RG. Vertebroplasty for osteoporotic compression fractures: current practice and evolving techniques. Neurosurgery. 2002;51(5 Suppl):S96–103. Epub 2002/09/18.

93. Cortet B, Cotten A, Boutry N, Dewatre F, Flipo RM, Duquesnoy B, et al. Percutaneous vertebroplasty in patients with osteolytic metastases or multiple myeloma. Rev Rhum Engl Ed. 1997;64(3):177–83. Epub 1997/03/01.

94. Fourney DR, Schomer DF, Nader R, Chlan-Fourney J, Suki D, Ahrar K, et al. Percutaneous vertebroplasty and kyphoplasty for painful vertebral body fractures in cancer patients. J Neurosurg. 2003;98(1 Suppl):21–30. Epub 2003/01/28.

95. Barragan-Campos HM, Vallee JN, Lo D, Cormier E, Jean B, Rose M, et al. Percutaneous vertebroplasty for spinal metastases: complications. Radiology. 2006;238(1):354–62. Epub 2005/12/24.

96. Chew C, Ritchie M, O'Dwyer PJ, Edwards R. A prospective study of percutaneous vertebroplasty in patients with myeloma and spinal metastases. Clin Radiol. 2011;66(12):1193–6. Epub 2011/10/05.

97. Syed MI, Jan S, Patel NA, Shaikh A, Marsh RA, Stewart RV. Fatal fat embolism after vertebroplasty: identification of the high-risk patient. AJNR Am J Neuroradiol. 2006;27(2):343–5. Epub 2006/02/18.

98. Axelsen M, Thomassen LD, Bunger C, Bendtsen M, Zou X, Flo C, et al. Estimating risk of pulmonary neoplastic embolism during vertebroplasty. Spine. 2012;37(7):551–6. Epub 2011/08/23.

99. Fredder I, McAfee P, Cappuccino A, McNulty P, Kotani Y, Cunningham B, editors. Thoracoscopic anterior spinal decompression, fusion, instrumentation versus thoracotomy in the thoracic spine: a sheep model. Ninth Annual North American Spine Society, Minneapolis, 1994.

100. Horowitz MB, Moossy JJ, Julian T, Ferson PF, Huneke K. Thoracic discectomy using video assisted thoracoscopy. Spine. 1994;19(9):1082–6. Epub 1994/05/01.

101. Mack MJ, Regan JJ, Bobechko WP, Acuff TE. Application of thoracoscopy for diseases of the spine. Ann Thorac Surg. 1993;56(3):736–8. Epub 1993/09/01.

102. Regan JJ, Mack MJ, Picetti 3rd GD. A technical report on videoassisted thoracoscopy in thoracic spinal surgery. Preliminary description. Spine. 1995;20(7):831–7. Epub 1995/04/01.

103. Kan P, Schmidt MH. Minimally invasive thoracoscopic approach for anterior decompression and stabilization of metastatic spine disease. Neurosurg Focus. 2008;25(2):E8. Epub 2008/08/05.

104. Amini A, Beisse R, Schmidt MH. Thoracoscopic debridement and stabilization of pyogenic vertebral osteomyelitis. Surg Laparosc Endosc Percutan Tech. 2007;17(4):354–7. Epub 2007/08/22.

105. Coltharp WH, Arnold JH, Alford Jr WC, Burrus GR, Glassford Jr DM, Lea JW, et al. Videothoracoscopy: improved technique and expanded indications. Ann Thorac Surg. 1992;53(5):776–8; discussion 9. Epub 1992/05/11.

106. Kaiser LR. Video-assisted thoracic surgery. Current state of the art. Ann Surg. 1994;220(6):720–34. Epub 1994/12/01.

107. Mack MJ, Aronoff RJ, Acuff TE, Douthit MB, Bowman RT, Ryan WH. Present role of thoracoscopy in the diagnosis and treatment of diseases of the chest. Ann Thorac Surg. 1992;54(3):403–8; discussion 7–9. Epub 1992/09/01.

108. Eck JC. Minimally invasive corpectomy and posterior stabilization for lumbar burst fracture. Spine J. 2011;11(9):904–8. Epub 2011/08/02.

109. Karikari IO, Nimjee SM, Hardin CA, Hughes BD, Hodges TR, Mehta AI, et al. Extreme lateral interbody fusion approach for isolated thoracic and thoracolumbar spine diseases: initial clinical experience and early outcomes. J Spinal Disord Tech. 2011;24(6):368–75. Epub 2010/12/15.

110. Youssef JA, McAfee PC, Patty CA, Raley E, DeBauche S, Shucosky E, et al. Minimally invasive surgery: lateral approach interbody fusion: results and review. Spine. 2010;35(26 Suppl):S302–11. Epub 2011/01/05.

111. Rodgers WB, Gerber EJ, Patterson J. Intraoperative and early postoperative complications in extreme lateral interbody fusion: an analysis of 600 cases. Spine. 2011;36(1):26–32. Epub 2010/12/31.

112. Banagan K, Gelb D, Poelstra K, Ludwig S. Anatomic mapping of lumbar nerve roots during a direct lateral transpsoas approach to the spine: a cadaveric study. Spine. 2011;36(11):E687–91. Epub 2011/01/11.

113. Smith WD, Christian G, Serrano S, Malone KT. A comparison of perioperative charges and outcome between open and mini-open approaches for anterior lumbar discectomy and fusion. J Clin Neurosci. 2012;19:673–80.

114. Uribe JS, Dakwar E, Le TV, Christian G, Serrano S, Smith WD. Minimally invasive surgery treatment for thoracic spine tumor removal: a mini-open, lateral approach. Spine. 2010;35(26 Suppl):S347–54. Epub 2011/01/05.

115. Isaacs RE, Hyde J, Goodrich JA, Rodgers WB, Phillips FM. A prospective, nonrandomized, multicenter evaluation of extreme lateral interbody fusion for the treatment of adult degenerative scoliosis: perioperative outcomes and complications. Spine. 2010;35(26 Suppl):S322–30. Epub 2011/01/05.

第34章

老年微创脊柱外科

R. Todd Allen, Andrew A. Indresano

赵龙　谢幼专　译

前　言

脊柱外科手术相关的并发症与脊柱的暴露和入路显著相关。自从泌尿科专家 John E. Wickman 于 1987 年在《英国医学学报》上首次发表"微创手术"以来，相关科学技术和外科技术获得了不断地发展和进步[1]。现今这个大家非常熟悉的概念已经演变成"微创外科手术"(minimally invasive surgery，MIS)，并已应用于所有的医学外科专业领域中，包括脊柱外科。微创外科手术的概念本身也在演变，现在已经不仅包括 Wickham 最初定义的"在手术器械的切入点对生物组织的最小伤害"，而且包括认识到尽量减少附带损害，按照一定的规范或者开放的"比较点"减少创伤，以及采用和开放手术相同或更好的手术流程。为了确定这一概念以及对于脊柱疾病的这些外科技术的有效性，应当开发相应的治疗算法，这样可以治疗特定的疾病和（或）患者人群。这样一种特殊人群便是老年人，因为他们的脊柱疾病很可能是比较严重的，而且微创外科手术具有潜力，可以显著提高生活质量，同时可尽量减少潜在并发症，提高康复潜力。还必须考虑的是，微创脊柱外科手术的耐用性，因为长期效果的改善可能才是最好地展示和证明手术成本效益以及手术经得起时间考验的途径。

我们生活在一个迅速老龄化的时代。据估计，到 2030 年，65 岁以上的人群数量将是 2000 年该数量的 2 倍以上，将从 3 500 万增长到 7 200 万以上，这几乎是全美人口的 20%[2]。一些最常见的老年脊柱疾病包括：退行性脊柱滑脱（degenerative spondylolisthesis，DS）、腰椎和颈椎椎管狭窄、脊髓型颈椎病（cervical spondylotic myelopathy，CSM）以及退行性脊柱侧凸（脊柱后侧凸）。脊柱患者治疗结果研究试验表明，和非手术方式相比[3, 4]，DS 和腰椎管狭窄相关的生活质量降低会使患者对手术做出更积极的反应。此外，和非手术治疗的成人脊柱畸形患者（脊柱侧弯）相比[4]，采用手术治疗的残疾分数较之改善，已导致更多的患者选择采用外科手术[5]。总而言之，随着老龄人口的不断增多以及在 60 岁以上人群中脊柱腰椎融合增加速度的加快，未来这部分医疗费用将成为社会的巨大负担[6]。在我们当前的医疗环境中，要获得资源就需要将成功的微创脊柱手术与改善的生活质量数据相结合，这样可以获得这些手术的成本效益数据。尽管目前相对缺乏更高层次的数据，但经济性的研究表明，和更大的开放手术相比，使用微创外科手术处理常见的脊柱疾病会改善患者的治疗效果，降低并发症发生率，这样，该手术就有潜力成为同时具有短期和长期成本效益优势的手术方式[7]。

可以预见的是，老年人手术并发症和死亡率

较高[8]。老年患者通常都会有合并症，而且生理储备相对欠缺。再加上骨储存缺少和严重的脊柱疾病，这些因素将会急剧增加手术难度，从而负面影响老年患者手术治疗的效果[6, 9, 10]。更具体来说，手术对身体的侵害和年龄已被发现是多个器官系统术后并发症的重要危险因素，包括肺、心脏、血液、神经系统和胃肠道并发症[11]。显然，广泛的椎旁肌的剥离会导致肌肉损伤、坏死以及肌酸磷酸激酶（creatine phosphokinase，CPK）水平增加，还可能造成术后的背部疼痛[12, 13]。此外，许多老年患者伴有严重的病理改变，因此通过标准开放技术进行治疗时，会产生更多的剥离和肌肉牵拉，这样会导致更多的失血以及手术时间的增加。上述因素和其他因素都会在老年人口中导致较高的并发症。

对于老年人群中脊柱手术高并发症的处理方法之一，就是使用侵入性较小的或"微创外科"手术技术。尽管缺乏跨诊疗组和专门针对老年患者的数据，但由于近20年来微创外科手术越来越普遍，其已经越来越可以和开放手术相提并论。脊柱微创外科技术的研究已经发现，患者恢复更快，住院时间减少，而且和开放手术相比，软组织损伤更少[14-16]。这些降低"侵入性"的脊柱手术的益处是明确的，但微创外科脊柱手术能降低并发症发病率的原因，不仅仅在于可以提升治疗效果并加快恢复，还在于可以遏制并发症的滚雪球效应和影响病患的生理储备。在普外科的文献中，通过观察结肠切除术患者人群的并发症，已经证明微创外科技术可保护病患[17]。我们没有理由怀疑，这在老年人的脊柱病患中会有差异。因此，即使当前外科医师的开放手术技术看似已经得心应手，脊柱外科微创技术还是可以对老年患者产生特殊的好处。

微创外科减压

颈椎

对症状明显的椎管狭窄部分进行有效神经减

压是重要的治疗方法。目前，微创外科对退行性脊柱病减压疗效的证据越来越多。对于可以采用后路方法的狭窄疾病，比如单侧椎间盘突出或椎管狭窄，使用微创外科的后颈椎减压也越来越受欢迎。特别是，神经根型颈椎病可以用导管辅助的椎板-间孔切开术进行治疗，和标准的开放治疗相比，不仅可以获得可比的中期患者满意度和相近的手术时间，而且可以减少失血、减少术后镇痛药使用以及减少住院时间[18-20]。尽管缺少老年人口的数据，但这些比较结果表明该手术大有可为，可以帮助减少高危老年人口手术和术后的发病率。

腰椎

脊柱微创手术对腰椎退行性椎管狭窄的减压（通过后路方法）也已经被证明是非常有效的[21, 22]。Palmer和Davison对于54例病患（平均年龄67岁）的术后2年随访调查显示，患者有非常高的满意率，而且背部疼痛减少，止痛药用量降低，视觉模拟量表（visual analog scale，VAS）评分均值降低大于50%[23]。同样，Rosen等表明，采用微创腰椎减压以后，50例75岁的病患VAS评分有显著降低，腿部疼痛减少，而且功能障碍指数（Oswestry disability index，ODI）、物理功能评分以及SF 36身体疼痛和身体功能评分都显著改善[24]。这些数据表明，采用微创减压可使术后疼痛减少，可能的原因是减压充分和对椎旁肌以及周围稳定结构的损伤减少。虽然需要更多的数据，但这些方法对长期治疗效果有改善的原因就是，由于对显著的病理区域进行了集中的减压，同时又保护了骨韧带等后方稳定结构，从而保持了脊柱的稳定性。虽然没有特别的研究，当然也不是绝对的，但其最大限度地减少了在小关节切除中开放椎板切除术很有可能造成的"微不稳定性"或异常运动，可能是导管辅助或微创外科脊柱手术的引人之处。由于上面讨论到的原因，外科医师在治疗老年患者时补充这样的技术手段，很有可能是非常有益的。

开放性椎板切除术的潜在后果之一就是老年

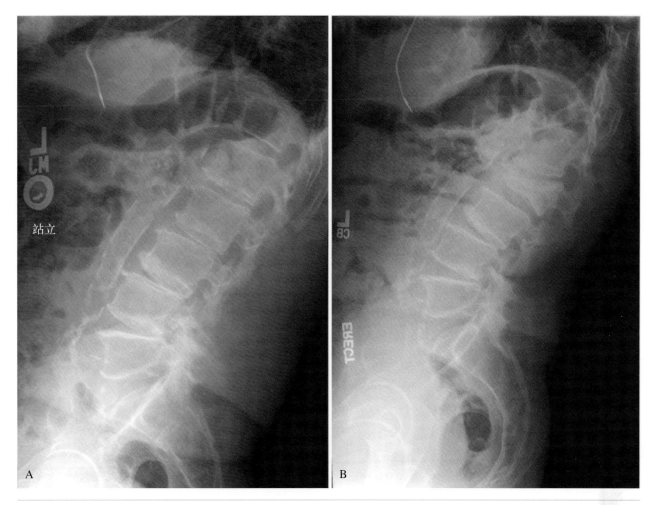

图 34.1　A. 88 岁男性开放性椎板切除后的术后即刻侧位图像。B. 患者在减压 6 周后出现压缩性骨折。有可能是，在对该老年患者进行开放减压过程中的肌肉剥离和去除后方结构（强边带）时，造成了他随后严重的 L2 椎体压缩性骨折。虽然他的腿部疼痛消失，而且走路的耐受性也提高了，但由于骨折造成的背部疼痛，延迟了恢复。这突出了微创外科在老年以及骨质疏松症患者人群中潜在的好处

人脊柱不稳定的风险（图 34.1）。在为治疗严重腰椎狭窄进行的 L2-L5 椎板切除术后 6 周，一例 88 岁的患者发生了 L2 椎体压缩骨折。理论上，这是由于切除了后方结构和张力带，以及由于开放手术造成的肌肉力量损失所导致的。而通过微创外科，这些都是可以避免的。

微创外科手术另一个潜在的有利特性，也是保有老年人稳定性的方式，就是通过使用一个单侧微创入口（比如通道）针对严重症状腰椎狭窄进行双侧（中央、侧隐窝和椎间孔）的减压。这种方法最大限度地减少了与开放性或双边微创减压相关的发病率。双侧通过单侧通道减压的方法已经有很多文献进行描述，而且可以用于各种病理造成的腰椎狭窄，和双侧导管减压相比，其术后 5 年的疗效相同，与标准的椎板切除术相比，则还有改善治疗效果的潜力[25, 26]。对于轻度脊柱侧凸的狭窄或脊椎滑脱造成的下肢跛行症状，并要试图避免更大的手术或融合时，这种手术方法尤其有效。在较大的退行性脊柱侧凸曲线上，当使用单侧方法时，应当尽量在曲线的凸侧手术，因为这样可以导致更小的脊柱不稳定性和较低的侧凸进展机会；在凹侧顶端进行的单侧手术和减压

则有更大的风险，会造成侧凸的进一步发展，因此应该仔细考虑[27]。此外，对于有显著侧方（旋转）滑移的病患，在进行微创外科进行减压时，其手术翻修率要比那些没有这种畸形的高[28]。总而言之，对于那些脊柱畸形或不稳定情况不严重的患者，单侧微创外科减压是一种有效的手术方法。然而，如果出现不稳定的情况,在没有融合（尤其是在多个节段的情况下）的情况下就采用这种减压技术，就必须仔细考虑其潜在后果，在手术前应当针对风险进行讨论。

椎间盘切除术

使用微创牵引系统来治疗椎间盘突出的椎间盘切除术已经有非常详细的文献描述。到目前为止，已经发现，开放椎间盘切除术比非手术治疗更有效，而且最近还发现它与非手术治疗相比，成本效益更高[29]。多项较低证据等级的研究已经证明了通道下椎间盘切除术的有效性[30, 31]。基于医师评估和患者反馈问卷的结果显示，使用内镜下椎间盘切除术来治疗由于椎间盘突出造成的神经根病，有80%良好或优秀的治疗效果[32]。虽然并没有针对老年人群的数据，在Arts等进行的双盲随机对照试验中，并没有发现关于腿部疼痛治疗中通道下椎间盘切除术和传统的显微镜切除术在术后2年功能方面的明显差异[33]。然而，通道减压在70岁以上老年患者中已被证明的好处包括：失血减少和手术后下地活动时间的提前，这对于减少该类人群长期卧床的风险来说非常重要[34]。尽管有这些与开放椎间盘切除术相比而言的潜在优势，一些随机试验数据表明，通过术后CPK衡量的血液指标和跨区域的多裂肌横截面积来看，通道下椎间盘切除术对肌肉损伤的严重性与常规显微镜切除术无明显差异[35]。值得注意的是，这只是单节段手术，显然不可能与后路多节段开放性的脊柱手术相提并论，因为此时剥离的范围更广泛而且手术持续时间更长。考虑到活动能力的提升和失血的减少，导管减压显然在老年患者中大有作为。

侧方腰椎椎体间融合术

和微创侧方椎体间融合术相比，前路的开放腰椎手术通常是一个令人生畏的手术过程，有相对较高的并发症发生率，包括血管损伤、逆行射精、腹壁软弱、疝和假疝、输尿管损伤、胃肠道损伤、感染，而且成本会增加10%[36-39]。此外，前路手术还经常需要另外一位外科医师作为助手。多位作者说明，和开放前路腰椎椎体间融合术（anterior lumbar interbody fusion，ALIF）相比，使用直接外侧椎体间融合术手术时间更短、失血少、住院时间短、并发症发生率低[40]。Rodgers等则专门研究了八旬老年人的病例，对侧方腰椎椎体间融合术（lateral lumbar interbody fusion，LLIF）和后路腰椎椎体间融合术（posterior lumbar interbody fusion，PLIF）进行了对比。他发现，开放PLIF组并发症发生率明显要高，包括失血量增加需要输血 [PLIF为70%，极外侧椎体间融合术（extreme lateral interboby fusion，XLIF）为0]，感染率增加（PLIF组为15%，XLIF组为0），延长的住院时间（PLIF组为5.3天，XLIF组为1.3天），和更多的术后护理（100%PLIF组的病患在术后都进入专业护理机构，而XLIF组只有7.5%）。他们还发现，和XLIF组（2.5%）相比,PLIF组死亡率高（30%）[41]。此外，和更年轻的患者组相比，已经证明，LLIF对老年人而言更加安全，而且没有额外的风险[42]。总而言之，和LLIF相比，开放前路（或后路）腰椎椎体间融合术相关的风险（交感神经功能障碍、失血、血管损伤、躯体神经损伤、性功能障碍和长时间的肠梗阻）发生率一般都相对较高，而且在诸如暂时性的髋部疼痛和股四头肌无力(0.7%)、失血以及在学习曲线上增加的手术时间等与微创侧方椎体融合术相关的并发症相比，开放手术的相关并发症更难让人接受。对于老年患者更是如此，因为前路的手术往往有更高的风险[14, 39, 43-45]。开放相对于微创的椎体融合术的具体并发症发生率以及年龄的影响如下表所示（表34.1）。

除了降低手术风险、提高老年人术后恢复潜力外，通过 LLIF 的前路椎体融合术有特定的生物力学优势。在老年患者中，这些特性可能是有用和最引人注目的，因为在 86% 的大于 75 岁女性和 2/5 相同年纪的男性患者中都有骨质疏松症，其骨质量往往比较差，是决定手术的重要变量[47]。具体而言，外侧椎体融合在终板准备时可以提供一个很大的椎间盘切除通道，而且与经椎间孔腰椎椎体间融合术（transforaminal lumbar interbody fusion，TLIF）和 PLIF 相比，有更大的椎体内植物的接触面积，和 ALIF 的面积相类似，却没有和前路手术相关的并发症。此外，椎间融合器最好放在骨骺环上方，这样可以依靠椎体强度最高的部分，避免了融合器的压力直接作用于较弱的骨质疏松的终板区域[48]。由于保留了前、后纵韧带，相应带来的稳定性可以显著提升融合部分的生物力学稳定性（即在某些时刻大于 159%ALIF），而且还可以减少对骨内植物界面的载荷[48, 49]。这可能会影响融合率，并减少假关节病例翻修的需要。举例而言，一项对 85 例接受 LLIF 患者在术后 12 个月的 CT 随访研究发现，假关节发病率为 3.4%（融合率为 96.6%），其中一些病例单纯采用 LLIF 或联合后路经关节突关节融合。值得注意的是，89.4% 的病患表示满意或非常满意，对假关节没有必要进行翻修[50]。

在老年患者中使用 LLIF 技术，还可以实现适量的畸形矫正。使用 LLIF 内植物，可以很好地纠正退行性脊柱侧凸冠状面畸形，这可通过影像上中央骶垂直线术前与术后的差异来明确[51, 52]。应当认识到冠状面失衡的改善有可能是疼痛改善的原因[52]，

但要小心不要矫正过度，不要过多纠正已经获得平衡或已代偿的患者，因为老年患者可能会比较僵硬，使用 LLIF 技术在长节段融合后无法再进一步代偿（图 34.2）。对于老年患者而言，更少的矢状或冠状平面矫正可能是可接受的，因为可以在改善患者的症状同时防止内植物失败或骨质破坏。由于存在对老年人和骨质疏松症患者骨质量的担忧，不推荐对老年患者独立使用 LLIF 技术，尤其是融合器宽度等于或低于 18 mm 和（或）融合器无法放置在骨骺环上时。这可能会导致过度的沉降、畸形的再发，而且会限制纠正畸形或维持减压的能力。

除了矫正畸形和治疗轴性痛，采用直接 LLIF 技术可以间接实现椎间孔的减压[46, 53]。已经证实，对退行性病变和脊柱侧凸而言，改善椎间孔容积有作用，而且并发症发生率比开放手术要低。具体而言，已经证明，使用 LLIF 内植物可以增加植入椎间孔的容积，可减少与神经根病相关的症状（并改善治疗效果），且不需要相关的开放性后路减压，同时，对特定的患者而言，还可以帮助避免明显对老年患者有高手术风险的进一步和（或）更广泛的后路减压手术[54, 55]。然而，正如上面所讨论的，在老年患者中单独使用 LLIF 可能会造成内植物的沉降或椎体骨折，因此，要特别考虑前或后路的补充内固定。此外，尽管有先前研究的推论，目前还不清楚到底需要多大的椎间孔容积（区域）增加来缓解症状，并产生相应的治疗效果，或者哪些患者和特定病理可以成为没有后路减压的 LLIF 的理想手术对象。

表 34.1 并发症发病率

开放性前路手术并发症发生率

Faciszewski 等[39]	开放性前路胸椎和腰椎脊柱外科的并发症。1 223 例患者的回顾性调查。并发症发生率 11.5%（手术疼痛综合征 9%；霍纳-伯纳德综合征 9%；胸腔积液 3%；气胸 1.8%；腹部疝 1.18%；表面伤口感染 0.98%；阳痿 0.8%；深伤口感染 0.57%；逆行射精 0.54%）。60 岁以上患者并发症发生率更高。
Flynn 和 Price[44]	各种腰椎病变的开放性前路手术并发症。4 500 例患者的回顾性调查。逆行射精为 0.42%，阳痿为 0.44%。对年龄并未进行评估。
Rajarman 等[45]	针对各种腰椎诊断的开放 ALIF。60 例患者的回顾性调查。总体并发症发生率为 38.3%（交感神经功能障碍 10%；血管损伤 6%；躯体神经损伤 6%；性功能障碍 5%；长期肠梗阻 5%；伤口裂开 3.3%）。并没有针对年龄进行特别评估。

（续表）

外侧腰椎椎体间融合术的并发症发生率	
Rodgers 等 [43]	对 600 例 XLIF 前瞻性分析。总体并发症发生率 6.2%（医院医疗事故 2.8%；伤口感染 0%；血管损伤 0；术中内脏损伤 0；短暂性神经功能缺失 0.7%）。没有特别研究年龄的影响。
Knight 等	对 58 例患者的前瞻性、非随机化试验。总体并发症发生率为 8.6%，和手术相关的神经刺激接近 3.4%。和开放组相比，预估出血量（estimated blood loss，EBL）较低。没有特别评估年龄的影响。
Isaacs 等 [46]	对 107 例患者的前瞻性、非随机、多中心的评估。4.7% 的患者需要输血，2.8% 的患者术后进入 ICU。单独 XLIF 或经皮固定的并发症率为 9%，开放手术率为 20%。

后路腰椎椎体间融合术的并发症发生率	
Park 和 Ha [14]	对于 61 例通过微创接受 PLIF 和开放手术进行比较的前瞻性分析。微创组术中失血、术后引流、输血需求、卧床时间、术后 VAS 评分以及住院时间显著减少。然而，微创组手术时间增加。两组 X 线片结果相同。没有特别评估年龄的影响。
Kolchiro O 等	对 148 例连续 PLIF 患者的回顾性分析。75 例患者中有 91 个并发症。暂时性神经麻痹 8%；硬脑膜撕裂率 4%；椎弓根螺钉松动 2.7%。研究中发现 1.3% 的深度感染率。没有特别评估年龄的影响。
Humphreys C 等	对 2 位外科医师在 13 个月进行的 40 例 TLIF 和 34 例 PLIF 进行的前瞻性对比研究。当进行单节段融合时，两组之间在 EBL、手术时间和住院时间方面没有显著差异。然而，当执行 2 个节段融合时，和 PLIF 方法相比，使用 TLIF 方法大大减少了失血。研究中没有年龄的影响。

微创外科经椎间孔腰椎椎体间融合术（MIS TLIF）

使用侵入性较小（或通道）的经椎间孔椎体间融合术，在文献中已有详尽的描述，而且越来越受欢迎。这种方法，通常被称为微创外科经椎间孔腰椎椎体间融合术（MIS TLIF），使得外科医师可以到达椎体前方进行几乎任何节段的腰椎椎体间融合术，而并没有如前所述的前路和侧方手术的并发症。Takahashi 等研究了 70~86 岁的半开放 TLIF 手术，患者为腰椎退行性脊柱滑脱和神经根病或神经源性跛行，他们接受单节段或双节段的融合手术。他们发现在这种情况下、半开放 TLIF 可以在 VAS、ODI 以及 JOA 评分方面有显著的临床改善 [56]。在 X 线片上，他们还发现很高的融合成功率，虽然相比年轻患者群，老年患者群的临床效果要稍微不明显一些。这种情况的原因可能是多方面的，至少在一定程度上和恢复潜力有关，也可能和先前显著的椎间孔狭窄以及在老年患者中间接打开椎间孔难度更大有关，因为考虑到内植物放置位置以及骨质量差的原因，要使用高度更低的内植物。在一些特定的患者身上，这些概念可以为实施 LLIF 手术提供一些证据。但是，到目前为止，还没有随机对照研究来比较 MIS TLIF 和 TLIF 在治疗效果和并发症发生率之间的差异，如果进行了比较，就可以帮助定义各个手术方式的优势或制订一个患者选择方案。

总　结

没有其他领域能像脊柱外科那样更深入和恰如其分地见证外科手术技术的演变和发展。在脊柱外科使用微创手术技术的根本动力和催化剂在于这样的希望——微创脊柱外科手术可以提供更好的疗效，更快的恢复率，较低的并发症发生率以及更少的修补手术需求。微创手术在老年人残疾、有症状以及严重的脊柱疾病的治疗方面有非常大的潜力。对于周围肌肉组织和支持韧带的保护有很大优势，在文献中已经被再三强调，而且可以同时造福年轻和年长的病患群体。目前，尽管数据有限，但也有很多论文支持的微创脊柱外科可以替代开放手术的益处，来治疗使老年人痛苦的许多病变。这些技术包括：颈椎和腰椎椎管狭窄的后路微创外科减压、椎间盘突出的微创椎间

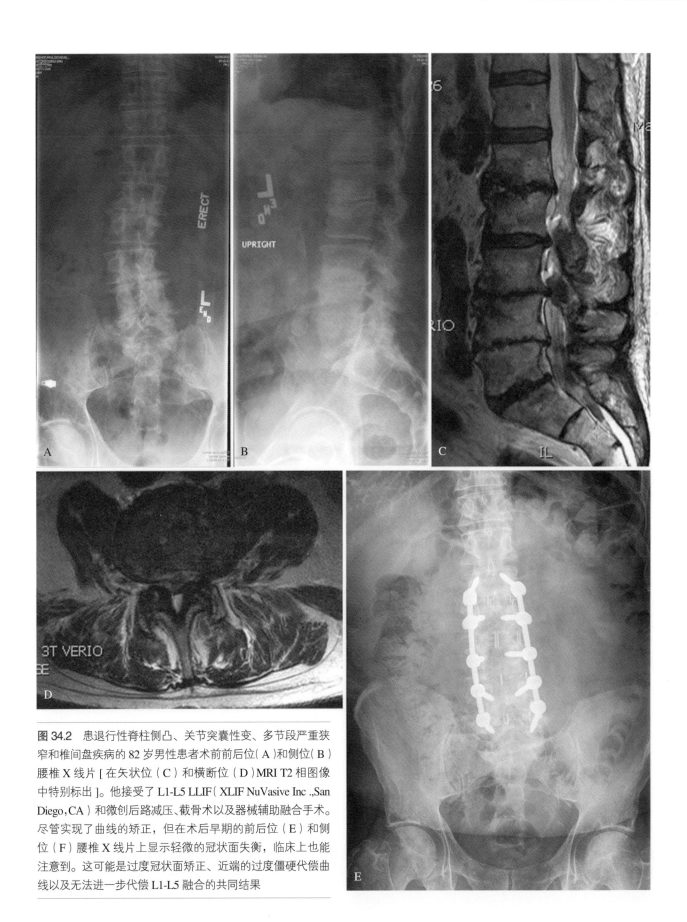

图 34.2 患退行性脊柱侧凸、关节突囊性变、多节段严重狭窄和椎间盘疾病的 82 岁男性患者术前前后位（A）和侧位（B）腰椎 X 线片 [在矢状位（C）和横断位（D）MRI T2 相图像中特别标出]。他接受了 L1-L5 LLIF（XLIF NuVasive Inc .,San Diego,CA）和微创后路减压、截骨术以及器械辅助融合手术。尽管实现了曲线的矫正，但在术后早期的前后位（E）和侧位（F）腰椎 X 线片上显示轻微的冠状面失衡，临床上也能注意到。这可能是过度冠状面矫正、近端的过度僵硬代偿曲线以及无法进一步代偿 L1-L5 融合的共同结果

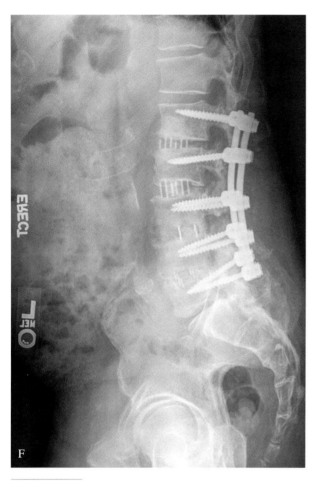

盘切除术以及通过外侧或后路经椎间孔的腰椎椎体融合方法来治疗各种病变。随着老年人口的不断增加以及老年人脊柱手术并发症的高风险，脊柱微创外科对于老年患者而言是非常有价值的技术，值得开发和广泛应用。这些技术可以改善他们的功能和生活质量，却没有和老年人开放脊柱手术相关的风险。微创手术正在飞速发展，未来将在脊柱外科——特别是老年患者中大显身手。

图 34.2 （续）

参考文献

1. Wickham J. The new surgery. Br Med J (Clin Res Ed). 1987; 295(6613):1581–2.
2. Federal Interagency forum on aging data. 2012. Cited July 2012.
3. Weinstein JN, Tosteson TD, Lurie JD, Tosteson A, Blood E, Herkowitz H, et al. Surgical versus nonoperative treatment for lumbar spinal stenosis four-year results of the Spine Patient Outcomes Research Trial. Spine. 2010;35(14):1329.
4. Smith JS, Shaffrey CI, Berven S, Glassman S, Hamill C, Horton W, et al. Operative versus nonoperative treatment of leg pain in adults with scoliosis: a retrospective review of a prospective multicenter database with two-year follow-up. Spine. 2009;34(16):1693.
5. Glassman SD, Berven S, Kostuik J, Dimar JR, Horton WC, Bridwell K. Nonsurgical resource utilization in adult spinal deformity. Spine. 2006;31(8):941.
6. Deyo RA, Mirza SK, Martin BI, Kreuter W, Goodman DC, Jarvik JG. Trends, major medical complications, and charges associated with surgery for lumbar spinal stenosis in older adults. JAMA. 2010;303(13):1259–65.
7. Allen RT, Garfi n SR. The economics of minimally invasive spine surgery: the value perspective. Spine. 2010;35(26S):S375.
8. Smith JS, Shaffrey CI, Sansur CA, Berven SH, Fu KMG, Broadstone PA, et al. Rates of infection after spine surgery based on 108,419 procedures: a report from the scoliosis research society morbidity and mortality committee. Spine. 2011;36(7):556.
9. Oldridge NB, Yuan Z, Stoll JE, Rimm AR. Lumbar spine surgery and mortality among Medicare benefi ciaries, 1986. Am J Public Health. 1994;84(8):1292–8.
10. Baron EM, Albert TJ. Medical complications of surgical treatment of adult spinal deformity and how to avoid them.

Spine. 2006; 31(19S):S106.

11. Lee MJ, Konodi MA, Cizik AM, Bransford RJ, Bellabarba C, Chapman JR. Risk factors for medical complication after spine surgery: a multivariate analysis of 1,591 patients. Spine J. 2012; 12(3):197–206.

12. Ruetten S, Komp M, Merk H, Godolias G. Full-endoscopic interlaminar and transforaminal lumbar discectomy versus conventional microsurgical technique: a prospective, randomized, controlled study. Spine. 2008;33(9):931.

13. Or S. Tubular diskectomy vs conventional microdiskectomy for sciatica. JAMA. 2009;302(2):149–58.

14. Park Y, Ha JW. Comparison of one-level posterior lumbar interbody fusion performed with a minimally invasive approach or a traditional open approach. Spine. 2007;32(5):537.

15. Perez-Cruet MJ, Fessler RG, Perin NI. Review: complications of minimally invasive spinal surgery. Neurosurgery. 2002;51(5):S2.

16. Wang HL, Lu FZ, Jiang JY, Ma X, Xia XL, Wang LX. Minimally invasive lumbar interbody fusion via MAST Quadrant retractor versus open surgery: a prospective randomized clinical trial. Chin Med J (Engl). 2011;124(23):3868.

17. Obeid NM, Azuh O, Reddy S, Webb S, Reickert C, Velanovich V, et al. Predictors of critical care-related complications in colectomy patients using the National Surgical Quality Improvement Program: exploring frailty and aggressive laparoscopic approaches. J Trauma Acute Care Surg. 2012;72(4):878.

18. Winder MJ, Thomas KC. Minimally invasive versus open approach for cervical laminoforaminotomy. Can J Neurol Sci. 2011;38(2): 262–7.

19. Fessler RG, Khoo LT. Minimally invasive cervical microendoscopic foraminotomy: an initial clinical experience. Neurosurgery. 2002;51(5):S2.

20. Gala VC, O'Toole JE, Voyadzis JM, Fessler RG. Posterior minimally invasive approaches for the cervical spine. Orthop Clin North Am. 2007;38(3):339–49.

21. Popov V, Anderson DG. Minimal invasive decompression for lumbar spinal stenosis. Adv Orthop. 2012;2012:645321.

22. Khoo LT, Fessler RG. Microendoscopic decompressive laminotomy for the treatment of lumbar stenosis. Neurosurgery. 2002;51(5):S2.

23. Palmer S, Davison L. Minimally invasive surgical treatment of lumbar spinal stenosis: two-year follow-up in 54 patients. Surg Neurol Int. 2012;3:41.

24. Rosen DS, O'Toole JE, Eichholz KM, Hrubes M, Huo D, Sandhu FA, et al. Minimally invasive lumbar spinal decompression in the elderly: outcomes of 50 patients aged 75 years and older. Neurosurgery. 2007;60(3):503.

25. Palmer S, Turner R, Palmer R. Bilateral decompression of lumbar spinal stenosis involving a unilateral approach with microscope and tubular retractor system. J Neurosurg. 2002;97(2):213–7.

26. Çavuşoğlu H, Kaya RA, Türkmenoglu ON, Tuncer C, Çolak İ, Aydın Y. Midterm outcome after unilateral approach for bilateral decompression of lumbar spinal stenosis: 5-year prospective study. Eur Spine J. 2007;16(12):2133–42.

27. Bell VJMGR. Posterior laminectomy without fusion for the treatment of De Novo Scoliosis. Arthritis Arthroplasty. 2009:201(1): 201–7.

28. Kelleher MO, Timlin M, Persaud O, Rampersaud YR. Success and failure of minimally invasive decompression for focal lumbar spinal stenosis in patients with and without deformity. Spine. 2010;35(19):E981–7.

29. Tosteson ANA, Skinner JS, Tosteson TD, Lurie JD, Andersson G, Berven S, et al. The cost effectiveness of surgical versus nonoperative treatment for lumbar disc herniation over two years: evidence from the Spine Patient Outcomes Research Trial (SPORT). Spine. 2008;33(19):2108.

30. Righesso O, Falavigna A, Avanzi O. Comparison of open discectomy with microendoscopic discectomy in lumbar disc herniations: results of a randomized controlled trial. Neurosurgery. 2007;61(3):545.

31. Lee P, Liu JC, Fessler RG. Perioperative results following open and minimally invasive single-level lumbar discectomy. J Clin Neurosci. 2011;18(12):1667–70.

32. Yeung AT, Tsou PM. Posterolateral endoscopic excision for lumbar disc herniation: surgical technique, outcome, and complications in 307 consecutive cases. Spine. 2002;27(7):722.

33. Arts MP, Brand R, van den Akker ME, Koes BW, Bartels RH, Tan W, et al. Tubular diskectomy vs conventional microdiskectomy for the treatment of lumbar disk herniation: 2-year results of a doubleblind randomized controlled trial. Neurosurgery. 2011;69(1):135–44. doi: 10.1227/NEU.0b013e318214a98c .

34. Zhao L, Jiang W, Ma W, Xu R, Sun S. Micro-endoscopic discectomy for the treatment of lumbar disc herniation in senile patients over seventy years old. Zhongguo Gu Shang. 2011;24(10): 811.

35. Arts M, Brand R, Van Der Kallen B, Lycklama à Nijeholt G, Peul W. Does minimally invasive lumbar disc surgery result in less muscle injury than conventional surgery? A randomized controlled trial. Eur Spine J. 2011;20(1):51–7.

36. Sansalone C, Soldano S, Poli C, Tripepi M, D'aliberti G, Rossetti O. Anterior approach to the spine. Role of the general surgeon, techniques and surgical complications. The 10-year experience of the Niguarda Hospitals. J Neurosurg Sci. 2011;55(4):357.

37. Smith WD, Christian G, Serrano S, Malone KT. A comparison of perioperative charges and outcome between open and mini-open approaches for anterior lumbar discectomy and fusion. J Clin Neurosci. 2012;19(5):673–80.

38. Regan JJ, Yuan H, McAfee PC. Laparoscopic fusion of the lumbar spine: minimally invasive spine surgery: a prospective multicenter study evaluating open and laparoscopic lumbar fusion. Spine. 1999;24(4):402.

39. Faciszewski T, Winter RB, Lonstein JE, Denis F, Johnson

L. The surgical and medical perioperative complications of anterior spinal fusion surgery in the thoracic and lumbar spine in adults. A review of 1223 procedures. Spine. 1995;20(14):1592.

40. Youssef JA, McAfee PC, Patty CA, Raley E, DeBauche S, Shucosky E, et al. Minimally invasive surgery: lateral approach interbody fusion: results and review. Spine. 2010;35(26S):S302.

41. Rodgers WB, Gerber EJ, Rodgers JA. Lumbar fusion in octogenarians: the promise of minimally invasive surgery. Spine. 2010;35 (26S):S355.

42. Rodgers WB, Cox CS, Gerber EJ. Early complications of extreme lateral interbody fusion in the obese. J Spinal Disord Tech. 2010; 23(6):393.

43. Rodgers WB, Gerber EJ, Patterson J. Intraoperative and early postoperative complications in extreme lateral interbody fusion: an analysis of 600 cases. Spine. 2011;36(1):26.

44. Flynn JC, Price CT. Sexual complications of anterior fusion of the lumbar spine. Spine. 1984;9(5):489.

45. Rajaraman V, Vingan R, Roth P, Heary RF, Conklin L, Jacobs GB. Visceral and vascular complications resulting from anterior lumbar interbody fusion. J Neurosurg. 1999;91(1):60–4.

46. Isaacs RE, Hyde J, Goodrich JA, Rodgers WB, Phillips FM. A prospective, nonrandomized, multicenter evaluation of extreme lateral interbody fusion for the treatment of adult degenerative scoliosis: perioperative outcomes and complications. Spine. 2010;35(26S):S322.

47. Berry SD, Kiel DP, Donaldson MG, Cummings SR, Kanis JA, Johansson H, et al. Application of the National Osteoporosis Foundation Guidelines to postmenopausal women and men: the Framingham Osteoporosis Study. Osteoporos Int. 2010;21(1):53–60.

48. Sohn MJ, Kayanja MM, Kilinçer C, Ferrara LA, Benzel EC. Biomechanical evaluation of the ventral and lateral surface shear strain distributions in central compared with dorsolateral placement of cages for lumbar interbody fusion. J Neurosurg. 2006;4(3):219–24.

49. Cappuccino A, Cornwall GB, Turner AWL, Fogel GR, Duong HT, Kim KD, et al. Biomechanical analysis and review of lateral lumbar fusion constructs. Spine. 2010;35(26S):S361.

50. Rodgers W, Gerber EJ, Patterson JR. Fusion after minimally disruptive anterior lumbar interbody fusion: analysis of extreme lateral interbody fusion by computed tomography. SAS J. 2010;4(2):63–6.

51. Acosta Jr FL, Liu J, Slimack N, Moller D, Fessler R, Koski T. Changes in coronal and sagittal plane alignment following minimally invasive direct lateral interbody fusion for the treatment of degenerative lumbar disease in adults: a radiographic study. J Neurosurg. 2011;15(1):92–6.

52. Benglis DM, Elhammady MS, Levi AD, Vanni S. Minimally invasive anterolateral approaches for the treatment of back pain and adult degenerative deformity. Neurosurgery. 2008;63(3):A191–6.

53. Oliveira L, Marchi L, Coutinho E, Pimenta L. A radiographic assessment of the ability of the extreme lateral interbody fusion procedure to indirectly decompress the neural elements. Spine. 2010;35(26S):S331.

54. Elowitz EH, Yanni DS, Chwajol M, Starke RM, Perin NI. Evaluation of indirect decompression of the lumbar spinal canal following minimally invasive lateral transpsoasinterbody fusion: radiographic and outcome analysis. Minim Invasive Neurosurg. 2011;54(5–6):201–6. Epub 2012 Jan 25.

55. Kepler CK, Sharma AK, Huang RC, Meredith DS, Girardi FP, Cammisa Jr FP, et al. Indirect foraminal decompression after lateral transpsoas interbody fusion. J Neurosurg. 2012;16(4):329–33.

56. Takahashi T, Hanakita J, Minami M, Kitahama Y, Kuraishi K, Watanabe M, et al. Clinical outcomes and adverse events following transforaminal interbody fusion for lumbar degenerative spondylolisthesis in elderly patients. Neurol Med Chir (Tokyo). 2011; 51(12):829–35.

第35章

运动保留技术中的微创理念

Luiz Pimenta, Leonardo Oliveira, Luis Marchi

张帆　吕飞舟　译

研究背景

疼痛常由退变节段的异常活动诱发[1]。因此，常常采用脊柱融合手术处理严重的椎间盘退变[2]。多年来采用脊柱融合术治疗腰椎间盘退行性疾病均取得较好的治疗结果，但是融合节段活动度的完全丢失会导致邻近节段的载荷增加、融合节段假关节的形成以及较长的术后恢复过程[3]。全关节置换术在其他骨科亚专业中的应用促使脊柱外科医师寻求一种相似的既可以缓解疼痛，又可以保留生理活动的方法并将其应用于腰椎[4]。运动保留技术已经被开发作为一种融合手术的替代选择，它通过保留脊柱的活动度来减少邻近椎间盘退变，预防邻近节段疾病，从而对脊柱进行重建来保护神经系统，使患者恢复期更短[5]。

文献报道了融合术与邻近节段退变（adjacent segment degeneration，ASD）的相关性，并使之与椎间盘置换术相比较（34% *vs.* 9%）[6]。从 meta 分析结果来看，与融合手术相比，椎间盘置换术可以显著降低 ASD 发病率以及缓解椎间盘退变，而患者年龄的增加，关节的融合与术后时间的推移意味着更高的 ASD 发生率[6]。因此，ASD 与节段活动丢失密切相关，且在限制节段活动的假体置换术后病例中更容易出现邻近节段退变[7, 8]。

髓核置换术

髓核置换术是一种创伤较小且保留脊柱活动度的手术技术。不同于脊柱融合手术，这项技术可恢复椎间盘的正常生物力学功能并保持患者节段的正常活动，同时手术相关痛苦较小。除此以外，因为其微创的特性，手术时间及住院天数的缩短使患者显著受益。

对保留脊柱活动最早有记载的尝试是在 20 世纪 50 年代末 60 年代初，文献报道髓核部分由聚甲基丙烯酸甲酯、硅或者不锈钢球来填充[9]。但这些早期技术的治疗结果差异较大，临床接受度并不高[10]。Fernstrom 球系统尝试通过由不锈钢轴承代替髓核并保留大部分纤维环来保留活动。但在大部分病例中出现了假体沉降的问题，因此许多临床治疗结果并不理想[11]。

自此之后不同的髓核替代假体相继开发，包括：
- 可注射聚氨酯（Dascor）
- 可注射白蛋白（Biodisc）
- 可注射硅（PNR）
- 可注射聚乙烯醇 / 聚乙烯吡咯烷共聚物（Hydrafil）
- 可注射丝 / 弹性共聚物（Nucor）
- 预制水解聚丙烯腈（PDN）
- 预制聚乙烯醇（Aquarelle）

- 预制部分水解丙烯酸共聚物（Neudisc）
- 迷你 PEEK 球窝间盘（Nubac）
- 热解碳（Regain）

目前发表的髓核置换术主要使用以下 3 种假体[12]：骶前可注射硅（PNR）、预制水解聚丙烯腈（PDN）、迷你 PEEK 球窝间盘（Nubac）。但这些研究并不成功，而且因为各种不良事件例如：后方移位或脱出（图 35.1），假体分离、沉降、椎间盘塌陷，使得复发（再次手术）概率很高（超过 48.8%）。

髓核置换技术因其指征狭窄，且无法证明其对于盘源性疼痛具有疗效，故仍有待研究。

全椎间盘置换（tatal disc replacement, TDR）

全椎间盘置换术旨在保留人类椎间盘的生理特性。能模拟并替代髓核及纤维环的功能，即保留正常活动度，同时吸收并传递载荷至相邻节段。

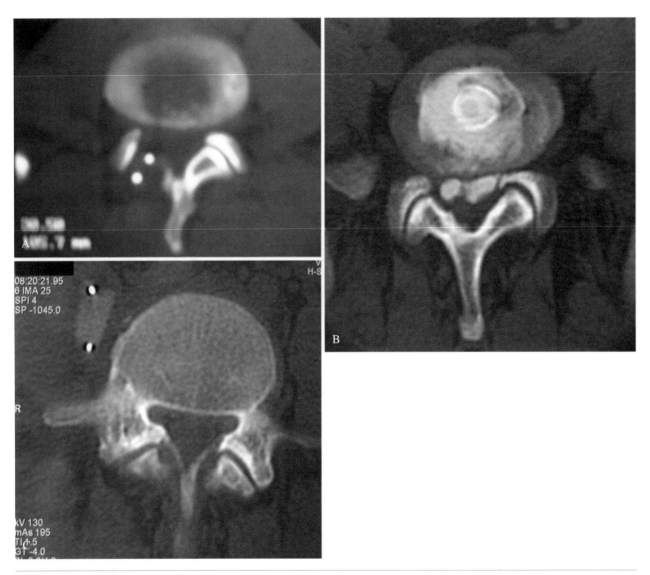

图 35.1 髓核置换装置并发症实例。A. 后路手术后 PDN 假体后方移位。B. 骶前入路硅假体后方移位。C. 外侧入路 Nubac 假体挤压脱出椎间盘塌陷

它还在保持脊柱-骨盆生理排列的同时间接对神经系统起到减压效果[5]。

腰椎前方入路

腰椎前方入路是腰椎全椎间盘置换术植入假体的标准技术。然而此入路有一些不可避免的风险，如需要牵拉 L5-S1 水平以上的大血管等。此外，这种技术还需要切除对于腰椎稳定性有重要作用的前纵韧带（anterior longitudinal ligament, ALL）[13,14]。

目前有多种市售假体可供选择，大多数是由前方入路植入，都需要部分或者全部切除前纵韧带[5]。自 20 世纪 80 年代初首个腰椎全椎间盘置换假体 SB Charité 问世以来[15]，至今全世界超过 20 000 例患者使用该假体接受了全椎间盘置换手术。而基于对这些患者的长期随访评估，目前对前路全椎间盘置换术我们已有了较为深入的认识[16]。

腰椎全椎间盘置换术的一个主要禁忌证就是脊柱侧弯。韧带切除会导致脊柱不稳，活动度的异常增加且在多节段重建中尤为明显[17, 18]。McAfee 等发现大量接受腰椎全椎间盘置换手术的患者发生了与假体类型无关的医源性脊柱侧弯[18]。这项研究证实了前纵韧带对于腰椎稳定的重要性。Cakir 等[19]证实全椎间盘置换术后节段前凸增加主要是由于切除前纵韧带所致。

腰椎全椎间盘置换手术后关节突关节退变是另一项长期随访评估的重大发现[20]。生物力学及临床研究发现保留前纵韧带可维持脊柱的刚度，从而减少关节突关节的载荷[20, 21]。此外，与无小关节退变节段进行手术所导致的节段活动度丢失程度相比，关节突关节本身的退变会导致更大的节段活动度降低[22]。因此，考虑到以上情况，全椎间盘置换可能增加了邻近节段疾病发生率[23]，从而否定了假体置换的主要指征之一为保护邻近节段。

在对于 6 种经由前方入路植入的不同假体进行了为期 9 年的随访中我们发现，并发症发生率较高的原因直接或间接与术中切除前纵韧带有关[24]。所有随访患者中有 25% 出现关节突关节退变，这也成了术后的主要并发症，随之而来的医源性脊柱侧弯在所有手术对象中也达到了 8.5%。从而我们也认为并发症的出现与假体类型无关，且在小关节源性疼痛、假体沉降、假体不良位置、医源性脊柱侧弯以及异位骨化等方面没有统计学差异（图 35.2）。

未来展望

许多现有的人工椎间盘的设计无法恢复脊柱功能单元原有的活动质与量，也缺少了减震能力。异常的载荷吸收与分布可能与这些椎间盘假体的非生理性设计有关[25-27]，从而导致对应节段的关节突关节、峡部及椎弓根的过载。

弹性椎间盘假体可提供仿生生物力学特性（图 35.3）[28-30]。短期临床结果是令人鼓舞的，弹性假体（Physio-L）要优于 Charité、ProDisc-L 及融合手术（图 35.4）[30]。除此之外，植入假体的沉降、移位或脱出也未见报道。

微创应用

虽然全椎间盘置换对于腰椎活动度的保留与关节置换术类似，但此特性不足以说明全椎间盘置换是成功的。腰椎前方入路全椎间盘置换装置希望保留趋近于"正常"的活动度，但是因为切除了前纵韧带及纤维环，因而不可避免地会引起医源性不稳[31]。此外虽然活动可以保留，一旦旋转中心发生改变或者中性区的活动度增加，也会节段出现不稳（松弛）[32]。

在腰椎全椎间盘置换中保护前纵韧带及纤维环结构似乎是合理且有效的。侧方植入人工椎间盘（XL-TDR，图 35.5）的生物力学数据指出同时拉紧前纵韧带、后纵韧带并保留纤维环可提供显著的稳定效果（图 35.6、35.7）[31]。相较于具有完整前纵韧带的椎间盘或是其他前路植入的假体，一旦切除了前纵韧带，该节段在所有方向上的活动度均增加，这也证明了前纵韧带对于节段稳定性的作用。这使得侧方入路相较于那些文献报道中提到的前路植入方法更为可靠且不易发生前文

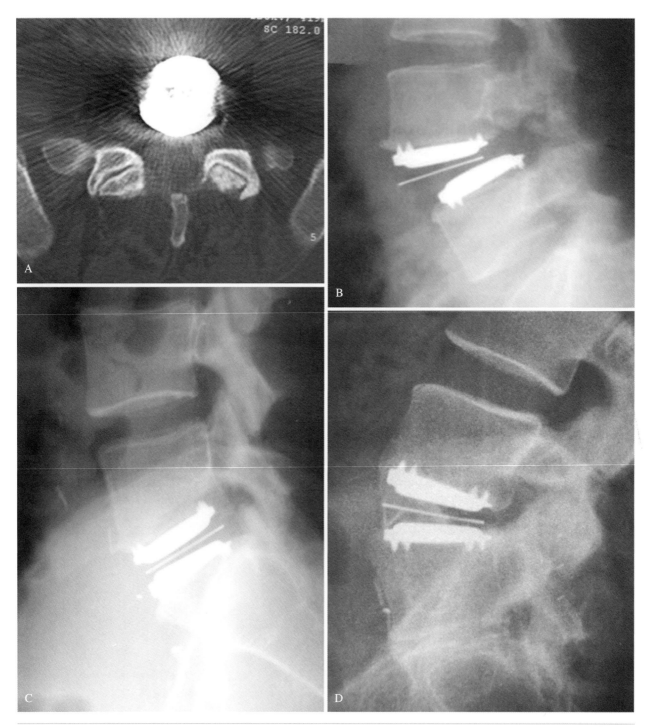

图35.2 A. Charité 假体全椎间盘置换术后关节突关节退变。这幅图显示在左侧关节突关节中有一早期骨赘，这是关节突病变所具有的特殊改变。B. 因为手术节段不稳而导致的假体分离。C. 假体沉降以及随之而来的人工椎间盘后突成角。D、E. 动态 X 线片显示手术节段的活动度增加，证明了前纵韧带在活动控制中的重要性。F. 假体的不良位置逐渐产生医源性脊柱侧弯

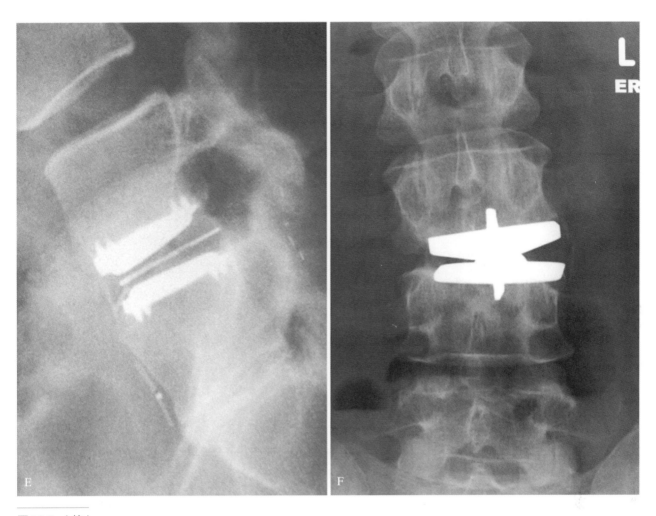

图 35.2 （续）

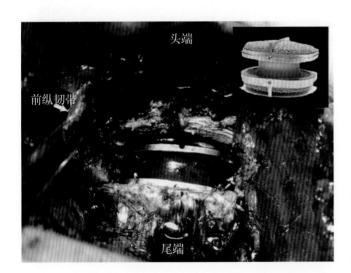

图 35.3 通过前方入路完成全椎间盘弹性假体的植入。需要注意的是在前路椎间盘置换术中需要切除前纵韧带，这也是假体设计所具体要求的

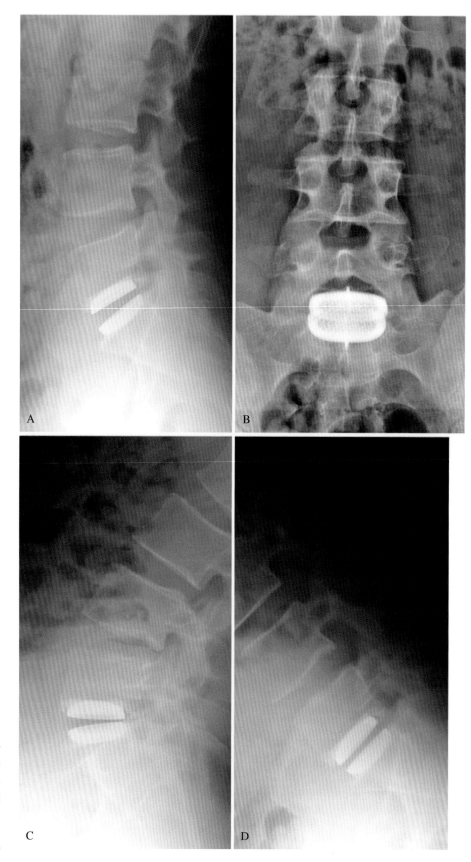

图 35.4　Phisio-L 病 例 展 示。
A. 侧位。B. 前后位。C. 过屈位。
D. 过伸位。弹性材料的植入在
改善活动度维持的同时优化了
椎体间载荷的力学分布

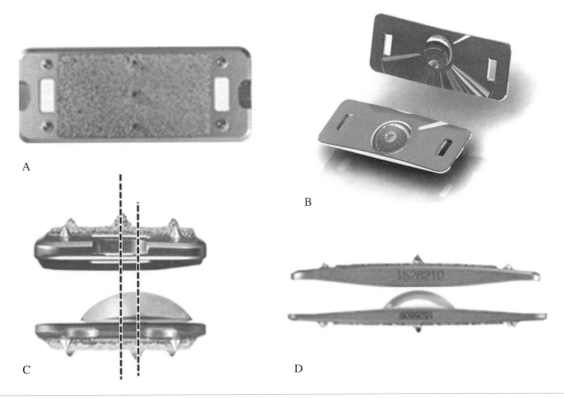

A

B

C

D

图 35.5　XL-TDR 假体设计图。A. 俯瞰视角显示环状隆起上宽阔的接触区域。外侧终板表面具有多孔等离子体涂层。B. 半受限的球窝结构架体设计图。C. 侧面观的标示示意图。内侧较高的标示位置必须放置于椎体中心，同时内侧较低标示位置限制假体的旋转中心的位置。D. 前后位显示假体与椎体有较大的接触面积以防止沉降

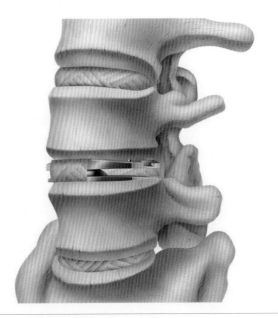

图 35.6　假体的最终位置。前斜位证实当假体位于椎体环突起处，前纵韧带得以保留，其产生的生物力学特性接近于完整的椎间盘（版权属于 Nu Vasive，获得许可后使用）

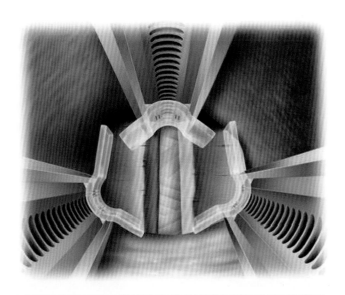

图 35.7　侧方入路中椎间盘的直观图。这项技术使得侧方入路能直接到达指定节段，从而可以摘除大部分椎间盘，并保留了椎间盘的前后部分，这样也保护了韧带（版权属于 Nu Vasive，获得许可后使用）

所述的各种弊端且该种全椎间盘置换装置的侧方覆盖区域由环状隆起设计提供生物力学支持。但是该种假体置换手术因为髂嵴的阻挡局限于 L5 水平以上的椎间盘，无法应用于 L5-S1。

　　该项技术的短期临床结果是令人满意的，其在保留了节段固有的活动度的基础上，减少了假体相关的并发症（图 35.8）[33, 34]。此外，经腰大肌外侧入路微创手术避免了前方入路相关的并发症，避免了对大血管的牵拉，也有利于患者术后早期活动（图 35.9）[35, 36]。

总　结

　　此项分析可指出腰椎间盘假体置换的许多方面，其优势为：

- 更好的生物力学结果
- 较好的临床疗效
- 重建腰椎整体活动度
- 不需要植骨

弊端为：

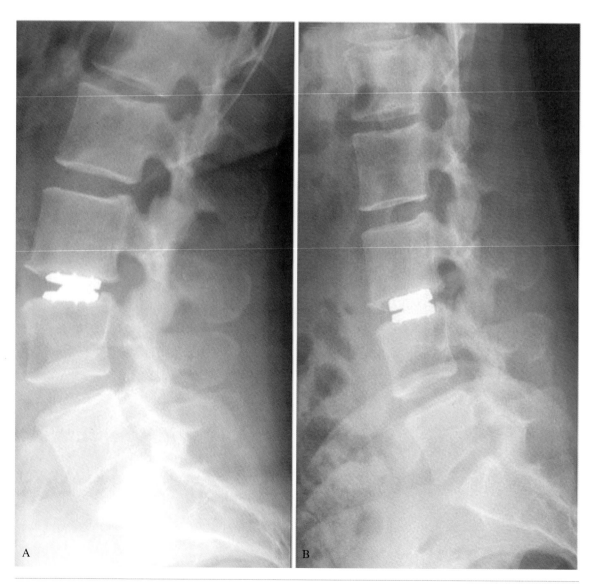

图 35.8 XL-TDR 假体设计图。A. 直立位侧位片。B. 过屈位片。C. 过伸位片。D. 直立位前后位片。保留前纵韧带使得手术节段获得了一个更可控的活动度。标示的存在使得植入过程简单而理想

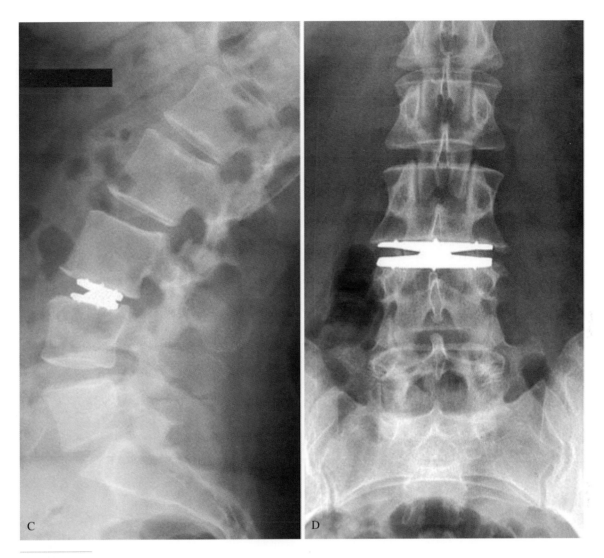

图 35.8 （续）

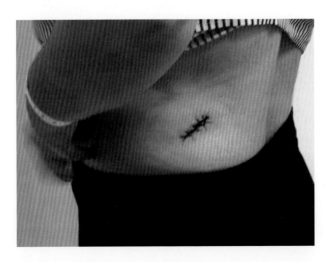

图 35.9 侧方入路使用微创方法植入假体。通往椎间隙工作通道的建立仅仅需要较小的切口

- 技术费用昂贵
- 一些假体中存在隐患
- 尚无完全理想的假体，也缺少长期随访报道

采用微创技术进行腰椎假体置换必须借鉴前期报道的经验，且目的在于保留腰椎活动的质量与数量。持续的患者监控、数据分享、理念以及技术的与时俱进对最终的成功至关重要。

参考文献

1. Alqarni AM, Schneiders AG, Hendrick PA. Clinical tests to diagnose lumbar segmental instability: a systematic review. J Orthop Sports Phys Ther. 2011;41(3):130–40.

2. Barrick WT, Schofferman JA, Reynolds JB, Goldthwaite ND, McKeehen M, Keaney D, et al. Anterior lumbar fusion improves discogenic pain at levels of prior posterolateral fusion. Spine. 2000;25(7):853–7.

3. Eck JC, Humphreys SC, Hodges SD. Adjacent-segment degeneration after lumbar fusion: a review of clinical, biomechanical, and radiologic studies. Am J Orthop. 1999;28(6):336–40.

4. Sharma R, Vannabouathong C, Bains S, Marshall A, MacDonald SJ, Parvizi J, et al. Meta-analyses in joint arthroplasty: a review of quantity, quality, and impact. J Bone Joint Surg Am. 2011;93(24):2304–9.

5. Frelinghuysen P, Huang RC, Girardi FP, Cammisa Jr FP. Lumbar total disc replacement part I: rationale, biomechanics, and implant types. Orthop Clin North Am. 2005;36(3):293–9.

6. Harrop JS, Youssef JA, Maltenfort M, Vorwald P, Jabbour P, Bono CM, et al. Lumbar adjacent segment degeneration and disease after arthrodesis and total disc arthroplasty. Spine. 2008;33(15):1701–7.

7. Huang RC, Tropiano P, Marnay T, Girardi FP, Lim MR, Cammisa Jr FP. Range of motion and adjacent level degeneration after lumbar total disc replacement. Spine J. 2006;6(3):242–7.

8. Putzier M, Funk JF, Schneider SV, Gross C, Tohtz SW, Khodadadyan-Klostermann C, et al. Charité total disc replacement— clinical and radiographical results after an average followup of 17 years. Eur Spine J. 2006;15(2):183–95.

9. Fernström U. Arthroplasty with intercorporal endoprothesis in herniated disc and in painful disc. Acta Chir Scand Suppl. 1966;357: 154–9.

10. Carl A, Ledet E, Yuan H, Sharan A. New developments in nucleus pulposus replacement technology. Spine J. 2004;4(6 Suppl):325S–9.

11. Bertagnoli R, Karg A, Voigt S. Lumbar partial disc replacement. Orthop Clin North Am. 2005;36(3):341–7.

12. Pimenta L, Marchi L, Coutinho E, Oliveira L. Lessons learned after 9 years clinical experience with three different nucleus replacement devices. Semin Spine Surg. 2012;24(1):43–7.

13. Schmidt R, Obertacke U, Nothwang J, Ulrich C, Nowicki J, Reichel H, et al. The impact of implantation technique on frontal and sagittal alignment in total lumbar disc replacement: a comparison of anterior versus oblique implantation. Eur Spine J. 2010;19(9): 1534–9.

14. Panjabi MM, Goel VK, Takata K. Physiologic strains in the lumbar spinal ligaments. An in vitro biomechanical study 1981 Volvo Award in Biomechanics. Spine. 1982;7(3):192–203.

15. Büttner-Janz K, Schellnack K, Zippel H. An alternative treatment strategy in lumbar intervertebral disk damage using an SB Charité modular type intervertebral disk endoprosthesis. Z Orthop Ihre Grenzgeb. 1987;125(1):1–6.

16. Guyer RD, McAfee PC, Banco RJ, Bitan FD, Cappuccino A, Geisler FH, et al. Prospective, randomized, multicenter Food and Drug Administration investigational device exemption study of lumbar total disc replacement with the CHARITE artifi cial disc versus lumbar fusion: five-year follow-up. Spine J. 2009;9(5):374–86.

17. SariAli E, Lemaire JP, Pascal-Mousselard H, Carrier H, Skalli W. In vivo study of the kinematics in axial rotation of the lumbar spine after total intervertebral disc replacement: long-term results: a 10–14 years follow up evaluation. Eur Spine J. 2006;15(10):1501–10.

18. McAfee PC, Cunningham BW, Hayes V, Sidiqi F, Dabbah M, Sefter JC, et al. Biomechanical analysis of rotational motions after disc arthroplasty: implications for patients with adult deformities. Spine. 2006;31(19 Suppl):S152–60.

19. Cakir B, Richter M, Käfer W, Puhl W, Schmidt R. The impact of total lumbar disc replacement on segmental and total lumbar lordosis. Clin Biomech (Bristol, Avon). 2005;20(4):357–64.

20. Park C-K, Ryu K-S, Jee W-H. Degenerative changes of discs and facet joints in lumbar total disc replacement using ProDisc II: minimum two-year follow-up. Spine. 2008;33(16):1755–61.

21. Dooris AP, Goel VK, Grosland NM, Gilbertson LG, Wilder DG. Load-sharing between anterior and posterior elements in a lumbar motion segment implanted with an artificial disc. Spine. 2001; 26(6):E122–9.

22. Siepe CJ, Zelenkov P, Sauri-Barraza J-C, Szeimies U, Grubinger T, Tepass A, et al. The fate of facet joint and adjacent level disc degeneration following total lumbar disc replacement: a prospective clinical, X-ray,

and magnetic resonance imaging investigation. Spine. 2010;35(22):1991–2003.

23. Punt IM, Visser VM, van Rhijn LW, Kurtz SM, Antonis J, Schurink GWH, et al. Complications and reoperations of the SB Charité lumbar disc prosthesis: experience in 75 patients. Eur Spine J. 2008;17(1):36–43.

24. Pimenta L, Marchi L, Oliveira L. Lessons learned after 9-year follow- up on eight different lumbar total disc replacement devices. AANS/CNS section on disorders of the spine and peripheral nerves. Orlando; 2012.

25. Shim CS, Lee S-H, Shin H-D, Kang HS, Choi W-C, Jung B, et al. CHARITE versus ProDisc: a comparative study of a minimum 3-year follow-up. Spine. 2007;32(9):1012–8.

26. McAfee PC, Salari B, Saiedy S. Reoperations and complications of failed lumbar total disk replacement. Semin Spine Surg. 2012; 24(1):37–42.

27. Schulte TL, Lerner T, Hackenberg L, Liljenqvist U, Bullmann V. Acquired spondylolysis after implantation of a lumbar ProDisc II prosthesis: case report and review of the literature. Spine. 2007;32(22):E645–8.

28. Fraser RD, Ross ER, Lowery GL, Freeman BJ, Dolan M. AcroFlex design and results. Spine J. 2004;4(6 Suppl):245S–51.

29. Enker P, Steffee A, Mcmillin C, Keppler L, Biscup R, Miller S. Artifi cial disc replacement. Preliminary report with a 3-year minimum follow-up. Spine. 1993;18(8):1061–70.

30. Pimenta L, Springmuller R, Lee CK, Oliveira L, Roth SE, Ogilvie WF. Clinical performance of an elastomeric lumbar disc replacement: minimum 12 months follow-up. SAS J. 2010;4(1):16–25.

31. Pimenta L. Controlled motion with the XL-TDR lateral-approach lumbar total disc replacement: in vitro Kinematic Investigation. SAS11, Las Vegas; 2011.

32. Cunningham BW, Gordon JD, Dmitriev AE, Hu N, McAfee PC. Biomechanical evaluation of total disc replacement arthroplasty: an in vitro human cadaveric model. Spine. 2003;28(20):S110–7.

33. Marchi L, Oliveira L, Coutinho E, Pimenta L. The importance of the anterior longitudinal ligament in lumbar disc arthroplasty: 36-Month follow-up experience in extreme lateral total disc replacement. Int J Spine Surg. 2012;6(1):18–23.

34. Pimenta L, Oliveira L, Schaffa T, Coutinho E, Marchi L. Lumbar total disc replacement from an extreme lateral approach: clinical experience with a minimum of 2 years' follow-up. J Neurosurg Spine. 2011;14(1):38–45.

35. Rodgers WB, Cox C, Gerber E. Experience and early results with a minimally invasive technique for anterior column support through extreme lateral interbody fusion (XLIF®). US Musculoskelet Rev. 2007;2:28–32.

36. Ozgur BM, Aryan HE, Pimenta L, Taylor WR. Extreme Lateral Interbody Fusion (XLIF): a novel surgical technique for anterior lumbar interbody fusion. Spine J. 2006;6(4):435–43.

第36章

微创入路的选择：对其特有风险和并发症的综述

Ngoc-Lam M.Nguyen, Alpesh A.Patel

张西峰 译

前 言

在过去的二十年里，脊柱外科见证了微创手术的发展历程。尽管长期循证医学证据表明传统开放手术方法是有效的，但是高并发症发生率在一定程度上减少了开放手术的优势。血管和神经损伤、感染、切口疼痛、肌肉萎缩、腹部疝、性功能障碍等并发症都有文献报道[1-5]。但微创外科技术能使软组织创伤降到最低，具有出血量少、术后疼痛轻、住院时间短、恢复快、不发生相邻节段退变等优势。

随着微创技术的进步以及特殊通道工具和组织牵开器的使用，外科医师通过专注于病理解剖，维护正常的肌肉、韧带、骨质和结构，以减少相关并发症发生。显而易见，随着微创手术的开展，为许多有经验的外科医师和符合条件的患者提供了新的选择，并且可以像传统的外科手术一样有效[6-12]。然而，希望掌握微创技术的外科医师必须克服一系列独特的技术挑战。首先，使用内镜时，由于在长管状扩张器下只能获得有限的深部组织触觉反馈，并且镜下三维立体效果和色彩存在缺失，以致手术时相关重要解剖结构的医源性损伤风险可能会增加。第二，尽管微创手术路径是通过小切口减少固有通道损伤，但许多与传统开放手术相同的并发症也会发生，这使得微创技术开展很困难。第三，微

创技术学习曲线艰难而又漫长，需制定合适的外科手册，熟练掌握相关专业的器械。有证据表明由于一些外科医师缺乏微创脊柱外科技术经验会增加手术并发症发生率、延长手术时间[13,14]。最后，与传统开放手术相比，应用C臂机透视，常常增加了外科医师、手术室人员及患者累积辐射剂量，这成为一个大问题。因此，为了使患白内障、甲状腺癌、淋巴瘤、乳腺癌风险降到最低，易受辐射的执业人员必须小心谨慎并采取预防措施[15]。

随着微创技术的持续发展，外科医师也面临着一系列的手术方法和技巧的问题。因此，脊柱外科医师清楚地了解每一种方法可能出现的相关并发症是至关重要的。更重要的是，知道如何避免这些并发症的发生以及发生后如何安全、成功地处理。

颈椎手术

前路颈椎间孔切开减压术

在20世纪60年代Verbiest首次提出这项技术，随后在1996年由Jho加以细化和完善（图36.1）。该技术被推广到单侧神经根型颈椎病椎间孔狭窄的治疗。这种方法具有保留运动节段的优势，避免椎体间融合，可以作为门诊手术来执行完成。同时他也描述了关于这一技术的几项风

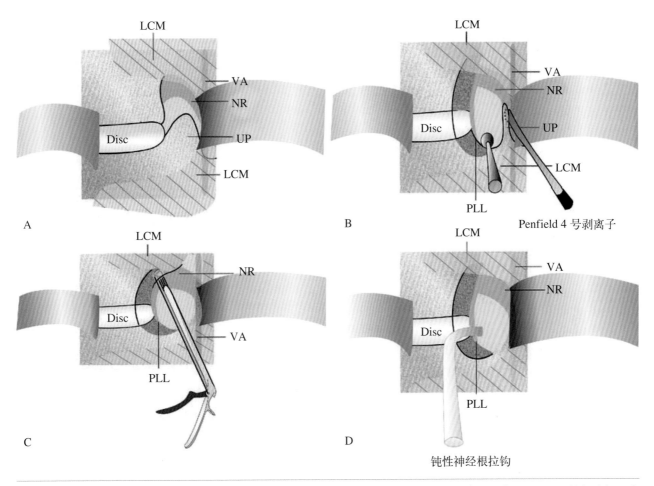

图 36.1　颈椎前路椎间孔切开术的方法和技术。A. 展示这种方法的手术位置标记。B. 建立一个 5 ～ 6 mm 椎间孔切开术手术通道并使用 Penfield 4 号保护椎动脉。C. 描述椎间孔切开和减压术的过程。D. 神经拉钩用于确认减压是否完全。LCM：颈长肌，VA：椎动脉，NR：神经根，UP：钩状突，PLL：后纵韧带，Disc：椎体盘（来自 Celestre 等[114]）

险。外科医师最担心的是手术窗口被放置在离椎动脉最近的地方——钩椎关节，钻孔过程可能会无意中造成损伤。椎动脉特别是在以下 3 个位置上易受到医源性损伤：C6-C7 水平、钩状突、横突孔[16]。因此，Jho 建议在 C6 横突水平切除颈长肌以避免损伤这些组织结构。当暴露至 C7 横突远端肌束时，可在此水平的颈长肌下方直接看到椎动脉在钩状突位置上，那层薄薄的皮质骨应予以保留，因钩椎关节钻孔时椎动脉就在其后面。这一层的骨头可以小心地用刮匙安全地移除。最后，应该注意避免侵犯横突孔、钩椎关节。若静脉快速出血则表明，椎动脉周围的静脉丛受损和横孔被破坏[19]。

椎动脉损伤在颈椎前路手术中是罕见的，仅在文献中零星有报道[20,21]。Golfinos 和其同事建议，在不能确定对侧椎动脉具有提供足够血流能力的情况下，对于医源性椎动脉撕裂伤的处理首要选择是直接做一期修复[20]。但一期修补需要相应的技术和显微外科的能力。最近报道血管内支架介入治疗医源性椎体损伤具有很高的成功率[22-24]。若一期修复不是很顺利的话，立即请血管介入科会诊是保留撕裂的椎动脉更好的机会。另一方面，Smith 等认为直接采用电凝法接触止血结扎或切除是安全、快速、可靠的[21]。据报道椎动脉结扎后遗症的发生率高达 12%[25]。因此，在任何结扎或切除之前必须通过血管造影确定侧支血液循环的能力。其他学者则更喜欢使用明胶海绵、肌肉、骨蜡来填充这些区域[26]。据报道如椎动脉夹层动脉瘤、动静脉瘘和动脉瘤形成等延迟性并发症与填充物有关，明智的做法是获得这些患者的术后血管造影并做后续评估[27, 28]。

Horner 综合征是颈椎前路椎间孔切开术意外损伤交感神经链造成的另一个潜在的严重并发症。交感神经链位于颈长肌肉的前方，颈长肌肉由外侧向内侧边缘走行约 11.6 ± 1.6 mm[29]，剥离颈长肌显露横突要冒风险，保留足够的横向收缩颈长肌可使损伤的风险最小化，保证了牵开器和刀片位于椎体和颈长肌之间，并限制切除肌肉的最内侧[19]。

颈椎前路椎间盘切除及椎间融合术

Cloward[30] 在 1958 年首次引入颈椎前路开放的椎间盘切除融合术（anterior cervical discectomy and fusion，ACDF），它已经被广泛用于治疗颈椎盘疾病导致神经根病和颈脊髓病。前路的方法较传统开放手术的主要优点是避免广泛骨膜下剥离椎旁肌肉组织，从而减少术后疼痛、痉挛和功能障碍。ACDF 手术的临床成功率非常高，且并发症较低[31]。先前，Foley 和 Smith 将纤维内镜及管状牵开器技术应用于腰椎，最近这种微创技术又被应用于颈椎前移手术，并取得了初步的成功[32-34]。内镜的方法与传统的开放方法非常相似，除了在被确定颈椎的前方放置管状扩张器和牵开器，通过胸锁乳突肌肌筋膜的内侧开放标准的窗口。因此，内镜手术与传统开放手术也会发生相同的并发症。

Fountas 等的文献评论中列出与本手术相关联的术后并发症：复发性喉神经麻痹，Horner 综合征，咽和食管损伤，胸导管损伤，气胸，椎动脉撕裂，颈动脉和颈静脉损伤，动脉瘤形成，伤口表面、伤口深部和硬膜外血肿，硬膜外脓肿，呼吸衰竭，血管性水肿，伤口表面的感染，椎间盘炎，无菌性椎间盘炎，皮下血肿，硬脑膜撕裂，脑脊液漏，脑膜炎，脊髓挫伤，临时或永久脊髓病，神经根病变外加神经根性症状，进行性成角畸形，移植骨或内固定挤压，术后颈椎的力学不稳定[35]。在这些并发症中，术后出现吞咽困难是最常见的，

大约在 9.5 % 的术后患者中会发生。尽管其确切的机制仍然未知，软组织水肿和损伤导致的肌肉收缩、术后血肿、粘连形成、内植物刺激可能是术后发展为吞咽困难的根本原因[36, 37]。通过新改进小型号的椎体间隙内植物和薄叶片牵开器可能会使术后早期吞咽困难的发生率减少。在接受 ACDF 手术的 1 015 例患者的随访中，Fountas 等提出了术后孤立性吞咽困难，同时表明保守治疗可能会有更好的结果[35]。术后血肿是第二个最常见的并发症，其发病率为 5.6%。当患者的颈部逐渐变大进而发展到吞咽困难和呼吸窘迫，外科医师应该警惕这种并发症。早期发现、伤口紧急探查、血肿清除是主要的处理方式[35, 38]。喉返神经麻痹可以通过嘶哑、吞咽困难、发声疲劳、持续咳嗽、吸气困难和气道阻塞来证实。Fountas 等发现喉返神经麻痹等临床症状的发生率为 3.1%，报道称其发生率在 0.9% ~ 24%[35, 39, 40]，但真正的发生率尚不清楚。已经证实右侧颈部喉返神经更短、更斜，因此右侧在牵引过程中将更容易受伤[41]，定期放松组织牵开器可以减少该神经损伤。术中常规使用的间接喉镜检查或声带肌电图监测仍然是有争议的，它们减少喉返神经麻痹的效用还没有被前瞻性临床研究证实[42, 43]。对于喉返神经麻痹风险较高的患者可以更多地考虑使用它们，比如以前有过颈部手术史、甲状腺肿大或那些之前就存在的嘶哑[39]。庆幸的是，喉返神经麻痹在几天内可以自发消失[35,39,44]。术后持续嘶哑 4 周后没能缓解，应该做喉镜检查声带进行功能评估。

如果没有得到及时诊断和恰当的治疗，喉部或食道的损伤可能致命[35, 38, 40]。如果高度怀疑喉部或食道的损伤，术中进行食管镜检查可以帮助医师确定其是否受损。已经有人阐述了食道伤口关闭之前使用稀释靛胭脂来检验，显示手术结束时的情况；伤口内没有深蓝色溢出表明手术区域食道未受损伤[45]。当术中确定有损伤，这些损伤应该立即修复，紧随其后的是处理伤口，并进行鼻胃管引流。若未发现这些损伤会导致发生纵隔炎和（或）咽后脓肿，可能会导致预后不良。当术后怀疑存在食道损伤时，通过普通影像学检查或

CT 发现皮下气肿、纵隔腔扩大和混浊、流体集中，对于病情诊断的检查是必要的。及时向耳鼻喉科和（或）胸外科专家咨询也是非常重要的。由于这些损伤通常源于牵开器放置不当，因此小心放置牵开器，避免组织过分牵拉并小心锐性分离对减少并发症的发生至关重要。

后路切开颈椎管扩大椎间孔成形椎间盘切除减压术

由于医师熟悉颈椎后方入路，且后路手术可以避免前路手术诸多并发症，以致后路在颈椎手术应用尤为广泛。此外，通过非融合技术，后路手术可能降低相邻运动节段加速退变的风险。随着微创技术中肌肉分离技术的发展，运用显微镜与管状牵开器可以减少组织破坏，也可以减轻传统颈椎后路手术引起的术后疼痛。据相关文献报道，运用显微镜下后路切开颈椎管扩大椎间孔成形椎间盘切除减压术可以取得满意的手术效果[46-48]。

最初的手术体位采用俯卧位，出血干扰了内镜的清晰度，导致手术出血增加、手术时间延长。为了解决这一问题，Fessler 和 Khoo[46] 报道了将患者头部固定在 Mayfield 头部固定器上并采用半坐位。这种体位通过减少硬膜外静脉充盈降低了手术出血量，也通过管状撑开器将出血引流，开阔了手术视野。尽管从理论上来说，发生空气栓塞的风险依然存在，但是到目前为止还没有发生此类并发症的相关报道。采用内镜入路还存在一个严重的并发症，那就是医源性脊髓损伤。在克氏针与肌肉撑开器交替对接的时候易发生脊髓损伤。在翻修病例中，医师更应该小心操作，因为致密的瘢痕组织与变异的肌肉解剖结构增加了置入器械时发生脊髓损伤的风险，尤其是过度用力将器械置入颈椎椎板建立工作通道时。为了降低风险的发生，许多作者建议避免使用克氏针，或者在准确的影像引导下使用克氏针，来确保克氏针可以准确置入骨内[42,46,47]。在随后置入管状撑开器时，克氏针也可能在无意中穿过椎板间或者穿过腰椎缺陷处而进入工作通道内。因此，在置入撑开器以后，退出克氏针时更应该小心谨慎[42]。作为预防性措施，作者建议置入的第一个撑开器与最后一个撑开器都应该与脊髓保持至少 1 cm 的距离[42,47]。然后在直视下，可用刮匙分离肌肉纤维组织，也可以接触到复杂的椎体小关节。一旦明确了定位靶点后，在到达最终术区时再使用组织撑开器就安全可靠了。然后就可以利用前后位与侧位的透视影像来确定合适的手术区域。在极外侧处最终对接将极大增加了神经根与椎动脉的损伤。

当行骨性减压时，应该避免过度切除关节突关节复合体。用 25° 的内镜或采用侧卧位能够引起过度的骨性切除[49]。基于生物力学的数据表明，对关节突关节复合体的单侧减压小于 50% 不会引起医源性的脊柱不稳[50]。在对于 100 例进行后路切开颈椎管扩大椎间孔成形椎间盘切除减压术患者的回顾性研究中，Adamson[51] 仅仅报道了 3 例并发症（2例硬脊膜损伤，1 例创口表面感染）。2 例硬脊膜损伤使用明胶海绵填塞治疗，术后均未留下后遗症。Fessler 和 Khoo[46] 报道了 25 例患者中有 3 例发生术后并发症，其中包括 2 例轻微的脑脊液漏，1 例局部薄层硬脊膜损伤。脑脊液漏的患者进行常规腰椎引流，并未发生长期问题。避免偶然的硬脊膜撕裂的关键在于良好的分离骨与下方的黄韧带与硬脊膜。如果在手术过程中发生损伤，首先应该修复较大的硬脊膜裂口，这就要求从微创转换为开放的手术治疗。轻微的损伤可以使用一些填充物来治疗，主要的填充物有明胶海绵、人工硬脊膜和（或）胶原纤维。小心谨慎关闭筋膜是必要的，这样可以减少术后后期发生假性脑膜膨出的概率。最后，椎间孔中神经根的操作也必须限制到最少，特别是在翻修的病例中，瘢痕组织可以与神经根发生粘连，使得牵拉损伤发生的风险很高[42]。

胸椎手术

脊柱胸腔镜手术的一般注意事项

最近有研究表明，胸椎的病变在过去可能被

低估了，新的流行病学估算胸椎间盘突出的发病率为 11% ~ 37%[52, 53]。虽然胸椎间盘突出的临床症状很少，但有些患者可以表现出脊髓病变和（或）胸椎的神经根病变的症状[54]。传统脊椎前路手术一般都是通过侧方胸廓切开。然而，随着 90 年代胸腔镜技术的创立，前路胸腔镜手术的切口疼痛程度、肋间神经痛、呼吸系统并发症（比如肺炎、渗出、肺不张、瘢痕形成）和肩胛骨功能障碍的发生率比后路手术要低[55-61]。不过也有报道称这些并发症的发生与手术过程中的麻醉、定位和入路，在胸膜腔中操作长器械，肺实质的潜在损伤，血管结构有关。

在脊柱胸腔镜手术中，发生典型的麻醉相关并发症与单侧肺通气有关。患有基础肺部疾病的患者不大可能耐受不协调的单侧肺通气。包括肺功能检测在内，完善的术前检查、仔细的体格检查、戒烟对于减少术中和术后并发症发生率也是必要的。气管套管大小型号的仔细选择与合适的套管置入位置能够防止套管移位，确保术中充分的肺通气。如果支气管袖没有适当充气，在过度充气的病例中支气管有可能发生压力损伤。在通气不足的病例中，空气也有可能渗漏入手术侧肺部对手术造成障碍[62, 63]。CO_2 通气法很少需要压缩手术侧肺部，尤其是应用双侧的气管套管时更是如此。然而，当使用这种方法时，通过气体灌注来获得肺部压缩的方法能够导致严重的呼吸系统与血流动力学的变化，在临床上的表现与张力性气胸类似。这些生理改变能够在 5 mmHg 的压力下就发生，尤其是在血容量少的患者中[62, 64]。确保充分的含水量，并将气体量限制在 2 L/min，通气压力低于 5 ~ 10 mmHg 可以减少发生心包填塞的风险[57, 65]。如果在持续的正向压力通气中不幸损伤了动脉或静脉，医师也应该注意致命的 CO_2 栓塞的风险。

动脉内氧合作用和终末潮 CO_2 的长时间改变会提示医师和麻醉师存在潜在的并发症，这时候就需要立即进行干预治疗。血氧饱和度的持续下降需要医师尽快确认纤维支气管镜在气管内套管中的位置。胸部听诊能够评估在需要放置胸腔引流管的部位是否有自发性气胸的存在。最后，术中肺部长时间的放气能够引起气道中分泌物过多的累积，导致术后进行性肺不张和肺炎。一系列术后预防措施能够减少这些并发症的发生，包括刺激性肺功能测定、早期下地锻炼、肺部叩诊和体位引流法[65]。

为了防止置入套管时发生器官损伤，要求都应该在直接内镜监视下再逐一置入套管。伴有肺萎缩时，膈膜与腹部器官能够向胸部轻微提升，在俯卧位时下级套管就容易损伤这些器官。为了减少在初始套管盲插过程中对脏器的损伤，医师应该将一根手指插入套管中，然后清扫套管口一周，以避免任何潜在的肺实质粘连到胸腔壁上[67]。如果医师在左侧胸腔手术，在置入第一根套管时更应该格外注意不要损伤内部的心包和心脏[67]。在置管时也可不慎导致肋间神经和血管的损伤。肋间神经损伤能够引起术后神经痛；然而，大部分与胸腔镜手术有关的术后肋间神经痛，在观察一段时间后都能够自行缓解[55, 60]。置入套管时出血可以用单极射频烧灼止血。如果射频止血失败，可以使用将 Foley 气囊充气后填塞止血。当有出血的情况发生时，医师不应该为了获取充分的视野和控制出血而强行转为开放胸廓切开术[68]。在胸腔中操作长器械也可能引起主要血管、肺、心脏和膈膜的灾难性损伤。我们对于最小化并发症的建议包括持续的对器械动作的可视化监测、器械只做小范围操作、当不用撑开器的时候保持撑开器的口是完全闭合的，以免钳夹到重要组织结构，在没有将器械放到合适的位置时不要急于使用高速、锋利的工具[64]。

胸腔镜下椎间盘切除术

随着胸腔镜技术的发展，微创胸腔镜技术已被用于脊柱的前路手术来治疗症状明显的胸椎间盘突出症[55, 56, 60, 61]。与传统的胸廓切开术相比，文献很少报道与入路有关的并发症，例如肋间神经痛、术后呼吸损伤和出血[60, 61, 69]。在那些研究报道中，Rosenthal 等报道采用胸腔镜入路时术后肋间神经痛的发病率为 16%，而传统开放胸廓切开术入路的发病率则为 50%，肺部功能障碍如：肺膨胀不全、胸腔积液、肺炎等的发病率微创手术组为 7%，开放手术组为 33%[60]。在操作器械时尽量用一些柔软的、灵活的器械，避免使用撬杆对抗肋骨，这样能够减少术后肋间神经痛的发生[55, 64]。大部分肋间神经痛的病例都能够在 1 ～ 2 周内自行得到缓解，但是长期的、严重的病例可能就需要肋间神经阻滞治疗[55, 59, 60]。其他类似的并发症报道包括脑脊液漏、乳糜胸、气胸、血胸。如前所述，硬膜能够在早期得到修复。在所有的报道中，脑脊液漏都能够用腰大池得到解决，且不会有任何后遗症，还有一些比较少用的治疗方法，比如腰池腹膜腔引流术，可以用来治疗持续的脑脊液漏[55, 60, 61, 67, 69]。乳糜胸可以用胸腔管引流和（或）临时肠外营养的方法治疗[67, 70, 71]，也可用手术的方法来排空积液[60]。胸腔积液、气胸、血胸可以通过常规置入胸腔管的方法得到有效的治疗。在治疗脑脊液漏时，为了防止发生脑脊液胸膜漏，胸腔管应该置于依靠重力就能引流的位置，而不需要依靠负压引流[55]。有研究发现，在没有确定脑脊液漏的病例中，利用放射性同位素进行骨髓骨扫描可以有效确定脑脊液胸膜漏的位置[72]。

在经过适当的训练与练习、再加上合理的选择患者之后，在治疗症状明显的胸椎间盘突出症时，脊柱胸腔镜手术就是安全有效的。它能够提供更加完整的视野、能更好地进入腹侧脊椎和脊髓，同时也可以有效地减轻术后疼痛，手术本身出血量少，术后住院时间短，还有较少的肺部并发症。

后路胸椎显微镜下椎间盘切除术

后路与后外侧入路手术由于为外科医师熟悉且能避免胸内并发症而成为当前的主流手术。现如今，微创技术已经应用到胸椎间盘突出症的后路手术当中。在相关文献报道中，微创技术一般运用于小的、软的、单侧的椎间盘突出引起的胸椎神经根病变中。在开放手术中，手术节段的错误是更加常见的并发症之一。充分的术前胸椎与腰骶椎 X 线片和术中透视显影确定正确的病变节

段是至关重要的。其他辅助确定手术节段的方式有数肋骨、从骶椎倒数等。有 4% ～ 30% 的患者存在解剖变异，例如存在额外的肋骨、腰椎节段移位等，这些变异能够增加手术节段选择错误的风险，一定要在术前和术中影像中仔细观察[73,74]。另外，应该首先仔细评估术前影像，通过术前影像来确定旁开的距离，以便在清除关节突关节复合体之后，扩张器和牵引器能以合适的角度置入。与颈椎内镜手术相似，胸腔镜手术也存在脊髓损伤的风险，这些风险的存在通常与克氏针和牵引器的错位有关，这就需要医师在置入克氏针和扩张器（牵引器）之前仔细检查相关位置。为了进一步降低神经损伤的风险，应该在早期就显露并辨明硬膜囊外侧，以便获得合适的脊髓方向。医师可以首先去除突出椎间盘的外侧部分，获得更多的椎间盘间隙来使更多的中央型突出的椎间盘碎片远离脊髓，避免操作时脊髓的损伤[42]。硬膜外血管出血和突发硬膜囊撕裂的处理方法如前所述，这里不再赘述。

腰椎手术

微创显微镜下腰椎间盘切除术和腰椎椎间孔切开减压术

微创下腰椎减压可能是在微创入路中应用最多、在文献中报道最多的手术。1997 年，Smith 和 Foley 首先报道了应用管状撑开器通过组织间隙入路，实施显微内镜下椎间盘切除术（microendoscopic discectomy, MED）进行症状明显的腰椎神经减压[75]。Guiot 等报道了单侧入路可达到充分的双侧减压[76]。

腰椎减压和椎间盘切除术一般都需要用到连续的管状扩张器。合适的腰椎关节突关节复合体的克氏针定位，小心地置入扩张器，最后透视下置入牵引器是避免脊髓和神经根损伤的关键。现在已经报道了很多种减少减压时医源性损伤风险的手段。在行减压术时，可以使用

磨钻来帮助磨除骨质。在给初始节段进行减压时，建议保留黄韧带，因为黄韧带可当作防止硬膜囊损伤的屏障。在使用小角度的刮匙和kerrison咬骨钳时一定要小心，注意不要损伤到椎体下面的黄韧带和硬膜囊，这样可以降低医源性硬膜囊撕裂的风险[76]。在对同一侧减压效果满意之后，医师可以将患者倾斜5°~10°，这样倾斜的管状牵引器就可以看到棘突的底部。这时，在保护神经节时可能需要切除部分对侧的棘突和椎弓根关节突关节复合体。一旦减压成功之后，黄韧带就可以被切除了。首先应切除同侧的黄韧带，获得更多的套管内空间后可以切除对侧的韧带。在切除对侧黄韧带的过程中更有可能发生突然的硬膜囊撕裂[42]。使用一个小的、向上的刮匙来去除硬膜囊的粘连，松解下方前面的硬膜囊来去除黄韧带，这样能够减少医源性硬膜囊撕裂的风险。有文献报道医源性硬膜囊撕裂的发生率为2%~17%，大多数文献报道大致的发生率为8%（这几乎是开放手术发生率的2倍）[7, 11, 77-81]。一旦发生硬膜囊撕裂，在套管内进行初步的修复工作被证明是非常困难的。一些作者报道，使用一种切除垂体腺瘤的微型咬骨钳，还有用关节镜的打结通道来辅助初始的修复工作[82]。脂肪、筋膜、肌肉或一些商业上可以使用的材料，比如说硬膜囊移植物或纤维蛋白胶都能够帮助安全地修复。紧凑的、仔细的筋膜吻合能够减少假性脑脊膜膨出的发生。虽然在微创手术中硬膜囊撕裂的发生率比开放手术中高，但是它明显的优势在于保存了大部分软组织，这些软组织限制了管状牵引器退出后潜在腔隙的存在，也在预防症状明显的脑脊液漏、假性脑脊膜膨出中提供了有效的保护[83]。

另外一个微创后路手术中的重要缺陷就是潜在的不完全减压。在相关系统性回顾的文献中，Fourney等报道了微创手术翻修率为9.2%，开放手术的翻修率为7.7%[11]。Gebauer等针对不完全减压提出的安全建议有：① 应该仔细回顾所有的术前影像学资料，将影像学与患者的症状、体征结合起来确定病变节段；② 所有的减压区域都应该

使用钝头器械探查，确认神经节是否有足够的空间[84]。Hussain等推荐使用一种细长的电钻，这样就不会阻挡医师的视野，在为对侧进行减压时通过脚踏就能顺利地操作器械，因此也提供了更好的视野[42]。最后，可以利用术中透视来确认可见的标志（比如椎弓根的内侧壁），也能确认切除的合适度。

微创经椎间孔腰椎椎体间融合术和后路腰椎椎体间融合术

Cloward在1953年首次报道了后路腰椎椎体间融合术（posterior lumbar interbody fusion, PLIF），PLIF手术实现了对腰椎间盘突出的患者同时进行神经根减压和椎体间融合[85]。作为PLIF的另一项选择，1982年Harms和Rollinger介绍了经椎间孔腰椎椎体间融合术（transforaminal lumbar interbody fusion, TLIF）[86]。不管是PLIF还是TLIF，都需要肌肉分离、管状撑开器械来进行手术。微创椎体间融合手术的并发症也包括开放手术中的并发症：神经损伤、不完全减压、误切硬膜囊、工具错位和感染。微创手术中主要应该关注适当的椎间盘切除和融合准备。

与开放手术类似，为了获得稳固的融合效果，微创手术也有一些关键的原则。在保留前部的纤维环和前纵韧带的同时，减压必须要彻底。应该完全剥离终板，但不能侵犯任何椎间盘组织。由于微创技术在应用自体骨移植时有所限制，医师可能不得不依赖骨形态生成蛋白-2（bone morphogenetic protein-2, BMP-2）、自体髂嵴或其他骨替代品来确保融合的成功。一些作者也建议在微创手术中磨除横突和（或）对侧小关节来增加融合率[84]。在定量meta分析中，Wu等发现微创TLIF手术的融合率（94.8%）与开放手术（90.9%）相似。但是微创手术使用BMP-2的情况更常见（微创50% *vs.* 开放12%）[87]。Park和Ha也报道了微创PLIF手术的高融合率（96.9%），与开放手术相比，统计结果具有统计学意义[88]。

迄今为止，直接比较微创内镜下TLIF、PLIF和传统手术的临床效果、融合率、并发症的研究

还较为稀少。然而，大多数可利用的观察性研究都报道了微创手术有出血量更少、需要输血量更少、住院天数缩短、术后疼痛减轻、恢复时间更快等优势[12, 88-90]。

微创经腰肌椎体间融合术

在过去几十年中，经腰肌椎体间入路逐渐发展起来。在脊柱情况的多样性下，这种手术入路被描述为传统前路腰椎或胸腰段入路的备选入路。因为髂骨限制，难以进入 L5-S1 的椎体间隙，这些入路一般都用于 L5-S1 节段以上的腰椎椎体间融合。

在经腰肌入路中主要的并发症包括穿入腹膜内、血管损伤、腰肌损伤、腰神经丛损伤[91-94]。为了减少医源性不慎穿入腹膜腔隙的情况发生，Ozgur 等建议建立另一个小切口来进行手指触诊腹膜后间隙，来引导牵引器安全进入[92]。迄今为止，还没有研究直接比较内镜下外侧腰椎椎间融合技术和传统开放经腰肌前路或侧方入路技术的肠损伤和血管损伤的并发症发生率。然而，一项回顾性研究的文献报道了在内镜下经腰肌侧方入路手术中仅有的 1 例盲肠损伤[95]。当怀疑有损伤发生时，在术中应该行紧急手术、血管手术或请泌尿外科会诊来解决任何的盲肠、血管或膀胱（输尿管）损伤的问题。

腰肌包括后方的腰骶部神经丛和前方的生殖股神经，在置入牵引器和扩张器时这些结构很容易受到损伤。此外，髂腹股沟的神经、髂下腹的神经和股外侧皮神经都倾斜走行于腹膜后间隙，这些也都具有受到损伤的风险。损伤这些结构能够导致术后大腿和（或）腹股沟疼痛、麻木、皮肤感觉异常、肌无力。尸体研究检查了经腰肌入路的安全工作区域[96-98]。腰椎神经丛在骶尾节段的走行更加靠近腹侧，在 L4-L5 椎间隙的风险更大，因为在此节段神经根更靠近侧方椎体内侧壁的前方[96-98]。为了避免引起这些腰段神经丛结构的损伤，应该仔细观察管状扩张器和牵开器，将其置入侧方椎体内侧壁的中 1/3 并向尾侧移动。同时，避免将器械置入椎体内侧壁的前方是减少生

殖股神经损伤的关键。资深作者建议小开窗直视下观察椎间隙和神经节，从腰大肌前方到扩张器置入的位置实施钝性分离。另外，在扩张（缩回）器械时进行实时神经电生理监测能够很好地减少神经损伤的发生率，神经电生理监测可以使医师探查邻近神经节、重置器械轨道来避免永久的神经损伤。Ozgur 报道在将扩张器置入目标椎间隙时，刺激阈值小于 10 mA 是安全的[92]。在 Ozgur 原始报道的 13 例患者中，没有并发症发生[92]。Knight 等报道的病例中，总的并发症发生率为 22.4%，其中感觉异常性股痛为 10%，由于没有连续应用神经电生理监测而引起的 L4 神经根损伤为 3%[91]。Bergey 报道可能由于生殖股神经激惹而引发的腹股沟或大腿感觉异常发生率为 30%[99]。Moller 报道有 23% ～ 25% 的患者反馈有大腿内侧和腹股沟的疼痛和（或）麻木症状[100]。Sofianos 及其同事发现大腿前面麻木的发生率为 17.8%，有 2.2%（1例）的足下垂[94]。然而，这些报道中的共同主题就是大部分患者在 6 周之后症状都得到了重大改善或减退[101]。普加巴林或者加巴喷丁可以减缓感觉异常、疼痛的症状。

经腰肌入路的另一常见并发症就是髋关节屈曲无力和腰大肌痉挛，其发生率将近 1% ～ 30%[94, 100-103]。有理论表明，这些并发症有可能是因为器械进出时造成的肌肉损伤，或是术后水肿引起的功能不良。患者应该被告知有关潜在并发症的相关知识，让他们知道这些并发症是可以处理的。早期开始术后治疗和恢复锻炼对预后是有帮助的，比如柔软的髋关节屈曲运动和其他的关节活动度的锻炼。总之，相比于传统开放手术来说，腰椎外侧经腰肌入路手术有很多优点，包括不需要另一名入路外科医师、没有必要再缩回或侵犯腹膜、保护了主要的血管和保留了前纵韧带和后纵韧带。然而，这些入路都有其独特的相关并发症，这些并发症的发生可能与腰大肌的切开或收缩有关，但是总体来说，报道出来的并发症发生率是很低的，而且都属于以上原因，如果事实不像报道的那样低，报道出来的并发症排名也在传统开放手术之后[4, 5, 104-106]。

骶骨前入路（轴向）腰椎椎体间融合术

Marotta 等在 2006 年报道了一项新的骶骨前入路来达到 L5-S1 椎体间融合 [107]。这项技术也可以扩展到 L4-L5 节段的椎体间融合 [108, 109]。它的优势在于可以利用自然的骶骨前脂肪层（也称作直肠后间隙），经皮进入骶骨的前方。工作通道穿过 S1 椎体进入椎间盘间隙。其他专用的器械都通过这个工作通道来准备工作间隙和注入植骨材料。最后，置入金属螺钉提供稳固的固定。

与这项入路技术有关的主要并发症就是直肠的损伤，因为手术通道过于接近直肠。Tolber 及其同事在他们报道的病例中，向尾侧经骶骨入路手术中没有出现 1 例血管、神经、泌尿系统或肠道的损伤 [110]，并且总的融合率高达 94%。他们的研究结果同时也表明即使使用了 BMP，融合率也没有太大的变化 [110]。Aryan 和 Lindley 等 [109, 111] 也报道了相似的融合率，他们的融合率为 91%。这些作者都强调完整的椎间隙制备以便达到成功融合的目标。近期，Botolin 等报道了 1 例高位直肠损伤的病例，患者术后出现了黑粪症、下腹部疼痛、发热和恶心 [112]。容易造成患者直肠损伤的高危因素包括：早期的憩室炎和盆腔炎性疾病。Lindley 等也报道了 2 例直肠损伤的病例，在他们的所有病例中直肠损伤发生率为 2.9%，其中 1 例患者有盆腔炎性疾病、憩室炎和早期前路腰椎手术的病史 [109]。Lindley 等报道的其他并发症还包括表面感染（5.9%）、骶骨骨折（2.9%）、盆腔血肿（2.9%）和 S1 神经根激惹症（1.5%）[109]。创口感染的患者主要治疗方法为抗生素加创口冲洗换药，需不需要清创术视具体情况而定，暂时没有长期随访结果。

为了降低手术的风险，还推荐一些其他的方法。首先，所有的患者在手术前一天晚上，都应该进行肠道准备。第二，应该检查骶尾部位的侧位 X 线片，确保尾骨没有过度的屈曲或过大的弧度，因为过度的屈曲或过大的弧度会影响手术入路的可行性。必须进行骶骨前间隙的术前评估，确保有充分的间隙可以通过器械。器械制造商推荐的最

小安全范围为 10 mm。一项研究表明只有 42% 的患者能达到这项要求 [113]。第三，在完成初始切口后，应该使用钝头器械使肠道远离骶骨前方。一些医师认为，患者的自身情况中有过度的腹侧粘连形成比如盆腔炎性疾病、前期腹腔手术、憩室炎、子宫内膜异位症，是手术的禁忌证。因为这些粘连可以强有力地阻止肠道的完全移动 [42, 84, 109, 112]。如果怀疑有肠道损伤，即使是革兰阴性菌感染，也应该给予患者广谱抗生素治疗，请相关科室会诊。当患者出现腹部疼痛、肠道出血、发热（寒战）、反胃恶心或呕吐的症状时也应该怀疑有潜在的损伤，应立即给予腹部平扫、CT 等影像学检查。

尽管存在损伤血管和神经的风险，骶骨前入路技术的并发症的发生率也不像其他手术那样高 [107, 109]。骶骨前方中线区域都不存在重要的血管和神经。骶骨中动脉和骶骨中静脉都是非常细小的，而且更接近于头侧的 S1-S2 连接处，这个区域常常是工作通道和定位针的末端；因此，出血的可能性是存在的，但是非常低 [107]。即便如此，也应该仔细进行术前影像学检查，来辨别是否有变异的解剖结构存在。螺钉置入错位、移植物渗出到硬膜外间隙或损伤到神经根等都能够造成神经的损伤。Lindley 报道了 1 例 S1 神经根受影响的病例，在此病例中，螺钉本应打在中线，但是由于失误最后打在了右侧 [109]。通过透视来确保合适的轨迹和螺钉的定位就能够避免此并发症的发生。移植材料填塞过紧可能会导致移植物通过纤维环薄弱处或纤维环缺口处渗出到硬膜外间隙，引起神经激惹和神经根病。这种风险可通过减少充填量、使用不可透视的移植材料、影像学透视监测提醒医师的方法来解决 [109]。

总 结

微创脊柱手术在颈椎、胸椎和腰椎中的应用是安全有效的。与传统开放手术相比，微创手术有直观明显的优势，但是代价就是可视程度的降低和技术难度的增加。尽管有证据表明，微创手

术的并发症发生率与传统开放手术持平或更低，但是我们在理解并发症时还是缺乏长期的、高质量的、大规模的随机预测数据。减小这些脊柱微创技术并发症的风险要求熟悉脊柱手术节段的解剖结构、高超的技术、熟练的手灵巧度、对并发症有深刻的了解以及掌握应对的策略，这样才能

避免并发症的发生，并且在并发症发生时能够处理它。这些技术的学习曲线都很陡峭，医师将这些技术安全应用在患者身上之前一定要在尸体上练习。平衡每项微创入路的风险和收益，当然传统手术也是如此。仔细、合适的患者选择也是减少并发症和提升治疗效果的关键。

参考文献

1. Deyo RA, Ciol MA, Cherkin DC, Loeser JD, Bigos SJ. Lumbar spinal fusion. A cohort study of complications, reoperations, and resource use in the Medicare population. Spine (Phila Pa 1976). 1993;18(11):1463–70.

2. Kawaguchi Y, Matsui H, Tsuji H. Back muscle injury after posterior lumbar spine surgery. Part 2: histologic and histochemical analyses in humans. Spine (Phila Pa 1976). 1994;19(22): 2598–602.

3. Kim YB, Lenke LG, Kim YJ, Kim YW, Blanke K, Stobbs G, Bridwell KH. The morbidity of an anterior thoracolumbar approach: adult spinal deformity patients with greater than five-year follow-up. Spine (Phila Pa 1976). 2009;34(8):822–6.

4. Okuda S, Miyauchi A, Oda T, Haku T, Yamamoto T, Iwasaki M. Surgical complications of posterior lumbar interbody fusion with total facetectomy in 251 patients. J Neurosurg Spine. 2006; 4(4):304–9.

5. Rajaraman V, Vingan R, Roth P, Heary RF, Conklin L, Jacobs GB. Visceral and vascular complications resulting from anterior lumbar interbody fusion. J Neurosurg. 1999;91(1 Suppl):60–4.

6. Anand N, Rosemann R, Khalsa B, Baron EM. Mid-term to longterm clinical and functional outcomes of minimally invasive correction and fusion for adults with scoliosis. Neurosurg Focus. 2010;28(3):E6.

7. Arts MP, Brand R, van den Akker ME, Koes BW, Bartels RH, Peul WC, Leiden-The Hague Spine Intervention Prognostic Study Group. Tubular diskectomy vs conventional microdiskectomy for sciatica: a randomized controlled trial. JAMA. 2009;302(2): 149–58.

8. Dakwar E, Cardona RF, Smith DA, Uribe JS. Early outcomes and safety of the minimally invasive, lateral retroperitoneal transpsoas approach for adult degenerative scoliosis. Neurosurg Focus. 2010;28(3):E8.

9. Eck JC, Hodges S, Humphreys SC. Minimally invasive lumbar spinal fusion. J Am Acad Orthop Surg. 2007; 15(6):321–9.

10. Foley KT, Gupta SK. Percutaneous pedicle screw fixation of the lumbar spine: preliminary clinical results. J Neurosurg. 2002;97(1 Suppl):7–12.

11. Fourney DR, Dettori JR, Norvell DC, Dekutoski MB. Does minimal access tubular assisted spine surgery increase or decrease complications in spinal decompression or fusion? Spine (Phila Pa 1976). 2010;35(9 Suppl):S57–65.

12. Peng CW, Yue WM, Poh SY, Yeo W, Tan SB. Clinical and radiological outcomes of minimally invasive versus open transforaminal lumbar interbody fusion. Spine (Phila Pa 1976). 2009;34(13): 1385–9.

13. Parikh K, Tomasino A, Knopman J, Boockvar J, Hartl R. Operative results and learning curve: microscope-assisted tubular microsurgery for 1- and 2-level discectomies and laminectomies. Neurosurg Focus. 2008;25(2):E14.

14. Rong LM, Xie PG, Shi DH, Dong JW, Liu B, Feng F, Cai DZ. Spinal surgeons' learning curve for lumbar microendoscopic discectomy: a prospective study of our first 50 and latest 10 cases. Chin Med J (Engl). 2008;121(21):2148–51.

15. Patterson WB, Craven DE, Schwartz DA, Nardell EA, Kasmer J, Noble J. Occupational hazards to hospital personnel. Ann Intern Med. 1985;102(5):658–80.

16. Jho HD. Microsurgical anterior cervical foraminotomy for radiculopathy: a new approach to cervical disc herniation. J Neurosurg. 1996;84(2):155–60.

17. Johnson JP, Filler AG, McBride DQ, Batzdorf U. Anterior cervical foraminotomy for unilateral radicular disease. Spine (Phila Pa 1976). 2000;25(8):905–9.

18. Verbiest H. A lateral approach to the cervical spine: technique and indications. J Neurosurg. 1968;28(3):191–203.

19. Perez-Cruet MJ, Khoo LT, Fessler RG. An anatomic approach to minimally invasive spine surgery. St. Louis: Quality Medical Publishing; 2006.

20. Golfinos JG, Dickman CA, Zabramski JM, Sonntag VK, Spetzler RF. Repair of vertebral artery injury during anterior cervical decompression. Spine (Phila Pa 1976). 1994;19(22):2552–6.

21. Smith MD, Emery SE, Dudley A, Murray KJ, Leventhal M. Vertebral artery injury during anterior decompression of the cervical spine. A retrospective review of ten patients. J Bone Joint Surg Br. 1993;75(3):410–5.

22. Alaraj A, Wallace A, Amin-Hanjani S, Charbel FT, Aletich V. Endovascular implantation of covered stents in the extracranial carotid and vertebral arteries: case series and review of the literature. Surg Neurol Int. 2011;2:67.

23. Garcia Alzamora M, Rosahl SK, Lehmberg J, Klisch J.

Lifethreatening bleeding from a vertebral artery pseudoaneurysm after anterior cervical spine approach: endovascular repair by a triple stentin- stent method. Case report. Neuroradiology. 2005;47(4):282–6.

24. Pham MH, Rahme RJ, Arnaout O, Hurley MC, Bernstein RA, Batjer HH, Bendok BR. Endovascular stenting of extracranial carotid and vertebral artery dissections: a systematic review of the literature. Neurosurgery. 2011;68(4):856–66; discussion 866.

25. Devin CJ, Kang JD. Vertebral artery injury in cervical spine surgery. Instr Course Lect. 2009;58:717–28.

26. Peng CW, Chou BT, Bendo JA, Spivak JM. Vertebral artery injury in cervical spine surgery: anatomical considerations, management, and preventive measures. Spine J. 2009;9(1):70–6.

27. Cosgrove GR, Theron J. Vertebral arteriovenous fistula following anterior cervical spine surgery. Report of two cases. J Neurosurg. 1987;66(2):297–9.

28. de los Reyes RA, Moser FG, Sachs DP, Boehm FH. Direct repair of an extracranial vertebral artery pseudoaneurysm: case report and review of the literature. Neurosurgery. 1990;26(3):528–33.

29. Civelek E, Karasu A, Cansever T, Hepgul K, Kiris T, Sabanci A, Canbolat A. Surgical anatomy of the cervical sympathetic trunk during anterolateral approach to cervical spine. Eur Spine J. 2008; 17(8):991–5.

30. Cloward RB. The anterior approach for removal of ruptured cervical disks. J Neurosurg. 1958;15(6):602–17.

31. Shen FH, Samartzis D, Khanna N, Goldberg EJ, An HS. Comparison of clinical and radiographic outcome in instrumented anterior cervical discectomy and fusion with or without direct uncovertebral joint decompression. Spine J. 2004;4(6):629–35.

32. Fontanella A. Endoscopic microsurgery in herniated cervical discs. Neurol Res. 1999;21(1):31–8.

33. Tan J, Zheng Y, Gong L, Liu X, Li J, Du W. Anterior cervical discectomy and interbody fusion by endoscopic approach: a preliminary report. J Neurosurg Spine. 2008;8(1):17–21.

34. Yao N, Wang C, Wang W, Wang L. Full-endoscopic technique for anterior cervical discectomy and interbody fusion: 5-year follow-up results of 67 cases. Eur Spine J. 2011;20(6):899–904.

35. Fountas KN, Kapsalaki EZ, Nikolakakos LG, Smisson HF, Johnston KW, Grigorian AA, Lee GP, Robinson Jr JS. Anterior cervical discectomy and fusion associated complications. Spine (Phila Pa 1976). 2007;32(21):2310–7.

36. Martin RE, Neary MA, Diamant NE. Dysphagia following anterior cervical spine surgery. Dysphagia. 1997;12(1):2–8; discussion 9–10.

37. Tortolani PJ, Cunningham BW, Vigna F, Hu N, Zorn CM, McAfee PC. A comparison of retraction pressure during anterior cervical plate surgery and cervical disc replacement: a cadaveric study. J Spinal Disord Tech. 2006;19(5):312–7.

38. Fielding JW. Complications of anterior cervical disk removal and fusion. Clin Orthop Relat Res. 1992;284:10–3.

39. Jung A, Schramm J, Lehnerdt K, Herberhold C. Recurrent laryngeal nerve palsy during anterior cervical spine surgery: a prospective study. J Neurosurg Spine. 2005;2(2):123–7.

40. Tew Jr JM, Mayfield FH. Complications of surgery of the anterior cervical spine. Clin Neurosurg. 1976;23:424–34.

41. Weisberg NK, Spengler DM, Netterville JL. Stretch-induced nerve injury as a cause of paralysis secondary to the anterior cervical approach. Otolaryngol Head Neck Surg. 1997;116(3):317–26.

42. Hussain NS, Perez-Cruet MJ. Complication management with minimally invasive spine procedures. Neurosurg Focus. 2011; 31(4):E2.

43. Smith PN, Balzer JR, Khan MH, Davis RA, Crammond D, Welch WC, Gerszten P, Sclabassi RJ, Kang JD, Donaldson WF. Intraoperative somatosensory evoked potential monitoring during anterior cervical discectomy and fusion in nonmyelopathic patients – a review of 1,039 cases. Spine J. 2007;7(1):83–7.

44. Morpeth JF, Williams MF. Vocal fold paralysis after anterior cervical diskectomy and fusion. Laryngoscope. 2000;110(1):43–6.

45. Albert TJ, Balderston RA, Northrup BE. Surgical approaches to the spine. Philadelphia: Saunders; 1997.

46. Fessler RG, Khoo LT. Minimally invasive cervical microendoscopic foraminotomy: an initial clinical experience. Neurosurgery. 2002;51(5 Suppl):S37–45.

47. O'Toole JE, Sheikh H, Eichholz KM, Fessler RG, Perez-Cruet MJ. Endoscopic posterior cervical foraminotomy and discectomy. Neurosurg Clin N Am. 2006;17(4):411–22.

48. Siddiqui A, Yonemura K. Pcmdal I. Posterior cervical microendoscopic disectomy and laminoforaminotomy. In: Kim D, Fessler RG, Regan JJ, editors. Endoscopic spine surgery and instrumentation: percutaneous procedures. New York: Thieme; 2005.

49. Roh SW, Kim DH, Cardoso AC, Fessler RG. Endoscopic foraminotomy using MED system in cadaveric specimens. Spine (Phila Pa 1976). 2000;25(2):260–4.

50. Raynor RB, Pugh J, Shapiro I. Cervical facetectomy and its effect on spine strength. J Neurosurg. 1985;63(2):278–82.

51. Adamson TE. Microendoscopic posterior cervical laminoforaminotomy for unilateral radiculopathy: results of a new technique in 100 cases. J Neurosurg. 2001;95(1 Suppl):51–7.

52. Awwad EE, Martin DS, Smith Jr KR, Baker BK. Asymptomatic versus symptomatic herniated thoracic discs: their frequency and characteristics as detected by computed tomography after myelography. Neurosurgery. 1991;28(2):180–6.

53. Wood KB, Garvey TA, Gundry C, Heithoff KB. Magnetic resonance imaging of the thoracic spine. Evaluation of asymptomatic individuals. J Bone Joint Surg Am. 1995;77(11):1631–8.

54. Carson J, Gumpert J, Jefferson A. Diagnosis and treatment of thoracic intervertebral disc protrusions. J Neurol

Neurosurg Psychiatry. 1971;34(1):68–77.

55. Anand N, Regan JJ. Video-assisted thoracoscopic surgery for thoracic disc disease: classification and outcome study of 100 consecutive cases with a 2-year minimum follow-up period. Spine (Phila Pa 1976). 2002;27(8):871–9.

56. Horowitz MB, Moossy JJ, Julian T, Ferson PF, Huneke K. Thoracic discectomy using video assisted thoracoscopy. Spine (Phila Pa 1976). 1994;19(9):1082–6.

57. Landreneau RJ, Hazelrigg SR, Mack MJ, Dowling RD, Burke D, Gavlick J, Perrino MK, Ritter PS, Bowers CM, DeFino J, et al. Postoperative pain-related morbidity: video-assisted thoracic surgery versus thoracotomy. Ann Thorac Surg. 1993;56(6): 1285–9.

58. Mack MJ, Regan JJ, McAfee PC, Picetti G, Ben-Yishay A, Acuff TE. Video-assisted thoracic surgery for the anterior approach to the thoracic spine. Ann Thorac Surg. 1995;59(5):1100–6.

59. McAfee PC, Regan JR, Zdeblick T, Zuckerman J, Picetti 3rd GD, Heim S, Geis WP, Fedder IL. The incidence of complications in endoscopic anterior thoracolumbar spinal reconstructive surgery. A prospective multicenter study comprising the first 100 consecutive cases. Spine (Phila Pa 1976). 1995;20(14):1624–32.

60. Rosenthal D, Dickman CA. Thoracoscopic microsurgical excision of herniated thoracic discs. J Neurosurg. 1998;89(2):224–35.

61. Wait SD, Fox Jr DJ, Kenny KJ, Dickman CA. Thoracoscopic resection of symptomatic herniated thoracic discs: clinical results in 121 patients. Spine (Phila Pa 1976). 2012;37(1):35–40.

62. Brodsky JB, Cohen E. Video-assisted thoracoscopic surgery. Curr Opin Anaesthesiol. 2000;13(1):41–5.

63. Kraenzler EJ, Hearn CJ. Anesthetic considerations for video-assisted thoracic surgery. Semin Thorac Cardiovasc Surg. 1993;5(4):321–6.

64. Perez-Cruet MJ, Fessler RG, Perin NI. Review: complications of minimally invasive spinal surgery. Neurosurgery. 2002;51(5 Suppl): S26–36.

65. Plummer S, Hartley M, Vaughan RS. Anaesthesia for telescopic procedures in the thorax. Br J Anaesth. 1998;80(2):223–34.

66. Hannon JK, Faircloth WB, Lane DR, Ronderos JF, Snow LL, Weinstein LS, West 3rd JL. Comparison of insufflation vs. retractial technique for laparoscopic-assisted intervertebral fusion of the lumbar spine. Surg Endosc. 2000;14(3):300–4.

67. Huang TJ, Hsu RW, Sum CW, Liu HP. Complications in thoracoscopic spinal surgery: a study of 90 consecutive patients. Surg Endosc. 1999;13(4):346–50.

68. Perez-Cruet MJ, Beisse R, Pimenta L, Kim DH. Minimally invasive spine fusion: techniques and operative nuances. St. Louis: Quality Medical Publishing; 2011.

69. Regan JJ, Ben-Yishay A, Mack MJ. Video-assisted thoracoscopic excision of herniated thoracic disc: description of technique and preliminary experience in the first 29 cases. J Spinal Disord. 1998;11(3):183–91.

70. Kim SJ, Sohn MJ, Ryoo JY, Kim YS, Whang CJ. Clinical analysis of video-assisted thoracoscopic spinal surgery in the thoracic or thoracolumbar spinal pathologies. J Korean Neurosurg Soc. 2007; 42(4):293–9.

71. Oskouian RJ, Johnson JP. Endoscopic thoracic microdiscectomy. J Neurosurg Spine. 2005;3(6):459–64.

72. Fernandez P, Guyot M, Mangione P, Valli N, Basse-Cathalinat B, Ducassou D. Subarachnoid-pleural fistula complicating thoracoscopy: value of In-111 DTPA myeloscintigraphy. Clin Nucl Med. 1999;24(12):985–6.

73. Hershkovitz R. Prenatal diagnosis of isolated abnormal number of ribs. Ultrasound Obstet Gynecol. 2008;32(4):506–9.

74. Konin GP, Walz DM. Lumbosacral transitional vertebrae: classification, imaging findings, and clinical relevance. AJNR Am J Neuroradiol. 2010;31(10):1778–86.

75. Foley KT, Smith MM. Microendoscopic discectomy. Tech Neurosurg. 1997;3:301–7.

76. Guiot BH, Khoo LT, Fessler RG. A minimally invasive technique for decompression of the lumbar spine. Spine (Phila Pa 1976). 2002;27(4):432–8.

77. Khoo LT, Fessler RG. Microendoscopic decompressive laminotomy for the treatment of lumbar stenosis. Neurosurgery. 2002;51 (5 Suppl):S146–54.

78. Perez-Cruet MJ, Foley KT, Isaacs RE, Rice-Wyllie L, Wellington R, Smith MM, Fessler RG. Microendoscopic lumbar discectomy: technical note. Neurosurgery. 2002;51(5 Suppl):S129–36.

79. Podichetty VK, Spears J, Isaacs RE, Booher J, Biscup RS. Complications associated with minimally invasive decompression for lumbar spinal stenosis. J Spinal Disord Tech. 2006;19(3): 161–6.

80. Righesso O, Falavigna A, Avanzi O. Comparison of open discectomy with microendoscopic discectomy in lumbar disc herniations: results of a randomized controlled trial. Neurosurgery. 2007;61(3):545–9; discussion 549.

81. Wu X, Zhuang S, Mao Z, Chen H. Microendoscopic discectomy for lumbar disc herniation: surgical technique and outcome in 873 consecutive cases. Spine (Phila Pa 1976). 2006;31(23):2689–94.

82. Chou D, Wang VY, Khan AS. Primary dural repair during minimally invasive microdiscectomy using standard operating room instruments. Neurosurgery. 2009;64(5 Suppl 2):356–8; discussion 358–9.

83. Than KD, Wang AC, Etame AB, La Marca F, Park P. Postoperative management of incidental durotomy in minimally invasive lumbar spinal surgery. Minim Invasive Neurosurg. 2008;51(5):263–6.

84. Gebauer G, Anderson DG. Complications of minimally invasive lumbar spine surgery. Semin Spine Surg. 2011;23:114–22.

85. Cloward RB. The treatment of ruptured lumbar intervertebral discs by vertebral body fusion. I. Indications, operative technique, after care. J Neurosurg. 1953;10(2):154–68.

86. Harms J, Rolinger H. A one-stage procedure in operative treatment of spondylolisthesis: dorsal traction-reposition and anterior fusion [in German]. Z Orthop Ihre Grenzgeb.

1982;120:343–7.

87. Wu RH, Fraser JF, Hartl R. Minimal access versus open transforaminal lumbar interbody fusion: meta-analysis of fusion rates. Spine (Phila Pa 1976). 2010;35(26):2273–81.

88. Park Y, Ha JW. Comparison of one-level posterior lumbar interbody fusion performed with a minimally invasive approach or a traditional open approach. Spine (Phila Pa 1976). 2007;32(5):537–43.

89. Karikari IO, Isaacs RE. Minimally invasive transforaminal lumbar interbody fusion: a review of techniques and outcomes. Spine (Phila Pa 1976). 2010;35(26 Suppl):S294–301.

90. Kasis AG ML, Krishna M, Bhatia CK. Signifi cantly improved outcomes with a less invasive posterior lumbar interbody fusion incorporating total facetectomy. Spine (Phila Pa 1976). 2009; 34(6):572–7.

91. Knight RQ, Schwaegler P, Hanscom D, Roh J. Direct lateral lumbar interbody fusion for degenerative conditions: early complication profi le. J Spinal Disord Tech. 2009;22(1):34–7.

92. Ozgur BM, Aryan HE, Pimenta L, Taylor WR. Extreme Lateral Interbody Fusion (XLIF): a novel surgical technique for anterior lumbar interbody fusion. Spine J. 2006;6(4):435–43.

93. Sharma AK, Kepler CK, Girardi FP, Cammisa FP, Huang RC, Sama AA. Lateral lumbar interbody fusion: clinical and radiographic outcomes at 1 year: a preliminary report. J Spinal Disord Tech. 2011;24(4):242–50.

94. Sofianos DA, Briseno MR, Abrams J, Patel AA. Complications of the lateral transpsoas approach for lumbar interbody arthrodesis: a case series and literature review. Clin Orthop Relat Res. 2012;470: 1621–32.

95. Tormenti MJ, Maserati MB, Bonfi eld CM, Okonkwo DO, Kanter AS. Complications and radiographic correction in adult scoliosis following combined transpsoas extreme lateral interbody fusion and posterior pedicle screw instrumentation. Neurosurg Focus. 2010;28(3):E7.

96. Benglis DM, Vanni S, Levi AD. An anatomical study of the lumbosacral plexus as related to the minimally invasive transpsoas approach to the lumbar spine. J Neurosurg Spine. 2009;10(2):139–44.

97. Park DK, Lee MJ, Lin EL, Singh K, An HS, Phillips FM. The relationship of intrapsoas nerves during a transpsoas approach to the lumbar spine: anatomic study. J Spinal Disord Tech. 2010; 23(4):223–8.

98. Uribe JS, Arredondo N, Dakwar E, Vale FL. Defining the safe working zones using the minimally invasive lateral retroperitoneal transpsoas approach: an anatomical study. J Neurosurg Spine. 2010;13(2):260–6.

99. Bergey DL, Villavicencio AT, Goldstein T, Regan JJ. Endoscopic lateral transpsoas approach to the lumbar spine. Spine (Phila Pa 1976). 2004;29(15):1681–8.

100. Moller DJ, Slimack NP, Acosta Jr FL, Koski TR, Fessler RG, Liu JC. Minimally invasive lateral lumbar interbody fusion and transpsoas approach-related morbidity. Neurosurg Focus. 2011;31(4):E4.

101. Cummock MD, Vanni S, Levi AD, Yu Y, Wang MY. An analysis of postoperative thigh symptoms after minimally invasive transpsoas lumbar interbody fusion. J Neurosurg Spine. 2011;15(1):11–8.

102. Isaacs RE, Hyde J, Goodrich JA, Rodgers WB, Phillips FM. A prospective, nonrandomized, multicenter evaluation of extreme lateral interbody fusion for the treatment of adult degenerative scoliosis: perioperative outcomes and complications. Spine (Phila Pa 1976). 2010;35(26 Suppl):S322–30.

103. Youssef JA, McAfee PC, Patty CA, Raley E, DeBauche S, Shucosky E, Chotikul L. Minimally invasive surgery: lateral approach interbody fusion: results and review. Spine (Phila Pa 1976). 2010;35(26 Suppl):S302–11.

104. Fantini GA, Pappou IP, Girardi FP, Sandhu HS, Cammisa Jr FP. Major vascular injury during anterior lumbar spinal surgery: incidence, risk factors, and management. Spine (Phila Pa 1976). 2007;32(24):2751–8.

105. Scaduto AA, Gamradt SC, Yu WD, Huang J, Delamarter RB, Wang JC. Perioperative complications of threaded cylindrical lumbar interbody fusion devices: anterior versus posterior approach. J Spinal Disord Tech. 2003;16(6):502–7.

106. Wood KB, Devine J, Fischer D, Dettori JR, Janssen M. Vascular injury in elective anterior lumbosacral surgery. Spine (Phila Pa 1976). 2010;35(9 Suppl):S66–75.

107. Marotta N, Cosar M, Pimenta L, Khoo LT. A novel minimally invasive presacral approach and instrumentation technique for anterior L5-S1 intervertebral discectomy and fusion: technical description and case presentations. Neurosurg Focus. 2006; 20(1):E9.

108. Erkan S, Wu C, Mehbod AA, Hsu B, Pahl DW, Transfeldt EE. Biomechanical evaluation of a new AxiaLIF technique for two-level lumbar fusion. Eur Spine J. 2009;18(6):807–14.

109. Lindley EM, McCullough MA, Burger EL, Brown CW, Patel VV. Complications of axial lumbar interbody fusion. J Neurosurg Spine. 2011;15(3):273–9.

110. Tobler WD, Gerszten PC, Bradley WD, Raley TJ, Nasca RJ, Block JE. Minimally invasive axial presacral L5-S1 interbody fusion: two-year clinical and radiographic outcomes. Spine (Phila Pa 1976). 2011;36(20):E1296–301.

111. Aryan HE, Newman CB, Gold JJ, Acosta Jr FL, Coover C, Ames CP. Percutaneous axial lumbar interbody fusion (AxiaLIF) of the L5-S1 segment: initial clinical and radiographic experience. Minim Invasive Neurosurg. 2008;51(4):225–30.

112. Botolin S, Agudelo J, Dwyer A, Patel V, Burger E. High rectal injury during trans-1 axial lumbar interbody fusion L5-S1 fixation: a case report. Spine (Phila Pa 1976). 2010;35(4): E144–8.

113. Oto A, Peynircioglu B, Eryilmaz M, Besim A, Surucu HS, Celik HH. Determination of the width of the presacral space on magnetic resonance imaging. Clin Anat. 2004;17(1):14–6.

114. Celestre PC, Pazmiño PR, Mikhael MM, Wolf CF, Feldman LA, Lauryssen C, Wang JC. Minimally invasive approaches to the cervical spine. Orthop Clin North Am. 2012;43(1):137–47.

第37章

脊柱微创手术内植物放置和固定的相关并发症

Justin B.Hohl, David C.Holt, Darrel S.Brodke

杨兴华　马辉　译

前　言

在最近的一篇关于脊柱微创手术的补充报道中，McAfee 和他的同事基于微创手术的共同目标和原则，提出了脊柱微创手术的定义。

一个微创手术操作过程依据手术技术的熟练程度和手术方式，可导致更少的组织损伤、可衡量的发病率降低、较传统手术功能恢复更快，且与预期的手术目标一致[1]。

这些作者接着概括了 4 项标准，只有满足 4 项标准才能证明手术操作过程是微创的。这 4 项标准包括：

- 减少手术对组织的损伤
- 可以计量的临床益处如减少失血量、降低手术风险发生率、减少疼痛、缩短住院时间和早期恢复活动
- 有临床疗效
- 确定的社会经济效益[1]

使用这些标准作为微创脊柱手术的一个广义的定义，本章将通过评估微创内植物放置和固定的并发症来探讨多种技术的安全性。

许多微创技术在脊柱手术领域是相当新的，而且任何一项新技术都需要经过一段时间学习才会被采用。在这期间，并发症的报道通常是一个渐进性的过程，这个过程需要大量研究，耗时若

干年。最初关于新微创技术的报道可能有潜在未报的并发症，在某种程度上，因为这些最初的报道是由有熟练微创操作技术的专家完成的。此外，初始研究的产业资金可能导致并发症的最小化或漏报的偏差。

因此，关于内植物放置和固定的并发症的精确报道，使得大量新脊柱手术微创技术面临挑战。很少有论文专门集中在并发症报道，且这些数据一定是搜集自论文，而这些论文偶尔提到并发症，几乎是作为附注。尽管如此，这个主题对微创技术的广泛应用十分重要，因为这与传统开放技术类似，首先要确保安全。这篇文章因此尝试与传统开放技术做比较，并对微创手术技术安全性公正评估。

找到一个关于并发症的统一标准也极具挑战，因为一些作者团队把所有并发症汇总在一起，另一些作者团队则把并发症分为主要常见的和次要不常见的。此外，有一个随访的时间范围，若随访研究中时间较短则不能恰当地描述并发症，如翻修率。

来自 McAfee 的摘要陈述，讨论外侧入路椎间融合术术后大腿疼痛时混淆了并发症的定义和已报道的并发症的发生率[1]。尽管腰椎极外侧入路相对前路手术有较少的血管并发症，但似乎伴随较多的术后大腿疼痛和无力。大腿疼痛的真正发生率可能很难被完全统计，因为一些作者可能会把

它考虑为经腰大肌入路的预期结果，而不作为一个并发症报道。Isaacs 和他的同事们报道了所有极外侧椎间融合术（extreme lateral interbody fusion, XLIF）后大腿疼痛和无力的案例。但仅仅是有重大或持续很久的感觉或运动损伤才作为并发症的案例[2]。当大腿疼痛或无力被看作是经腰大肌入路椎间融合的预期结果，而不是一个并发症时，读者们不能公正地与外侧入路、前入路和后侧入路椎间融合术进行对比。

本章内容将对由胸腔镜手术、腹腔镜手术和显微内镜手术造成的并发症进行讨论。微创减压手术技术，包括棘突间技术也将被讨论。通过比较前入路，外侧入路和后侧入路椎间融合术相关的并发症，探讨椎间融合术的方法。后路脊柱椎间融合将通过微创方法对颈椎、胸椎和腰椎融合术来评估。最后，将讨论特殊情况包括着重于与微创脊柱外科手术相关的学习曲线。

胸腔镜

微创脊柱外科手术大部分诞生在被应用于胸腔和腹腔的普外科手术内镜技术成功的基础之上。在 20 世纪 80 年代后期和 90 年代初期，微创胸腔镜脊柱外科手术发展迅猛，认为手术并发症发生率可能减少，患者恢复可能加快。尽管文献中有许多正面的报道，但胸腔镜脊柱外科手术被证明在技术上是具有挑战性的，在最近 10 年间，其发展势头逐渐减弱。随着对前路松解和融合的需求的减少，势头减弱的部分原因可能来自较新的后路手术的普及。改良的椎弓根螺钉设计和后路截骨术允许外科医师操作后路脊柱手术，在这种情况下，对前路手术的需求更少了。因此，对开放式胸廓切开术的需求和胸腔镜一样，近 10 年也在逐渐减少。

胸腔镜手术操作过程中有损伤主动脉、上腔静脉或肺血管的风险，或者直接损伤或者间接导丝误放，可能需要转为开放手术。一定要仔细对肺部进行处理，确保没有持续的 CO_2 吹入，且为

避免纵隔移位和心输出量急剧变化，CO_2 吹入绝不超过 12 mmHg[3]。术后肋间神经痛可能由套管针压迫神经血管束或单极烧灼肋骨下部附近引起。避免神经痛可以通过使用直径不超过 12 mm 柔韧的套管针和避免单极烧灼神经血管束周围来实现。在最初的 100 例胸腔镜病例中，有 6 例发生短暂的肋间神经痛，经过一段时间后，6 例肋间神经痛完全缓解[3]。

为了避免内脏或横隔膜的损伤，一旦第一根穿刺套管放置好，接下来的端口应该在胸腔镜直视下放置。为避免内脏损伤，所有手术器械的可视化操作始终是最重要的。第一根穿刺套管应该放置在腋中线远高过偏侧膈的位置。

腹腔镜

如胸腔镜一样，腹腔镜微创入路脊柱手术近 10 年来也在逐渐减少。不仅是因为前入路手术方式的使用率下降（随着后入路、外侧入路、椎间孔入路腰椎椎体间融合术日益流行），而且，像胸腔镜一样，腹腔镜入路有陡峭的学习曲线和高技术的需求。

与胸腔镜不同，腹腔镜用 CO_2 吹入是常规操作。应用腹腔镜和应用胸腔镜具有同样的风险，比如血管或内脏的损伤，故最初和随后的套管针放置务必需极其谨慎。最初的套管针应该在脐部针吹气后放置，为避免肠穿孔，针尖端应指向身体尾侧。维持气腹需要手术器械妥善的放置（这样能容许气体通过套管针漏出），和吸出一样。与任何开放手术相同，为避免损伤位于骶骨岬的交感神经丛，在 L5-S1 椎间盘周围操作时应谨慎。尽量避免单极烧灼，优先考虑使用双极烧灼可能有助于预防男性暂时性或永久性逆行射精。腹腔镜相对于开放手术，男性逆行射精的发生率更高[4]。

腹腔镜脊柱手术操作最严重的并发症是血管损伤，其血管损伤通常是指髂静脉的撕裂。这种情况发生时，一般需要紧急转换成开放手术

以便控制出血。疏通髂血管通常需要在接近 L5-S1 的地方结扎分支血管，经常需要阻断骶正中动脉。

尽管存在陡峭的学习曲线，但椎体间融合术可以在腹腔镜下完成，经由传统或小切口的入路转向腹腔镜已成为趋势。伴随腹腔镜的主要问题是椎间融合器的放置或植骨存在的暴露、可视化和定位的局限性。可视化的局限性会导致椎间盘间隙撑开过大或不足，过大可能是过度刮除终板所致，随后并发内植物的下沉。鉴别椎间盘间隙的中线所在位置也是一个挑战，可导致内植物不对称放置。

在一个多中心研究中，比较了开放与腹腔镜前入路腰椎融合术，其中腹腔镜前入路腰椎融合术患者 250 例，都是单节段 L4-L5 或 L5-S1 椎体间植入融合器。这 250 例与来自 19 个不同中心的 591 例接受开放腰椎椎体间融合术的患者进行了对比研究。腹腔镜椎间融合手术患者较开放手术有更短的住院天数和更少的失血量。开放手术和腹腔镜手术之间的并发症是相似的，唯一显著的不同之处是，腹腔镜手术病例中有更多的椎间盘突出并发症[5]。然而，随后有大量文章讨论腹腔镜入路椎间融合术增长的并发症发生率问题[6, 7]。

显微内镜

脱出或突出的椎间盘髓核组织可以通过许多不同的微创技术解决，这些微创技术包括显微镜髓核摘除术、管道髓核摘除术和显微内镜髓核摘除。显微内镜入路髓核摘除是通过一个管道在内镜的可视化下操作的。这种入路的可视化操作是具有挑战性的，且大部分并发症是可视化效果不好导致的。局限性软组织损伤、出血和手术定位都是并发症的危险因素，与任何髓核摘除术都类似：髓核摘除不充分可引起椎间盘突出复发、偶然的硬脊膜切开和神经根损伤。

显微内镜还可用于后路椎间植骨融合。明确定位和融合器植入的深度是具有挑战性的，存在椎间融合器放置不好的可能性，可导致放射痛和融合器移位。关于显微内镜后路椎间植骨融合的报道在文献中可以找到，但相当有限，且这项操作还没有被广泛采用。

微创减压术

随着管状牵开器和显微内镜椎板切除减压的使用，腰椎微创减压技术包括椎板切除减压术和椎间孔切开减压术。这些手术操作有相似的并发症发生率，优于开放减压术。近来脊柱侧弯研究学会（Scoliosis Research Society，SRS）报道了基于 10 000 例腰椎管狭窄症患者首次手术的并发症发生率，行微创手术操作的患者并发症发生率为 5.8%，而传统开放手术操作的并发症发生率为 7.6%（$P=0.01$）[8]。作者提到并发症发生率不同可能是由于椎管狭窄的严重程度或减压节段数目不同所致。此外，SRS 数据库是基于成员自我报道并发症，所以可能会低估并发症的发生率。

Podichetty 和他的团队们报道了 220 例伴有神经性间歇性跛行症状并行显微镜或内镜减压术治疗的腰椎管狭窄症患者[9]。有 24 例次要的并发症和 14 例主要的并发症，包括偶然硬脊膜切开发生率 4.5%、术后第一个月内再入院发生率 2.3%、医源性并发症 4%。但对比是不对等的，因为人数和研究是不同的，近来的一项运动试验数据揭示了腰椎管狭窄患者偶然硬脊膜切开的发生率为 9%。运动试验包括有开放减压术和（或）无融合的患者，尽管他们报道指出行融合操作时硬脊膜切开的发生率与之没有显著性差异[10]。

许多脊柱手术研究就短期随访（≤2 年）做了报道，中长期随访很难计量成功率和翻修率。Oertel 和他的团队报道了接受单侧椎板切除和双侧减压的腰椎管狭窄症的患者，随访最低 4 年，平均 5.6 年[11]。总数 133 例患者中有 102 例患者（76.7%）连续随访平均 5.6 年是有效的，且 85.3% 达到非常客观公正的结果。整体再次手术率是 11.8%，其中 7% 是再狭窄，2% 是脊柱不稳，总体并发症发生率是 9.8%。

棘突间撑开器

在过去几年，伴随腰椎管狭窄用棘突间撑开间接减压的思想，棘突间撑开器得到了普遍应用。尽管关于这些装置潜在寿命和成功率的短期结果是好的，但近来，更多的研究显示翻修率较最初预期的高。

最初的随机试验报道 1 年随访期的临床症状和生理功能好转，为 75%[12]。另一个包含有 40 例患者的前瞻性观察性研究，随访 12 个月，有 26 例患者返还了调查表，54% 出现症状改善，33% 出现生理功能改善，71% 的患者对治疗效果表示满意。此外，29% 的患者 12 个月后因神经源性间歇性跛行症状复发，需硬膜外注射类固醇治疗。

Tuschel 等回顾性评估了 46 例因神经源性间歇性跛行接受置入棘突间撑开器的患者的临床疗效[13]。平均随访 40 个月后，翻修率达 30.4%。他们发现术后 6 周改善不明显，与随后的翻修手术高度相关，且大部分翻修发生在术后 12 个月内。他们推断棘突间撑开器置入后的临床预后可能不像以前报道的那样好，患者的选择可能是早期翻修手术的原因。

Kim 等报道了棘突间撑开器置入后棘突骨折的情况[14]。50 个棘突间固定装置放置在 38 例患者身上，随访了 1 年。术后 CT 扫描显示 11 例患者（28.9%）有 11 例无创性棘突骨折，且在 X 线平片上没有被确诊。3 例患者经受翻修取出棘突间装置并行椎板切除术。然而，仅在 CT 上发现骨折的临床意义还没完全被理解。

这些内植物除导致棘突骨折之外，至少还有装置被挤压出的个案报道。一位 84 岁伴有 L4-L5 椎体前滑脱和椎管狭窄的患者置入棘突间固定装置后，出现了双足下垂。3 个月后，发现装置被挤压出，取出装置，接着进行减压融合，9 个月后，解除了部分足下垂症状[15]。

微创前路腰椎椎体间融合术

尽管存在威胁生命的血管损伤的可能，但小切口腹膜后入路前路腰椎椎体间融合有相当低的并发症。详尽并发症的最大系列报道其中之一，便是由 Brau 在 2002 年写的这篇论文[16]。作者用详细叙述和细节图解，描述了小切口腹膜后入路，回顾性评估了 684 例患者，报道了围手术期 6 个月全部主要并发症发生率是 3.8%。其中有 6 例动脉损伤（0.8%）、6 例静脉损伤（0.8%）和 1 例逆行射精（0.1%）。7 例患者发生了深静脉血栓（1.0%）、4 例患者发生了超过 3 天的肠梗阻（0.6%）、3 例患者发生了超过筋膜的伤口感染（0.4%）、2 例疝气和 2 例筋膜室综合征。Brau 总结一个好的切口可以保护肌肉，这种手术入路可以保证操作安全。但是即使对于经验丰富的外科医师，他也需要了解一个陡峭的学习曲线。

Brau 丰富的前路腰椎椎体间融合经验和低并发症发生率可能不适用于没有这种经验和学识水平的外科医师。小切口前入路腰椎椎体间融合在其他地方也有报道，但存在较高的并发症发生率。例如，Kaiser 和他的团队报道了一个即刻的术后并发症发生率，为 17.6%。在这项研究中，作者回顾性比较了 51 例行小切口前路腰椎椎体间融合的患者，与 47 例行腹腔镜入路的患者。小切口入路组并发症发生率为 17.6%，腹腔镜入路组为 4.3%（$P < 0.05$），逆行射精发生率小切口组明显低于腹腔镜入路组，分别为 6% 和 45%（$P < 0.05$）[6]。

然而，当与 Zdeblick 等的前瞻性对比研究比较时，这些并发症可能偏高。Zdeblick 等研究对 25 例行腹腔镜入路前路 L4-L5 腰椎椎体间融合患者与 25 例行小切口腹膜后入路患者做比较。并发症发生率腹腔镜组是 20%，相对小切口组是 4%。腹腔镜组有 1 例出现了多种并发症：逆行射精、输尿管损伤、深静脉血栓、椎间盘突出和髂静脉撕裂需要修补。另一方面，小切口组仅有 1 例肠梗阻并发症[7]。

微创经椎间孔腰椎
椎体间融合术

微创手术的倡导者通过经椎间孔腰椎椎体间融合术引证其提高了临床疗效。减少了出血量、降低了输血率、缩短了住院天数、减少了术后疼痛被认为是微创经椎间孔腰椎椎体间融合术提高了临床疗效的理由。并发症的统计数据似乎是略有混淆的，因为一些研究报道显示显著减少了并发症发生率，而其他报道显示增加了并发症发生率。

Villavicencio 和他的团队回顾性比较了 63 例开放性经椎间孔腰椎椎体间融合术和 76 例微创经椎间孔腰椎椎体间融合术的患者的并发症发生率[17]。微创经椎间孔腰椎椎体间融合组主要并发症发生率为 18.4%，几乎是开放经椎间孔腰椎椎体间融合组并发症发生率 9.5% 的 2 倍（尽管没有统计学意义）。他们发现微创经椎间孔腰椎椎体间融合组神经损伤的总发生率为 10.5%，相对开放组为 1.6%（$P=0.02$）。他们的结论是尽管微创经椎间孔腰椎椎体间融合术可能提供的长期临床预后与短期预后有相似的益处，但肯定不利的是增加了神经损伤的发生率，且神经损伤发生率与陡峭的学习曲线相关。

图 37.1 显示了微创经椎间孔腰椎椎体间融合术的并发症，融合器向后移位到了椎管中。融合器移位可能导致神经损伤，诸如由 Villavicencio 报道的一系列并发症。

然而，根据文献，融合器移位似乎不是微创经椎间孔腰椎椎体间融合术的一个重大问题。一项研究报道显示，无症状性融合器移位的发生率在开放病例组是 8.7%，在微创病例组是 5.8%（$P < 0.05$）[18]。

此外，关于微创经椎间孔腰椎椎体间融合术较开放腰椎椎体间融合术神经损伤的不同之处，还没有重复到 Villavicencio 报道的程度。事实上，其他团队有报道开放较微创经椎间孔腰椎椎体间

融合术并发症发生率高。Peng 和他的团队前瞻性对比分析了开放和微创经椎间孔腰椎椎体间融合术的融合率，发现微创组融合率为 80%，开放组为 86.7%（$P=0.167$）[19]。

总体并发症发生率微创组为 13.8%，开放组为 6.9%（$P < 0.05$）。然而，这些并发症不包括神经损伤或因融合器误放的翻修手术。微创组包括 2 例髂骨表面感染、2 例患者到手术室行冲洗清创术，而开放组有 1 例肺不张、2 例尿路感染和 1 例糖尿病患者伤口感染，伤口感染行静脉抗生素治疗。

Dhall 回顾性对比分析了 21 例行开放经椎间孔腰椎融合术和 21 例行微创经椎间孔腰椎椎间融合术患者并发症发生率，微创组与开放组并发症比较，微创组出现了更多的并发症（表 37.1）[20]。作者推断微创入路椎间孔腰椎椎体间融合是可行的选择，它可缩短住院天数和减少失血量，但融合器并发症发生率较高。

然而，有些报道显示微创椎间孔腰椎椎体间融合术较开放腰椎融合术并发症发生率增加，没有充分的决定性证据显示微创入路存在更多的并发症。而且，因为某些微创案例有陡峭的学习曲线，所以并发症发生率会随着经验的增加而减少。

表 37.1　微创经椎间孔腰椎融合术和开放经椎间孔腰椎融合术的并发症比较[18]

并发症	微创	开放
L5 感觉短暂缺失	2	0
误置螺钉需翻修	1	1
融合器移位需翻修	1	0
脊神经炎	0	1
假关节形成需再次手术	1	0
总计	5	2

图 37.2 显示另一例微创经椎间孔腰椎椎体间融合术的并发症是侵犯终板导致的医源性 L4 椎体爆裂性骨折，随后必须进行翻修术。尽管文献中

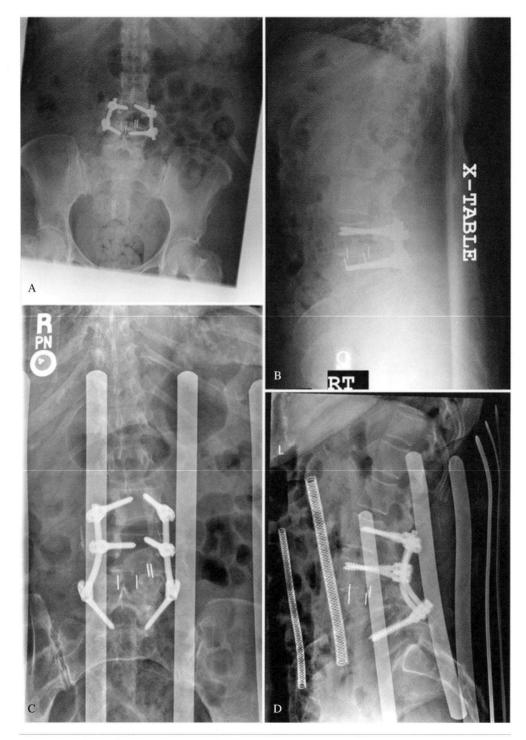

图 37.1　行微创椎间孔腰椎椎体间融合术的 72 岁女性术后腰椎前后位片（A）和侧位片（B）。
椎间融合器断裂通过椎体终板，患者出现双下肢无力。首诊手术医师通过扩大减压融合翻修经椎
间孔腰椎融合术失败的患者术后腰椎前后位片（C）和侧位片（D）。患者出现和植入失败相关的
持续性双下肢无力和 CT 影像矢状位（E）显示的广泛骨质疏松。患者随后接受了 L1 到骨盆后路
减压融合术，取出断裂的碎片，第一步置入骶髂螺钉，第二步前路 L3-L4 椎体次全切和植入可扩
张性融合器。两阶段翻修后腰椎前后位片（F）和侧位片（G）

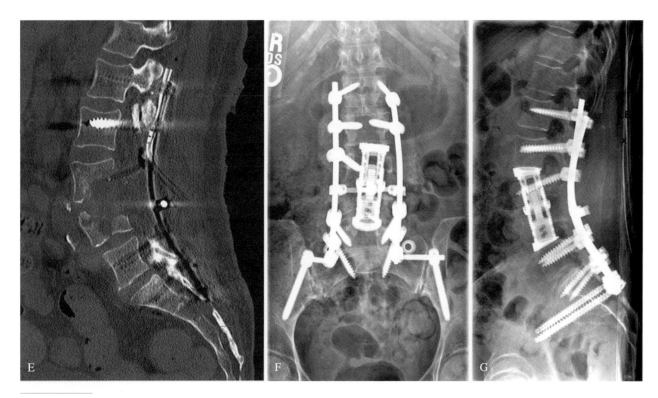

图 37.1（续）

没有得到证实，也许是小通道导致的椎间融合器误置引起的。

极外侧入路椎间融合术

Isaacs 等研究了 107 例行极外侧入路椎间融合术的退行性脊柱侧凸患者，伴或不伴后路融合内固定[2]。平均 4.4 个节段放置椎间融合器，且 75.7% 的患者行后路内固定融合。发生主要并发症患者有 13 例（12.1%），包括 2 例医源性并发症和 12 例手术并发症。3 例患者发生了后侧伤口感染、1 例肾裂伤、1 例深静脉血栓形成和 7 例术后运动损伤。患者运动损伤定义为主要并发症，运动损伤是指持续 6 个小时以上的肢体无力，且随机测量肌力减少 2 级。总计 36 例（33.6%）患者术后下肢无力（通常髋部屈肌无力认为是穿过腰大肌的通道牵开器所致）。大部分患者无力是暂时的，

作者认为这是手术的预期结果，因此不可以标注为并发症。并发症的定义似乎略有武断之处，注意到这一点是重要的。尽管短暂，但行极外侧入路椎间融合的退行性脊柱侧凸患者，术后 1/3 发生肢体无力。

Rodgers 和他的团队回顾性分析了 600 例因退行性脊柱疾病行极外侧入路椎间融合术的患者，显示术后总体并发症发生率为 6.2%（包括术中到术后 6 周）[21]。在这个报道中，仅有 4 例（0.7%）短暂性术后神经损伤，不伴有伤口感染、血管损伤或术中脏器损伤。有 9 例（1.5%）院内手术相关并发症和 17 例（2.8%）院内医源性并发症。11 例（1.8%）需要回到手术室再次手术。

Daffner 和 Wang 报道了 1 例因极外侧融合器移位引起腿痛，且需要翻修术的案例。被改进后的融合器，通过他们称之为小切口外侧入路放置融合器，用外侧钢板来支撑融合器。作者认为冠状畸形或外侧滑脱应该考虑使用支撑钢板[22]。

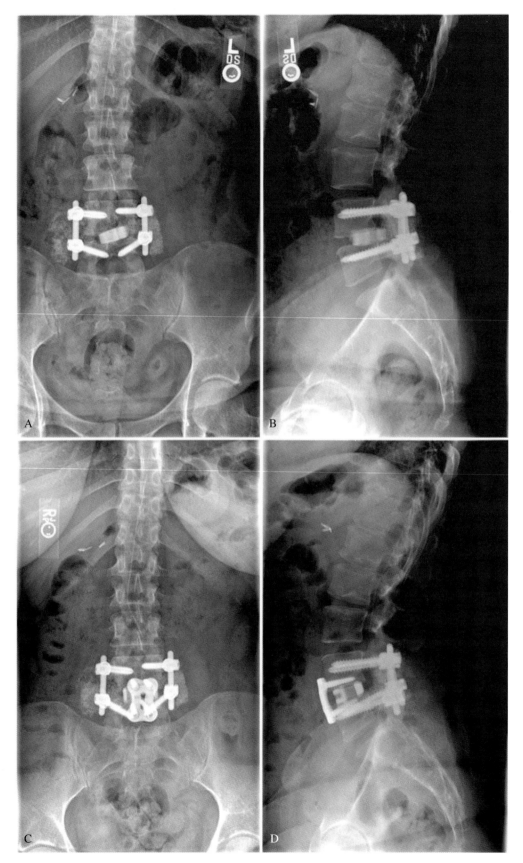

图 37.2　1 例因先前减压失败，L4-L5 椎间盘突出复发行椎间孔腰椎椎体间融合 L4-L5 减压后路关节固定术的 29 岁女性患者。术后经椎间孔腰椎椎体间融合术，融合器移位的影像腰椎前后位片（A）和侧位片（B）。患者随后经受了经椎间孔腰椎椎体融合器取出术，前路椎体内固定减压融合术。术后腰椎前后位片（C）和侧位片（D）

经骶骨椎体间融合术

L5-S1 椎体间融合术的新技术之一是经骶骨椎体间融合术，它是利用一个通道，通过骶前间隙将椎体间融合器植入在一个垂直于传统前路或后路椎体间融合器的平面。

表 37.2　轴向椎间融合术的并发症

并发症	患者百分比（％）
假关节形成	8.8
表面感染	5.9
骶骨骨折	2.9
盆腔血肿	2.9
创面关闭失败	1.5
短暂性神经根刺激	1.5
直肠穿孔	2.9
总计	26.5

注：摘自 Lindley 等 [20]

Lindley 和他的团队报道了 68 例与经骶骨椎间融合术相关的特殊并发症 [23]。16 例患者（23.5%）总计有 18 例并发症（26.5%），经骶骨椎间融合术并发症细节在表 37.2 中列出。2 例直肠穿孔需要普外科医师紧急手术，1 例需术中鉴定，其他的在术后 4 天发现。

Tobler 和他的团队，随访 2 年，报道了 156 例因下腰痛行经骶骨椎体间融合术的患者 [24]。他们报道了 94% 的融合率，且不伴有血管、神经、泌尿系或肠损伤。2 年以上没有翻修术，没有记录到其他并发症。

1 年以后，包括 Tobler 在内的团队报道了 26 例因 Ⅰ 度和 Ⅱ 度峡部裂性腰椎滑脱行经骶骨椎体间融合术的患者随访 2 年的情况，增加了经皮后路内固定术不伴直接减压 [25]。他们报道了 100% 融合率不伴有任何围手术期并发症（没有感染或肠穿孔）。然而，他们报道有 4 例患者（15.4%）因

脊神经根炎复发（2 例）或螺钉相关性疼痛（2 例）再次手术。没有其他并发症报道。

后路颈椎融合术

后路颈椎融合术适用于各种各样的病理情况，但最常用于脊髓型颈椎病的患者。传统上，需要后路融合的脊髓病患者，表明矢状位上存在大于 3 个节段的病变需融合 [26]。融合率高、神经症状改善以及相当低的并发症发生率已被证实 [26]。后路颈椎融合术包括创新的中线切口和椎弓根或侧块螺钉。这个入路明显需要切开肌肉和软组织，并剥离获得充分显露。然而，疾病总体率和自然史是未知的，许多患者颈椎术后继续抱怨颈部疼痛和肌肉痉挛。这些症状的出现，认为至少部分与手术时广泛软组织切开有关。由于这个原因，已经开始研究微创入路。

各种各样的微创髓核摘除和减压技术已在颈椎描述。然而，据我们所知，适用于微创后路颈椎融合术的资料是有限的。

Wang 等 [27] 描述了他们在 18 例后路颈椎融合患者微创侧块置入螺钉的经验。他们使用了一系列管状扩张器和牵开器来置入侧块螺钉，然后将自体移植骨填塞于关节突关节面。2 例患者因没能获得充分的透视影像，需转换成标准的开放手术。作者记录了 1 例表皮损伤并发症，2 年随访期间，所有患者成功融合，没有内固定失败发生。没有内植物误放和失败的报道。总的来说，作者认为 C3-C7 微创侧块置钉内固定术是安全的，通过一个 1.5 cm 的切口，多达 3 个节段的椎间融合是可能的。然而，包括的患者人数较少，通常很难得出适用于这个手术入路的实质性的结论。

微创后路颈椎融合术提供了减少肌肉切开和术后颈部疼痛及肌肉痉挛的可能，但是没有足够的文献对其适应证和并发症的发生率提出建议。而且任何提出的技术在被广泛采用之前，要有足够的研究。

后路胸椎融合术

后路胸椎融合术传统术式是通过一个标准的正中线入路完成操作。后路融合是广泛的胸椎病变治疗的方式，包括创伤、肿瘤、畸形和退变。和其他的后路手术一样，为了充分暴露可视化，必须将软组织切开剥离，此时肌肉明显损伤和局部缺血。这样会导致持久的病态，包括肌肉萎缩、瘢痕形成和慢性术后疼痛[29]。理论上，微创、肌肉非损伤性胸椎入路应该可以减少标准后入路相关发病率。

微创技术已经被用于胸椎椎弓根螺钉置入，然而，大部分讨论这些技术的当前数据，是当这些技术用于外伤或脊柱畸形的患者时收集的。因此，数据都是在那些方面被评估的。Ringel 等通过 104 例患者评估了他们经皮椎弓根螺钉置钉的经验。104 例患者有各种各样的适应证，包括创伤、畸形和退变。依照作者，没有术中并发症发生，没有患者需要转换成开放手术。基于他们自身定义分类，置入 488 根椎弓根螺钉，仅有 15（3%）根认为置入不满意。然而，总计 11 例患者（10.6%）术中因螺钉重新定位，需即刻手术翻修。因螺钉位置不正引起的翻修率高于开放手术椎弓根螺钉置钉翻修率。系统性评估报道了 1 666 例行脊柱侧凸椎弓根螺钉内固定术患者，因螺钉位置不正引起的螺钉翻修率为 0.66%[30]。

后路腰椎融合术

传统的后路腰椎融合术已被成功用于治疗各种各样的退行性腰椎疾病。然而，尽管技术和工具都比较先进，但腰椎开放后路手术有相关的周围软组织和椎旁肌肉损伤。因为通常必须充分暴露手术视野，需剥离软组织并延长其回缩。像先前讨论的一样，微创后路腰椎减压髓核摘除技术已经发展成熟，且应用越来越多。近来，关注点已转向发展类似的方法，通过微创入路进行后路腰椎融合术，可能减少一些开放手术伴随的并发症。

微创后路腰椎融合术可涉及各种各样的特殊技术。通常，试图减少标准中线后路腰椎手术相关的广泛肌肉切开和软组织剥离。微创腰椎融合术可包含经皮椎弓根螺钉内固定术、后路椎体间融合术或后外侧融合术。Proponents 认为微创腰椎融合术可改善临床结果，包括缩短住院天数、减少术后疼痛和麻醉药物使用、降低总体并发症发生率。然而，这些主张没有在文献中充分验证，并发症数量可明显改变，可能是少报的。

Wang 等[31] 回顾性评估了 74 例经标准中线后路腰椎融合术或微创入路治疗的患者。这些患者包括各种各样的退行性疾病，诉双轴向腰背痛和腰神经根压迫。微创组患者，通过旁正中入路，插入管状牵开器系统，用来使小关节突可视化。去除小关节突和椎间盘，然后植入椎间融合器，经皮置入椎弓根螺钉。作者记录了微创腰椎融合术失血量、住院天数和住院费用的不同。硬脊膜撕裂、深部感染、神经损伤和心肺有关的并发症发生率，微创脊柱手术组记录较低，没有评论这些价值是否有统计学意义。此外，仅有单侧需经微创手术治疗的患者，可能被证明并发症发生率高于需双侧入路的标准融合术。

定义微创后路腰椎融合为一项技术，Kasis 等[32] 通过前瞻性随访，研究了标准后路腰椎融合术（standard posterior lumbar interbody fusion，ST-PLIF）或微创后路腰椎融合术（less invasive posterior lumbar interbody fusion，LI-PLIF）治疗的 333 例患者。评估了标准中线后路腰椎融合术椎旁肌到小关节突外侧缘的骨膜下高度，LI-PLIF 也用此指标。完成双侧小关节突切除的新方法是基于乳突发展成熟来决定椎弓根螺钉进入点，避免极外侧切开横突。此外，对于 LI-PLIF，需始终维持后路解剖要素。

随访中发现 LI-PLIF 在 Oswestry 功能障碍指数（Oswestry disability index，ODI）和视觉模拟量表（visual analog scale，VAS）评分方面较 ST-PLIF 显著改善。此外，融合率相似。作者记录并

发症发生率，ST-PLIF 是 19.7%，LI-PLIF 是 6.7%。然而，ST-PLIF 技术可以行髂骨自体移植。去除供区并发症，ST-PLIF 的并发症发生率与 LI-PLIF 接近。在接受 LI-PLIF 手术的患者中，记录到 14 例并发症，包括 2 例深部感染（1%）、6 例硬脊膜撕裂（3.94%）和 6 例未进一步阐明的神经并发症（3.94%）。这项研究显示当直接与标准后路腰椎融合术比较时，微创入路改善临床预后、并发症发生率较低，尽管髂骨供区并发症发生率是很高的。

当微创腰椎融合术低并发症发生率经常被报道时，对于大量患者来说，这些数据很难被推断。大多数研究是观察性和回顾性的。仅 Wang 等团队和 Kasis 等团队将微创手术技术和传统开放手术技术进行直接对比。两者的研究都证实了微创手术存在更低的并发症发生率。但是都不代表 I 级证据。当数据显示微创后路腰椎融合术可能较传统开放手术存在更低的并发症发生率时，在最终确定之前，需要进行前瞻性随机试验。

表 37.3　脊柱畸形矫正极外侧椎间融合术相关并发症 [33]

	并发症例数				患者例数		
	医源性并发症		手术并发症		主要并发症	次要并发症	任何并发症
	主要	次要	主要	次要			
总数（n=107）	2（1.9%）	14（13.1%）	12（11.2%）	9（8.4%）	13（12.1%）	17（15.9%）	26（24.3%）
开放后路极外侧椎间融合内固定术（n=29）	0（0.0%）	3（10.3%）	6（20.7%）	3（10.3%）	6（20.7%）	6（20.7%）	11（37.9%）
微创后路极外侧椎间融合内固定术（n=52）	0（0.0%）	6（11.5%）	4（7.7%）	2（3.8%）	3（5.8%）	6（11.5%）	8（15.4%）

畸　形

开放畸形矫正手术并发症发生率显著不同，小儿畸形矫正有较低的并发症发生率，而在一些研究中，后路手术并发症发生率非常高，为 25%～80%，前路手术达到 40%[33]。这些并发症一般起因于手术时间延长和失血，失血一般因扩大入路和多节段矫正必要的切开引起。在成人脊柱畸形研究中，并发症发生率更高，记录显示，大部分有症状的脊柱畸形患者年龄较大，可能伴随重大医学合并症，因手术时间延长和大失血而耐受性减低。

考虑至此，发展安全有效的微创脊柱畸形矫正技术可能是有益的。近来，Wang 等[34] 评估了 23 例行前后路联合胸腰椎脊柱畸形矫正手术的患者。前路操作是通过微创入路完成的，小切口直接外侧暴露，后路操作是经皮椎弓根螺钉置入。作者记录是手术操作中无并发症、无椎弓根螺钉置入相关并发症、没有深部或浅部感染。4 例术前并发症（17.4%），显示包括 2 例气胸、1 例持续脑脊液漏需再次手术、1 例新发心房颤动。此外，7 例患者（30.4%）发生了前路手术相关的大腿麻木、疼痛或无力。综合来看，11 例患者（47.8%）发生了并发症，尽管显示在随访中的除 1 例伴随持续感觉和运动改变最终需辅助工具行走的患者外，其余患者并发症全部治愈。

Anand 等[35] 使用经皮椎弓根螺钉内固定联合多种前路和外侧入路椎间融合技术来矫正腰椎畸形患者 12 例。作者记录显示没有技术问题或手术并发症、没有感染。3 例患者确实发生了经腰大肌入路相关的大腿感觉障碍，最终治愈。在同样患者的随访研究中[35]，他们记录到 1 例患者发生了肾脏血肿，但不需要再次手术，并发生了不相关的小脑出血。记录到包含所有并发症的整体并发症发生率显示是 41.7%（5/12）。

在 Isaacs 等[2] 的文章中，已评估极外侧椎间融合术，他们还报道了行微创后路内固定较开放内固定术的患者并发症的不同之处。行极外侧腰椎融合联合经皮椎弓根螺钉内固定术的患者较行极外侧入路腰椎融合联合后路开放内固定术的患者并发症发生率相对较低（15.4% *vs.* 37.9%）。见表 37.3。

Newton 等描述了一项关于特发性、先天性、青少年脊柱侧弯胸椎畸形的微创矫正技术[36]。他们的技术涉及胸腔镜前路内固定术的使用。他们通过首批 41 例患者评估了他们的经验，通过 5 年的随访期，作者记录到一个低的并发症发生率，不伴有术后深部感染、不伴有临床相关的神经与血管或肺部并发症。他们确实记录到 3 例患者内植物失败，全部需要后路内固定翻修术（内植物失败，假关节形成和畸形进展）[36]。然而，初始 5 年随访后，在他们发表的文章手术技术中，作者声称他们不再使用前路胸腔镜畸形矫正手术，因考虑到前路手术内固定内植物失败率较高和获得的畸形矫正效果较差，支持传统的后路内固定手术[37]。

因有限的病例数和当前可获得的有限的研究数，很难对成人脊柱畸形微创矫正术的并发症发生率做总结陈述。现有文献显示并发症不一致，所以不能简单地结合数据来明确声称总体并发症发生率。分析 Isaacs 等结果，似乎显示极外侧入路椎间融合联合经皮椎弓根螺钉内固定术较标准开放手术可能存在显著的较低的并发症发生率。然而，进一步的研究是需要的，大样本随机对照试验将是有意义的。

肿　瘤

传统的脊柱肿瘤当需要手术治疗时，肿瘤已经侵犯到前方，大部分转移灶在椎体内或靠近椎体。

标准的胸廓切开术，高达 79% 的患者会发生主要并发症[38]。近来，为避免前路相关并发症，通过后路手术治疗脊柱肿瘤的热潮再起。然而，标准的开放手术需要广泛切开软组织，伴随明显的软组织损伤和失血。若不考虑这些，手术治疗的目的一般包括减轻痛苦，稳定病情和保存步行功能。

为减少开放手术并发症，微创技术正被用到脊柱肿瘤的手术治疗。Uribe 等[38] 回顾性评估了 21 例行微创外侧入路胸椎肿瘤切除术的患者并发症情况。作者通过一个可扩张的牵开系统完成了肿瘤切除术、神经减压术和内固定术。在这一系列措施中，仅有 1 例围手术期并发症记录（术后肺炎）。没有术中并发症、感染或内固定失败发生。

Haji 等[39] 回顾性评估了他们用微创后路减压术治疗 20 例脊柱肿瘤患者的经验。通过单侧肌间入路使用一系列顺序的管状扩张器完成了 1 个节段的半椎板切除术。没有记录到患者需要转换成开放手术，没有伤口感染。2 例患者发生了围手术期并发症，包括 1 例持续脑脊液漏需再次手术和 1 例足下垂伴尿潴留没能完全治愈。

这些研究都涉及一个有限的病例数问题，可能基于肿瘤类型和特性存在选择偏倚。然而，记录了总体并发症发生率低，微创技术可能在挑选患者和肿瘤病理学方面是有利的，减少了标准开放手术相关并发症的发生。

创　伤

脊柱骨折的传统手术治疗涉及广泛切开内固定术。通常，脊柱骨折手术治疗的目的包括恢复脊柱稳定性和保护神经功能。依据骨折的位置和类型，脊柱骨折又包括前路和后路不同的治疗措施。传统开放手术相关的大出血和感染发生率高达 10%[40]。

微创脊柱内固定技术已经逐步发展，并越来越多地用于急性脊柱创伤性疾病。与非创伤性脊柱疾病有类似的治疗目的，脊柱创伤微创手术的目的是减少开放手术相关并发症的发生。在一些病例中，脊柱骨折通过经皮椎弓根螺钉内固定不伴椎间融合治疗，认为一旦骨折愈合，没有邻近节段病变风险，内植物可以取出。

在 Rampersaud 等 [41] 的评论文章中，作者描述了胸腰椎骨折前路内镜减压内固定术。他们报道，整体并发症发生率低，较标准开放手术，内镜手术治疗可以减少失血量、减轻疼痛，缩短卧床时间让患者尽快活动。

Khoo 等 [42] 使用前路胸腔镜辅助入路对 371 例胸腰椎骨折患者进行了内固定融合术治疗。65% 的患者联合了后路经皮椎弓根螺钉内固定术。这是微创技术治疗脊柱创伤疾病患者人数最多的研究之一。作者记录到，因内植物设计改进和外科医师经验丰富，缩短了手术时间、减少了失血量。总体并发症发生率约 10%，入路相关并发症（胸腔积液、气胸和肋间神经痛）发生率是 5.4%，其他并发症（胸管置入引起的脾破裂和感染）发生率是 4.3%。作者阐明，仅有 1 例患者出现了术后神经功能恶化。据报道，伴随开放经胸廓入路时，并发症发生率高达 24%[43]；然而，他们认为，存在明显的学习曲线。

Smith 等 [44] 描述了小切口外侧入路治疗胸腰椎骨折。椎体次全切除术联合前外侧置入或后路椎弓根螺钉置入内固定术。作者记录总体并发症发生率是 13.5%。没有患者需再次手术，也没有患者经历神经功能减退。

经皮椎弓根螺钉内固定可用于胸腰椎骨折的减压和内固定，理论上可能较开放手术存在较低的并发症发生率。

表 37.4　学习曲线的示例：首批 50 例行微创减压术患者较最后 50 例行微创减压术患者并发症情况 [43]

并发症	首批 50 例	近来 50 例
硬脊膜撕裂	18%（9）	8%（4）
术后经皮脑脊液漏	0	0
转换到开放手术	2%（1）	0

（续表）

并发症	首批 50 例	近来 50 例
需要输血	0	0
伤口感染		
深部	0	0
浅部	0	0
需要进一步手术		
减压不充分	2%（1）	0
术后脊椎滑脱需内固定	2%（1）	2%（1）
剧烈腰背部疼痛	2%（1）	0

Palmisani 等 [45] 通过经皮椎弓根螺钉内固定技术治疗了 51 例胸腰椎骨折患者。记录显示仅有 4 例发生并发症（7.8%），1 例螺钉误置，1 例感染需再次手术和 2 例固定失败。

经皮椎弓根螺钉内固定术的一个不足是微创技术治疗多节段椎体骨折的效果是有限的。然而，当保证附近稳定性时，经皮放置长节段内固定是可能的。Logroscino 等 [46] 使用一个长的内植物系统对 9 例胸腰椎骨折和肿瘤的患者进行经皮内固定术治疗。但是，这是一个非常小的样本量，作者记录无手术技术相关并发症。

脊柱创伤后微创内固定技术呈现的是一个引人注目的减少开放手术相关并发症的可能性。像以上描述的一样，几个研究显示各种各样的技术有相当低的并发症发生率。当脊柱创伤微创手术的理论符合实际时，对微创手术并发症发生率做范围广的概述比预期来得早。像其他一样，这也需要大量的随机对照研究。

学习曲线

对于微创手术并发症发生率的困惑可能由于其陡峭的学习曲线。因此，首批完成此操作的患者可能有较高的并发症发生率，这是学习技术和精炼技术的过程。例如，Villavicencio 和他的团队报道，微创经椎间孔腰椎融合术神经损伤发生率（10.5%）显著高于开放经椎间孔腰椎融合术（1.6%）。但是，这都归因于陡峭的学习曲线[17]。总计76例微创经椎间孔腰椎融合术患者，8例神经损伤中的6例发生在首批15例手术操作内，他们得出结论是由于学习曲线[17]。

另一学习曲线的例证是Mannion和他的团队回顾性比较了首批50例和最近50例通过正中旁肌间入路置管微创减压术的患者并发症情况[47]。这些作者比较了较早的50例和近来的50例微创减压术患者并发症情况，尽管他们没有提供最近50例的细节，在首批50例和最近50例手术的间隔期间不清楚他们做了多少例手术。并发症不同之处详见表37.4，表格中显示了一个趋势是首批50例有更多的并发症，尽管没有统计学差异。硬脊膜撕裂的发生率不同之处是，首批50例为18%，最近50例为8%，尽管两组没有统计学差异（*P*=0.24）。

肥　胖

尽管文献很少提及关于肥胖患者微创手术操作的并发症，一般肥胖人群中开放脊柱手术存在更多的并发症。通过限制微创脊柱手术切口暴露的大小，这些并发症的发生可能也同样被限制。另一方面，应用管状牵开器，通过一根长管来手术可能是更大的挑战，因此，这可能是潜在地导致更多并发症的原因。

Park和他的团队回顾性评估了56例BMI大于25 kg/m^{2}和22例BMI小于25 kg/m^{2}经受腰椎微创髓核摘除、椎板切除减压、内固定融合的腰椎管狭窄症患者并发症情况[48]。他们报道，并发症发生率BMI大于25 kg/m^{2}组是14.3%（8/56），BMI小于25 kg/m^{2}组是14.3%（3/22）。他们得出的结论是经受微创手术的超重或肥胖患者似乎没有增加并发症的风险。然而，剔除BMI为25 kg/m^2（正常或超重）可能会混淆这些数据，在这种规定情况下，体重为196磅（1磅=0.45 kg）肌肉发达的男性、腰背部有较少的皮下脂肪组织、BMI是25.1 kg/m^2，可能被归类为超重。此外，当因存在大量软组织使荧光透视不明显的时候，作者施行开放手术，可能导致选择偏倚。得出的结论是微创手术在肥胖（BMI > 30 kg/m^2）和病态肥胖（BMI > 40 kg/m^2）患者并发症和BMI正常的患者是相似的。

总　结

精确收集具有代表性的关于微创脊柱手术并发症的文献仍是具有挑战性的，似乎一般来讲，微创脊柱手术的并发症和开放手术的并发症是可比较的。然而，某些过程可能伴随陡峭的学习曲线，在此期间，并发症发生率可能高于开放手术。

参考文献

1. McAfee PC, Philips FM, Andersson G, Buvenenadran A, Kim CW, Lauryssen C, Isaacs RE, Youssef JA, Brodke DS, Cappuccino A, Akbarnia BA, Mundis GM, Smith WD, Uribe JS, Garfin S, Allen RT, Rodgers WB, Pimenta L, Taylor W. Minimally invasive spine surgery. Spine. 2010;35(26S):S271–3.

2. Isaacs RE, Hyde J, Goodrich JA, Rodgers WB, Phillips FM. A pro-spective, nonrandomized, multicenter evaluation of extreme lateral interbody fusion for the treatment of adult degenerative scoliosis: perioperative outcomes and complications. Spine. 2010；35(26 Suppl):S322–30.

3. McAfee PC, Regan JR, Zdeblick T, Zuckerman J, Picetti GD, Heim S, Geis WP, Fedder IL. The incidence of complications in endo-scopic anterior thoracolumbar spinal reconstructive surgery. Spine. 1995；20:1624–32.

4. Inamasu J, Guiot BH. Laparoscopic anterior lumbar interbody fusion: a review of outcome studies. Minim Invasive Neurosurg. 2005；48(6):340–7.

5. Regan JJ, Yuan H, McAfee PC. Laparoscopic fusion of the lumbar spine: minimally invasive spine surgery. A prospective multicenter study evaluating open and

laparoscopic fusion cases. Spine. 1999；24:402–11.

6. Kaiser MG, Haid RW, Subach BR, Miller JS, Smith CD, RodtsJr GE. Comparison of the mini-open versus laparoscopic approach for ante-rior lumbar interbody fusion: a retrospective review. Neurosurgery. 2002；51:97–103.

7. Zdeblick TA, David SM. A prospective comparison of surgical approach for anterior L4-L5 fusion: laparoscopic versus mini ante-rior lumbar interbody fusion. Spine. 2000；25(20):2682–7.

8. Fu KM, Smith JS, Polly Jr DW. Morbidity and mortality in the surgical treatment of 10，329 adults with degenerative lumbar stenosis. J Neurosurg Spine. 2010；12:443–6.

9. Podichetty C, Spears J, Isaacs R, Booher J, Biscup RS. Complications associated with minimally invasive decompression for lumbar spinal stenosis. J Spinal Disord Tech. 2006；19:161–6.

10. Desai A, Ball PA, Bekelis K, Lurie J, Mirza SK, Tosteson TD, Weinstein JN. SPORT: does incidental durotomy affect long-term outcomes in cases of spinal stenosis? Neurosurgery. 2011；69(1):38–44.

11. Oertel MF, Ryang YM, Korinth MC, Gilsbach JM, Rohde V. Long-term results of microsurgical treatment of lumbar spinal stenosis by unilateral laminotomy for bilateral decompression. Neurosurgery. 2006；59(6):1264–9.

12. Zucherman JF, Hsu KY, Hartjen CA, et al. A prospective random-ized multi-center study for the treatment of lumbar spinal stenosis with the X STOP interspinous implant: 1-year results. Eur Spine J. 2004；13(1):22–31. Epub 2003 Dec 19.

13. Tuschel A, Chavanne A, Eder C, Meissl M, Becker P, Ogon M. Implant survival analysis and failure modes of the X STOP interspi-nous distraction device. Spine. 2013；38:1826–31.

14. Kim DH, Tantorski M, Shaw J, Martha J, Li L, Shanti N, Rencu T, Prazin S, Kwon B. Occult spinous process fractures associated with interspinous process spacers. Spine. 2011；36:E1080–5.

15. Epstein NE. X-STOP: foot drop. Spine J. 2009；9:6–9.

16. Brau SA. Mini-open approach to the spine for anterior lumbar inter-body fusion: description of the procedure, results and complications. Spine J. 2002；2:216–23.

17. Villavicencio AT, Burneikiene S, Roeca CM, Nelso EL, Mason A. Minimally invasive versus open transforaminal lumbar interbody fusion. SurgNeurol Int. 2010；1:12.

18. Lee KH, Yue WM, Yeo W, Soeharno H, Tan SB. Clinical and radio-logical outcomes of open versus minimally invasive transforaminal lumbar interbody fusion. Eur Spine J. 2012；21(11):2265–70.

19. Peng CW, Yue WM, Poh SY, et al. Clinical and radiological outcomes of minimally invasive versus open transforaminal lumbar interbody fusion. Spine. 2009；34:1385–9.

20. Dhall SS, Wang MY, Mummaneni PV. Clinical and radiographic comparison of mini-open transforaminal lumbar interbody fusion with open transforaminal lumbar interbody fusion in 42 patients with long-term follow-up. Neurosurg Spine. 2008；9:560–5.

21. Rodgers WB, Gerber EJ, Patterson J. Intraoperative and early post-operative complications in extreme lateral interbody fusion: an analysis of 600 cases. Spine. 2011；36(1):26–32.

22. Daffner SD, Wang JC. Migrated XLIF cage: case report and discussion of surgical technique. Orthopedics. 2010；33(7):518.

23. Lindley EM, McCullough MA, Burger EL, Brown CW, Patel VV. Complications of axial lumbar interbody fusion. J Neurosurg Spine. 2011；15(3):273–9. Epub 2011 May 20.

24. Tobler WD, Gerszten PC, Bradley WD, Raley TJ, Nasca RJ, Block JE. Minimally invasive axial presacral L5-S1 interbody fusion: two-year clinical and radiographic outcomes. Spine. 2011；36(20):E1296–301.

25. Gerszten PC, Tobler W, Raley TJ, Miller LE, Block JE, Nasca RJ. Axial presacral lumbar interbody fusion and percutaneous posterior fixation for stabilization of lumbosacral isthmic spondylolisthesis. J Spinal Disord Tech. 2012；25(2):E36–40.

26. Lawrence B, Brodke D. Posterior surgery for cervical myelopathy: indications, techniques, and outcomes. OrthopClin North Am. 2012；43:29–40.

27. Wang M, Levi A. Minimally invasive lateral mass screw fixation in the cervical spine: initial clinical experience with long-term follow-up. Neurosurgery. 2006；58:907–12.

28. Smith JS, Ogden AT, Fessler RG. Minimally invasive posterior tho-racic fusion. Neurosurg Focus. 2008；25(2):E9.

29. Ringel F, Stoffel M, Stuer C, Meyer B. Minimally invasive trans-muscular pedicle screw fixation of the thoracic and lumbar spine. OperNeurosurg. 2006；59:361–7.

30. Hicks JM, Singla A, Shen FH, Arlet V. Complications of pedicle screw fixation in scoliosis surgery: a systematic review. Spine. 2010；35(11):E465–70.

31. Wang M, Cummock M, Trivedi R. An analysis of the differences in the acute hospitalization charges following minimally invasiveversus open posterior lumbar interbody fusion. J Neurosurg Spine.2010；12(6):694–6.

32. Kasis A, Marshman L, Krishna M, Bhatia C. Significantly improved outcomes with a less invasive posterior lumbar interbody fusion incorporating total facetectomy. Spine. 2009；34(6):572–7.

33. Mundis G, Akbarnia B, Phillips F. Adult deformity correction through minimally invasive lateral approach techniques. Spine. 2010；35(26S):S3120–321.

34. Wang M, Mummaneni P. Minimally invasive surgery for thoraco-lumbar spinal deformity: initial clinical experience with clinical and radiographic outcomes. Neurosurg Focus. 2010；28(3):E9, 1–8.

35. Anand N, Baron E, Thaiyananthan G, Khalsa K,

Goldstein T. Minimally invasive multilevel percutaneous correction and fusion for adult lumbar degenerative scoliosis: a technique and feasibility study. J Spinal Disord Tech. 2008；21(7):459–67.

36. Newton PO, Upasani VV, Lhamby J, Ugrinow VL, Pawelek JB, Bastrom TP. Surgical treatment of main thoracic scoliosis with tho-racoscopic anterior instrumentation. Surgical technique. J Bone Joint Surg Am. 2009；91Suppl 2:233–48.

37. Newton PO, Upasani VV, Lhamby J, Ugrinow VL, Pawelek JB, Bastrom TP. Surgical treatment of main thoracic scoliosis with tho-racoscopic anterior instrumentation. A five-year follow-up study. J Bone Joint Surg Am. 2008；90(10):2077–89.

38. Uribe J, Dakwar E, Le T, Christian G, Serrano S, Smith W. Minimally invasive surgery treatment for thoracic spine tumor removal. Spine. 2010；35(26S):S347–54.

39. Haji F, Cenic A, Crevier L, Murty N, Reddy K. Minimally invasive approach for the resection of spinal neoplasm. Spine. 2011；36(15):E1019–26.

40. Verlaan J, Diekerhof C, Buskens E, van der Tweel I, Verbout A, Dhert W, Oner F. Surgical treatment of traumatic fractures of thethoracic and lumbar spine: a systematic review of the literature on techniques, complications, and outcome. Spine. 2004；29(7):803–14.

41. Rampersaud Y, Annand N, Dekutoski M. Use of minimally inva-sive surgical techniques in the management of thoracolumbar trauma. Spine. 2006；31(11):S96–102.

42. Khoo L, Beisse R, Potulski M. Thoracoscopic-assisted treatment of thoracic and lumbar fractures: a series of 371 consecutive cases. Neurosurgery. 2002；51(S2):S104–17.

43. Faciszewski T, Winter R, Lonstein J, Johnson L. The surgical and medical perioperative complications of anterior spinal fusion sur-gery in the thoracic and lumbar spine in adults. A review of 1223 procedures. Spine. 1995；20(14):1592–9.

44. Smith W, Dakwar E, Le T, Christian G, Serrano S, Uribe J. Minimally invasive surgery for traumatic spinal pathologies: a mini-open, lateral approach in the thoracic and lumbar spine. Spine. 2010；35(26S):S338–46.

45. Palmisani M, Gasbarrini A, Brodano G, De Iure F, Cappuccio M, Boriani L, Amendola L, Boriani S. Minimally invasive percutane-ous fixation in the treatment of thoracic and lumbar spine fractures. Eur Spine J. 2009；18(S1):S71–4.

46. Logroscino C, Proietti L, Tamburrelli F. Minimally invasive spine stabilization with long implants. Eur Spine J. 2009；18(S1):S75–81.

47. Mannion JR, Guilfoyle MR, Efendy J, Nowitzke AM, Laing RJ, Wood MJ. Minimally invasive lumbar decompression long-term outcome, morbidity, and the learning curve from the first 50 cases. J Spinal Disord Tech. 2012；25:47–51.

48. Park P, Upadhyaya C, Garton HJ, Foley KT. The impact of mini-mally invasive spine surgery on perioperative complications in overweight or obese patients. Neurosurgery. 2008；62:693–9.

第38章

神经及硬膜损伤

Scott L. Blumenthal, Donna D.Ohnmeiss

张凯　张锋　译

前　言

关于微创脊柱外科方法的描述始于 20 世纪 70 年代 [1, 2]，有关腹腔镜椎间盘切除术和前路椎间融合描述始于 20 世纪 90 年代 [3, 4]。近年来，随着微创脊柱外科（minimally invasive spine surgery，MISS）技术的快速发展，椎间盘切除术、减压、融合及椎体骨折的治疗等传统手术均可通过微创技术进行。微创脊柱外科的总体目标是减少组织损伤，尽可能缩短康复时间，达到与传统手术相同的疗效。微创脊柱外科的基本原则与开放手术相同，因此并发症的类型可能相似，但其发生率和治疗方法有别。硬脊膜和 / 或神经损伤是可能的并发症之一。微创脊柱外科手术中硬脊膜及神经损伤的原因与传统开放手术相似，但是由于其有限的视野以及扩张通道、牵开器械等的使用，可能导致更严重的危险。与传统开放手术一样，再次手术的患者由于局部瘢痕、粘连及解剖标志的改变，神经硬脊膜损伤的可能性更大。本章我们将重点介绍多种微创脊柱外科手术中神经硬脊膜损伤类型、关注于手术入路的解剖结构、最后探讨一下减少神经硬脊膜损伤的策略。

经腰大肌入路

解剖

经腰大肌入路到达椎间隙可避免直接接触脊髓、马尾及背根神经节的可能，同时避免了前路手术需要血管外科医师处理前方血管结构的麻烦。经腰大肌入路手术中很少发生硬膜撕裂。然而，微创脊柱外科中常探讨的并发症之一即术后发生与手术入路相关的大腿部的麻木、感觉异常、肌力下降等新发症状。这些情况发生的原因常归咎于手术入路中腰大肌的创伤或腰丛神经的损伤。手术器械经过腰大肌向椎间盘推进的时候有可能直接损伤神经的结构。但更多的情况是扩张管、牵开器或其他器械通过腰大肌的时候，由于偏转或牵拉脊髓发出的神经造成间接性的损伤。

许多文献中报道了神经损伤导致的感觉和运动异常症状。大腿前方或腹股沟区的疼痛、麻木、感觉异常为最常见的感觉障碍 [5-9]。常见的运动功能异常为髂腰肌、屈髋肌、股四头肌肌力减退 [5-9]。自从第一例有关经腰大肌入路手术导致神经损伤引起的感觉和运动障碍以来，已有多项研究关注此区域的解剖结构，试图明确其发生原因，寻找预防的策略[10-15]。此入路最容易损伤的结构是生殖股神经和腰丛神经。大腿及腹股沟区的疼痛或麻木最有可能的原因是损伤了生殖股神经。

腰骶丛由 L1-L2 到 L4-L5 平面逐渐向腹侧走行，在 L1-L2 水平靠近椎体后方，每下移一个腰椎逐渐前移[13]。这种相对位置的变化可部分解释 L4-L5 水平的手术时使用扩张管或牵开器损伤神经的风险较高。可是避开此入路与我们植入椎间融合器偏向椎间隙后方以能够植入更长融合器的初衷相悖，由于椎间盘腹侧部分圆滑，前方植入更长的融合器是不可能的。

文献报道经腰大肌入路手术术后出现神经症状的发生率为 0.7% ~ 63%[5-7, 9, 16, 17]。很难确定如此大的变动范围是与手术技术的差异，还是术后症状评估和报道的方法有关。此种并发症与 L3-L4 融合相关，但 L4-L5 融合时更常发生[16]。庆幸的是文献报道此种症状常常可缓解[5-7, 16]。大腿症状 50% 患者在 3 ~ 6 个月缓解，90% 的患者 12 个月内缓解[16]。然而也有报道术后神经症状恢复不满意，如 Sofianos 等报道 8 例术后大腿前方感觉减退的患者，平均 9 个月后 7 例仍未恢复[9]。

经腹膜后腰大肌入路椎间融合术另一个少见的神经并发症是腹肌麻痹，表现为腹壁向外凸出[18]。Dakwar 等报道了 568 例手术患者，此神经并发症的发生率为 1.8%。同样，一般 6 个月内腹肌麻痹状况可得到缓解。作者推测其原因可能是手术过程中损伤了支配腹壁肌肉的运动神经[18]。也有罕见报道此神经并发症发生在极外侧腰椎间融合术入路对侧[19]。其中 32 例手术病例中有 2 例发生，1 例为移位的终板碎片，另 1 例为极外侧椎间盘突出。作者提示注意手术入路对侧脱落骨赘刺激神经根引起症状的可能，同时警惕植入融合器时过于偏向后侧或斜向椎间孔。此神经损伤易发生的危险因素包括手术时间和女性患者[7]。手术时间和术后神经症状的关系可能与以下因素有关，手术到达椎间隙困难或神经扩大减压过程中长时间使用牵开器。本并发症的发生与女性患者的关系目前不明确，可能是因为女性患者身材娇小增加了神经减压过程中损伤。肥胖患者没有发现有更高

的神经并发症发生率[20]。

全椎间盘置换（total disc replacement, TDR）

传统的全椎间盘置换术与前路椎体间融合术入路相同即前侧腹膜外入路。人工椎间盘的规格限制了其从后方植入的可能。已有报道通过侧方入路进行全椎间盘置换术[21]。正如通过此入路进行椎间融合手术一样，可能发生腰大肌肌力减弱、大腿前方麻木、下肢肌力下降，1 例患者出现入路对侧股四头肌萎缩。

侧方入路的一个独特应用为拆除腰骶部以上节段植入的人工椎间盘[22, 23]。这种方法的理论基础为避免再次前路手术的潜在并发症，由于解剖标志改变，尤其是局部瘢痕形成，再次前路手术更容易损伤血管。只有少数病例报道运用此方法，没有并发症发生。虽然可以确定任何侧方入路术后症状发生的危险确实存在。

经椎间孔椎体间融合术

近年来微创经椎间孔椎体间融合术（minimally invasive surgery transforaminal lumbar interbody fusion, MIS TLIF）获得越来越多的使用。与传统的后路腰椎椎体间融合术（posterior lumbar interbody fusion, PLIF）相比，TLIF 手术入路对脊髓和神经损伤激惹的可能性更小。MIS TLIF 手术过程中神经损伤最常见的原因是牵拉及置钉不当造成的神经压迫[24]。目前缺少大样本的前瞻性研究确定 MIS TLIF 手术中神经损伤的发生率和类型。

植入移植骨块或椎间融合器的时候应注意避免对神经根不适当的牵拉。研究显示通过大部分关节突关节的切除可达到此目的[25]。也有作者研究显示使用可扩张融合器可以在减少关节突关节切除情况下植入融合器而不过度牵拉神经根[24]。一项分析比较开放和微创 TLIF 的回顾性研究显示微创手术术后神经损伤发生率较高[26]。一较少见的神经受压的原因是手术中使用 BMP 所致的异位骨化。Crandall 等报道沿 TLIF 融合器轨迹形成异位骨化致神经受压的发生率为 0.6%[27]。Joseph 等

报道 TLIF 手术中使用 BMP 硬膜外间隙有较高的异位骨化发生率[28]。但这些异位骨化形成并未导致相关的临床症状。

Bindal 等认为术中神经监护可减少微创 TLIF 术中神经损伤[29]。然而，需要注意这主要是为避免椎弓根螺钉置入不佳的情况。Archavlis 等报道如果术中发现共同神经根变异的情况，从对侧进行手术可降低神经损伤的可能性[30]。

椎弓根螺钉的置入

几年前，经皮椎弓根螺钉开始应用于临床。而螺钉位置不良可能导致神经根的直接损伤。虽然常见有关椎弓根螺钉导致的椎弓根破裂的报道，但神经损伤的相关报道没有或很少[31, 32]。最近一篇系统综述报道，胸腰椎 35 630 枚椎弓根螺钉中置入位置不良率为 7.8%（0.7% ~ 32.2%）[33]。每枚椎弓根螺钉神经根刺激症状发生率 0.19%（0 ~ 4.0%）。虽然发生率很低，但神经损伤的可能不容忽视。下文将讨论通过术中监护和导航系统减少置钉不良发生率的策略。

置入椎弓根螺钉的时候，应警惕神经损伤的危险。这种危险微创手术较开放手术更可能发生。术中神经监护有助于降低椎弓根螺钉置入位置不良的发生率，但并不能保证完全不会发生。神经监护并非能提示所有椎弓根螺钉在椎弓根之外的情况，同样即使没有椎弓根破裂，它也有可能出现变化。另外，椎弓根破裂时医师调整椎弓根螺钉位置的神经监护阈值目前还不明确。Parker 等研究认为置入椎弓根螺钉术中肌电图监护时，正尖波幅低于 5.0 mA 提示椎弓根螺钉位置不良，但是升高的程度与椎弓根破裂无明显相关[34]。

椎间盘切除术

微创椎间盘切除术已应用数十年[1, 2]，包括椎间盘组织切除、激光消融、椎间盘内电热疗法、通道系统、内镜系统及多种方法的联合应用。微创椎间盘切除术已广泛应用。但有关这些方法研究的高质量的文献资料较少，相关报道的样本量也较小，因此给评估相关并发症的情况带来困难。

一项包含 112 例患者的比较经椎旁入路开放椎间盘切除和内镜下椎间盘切除的随机对照试验显示，两组神经损伤的发生率都比较低，开放手术组 1 例出现足下垂，微创手术组 2 例出现 S1 神经分布区疼痛[35]。

一项比较多种椎间盘切除方法的并发症的研究表明，显微内镜下椎间盘切除术较开放手术和显微镜下椎间盘切除手术的并发症高[36]。

减压

各种微创减压手术过程中都有发生神经损伤的风险，然而相比于椎间盘切除或融合其相关信息较少。一项系列病例研究报道微创减压术后即刻神经并发症发生率为 10.5%，但无严重神经并发症[37]。

硬脊膜撕裂

微创脊柱外科手术过程中硬膜撕裂的相关文献资料较少，不管是硬脊膜撕裂的发生率，还是其相关处理方法。相比于开放手术，硬脊膜撕裂的发现及裂口过大时使用黏附材料经通道的修补都更加困难。目前没有有关术中中转为开放手术进行硬脊膜修补的研究。

椎间盘切除和减压

Wu 等在一项有关显微内镜下椎间切除的大宗病例研究中报道硬脊膜撕裂的总发生率为 1.6%[38]。其中早期 220 例手术患者硬脊膜撕裂的发生率为 3.6%，随后 653 例患者降低到 0.9%。一项随机对照试验研究显示显微内镜下椎间盘切除术硬脊膜撕裂的概率（8.7%）较显微镜下椎间盘切除（2.7%）和开放手术椎间盘切除（3.0%）高[36]。作者先前对 3 种手术方法有着丰富的经验，因此推测这种差别并非是学习曲线的原因。

在一项比较 3 种不同椎间盘切除手术方法的随机对照试验研究表明显微内镜下椎间盘切除术硬脊膜撕裂的发生率为 8.7%，而其他 2 种方法的发生率近 3.0%[36]。作者推测其可能原因为即使是熟练掌握了内镜下椎间盘切除的手术技术，但内镜下的深度感知较差。

一项关于经皮内镜下椎间盘切除（通过椎间孔入路使用内镜钳夹器和钬激光移除椎间盘碎片）的大宗病例报道显示，手术发生硬脊膜撕裂的概率为 1.1%[39]。9 例患者中 3 例术中发现硬脊膜撕裂中转为开放手术修补。其余 6 例患者术后 1 至 7 天才发现硬脊膜撕裂。所有 6 例患者均通过再次手术修补硬脊膜。值得注意的是 2 例患者神经根经裂口漏出。1 例出现足下垂，另 1 例出现踝部肌力下降，2 例患者修补术后均出现严重疼痛。

Fourney 等分析比较了多项关于微创和开放椎间盘切除减压手术随机和非随机对照试验的研究[40]，结果显示微创手术和开放手术硬脊膜撕裂发生率在随机对照研究分别为 9.2% 和 7.7%，在非随机对照试验中分别为 2.0% 和 0。

Ruban 和 O'Tolle 等通过大样本系列病例研究表明通过可扩张通道进行椎管减压或融合时硬脊膜撕裂的发生率为 9.4%[41]。硬脊膜撕裂的主要危险因素为同一节段手术史。

有关微创椎间盘切除减压的其他研究报道显示硬脊膜撕裂的发生率为 5.3% ~ 11.2%[37, 42]。

融合

文献表明翻修手术硬脊膜撕裂的危险增高。目前缺少有关先前已进行腰椎间盘切除减压的病例采用微创经椎间孔腰椎椎体间融合术翻修的文献资料。Wang 等通过小样本的病例资料比较开放和微创经椎间孔腰椎椎体间融合术研究表明微创组硬膜撕裂的发生率 12%，开放手术时为 20%[43]。没有病例需要再次手术修补。

硬脊膜撕裂的修补

已有文献介绍了微创脊柱外科手术中发生硬脊膜撕裂的处理方法[41]。经可扩张通道进行微创手术时，硬脊膜外层部分撕裂，使用纤维蛋白胶修补。硬脊膜全层撕裂时使用商品化的修补工具缝合，然后涂抹纤维蛋白胶。难以缝补的硬脊膜裂口采用小块明胶海绵封堵，然后涂抹纤维蛋白胶。所有硬脊膜撕裂的患者严格卧床过夜。作者报道采用这些方法修补硬脊膜后，不必放置引流，没有发生假性硬脊膜囊肿或持续头痛的病例。

Chou 等报道了在微创椎间盘切除手术中通过手术通道采用微型垂体钳（作为持针器）、缝线及腹腔镜推结器进行硬脊膜缝合[44]。

文献中描述的经可扩张通道进行微创手术减压时修复撕裂硬脊膜的另一方法是采用自锁 U 形夹[45]。然后涂抹纤维蛋白胶以人工硬膜覆盖。作者通过这种方法成功修补 7 例患者的撕裂硬膜。

降低神经或硬脊膜损伤的风险

我们的最终目标是降低神经或硬脊膜损伤的风险。有几项措施用于达到此目的。也许最有用的措施是深入掌握手术区域解剖结构。但是由于不同个体间巨大的解剖结构变异使得这项任务充满挑战。

安全区域

最好的避免微创手术中神经相关并发症的措施是术前读片熟悉手术区域解剖结构。安全手术的关键及重要结构的处理是在椎管外操作时注意识别峡部，在椎管内操作时注意辨别椎弓根。术中通过对这些结构的识别能够明确神经和硬膜囊的位置。

经皮椎间盘切除术发展早年间，Kambin 描述了工作器械通过的一个区域[1]，后来被命名为"Kambin 三角"，即下位椎体上终板为底边，底边的外缘至发出的神经根做垂线为直角边，发出的神经根为斜边。此区域为达到椎间盘椎间孔外缘安全区域。许多研究关注于多种微创手术到达每一腰椎节段的最安全的手术入路相关解剖。虽然对每项技术相关解剖的深入理解是至关重要的，但术前仔细读片注意每个病患的解剖变异同样重要，因为这些变异有可能增大手术损伤风险，同时对调整手术方式十分必要。

术中神经监护

近年来为降低神经损伤风险，术中神经监护的应用增多。需要注意的是，同开放手术一样，微创手术中使用术中神经电生理监护并不完全可靠。神经损伤已发生，但是神经监护并没有发出警告的情况是存在的[16, 46]。一篇综述性论文表明经腰大肌入路中使用肌电图监护将并发症的发生率从 30% 降低到 1%[47]。Cummock 等报道尽管术中使用实时肌电图监护，经腰大肌入路椎间融合的患者术后发生运动神经损害的发生率为 24%[16]。作者指出运动神经损害可能与手术分离过程中腰大肌的直接损失有关，但这种损伤神经监护很难检测出来，也有可能与肌肉牵拉过程中神经受压有关。同样，脊柱外科手术中有多种神经监护的方法。针对特定的椎间盘节段或入路的最佳监护方法目前并没有达成一致意见。

机器人、导航和影像

影像导航或机器人导航技术目前已获得应用，这些技术是近年来才发展起来的。但是，繁琐的注册过程限制了它们的使用。同其他计算机辅助技术一样，各项技术不断发展，注册过程中的缺陷也被克服。这些导航技术在微创脊柱外科的发展中起了重要作用，增加了椎弓根置入过程及其他手术过程中的安全性[48, 49]。在一篇文献综述中报道，导航系统的使用使椎弓根螺钉置入的准确率提高到 95.1%，而不使用导航系统只有 90.3%[50]。一项对照研究表明，经皮椎弓根螺钉置入过程中采用二维影像导航系统椎弓根破裂发生率为 3.0%，而采用传统的影像透视系统椎弓根破裂的发生率为 7.2%[51]。该组病例中没有因椎弓根破裂引发的神经损伤或需要翻修手术的病例。

其他降低风险的方法

Park 等简要探讨了屈髋体位在经腰大肌融合手术中的潜在益处[12]。在这种体位下，腰大肌内的神经前移，这就降低了损伤的概率，同时允许神经牵拉的范围增大。

总　结

相对于传统开放脊柱手术方式，微创脊柱外科技术具有更多的潜在益处。然而，神经及硬脊膜损伤的可能依然存在，同时可能会有新的并发症出现。两条最基本的原则是对解剖结构和手术体位的深入理解。对个体发生的重要解剖变异也要仔细研究。融合手术过程中建议使用术中监护。为充分发挥术中监护的潜能，必须对神经损伤或椎弓根穿破的情况下的阈值变化深入掌握。同时术者并不能完全依赖术中监护，要警惕假阴性的情况。另一项降低神经或硬脊膜损伤的技术是影像导航或机器人辅助技术。同术中监护一样，这些技术能降低神经损伤的可能性。然而，这可能需要花费较长的时间学习，花费也比较高，但并非不会有差错。

几项研究显示经腰大肌入路融合术后新发下肢症状的发生率为 25% ～ 30%。庆幸的是，术后 6 个月得到恢复。然而，这会引起患者痛苦或沮丧。术者进行侧方入路椎间融合前需向患者讲明此风险。

同其他技术一样，每一项微创脊柱外科技术的掌握均存在一个学习曲线。同样，外科医师发现问题并提出解决方案，与其他人分享以避免过去问题的过程中存在一个累积效应。新的工具不断被设计制造出来，旨在解决在各种手术方法中遇到的问题。这些技术和工具上的微小变化累积起来可能会降低神经和硬脊膜损伤的可能。

对采用经腰大肌入路行椎间融合的病例来讲，术前向其说明术后出现新发症状的可能是十分必要的。这并不是一个少见的问题，一般在术后数月可以恢复。但是，也有少数病例症状会持续较长时间。需要注意的是对外科医师来说的常见常规症状，对患者而言则是很重要的问题。最近

Mannion 等研究发现术后疼痛或肌力下降的情况会对患者造成很大的困扰[52]。

通过微创的方法进行脊柱外科手术，其能够减少组织损伤和恢复时间的前景引发人们很大兴趣。热情背后不能忽视的问题就是神经和硬脊膜损伤的风险。随着手术经验的增多，手术技术提高，手术工具和内植物的改进，这些手术并发症的风险会逐步降低。

参考文献

1. Kambin P, Gellman H. Percutaneous lateral discectomy of the lumbar spine. A preliminary report. Clin Orthop Relat Res. 1983; 174:127–32.

2. Hijikata S, Yamagishi M, Nakayama T. Percutaneous discectomy: a new treatment method for lumbar disk herniation. J Toden Hosp. 1975;5:5–13.

3. Obenchain TG. Laparoscopic lumbar discectomy: case report. J Laparoendosc Surg. 1991;1(3):145–9.

4. Regan JJ, McAfee PC, Guyer RD, Aronoff RJ. Laparoscopic fusion of the lumbar spine in a multicenter series of the first 34 consecutive patients. Surg Laparosc Endosc. 1996;6(6):459–68.

5. Tohmeh AG, Rodgers WB, Peterson MD. Dynamically evoked, discrete-threshold electromyography in the extreme lateral interbody fusion approach. J Neurosurg Spine. 2011;14(1):31–7.

6. Moller DJ, Slimack NP, Acosta Jr FL, Koski TR, Fessler RG, Liu JC. Minimally invasive lateral lumbar interbody fusion and transpsoas approach-related morbidity. Neurosurg Focus. 2011;31(4):E4.

7. Pumberger M, Hughes AP, Huang RR, Sama AA, Cammisa FP, Girardi FP. Neurologic defi cit following lateral lumbar interbody fusion. Eur Spine J. 2012;21(6): 1192–9.

8. Knight RQ, Schwaegler P, Hanscom D, Roh J. Direct lateral lumbar interbody fusion for degenerative conditions: early complication profile. J Spinal Disord Tech. 2009;22(1):34–7.

9. Sofianos DA, Briseno MR, Abrams J, Patel AA. Complications of the lateral transpsoas approach for lumbar interbody arthrodesis: a case series and literature review. Clin Orthop Relat Res. 2012; 470(6):1621–32.

10. Hu WK, He SS, Zhang SC, Liu YB, Li M, Hou TS, et al. An MRI study of psoas major and abdominal large vessels with respect to the X/DLIF approach. Eur Spine J. 2011;20(4):557–62.

11. Dakwar E, Vale FL, Uribe JS. Trajectory of the main sensory and motor branches of the lumbar plexus outside the psoas muscle related to the lateral retroperitoneal transpsoas approach. J Neurosurg Spine. 2011;14(2):290–5.

12. Park DK, Lee MJ, Lin EL, Singh K, An HS, Phillips FM. The relationship of intrapsoas nerves during a transpsoas approach to the lumbar spine: anatomic study. J Spinal Disord Tech. 2010; 23(4):223–8.

13. Benglis DM, Vanni S, Levi AD. An anatomical study of the lumbosacral plexus as related to the minimally invasive transpsoas approach to the lumbar spine. J Neurosurg Spine. 2009;10(2): 139–44.

14. Davis TT, Bae HW, Mok MJ, Rasouli A, Delamarter RB. Lumbar plexus anatomy within the psoas muscle: implications for the transpsoas lateral approach to the L4-L5 disc. J Bone Joint Surg Am. 2011;93(16):1482–7.

15. Kepler CK, Bogner EA, Herzog RJ, Huang RC. Anatomy of the psoas muscle and lumbar plexus with respect to the surgical approach for lateral transpsoas interbody fusion. Eur Spine J. 2011;20(4):550–6.

16. Cummock MD, Vanni S, Levi AD, Yu Y, Wang MY. An analysis of postoperative thigh symptoms after minimally invasive transpsoas lumbar interbody fusion. J Neurosurg Spine. 2011;15(1):11–8.

17. Rodgers WB, Gerber EJ, Patterson J. Intraoperative and early postoperative complications in extreme lateral interbody fusion: an analysis of 600 cases. Spine. 2011;36(1):26–32.

18. Dakwar E, Le TV, Baaj AA, Le AX, Smith WD, Akbarnia BA, et al. Abdominal wall paresis as a complication of minimally invasive lateral transpsoas interbody fusion. Neurosurg Focus. 2011;31(4):E18.

19. Papanastassiou ID, Eleraky M, Vrionis FD. Contralateral femoral nerve compression: an unrecognized complication after extreme lateral interbody fusion (XLIF). J Clin Neurosci. 2011;18(1): 149–51.

20. Rodgers WB, Cox CS, Gerber EJ. Early complications of extreme lateral interbody fusion in the obese. J Spinal Disord Tech. 2010;23(6):393–7.

21. Pimenta L, Oliveira L, Schaffa T, Coutinho E, Marchi L. Lumbar total disc replacement from an extreme lateral approach: clinical experience with a minimum of 2 years' follow-up. J Neurosurg Spine. 2011;14(1):38–45.

22. Pimenta L, Diaz RC, Guerrero LG. Charite lumbar artificial disc retrieval: use of a lateral minimally invasive technique. Technical note. J Neurosurg Spine. 2006;5(6):556–61.

23. Wagner WH, Regan JJ, Leary SP, Lanman TH, Johnson JP, Rao RK, et al. Access strategies for revision or explantation of the Charite lumbar artificial disc replacement. J Vasc Surg. 2006; 44(6):1266–72.

24. Schwender JD, Holly LT, Rouben DP, Foley KT.

Minimally invasive transforaminal lumbar interbody fusion (TLIF): technical feasibility and initial results. J Spinal Disord Tech. 2005;18(Suppl):S1–6.

25. Hussain NS, Perez-Cruet MJ. Complication management with minimally invasive spine procedures. Neurosurg Focus. 2011;31(4):e2.

26. Habib A, Smith ZA, Lawton CD, Fessler RG. Minimally invasive transforaminal lumbar interbody fusion: a perspective on current evidence and clinical knowledge. Minim Invasive Surg. 2012;2012:657342.

27. Crandall DG, Revella J, Patterson J, Huish E, Chang M, McLemore R. Transforaminal lumbar interbody fusion with rhBMP-2 in spinal deformity, spondylolisthesis and degenerative disease—part 2: BMP dosage related complications and long-term outcomes in 509 patients. Spine. 2013;38:1137–45.

28. Joseph V, Rampersaud YR. Heterotopic bone formation with the use of rhBMP2 in posterior minimal access interbody fusion: a CT analysis. Spine. 2007;32(25):2885–90.

29. Bindal RK, Ghosh S. Intraoperative electromyography monitoring in minimally invasive transforaminal lumbar interbody fusion. J Neurosurg Spine. 2007;6(2):126–32.

30. Archavlis E, Carvi y Nievas M. Comparison of minimally invasive fusion and instrumentation versus open surgery for severe stenotic spondylolisthesis with high-grade facet joint osteoarthritis. Eur Spine J. 2013;22:1731–40.

31. Wood M, Mannion R. A comparison of CT-based navigation techniques for minimally invasive lumbar pedicle screw placement. J Spinal Disord Tech. 2011;24(1):E1–5.

32. Wood MJ, Mannion RJ. Improving accuracy and reducing radiation exposure in minimally invasive lumbar interbody fusion. J Neurosurg Spine. 2010;12(5):533–9.

33. Gautschi OP, Schatlo B, Schaller K, Tessitore E. Clinically relevant complications related to pedicle screw placement in thoracolumbar surgery and their management: a literature review of 35,630 pedicle screws. Neurosurg Focus. 2011;31(4):E8.

34. Parker SL, Amin AG, Farber SH, McGirt MJ, Sciubba DM, Wolinsky JP, et al. Ability of electromyographic monitoring to determine the presence of malpositioned pedicle screws in the lumbosacral spine: analysis of 2450 consecutively placed screws. J Neurosurg Spine. 2011;15(2):130–5.

35. Garg B, Nagraja UB, Jayaswal A. Microendoscopic versus open discectomy for lumbar disc herniation: a prospective randomised study. J Orthop Surg (Hong Kong). 2011;19(1):30–4.

36. Teli M, Lovi A, Brayda-Bruno M, Zagra A, Corriero A, Giudici F, et al. Higher risk of dural tears and recurrent herniation with lumbar micro-endoscopic discectomy. Eur Spine J. 2010;19(3): 443–50.

37. Ikuta K, Tono O, Tanaka T, Arima J, Nakano S, Sasaki K, et al. Surgical complications of microendoscopic procedures for lumbar spinal stenosis. Minim Invasive Neurosurg. 2007;50(3): 145–9.

38. Wu X, Zhuang S, Mao Z, Chen H. Microendoscopic discectomy for lumbar disc herniation: surgical technique and outcome in 873 consecutive cases. Spine. 2006;31(23):2689–94.

39. Ahn Y, Lee HY, Lee SH, Lee JH. Dural tears in percutaneous endoscopic lumbar discectomy. Eur Spine J. 2011;20(1):58–64.

40. Fourney DR, Dettori JR, Norvell DC, Dekutoski MB. Does minimal access tubular assisted spine surgery increase or decrease complications in spinal decompression or fusion? Spine. 2010;35(9 Suppl):S57–65.

41. Ruban D, O'Toole JE. Management of incidental durotomy in minimally invasive spine surgery. Neurosurg Focus. 2011;31(4):E15.

42. Parikh K, Tomasino A, Knopman J, Boockvar J, Hartl R. Operative results and learning curve: microscope-assisted tubular microsurgery for 1- and 2-level discectomies and laminectomies. Neurosurg Focus. 2008;25(2):E14.

43. Wang J, Zhou Y, Zhang ZF, Li CQ, Zheng WJ, Liu J. Minimally invasive or open transforaminal lumbar interbody fusion as revision surgery for patients previously treated by open discectomy and decompression of the lumbar spine. Eur Spine J. 2011;20(4): 623–8.

44. Chou D, Wang VY, Khan AS. Primary dural repair during minimally invasive microdiscectomy using standard operating room instruments. Neurosurgery. 2009;64(5 Suppl 2):356–8.

45. Song D, Park P. Primary closure of inadvertent durotomies utilizing the U-Clip in minimally invasive spinal surgery. Spine. 2011; 36(26):E1753–7.

46. Houten JK, Alexandre LC, Nasser R, Wollowick AL. Nerve injury during the transpsoas approach for lumbar fusion. J Neurosurg Spine. 2011;15(3):280–4.

47. Uribe JS, Vale FL, Dakwar E. Electromyographic monitoring and its anatomical implications in minimally invasive spine surgery. Spine. 2010;35(26 Suppl):S368–74.

48. Yson SC, Sembrano JN, Sanders PC, Santos ER, Ledonio CG, Polly Jr DW. Comparison of cranial facet joint violation rates between open and percutaneous pedicle screw placement using intraoperative 3-D CT (O-arm) computer navigation. Spine. 2013; 38(4):E251–8.

49. Hu X, Ohnmeiss DD, Lieberman IH. Robotic-assisted pedicle screw placement: lessons learned from the first 102 patients. Eur Spine J. 2012;22(3):661–6.

50. Kosmopoulos V, Schizas C. Pedicle screw placement accuracy: a meta-analysis. Spine. 2007;32(3):E111–20.

51. Yang BP, Wahl MM, Idler CS. Percutaneous lumbar pedicle screw placement aided by computer-assisted fluoroscopy-based navigation: perioperative results of a prospective, comparative, multicenter study. Spine. 2012;37(24):2055–60.

52. Mannion AF, Mutter UM, Fekete FT, O'Riordan D, Jeszenszky D, Kleinstueck FS, et al. The bothersomeness of patient self-rated "complications" reported 1 year after spine surgery. Eur Spine J. 2012;21(8):1625–32.

第39章

假关节

Brandon J. Rebholz, Beck D. McAllister, Jeffrey C. Wang

李波　马辉　译

前　言

微创脊柱融合手术有许多潜在的优点，包括软组织保护、手术时间减少、出血减少、住院时间缩短。考虑到微创脊柱融合手术的应用，外科手术的目标必须明确。微创脊柱融合手术的适应证与传统的开放手术是相同的。现代利用内固定技术的腰椎融合术应用于有症状的运动节段和由于感染、肿瘤、外伤、发育、原发的腰椎脊柱退变引起的脊柱不稳。退行性腰椎疾病外科手术治疗的增加直接导致了腰椎内固定脊柱融合手术的增加。现在已有多个在发展的微创技术尝试改善，其最终的目标是一致的：神经根的充分减压和稳定、腰椎无症状融合。脊柱融合中最普遍和具有挑战性的并发症是假关节。假关节不是微创融合技术所独有的，但是在腰椎疾病选择最佳的治疗方案时应被考虑到。尽管治疗技术在提高，但腰椎假关节会导致明显的背部疼痛和活动受限，是导致脊柱手术失败的主要原因。

研究背景

假关节的预防和治疗与融合过程有着密切的关系。这个过程的复杂性超出了本章的范围。一般来说，腰椎融合术需要对拟融合节段处理，保持局部血管生成和使用稳定内固定，同时促进骨诱导性和传导性，增加潜在的局部成骨[1]。自体和异体骨移植、移植填充剂，骨诱导信号分子的添加会造成不同程度影响，而被用以促进融合过程。当成骨反应中的细胞取代移植骨形成坚固基质时，融合完成。这需要一个通过节段内固定形成的低张力环境。为了承受生理负荷而沿着力线产生板状骨，完成进一步重塑。这是一个时间依赖过程，通过检索，融合通常发生在6个月和2年。这个过程中的任何一个部分失败，就会导致假关节。

组织结构学上，假关节区域内由局部纤维软骨化生的致密纤维组织组成[2]。最近一项关于利用骨形成蛋白椎间融合后形成假关节的组织学分析发现活性的骨碎片中有丰富的成骨细胞和破骨细胞。这是活性骨的重塑，是典型的骨损伤修复的正常表达[3]。

假关节形成包括4个不同的形态学类别：萎缩性样变、横断面样变、瓦片样变、复合性样变[4]。简单描述这些不同形态学改变就是一个或多个活动节段桥接骨的缺乏。萎缩性假关节是由部分或完全移植物吸收导致。横向假关节包含一些吸收的成熟的植入材料，但在运动节段的横断面上或同一水平上仍存在中断。瓦片样假关节表现为在矢状面上内植物重叠及斜面上的内植物中断。最后，复合性假关节是上述假关节种类的综合。这种分类系统在指导外科医师确立诊断和优化治疗中起着重要的作用。

在他们关于脊柱融合手术的批判性分析中，Bono 和 Lee[5] 通过大量文献回顾以确定在 20 世纪 90 年代技术的进步是否提高了融合率和预后。通过分析，他们发现经过环周融合和自体椎间融合，可少量地提高椎间融合率。在这项研究中，未固定椎间融合的整体融合率为 84%~87%，传统开放手术为 90%。在评价新的微创融合技术时，这种分析提供了重要的框架和比较。

在腰椎管狭窄和退行性脊椎滑脱治疗中，目前已经开始应用微创减压联合经皮椎弓根螺钉固定融合手术。Kotani 等[6] 选取 80 例脊椎滑脱伴椎管狭窄接受传统开放减压后外侧椎间融合椎弓根螺钉内固定手术或微创减压经皮椎弓根螺钉内固定手术患者。中期结果表明微创组融合率为 98%，传统开放组为 100%。

经椎间孔腰椎椎体间融合 (transforaminal lumbar interbody fusion，TLIF) 会有一个相对安全的融合区域。开放手术最初由 Harms 和 Rolinger[7] 提出，而现在轻而易举地改进为微创手术。虽然现在还没有随机对照试验对比开放和微创的 TLIF，Wu 等[8] 进行了一项 meta 分析来评估这两种技术。这两种技术难以直接对比，故首先需要应用观察研究的定量分析。现有 1 028 例患者组成的样本满足这样研究的标准，其中 716 例接受开放手术，312 例接受微创手术。这两种技术都采用了椎间融合和椎弓根螺钉内固定。经过对发表偏倚进行调整，作者确定开放 TLIF 的融合率为 90.9%，微创 TLIF 的融合率为 93.9%。两组之间另外一个重要的区别是微创手术组应用重组骨形态发生蛋白 (50% *vs.* 12.2%) 和骨移植 (54.4% *vs.* 13.8%) 比开放手术组要多。随后的对比研究也显示了相同的结果，微创 TLIF 融合率从 95% 提升到 100%[9, 10]。

其他的微创融合技术也在被研究当中。微创后路腰椎融合手术 (posterior lumbar interbody fusion，PLIF) 与开放性手术在融合率上无明显统计学差异[11]。此外，经皮椎弓根螺钉固定微创 PLIF 在多

节段中显示出良好的关节固定，而没有明显的假关节形成[12]。然而，在肥胖患者的微创 PLIF 小样本研究中，体重指数 (body mass index，BMI) BMI >35 kg/m^2 的患者融合率为 67%，体重指数 (BMI) 在 30 ~ 34.9 kg/m^2 的患者融合率为 84%[13]。

微创前路腰椎融合手术 (anterior lumbar interbody fusion，ALIF) 即可作为一门独立的技术，又可与微创椎弓根螺钉技术结合。有报道称微创 ALIF 与传统开放 ALIF，其融合率分别为 84% 和 92%[14]。其他研究表明微创椎弓根螺钉结构使融合率从 96.3% 提升到 100%[15, 16]。miALIF 和经皮椎弓根螺钉固定报道的融合率也高达 88%[17]。

侧方经腰大肌入路 [比如极外侧椎间融合 (extreme lateral interbody fusion，XLIF) (NuVasive, San Diego, CA) 和直接外侧椎体间融合 (direct lateral interbody fusion，DLIF) (Medtronic, Minneapolis, MN)] 在退行性腰椎侧弯多节段融合中产生 80% 的融合率[18]。较新的技术，比如轴向腰椎椎体间融合 (axia lumbar interbody fusion，Axia LIF) (TranS1 Inc., Wilmington, NC)，尝试不用椎间融合器完成椎间融合，取而代之的是在椎体相邻终板间置入一个椎间装置。联合经皮椎弓根螺钉技术，已报道的融合率为 96%[19]。

当上述手术方式能提供一个关节稳定状态时，内植物和内植物填充剂等明显影响融合率。在腰椎融合中植入髂骨一直是金标准。然而，因其相关的并发症，这种方法正在逐渐被其他选择代替，包括减压和去皮质后的自体骨植入、同种异体植入、陶瓷、脱钙骨基质、骨形态发生蛋白。上述融合技术和这些内植物及内植物填充剂的应用与传统手术结合髂骨植入技术的融合率相似[20 - 25]。

诊　断

假关节患者的典型表现是后背持续的、进行性加重的疼痛与欲融合节段的下肢放射痛。在做出诊断之前，应该等待足够的时间，一般来说最

少 1 年。一旦有所怀疑，实验室检查和影像学研究可明确诊断。

最常用于初步研究的选择是动力位影像学检查。其容易操作、便宜，而且辐射相对低剂量。最重要的是，不需要先进的影像技术即可做出诊断[26]。典型的图像是由标准的前后位，侧位和过伸过屈位视图。任何硬化区周围透亮、硬化区的分离，欲融合节段区活动，均提示假关节。过伸过屈位已被证明具有最高的灵敏度，但与手术探查相比，特异性相对较低[27]。同样的，过伸过屈位视图上存在的运动提示假关节，但运动的缺失也不能排除假关节的可能性。

目前，薄层 CT 平扫矢状位和冠状位重建比 X 线平片更容易诊断假关节。诊断假关节的理想标准仍未建立。然而，0.9 mm 层厚 50% 重叠 CT 扫描能够稍稍提高诊断假关节的敏感性和特异性[28]。这使得在植骨块、椎体间隙、关节突关节处的骨桥评估中可以发现许多不连续的细节。此外，仔细评估骨质螺钉界面有助于 X 线平片不能判断的螺钉松动。

其他检查，如放射性核素扫描和 MRI，对假关节的诊断帮助较小，不常规推荐。如果怀疑是潜在的感染，铟-99 骨扫描可能是必要和基本的实验室检查，包括炎症标记物。

治 疗

一旦确诊假关节，可以考虑保守或手术治疗。但治疗的选择应该根据影像学检查和患者症状来决定。患者的症状在确定假关节诊断中是非常重要的。有些假关节形成患者无症状，有些患者尽管完全融合，但是仍有明显持久的后背痛。这对临床医师做出诊断制造了困难。

1 例完全无症状的患者应该被告知他们目前的身体状况，并提供适当的预防措施。这应该包括讨论潜在的内固定失败、不稳定和假关节症状发展的风险。重视核心肌肉和有氧运动以保持最佳脊柱健康。患者应谨慎选择娱乐和运动项目，以便降低无症状或不稳定假关节发展的风险。吸烟的患者应戒烟，因为吸烟已被证明是一个造成骨不连的独立危险因素[29]。

治疗的最终目标是为了确保脊柱稳定和减轻症状以便安全地回归日常活动。在大多数情况下，最初是行保守治疗。适当活动和物理治疗相结合可以有效地缓解一些症状，特别是对于想要避免修复手术，且没有明显的骨质松动、脊柱不稳或渐进性神经系统缺损的患者。

脉冲电磁领域已经在发现延迟愈合中出现一些成功案例。Simmons 等[30]选取 100 例行腰椎融合手术后，随访至少 9 个月的有症状的假关节患者。所有患者均采用脉冲电磁场装置进行治疗，每天至少 2 小时，持续 90 天。研究发现坚强融合在初次融合案例中占到 62.5%，翻修融合率为 76.8%，总融合率为 67%。鉴于该治疗是在 9 个月以内的过程中开始的，很难确定融合是脉冲电磁治疗的直接结果，或者如果时间更长，这些患者最终会自发地融合。对于脊柱稳定及内固定完整的有症状的患者，这种保守的方式可能是合理的。一些外科医师也更喜欢在翻修融合术后立即应用这样的治疗方式，以最大限度地提高潜在融合。

经保守治疗、内固定失败或脊柱不稳的有症状假关节患者可考虑手术治疗。仔细评估病程、脊柱稳定性、患者危险因素、内植物稳定性、假关节形态会有助于决定最合适的修复策略。成人脊柱畸形的总原则应该有助于决定治疗计划，以最大限度地提高翻修手术的成功率。

冠状面的优化，尤其是矢状面的平衡，已被证明能显著提高临床疗效[31]和融合率，特别在胸腰椎、腰骶椎连接处[32]。通过使用全长、后前位、侧位脊柱摄片，能最好地评估矢状位和冠状位的平衡。这些应使用 36 英寸暗盒，这样，髋关节和颈椎的整体完全可以在一张独立的摄片上显影。如有明显的矢状面或冠状面不平衡，应考虑局部或全部的畸形矫正。如果必须行局部畸形矫正，椎体极外侧和后侧入路微创手术具有可行性[33]。

微创脊柱融合翻修术的策略与传统的开放式手术相似，因为翻修着重提高生物学和潜在融合稳定性。上述两种形态结构的评价及内固定稳定性评估将决定手术计划。

如果存在萎缩性假关节，翻修手术需要改善生物融合进程，通常使用一种替代植骨技术。自体骨移植能够促进骨生长、骨诱导、骨传导。自体骨通常从手术局部或髂骨获得。髂后上嵴移植是最常用的取骨部位。自体骨移植在外科手术中很容易被应用，通常通过传统开放手术或微创手术[34]。髂后上嵴自体移植存在血肿形成、伤口感染、皮肤感觉异常、髂骨骨折的并发症，最常见的是长期供区疼痛[35]。这种持续性的疼痛有着明显的发病率，导致患者活动受限和功能障碍[36,37]。其他作者发现，有时很难区别后背痛和髂后上嵴疼痛，这可能高估了骨移植相关并发症[38,39]。如果选择后路髂骨移植，术前应明确地讨论这个潜在并发症，因为这可能会影响最终症状性假关节患者的预后。

许多移植替代物也被用来作为替代自体髂嵴，具有较好的成功率[20-25]。骨移植替代选项包括重组骨形态发生蛋白，骨髓穿刺液，脱钙骨基质，伴随自体骨、异体骨、陶瓷形式的骨诱导基质。有争议的是，理想的骨移植选择都会有独有的风险和益处。最终，移植物的选择要与患者协商，以便患者充分理解权衡每项骨移植的风险和好处。这些将有助于使每个人的手术效果最优化。

如果形态学表现为横断面样变、瓦片样变或复合性样变，且有一部分骨移植物坚强固定但最终坚固的桥接连接失败，这可能有一些不稳定残留物。翻修手术需要去除纤维组织，暴露健康的新鲜骨和重建假关节的骨移植。如果存在内植物松动，这也应该得到解决。椎弓根螺钉松动的翻修，螺丝直径增加最少 0.5 mm。如果假关节能够通过管状通道移除，而且内植物能够移除并重新置入，翻修手术也可以通过微创手术完成[40]。松动的内植物装置也可以通过小切口开放入路翻修[41]。入路的选择不应影响手术的目标，外科医师在必要时可以将其改变为传统开放手术。

如果内植物稳定，且为独立的椎间融合或后外侧融合，360°融合构成的内植物系统会是合理的选择（图 39.1、39.2）。这不仅提供了生物力学刚性结构，而且显示了利用这一入路的显著优势。早先的有稳定内植物后外侧构建的手术，首选侵入性较小的方法是小切口的腹膜后入路或经腰大肌入路，然后行椎间融合。同样，包括一个独立的椎间融合，经皮椎弓根螺钉棒后外侧融合的内植物系统是一个很好的选择[16]。

最后，假关节是一个具有挑战性的问题，需用严谨的手术适应证和手术方法去避免问题的产生。目前，微创技术在腰椎椎体间融合术中有很高的融合率。技术和生物学的进步要争取使这些融合率不断提高，最终防止假关节的发生。

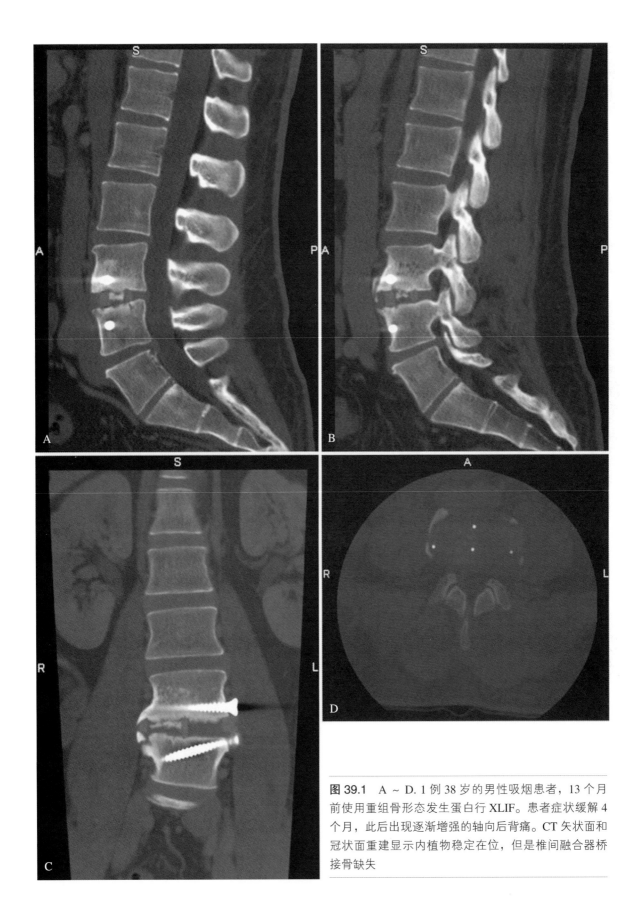

图 39.1　A ~ D. 1 例 38 岁的男性吸烟患者，13 个月前使用重组骨形态发生蛋白行 XLIF。患者症状缓解 4 个月，此后出现逐渐增强的轴向后背痛。CT 矢状面和冠状面重建显示内植物稳定在位，但是椎间融合器桥接骨缺失

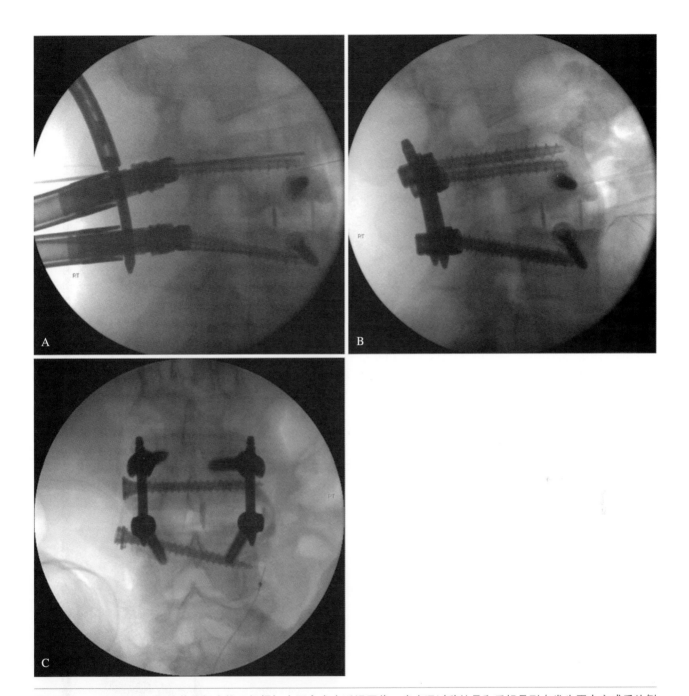

图 39.2 A ~ C. XLIF 假关节的经皮椎弓根螺钉内固定术中透视图像。患者通过移植骨和重组骨形态发生蛋白完成后外侧融合。术后患者症状有明显缓解

参考文献

1. Reid JJ, Johnson JS, Wang JC. Challenges to bone formation in spinal fusion. J Biomech. 2011;44(2):213–20.
2. Heggeness MH, Esses SI, Mody DR. A histologic study of lumbar pseudarthrosis. Spine. 1993;18(8):1016–20.
3. Whang PG, O'Hara BJ, Ratliff J, Sharan A, Brown Z, Vaccaro AR. Pseudarthrosis following lumbar interbody fusion using bone morphogenetic protein-2: intraoperative and histopathologic findings. Orthopedics [Internet]. 2008;31(10). Available from: http://www. ncbi.nlm.nih. gov/pubmed/19226004 . Cited 31 Dec 2011.
4. Heggeness MH, Esses SI. Classifi cation of pseudarthroses of the lumbar spine. Spine. 1991;16(8 Suppl):S449–54.
5. Bono CM, Lee CK. Critical analysis of trends in fusion for degenerative disc disease over the past 20 years: influence of technique on fusion rate and clinical outcome. Spine. 2004;29(4):455–63; discussion Z5.
6. Kotani Y, Abumi K, Ito M, Sudo H, Abe Y, Minami A. Mid-term clinical results of minimally invasive decompression and posteroa lateral fusion with percutaneous pedicle screws versus conventional approach for degenerative spondylolisthesis with spinal stenosis. Eur Spine J [Internet]. 2011. Available from: http://www.ncbi.nlm. nih.gov/ pubmed/22173610 . Cited 16 Jan 2012.
7. Harms J, Rolinger H. A one-stager procedure in operative treatment of spondylolistheses: dorsal traction-reposition and anterior fusion (author's transl). Z Orthop Ihre Grenzgeb. 1982;120(3):343–7.
8. Wu RH, Fraser JF, Härtl R. Minimal access versus open transforaminal lumbar interbody fusion: meta-analysis of fusion rates. Spine. 2010;35(26):2273–81.
9. Adogwa O, Parker SL, Bydon A, Cheng J, McGirt MJ. Comparative effectiveness of minimally invasive versus open transforaminal lumbar interbody fusion: 2-year assessment of narcotic use, return to work, disability, and quality of life. J Spinal Disord Tech. 2011; 24(8):479–84.
10. Blondel B, Adetchessi T, Pech-Gourg G, Métellus P, Dufour H, Fuentes S. Minimally invasive transforaminal lumbar interbody fusion through a unilateral approach and percutaneous osteosynthesis. Orthop Traumatol Surg Res. 2011;97(6):595–601.
11. Ntoukas V, Müller A. Minimally invasive approach versus traditional open approach for one level posterior lumbar interbody fusion. Minim Invasive Neurosurg. 2010;53(1):21–4.
12. Kim HS, Park KH, Ju CI, Kim SW, Lee SM, Shin H. Minimally invasive multi-level posterior lumbar interbody fusion using a percutaneously inserted spinal fixation system : technical tips, surgical outcomes. J Korean Neurosurg Soc. 2011;50(5):441–5.
13. Singh AK, Ramappa M, Bhatia CK, Krishna M. Less invasive posterior lumbar interbody fusion and obesity: clinical outcomes and return to work. Spine. 2010;35(24):2116–20.
14. Saraph V, Lerch C, Walochnik N, Bach CM, Krismer M, Wimmer C. Comparison of conventional versus minimally invasive extraperitoneal approach for anterior lumbar interbody fusion. Eur Spine J. 2004;13(5):425–31.
15. Kim J-S, Choi WG, Lee S-H. Minimally invasive anterior lumbar interbody fusion followed by percutaneous pedicle screw fixation for isthmic spondylolisthesis: minimum 5-year follow-up. Spine J. 2010;10(5):404–9.
16. Lee S-H, Kang B-U, Jeon SH, Park JD, Maeng DH, Choi Y-G, et al. Revision surgery of the lumbar spine: anterior lumbar interbody fusion followed by percutaneous pedicle screw fixation. J Neurosurg Spine. 2006;5(3):228–33.
17. Lee DY, Lee S-H, Maeng DH. Two-level anterior lumbar interbody fusion with percutaneous pedicle screw fixation: a minimum 3-year follow-up study. Neurol Med Chir (Tokyo). 2010;50(8):645–50.
18. Dakwar E, Cardona RF, Smith DA, Uribe JS. Early outcomes and safety of the minimally invasive, lateral retroperitoneal transpsoas approach for adult degenerative scoliosis. Neurosurg Focus. 2010;28(3):E8.
19. Tobler WD, Ferrara LA. The presacral retroperitoneal approach for axial lumbar interbody fusion: a prospective study of clinical outcomes, complications and fusion rates at a follow-up of two years in 26 patients. J Bone Joint Surg Br. 2011;93(7):955–60.
20. Kang J, An H, Hilibrand A, Yoon ST, Kavanagh E, Boden S. Grafton® & local bone has comparable outcomes to iliac crest bone in instrumented single level lumbar fusions. Spine [Internet]. 2011. Available from: http:// www.ncbi.nlm.nih.gov/pubmed/22076647 . Cited 23 Mar 2012.
21. Lawrence JP, Waked W, Gillon TJ, White AP, Spock CR, Biswas D, et al. rhBMP-2 (ACS and CRM formulations) overcomes pseudarthrosis in a New Zealand white rabbit posterolateral fusion model. Spine. 2007;32(11):1206–13.
22. Lee K-B, Johnson JS, Song K-J, Taghavi CE, Wang JC. Use of autogenous bone graft compared with RhBMP in high-risk patients: a comparison of fusion rates and time to fusion. J Spinal Disord Tech [Internet]. 2011. Available from: http://www.ncbi.nlm.nih. gov/pubmed/22214928 . Cited 19 Mar 2012.
23. Mannion RJ, Nowitzke AM, Wood MJ. Promoting fusion in minimally invasive lumbar interbody stabilization with low-dose bone morphogenic protein-2 – but what is the cost? Spine J. 2011; 11(6):527–33.
24. Rihn JA, Kirkpatrick K, Albert TJ. Graft options in posterolateral and posterior interbody lumbar fusion. Spine. 2010;35(17):1629–39.
25. Taghavi CE, Lee K-B, Keorochana G, Tzeng S-T, Yoo JH, Wang JC. Bone morphogenetic protein-2 and bone marrow aspirate with allograft as alternatives to autograft

in instrumented revision posterolateral lumbar spinal fusion: a minimum two-year follow-up study. Spine. 2010;35(11):1144–50.

26. Shen FH, Samartzis D. Assessment of lumbar fusion: importance of dynamic plain standing x-rays. J Am Coll Surg. 2008;207(6): 955–6.

27. Brodsky AE, Kovalsky ES, Khalil MA. Correlation of radiologic assessment of lumbar spine fusions with surgical exploration. Spine. 1991;16(6 Suppl):S261–5.

28. Ho JM, Ben-Galim PJ, Weiner BK, Karbach LE, Reitman CA, Heggeness MH, et al. Toward the establishment of optimal computed tomographic parameters for the assessment of lumbar spinal fusion. Spine J. 2011;11(7):636–40.

29. Glassman SD, Anagnost SC, Parker A, Burke D, Johnson JR, Dimar JR. The effect of cigarette smoking and smoking cessation on spinal fusion. Spine. 2000;25(20):2608–15.

30. Simmons Jr JW, Mooney V, Thacker I. Pseudarthrosis after lumbar spine fusion: nonoperative salvage with pulsed electromagnetic fields. Am J Orthop. 2004;33(1):27–30.

31. Glassman SD, Berven S, Bridwell K, Horton W, Dimar JR. Correlation of radiographic parameters and clinical symptoms in adult scoliosis. Spine. 2005;30(6):682–8.

32. Kim YJ, Bridwell KH, Lenke LG, Rhim S, Cheh G. Pseudarthrosis in long adult spinal deformity instrumentation and fusion to the sacrum: prevalence and risk factor analysis of 144 cases. Spine. 2006;31(20):2329–36.

33. Tormenti MJ, Maserati MB, Bonfi eld CM, Okonkwo DO, Kanter AS. Complications and radiographic correction in adult scoliosis following combined transpsoas extreme lateral interbody fusion and posterior pedicle screw instrumentation. Neurosurg Focus. 2010;28(3):E7.

34. Silber JS, Vaccaro AR. Iliac crest bone graft harvest and fusion techniques. In: Ozgur B, Benzel E, Garfi n S, editors. Minimally invasive spine surgery: a practical guide to anatomy and techniques. London: Springer; 2009. p. 159–65.

35. Arrington ED, Smith WJ, Chambers HG, Bucknell AL, Davino NA. Complications of iliac crest bone graft harvesting. Clin Orthop Relat Res. 1996;329:300–9.

36. Schwartz CE, Martha JF, Kowalski P, Wang DA, Bode R, Li L, et al. Prospective evaluation of chronic pain associated with posterior autologous iliac crest bone graft harvest and its effect on postoperative outcome. Health Qual Life Outcomes. 2009; 7:49.

37. Kim DH, Rhim R, Li L, Martha J, Swaim BH, Banco RJ, et al. Prospective study of iliac crest bone graft harvest site pain and morbidity. Spine J. 2009;9(11):886–92.

38. Howard JM, Glassman SD, Carreon LY. Posterior iliac crest pain after posterolateral fusion with or without iliac crest graft harvest. Spine J. 2011;11(6):534–7.

39. Merritt AL, Spinnicke A, Pettigrew K, Alamin TF. Gluteal-sparing approach for posterior iliac crest bone graft: description of a new technique and assessment of morbidity in ninety-two patients after spinal fusion. Spine. 2010;35(14):1396–400.

40. Salerni AA. Minimally invasive removal or revision of lumbar spinal fixation. Spine J. 2004;4(6):701–5.

41. Daffner SD, Wang JC. Migrated XLIF cage: case report and discussion of surgical technique. Orthopedics. 2010;33(7):518.